973计划中医理论基础研究专题

十年成果集萃

李振吉 李 昱 彭以祺 主编

全国百佳图书出版单位

中国中医药出版社

·北 京·

图书在版编目（CIP）数据

973 计划中医理论基础研究专题十年成果集萃 / 李振吉，李昱，彭以祺主编 .—北京：中国中医药出版社，2023.10

ISBN 978 – 7 – 5132 – 8285 – 7

Ⅰ . ① 9… 　Ⅱ . ①李… ②李… ③彭… 　Ⅲ . ①中医学—理论研究

Ⅳ . ① R22

中国国家版本馆 CIP 数据核字（2023）第 126524 号

中国中医药出版社出版

北京经济技术开发区科创十三街 31 号院二区 8 号楼

邮政编码　100176

传真　010-64405721

三河市同力彩印有限公司印刷

各地新华书店经销

开本 889×1194　1/16　印张 52.75　字数 1309 千字

2023 年 10 月第 1 版　2023 年 10 月第 1 次印刷

书号　ISBN 978 – 7 – 5132 – 8285 – 7

定价　218.00 元

网址　www.cptcm.com

服 务 热 线　010-64405510

购 书 热 线　010-89535836

维 权 打 假　010-64405753

微信服务号　zgzyycbs

微商城网址　https://kdt.im/LIdUGr

官 方 微 博　http://e.weibo.com/cptcm

天猫旗舰店网址　https://zgzyycbs.tmall.com

如有印装质量问题请与本社出版部联系（010-64405510）

《973 计划中医理论基础研究专题十年成果集萃》
指导委员会和编委会名单

指导委员会名单

主　　任　　于文明　黄　卫

副 主 任　　佘　靖　王永炎　王志勇

委　　员　（按姓氏笔画排序）

王　琦　王振国　王新陆　石学敏　仝小林　吕有勇　乔延江

刘红宁　刘沈林　刘建平　刘保延　刘德培　李振吉　肖培根

肖鲁伟　吴以岭　张伯礼　陈可冀　陈立典　陈凯先　邵志峰

范　明　果德安　孟庆云　俞梦孙　姚新生　贺兴东　翁维良

黄璐琦　蒋澄宇　韩济生　赖新生　路志正

编委会名单

主　　编　　李振吉　李　昱　彭以祺

执 行 主 编　　王思成　徐春波　陈榕虎　张彦雪

副 主 编　（按姓氏笔画排序）

万　有　王之虹　王庆国　王拥军　王振国　叶祖光　匡海学

朱　兵　刘　平　刘建勋　刘保延　许能贵　杨关林　吴焕淦

范永升　房　敏　胡镜清　段金廒　高思华　梁繁荣　董竞成

熊利泽　潘桂娟

编　　委　（以姓氏笔画为序）

丁光宏　于春泉　马晓彤　王　伟　王　建　王　健　王　舒

王一涛　王天芳　王文远　王文奎　王世军　王宇光　王志良

王克强　王秀英　王泓午　王玲玲　王峥涛　王保国　王保和

王祥瑞　王跃生　王彩霞　王喜军　王富春　王麟鹏　邓文龙

邓家刚　石　岩　石学敏　申　丹　冯　艺　边宝林　邢玉瑞

序　言

973 计划是以国家重大需求为导向，对我国未来发展和科学技术进步具有战略性、前瞻性、全局性和带动性的国家科技计划。973 计划的战略目标是加强原始性创新，在更深的层面和更广泛的领域解决国家经济与社会发展中的重大科学问题，以提高我国自主创新能力和解决重大问题的能力，为国家未来发展提供科学支撑。

中医药是具有悠久历史传统、独特理论及技术方法的医药学体系。中医药凝聚着中华民族几千年的健康养生理念、实践经验和认识生命的深邃智慧，中医药是中华民族的伟大创新，是我国优秀传统文化的瑰宝，也是最有可能成为以我国为主导、取得原始创新突破、对世界科技和医学发展产生重大影响的学科。2004 年，科技部设立"973 计划中医理论基础研究专项"，2005 年正式启动，2011 年更名为"973 计划中医理论基础研究专题"（简称 973 计划中医理论专题）。

2005 年至 2015 年，共有 34 个项目 203 个课题获得科技部的立项资助，涉及 68 家课题承担单位、2433 名研究者，研究经费达到 6.45 亿。至 2019 年最后一批项目结题验收顺利通过后，973 计划中医理论专题研究圆满结束。十五年来专题实施围绕着"一条主线、三大领域、兼顾热点"的总体思路进行统筹部署，在科技部、国家中医药管理局的领导下，在 973 计划顾问组和中医理论专题专家组的指导下，对中医药一系列具有原创优势和突破潜力的关键理论问题进行系统的整理、研究、创新和完善，解决了中医理论发展中的一些关键科学问题，推动了中医理论基础研究和学科交叉融合，为中医药学术发展、事业发展和产业发展提供了科技支撑，为我国的社会发展和经济建设作出了贡献，带动了人才培养和基地建设，促进了中医药国际合作，扩大了中医药的国内外影响，为构建自身优势不断凸显、科学内涵不断丰富、实践价值不断提升、开放发展的中医理论体系奠定了基础。

专题研究产出了一批创新性、应用性的研究成果，获得国家科技进步奖 35 项，其中一等奖 3 项。为了更全面地总结专题的研究成果，更好地促进专题研究成果的转化应用，更好地服务于临床与科技工作者，在国家中医药管理局和 973 计划中医理论基础研究专题专家组共同指导下，以科研成果为主线，以促进转化应用为目标，进行系统总结、优化完善，初步凝练了研究成果 141 项。根据中医理论基础研究的特点，按成果的实用性原则进行分类，采用不同类型成果表述形式，形成理论类成果 42 项、临床类成果 54 项、方法类成果 22 项、标准类成果 5 项、探索类成果 13 项、诊疗设备类成果 5 项。本书着眼于宏观视角，强调成果单元化理念、成果产品化思路，突出成果的科学性、原创性、实用性，为中医理论基础研究成果筛选、评价、转化奠定基础。通过本书的学习，有利于建立成果意识，将成果产品化理念贯穿于项目立项、科研设计、数据挖掘、结题总结等项目研究各个环节；有利于科技人员在研究过程中优化科研设计和技术路线，围绕成果进行整体规划，降低科研成本，提高科研效率；有利于为成果应用者理解、接受并应用成果奠定基础，便于成果转化推广。

本书主要介绍专题实施十五年来的研究成果和组织实施经验。分为上、中、下三篇：上篇973计划中医理论基础研究专题概况，主要包括专题简介、目标与任务、项目部署情况、研究成果、首席科学家与研究团队、管理经验总结等；中篇中医理论基础研究项目成果概述，分别从中医、中药、针灸三大领域着手，介绍包括理论、临床、方法学、标准规范、探索性和诊疗设备等研究成果；下篇我与973，包括7位首席科学家、8位课题负责人的973研究历程心得体会。另外，为了方便读者了解专题具体部署情况及研究成果，在附录篇中介绍了2005～2015年立项项目、课题清单、论文情况统计、代表性论文清单、代表性论著清单、授权专利清单等。

本书全面反映了专题10年立项项目、15年研究历程、34个项目的研究成果，所有研究内容均由专家组审查、项目组核实查证，翔实可信。可供广大中医药临床、科研、教学人员及其他相关专业科研人员参考，也可供高等院校研究生参考。

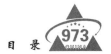

目 录

上篇　973计划中医理论基础研究专题概况

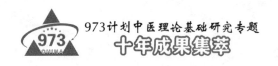

中篇　中医理论基础研究项目成果概述

2

下篇　我与973

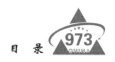

附　录

上 篇
973 计划中医理论基础研究专题概况

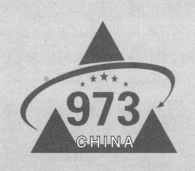

第一章　中医理论基础研究专题简介

2004 年，科技部设立"973 计划中医理论基础研究专项"，2005 年正式启动，2011 年更名为"973 计划中医理论基础研究专题"（简称 973 计划中医理论专题）。

一、中医理论专题的设立

1997 年 6 月 4 日，原国家科技领导小组第三次会议决定制定和实施《国家重点基础研究发展规划》，随后由科技部组织实施了国家重点基础研究发展计划，简称 973 计划。制定和实施 973 计划，是党中央、国务院为实施"科教兴国"和"可持续发展"战略，加强基础研究和科技工作所做出的重要决策，是实现 2010 年，以至 21 世纪中叶我国经济、科技和社会发展的宏伟目标，提高科技持续创新能力，迎接新世纪挑战的重要举措。

973 计划是以国家重大需求为导向，对我国未来发展和科学技术进步具有战略性、前瞻性、全局性和带动性的国家科技计划。973 计划的战略目标是加强原始创新，在更深的层次和更广泛的领域解决国家经济与社会发展中的重大科学问题，以提高我国自主创新能力和解决重大问题的能力，为国家未来发展提供科学支撑。973 计划的主要任务是解决我国经济建设、社会可持续发展、国家公共安全和科技发展中的重大基础科学问题，在世界科学发展的主流方向上取得一批具有重大影响的原始性创新成果，为国民经济和社会可持续发展提供科学基础，为未来高新技术的形成提供源头创新，提升我国基础研究自主创新能力。

中医药是具有悠久历史传统、独特理论及技术方法的医药学体系。中医药凝聚着中华民族几千年的健康养生理念、实践经验，以及认识生命、健康及疾病的深邃智慧，中医药是中华民族的伟大创新，是我国优秀传统文化的瑰宝，也是最有可能成为以我国为主导、取得原始创新突破、对世界科技和医学发展产生重大影响的学科。中医药事业的发展，关系到我国 14 亿人民的健康医疗保障，特别是对构建和谐社会具有重要意义。中医理论是中医药学的核心与灵魂，是区别于其他医学的根本标志。中医理论是中医药学术和事业可持续发展的基础和保障，加强中医理论研究，丰富和发展中医理论，是中医药领域产出原创性成果、提供医学创新源泉、实现医学未来发展突破的重要途径。然而，由于种种原因，中医理论研究滞后，对临床的指导作用淡化，临床经验的理性提炼与升华不够，科学基础薄弱、学术发展缓慢，已经严重影响整个中医药事业的发展，既成为社会的关注点，也成为急需解决的首要问题。

基础理论研究对应用研究、对科学研究的强大推动作用是我们大家共识的。对中医药事业来说同样如此。由于中医理论的特殊性，973计划自1997年实施以来，按照973计划项目评审立项的一般程序，在评审竞争中，中医理论研究项目往往较难获得立项的机会。973计划实施后的数年间，中医理论基础研究仅有2个项目于1998年、2003年获得了立项资助。面对生命科学领域的严峻挑战，西医药的迅猛发展，中医中药发展的不平衡，加强中医理论基础研究已成为中医药事业发展的迫切需求。鉴于中医理论体系的特殊性及多样性，基础研究缺乏长期的持续工作积累，决定中医理论的基础研究有别于其他学科，需要相对长期的持续支持，才有可能获得突破。在此背景下，经过国家中医药管理局科技主管领导和相关专家的积极争取，科技部和973计划专家顾问组高瞻远瞩、科学决策，2004年批准设立"973计划中医理论基础研究专项"。973计划中医理论基础研究专项的设立，是科技部在国家重大科技计划中支持中医药研究方面的重要举措，体现了国家对中医药研究的重视和支持，也为国家持续、系统地加强中医理论研究提供了有力保障。

973计划中医理论基础研究于2005年正式启动。2005年2月26日，科技部国家重点基础研究发展计划网上发布"973计划中医理论基础研究专项"2005年课题申报指南的通告。2005年7月14日，科技部印发"关于成立国家重点基础研究发展计划中医理论基础研究专项专家组的通知"（国科发字〔2005〕292号）。聘请王永炎院士等15位专家为专项专家组成员。2005年7月15日，科技部和国家中医药管理局共同召开"973计划中医理论基础研究专项"2005年项目启动会，部署中医专项的实施工作。时任科技部副部长程津培、国家中医药管理局副局长于文明等领导出席会议并讲话。

973计划中医理论基础研究专题设立十多年来，在科技部、国家中医药管理局的领导下，在973计划大顾问组和中医理论专题专家组的指导下，数千名国内外专家积极承担项目研究任务。973计划中医理论基础研究专题的组织实施，使我们能够有机会、有条件，在当今的科技发展背景、医学发展基础、社会发展环境下对中医理论体系进行系统整理研究和创新完善，对中医药一系列具有原创优势和突破潜力的关键理论问题进行系统深入研究，从而推动中医药学术的发展，促进中医临床疗效的提高，促进产业发展和走向世界的进程。实践证明，973计划中医理论基础研究专题的设立和实施，对我国中医基础理论研究，对中医药学术、中医药事业乃至产业的发展，都产生了深远的影响，发挥了巨大的推动作用。

2013年在第三届专题专家组成立大会上，李振吉教授做了《中医理论专题实施与战略思考》的专题报告，从中医理论专题的定位与思路、布局情况、主要成果、战略思考等方面进行了介绍。国家中医药管理局王国强局长从六个方面肯定了专题实施对中医药基础理论研究、中医药学术以及中医药和健康产业发展发挥的重要推动作用。一是有力推动了中医药理论的创新发展；二是有力推动了对中医药科学内涵的系统阐释；三是有力推动了中医药临床的技术创新；四是有力地推进了符合中医药规律的方法学的建立；五是有力推动了多学科基础研究团队建设和人才培养；六是专题的实施也促进了中医药走向世界。973计划顾问组徐冠华组长对中医理论专题的研究布局和对人才团队的培养成绩，给予了充分肯定。科技部陈小娅副部长认为专题实施以来，在中医理论、临床研究、中药产业化、学科建设、人才培养等许多方面都取得了很好的成效，实现了一些重要突破。希望今后进一步加强对973计划中医理论基础研究专题的统筹协调和规划布局，在重大领域实现突破；进一步增强中医理论基础研究的开放性，把握中医药研究领域的主导权，推动中医药走向世界。

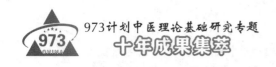

中医理论专题设立十年来，不仅研究解决了中医理论中的一些关键科学问题，在中医、中药、针灸等理论研究方面取得了一批成果，极大地推动了中医理论的发展，而且还初步探索了中医理论基础研究的方法，并在中医药重大科技项目管理方面积累了丰富的经验。中医理论专题的设立与实施，对中医药学术、事业乃至产业的发展，都产生了极为深远地影响，确保了我国在传统医学领域的国际学术领先地位。

二、专题专家组简介

为了做好973计划中医理论基础研究专题的组织实施，充分发挥专家的咨询作用，科技部于2005年7月14日发布"关于成立国家重点基础研究发展计划中医理论基础研究专项专家组的通知"（国科发基字〔2005〕292号）。通知明确指出专项专家组的主要任务是开展中医发展战略研究；加强对该专项的宏观指导；研究提出专项研究重点方向和任务；协助管理部门开展专项的评审评估等工作。

首届中医理论基础研究专项专家组由15位专家组成。顾问王永炎；组长邓铁涛；副组长李振吉、刘德培；成员陈可冀、石学敏、肖培根、姚新生、贺兴东、赖新生、李德新、陆广莘、乔延江、翁维良、朱文锋；秘书长贺兴东。

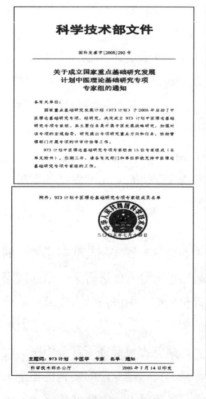

首届专项专家组任期届满后，科技部给予高度评价，认为专项专家组自2005年成立以来，认真履行职责，发挥了重要的专家咨询作用，保障了973计划中医理论基础研究专项的顺利实施。经研究于2009年4月10日发布"关于成立第二届国家重点基础研究发展计划中医理论基础研究专项专家组的通知"（国科发基字〔2009〕157号）。

第二届专项专家组由 19 位专家组成,设秘书 1 名。顾问邓铁涛、王永炎、佘靖;组长李振吉;副组长李德新、陈凯先、贺兴东;成员石学敏、赖新生、乔延江、翁维良、吕有勇、范明、俞梦孙、刘红宁、孟庆云、王新陆、沈绍功、刘沈林;秘书王思成。

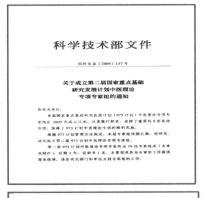

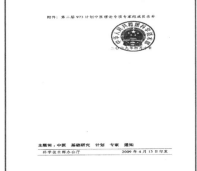

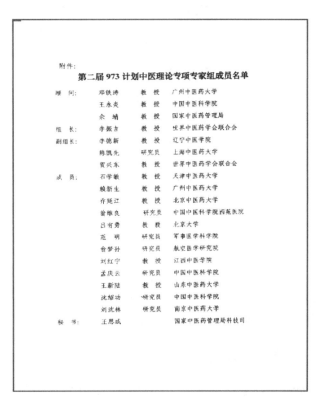

　　第二届中医理论基础研究专项专家组成立自 2009 年成立以来,认真履行职责,在战略研究、指南制定、过程管理等方面发挥了重要作用,保障了中医理论专题的实施。根据 973 计划管理办法有关规定,科技部于 2013 年 5 月 31 日发布"关于成立第三届国家重点基础研究发展计划中医理论专题专家组的通知"(国科发基〔2013〕474 号),成立第三届 973 计划中医理论专题专家组。

　　第三届中医理论专题专家组由 15 名专家组成,设秘书 1 名。组长李振吉;副组长陈凯先、刘保延;成员石学敏、吕有勇、刘沈林、肖鲁伟、邵志峰、陈立典、蒋澄宇、王键、刘建平、黄璐琦、王振国、果德安;秘书王思成。

　　973 计划中医理论专题专家组,由行业内外学术造诣深厚的专家组成。在中医理论专题组织实施的过程中,专题专家组受科技部和国家中医药管理局委托,开展过两次中医理论专题的战略研究,确保了专题的顶层设计和目标导向。在提出专题研究的重点方向和任务,以及立项评审、年度总结、中期评估、结题验收等项目实施的关键环节,专题专家组都发挥了十分重要的宏观指导和学术咨询作用。三届专题专家组,认真履行职责,在战略研究、指南制定、过程管理等方面发挥了重要作用,保障了973 计划中医理论专题的顺利实施。

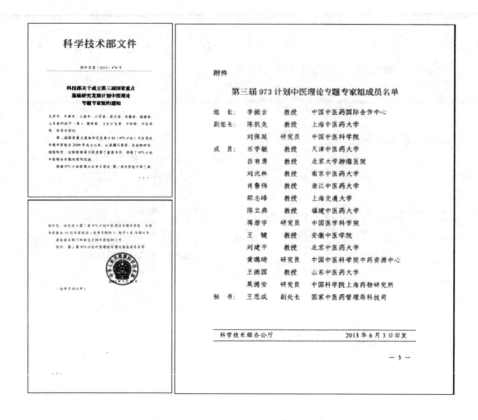

三、专题专家组办公室简介

973 计划中医理论专题专家组办公室，是国家中医药管理局科技司协助科技部基础司管理 973 计划中医理论专题的办事机构。2005 年 8 月 1 日，设立专项专家组办公室，主要负责与科技部、国家中医药管理局的联系，承担 973 计划中医理论专题运行过程中的相关事务性工作、联络工作等，为专题专家组服务。第一届专项办公室，由马静任办公室主任，王思成任办公室副主任。2007 年，专项办公室进行人员调整，王思成任办公室主任，徐春波任办公室副主任。

为进一步协助组织实施好 973 计划中医理论基础研究专题，根据《国家重点基础研究发展计划管理办法》和《科技部关于成立第三届国家重点基础研究发展计划中医理论专题专家组的通知》的精神和有关要求，经商科技部基础研究司，国家中医药管理局科技司于 2013 年 6 月下发《关于调整 973 计划中医理论专题专家组办公室的通知》（国中医药科技中医便函〔2013〕99 号），调整组建 973 计划中医理论专题专家组办公室（即原专项专家组办公室）。

1. 办公室主要职责

（1）承担 973 计划中医理论专题联席会议的组织协调；

（2）协助 973 计划中医理论专题专家组工作并做好日常管理；

（3）落实 973 计划中医理论专题的具体组织工作和过程管理。

国家中医药管理局

国中医药科技中医便函〔2013〕99号

国家中医药管理局科技司关于调整973计划
中医理论专题专家组办公室的通知

各有关单位：

为进一步协助组织实施好973计划中医理论专题，根据《国家重点基础研究发展计划管理办法》和《科技部关于成立第三届国家重点基础研究发展计划中医理论专题专家组的通知》的精神和有关要求，经商科技部基础研究司，我司决定调整组建973计划中医理论专题专家组办公室（即原专项专家组办公室），现将有关事宜通知如下：

一、办公室主要职责

（一）承担973计划中医理论专题联席会议的组织协调；

（二）协助973计划中医理论专题专家组工作并做好日常管理；

（三）落实973计划中医理论专题的具体组织工作和过程管理；

（四）完成上级领导交办的其他任务。

二、办公室组成成员

主　任：王思成（973计划中医理论专题专家组秘书，兼）

副主任：徐春波（常务）　孙丽英　邱岳

成　员：顾晓静　陈榕虎　白桦　陶有青　包文虎　赵宇平

办公室办公地点设在中国中医药国际合作中心。

专此通知。

国家中医药管理局科技司

2013年6月13日

抄送：科技部基础研究司，973计划中医理论专题专家组，中国中医药国际合作中心。

2. 办公室组成成员

主　任：王思成（兼973计划中医理论专题专家组秘书）；

副主任：徐春波（常务）、孙丽英、邱岳；

成　员：顾晓静、陈榕虎、白桦、陶有青、包文虎、赵宇平。

办公地点设在中国中医药国际合作中心。

专题专家组办公室成立以来，在973计划中医理论基础研究专题的组织实施过程中，参与了各个项目从申报指南的起草论证，到项目评审、立项、过程管理至结题验收的全过程管理，起到项目管理专业机构的作用。办公室设立973计划中医理论专题网站，不仅用于项目的过程管理，也用于信息沟通和成果宣传推广。发布《973计划中医理论专题工作简报》20多期，下发30多个项目办，不仅加强了专题内部的信息沟通与交流，还向社会宣传了专题的实施情况和成果，提高了专题的实施效率。

自2009年开始，为进一步做好973计划中医理论基础研究专项的组织实施，加强专项内外中医理论基础研究的交流合作，促进中医基础理论研究成果的应用推广，科技部基础研究司和国家中医药管理局科技司在2009—2013年度共组织召开5次"973计划中医理论专题年度交流会"，会议具体由973计划中医理论专题专家组办公室和当地承办单位承办。2009年度交流会由北京中医药大学、天津中医药大学、成都中医药大学参与承办，2010年度交流会由上海中医药大学参与承办，2011年度交流会由辽宁中医药大学参与承办，2012年度交流会由广州中医药大学参与承办，2013年度交流会由中国中医科学院参与承办。每次大会设主会场、分会场和圆桌分会场，主要介绍专题的总体实施情况及其战略思路，并分领域展示了各项目的研究成果和研究进展。通过专题年度交流会的召开，搭建了高端基础研究交流平台，促进多领域学科交叉，探索新思路新方法，推动中医药理论基础研究发展；

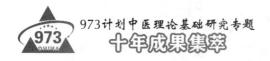

全面展示了中医理论专题项目的研究成果；探讨专题未来发展思路和重点；产生了很好的学术和社会影响。

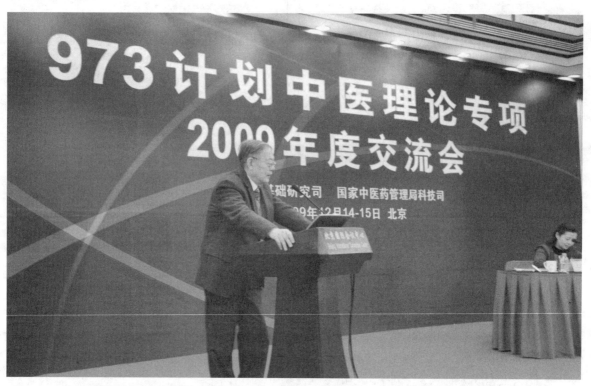

973 计划中医理论基础研究专项 2009 年度交流会邀请周光召副委员会长做重要讲话

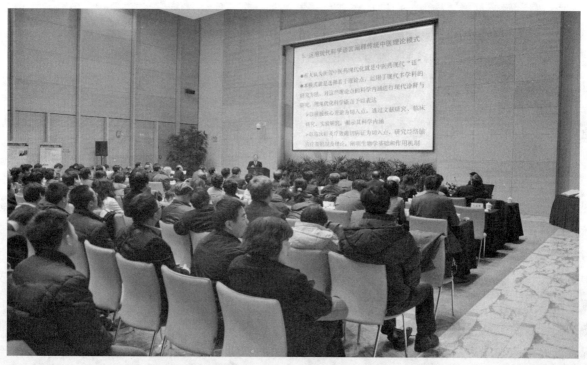

973 计划中医理论基础研究专项 2010 年度交流会李振吉做重要发言

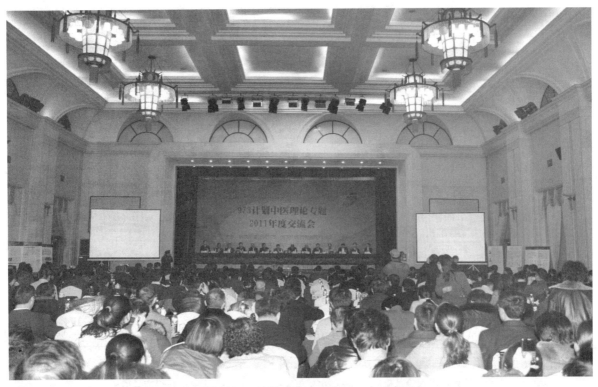

973计划中医理论基础研究专题 2011 年度交流会

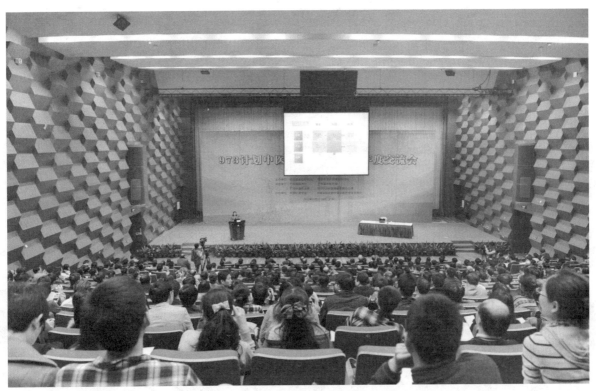

973计划中医理论基础研究专题 2012 年度交流会

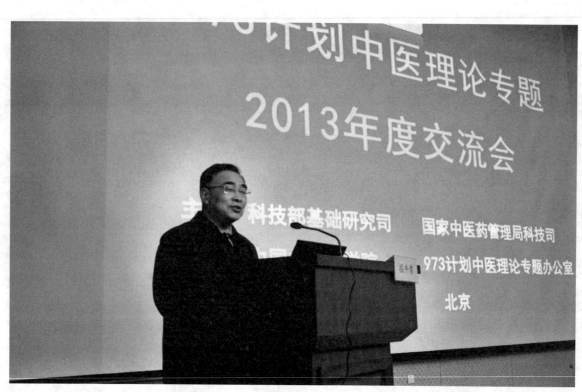

973计划中医理论基础研究专题 2013 年度交流会上张伯礼院士介绍项目成果

第二章 中医理论基础研究专题的目标与任务

973计划中医理论基础研究专题作为国家973计划的组成部分，在目标、任务、定位、遴选原则上与973计划相衔接，以体现973计划重大目标、重大需求、回答重大科学问题和培养优秀团队的总体要求。在把握973计划总体目标的前提下，注重体现中医理论研究的特点与规律，根据不同的特点，提出了专题实施的四条基本原则，一是理论创新与实践应用结合，二是还原解析与系统整合结合，三是主体发展与学科交叉结合，四是远期规划与近期热点结合。

一、中医理论专题的目标

中医理论基础研究专题的总体目标，是丰富和发展中医理论。在专题持续的支持和实施下，坚持中医理论的自身特点，加强传承、促进开放和协同创新，基于我国人口与健康领域重大战略需求，立足解决中医理论基本科学问题，在理论建设、实践积累、深化还原的基础上系统整合，为构建自身优势不断凸显、科学内涵不断丰富、实践价值不断提升、开放发展的中医理论体系奠定了基础，培育稳定的中医理论研究队伍，促进中医药的可持续发展。

中医理论专题的具体目标：

1. 围绕着丰富和发展中医理论一条主线，构建自身结构合理、层次分明、概念明确、表述规范、能指导临床、体现学科内在规律的中医理论体系。

2. 针对中医、中药、针灸三大领域和热点问题，深入开展藏象理论、病因病机与证候辨证方法、优势病种中医药防治机理、方剂组方配伍理论、药性理论与安全用药、经脉腧穴和针灸机理、名老中医临床经验的理论创新等研究，产出一批创新性、应用性成果，为中医药学术和事业发展提供科学支撑。

3. 研究提出适合中医理论基础研究的新方法和新模式。

4. 培养造就一批高科学素质、有创新能力的优秀人才，建设一批高水平、能承担国家重点科技任务的科学研究基地。

二、专题研究的任务

1. 中医理论基础研究 主要有中医理论继承与创新研究；病因病机理论研究；特色疗法理论研究；肺与大肠相表里、肾藏精、肝藏血主疏泄、脾主运化统血等藏象理论研究；中医原创思维与健康状态辨识理论研究；血脉理论研究；中医理论体系框架结构研究；中医证候临床辨证的基础研究。

2. 中药理论基础研究　方剂配伍基本规律研究；药性理论研究；性味相关理论研究；有毒中药科学应用的基础研究；中药成方的现代临床与实验研究；以量－效关系为主的经典名方相关基础研究；中药"十八反"配伍理论研究；方剂组分配伍规律研究；基于利水功效的中药药性研究。

3. 针灸理论基础研究　络病学说与针灸理论研究；经穴特异性研究；针麻镇痛理论与机体保护机制研究；灸法作用原理与应用规律研究；确有疗效的经穴效应相关基础研究；针刺对功能性肠病的双向调节效应及其机制；经穴效应特异性研究；腧穴配伍的优选及穴位；腧穴配伍的规律和神经生物学机制研究。

4. 兼顾热点　中医临床疗效评价方法基本理论研究；"上火"的机理与防治研究。

三、任务完成情况

973计划中医理论专题实施期间，共设立34个项目203个课题，在专题专家组和项目专家组的支持下，在项目首席科学家和课题负责人的带领下，全体人员认真工作，圆满完成各项研究任务，全部项目均已顺利通过项目验收。

（一）中医理论基础研究成果

1. 丰富并完善了中医学理论体系框架结构与内涵，系统构建了中医脉络学说。

2. 系统整理了"五脏相关，脾为基础"理论，并进行了临床验证。

3. 构建体质学说的理论体系，形成以"体质辨识"为核心的健康状态评价方法。总结了"取象运数，形神一体，气为一元"中医原创思维模式，构建了健康状态认知理论。

4. 初步证实九种疾病（肝硬化"虚损生积"、心血管"瘀毒"等）九种病因病机假说，可显著提高临床疗效。

5. 证实了肺肠相关特异性联系的途径是炎症窜扰、神经肽、肠道微生物，肺肠同治具有优越性。

6. 证明了肾藏精与干细胞变化高度相关。

7. 提出了脾藏象理论"六段三期两高峰"发展脉络，构建了"四系一体"脾藏象理论知识体系。

8. 形成了中医理论体系框架研究的思路和方法，提出了范畴、概念、命题、专论四个层次框架结构。

9. 提出了量表辨证、识机辨证、网络证候辨证等方法

10. 明确了气、脉、血的基本生物学基础，形成六个实施方法技术。

（二）中药理论基础研究成果

1. 建立了组分配伍方法体系，包括有效组分发现、制备、鉴定、配伍优化、作用模式、体内过程、共性技术与平台等。

2. 证实了中药药性客观存在，提出了可评价指标。证实了药性具有可拆分性、可组合性，具有相应的化学物质基础和生物效应，为寻找新药物、新功效提供了方法和思路。

3. 阐明药性理论发生原理和构建模式，证实了表征药性的"寒、热"物质是客观存在的，揭示了

其生物效应表达特征和规律，并创新中药药性研究技术与方法体系。

4. 初步构建了有毒中药理论框架，包括概念、分级、影响因素、控毒减毒、合理用药等，提出肝肾毒性早期发现的指标及计算机预警系统。

5. 证实了中药复方存在量效关系。

6. 系统回答了甘草、乌头、藜芦三个系列反药为什么反的生物基础。

7. 基本形成组方配伍方法技术体系，为重大新药创制提供了方法支撑。

8. 证实了提高机体物质能量代谢的为热性药，降低体机物质能量代谢的为寒性药。

（三）针灸理论基础研究成果

1. 初步证实了经穴效应存在特异性，总结了经穴效应特异性具有相对性、持续性、循经性和条件性等特点。

2. 初步证实经穴效应特异性与穴位状态、得气、刺激参数介入时机、组织结构等因素相关。

3. 明确开颅手术、开胸心脏手术、甲状腺切除手术、肺叶切除手术的针药复合麻醉优势，制定了针麻临床操作规范。

4. 阐明了针麻镇痛的中枢机制及细胞和分子机制，针麻有重要脏器保护作用和免疫调节作用。

5. 明确了艾灸效应启动机制和内源性调节机理，灸材及其燃烧生成物的成分和安全性，证实艾灸有效性及艾灸得气检测。

6. 揭示了热敏灸的灸位灸量新规律，证实辨敏选穴疗效优于辨证选穴，开发了热敏灸协作机器人。

7. 证实了单穴具有止痛或减毒作用，配穴具有整体保护作用。配穴优于单穴，远近配穴优于局部配穴。

（四）疗效评价、上火等热点研究成果

1. 首次提出了中医辨证论治临床疗效评价是在整体观指导下，以患病的人为核心，以干预对象为评价原点，适应个体状态特征的纵向重复过程。以此为基础，建立了临床疗效评价理论框架及实践模型。

2. 证实上火与机体能量代谢、炎症、免疫及口腔、肠道菌群相关，初步揭示了清热泻火、滋阴降火的作用机理。

专题研究产出了一批创新性、应用性的理论研究成果，促进了中医药学术发展，支撑了中医药事业发展。根据中医理论基础研究的特点，按照成果的实用性原则进行分类，我们将973计划中医理论专题的141个研究成果分为42个理论类研究成果（图2-1）、53个临床类研究成果（图2-2）、22个方法类研究成果（图2-3）、5个标准类研究成果（图2-4）、13个探索类研究成果（图2-5）、5个诊疗设备类研究成果（图2-6）。

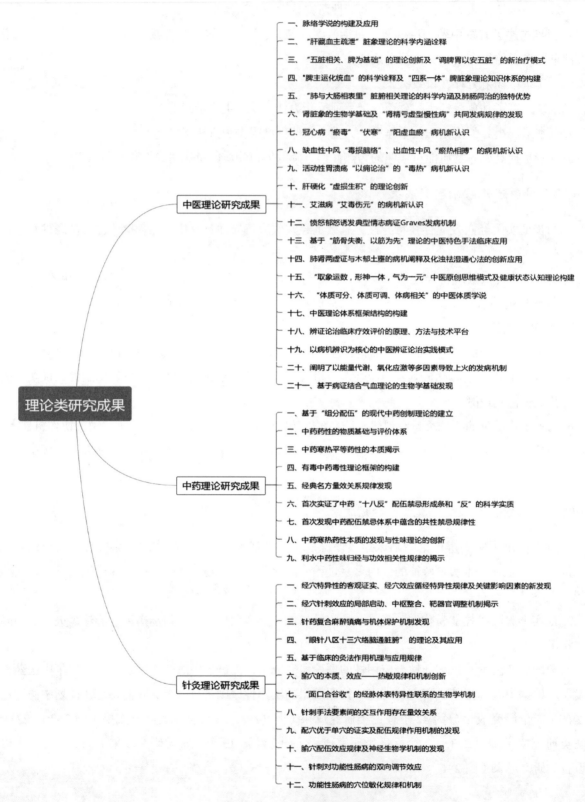

图2-1　中医理论类研究成果

理论类研究成果

中医理论研究成果
一、脉络学说的构建及应用
二、"肝藏血主疏泄"脏象理论的科学内涵诠释
三、"五脏相关、脾为基础"的理论创新及"调脾胃以安五脏"的新治疗模式
四、"脾主运化统血"的科学诠释及"四系一体"脾脏象理论知识体系的构建
五、"肺与大肠相表里"脏腑相关理论的科学内涵及肺肠同治的独特优势
六、肾脏象的生物学基础及"肾精亏虚型慢性病"共同发病规律的发现
七、冠心病"瘀毒""伏寒""阳虚血瘀"病机新认识
八、缺血性中风"毒损脑络"、出血性中风"瘀热相搏"的病机新认识
九、活动性胃溃疡"以痈论治"的"毒热"病机新认识
十、肝硬化"虚损生积"的理论创新
十一、艾滋病"艾毒伤元"的病机新认识
十二、愤怒郁怒诱发典型情志病证Graves发病机制
十三、基于"筋骨失衡、以筋为先"理论的中医特色手法临床应用
十四、肺肾两虚证与木郁土壅的病机阐释及化浊祛湿通心法的创新应用
十五、"取象运数,形神一体,气为一元"中医原创思维模式及健康状态认知理论构建
十六、"体质可分、体质可调、体病相关"的中医体质学说
十七、中医理论体系框架结构的构建
十八、辨证论治临床疗效评价的原理、方法与技术平台
十九、以病机辨识为核心的中医辨证论治实践模式
二十、阐明了以能量代谢、氧化应激等多因素导致上火的发病机制
二十一、基于病证结合气血理论的生物学基础发现

中药理论研究成果
一、基于"组分配伍"的现代中药创制理论的建立
二、中药药性的物质基础与评价体系
三、中药寒热平等药性的本质揭示
四、有毒中药毒性理论框架的构建
五、经典名方量效关系规律发现
六、首次实证了中药"十八反"配伍禁忌形成条件和"反"的科学实质
七、首次发现中药配伍禁忌体系中蕴含的共性禁忌规律性
八、中药寒热药性本质的发现与性味理论的创新
九、利水中药性味归经与功效相关性规律的揭示

针灸理论研究成果
一、经穴特异性的客观证实、经穴效应循经特异性规律及关键影响因素的新发现
二、经穴针刺效应的局部启动、中枢整合、靶器官调整机制揭示
三、针药复合麻醉镇痛与机体保护机制发现
四、"眼针八区十三穴络脑通脏腑"的理论及其应用
五、基于临床的灸法作用机理与应用规律
六、腧穴的本质、效应——热敏规律和机制创新
七、"面口合谷收"的经脉体表特异性联系的生物学机制
八、针刺手法要素间的交互作用存在量效关系
九、配穴优于单穴的证实及配伍规律作用机制的发现
十、腧穴配伍效应规律及神经生物学机制的发现
十一、针刺对功能性肠病的双向调节效应
十二、功能性肠病的穴位敏化规律和机制

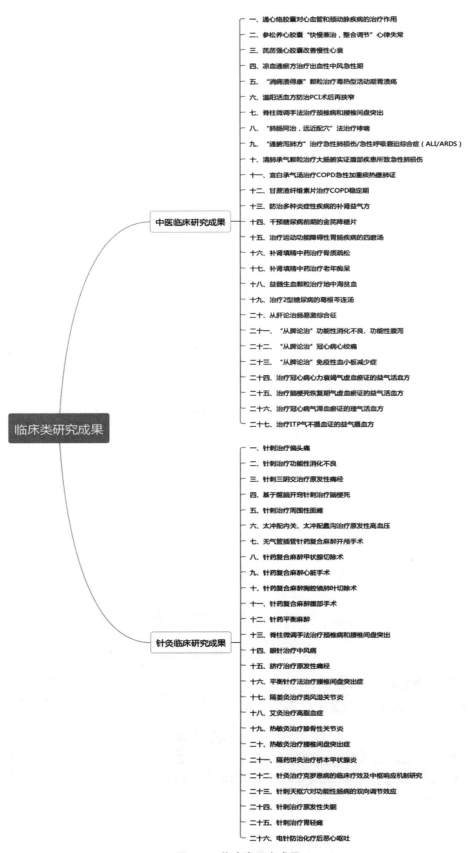

图 2-2　临床类研究成果

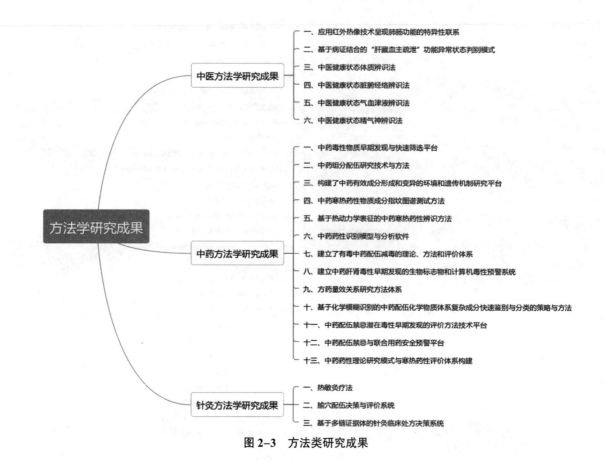

图 2-3　方法类研究成果

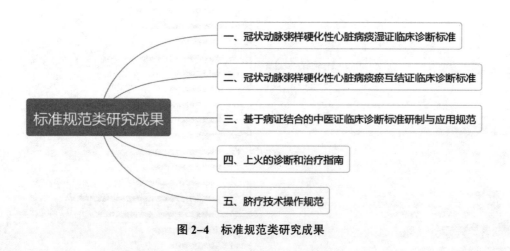

图 2-4　标准规范类研究成果

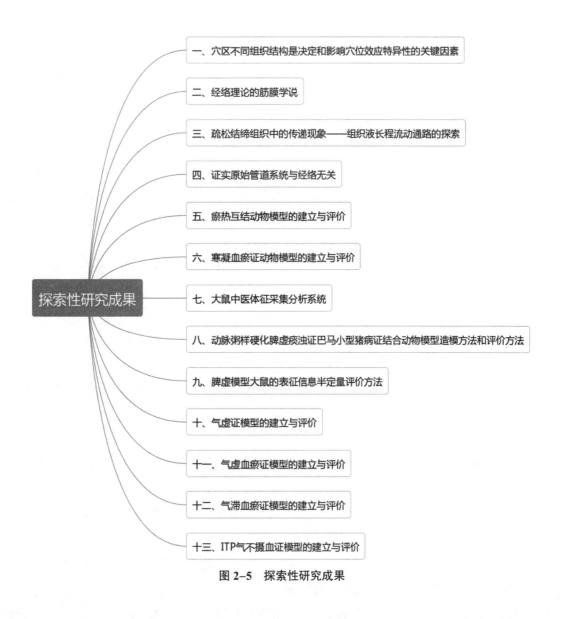

图 2-5　探索性研究成果

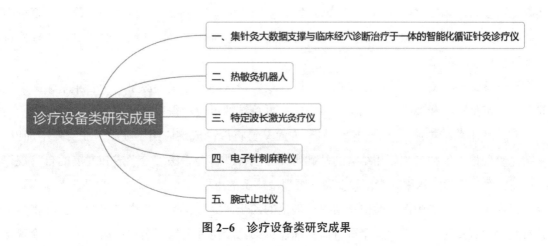

图 2-6　诊疗设备类研究成果

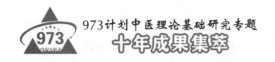
（五）提出了中医理论基础研究的新方法与新模式

中医理论专题在具体实施过程中，在保证主体目标与任务的前提下，积极探索中医理论基础研究的新方法，形成七种新模式。

1. 回答科学问题模式 科学问题是指科学家在特定的知识背景下提出的关于科学知识和科学实践中需要解决而尚未解决的问题。它包括一定的求解目标和应答域，但尚无确定的答案。973 计划中医理论基础研究专题每个项目在立项时，顶层设计就以项目申报指南提出的目标为基础，分解为若干科学问题。每个课题组根据科学问题，通过文献梳理和预试结果、预判答案，提出科学假说。项目在实施过程中，必须以科学问题为纲，以证明科学假说为目标，统领各课题组。项目组完成既定研究任务后需进行成果的凝练，必须以科学问题所得的结论为提纲，研究结论的产生需有研究证据支撑。

2. 临床、产品、机理、理论互动模式 此种模式是通过临床总结有效方药，同时通过新药研发进行严格的循证医学评价，使有效方药上市销售实现产业化，同时进一步确认药物的有效性和安全性，以及药物的部分机理；同时理论科学价值由临床试验数据加以佐证。此种研究模式将中医传统理论创新与现代科学技术相结合，产生重大原创成果，为中医药传承与创新发展做出了示范效应。

中医理论专题设立的"络病学说与针灸理论的基础研究""基于微血管病变性疾病的营卫'由络以通、交会生化'研究"两个项目，在项目研究过程中将通心络、参松养心胶囊、芪苈强心胶囊等药物的循证研究与脉络学说研究相结合，既发展了脉络学说，又促进了药物结果进入说明书，促进了产业发展。

3. 中医经典理论的生物学解析模式 中医以整体、动态和辨证的思维方式认识生命与疾病的复杂现象，但用人文、哲学等社会科学的语言表达的中医药理论的科学内涵，难以被现代社会普遍理解和接受，制约了中医药的现代化和国际化进程。迫切需要借鉴现代科学的思想、方法和语言，特别是利用生物学解析模式来揭示中医药理论的科学内涵。具体是以中医临床经验高度概括的"经典"结论为研究对象，从文献梳理、临床应用、基础实验等方面，进行生物学解析，取得数据；揭示"经验"生物学本质、临床应用价值，深化对"经典"的理性认识。

中医理论专题中的"中药药性相关基础问题研究"项目、"'肺与大肠相表里'脏腑相关理论的应用基础研究"项目、"经穴效应特异性基本规律及生物信息基础研究"项目、"针麻镇痛中高级中枢痛觉信息调制回路的作用"等课题，都选择若干理论点引进了现代多科学研究方法，对这些理论点的科学内涵进行生物学解析。

4. 临床—总结—再临床—再总结模式 临床实践是中医理论产生的源泉。千百年来，中医理论的形成与发展，正是在不断地临床—总结—再临床—再总结的过程中得以实现的。一方面以大量的临床实践为基础，从中总结规律、提升理论；另一方面又要将理论成果应用于临床，在实践中加以验证、再次总结完善理论。这种与临床相结合的基础研究方法，既符合中医理论形成和发展的自身规律，也是不断提高中医临床诊疗水平，丰富和发展中医理论体系的重要途径之一。

专家组提出了从名老中医经验中总结提升理论的四步研究法：第一步由名老中医自己将多年的临证经验及其学术观点用一段理性文字进行概括描述；第二步由课题组将名老中医提出的理论观点，与历代中医学家的观点和现有的中医理论进行比较研究，发现其创新点；第三步将名老中医的理论创新点应用于临床，扩大临床试验，验证其理论创新点的科学性和有效性；第四步运用现代科学技术手段和方法，对名老中医理论创新点的科学内涵，进行现代科学的阐释与说明。

中医理论专题设立的"中医五脏相关理论继承与创新研究""从瘀热学说辨治内科难治病的规律及其证候本质的分子基础研究""中医伏邪病因学说的整理与创新研究""气血学说继承与创新的研究"课题，分别以邓铁涛、周仲瑛、任继学、颜德馨的临床经验为基础，进行初步总结，再将其理论用于临床，通过临床研究加以总结和再次提升。

5. 以临床疗效为基础，以特色疗法为载体，总结创新理论模式 中医有很多特色疗法，临床应用疗效确切，如灸法、小针刀、平衡针、针麻等。其疗效作用机理尚不清晰。通过开展理论基础研究，有可能发现新的理论点，以丰富和发展中医理论体系。其技术路线是：①证明临床有效试验，取得临床安全有效的循证医学资料；②研究其生物学基础；③理论归纳提升。

中医理论专题设立的"基于中医特色疗法的理论基础研究""基于临床的针麻镇痛的基础研究""灸法作用的基本原理与应用规律研究"项目，都是着眼于对这些已被临床上证实确有效果的中医特色疗法进行多学科研究，从源头探讨疗法的作用机制，上升为理论。

6. 文献整理挖掘，提炼升华理论模式 中医药发展历史悠久，文献典籍浩繁。这些文献典籍是历代医家智慧的结晶，也是中医学继承与创新的源泉。中医理论研究历来重视文献的整理挖掘，运用文献学的研究方法，通过系统地文献回顾整理研究，可以实现理论上的提炼与升华。

中医理论专题"中医基础理论整理与创新研究"项目中的"中医学理论体系框架结构与内涵研究""中医各家学说及其理论创新研究"等课题，较多地采用了文献整理挖掘方法，研究继承和创新中医基础理论体系框架。其他课题的研究中，亦离不开文献研究方法，从相关的古今文献研究中，理清发展脉络，提供研究基础。

7. 以临床疗效为基础，以若干中药成方为载体，研究中药组方配伍理论模式 专题设立的"若干中药成方的现代临床与试验研究"选择若干临床确有疗效的中药成方，通过现代临床试验研究，取得可靠的循证医学依据，在此基础上，研究其临床有效的物质基础和作用机理，通过分析，归纳出中药复方配伍理论的科学内涵。

第三章 中医理论基础研究专题项目部署概况

一、总体思路

973计划中医理论基础研究专题围绕"一条主线、三大领域、兼顾热点"的总体思路进行统筹部署。

（一）一条主线——丰富发展中医理论

1. 对中医学核心理论的梳理和把握，是中医理论专题合理布局的前提。包括脏腑、气血津液、病因病机、证候、诊法、辨证、治则治法、养生；经络、腧穴、穴位配伍、刺法、灸法；药性、炮制、组方配伍等。

2. 围绕主线，布局中医基础理论的整理与创新研究、中医原创思维与健康状态辨识方法体系研究、中医理论体系框架结构研究等三个综合性项目，把阶段性研究成果及时纳入中医理论体系。

（二）三大领域——从中医、中药、针灸三大领域进行项目部署

1. 中医理论基础研究 包括中医理论继承与创新；病因病机理论；特色疗法理论；肺与大肠相表里、肾藏精、肝藏血主疏泄、脾主运化统血等藏象理论；中医原创思维与健康状态辨识理论；血脉理论；中医理论体系框架结构；中医证候临床辨证的基础。

2. 中药理论基础研究 包括方剂配伍基本规律研究；药性理论研究；性味相关理论研究；有毒中药科学应用的基础研究；中药成方的现代临床与实验研究；以量效关系为主的经典名方相关基础研究；中药"十八反"配伍理论研究；方剂组分配伍规律研究；基于利水功效的中药药性研究。

3. 针灸理论基础研究 络病学说与针灸理论；经穴特异性；针麻镇痛理论与机体保护机制；灸法作用原理与应用规律；确有疗效的经穴效应相关基础；针刺对功能性肠病的双向调节效应及其机制；经穴效应特异性规律；腧穴配伍的优选及穴位；腧穴配伍的规律和神经生物学机制

（三）兼顾热点——中医疗效评价、"上火"防治

1. 中医临床疗效评价方法基本理论研究 揭示"以人为中心"个体诊疗临床评价的基本规律，建立适合于中医辨证论治的疗效评价方法。

2. "上火"的机理与防治研究 明确"上火"的辨证标准，研究"上火"的现代表征方法，揭示

"上火"的生物学基础，阐明清热泻火、滋阴降火等防治方法的作用机理。

二、中医理论基础研究专题历年重点支持方向

（一）2005 年重点支持方向

1. 中医基础理论继承与创新的研究。
2. 针刺效应及络脉络病相关的基础研究。
3. 中医方剂配伍规律研究。
4. 具有创新思路的中医临床方法学基础研究。

（二）2006 年重点支持方向

1. 基于临床的经穴特异性基础研究。主要包括经穴的特异性效应和影响效应产生的关键因素研究，开展多学科协助，为临床循经取穴提供科学依据。

2. 中医辨证论治疗效评价方法的基础理论研究。主要包括确证系统化中医治疗方案疗效评价要素的中医理论基础，个体化治疗的个体、动态与整体疗效评价基本要素及其相互关系等方面的基础研究，促进中医疗效评价方法的科学化。

3. 中药药性理论与中药材道地性关键科学问题的基础研究。主要包括在中医药理论的指导下，开展中药的四气五味、升降浮沉、归经、道地性、安全性及中药配伍等科学问题研究，为保持中医药特色的创新药物研究及中药资源可持续利用提供理论依据。

4. 基于中医辨证论治的创新病因学说研究。主要包括复杂疾病发生的中医病因学和同一诱因引发不同疾病的机体反应机制研究，提出新的治则、治法，开辟中医治疗优势病种及现代复杂难治性疾病防治的新途径。

（三）2007 年重点支持方向

1. 基于临床的针麻镇痛的基础研究。选择针麻临床的适宜病证，坚持中医针灸理论指导，在肯定针麻临床优势的基础上，围绕针刺麻醉中镇痛这一关键环节，运用传统与现代研究的方法，开展针麻镇痛的中医理论（如穴位特异性、选穴规律、针刺麻醉方法等）及作用机制的研究，阐明针麻镇痛的理论依据和科学内涵，为针麻临床的推广应用提供科学依据。

2. 中药性味功效相关理论的基础研究。以中医理论为指导，运用多学科手段和方法，以中药性味理论为核心，开展包括性味、归经、升降沉浮等在内的与中药的安全性、有效性密切相关的关键问题的基础研究，重点研究药性的物质基础、治疗过程中所体现的药效作用及其运用规律，揭示中药药性理论的科学内涵，为中药新药的创制和提高中医药临床疗效提供理论依据。

3. 基于中医特色疗法的理论基础研究。选择确有疗效、有较好推广应用和研究基础、但尚未纳入正规中医院校教材的中医特色疗法，结合临床开展理论基础研究，以期提出新观点、新学说，丰富或完善其理论内涵，为发展中医临床治疗的新方法提供理论依据。

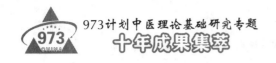

（四）2009年重点支持方向

1. "肺与大肠相表里"脏腑相关理论的应用基础研究。根据中医脏腑相关理论，选择"肺与大肠相表里"理论指导下临床疗效确切的病证，运用临床研究、实验研究等多种传统与现代研究方法，多角度阐明"肺与大肠相表里"的内在联系与协调机制，揭示疗效产生的内在规律，深化对肺与大肠之间表里、升降等功能的认识，进一步发展和创新中医脏腑相关理论，提升其临床应用价值。

2. 确有疗效的有毒中药科学应用关键问题的基础研究。选择《中国药典》和高等教育教材中的有毒中药，对其与毒性相关的物质基础、毒效、药效、中毒机理和科学应用（加工、炮制、用量、用法、配伍减毒、辨证准确）等重点内容，运用传统与现代的方法开展研究，揭示其科学内涵，继承创新中药药性理论，为临床安全有效的应用这些有毒中药提供科学支撑和新的理论依据。

3. 灸法作用的基本原理与应用规律研究。运用传统与现代的研究方法，深入研究灸法的理论内涵与作用机制，包括灸法理论的科学内涵研究、灸法的温热刺激效应机制研究、艾蒿及其他施灸辅助材料的药物效应机制研究等；从灸法的临床现象提炼出理论规律，定性定量研究灸材、灸法、灸量和施灸部位与灸效之间的效应机制，探索建立灸的量效关系和应用规律的技术平台，为灸法临床疗效的提高提供理论支撑和科学依据。

4. 中药成、验方的现代临床实验研究。从中医药基本理论出发，按照循证医学主要原则，在制定严格药材、制剂等质量标准的条件下，对一种已有很好临床基础的中药成方或验方（不超过5味药材为宜）进行多中心现代临床实验研究，为中药国际化奠定基础。

（五）2010年重点支持方向

1. 基于"肾藏精"的藏象理论基础研究。采用现代生物学方法，结合临床实践，开展中医肾精命火藏象理论研究，阐明其理论的基本科学内涵，揭示相关疾病从肾论治临床疗效产生的内在规律，进一步发展和丰富中医藏象理论，为提高临床疗效提供理论依据。

2. 确有疗效的经穴效应相关基础研究。从已经发现并被肯定的经络穴位临床效应（非镇痛类）入手，开展经脉现象的生物学基础研究和针刺手法量化的基础研究。揭示经络穴位功能相关科学内涵，同时揭示针刺手法规律，明确针刺量效关系，解释其产生的机制、原理以指导临床，提高诊断与治疗水平。

3. 以量–效关系为主的经典名方相关基础研究。选择3～4个确有疗效且药味较少的经典名方，运用传统与现代相结合、基础与临床试验相结合的研究方式，阐明方药量效关系及其关键影响因素，总结提炼基于现代科学研究成果的中医方药剂量理论，为临床合理选择剂量、安全有效地用药提供科学支撑和理论依据。

（六）2011年重点支持方向

1. 基于"肝藏血主疏泄"的藏象理论研究。研究肝藏血、主疏泄等藏象理论，系统阐明其基本科学内涵，揭示相关疾病从肝论治临床疗效产生的机制和规律，进一步丰富和发展藏象理论。

2. 常见病针灸治疗机制及理论研究。以临床针灸疗效确切、诊断和评价指标明确的一种常见病为切入点，研究经络腧穴疗效机制及理论，系统挖掘整理经络腧穴理、法、术、效规律，阐明生物学基础和作用机制。

3. 中药"十八反"配伍理论关键科学问题研究。系统研究"十八反"药物配伍关系，阐明其相互作用、配伍关系、宜忌条件及化学本质和生物学基础，揭示中药"十八反"的科学实质。

4. 中医健康状态认知理论研究。系统整理、总结中医原创思维方法体系及其科学内涵；研究中医健康状态认知理论，探索建立适合于中国人的中医健康辨识方法。

（七）2012年重点支持方向

1. 基于临床的方剂配伍规律研究。选择疗效确切的方剂，通过临床与实验研究，诠释药性、"君臣佐使""七情合和"等方剂配伍理论的科学内涵，建立完善方剂配伍的新方法，研究新方法与方剂配伍的相关性及应用规律，为临床组方用药提供科学依据，为国家重大新药创制提供理论、思路、方法和技术指导。

2. 基于临床的经穴特异性规律及其影响因素研究。以针灸临床疗效确切的病证为载体，结合临床深入系统研究经穴特异性，阐明经穴效应特异性的基本规律，揭示其生物学基础和科学内涵，探讨其关键影响因素的特点和作用机制，为针灸临床合理选穴配方提供科学依据。

3. 基于微血管病变性疾病的血脉瘀阻相关理论研究。针对微血管病变导致的影响健康的重大疾病，结合临床与实验，研究血脉瘀阻相关理论的科学内涵、变化规律、作用机制。探讨血脉瘀阻相关理论与微血管病变性疾病的相关性，阐明相关疾病防治原理和方药的物质基础与作用机理。

（八）2013年重点支持方向

1. "脾主运化、统血"的藏象理论研究。研究阐明"脾主运化、统血"等脾藏象理论的基本科学内涵，揭示相关疾病从脾论治临床疗效产生的机制和规律，进一步丰富和发展藏象理论。

2. 基于传统功用的中药药性理论关键科学问题研究。选择功效相同的一类中药为研究对象，探索建立基于传统功用的中药药性研究思路与方法，解析中药药性理论的科学内涵，丰富创新中药药性理论，为临床遣药组方、提高疗效奠定理论基础。

3. 基于临床的针麻镇痛与机体保护机制研究。以针麻临床常见的手术病种为载体，阐明针麻镇痛与重要脏器保护的作用与机制，明确针麻临床应用价值，为针麻的临床推广应用提供科学依据。

4. 中医理论体系框架的研究。研究中医理论起源的思想文化及科学基础，分析和揭示中医理论形成与发展的内在规律；研究构建结构合理、层次清晰、概念明确、表述规范，能够指导临床、体现学科内在规律的中医理论体系框架。

（九）2014年重点支持方向

1. 中医证候临床辨证的基础研究。选择临床常见、具有代表性的证候，明确辨证依据、揭示病证关系、探讨生物学基础，总结临床辨证经验，研究证候客观量化表征，结合现代科技成果，探索新的

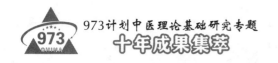

辨证方法，为应对中医临床辨证难题、创新临床适用的中医辨证论治方法体系提供理论基础。

2. 针灸临床腧穴配伍效应机制研究。选择针灸临床具有循证依据的有效病证，研究腧穴配伍应用与单穴应用、不同腧穴配伍之间的效应差异，探索穴位优选、配伍与评价方法，揭示腧穴配伍效应的影响因素和生物学机制，为针灸临床选穴组方、提高疗效奠定科学基础。

3. "上火"的机理与防治研究。明确"上火"的辨证标准，研究"上火"的现代表征方法，揭示"上火"的生物学基础，阐明清热泻火、滋阴降火等防治方法的作用机理，为提高中医预防和有效治疗"上火"提供科学依据。

（十）2015 年重点支持方向

1. 基于临床的气血相关理论研究。基于藏象，研究气为血帅、血为气母的理论基础，阐明气虚血瘀、气滞血瘀、气不摄血的形成过程和机理，揭示临床有效病证气血论治的疗效机理。

2. 基于临床的灸法作用机理研究。以灸法临床疗效确切的病证为载体，系统揭示灸材、灸法作用的特点和生物学基础，阐明影响灸效的关键影响因素，比较研究艾灸与针刺作用的异同。利用现代成像技术等手段探索经络研究新方法，为研究中医经络的科学内涵奠定基础。

三、重点研究领域部署情况

中医理论基础研究专题实施的十五年间（2005～2015年），共有 34 个项目 203 个课题获得科技部的立项资助，研究经费 6.45 亿。

中医学的核心理论包括脏腑、经络、气血、津液、病因、病机、证候、诊法、辨证、治则、治法、养生、腧穴、穴位配伍、刺法、灸法、药性、炮制、组方配伍理论等。每个核心理论，可以分为若干分支，每个分支又可以分为若干理论点。对中医学核心理论的梳理和把握，是中医理论基础研究专项合理布局的前提。973 计划中医理论专题主要在四个方面进行了重点部署。

1. 中医理论基础研究 进一步加强基本理论、概念规范及其科学内涵的研究。主要有中医理论体系框架整理与创新、病因病机理论研究、中医原创思维方法体系研究、特色疗法基础理论研究、脏腑相关理论应用基础研究、气血相关理论研究、证候辨证等。

部署 12 个项目，包括中医基础理论的整理与创新研究（2005，邓铁涛）；中医病因病机理论的基础与创新的研究（2006，刘平）；基于中医特色疗法的理论基础研究（2007，房敏）；"肺与大肠相表里"脏腑相关理论的应用基础研究（2009，高思华）；基于"肾藏精"的藏象理论基础研究（2010，王拥军）；基于"肝藏血主疏泄"的藏象理论研究（2011，王庆国）；中医原创思维与健康状态辨识方法体系研究（2011，王琦）；基于心脑血管疾病的脉络学说理论研究（2012，吴以岭）；"脾主运化、统血"等脾藏象理论研究（2013，杨关林）；中医理论体系框架结构研究（2013，潘桂娟）；中医证候临床辨证的基础研究（2014，胡镜清）；基于病证结合的气血相关理论研究（2015，刘建勋）。

2. 中药理论基础研究 中药研究方面，主要有方剂配伍、药性理论、有毒中药、经典名方、中药"十八反"理论等。

部署 9 个项目，包括方剂配伍规律的研究（2005，张伯礼）；中药药性理论的基础与创新的研究

（2006，黄璐琦）；中药性味功效相关理论基础研究（2007，王振国）；确有疗效的有毒中药科学应用关键问题的基础研究（2009，叶祖光）；若干中药成方的现代临床与实验研究（2009，董竞成）；以量－效关系为主的经典名方相关基础研究（2010，仝小林）；中药"十八反"配伍理论的关键科学问题研究（2011，段金廒）；治疗心血管疾病有效方剂组分配伍规律研究（2012，张伯礼）；基于利水功效的中药药性理论研究（2013，匡海学）。

3. 针灸理论基础研究 针灸研究方面，主要有针灸理论、经穴效应特异性、针麻镇痛与机体保护机制、灸法作用机理、针刺效应机制、腧穴配伍等。

部署11个项目，包括络病学说与针灸理论研究（2005，吴以岭）；基于临床的经穴特异性研究（2006，梁繁荣）；基于临床的针麻镇痛的基础研究（2007，韩济生）；灸法作用的基本原理与应用规律研究（2009，吴焕淦）；经脉体表特异性联系的生物学机制及针刺手法量效关系研究（2010，许能贵）；针刺对功能性肠病的双向调节效应及其机制（2011，朱兵）；经穴效应循经特异性规律及关键影响因素基础研究（2012，梁繁荣）；基于临床的针麻镇痛与机体保护机制研究（2013，万有）；腧穴配伍方案的优选及效应影响因素的研究（2014，王之虹）；腧穴配伍效应规律及神经生物学机制研究（2014，熊利泽）；基于临床的灸法作用机理研究（2015，吴焕淦）。

4. 热点项目研究 主要针对中医药行业发展亟需解决的社会热点问题。

部署2个项目，包括中医辨证论治疗效评价方法的基础理论研究（2006，刘保延）；"上火"的机理与防治研究（2014，范永升）。

四、专题各项目拟解决的关键科学问题

1. 脉络学说构建及其指导血管病变防治基础研究（2005年）

运用络病理论指导血管病变防治基础研究，发挥中医整体观念及气血相关的理论特色，结合西医学血管病变研究的最新进展，寻找血管病变发生发展的共性规律与病理环节，把络病治法方药应用于血管病变防治研究，建立对心脑血管病及糖尿病微血管病变防治具有普遍指导意义的新理论学说，提高这类重大疾病的防治水平，并促进络病学学科发展。

2. 方剂配伍规律研究（2005年）

围绕构建中药有效组分配伍理论和发展具有自主知识产权的中药新药创制技术，研究组分配伍与饮片配伍的相关性，探索中药组分配伍优化的科学依据及其现代中药设计新方法的理论基础，揭示中药组分配伍的生物效应和配伍作用模式及体内过程机理，为现代中药创制提供理论基础和技术方法支撑。

3. 中医基础理论整理与创新研究（2005年）

丰富和完善中医学理论体系的框架结构与内涵；深化中医理论指导疑难病防治的应用基础研究。

4. 基于临床的经穴特异性基础研究（2006年）

阐释经穴效应特异性的基本规律、影响因素及生物学基础。

5. 中医辨证论治疗效评价方法研究（2006年）

辨证论治临床评价基本科学原理和基本理论；人体健康状态变化的测量、评价方法学；辨证论治

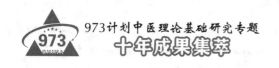

中各要素及其关系；辨证论治临床评价的模型与参数；辨证论治个体化诊疗的临床评价方法学；评价研究结果与辨证论治临床实践的结合问题。

6. 中医药性理论继承与创新研究（2006年）

药性成因及本质的研究：研究环境、遗传因素及其交互作用影响中药的药性特征及表现在生物效应和物质基础上的变化及其规律，揭示中药与机体和环境相互作用后体现出来的基本属性；药性规律研究：研究中药药性及不同配伍后相应的物质基础和作用机理，分析相关物质基础的共同属性，揭示药性存在的客观规律。

7. 中医病因病机理论继承与创新研究（2006年）

论证"血瘀为积之体，虚损为积之根"，形质损伤、因虚致瘀的"虚损生积"肝硬化病因病机假说；论证艾滋病"艾毒伤元"（病邪以湿毒为主，损伤元气是其致病特点）的病因病机假说；论证心血管血栓性疾病"瘀毒"病因学假说；论证"瘀热"是多种内科难治病的主要病机之一，揭示"瘀热"病机在不同疾病中的致病机制及其对多种内科难治病的临床辨治的指导意义；揭示当今社会引发七情太过、不及的始发因素，指导情志病证早期防治，阐释愤怒和郁怒发病心理生理机制，深化七情学说。

8. 基于临床的针麻镇痛的基础研究（2007年）

针麻存在的理由是什么？表现在它具有明确的优越性；解决针麻临床问题的基础研究。用临床研究和基础研究的方法，初步阐明针药复合麻醉的特色与优势的机理；初步阐明针药复合麻醉对机体的保护性机制，如对控制性降压、神经内分泌、神经免疫、重要的脏器功能等的调控作用及其机制。

9. 中药药性理论相关基础问题研究（2007年）

中药药性理论发生构建原理；中药寒热药性的物质基础及其表达和认知规律；中药寒热药性的生物效应及其表达和认知规律。

10. 基于中医特色疗法的理论基础研究（2007年）

探讨"经筋失衡、气血失和"病机的科学内涵；基于经脉局部调理的四种中医特色疗法和一种学说的生物学科学内涵。

11. "肺与大肠相表里"脏腑相关理论的应用基础研究（2009年）

运用文献、临床、实验研究等手段，界定"肺与大肠相表里"脏腑相关理论的概念、内涵和外延；阐明肺与大肠表里相关的意义和发生途径；揭示"肺与大肠相表里"理论的科学内涵；提出该理论临床运用的基本原则和方法；探索脏腑相关理论研究的方法学途径。

12. 确有疗效的有毒中药科学应用关键问题的基础研究（2009年）

有毒中药的毒性表现是什么？其在毒理学、化学组成和毒代动力学等方面的毒性特征是什么？有毒中药的毒性如何评价？其毒性评价特点是什么？与西医的化学药毒性评价有何区别？有毒中药的毒性如何控制？如何减毒增/存效？中药的毒性能否早期发现？从而做到防患于未然？有哪些新技术、新方法可以用于有毒中药的研究，从而提高中药毒理学研究水平？

13. 灸法作用的基本原理与应用规律研究（2009年）

艾灸理化特性的生物学效应机制、灸疗的热敏规律及其科学内涵和艾灸效应关键因素的临床科学基础。

14. 若干中药成方的现代临床与实验研究（2009 年）

明确 4 种中药成方（补肾益气方、四磨汤、金芪降糖片、浊祛湿通心方）对优势病种的临床疗效和安全性；阐明 4 种中药成方的药效物质基础和作用机理；建立既符合中医药自身特点又符合现代医学要求的若干中药成方的临床疗效评价体系。

15. 基于"肾藏精"的藏象理论基础研究（2010 年）

中医"肾藏精"理论的实质和基本科学内涵；与肾相关慢性病从肾精论治疗效产生的内在规律。

16. 经脉体表特异性联系的生物学机制及针刺手法量效关系的研究（2010 年）

以"面口合谷收"为切入点，揭示经脉体表与体表之间的特异性联系的规律及机制；以针灸优势病种为载体，揭示行针时间、捻转频率、针刺方向等针刺手法要素的量效关系及机制；揭示"内脏新线状结构"与经络是否无关。

17. 以量 – 效关系为主的经典名方相关基础研究（2010 年）

系统总结中医方药"以医为本"的量 – 效关系规律，深入揭示"以药为本"的中医方药量 – 效关系的科学内涵；建立符合中医药特点的多层次方药量 – 效关系研究技术和方法。

18. 基于"肝藏血主疏泄"的藏象理论研究（2011 年）

以"肝藏血主疏泄"为核心的肝藏象理论的内涵、外延及其发展源流与背景；"肝藏血主疏泄"的现代科学内涵；相关疾病从肝论治的规律与内在机制。

19. 针刺对功能性肠病的双向调节效应及其机制（2011 年）

研究针灸调整和维持机体稳态系统的双向调节效应的规律及其相关的生物学基础。

20. 基于"十八反"的中药配伍禁忌理论基础研究（2011 年）

客观界定和明确回答中药"十八反"各反药配伍组合的"反"与"不反"；系统揭示中药"十八反"各反药配伍组合"反"的化学实质与生物学基础；科学阐明中药"十八反"代表性反药组合同方配伍的妨害与宜忌转化条件；阐明以十八反为代表的中药配伍禁忌理论的科学内涵。

21. 中医原创思维与健康状态辨识方法体系研究（2011 年）

阐明中医原创思维模式的认识论基础、理论内涵和科学价值；阐明中医思维的认知机制及其科学内涵；发展中医健康状态测量理论和方法，构建中医健康状态辨识体系。

22. 治疗心血管疾病有效方剂组分配伍规律研究（2012 年）

建立和完善组分配伍优化设计方法，明确技术特点；方剂组分配伍体内物质基础和药代动力学过程特征及相互作用；方剂组分配伍作用规律及网络调控机制。

23. 经穴效应循经特异性规律及关键影响因素基础研究（2012 年）

运用多学科研究方法与手段，基于临床，深入阐明经穴效应循经特异性基本规律和关键影响因素，揭示经穴效应循经特异性多环节靶向调节的生物学基础。

24. 基于心脑血管病变的脉络学说理论研究（2012 年）

围绕营卫"由络以通、交会生化"异常引起渗灌气血、濡养代谢、津血互换障碍与"孙络 – 微血管"物质 – 能量 – 信息网络紊乱相关性研究，揭示 AMI 无再流、脑梗死、DN 的共性病理机制，阐明易损斑块、AMI、心律失常、心力衰竭心血管事件链的内在机制，寻求微血管病变性疾病异病同治及

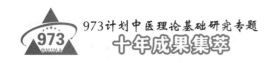

阻断心血管事件链的有效干预策略及通络药物，创新发展脉络学说营卫"由络以通、交会生化"理论。

25. "脾主运化、统血"等脾藏象理论研究（2013年）

构建"脾主运化、统血"等脾藏象理论的知识体系；阐释"脾主运化、统血"等脾藏象理论的基本科学内涵；研究"从脾论治"功能性胃肠疾病、冠心病心绞痛、免疫性血小板减少症的疗效机制及规律。

26. 基于利水功效的中药药性理论研究（2013年）

遵循中医药学基本理论，基于中药性味可拆分性和可组合性研究的研究模式，证实本项目组提出的中药性味科学内涵假说的客观性；阐明具体目标中药寒（凉）、热（温）药性的物质基础、生物学效应以及药味与利水功效等的科学内涵；完善中药寒（凉）、热（温）药性的评价指标体系；进一步凝练"中药化学拆分组分""中药性味拆分组分""中药性味组分""中药性味物质基础""中药性味药理学评价体系"及"中药性味组分组合"等新概念；基于中药药性理论和中医传统用药经验，从目标中药中发现具有创制新药价值的，具有符合临床治疗重大、疑难疾病需要的，拥有自主知识产权的中药性味组分或性味拆分组分或有效单体化合物，并阐明其化学组成、化学结构以及作用机理，为研制出保持中医药特色的创新药物奠定理论与技术基础。

27. 基于临床的针麻镇痛与机体保护机制研究（2013年）

回答针麻手术的优势及其评价指标、明确针麻手术的临床应用价值；回答针刺在针药复合麻醉中的作用及其贡献度；通过针麻临床手术与基础研究相结合的方法，回答针麻镇痛效果的穴位特异性。

28. 中医理论体系框架结构研究（2013年）

探索并确定构建中医学理论体系框架的思路与方法；界定中医学理论体系的基本范畴，构建较为系统、规范的概念体系，展现中医学理论体系的内在深层结构；基于对历代中医理论命题的全面收集、系统整理和深入阐释，更加突出中医理论思维的原创特色及其指导临床实践的重大作用。

29. 中医证候临床辨证的基础研究（2014年）

以冠心病痰瘀互结证为例，规范其临床表征的认知和辨识，解析其临床表征—生物学基础—方药论治的生物学多层次复杂网络关系，重点围绕"辨证－识机－论治"过程的规范应用，特别是基于"识机"关键环节创新辨证方法及其理论，解决临床辨证难题，提高中医临床辨证准确性和把握度。

30. "上火"的机理与防治研究（2014年）

探讨"上火"如何辨证；除一般症状外，有无科学量化的现代表征方法；"上火"的生物学基础是什么；滋阴降火、清热泻火方药治疗"上火"的作用机制是什么。

31. 腧穴配伍方案的优选及效应影响因素的研究（2014年）

揭示单穴与腧穴配伍存在效应差异，得出"腧穴配伍应用广泛，使用率高，单穴应用局限""失眠和胃轻瘫两个病种腧穴配伍效应优于单穴"的结论，回答了"单穴好还是配穴好"的关键科学问题；通过文献研究、临床研究和动物实验结果揭示按部选穴和按经选穴是影响腧穴配伍的关键因素；腧穴配伍是临床疗效的关键因素，不同腧穴配伍应用效应存在差异，通过文献研究临床研究和动物实验结果揭示腧穴配伍的优势体现在"效值"和"效域"两个方面。

32. 腧穴配伍效应规律及神经生物学机制研究（2014年）

明确配穴与单穴的效应差异；明确远近配穴与局部配穴的效应差异；初步阐明腧穴配伍效应差异的神经生物学机制。

33. 基于病证结合的气血相关理论研究（2015 年）

探讨气、血的生物学基础是什么；气为血帅、血为气母的科学内涵是什么；气虚血瘀、气滞血瘀、气不摄血的形成过程与机理是什么；临床病证气血论治有效方剂的疗效机理是什么。

34. 基于临床的灸法作用机理研究（2015 年）

灸法效应的内源性调节、修复和保护机制；影响灸效关键因素的科学内涵；艾灸热、光、烟效应及其科学基础；艾烟的临床安全性问题；灸法与针刺作用异同的生物学基础。

第四章　中医理论基础研究专题研究成果

中医理论基础研究专题 34 个项目 203 个课题中，共有 68 个单位的 2433 位研究人员参与研究。2005 ~ 2015 年立项的 34 个项目已经通过结题验收，产出了一大批研究成果，共发表学术论文 8401 篇（其中 SCI 论文 2101 篇、EI 收录 152 篇），申请专利 636 项（其中授权 364 项），出版学术专著 319 部；获得国家科技进步一等奖 3 项、二等奖 32 项。专题研究取得的成果，主要体现在以下几个方面。

一、中医理论基础研究取得的重要成果

1. 构建了中医脉络学说、体质学说等理论体系，完善了中医学理论体系框架结构，阐释了中医藏象理论的科学内涵

（1）脉络学说的核心理论是"营卫承制调平"，是对生命运动自稳调控内在调控机制、病理状态下自我代偿性调节、疾病治疗及其效应规律的高度概括。该理论揭示了"脉络 – 血管系统病"的发病、病机、辨证与治疗规律。理论创新促进新药研发与产业发展，通过心血管重大疾病中医病机、干预策略、有效组方的系统研究，以及通心络、参松养心的临床循证和疗效机制研究，提升中药制剂的科技含量，通心络已进入《国家基本用药目录》。《美国生理杂志心脏循环生理》杂志称，研究为未来可能发展成冠心病事件的高危患者，点燃了希望之灯。芪苈强心的循证研究引起国际医学界高度关注，《美国今日医学要闻》称"中药复合物有助于增强衰竭心脏"，促进芪苈强心胶囊在美国 FDA 注册。脉络学说创新促进医院特色专科、中医络病学重点学科建设。首席科学家吴以岭教授在项目研究期间当选中国工程院院士。

（2）体质学说研究了人的体质构成、体质分类、体质演变规律，及体质与发病、辨证、治疗的关系。提炼出包括体质在内的"中医三大健康思想，七大健康观"，对中医健康状态进行概念界定、要素提炼及分类研究，构建了中医健康状态认知理论体系；阐明中医体质类型的特征，建立了中医体质量表，形成以"体质辨识"为核心的健康状态评价方法，建立了一套基于体质辨识的全基因表达谱分析流程。其研究成果被纳入《中医体质学》教材，并推动了新学科的创立；成果被纳入标准，形成我国第一部《中医体质分类与判定标准》。研究形成的"辨体 – 辨病 – 辨证"诊疗模式，在全国 26 个省市自治区得到应用。

（3）藏象理论方面，证实了"肺与大肠相表里"现象的客观存在及其生物学基础；证明了"肾精"变化与神经 – 内分泌 – 免疫 – 循环及微环境（NEIC-Me）、干细胞生物学功能改变趋势一致，NEIC-Me 网络可以调节干细胞功能与状态，阐明了"肾精亏虚型慢性病"与 NEIC-Me 网络失调、干细胞

信号转导通路紊乱、功能下降相关，明确了补肾填精中药可以通过调节"NEIC-Me"、各种干细胞治疗"肾精亏虚型慢性病"；梳理了肝藏象理论的历史沿革，搭建了肝藏血主疏泄的现代内涵框架，建立了生理状态下肝主疏泄宏微观相结合的特征模型，并初步揭示了其功能状态的四时节律特点；构建了"四系一体"脾藏象理论知识体系，确定线粒体呼吸链酶是"脾主运化、统血"的功能核心。

（4）中医理论体系研究项目，提出的中医原创思维模式为"取象运数，形神一体，气为一元"；促进了中医学理论体系框架的完善；构建了气－脉－血相关的理论体系；以名老中医经验为基础总结提升理论，整理了"五脏相关，脾为基础"理论，并进行临床验证；初步证实肝硬化"虚损生积"、心血管"瘀毒"等九种病因病机假说，可显著提高临床疗效；构建了中医特色疗法的基本理论框架，创新与应用中医特异性手法治疗脊柱病的理论和"八区十三穴络脑通脏腑"眼针理论；建立了病证结合中医证候系统研究方法，提出了冠心病痰瘀兼化病机学说，系统解析冠心病发生发展全程病机演变规律。

2. 研究证实中药药性的客观存在，建立组分配伍创制现代中药新方法，证实方药确有量效关系，初步回答了"十八反"等中药毒性的基本问题，促进了中药产业发展

（1）药性理论：药性研究项目证实了中药药性是客观存在的，表征药性的"寒""热"物质是客观存在的，揭示了其生物效应表达特征及其规律性，回答了药性的生物学基础与成因等重大科学问题。项目研究还提出了药性的可评价指标，阐明中药药味与寒热药性的科学内涵，即"中药（包括中药组分或化合物）同时具有性与味，证实了药性具有可拆分性、可组合性，具有相应的化学物质基础和生物效应，为寻找新药物、新功效提供了方法和思路。

（2）组分配伍：方剂配伍规律研究项目，对组分中药相关概念进行梳理、辨析，创新了中药组分药性理论，建立组分配伍创制现代中药方法。系统总结了组分配伍优化设计17种方法，提炼出2套组分配伍优化设计应用规律，明确了组分配伍6个特点及适用范围；建立了组分中药研发新模式。研究成果被应用于国家重大新药创制项目、中成药大品种二次开发，促进了中药新药创制的发展。如天津市销售过亿中药品种由2个增加到10个，30个品种年销售额由2006年的12.36亿上升到2012年37.3亿，2006～2012年累计销售额160亿元。项目提出的以中药药效评价、药效物质发现与鉴定、组方优化为核心环节的中药新药发现新模式，已在三九医药、天士力等全国20多家领军中药企业、数十个中成药二次开发中得到推广。在项目支持下，开展组分中药工程研究，建成数字中药组分库，并成立天津市组分中药技术工程中心，有效促进了中药新药创新的发展。

（3）有毒中药：中药毒性研究项目明确了部分有毒中药的毒性、表现规律和特征，提出了中药毒性的正确评价方法，完善了有毒中药控毒理论和方法。首次系统、客观地界定并科学证实了中药"十八反"是配伍禁忌的代表性组合，表现为致毒/增毒、降效/减效的禁忌特征，并提出禁忌的形成具有条件性，与其药性、组成、剂量、病证、用药形式、给药方式、配伍环境等要素密切相关。

（4）中药成方：中药成方现代研究项目，不仅确认了补肾益气方、四磨汤、金芪降糖片等中成方的有效性与安全性，而且明确其物质基础及作用机理。

（5）方药量效关系：首次在证实方药确有量效关系的前提下，依据临床、药理和煎煮研究结果，最终提出在急危重难疾病中，经方1两折合9克。揭示了证变、量变复杂情况下的方药量效变化规律，结论性地提出了"随病定君，随症施量"等以医为本的临床用量策略，提高了临床疗效。创建了适宜

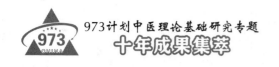

方药复杂性特点的方药量效关系研究方法体系，突破了该领域研究的方法学瓶颈。

3. 证实了经穴特异性的存在，明确了针麻和灸法在临床上的安全有效，证实了体表与体表特异性联系的经络现象客观存在

（1）经穴特异性：近年来，国外学者相继发表一系列学术文章，质疑经穴存在特异性。如果没有经穴特异性，就等于没有中医针灸。为此，专题设立了两个项目专门研究经穴特异性，通过多项临床评价研究，进一步证实了经穴效应具有循经特异性，并发现其具有条件性、持续性和疾病相关性规律。通过多项基础研究，明确了经穴效应循经特异性生物学机制，进一步证实经穴效应特异性与肥大细胞脱颗粒相关、与局部组胺、三磷酸腺苷（ATP）、P物质等致敏生物活性物质的聚集、释放有关；初步发现经穴效应循经特异性在中枢具有靶向性、网络性和动态性响应特征；从靶器官血流动力学、离子通道、受体等多靶点，系统、深入地揭示了经穴效应循经特异性靶器官响应模式。第一次比较系统客观地回答了国际学术界对经穴效应特异性的质疑，对推进针灸学的国际化发展具有重要意义。

（2）针麻镇痛：通过开颅脑手术、冠脉搭桥手术、胸腔镜肺叶切除手术、腹部手术和甲状腺切除手术的针药复合麻醉临床研究证实了针麻具有减少麻醉药用量20%左右、减轻术后疼痛、减少恶心呕吐等不良反应、缩短住院天数、节约医疗费用等五大方面的优越性，同时发现针麻对机体心、肝、肾、胃等重要脏器具有保护作用和免疫调节作用。项目研究优化了针麻手术方案，确定了临床评判指标，对针麻镇痛的机制进行了深入研究，使针麻镇痛再次引起国际关注，打消了许多医生患者对针麻的疑虑，为这项宝贵的中医技术能够真正进入临床奠定了基础。美国麻醉学著名学者Dr.Paul White也多次呼吁应该将针麻推广应用于临床麻醉。

（3）穴位敏化：灸法研究项目肯定了艾灸临床应用的安全性和有效性，总结出艾灸温通温补效应规律及其机制，发现了穴位敏化现象，观察到穴位敏化现象多出现在病变内脏传入神经节段相对应的体表躯体传入相同或相邻节段的皮节区域，而分布在相应皮节的常用穴位出现敏化现象的几率更高，揭示了辨敏选穴明显优于辨证选穴、消敏灸量是个体化充足灸量的临床应用新规律。从局部启动、中枢整合、靶器官效应初步明确了灸法效应的内源性调节、修复和保护机制，证实得气（灸感）、灸温、灸材是影响灸效的关键因素并揭示其生物学机制。2010年，热敏灸技术亮相上海世博会，已成为联合国开发计划署重点推广的国际合作项目。目前，热敏灸技术已经在全国27个省、市、自治区、直辖市28家三甲医院、109家二级以上医院内推广应用；艾灸温补脾胃技术已在上海等全国18个省、市、自治区推广应用。

（4）体表与体表特异性联系的经络现象：证实了"面口合谷收"所蕴含的体表与体表特异性联系的经络现象客观存在；揭示了合谷穴区和面口部感觉传入在脊髓、丘脑和皮层的汇集是"面口合谷收"的生理学基础；揭示了病理状况下大脑皮层面区和合谷穴区的功能重组是面口合谷收的生物学机制；证实了针刺手法与效应之间存在量效规律，针刺时间、频率和方向的交互作用是影响针刺疗效的关键因素。

（5）腧穴配伍效应：证实针灸对脏腑病变具有恢复稳态平衡的双向调节效应，针刺不同穴位对功能性肠病存在双向调节效应且存在量效关系；首次厘定了腧穴配伍理论的内涵与外延，以及腧穴配伍与配穴的异同，明确了选穴是影响腧穴配伍的关键因素；总结了"主症选主穴，辨证选配穴，随症加减穴，善用效验穴"的选穴规律和"腧穴配伍，局远为主，增效协同，运用同功"的配伍规律。阐明单穴和配穴的临床效应规律，明确了针灸单穴以治标为主，多治疗急症和单一症状；配穴标本兼治，多治疗慢性病和复杂病症；全身性疾病、脏腑疾病多选择远近配穴，肢体经络病、局部病症多用局部配穴；初步明确了针灸远近配穴（局部和远端配穴）的协同效应特点。首次提出"针药平衡麻醉"的概念，创建脏器保护与术后镇痛新措施，发明电子针刺麻醉仪。

4. 首次回答了中医临床疗效评价的基本原理，初步回答了"上火"等普遍现象的中医基本原理，回答了社会关注的热点问题

中医辨证论治临床评价项目，通过研究发现中医临床疗效评价的基本原理是在整体论指导下，以患病的人为核心，以干预对象为评价原点，适应个体状态特征的纵向重复过程；与之相对应的现代医学临床评价是在还原论指导下，以人的病为核心，以干预措施为评价原点，适应同质疾病特征的横向重复过程。

中医辨证论治是一种复杂干预，体现人文特征和哲学内涵，现有的评价模式和方法不能反映这种复杂性及其构成要素。项目通过研究初步建立了以中医临床实践为起始、以疗效评价为导向，集定量和定性研究方法为一体的综合疗效评价模式，分阶段对复杂性干预进行评价，从系统疗效到组分疗效，所建立的定量与定性方法相结合的模式和方法学，能够获得循证医学的认可。辨证论治临床评价方法及相关技术体系的建立和完善，符合社会－心理－生物－医学模式对医学临床评价发展的要求，并在国内掀起了开展基于真实数据临床评价新的学术思潮，将为学科及学术发展带来持久的活力和生机。

"'上火'的机理与防治研究"项目，针对上火的诱因、临床表现、证候特点等开展了大规模的流行病学调查，并对上火发生的生物学基础以及中医药防治的机理进行了探索，基本阐明了上火发生的生物学基础、中医药治疗的基本机理，提出了上火的诊断和防治方案并成为中医行业标准。

二、中医理论基础研究专题实施效果

1. 推动了中医理论基础研究和学科发展

（1）专题研究触及中医理论核心问题：中医理论专题研究部署的项目，触及中医基础理论领域的普遍关注、难度很大，但又没有地方立项，长期没人敢碰的核心理论问题。如药性理论、藏象理论、气血理论、经穴特异性、有毒中药、量效关系等中医理论核心问题。

（2）回答了一些重大科学问题。如经穴效应特异性的国际质疑、药性的生物学基础与成因。通过"基于临床的经穴特异性基础研究"项目，初步证实了经穴效应存在特异性，并总结了经穴效应特异性具有相对性、持续性、循经性和条件性等特点。第一次比较系统客观地回答了国际学术界对经穴效应特异性的质疑，对推进针灸学的国际化发展具有重要意义。通过"中药药性理论继承与创新研究"项目，揭示了药性成因的现代生物学本质。构建了中医健康状态认知理论，建立了多维度的中医健康状态辨识方法体系，包括体质辨识法、脏腑经络辨识法、气血津液辨识法和精气神辨识法。

（3）推动建立了新的学科，形成稳定的研究方向。2009年建立中医络病学新学科，30余所高等医药院校及新加坡中医学院开设络病学课程。建立了中医体质学、疗效评价、经穴效应特异性、中药药性等稳定的研究方向。"基于'十八反'的中药配伍禁忌理论基础研究"项目研究成果已被《中华人

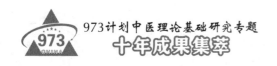

民共和国药典》配套丛书《临床用药须知·中药饮片卷》、本科规划教材《临床中药学》收录。通过针麻相关的研究，对麻醉学科而言，明确了针刺作为非药物因素可以加强麻醉药物的作用；对针灸学科，明确了针刺的免疫保护作用和对脏器功能的保护作用，扩展了针刺研究的基础理论。

（4）通过中医理论体系框架的系统研究，使中医理论体系达到"结构合理、层次清晰、概念明确、表述规范、能够指导临床，体现学科内在发展规律"，使中医理论体系的内在逻辑和理论内涵得到更加系统、全面的认识和深刻阐明。

中医辨证论治临床疗效评价理论研究，提出辨证论治临床评价的基本原理和理论框架，为个体诊疗临床评价体系的形成做出原创性贡献。

2. 用于指导临床实践，提高临床疗效

（1）指导针灸临床选穴，提高针灸疗效。提出经穴效应特异性的基本规律，具有相对性、循经性、持续性和条件性；得气、介入时间等可以影响疗效。明确针刺远近配穴较局部配穴更显著缓解乳腺癌术后患者上肢水肿，对治疗乳腺癌术后淋巴水肿、改善乳腺癌患者术后生活质量具有重要的临床意义。对腧穴本质及敏化状态的认识，提出了消敏疗法，如热敏灸。证实针刺可提高麻醉手术后患者的舒适度、加快术后康复，为后续针刺在麻醉与围手术期的应用奠定了坚实的基础。明确电针对化疗后恶心呕吐的疗效，首次发现中脘可有效控制化疗后恶心的发生，减轻症状。开发了"选穴及腧穴配伍规律谱"智能系统，对腧穴配伍效应进行客观评价，为广大临床医生诊治疾病提供了参考依据。

（2）脉络学说的建立，形成了指导血管病变防治研究的系统理论，并指导临床应用。研究显示出通络药物在稳定易损斑块、减少急性心梗心肌无复流、保护脑梗死微血管、治疗心律失常和慢性心衰中显示出独特优势。通络代表性药物先后进入国家权威指南/共识，其中通心络胶囊列入中华医学会心血管病分会发布的《冠状动脉痉挛综合征诊断与治疗中国专家共识2015》；参松养心胶囊列入中华医学会心电生理和起搏分会、中国医师协会心律学专委会发布的《室性心律失常中国专家共识2016》、中华医学会心电生理和起搏分会、中国医师协会心律学专委会发布的《房颤治疗——中国专家共识2015》；芪苈强心胶囊列入中华医学会心血管病学分会《中国心力衰竭诊断和治疗指南2014》，推动通络药物研究成果及时向临床转化，为临床重大疾病防治提供新的药物选择。

（3）中医体质学说研究形成的体质辨识方法，是目前治未病实践中最有影响的推广方案。构建体质学说理论体系，建立《中医体质分类与判定》标准，阐明中医体质类型的特征；形成辨体－辨病－辨证的诊疗模式，对健康医学的整体发展和预防保健体系的构建具有积极作用。中医体质辨识被纳入城乡居民健康档案管理服务规范，也被纳入国家基本公共卫生服务规范。

（4）基于名老中医学术思想创新重大疑难疾病诊疗理论。名老中医学术思想在指导诊治重大疑难疾病等复杂证候时有重要作用。如以邓铁涛五脏相关学说为指导思想综合论治，为冠心病、阻塞性肺病、重症肌无力、糖尿病肾病、艾滋病等多种重大疑难疾病探索出了新的治疗模式，取得较好疗效。

（5）肝硬化等九种病因病机研究、特色疗法、针麻、药性、安全性、量效关系研究，可直接应用于临床。"中医证候临床辨证的基础研究"研究，明确了冠心病发生发展阶段痰瘀兼化的水平，为制订冠心病防治策略提供依据，并能准确辨证、精准用药，提高临床疗效。

3. 促进了中药产业发展

（1）组分配伍方法学的建立，为重大新药创制提供了理论技术支撑。组分配伍优化方法学、研制组分中药系列关键技术开拓了现代中药研发的新模式。指导创新药物和组分中药，如三叶糖脂清、脂肝清的研制。以方剂配伍规律项目研究平台为基础的"现代中药大品种群系统开发"，解决制约中药品种做大做强的共性关键技术问题，探索传统名优中药的现代化研究模式。如 2007～2009 年"30 个中药大品种的二次开发与产业化开发"列入天津市 20 项自主创新产业化重大项目。2006 年首批 10 个中成药品种已按节点规划完成研究工作和项目指标。2009 年全年销售额达到 10.2 亿元，比 2006 年增长 1.2 倍。20 个品种 2008 年全年销售额较 2007 年增长 26.0%，2009 年全年销售额较 2008 年增长 26.2%。销售过亿元品种由 2 个，增加到 7 个。项目相关研究成果应用到国家科技重大专项"重大新药创制"中的多个课题中，为国家级中药新药创制平台建设及中药大品种技术改造提供了技术支撑，推动相关领域研究的进一步深入，并取得更重大的成果。

（2）推动了创新药物研发及产业化发展。脉络学说的原创思维，带来血管病变组方创制和新的药物选择范围，新研制的营卫调节方、四味通络方及单味通络药物研究，为创新药物研发奠定了基础。治疗缺血性心脑血管病的通心络胶囊和治疗心律失常的参松养心胶囊均列入国家基本用药目录、国家医保甲类品种、国家高新技术产品、国家重点新产品；治疗慢性心力衰竭的芪苈强心胶囊列入国家医保品种、国家重点新产品、国家科技部高新技术产品，2012 年 1 月～2016 年 9 月通心络胶囊、参松养心胶囊、芪苈强心胶囊上缴税费 14.63 亿元，取得了重大的社会经济效益。

（3）药性成因研究成果用于药材产业区划与栽培。"中药药性理论继承与创新研究"项目，首次实现了区分中药有效成分积累，突破了以往的区划模式。探索了各种不同生态类型、生物学特性的中药区划方法，并以青蒿、芍药、三叶木通、地黄、头花蓼为例，系统地探讨了基于气候、土壤、地形、植被、土地利用等诸多因子的中药区划，对指导中药材种植基地的选择具有重要意义。首次开展了不同尺度下青蒿素积累的生态和生产适宜性区划，研究结果被鉴定为"国际先进、国内领先"。

4. 促进了人才培养和基地建设

（1）建立了多学科交叉的高水平研究团队。专题实施 10 年来，共部署了 34 个项目 203 个课题，其中行业外课题承担单位数量达到了 50%。参与专题研究的人员来自多个学科，形成了多学科交叉的研究团队。

（2）培养了一大批优秀人才和学科带头人。包括院士、长江学者、新世纪百千万人才工程国家级人选、国家杰出青年、教育部新世纪优秀人才、卫生部有突出贡献中青年专家称号等优秀人才。

（3）带动了研究基地或中心、重点研究室的建设。如国家重点实验室培育基地省部共建天津市现代中药重点实验室、天津市组分中药技术工程中心，国家中医药管理局经穴效应重点研究室、国家中医药管理局临床评价方法重点研究室等。

5. 推动了中医药国际合作，扩大了中医药的国内外影响

（1）建立联合实验室：方剂配伍项目与意大利建立"中意中医药联合实验室"。

（2）开展国际临床试验：病因病机项目与美国加州大学圣地亚哥医学院合作，开展扶正化瘀片治疗慢性丙型肝炎的 II 期临床试验。

（3）国际合作研究：疗效评价项目临床评价方法重点研究室与美国杜克大学在定性与定量研究方法、PRO 研究、统计方面展开合作研究。中药药性项目与美国爱荷华州州立大学 Peter 教授联合进行丹参 CPS 和 KSL 生化功能的鉴定。双穴配伍与单穴应用效应比较研究的拓展分别与意大利帕拉塞尔苏斯研究所合作开展针灸对颈椎病疗效评估的多中心临床研究，目前已签署合作研究协议，与德国汉堡大学附属埃彭多夫医院汉萨美安中医中心开展合作研究针灸对化疗后周围神经病变的疗效，目前已经完成临床注册和伦理审查，准备开始正式试验。腧穴配伍效应差异的神经生物学机制研究与丹麦奥尔堡大学口腔颌面疼痛研究室共同建立针灸重点学科疼痛研究室，开展针刺对偏头痛大鼠模型镇痛机制研究等一系列合作研究。

（4）扩大了国际影响：经穴效应特异性研究引起国际关注，路透社（Reuters Health）、英国 BBC、香港文汇报等对研究结果进行了专题报道，在国际上产生广泛影响。英国国家医疗服务系统（NHS，National Health Service）将研究结果作为针刺治疗急性期偏头痛的证据进行收录。通心络干预血管病变研究产生重大国际影响，复方中药通心络稳定易损斑块、减少心梗介入后心肌无复流研究，被国际主流医学杂志收载。《美国生理杂志心脏循环生理》杂志称，本研究为未来可能发展成冠心病事件的高危患者点燃了希望之灯。2016 年法国电视二台《人体的超凡力量》拍摄组拍摄上海中医药大学附属曙光医院针刺麻醉辅助下的三尖瓣成形术，并进行专访。在中央电视台科教频道和中文国际频道进行"上火"的科普讲座，共计 2000 多万人次观看。

三、973 计划中医理论专题研究获奖情况

据不完全统计，973 计划中医理论基础研究专题 34 个项目 203 个课题，共获得 107 个奖项，其中国家科学技术进步奖 35 项，其他奖项 72 项。具体获奖信息如下：

1. 国家科学技术进步奖（按获奖时间倒序排列）：共计35项，含一等奖3项、二等奖32项。

序号	成果名称	奖励类型	等级	评奖单位	主要完成人	主要完成人排名	获奖时间	成果来源
1	中医脉络学说构建及其指导微血管病变防治	科学技术进步奖	一等奖	国家奖励办	吴以岭、杨跃进、贾振华、李新立、黄从新、杨明会、曹克将、董强、吴伟康、曾定尹、温进坤、高彦彬、周京敏、郑青山	第一位	2019年	2005年"络病学说与针灸理论的基础研究"项目；2012年"基于微血管病变性疾病的营卫'由络以通，交会生化'研究"项目
2	针刺治疗缺血性中风的理论创新与临床应用	科学技术进步奖	二等奖	国家奖励办	许能贵、符文彬、刘健华、徐振华、唐纯志、易玮、王舒、杨骏、崔韶阳、王琳	第一位	2019年	2010年"经脉体表特异性联系的生物学机制及针刺手法量效关系的研究"项目
3	基于中医原创思维的中药药性理论创新与应用	科学技术进步奖	二等奖	国家奖励办	王振国、张冰、邓家刚、刘树民、王世军、李峰、曾英姿、张嵩、王厚伟	第一位	2019年	2007年"中药性味功效相关理论基础研究"项目
4	肝主疏泄的理论溯源与现代科学内涵	科学技术进步奖	二等奖	国家奖励办	王伟、王庆国、王天芳、赵燕、周仁来、徐志伟、李成卫、薛晓琳、刘雁峰、陈建新	第一位	2018年	2011年"基于'肝藏血主疏泄'的藏象理论研究"项目
5	中药资源产业化过程循环利用模式与其技术体系创建及其推广应用	科学技术进步奖	二等奖	国家奖励办	段金廒、唐志书、王明耿、郭盛、季啸、刘启明、宿树兰、熊鹏	第一位	2018年	2011年"基于'十八反'的中药配伍禁忌基础研究"项目
6	益气活血法治疗糖尿病肾病显性蛋白尿的临床与基础研究	科学技术进步奖	二等奖	国家奖励办	李平、王义明、梁琼麟、刘建勋、罗国安、张洪利、张浩军、赵婷婷、李靖、严美花	第一位	2016年	2005年"中医基础理论整理与创新研究"项目
7	补肾益精法防治原发性骨质疏松症的疗效机制和推广应用	科学技术进步奖	二等奖	国家奖励办	王拥军、谢雁鸣、梁倩倩、王永炎、王燕平、唐德志、支英杰、卞琴	第一位	2015年	2010年"基于'肾藏精'的藏象理论基础研究"项目
8	以桂枝茯苓丸胶囊为示范的中成药功效相关质量控制体系创立及应用	科学技术进步奖	二等奖	国家奖励办	萧伟、徐筱杰、朱靖博、王振中、丁岗、毕宇安、曹亮、李家春	第四位	2015年	2011年"基于'十八反'的中药配伍禁忌理论基础研究"项目
9	慢性阻塞性肺疾病中医诊疗关键技术的创新及应用	科学技术进步奖	二等奖	国家奖励办	李建生、李素云、王明航、余学庆、王至婉、谢洋、张海龙、余海滨、白云苹、王海峰	第一位	2015年	2006年"中医辨证论治疗效评价方法研究"项目
10	热敏灸技术的创立及推广应用	科学技术进步奖	二等奖	国家奖励办	陈日新、陈明人、康明非、刘中勇、伊鸣、周美启、苏同生、迟振海、熊俊、谢丁一	第一位	2015年	2015年"基于临床的灸法作用机理研究"项目

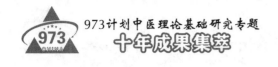
续表

序号	成果名称	奖励类型	等级	评奖单位	主要完成人	主要完成人排名	获奖时间	成果来源
11	中成药二次开发核心技术体系创研及其产业化	科学技术进步奖	一等奖	国家奖励办	张伯礼, 程翼宇, 瞿海斌, 刘洋, 范骁辉, 高秀梅, 张俊华, 康立源, 胡利民, 任明	第一位	2014年	2005年"方剂配伍规律研究"项目
12	中药安全性关键技术研究与应用	科学技术进步奖	一等奖	国家奖励办	高月, 王宇光, 程翼宇, 高秀梅, 马增春, 张伯礼, 肖成荣, 陆倍倍, 谭洪玲	第一位	2013年	2005年"方剂配伍规律研究"项目
13	灸法治疗肠腑病证的技术与临床应用	科学技术进步奖	二等奖	国家奖励办	吴焕淦, 刘慧荣, 施茵, 余曙光, 赵百孝, 姚礼庆, 马晓芃, 王晓梅, 常小荣, 赵琛	第一位	2013年	2009年"灸法作用的基本原理与应用规律研究"项目
14	参附注射液质量控制与产业化关键技术及应用	科学技术进步奖	二等奖	国家奖励办	彭成, 赵军宁, 林端超, 潘红钜, 商洪才, 李廷谦, 郭力, 岑小波, 易进海, 徐康雅	第二位	2013年	2009年"确有疗效的有毒中药科学应用关键问题的基础研究"项目
15	中药药性理论研究模式的构建及应用	科学技术进步奖	二等奖	国家奖励办	匡海学, 杨炳友, 王秋红, 夏永刚, 王艳宏, 肖洪彬, 孟永海, 王艳艳, 吕部娃, 程伟	第一位	2013年	2006年"中医药性理论继承与创新研究"项目
16	抗关节炎中药制剂质量控制与创新产品研发	科学技术进步奖	二等奖	国家奖励办	刘良, 吴飞驰, 周华, 姜志宏, 仇萍, 刘中秋, 王培训, 黄宇明, 谢莹, 蔡雄	第六位	2012年	2009年"确有疗效的有毒中药科学应用关键问题的基础研究"项目
17	经穴效应特异性循证评价及生物学基础研究	科学技术进步奖	二等奖	国家奖励办	梁繁荣, 朱兵, 丁光宏, 朱江, 任玉兰, 李瑛, 吴曦, 赵凌, 曾芳	第一位	2012年	2011年"针刺对功能性肠病的双向调节效应及其机制"项目
18	肺病异病同治方法的研究与应用	科学技术进步奖	二等奖	国家奖励办	李友林, 王伟, 倪健, 罗社文, 苗青, 张立山, 阎玥, 江劳超, 宋平, 杨璐	第一位	2012年	2006年"中医辨证论治疗效评价方法研究"项目
19	老年社区获得性肺炎证治规律与疗效评价研究及应用	科学技术进步奖	二等奖	国家奖励办	李建生, 李素云, 余学庆, 王至婉, 王明航, 白云苹, 孙子凯, 胡金亮, 张伟, 王又红	第一位	2012年	2006年"中医辨证论治疗效评价方法研究"项目
20	病证结合动物模型的制备方法与应用	科学技术进步奖	二等奖	国家奖励办	王伟, 王庆国, 郭淑贞, 方肇勤, 王硕仁, 赵明镜, 陈建新, 赵慧辉, 周亚伟, 潘志强	第一位	2012年	2011年"基于'肝藏血主疏泄'的藏象理论研究"项目
21	面向临床的中药药性与品质评价模式和方法	科学技术进步奖	二等奖	国家奖励办	肖小河, 赵艳玲, 王伽伯, 金城, 张萍, 刘义, 李丰衣, 鄢丹, 袁海龙, 山丽梅	第二位	2011年	2007年"中药药性理论相关基础问题研究"项目

续表

序号	成果名称	奖励类型	等级	评奖单位	主要完成人	主要完成人排名	获奖时间	成果来源
22	益气化瘀法治疗椎间盘退变性疾病的基础研究和临床应用	科学技术进步奖	二等奖	国家奖励办	王拥军，施杞，石仰石，卞化石，周泉，崔学军，周重建，卞琴，李晨光	第一位	2011年	2010年"基于'肾藏精'的藏象理论基础研究"项目
23	α和β地中海贫血的遗传分析及其在临床和人群预防中的应用	科学技术进步奖	二等奖	国家奖励办	徐湘民，廖灿，周玉球，张文，莫秋华，李东至，张新华，熊符，蔡稳，商璇	第七位	2011年	2010年"基于'肾藏精'的藏象理论基础研究"项目
24	道地药材形成机理研究及应用	科学技术进步奖	二等奖	国家奖励办	黄璐琦，胡世林，肖培根，郭兰萍，王晓，高文远，邵爱娟，袁庆军，陈美兰，崔光红	第一位	2011年	2006年"中医药理论继承与创新研究"项目
25	芪参益气滴丸对心肌梗死二级预防的临床试验	科学技术进步奖	二等奖	国家奖励办	张伯礼，商洪才，姚晨，刘保延，翁维良，戴国华，赵玉霞，高秀梅，任明，张俊华	第一位	2011年	2012年"治疗心血管病有效方剂组分配伍规律研究"项目
26	代谢综合征中医认识及其整体治疗	科学技术进步奖	二等奖	国家奖励办	仝小林，连凤梅，朱永宏，常柏，焦拥政，甄仲，赵敏，段瑞，姬航宇，李敏	第一位	2011年	2010年"以量-效关系为主的经典名方相关基础研究"项目
27	肾阳虚证的神经内分泌学基础及临床应用	科学技术进步奖	二等奖	国家奖励办	沈自尹，王文健，俞瑾，蔡定芳，张新民，归绥琪，俞建，董竞成，黄建华	第一位	2010年	2010年"基于'肾藏精'的藏象理论基础研究"项目
28	经方现代应用的临床与基础研究	科学技术进步奖	二等奖	国家奖励办	王庆国，陈纪藩，李宇航，顾立刚，石任兵，熊曼琪，赵琰，陈萌，钟相根	第一位	2010年	2011年"基于'肝藏血主疏泄'的藏象理论研究"项目
29	参松养心胶囊治疗心律失常应用研究	科学技术进步奖	二等奖	国家奖励办	吴以岭，浦介麟，曹克将，杨新春，邹建刚，郭利平，田书彦，张健，杜彦侠，吴相锋	第一位	2009年	2012年"基于微血管病变性疾病的营卫'由络以通，交会生化'研究"项目
30	珍稀濒危常用中药资源五种保护模式的研究	科学技术进步奖	二等奖	国家奖励办	黄璐琦，陈敏，邵爱娟，崔光红，高文远，刘铭庭，杨洪伟，戴如琴	第一位	2008年	2006年"中医药理论继承与创新研究"项目
31	中医体质分类判定标准的研究及其应用	科学技术进步奖	二等奖	国家奖励办	王琦，朱燕波，王前飞，钱会南，董静，路金，高京宏，夏仲元，李英帅	第一位	2007年	2005年"中医基础理论整理与创新研究"项目
32	络病理论及其应用研究	科学技术进步奖	二等奖	国家奖励办	吴以岭，李叶双，贾振华，杨跃进，赵晶华，高学东，康，吴宗贵，曾定尹，郭双庚	第一位	2006年	2005年"络病学说与针灸理论的基础研究"项目

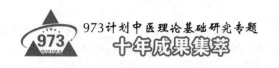

续表

序号	成果名称	奖励类型	等级	评奖单位	主要完成人	主要完成人排名	获奖时间	成果来源
33	方剂组分活性跟踪配伍方法的建立与实践	科学技术进步奖	二等奖	国家奖励办	李澎涛、罗国安、王庆国、潘彦舒、王义明、朱陵群、梁琼麟、张娜、严诗楷	第一位	2006年	2005年"络病学说与针灸理论的基础研究"项目
34	中医温疫研究及其方法体系构建	科学技术进步奖	二等奖	国家奖励办	曹洪欣、翁维良、张明雪、张志斌、王志国、陈卫衡、崔晓兰、于友华、王喜军	第一位	2006年	2005年"中医基础理论整理与创新研究"项目
35	经前期综合征病证结合临床、基础和新药研发与应用	科学技术进步奖	二等奖	国家奖励办	乔明琦、张惠云、薛玲、于艳红、隋忠国、张彬、王海萍、纪立金、张玉斌、张仲毅	第二位	2006年	2006年"中医病机理论继承与创新研究"项目

2. 其他奖项（按获奖时间倒序排列） 教育部奖项 27 项，含特等奖、金奖、一等奖、二等奖，一等奖 15 项；中国人民解放军总后勤保障部科技奖二等奖 1 项；省市级各级别奖项 27 项，含特等奖 4 项；学术组织奖项共计 38 项，含一等奖 21 项。

序号	成果名称	奖励类型	等级	评奖单位	主要完成人	主要完成人排名	获奖时间	成果来源
1	中药十八反配伍禁忌科学实质及规律性发现与理论创新	科学技术奖	一等奖	中国中西医结合学会	段金廒、范欣生、张艳军、王宇光、钟赣生、唐于平、钱大玮、尚尔鑫、高月、庄朋伟、王崇骏、刘晓东、徐立、郭建明、景欣悦、华永庆、马宏跃、陶伟伟、宿树兰	第一位	2019年	2011年"基于'十八反'的中药配伍禁忌理论基础研究"项目
2	淋巴系统在关节炎病理变化过程中的作用及靶向调控机制	科学技术奖	一等奖	上海市医学会	王拥军	第三位	2019年	2010年"基于'肾藏精'的藏象理论基础研究"项目
3	汤剂煎服法研究	学术著作奖	三等奖	中华中医药学会	仝小林	第一位	2019年	2010年"以量-效关系为主的经典名方相关基础研究"项目
4	《脉络论》专著	学术著作奖	一等奖	中华中医药学会	吴以岭、贾振华、张运、张伯礼等	第一位	2018年	2005年"络病学说与针灸理论的基础研究"项目
5	从肝论治糖尿病肾病的临床应用与国际推广	中医药国际贡献奖-科技进步奖	二等奖	世界中医药学会联合会	李平	第一位	2018年	2005年"中医基础理论整理与创新研究"项目

续表

序号	成果名称	奖励类型	等级	评奖单位	主要完成人	主要完成人排名	获奖时间	成果来源
6	基于现代应用的温凉中药药性的共同规律阐释	科技进步奖	二等奖	浙江省人民政府	吕圭源、陈素红、苏洁、颜美秋、牟秀华、方惠、范景、王辉、黄敏聪	第一位	2018年	2007年"中药药性理论相关基础问题研究"项目
7	"传承与发展并重、特色与引领并举"——我国推拿学教育体系的创立与改革实践	高等教育国家级教学成果奖	一等奖	教育部	房敏、严隽陶、曹仁发、沈国权、龚利、赵毅、孙武权、张琴明、李征宇、张昊	第一位	2018年	2007年"基于中医特色疗法的理论基础研究"项目
8	"经验到创理论、传承与创新"之沿革——中医推拿教育培养体系探索与实践	上海市高等教育教学成果奖	特等奖	上海市高等教育委员会	房敏、严隽陶、沈国权、龚利、赵毅、孙武权、张琴明、李征宇、刘鲲鹏、冯燕华	第一位	2018年	2007年"基于中医特色疗法的理论基础研究"项目
9	膝骨关节炎从筋论治研究与应用	科技进步奖	二等奖	教育部	房敏、龚利、李建华、孙武权、姜淑云、朱清广、储宇舟、邵盛、孔令军、程艳彬	第一位	2018年	2007年"基于中医特色疗法的理论基础研究"项目
10	中医特色疗法诊疗体系构建与临床应用	科技进步奖	二等奖	中华医学会	房敏、王文远、王健、龚利、马玉侠、孙武权、朱清广、沈国权	第一位	2018年	2007年"基于中医特色疗法的理论基础研究"项目
11	方药量效关系研究丛书	学术著作奖	二等奖	中华中医药学会	傅延龄	第一位	2018年	2010年"以量-效关系为主的经典名方相关基础研究"项目
12	糖尿病中医防治标准（草案）	学术著作奖	二等奖	中华中医药学会	仝小林	第一位	2018年	2010年"以量-效关系为主的经典名方相关基础研究"项目
13	糖尿病中医诊疗体系构建与国际化推广	世界中医药学会联合会中医药国际贡献奖-科技进步奖	一等奖	世界中医药学会联合会	仝小林	第一位	2018年	2010年"以量-效关系为主的经典名方相关基础研究"项目
14	针灸诊治枢要	学术著作奖	一等奖	吉林省中医药学会	王富春	第一位	2018年	2014年"腧穴配伍方案的优选及效应影响因素的研究"项目
15	心室重构创新靶点与活性药物的研究与应用	科学技术奖	二等奖	中国药学会	李渐立、肖俊杰、张海峰、贝毅桦	第一位	2017年	2005年"络病学说与针灸理论的基础研究"项目
16	基于"三元论"的中药药性评价体系构建与应用	教育部高等学校科学研究优秀成果奖	二等奖	教育部	王振国、付先军、李峰、王世军、王鹏、周洪雷、李学博、于华芸、张永聪	第一位	2017年	2007年"中药药性理论相关基础问题研究"项目

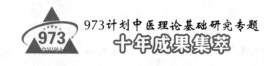
续表

序号	成果名称	奖励类型	等级	评奖单位	主要完成人	主要完成人排名	获奖时间	成果来源
17	"肾精亏虚型慢性病"共性防治规律和推广应用	科技进步奖	一等奖	上海市人民政府	王拥军	第一位	2017年	2010年"基于'肾藏精'的藏象理论基础研究"项目
18	淋巴系统在关节炎病理变化过程中的作用及蠲痹法的调控机理	科学技术奖	一等奖	中国中西医结合学会	王拥军	第三位	2017年	2010年"基于'肾藏精'的藏象理论基础研究"项目
19	资沖颗粒调节任冲气血对女性生殖内分泌影响的研究	科技进步奖	三等奖	四川省人民政府	陆华	第一位	2017年	2010年"基于'肾藏精'的藏象理论基础研究"项目
20	方药量效学	学术著作奖	一等奖	中华中医药学会	仝小林	第一位	2017年	2010年"以量-效关系为主的经典名方相关基础研究"项目
21	常用中药2000年临床用量域研究	科学技术奖	三等奖	中华中医药学会	傅延龄	第一位	2017年	2010年"以量-效关系为主的经典名方相关基础研究"项目
22	肝司疏泄的科学基础与临床应用	高等学校科学研究优秀成果奖（科学技术）	一等奖	教育部	王伟、王庆国、王天芳、赵燕、徐志伟、李成卫、薛晓琳、赵慧辉等	第二位	2017年	2011年"基于'肝藏血主疏泄'的藏象理论基础研究"项目
23	"肝主疏泄"的科学内涵与临床基础研究	科技进步奖	二等奖	北京市科委	王伟、王庆国、王天芳、赵燕、徐志伟、周仁来、李成卫、薛晓琳、赵慧辉、散海清等	第二位	2017年	2011年"基于'肝藏血主疏泄'的藏象理论基础研究"项目
24	基于古今文献和临床分析的中药配伍禁忌研究及预警平台创建	科学技术奖	二等奖	江苏省中医药学会	范欣生、段金廒、鑫、瞿融、钱大玮、李文林、郭建明	第一位	2017年	2011年"基于'十八反'的中药配伍禁忌理论基础研究"项目
25	基于肺肠疾病关联与药物归经的"肺与大肠相表里"理论实证研究	科学技术奖	一等奖	中国中西医结合学会	高思华	第一位	2016年	2009年"'肺与大肠相表里'脏腑相关理论的应用基础研究"项目
26	基于"肾藏精、髓生血"理论治疗地中海贫血	华夏医学科技奖	二等奖	中华医疗保健国际交流促进会	吴志奎	第一位	2016年	2010年"基于'肾藏精'的藏象理论基础研究"项目
27	天芪降糖胶囊延缓糖尿病发生的临床及机理研究	科学技术奖	一等奖	中国中西医结合学会	仝小林	第一位	2016年	2010年"以量-效关系为主的经典名方相关基础研究"项目

续表

序号	成果名称	奖励类型	等级	评奖单位	主要完成人	主要完成人排名	获奖时间	成果来源
28	基于妨害害治疗的中药"十八反"配伍基础研究	科技进步奖	二等奖	中国中西医结合学会	林娜、徐颖、刘舒、张彦琼、皮子凤、高晓山、刘韶、林雍、刘志强、宋凤瑞、程再兴、王超、李玉婷、闫晨、李鑫、何莲花	第一位	2016年	2011年"基于'十八反'的中药配伍禁忌理论总基础研究"项目
29	改善手术患者术后转归的麻醉新策略	科技进步奖	一等奖	陕西省科学技术厅	熊利泽	第一位	2016年	2014年"腧穴配伍效应规律及神经生物学机制研究"项目
30	通络药物防治急性心肌梗死再灌注后心肌无再流的作用和机制	科学技术奖	一等奖	中华中医药学会	杨跃进	第一位	2015年	2005年"络病学说与针灸理论的基础研究"项目
31	基于临床系统生物学的糖尿病肾病中医辨治研究与应用	科学技术奖	一等奖	中华中医药学会	李平	第一位	2015年	2005年"中医基础理论整理与创新研究"项目
32	中药药性认知模式构建与实践	华夏医学科技奖	一等奖	中国医疗保健国际交流促进会	张冰、赵艳玲、黄建梅、林志健、刘小青、孙建宁、金锐、马长华、钟赣生、吴嘉瑞、王春梅、刘欣、孔维军、卢建秋	第一位	2015年	2007年"中药药性理论相关基础问题研究"项目
33	针刺治疗缺血性中风的临床与基础研究	科技进步奖	一等奖	教育部	许能贵	第一位	2014年	2010年"经脉体表特异性联系的生物学机制及针刺手法量效关系的研究"项目
34	中药芪苈强心胶囊治疗慢性心力衰竭研究	科学技术奖	一等奖	中华中医药学会	贾振华、李新立、张健、黄峻、吴相君、王宏涛、魏聪、马爱群、廖玉华、许顶立、邹云增、韩硕龙、刘敏彦、袁国强、吴以岭	第十五位	2014年	2005年"络病学说与针灸理论的基础研究"项目
35	中医特色疗法理论创新与临床实践	科技进步奖	一等奖	上海市人民政府	房敏、王健、王文远、高树中、顾力栩、马玉侠、李骉、王鹏琴、程英武、蒋红红、沈国权、周鸿飞、许世雄、方磊、蒋诗超	第一位	2014年	2007年"基于中医特色疗法的理论基础研究"项目
36	补肾益精法防治骨质疏松症的疗效和机制	科学技术奖	一等奖	中国中西医结合学会	王拥军	第一位	2014年	2010年"基于'肾藏精'的藏象理论基础研究"项目
37	经皮穴位电刺激复合药物的调控性降压与机体保护作用研究	科技进步奖	一等奖	浙江省人民政府	方剑乔、王均炉、邵晓梅、刘喆、张乐乐、周传龙	第一位	2014年	2013年"基于临床的针麻镇痛与机体保护机制研究"项目

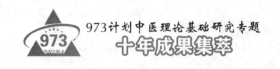
续表

序号	成果名称	奖励类型	等级	评奖单位	主要完成人	主要完成人排名	获奖时间	成果来源
38	高等中医院校校针灸推拿学科技能型人才培养体系的构建与实践	教学成果奖	一等奖	吉林省人民政府	王之虹	第一位	2014年	2014年"腧穴配伍方案的优选及效应影响因素的研究"项目
39	补肾益精法治疗骨质疏松症的基础研究及临床应用	高等学校科学技术进步奖	一等奖	教育部	王拥军	第一位	2013年	2010年"基于'肾藏精'的藏象理论基础研究"项目
40	中医脉络学说构建及其相关病理生理学基础研究	科技进步奖	一等奖	河北省人民政府	贾振华、袁国强、魏聪、高怀林、王宏涛、梁俊清、吴相春、张志慧、贾继明、吴以岭	第十位	2013年	2005年"络病理论与针灸理论的基础研究"项目
41	中药寒热药性科学内涵及其表征体系的研究与应用	科技进步奖	一等奖	山东省人民政府	王振国、李峰、周洪雷、容蓉、薛付忠、王世军、付先军、李宝国、孙稚颖	第一位	2013年	2007年"中药药性理论相关基础问题研究"项目
42	基于"三要素"的中药药性构成及实质研究	科学技术奖	一等奖	中华中医药学会	张冰、黄建梅、刘小青、林志健、孙建宁、金锐、马长华、薛春苗、卢建秋、钟赣生、王春梅、刘欣、吴嘉瑞、闫永红、李仝	第一位	2013年	2007年"中药药性理论相关基础问题研究"项目
43	基于生物标志物及其变化规律的苦寒中药的性效关系研究	黑龙江省自然类科学技术奖	二等奖	黑龙江省人民政府	刘树民、卢芳、柳长凤、陈平平、于栋华	第一位	2013年	2007年"中药药性理论相关基础问题研究"项目
44	一种治疗老年骨质疏松性腰痛的复方制剂及其制备方法	上海市优秀发明奖	金奖	上海市总工会	王拥军	第一位	2013年	2010年"基于'肾藏精'的藏象理论基础研究"项目
45	骨代谢的细胞生物学基础及补肾中药的综合调控作用	科学技术奖	二等奖	中华医学会	王拥军	第一位	2013年	2010年"基于'肾藏精'的藏象理论基础研究"项目
46	补肾中药调控骨代谢的细胞生物学机制	科学技术奖	二等奖	上海市医学会	王拥军	第一位	2013年	2010年"基于'肾藏精'的藏象理论基础研究"项目
47	补肾药淫羊藿组分延长健康寿命的作用及机制	科学技术奖	二等奖	上海市人民政府	沈自尹	第一位	2013年	2010年"基于'肾藏精'的藏象理论基础研究"项目
48	补肾药淫羊藿组分延长健康寿命的作用及机制	科技进步奖	一等奖	中国中西医结合学会	沈自尹	第一位	2013年	2010年"基于'肾藏精'的藏象理论基础研究"项目

续表

序号	成果名称	奖励类型	等级	评奖单位	主要完成人	主要完成人排名	获奖时间	成果来源
49	地中海贫血遗传分析及农村婚育人群综合预防干预	中国人民解放军总后勤保障部科技奖	二等奖	中国人民解放军总后勤保障部	张新华	第一位	2013年	2010年"基于'肾藏精'的藏象理论基础研究"项目
50	脉络学说构建及其指导血管病变防治研究	科学技术奖	一等奖	中华中医药学会	吴以岭、杨跃进、贾振华、吴伟康、葛均波、曾定、尹吴宗贵、李澎涛、魏聪、刘志民、王宏涛	第一位	2012年	2005年"络病学说与针多理论的基础研究"项目
51	益气养阴活血通络法治疗糖尿病肾病的临床与基础研究	科技进步奖	二等奖	北京市科委	李平	第一位	2012年	2005年"中医基础理论整理与创新研究"项目
52	柴黄益肾颗粒治疗慢性肾脏病的新药研发和相关机制研究	科学技术奖	二等奖	中华中医药学会	李平	第一位	2012年	2005年"中医基础理论整理与创新研究"项目
53	寒热效应评价体系构建及在中药药性研究中的应用	科技进步奖	一等奖	山东省人民政府	王世军、滕佳林、韩冰冰、于华芸、王洪海、杨勇、季旭明、马清翠、张发艳、王媛、赵海军	第一位	2012年	2007年"中药药性理论相关基础问题研究"项目
54	"筋骨失衡，以筋为先"理论在颈椎病临床的研究与应用	科技进步奖	二等奖	中华中医药学会	房敏、严隽陶、姜淑云、龚利、朱清广、吴嘉容	第一位	2012年	2007年"基于中医特色疗法的理论基础研究"项目
55	参附注射液的基础、临床与产业化关键问题研究	科技进步奖	一等奖	四川省人民政府	赵军宁	第二位	2012年	2009年"确有疗效的有毒中药科学应用关键问题的基础研究"项目
56	有毒中药毒性理论、作用规律与科学应用	科技进步奖	一等奖	四川省科技厅	赵军宁	第一位	2012年	2009年"确有疗效的有毒中药科学应用关键问题的基础研究"项目
57	基于中药肝毒性量的毒关系与毒性物质基础相关的研究与应用	科技进步奖	三等奖	山东省科技厅	孙蓉	第一位	2011年	2009年"确有疗效的有毒中药科学应用关键问题的基础研究"项目
58	中药体内肝毒性毒效相关研究模式构建与应用	其他奖	三等奖	山东省药学会	孙蓉	第一位	2011年	2009年"确有疗效的有毒中药科学应用关键问题的基础研究"项目

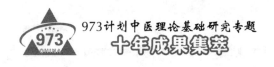

续表

序号	成果名称	奖励类型	等级	评奖单位	主要完成人	主要完成人排名	获奖时间	成果来源
59	中药体内肝毒性研究模式与评价技术的构建及应用	科技进步奖	二等奖	山东省科技厅	孙蓉	第一位	2011年	2009年"确有疗效的有毒中药科学应用关键问题的基础研究"项目
60	有毒中药毒性及减毒控毒用毒的相关研究	其他奖	二等奖	山东省教育厅	张成博	第一位	2011年	2009年"确有疗效的有毒中药科学应用关键问题的基础研究"项目
61	地中海贫血的临床治疗	科技进步奖	一等奖	广西壮族自治区人民政府	张新华	第三位	2011年	2010年"基于'肾藏精'的藏象理论基础研究"项目
62	基于热力学思想的中药寒热药性评价	科学技术奖	一等奖	中华中医药学会	肖小河、赵艳玲、王伽伯、鄢丹、李丰衣、金城、李筠、蔡光明、张萍、袁海龙、山丽梅、赵海平、张琳、周灿平、张学儒	第二位	2010年	2007年"中药药性理论相关基础问题研究"项目
63	肠吸收屏障网络对中药活性成分吸收转运调控与意义	科学技术奖	二等	江苏省科技厅	刘中秋	第三位	2010年	2009年"确有疗效的有毒中药科学应用关键问题的基础研究"项目
64	妇科疑难病现代中医诊断与治疗	学术著作奖	二等奖	中华中医药学会	陆华	第一位	2010年	2010年"基于'肾藏精'的藏象理论基础研究"项目
65	名老中医学术思想及临床经验传承研究——施杞教授学术思想传承研究	科学技术奖	一等奖	上海市中医药学会	王拥军	第一位	2010年	2010年"基于'肾藏精'的藏象理论基础研究"项目
66	中医五脏相关理论基础与应用	科学技术奖	一等奖	广东省科技厅	邓铁涛、徐志伟、刘小斌、邱仕君、邓中光等	第一位	2009年	2005年"中医基础理论整理与创新研究"项目
67	推拿治疗颈椎病经筋机制与临床应用	科技进步奖	一等奖	上海市人民政府	房敏、严隽陶、姜淑云、孙武权、吴嘉容、龚利、刘玉超、朱清广	第二位	2009年	2007年"基于中医特色疗法的理论基础研究"项目
68	中药ADME/Tox肠吸收屏障网络研究技术与中医药研究	科学技术奖	一等奖	中华中医药学会	刘中秋	第三位	2009年	2009年"确有疗效的有毒中药科学应用关键问题的基础研究"项目
69	柴胡剂抗肝肾纤维化作用及相关应用研究	科技进步奖	二等奖	北京市科委	李平	第一位	2008年	2005年"中医基础理论整理与创新研究"项目

续表

序号	成果名称	奖励类型	等级	评奖单位	主要完成人	主要完成人排名	获奖时间	成果来源
70	柴苓方及其有效成分防治肝肾纤维化的基础研究	科技进步奖	一等奖	中国中西医结合学会	李平	第一位	2007 年	2005 年 "中医基础理论整理与创新研究" 项目
71	人群中个体差异现象的发现及其相关研究	科技进步奖	三等奖	北京市科委	王琦、朱燕波、盛增秀、钱会南、吴承玉、靳琦	第一位	2007 年	2005 年 "中医基础理论整理与创新研究" 项目
72	体质辨识与 "治未病" 的应用研究	科学技术奖	二等奖	中华中医药学会	王琦、朱燕波、钱会南、靳琦、李英帅、吴宏东、董静、姚实林、任小娟、王睿林	第一位	2007 年	2005 年 "中医基础理论整理与创新研究" 项目

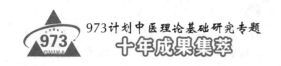
第五章 中医理论基础研究专题首席科学家和研究团队

一、首席科学家

973计划中医理论基础研究专题自2005年立项实施以来，在30位首席科学家的带领之下，34个项目较好地完成了既定研究任务，其中包括6名院士、2名国医大师。

1. 吴以岭

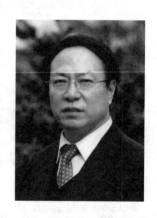

吴以岭，2005年项目"脉络学说构建及其指导血管病变防治基础研究"和2012年项目"基于心脑血管病变的脉络学说理论研究"首席科学家。中国工程院院士，中医络病学科创始人及学科带头人，国家中医药管理局络病重点实验室主任，享受国务院政府特殊津贴专家，兼任国家心血管病中心专家委员会副主任委员、中国医师协会副会长、中华中医药学会副会长、中国中西医结合学会副会长、世界中医药学会联合会副主席。获国家科学技术进步一等奖1项，国家技术发明二等奖1项，国家科技进步二等奖4项，何梁何利奖及多项省部级奖。

致力于中医络病研究40余年，始终致力于中医理论传承创新研究及产业转化，创立"理论 – 临床 – 科研 – 教学 – 产业"五位一体运行新模式。首次建立"络病证治"理论体系，系统构建指导脉络 – 血管病变防治的脉络学说和指导神经、内分泌、免疫系统疾病防治的气络学说，开辟临床重大疾病防治新途径。主编《络病学》《脉络论》《气络论》《身体需要经营》等专著，《络病学》教材在40余家高等医学院校开课，创建中医络病学新学科被评为国家中医药管理局重点学科和优势学科，建立三大络病专业委员会及28省市络病专委会，形成多学科交叉的络病研究专家团队。

创立的"中医络病诊疗方法"被列为国家级非物质文化遗产，以络病理论指导临床特色专科建设和新药研发，研发出10余种国家专利新药，临床疗效获得医学界高度关注和肯定评价，多次列入国家基本药品目录、医保目录、权威指南 / 共识及"十三五"规划教材。荣获2018年十大杰出医学贡献专家，为中医药学科进步、产业发展及中医药现代化做出突出贡献。

2. 张伯礼

张伯礼，2005年项目"方剂配伍规律研究"和2012年项目"治疗心血管疾病有效方剂组分配伍规律研究"首席科学家。中国工程院院士，全国名中医，组分中药国家重点实验室主任，天津中医药大学校长。中国中西医结合学会名誉会长，中华中医药学会副会长，第九届国家药典委员会执行委员兼中医专业委员会主任，重大新药创制专项技术副总师，全国第十一、十二、十三届人大代表。

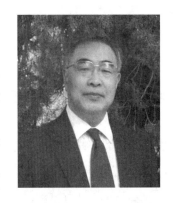

长期从事中医内科心脑血管疾病临床和中医药基础研究。自二十世纪九十年代中期以来，参加了中医药现代化顶层设计，主持和参加起草了全国《中医现代化科技发展战略》《中药现代化发展纲要》等系列文件。

主持血管性痴呆（VD）系统研究，主持制定了 VD 证类分型标准和按平台、波动及下滑三期证治方案；提出益肾化浊法，治疗 VD 360 例，显效率 39.3%；创立脑脊液药理学方法，揭示了中药对神经细胞保护的作用机制。采用大样本临床流调方法，首次明确了中风病中医证候和先兆症动态演变规律；开展了中风病急性期常用治疗方法比较研究，建立了综合治疗方案。主持完成科技部重点项目《中医药对心肌梗死二级预防循证研究》，该项目通过大规模的随机对照、双盲双模拟、多中心的临床循证研究，建立了中医循证临床研究设计模式、实施过程的质量控制体系以及疗效评价的研究技术规范，组建天津中医循证医学中心。

开拓了以中药有效组分组方研制现代中药的模式和技术体系，搭建了有效组分提取分离和活性筛选技术平台，建立了组分配伍优化设计及评价方法，诠释了中药配伍和作用模式的现代科学内涵。组建了天津市组分中药技术工程中心，建立了有 6 万余中药组分的化学组分库。提出名优中成药二次开发战略，承担科技部和天津市 30 个中药大品种二次开发研究，应用先进工程方法解决制约中药品种做大做强的共性技术问题，取得突出进展。主持研制中药新药 5 个。获国家科技进步奖 7 项，授权专利 16 项，发表论文 380 余篇，培养毕业博、硕士近 300 名，3 篇博士论文获全国百篇优秀博士论文。

3. 邓铁涛（曹洪欣）

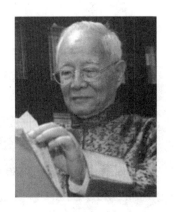

邓铁涛，2005 年项目"中医基础理论整理与创新研究"首席科学家。首届国医大师，现代著名中医学家，广州中医药大学终身教授，博士研究生导师。曾任中华全国中医学会常务理事、中华中医药学会终身理事。在长达 80 多年的医疗教学科研生涯中，积累丰富经验，临床以内科见长，擅长诊治心血管疾病如冠心病、高血压，神经肌肉疾病如重症肌无力，消化系统疾病如胃病、慢性肝炎、肝硬化及其他疑难杂症。学术上融古贯今，提出一系列对现代医学发展富有影响的理论，包括五脏相关学说、痰瘀相关探讨、脾胃学说继承与发扬、中医诊法与教材建设、寒温融合中医热病理论、岭南地域医学研究等。为国家级非物质文化遗产"传统医药"项目代表性传承人。2009 年，经国家人力资源和社会保障部、卫生部、国家中医药管理局共同组织评审，授予"国医大师"称号。这是新中国成立以来我国政府第一次在全国范围内评选国家级中医大师。2019 年 1 月 10 日，因病在广州逝世，享年 104 岁。2019 年 8 月获中共中央、国务院、中央军委颁发"庆祝中华人民共和国成立 70 周年纪念章"，2019 年 9 月被国家人力资源和社会保障部、国家卫生健康委员会、国家中医药管理局追授"全国中医药杰出贡献奖"，2021 年 6 月 29 日被中共中央追授为"全国优秀共产党员"。

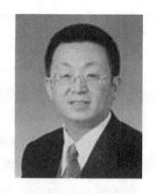

首席科学家助理、项目专家组副组长曹洪欣教授。首席研究员、博士研究生导师。现任中华中医药学会副秘书长。曾任黑龙江中医药大学校长（1999—2003）、中国中医科学院院长（2003—2011）。兼任中华中医药学会副会长；中国中西医结合学会副会长；中国保健协会副理事长；国家药典委员会执行委员；世界卫生组织传统医学（临床与信息）合作中心主任；为卫生部、黑龙江省有突出贡献中青年专家，国家百千万人才培养工程一、二层次人选，国家非物质文化遗产项目（中医生命与疾病认知方法）代表性传承人，享受国务院政府特殊津贴。主要从事中医基础理论传承与创新研究、中医药治疗心血管疾病研究。先后承担国家863、973等国家级科研项目10余项。主持完成的科研成果，获国家科技进步二等奖2项，国家级教学成果二等奖1项，部省级科技进步一等奖57项、二等奖5项。其中，金柴抗病毒胶囊的研制，获2014年中国专利优秀奖；2009年获何梁何利科技进步奖、国家科技发明二等奖。发表论文400余篇，主编学术著作40部，为国家规划教材《中医基础理论》（七年制）主编。

4. 梁繁荣

梁繁荣，2006年项目"基于临床的经穴特异性基础研究"和2012年项目"经穴效应循经特异性规律及关键影响因素基础研究"首席科学家。成都中医药大学首席教授，博士生导师，国家重点学科针灸推拿学学科带头人，国家自然科学基金重大项目主持人，世界针灸学会联合会副主席，近年来入选国家中医药领军人才支持计划"岐黄学者"（2018年）、国家"万人计划"教学名师（2017年）、全国名老中医药专家学术经验传承指导教师（2017年）、四川省"天府杰出科学家"（2018年）、第三届四川省十大名中医（2018年）等，荣获全国中医药杰出贡献奖（2019年）、四川省科技杰出贡献奖（2020年）、四川省杰出人才奖（2020年）等荣誉。

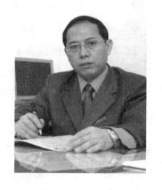

在针灸经穴效应研究、针灸研究方法学创新、针灸临床水平提升、针灸科技成果转化、针灸国际化发展等方面做出突出成绩；先后主持包括2项973计划项目，国家自然科学基金重大项目、重点项目、面上项目等各级课题45项，荣获国家科学技术进步二等奖1项，部省级科技进步一等奖6项、二等奖6项，发表论文450余篇，其中SCI源刊173篇，最高影响因子20.773，被 *Lancet Neurology*、*Brain*、*Nature Review*、*Gastroenterology & Hepatology*、*Neurology* 等国际顶尖医学期刊引用，被 Medscape、Faculty of 1000 推荐阅读，其中ESI高被引论文1篇，13篇论文进入ESI高被引论文前10%，31篇论文被引表现高于全球平均水平；主编国家级规划教材12部、学术专著12部；获得授权国际发明专利1项、中国发明专利17项、实用新型专利20项、计算机软件著作权2项；培养博士后、硕博士研究生150余人，包括国家"万人计划"科学创新领军人才2人、国家优秀青年科学基金获得者2人、长江青年学者1人。

5. 刘保延

刘保延，2006年项目"中医辨证论治疗效评价方法研究"首席科学家。中国中医科学院首席研究

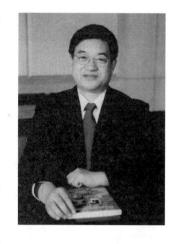

员、主任医师、博士研究生导师，国际欧亚科学院院士。中国中医科学院中医药数据中心主任、世界针灸学会联合会主席、中国针灸学会会长，全国针灸标准化技术委员会主任，国家中医药管理局中医临床评价方法重点研究室主任，国际临床流行病学网中国中医科学院临床流行病学组主任，世界卫生组织传统医学顾问，《中国针灸》杂志主编。

主要从事中医药、针灸临床及疗效评价方法学、临床流行病学、循证医学研究，提出了真实世界中医临床科研范式、构建了中医临床科研信息共享系统、提出并建立了针灸临床疗效评价体系，组织开展了针灸临床评价研究、sarsy 与流感等传染病临床研究，以及辨证论治临床评价方法的研究；同时组织开展了针灸标准化、针灸病例注册登记研究等工作。近年来牵头承担并组织完成了科技部 973 计划项目、863 计划项目、科技支撑计划项目、科技部基础平台建设项目，以及国家自然科学基金重点项目、面上项目、国际合作项目，中医药行业科研专项等 20 余项国家重大科技项目。获国家科技进步二等奖 3 项、一等奖 1 项，省部级科技进步一、二等奖 9 项。发表学术论文 300 余篇，其中 SCI 收录 67 篇，著作 10 部。

6. 黄璐琦

黄璐琦，2006 年项目"中医药性理论继承与创新研究"首席科学家。中药资源与鉴定专家，中国工程院院士。现为国家中医药管理局副局长、中国中医科学院院长，首席研究员，全国中药资源普查工作专家指导组组长，科技部重点领域中药资源创新团队负责人，部局共建道地药材国家重点实验室（培育基地）负责人，国家中药材产业技术体系首席科学家，国家中药材产业扶贫技术指导中心主任，中药材产业扶贫行动技术指导专家组组长。

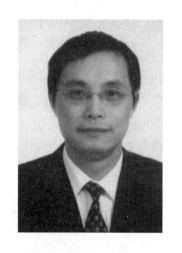

①作为全国中药资源普查工作专家指导组组长，牵头编制了《全国中药资源普查技术规范》，指导 31 个省 2115 个县的中药资源普查工作，主持建设 28 个省级技术服务中心、65 个监测站组成的中药资源动态监测信息和技术服务体系。实现了稀有野生中药资源的遥感动态监测，形成了五种资源保护模式。②建立了中药材鉴别新方法。"高特异性聚合酶链式反应技术鉴别中药材乌梢蛇真伪的方法"荣获中国专利优秀奖，取得了显著的社会及经济效益，被 2010 年版《中国药典》收载，这是分子鉴别方法首次收载于国家药典。③提出了道地药材形成的三个模式理论。发现了丹参酮合成的关键酶基因及一条二萜生物合成新途径。④提出了"分子生药学"概念，出版的专著及教材发行海内外，全国已有 30 余所高校开设该课程。

以第一作者或通讯作者发表论文 580 余篇，包括 *NAT COMMUN*、*PNAS*、*JACS* 等 SCI 文章 190 余篇，获国家发明专利 24 项。获国家科学技术进步二等奖 5 项（第一完成人 4 项，第二完成人 1 项），省部级一等奖 5 项、二等奖 7 项（第一完成人）。获国家杰出青年科学基金资助及中国工程院光华工程科技奖（青年奖）、中国青年科技奖、全国创新争先奖、全国优秀博士学位论文指导教师等荣誉，入选

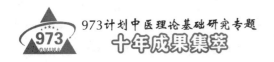

"万人计划"第一批百千万工程领军人才。

任中国人民政治协商会议第十三届全国委员会常务委员，第十五届北京市人民代表大会代表，中国科协第九届全国委员会常务委员会委员。

7. 刘平

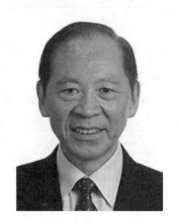

刘平，2006 年项目"中医病因病机理论继承与创新研究"首席科学家。上海中医药大学终身教授、原副校长，上海市中医药研究院研究员，上海市高校中医内科学 E- 研究院首席研究员，国家重点学科中医内科学学科带头人。国家自然科学基金杰出青年基金获得者，入选国家百千万人才工程。带领和指导研究团队开展慢性肝病（慢性肝炎肝纤维化及肝硬化）的中西医综合治疗、突破疗效瓶颈的协同攻关研究。曾先后获国务院学位委员会授予的"做出突出贡献的中国博士学位获得者"，卫生部、国家中医药管理局全国"首届中青年医学科技之星""全国优秀教师"及中国科协"优秀科技工作者"等荣誉，享受国务院特殊津贴。"扶正化瘀法在抗肝纤维化治疗中的应用及相关基础研究"获得 2003 年国家科学技术进步二等奖。

长期致力于中医药抗肝纤维化、防治肝硬化的临床与基础研究。在学术上，提出"肝纤维化和早期肝硬化可以逆转"以及"正虚血瘀"是肝纤维化的中医病机基础的理论，发明了抗肝纤维化中药新药"扶正化瘀胶囊"，已纳入国家基本药物目录，并在美国完成二期临床实验；发现中药丹参抗肝纤维化有效成分——丹酚酸 B 盐；建立了"病 – 证 – 效结合"辨证论治肝炎后肝硬化的综合评价模式。为我国的肝病防治做出了重要贡献。现兼任中国中西医结合学会肝病专委会主任委员，发表论文 345 篇，SCI 收录 102 篇。主编《中医药科学研究思路与方法》《现代中医肝脏病学》《病 – 证 – 效结合中医药研究思路与实践》等著作 5 部。2011 年被评为上海市名中医。

8. 韩济生

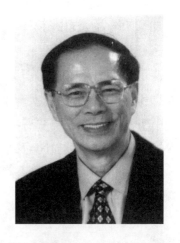

韩济生，2007 年项目"基于临床的针麻镇痛的基础研究"首席科学家。中国科学院院士，北京大学博雅讲席教授，博士生导师，北京大学神经科学研究所名誉所长。

从 1965 年开始从事针灸原理研究，1972 年以来从中枢神经化学角度系统研究针刺镇痛原理，发现针刺可动员体内的镇痛系统，释放出阿片肽、单胺类神经递质等，发挥镇痛作用；不同频率的电针可释放出不同种类阿片肽；针效的优劣取决于体内镇痛和抗镇痛两种力量的消长。研制出韩氏穴位神经刺激仪（HANS），对镇痛和治疗海洛因成瘾有良效。1987 ～ 2000 年连续 13 年获美国国立卫生研究院（NIH）RO1 科研基金用以研究针刺镇痛原理。2004 ~ 2009 年获 NIH 重点科研基金与哈佛大学合作研究针刺戒毒原理，其间兼任哈佛大学精神病学科兼职教授。在国内外杂志及专著上发表论文 900 余篇，编写中文专著 9 册，英文教科书 1 册。

获国家自然科学奖二等奖和三等奖各一次，国家科技进步奖三等奖一次，省部级奖励近 20 次。

1995 年获何梁何利科技进步奖，2006 年获北京大学首届蔡元培奖。2012 年获国际疼痛研究学会（IASP）荣誉会员，2013 年获中国神经科学学会终身荣誉会员称号。2014 年获美国针刺研究学会首届针刺研究终身成就奖，第二届张安德中医药国际贡献奖以及中国抗癌协会临床肿瘤学协作专业委员会（CSCO）2014 年度中国癌痛医学终身成就奖。2017 年获世界针灸学会联合会世界针联科技特殊贡献奖。1979 年以来应邀到 27 个国家和地区的 100 余所大学和研究机构演讲 200 余次。

现兼任北京神经科学会名誉理事长，中华医学会疼痛学分会与中国医师学会疼痛专业委员会名誉主任委员，《生理科学进展》杂志名誉主编，《中国疼痛医学杂志》名誉主编。现任国际标准化机构（ISO）第 249 技术委员会（TC249）第 4 工作组（包括电针仪在内的中医医疗设备）项目领导人，负责制定电针仪最新国际标准。

9. 王振国

王振国，2007 年项目"中药药性理论相关基础问题研究"首席科学家。医学博士，山东省人民政府"泰山学者"特聘教授、"泰山学者攀登计划"专家。现任山东中医药大学副校长，中医文献与文化研究院院长，二级教授，博士生导师，中医医史文献学国家重点学科带头人；兼任科技部国家973 项目中医理论基础研究专题第三届专家组成员，中华医学会医史学分会主任委员，中华中医药学会医史文献分会主任委员，国家中医药管理局中医药重点学科建设专家委员会副秘书长、国家中医药管理局中医药古籍保护与利用能力建设项目办公室主任、国家中医药管理局中医学术流派重点研究室主任、山东省中医药文化协同创新中心主任等。

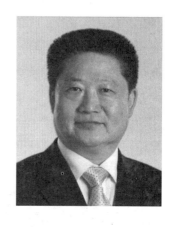

主要研究方向为中医药经典理论诠释、中药药性理论研究、中医学术流派研究。在中医理论的近代嬗变重构及其影响、中药药性理论的科学内涵与表征方法、当代中医学术流派评价体系构建等方面做了一系列开创性工作，研究成果被国内外学者广泛引用并推广。发表学术论文 200 多篇，出版著作20 余部，主持国家 973 计划、国家重点研发计划等国家级项目 10 余项。荣获全国五一劳动奖章、全国优秀科技工作者、全国中医药高等学校教学名师等称号。作为首位完成人完成的"基于中医原创思维的中药药性理论创新与应用"项目，获得 2019 年度国家科技进步二等奖。曾获山东省科技进步奖一等奖、中华中医药学会李时珍医药创新奖、教育部科学技术优秀成果奖二等奖等省部级奖 10 余项。

10. 房敏

房敏，2007 年项目"基于中医特色疗法的理论基础研究"首席科学家。医学博士，主任医师，博士生导师。现任上海中医药大学针推学院院长，上海市中医药研究院推拿研究所所长。国家杰出青年科学基金获得者，上海市领军人才，卫生部有突出贡献中青年专家，国家中医药管理局中医药重点学科学科带头人、教育部重点学科学术带头人、全国推拿重点专科大组组长、上海市科技精英、国家中医药领军人才支持计划"岐黄学者"。以第一完成人获得了国家级教学成果一等奖 1 项、教育部高校科技奖二等奖 2 项、上海市科技进步一等奖 2 项等 15 项奖励。兼任中华中医药学会

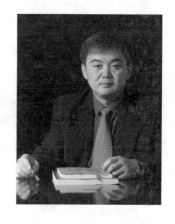

常务理事、中华中医药学会推拿分会名誉主任委员、中华中医药学会继教分会副主任委员，上海市中医药学会副会长、上海市中医药学会推拿分会主任委员、上海市中医药学会继教分会主任委员。获授权发明专利 19 项，发表学术论文 120 余篇，SCI 论文 16 篇。

主要从事推拿治疗关节疾病的生物力学研究，基于大量的临床和基础研究，率先提出"筋骨失衡，以筋为先"的学术思想、关节疾病"先治筋，后调骨"的治疗理念，形成了特异性手法防治关节疾病的独特诊疗体系，研究成果已经在全国 26 个省市 1000 余家医院推广应用，培养了一批具有扎实理论基础和丰富实践经验的推拿高级人才，几乎涵盖国内二、三级医院推拿科主任和业务骨干，并培训国内外进修学员千余人次，加强国际合作交流，引领学科发展。

11. 高思华

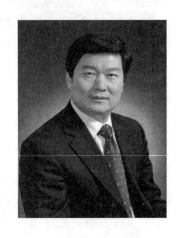

高思华，2009 年项目"'肺与大肠相表里'脏腑相关理论的应用基础研究"首席科学家。医学博士，博士生导师，国家中医药领军人才支持计划"岐黄学者"，北京中医药大学首席专家、主任医师、二级教授，第五批全国名老中医药专家学术经验传承指导教师，中国科学技术协会决策咨询专家库入选专家、国家科学技术奖评审专家、澳门特别行政区科学技术奖励评审委员。中华中医药学会首席健康科普专家。享受国务院政府特殊津贴。曾任中国中医研究院研究生部主任、中国中医研究院副院长；国家中医药管理局科教司司长、科技司司长；北京中医药大学校长等职。现任北京中医药大学糖尿病研究中心主任。兼任全国中医标准化技术委员会（SAC/TC478）副主任委员，国家食品药品监督管理局保健食品安全专家委员会主任委员，国家中医药管理局重点学科建设专家委员会副主任委员，全国临床医学（中医学）、中药学专业学位研究生教育指导委员会副主任委员，中华中医药学会顾问、中华中医药学会糖尿病专业委员会名誉主任委员，中国中西医结合学会副会长、内分泌专业委员会名誉主任委员，世界中医药学会联合会内科分会副会长、糖尿病分会副会长、音乐疗法专业委员会副会长等。

一直致力于中医基础理论的教学与研究，以及糖尿病的中医内科临床研究工作，对中医理论体系尤其是气化学说、阴阳五行学说及脏腑相关理论的研究有独到见解，对糖尿病等内分泌系统疾病的内科临床治疗研究有独到之处。擅长中西医结合治疗糖尿病、甲状腺病、泌尿系统疾病、心脑血管疾病、肿瘤、月经病等内科、妇科疑难病症。多次应邀赴日本、泰国、韩国、香港、新加坡、澳大利亚、美国、德国、法国等国家和地区诊病和讲学。曾应邀为巴林王后和哈萨克斯坦总统等外国政要治病保健。

先后主持完成国家级课题 10 余项，参与完成国家级课题 2 项。先后获得国家级和省部级科学成果奖 10 余项。其中作为第一完成人，获得国家科技进步二等奖 1 项、国家教学成果二等奖 1 项；省部级科学技术一等奖 2 项、二等奖 2 项、省部级教学成果一等奖 1 项。获得发明专利 5 项。主编"十一五""十二五"全国高等中医药院校规划教材《中医基础理论》，发表学术论文 150 余篇，其中 SCI 论文 40 余篇，主编或参编学术著作 10 余部。

12. 叶祖光

叶祖光，2009 年项目"确有疗效的有毒中药科学应用关键问题的基础研究"首席科学家。中国中

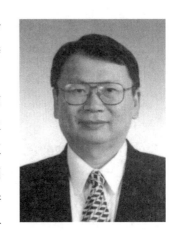

医科学院中药所二级研究员，博士生导师，世界中医药联合会中药新型给药系统专业委员会会长、药品管理与中药知识产权保护专业委员会主任委员、《中国中医药信息》杂志主编，享受国务院政府特殊津贴。

主要从事中药安全性评价、中药药理及新药研发工作。共主持、参加国家及省部级课题30余项，作为课题负责人、主要参加者获得国家级及省部级等科研成果10余项，申请发明专利6项。获得北京市科技进步三等奖1项（第一名），中国中医研究院科技成果三等奖1项（第一名），国家发明二等奖1项（抗疟新药青蒿素类研究中的药理毒理学研究的主要参加者），国家中医药管理局科技进步三等奖1项（第四名），国家科技部科技进步二等奖1项（主要参加者）。在国内外学术期刊上发表论文近百篇，其中有关中药安全性文章20余篇。编著学术著作9部，其中中药安全性评价专著5部。

自80年代初开始一直从事中药安全性评价研究工作，其中包括青蒿素及其衍生物的临床前安全性研究。作为课题总负责人承担科技部及国家中医药管理局中药安全性评价课题4项，参加课题1项。通过研究证明，关木通的复方制剂龙胆泻肝丸并不因是复方而减轻关木通的肾毒性。在比较研究中发现，我国药用千里光有毒成分含量甚低，仅为欧洲报道有肝毒性的千里光的1/8，为阻止英国颁布千里光禁令提供了科学依据。主持的安宫牛黄丸课题获省部级成果3等奖。作为WHO特邀专家先后3次在国外进行中药安全性评价的讲学。

13. 吴焕淦

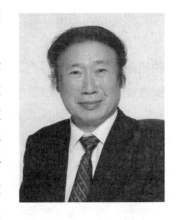

吴焕淦，2009年项目"灸法作用的基本原理与应用规律研究"和2015年项目"基于临床的灸法作用机理研究"首席科学家。博士生导师，中国针灸学会副会长，上海市针灸学会会长，世界中医药学会联合会国际中医药临床标准工作委员会副会长，上海市名中医，上海市针灸经络研究所所长，国家重点（培育）学科针灸推拿学科组织者和学术带头人、国家中医药领军人才支持计划"岐黄学者"，上海市针灸推拿学重点学科学科带头人，"085"一流学科中医学学术带头人，上海中医药大学高峰造尖行动计划顶尖优势创新团队，上海高水平地方高校重点创新团队，上海高校"高峰高原学科"高水平创新团队，国家中医药管理局针灸免疫效应重点研究室主任。2002年享受国务院政府特殊津贴，2003～2004年度卫生部有突出贡献中青年专家，上海领军人才，国家自然科学基金委医学科学部中医学/中西医结合学专家评审组成员。

主要研究方向为针灸作用的基本原理与应用规律研究，先后承担各级课题40余项，作为首席科学家承担973计划项目"基于临床的灸法作用机理研究"，作为第一完成人，获国家科技进步二等奖1项、上海市科技进步一等奖2项、高等学校科学研究优秀成果奖（科学技术）科技进步一等奖2项、中医药国际贡献奖（科技进步奖）二等奖1项；全国推广中医适宜技术1项；发表论文350余篇，其中SCI收录论文75篇；主编学术专著10部，人民卫生出版社"十三五"统编教材《刺法灸法学》主编；2011年获"十一五"期间各民主党派工商联无党派人士为全面建设小康社会作贡献先进个人，

2012 年被评为第五届全国优秀科技工作者，2015 年获上海市卫生系统"银蛇奖"特别贡献奖，2017 年获上海医学发展杰出贡献奖，2018 年入选国家中医药领军人才支持计划"岐黄学者"，2019 年获上海市五一劳动奖章，获"庆祝中华人民共和国成立 70 周年"纪念章，2020 年获上海市中医药杰出贡献奖、上海市劳动模范。先后培养毕业博士 30 名，硕士 35 名。

14. 董竞成

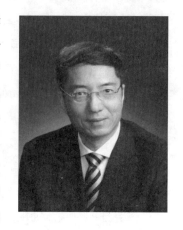

董竞成，2009 年项目"若干中药成方的现代临床与实验"首席科学家。医学博士、教授、主任医师、博士生导师、博士后合作导师，973 计划项目首席科学家，上海市第十三届政协委员。复旦大学国家"双一流"及上海市高峰学科、地方高水平大学重点建设学科中西医结合学科带头人，复旦大学中西医结合研究院院长，复旦大学临床医学院中西医结合系（临床）主任和基础医学院中西医结合系主任，华山医院中西医结合科主任，世界卫生组织复旦大学传统医学合作中心主任。卫生部国家临床重点专科负责人，国务院学位委员会中西医结合学科评议组成员，中国中西医结合学会理事兼呼吸病专业委员会主任委员，教育部高等学校中西医结合类教学指导委员会委员，国家中医药管理局重点学科建设负责人。2009 年入选上海市优秀学科带头人计划（A 类），2010 年入选上海市医学领军人才，2018 年入选国家中医药领军人才支持计划"岐黄学者"。

长期从事中西医结合内科及肺肾相关、异病同治、补肾益气、清热活血理论与应用（包括理、法、方、药）相关的医、教、研工作，特别在肺部疾病及肿瘤和老年病等方面。对若干炎症性疾病和肿瘤性病变的认识较为深入，对人类心理－神经－内分泌－免疫网络、应激系统、机体致炎/抑炎平衡调控机制以及相应中西药的影响等充满了学术兴趣。近年来致力于多个民族传统医学的比较研究，创新性提出了中国传统医学的新架构，促进了传统民族医学融合与发展。同时提出的"大中医""三分法""五要素""两个层面""三个融合""六个阶段"等创新性理论，均是从不同民族医药体系中挖掘共性内涵、升华总结而成。承担包括国家 973 计划项目（首席科学家）、国家重点研发计划中医药现代化研究专项和国家自然科学基金在内的国家级、省部级科研项目 20 余项；目前以第一或通讯作者发表论文 239 篇，其中 SCI 收录论著 94 篇；主编专著七部；申请专利 15 项，授权 4 项；获得计算机软件著作权 6 项。2010 年获得国家科技进步二等奖（排名第七），2010 年获得中国中西医结合学会科学技术一等奖（排名第一）；2012 年获得上海市科技进步三等奖（排名第一），2014 年获得华夏医学科技二等奖（排名第一），2016 年获得中国中西医结合学会科学技术三等奖（排名第一），2018 年获得上海市科技进步二等奖（排名第一）。

15. 王拥军

王拥军，2010 年项目"基于'肾藏精'的藏象理论基础研究"首席科学家。上海中医药大学教授，研究员，主任医师。博士生导师，博士后指导老师。现任上海中医药大学副校长，上海市中医药研究院副院长。

担任国家重点学科（中医骨伤科学）学科带头人，国家中医临床研究基地（骨退行病变）负责人，

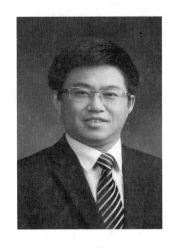

教育部重点实验室（筋骨理论与治法）主任，教育部"创新团队"发展计划项目（中医"肾主骨"理论基础研究）负责人，国家科技部重点领域"创新团队"计划项目负责人（中医药防治老年病），上海市"重中之重"临床医学中心（中医慢病防治中心）负责人，上海市劳模创新工作室（慢性筋骨病防治）负责人。

　　长期从事中医药防治慢性筋骨病的应用基础与转化研究。作为课题负责人，先后主持国家重点研发计划、973计划项目、国家杰出青年科学基金项目、教育部长江学者特聘教授计划项目、国家自然科学基金重点项目（3项）、国家自然科学基金重大国际合作项目（2项）、国家中医药行业专项（2项）等各级项目70余项，在 *Nature Communications*、*Arthritis Rheumatol*、*Journal of Bone and Mineral Research* 等学术期刊发表论文619篇，其中SCI收录143篇，总影响因子480。被包括 *Science*、*Nat Med*、*Nat Genet* 等在内的期刊引用5100余次，单篇最高被引400余次，并应邀在国际会议上进行学术报告或担任主席20多次。

　　作为第一完成人，荣获2项国家科技进步奖二等奖（2011年、2015年）以及2项上海市科技进步奖一等奖、中华医学科技奖一等奖等部市级科技奖励34项。获得中国中医科学院唐氏中医药发展奖、诺奖之星等荣誉称号，并荣获"庆祝中华人民共和国成立70周年"纪念章。参与制定《中国老年骨质疏松症诊疗指南》等10项指南，主编、副主编规划教材10部，出版《"肾藏精"藏象理论与实践》等学术专著16部。申请国家发明专利并获得授权13项，开发出芪麝丸等新药及新制剂11项，并实现成果转化。

　　担任国务院学位委员会中医组专家，国家科技成果评审专家，教育部、科技部、卫生健康委、国家自然科学基金委评审专家。担任中华中医药学会精准医学分会主任委员、中华中医药学会骨伤科分会副主任委员、中国康复学会颈椎病专业委员会副主任委员、世界中医药学会联合会手法委员会副会长，ASBMR、ORS委员，担任 *Journal of World Chinese Medicine*、《中医正骨》《中国骨质疏松》杂志、《世界科学技术—中医药现代化》副主编，WHO基本药物与传统医学技术合作委员会顾问，*Spine*、《中华医学杂志》英文版、《中西医结合杂》志英文版、《中国药理学报》英文版审稿专家，《世界中医药》杂志英文版、《中西医结合杂志》编委等。

16. 许能贵

　　许能贵，2010年项目"经脉体表特异性联系的生物学机制及针刺手法量效关系的研究"首席科学家。研究员，二级教授，博士研究生导师，博士后合作导师，全国百篇优秀博士学位论文提名奖指导老师。国家级重点学科中医学学科带头人、省级重点学科针灸推拿学学科带头人，享受国务院特殊津贴专家，国务院学位委员会第七届学科评议组成员，第七届教育部科学技术委员会学部委员，广东省中医药科学院首席研究员，"十三五"全国高等中医药院校规划教材《经络腧穴学》主编，国家科学技术奖励评审委员，国家自然科学基金评审专家，世界针灸学会联合会科学技术工作

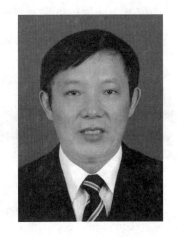

委员会主任委员，中国针灸学会副会长，《中国针灸》杂志编委会副主任等。先后主持国家973计划项目1项、国家重点研发计划项目1项、国家自然科学基金重点项目1项、国家自然科学基金面上项目6项、教育部科研基金课题2项、广东省重点领域研发计划"岭南中医药现代化"重点专项1项等项目。发表SCI及核心论文200余篇，累计引用4809次；出版学术专著10余部。现已获得2019年国家科技进步二等奖1项（排名第一）、教育部科学技术奖励一等奖2项（排名第一）、广东省科学技术奖励二等奖2项（排名第一、第三）；国家教学成果二等奖2项（排名第一、第二）等奖项。入选教育部新世纪优秀人才计划、全国优秀科技工作者、全国第二届百名杰出青年中医、国家百千万工程"有突出贡献中青年专家"、国家中医药领军人才支持计划"岐黄学者"（科研型）等。

长期致力于针灸效应规律及其机理研究。①科学阐明经络学说核心理论，首次证实了经络现象这一客观存在，提示大脑皮层手区和面区之间的功能重组可能是经脉体表与体表特定联系重要的生物学机制，相关成果在 Evidence-Based Complementary and Alternative Medicine、Brain Research 等SCI源刊上发表。②首创通督调神针刺法，创建并推广缺血性中风偏瘫分期治疗新方案，可使缺血性中风偏瘫的残障率从国际上的40%下降至17.9%。临床研究方法学的研究成果在国际著名医学期刊《英国医学杂志》（BMJ，IF:27.604）发表了专家述评"How to fulfil China's potential for carrying out clinical trials"（中国临床试验能力的构建）。同时《针刺治疗缺血性中风的理论创新与临床应用》这一科研成果荣获2019年度国家科学技术进步二等奖1项（排名第一）。③创新引领中医针灸的研究方法学与平台建设，在国际上率先开展灵长类动物的针灸机理研究，建立了国际上首个灵长类动物针灸电生理实验室，在国际上率先开展急性麻醉及慢性清醒状态下的针灸电生理学研究；率先牵头开展针灸学与影像学、生物医学工程等多学科交叉研究，出版《针灸影像学》专著；并以经络的功能研究为突破点，从大脑皮层可塑性的角度探讨足厥阴肝经与内外生殖器之间所蕴含的体表与体表、体表与内脏特异性联系的生物学机制，并成功获得国家科技部2019年度国家重点研发计划项目立项。

17. 仝小林

仝小林，2010年项目"以量 – 效关系为主的经典名方相关基础研究"首席科学家。中国科学院院士，主任医师，教授，博士生导师，中国中医科学院首席研究员，中国中医科学院广安门中医院原科研副院长，973计划首席科学家，国家科学技术进步二等奖获得者，全国优秀科技工作者，国家973计划传染病专家组成员，何梁何利科学与技术进步奖评审专家，人力资源与社会保障部医保目录审定专家中医内分泌组组长，中央保健局保健专家，享受国务院特殊津贴。中医药高等学校教学名师。国家中医药管理局内分泌重点学科学科带头人，中华中医药学会量效分会主任委员，国家中医临床研究基地糖尿病研究联盟主任委员，中华中医药学会糖尿病分会名誉主任委员，世界中医药学会联合会内分泌专业委员会会长，国家药典委员会委员。兼任北京中医药大学教授、博士生导师，浙江大学、南京中医药大学、长春中医药大学、香港东华三院等客座教授。

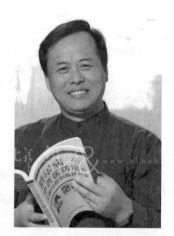

长期致力于中医药传承与创新研究，以糖尿病为示范构建了现代中医诊疗体系，在方药量效学科

的构建等方面做出了扎实而卓越的贡献。在本次抗击新冠疫情工作中担任中央指导组专家、国家中医药管理局医疗救治专家组共同组长、国务院中医药专班临床救治组组长、国务院联防联控机制外事组中国红十字会中医专家组组长，全程、深度参与了我国新冠肺炎疫情防控工作。创建应急响应下的社区防控新模式"武昌模式"。牵头制定了第四至七版《新型冠状病毒肺炎诊疗方案》中的中医方案。在武汉定点合作单位开展了覆盖新冠肺炎防治全过程的临床研究。

作为第一负责人主持国家自然基金重点项目，国家重大基础研究项目（973计划），"十一五"科技攻关课题等国家级、省部级课题30余项。曾获何梁何利科学与技术进步奖，以第一完成人获国家科技进步奖二等奖2项、省部级科技进步奖一等奖4项、省部级著作奖一等奖3项等。主持起草中医行业第一部专病指南《糖尿病中医防治指南》及世中联第一部国际临床专病指南《国际中医药糖尿病诊疗指南》；主编《糖络杂病论》《方药量效学》等25部著作；以通讯或第一作者发表SCI 70篇，中文核心295篇。获药物发明专利23项，转让20项。获得3项传统中药制剂备案批件，荣获第二届全国创新争先奖章。

18. 王庆国

王庆国，2004年项目"证候规范及其与疾病、方剂相关的基础研究"，及2011年项目"基于'肝藏血主疏泄'的藏象理论研究"首席科学家。医学博士，北京中医药大学终身教授、主任医师、中医临床基础专业博士生导师，享受国务院政府特殊津贴。首批"全国高校黄大年式教师团队"负责人，首届全国名中医、首届中医药高等学校教学名师，第五批全国名老中医药专家学术经验继承指导老师、第四批北京市名老中医，国家级重点学科（中医临床基础学科）学科带头人，第五届北京市教学名师，国家级精品课程《伤寒论》主讲教师，首届全国百名杰出青年中医。作为首席 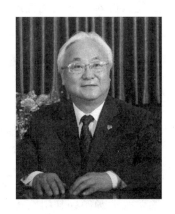 科学家主持国家重大基础研究计划（973项目）2项，主持国家863计划课题2项、国家自然科学基金课题4项、重点项目1项，获得国家科技进步奖二等奖3项、教育部科技进步奖5项、北京市优秀教学成果奖3项、中华中医药学会科学技术奖6项。近年来，发表学术论文500余篇，其中SCI收录40篇。主编、副主编出版学术著作40余部。

从医40余年，致力于《伤寒论》研究，"刻求经旨，博采众长，传承创新"是其秉承的治学原则。他重视六经辨证，并对"六经的实质""抓主证、活用经方"有独到的见解。先后对"泻心汤类方""柴胡汤类方""麻黄汤类方""苓桂剂类方"等经方的作用机理进行了较为深入的研究，提出了中药复方机理研究，应"病证结合，方证相应"的指导思想，对于中药新药创制，提出应遵循"部分替代，局部优化，质量可控，疗效提高"。在临床实践中，善用经方，疗效显著。发现并倡导"方元"理论，找到了理解与化裁经方的核心与关键。提出了临床拓展经方运用的五项原则与十大途径，对临床扩大经方运用颇有裨益。

19. 朱兵

朱兵，2011年项目"针刺对功能性肠病的双向调节效应及其机制"首席科学家。巴黎第六大学生命科学博士，中国中医科学院首席研究员，先后任中国中医科学院针灸研究所科研处长、副所长和所

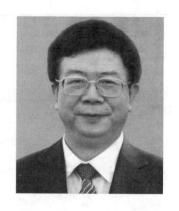

长，兼中国中医科学院针灸医院院长、中国中医科学院针灸研究所学术委员会主任。博士论文被评为巴黎大学 1989 年度"优秀博士论文"，以"最佳答辩成绩"获博士学位。1993 年破格晋升为研究员。国家中医药管理局针灸学科学术带头人；《针刺研究》杂志主编。中国针灸学会副会长兼学科和学术工作委员会主任委员。

一直从事针灸效应的机制和临床研究。1993 年被卫生部评为"中国首届百名中青年医学科技之星"；1995 年获得人事部首批重点资助的优秀留学回国人员。发表 SCI 源刊论文 100 余篇，撰写《系统针灸学》（2015）专著。

20. 段金廒

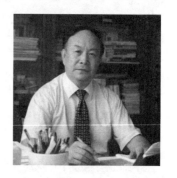

段金廒，2011 年项目"基于'十八反'的中药配伍禁忌理论基础研究"首席科学家。南京中医药大学教授，博士生导师。全国中医药杰出贡献奖获得者，全国优秀科技工作者，国家中医药领军人才支持计划"岐黄学者"，享受国务院政府特殊津贴。原南京中医药大学副校长。现任中药资源产业化与方剂创新药物国家地方联合工程中心主任、国家中医药管理局中药资源循环利用重点研究室主任、江苏省中药资源产业化过程协同创新中心主任。

兼任国务院学科评议组成员、中国科协全国首席科学传播专家、国家中医药管理局中药材产业扶贫行动技术指导专家组组长、国家农业农村部中药材专家指导组成员等。担任中国自然资源学会中药及天然药物资源研究专业委员会主任委员、中国中药协会中药资源循环利用专业委员会主任委员、中药产业资源循环利用发展联盟理事长等社会职务。

长期致力于中药功效物质及配伍安全性与有效性、中药资源化学与资源循环利用领域的科技创新与人才培养。创建了中药配伍禁忌研究技术体系与方剂功效物质组学，创立了中药资源化学新兴交叉学科，开拓建立了我国中药资源全产业链循环利用与绿色发展新型模式，为产业提质增效和转型升级提供了可复制易推广的适宜技术群和示范样板。先后承担国家重大基础理论研究、国家科技支撑计划、国家自然科学基金及部省重大基础研究项目等 20 余项。在国内外发表学术论文 530 余篇，其中 SCI 收录 220 余篇，并连续五年入选 Elsevier 中国高被引学者榜单；主编学术著作 9 部；获国家发明专利授权 92 项。以第一完成人获国家科技进步奖二等奖 3 项、部省级科技一等奖 8 项。

荣获江苏省优秀科技工作者、江苏省有突出贡献的中青年专家、江苏省五一劳动奖章、江苏省十佳中药人物金奖、江苏省高校优秀共产党员等荣誉称号。入选江苏省"333 高层次人才"首批中青年科技领军人才及第一层次培养对象、江苏省"六大人才高峰"培养对象等。

21. 王琦

王琦，2011 年项目"中医原创思维与健康状态辨识方法体系研究"首席科学家。中国工程院院士，国医大师，国际欧亚科学院院士，第四届中央保健委员会会诊专家，国家重点基础研究发展计划（973计划）首席科学家，享受国务院特殊津贴的有突出贡献专家。现任北京中医药大学终身教授（一级教

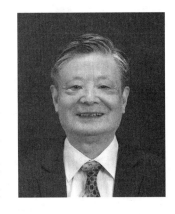

授）、主任医师、研究员、博士生导师，北京中医药大学国家中医体质与治未病研究院院长，国家中医药管理局重点学科中医体质学科带头人，国家中医药管理局中医体质辨识重点研究室主任。兼任国务院应对新冠肺炎联防联控机制科研攻关组中医药专班专家组成员，国家中医药管理局应对新型冠状病毒感染的肺炎疫情联防联控工作专家组顾问，中华中医药学会中医体质分会主任委员，世界中医药学会联合会体质研究专业委员会会长，中国医疗保健国际交流促进会中医分会主任委员，香港大学荣誉教授，香港浸会大学荣誉教授，澳门科技大学荣誉教授，天津中医药大学荣誉教授。2013 年获全国优秀科技工作者称号、首都劳动奖章、何梁何利基金科技进步奖，2014 年获中华中医药学会终身成就奖，2018 年获中国（澳门）中华中医药杰出贡献终身成就奖，2019 年获全国中医药杰出贡献奖及由中共中央、国务院、中央军委颁发的"庆祝中华人民共和国成立 70 周年"纪念章，2020 年被评为北京高校优秀共产党员。

构建并完善中医体质学、中医男科学、中医藏象学、中医腹诊学、中医健康医学、中医未病学六大学术体系，开拓中医原创思维等新领域。先后主持国家级科研项目 18 项（包括 973 计划项目 2 项，国家自然科学基金重点项目 2 项，国家社会科学基金重大项目 1 项，国家重点研发计划 1 项），获得国家科技进步二等奖 1 项，省部级一等奖 9 项，二等奖 6 项，发明专利 18 项。主编专著 67 部，以第一或通信作者发表中文论文 498 篇，SCI 论文 38 篇，H 指数 58，他引 20,030 次。先后培养博士后 16 名，博士、硕士 117 名，国家级学术传承人 9 名，各省师承人员 60 名及省市研修人才数十名。

22. 杨关林

杨关林，2013 年项目"'脾主运化、统血'等脾藏象理论研究"首席科学家。主任医师，教授，博士生导师，中西医结合博士后合作导师。现任辽宁省人大常委会副主任，辽宁省农工党第七届委员会主任委员。入选国家中医药领军人才支持计划"岐黄学者"。教育部重点实验室（中医藏象理论及应用）负责人，国家中医临床研究基地负责人，心脑合病中西医结合防治技术国家地方联合工程实验室负责人。兼任教育部高等学校中西医结合专业教学指导委员会副主任委员，中华中医药学会老年病分会主任委员等职务。

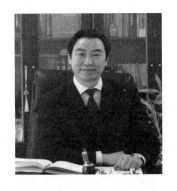

从事中西医结合科研、教学、临床工作三十余年，是中西医结合防治心脑血管疾病领域领军人物。创新性地提出"痰瘀论治动脉粥样硬化"的学术观点，在国内率先提出"血脉病"概念，创建了"血脉病"学术体系。主持完成科技部 863 计划、973 计划项目等省部级重大项目 20 余项。获辽宁省科技进步一等奖等省市级各类奖项近 20 项，主编著作 7 部，发明专利 10 余项，发表论文 400 余篇，其中 SCI 收录 40 余篇，主编教材 2 部。

23. 匡海学

匡海学，2013 年项目"基于利水功效的中药药性理论研究"首席科学家。二级教授，博士生导师，日本明治药科大学药学博士，曾任黑龙江中医药大学党委书记、校长。匡海学教授为国务院津贴

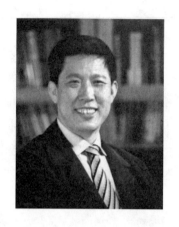

获得者，教育部普通高等学校国家级教学名师、全国中医药高等学校教学名师，国家中医药领军人才支持计划"岐黄学者"，全国优秀科技工作者、全国优秀博士学位论文指导教师，第六批全国名老中医药专家学术经验继承工作指导老师，并担任国务院学位委员会学科评议组中药学科召集人，教育部普通高等院校中药学类专业教学指导委员会主任委员，第八至十一届国家药典委员会委员，世界中医药学会联合会中药化学专业委员会会长及中华中医药学会理事会常务理事等职务。此外，匡海学教授还是黑龙江中医药大学全国第四次学科评估A+学科、国家一级学科重点学科和中药学一级博士授权学科中药学学科带头人、中药化学国家级教学团队带头人、国家精品课程及国家精品资源共享课程《中药化学》课程组负责人，"十五"至"十三五"国家级规划教材《中药化学》主编。

匡海学教授长期从事中药及复方药效物质基础、中药药性理论及创新药物研究工作，先后主持国家973计划项目、国家重大新药创制专项项目、国家自然科学基金项目等30余项国家级和部省级科研课题以及多项应用开发性研究课题，取得了一批具有重要理论价值和应用价值的研究成果。研究成果荣获国家科技进步二等奖2项、部省科学技术奖一等奖5项、二等奖10余项，发表研究论文近400篇（其中SCI论文180余篇）；获授权国家发明专利13项、美国发明专利2项；主持的教学研究成果获国家教学成果一等奖1项、二等奖3项；已经培养中药学博士55名、硕士150余名，指导的博士学位论文获教育部、国务院学位委员会全国优秀博士学位论文2篇；主编国家级规划教材、著作等10余部。

创新了中药性味理论，构建了中药性味可拆分、可组合的中药性味理论研究新模式以及中药寒热药性评价指标体系与评价方法，探索出基于中药药性理论的中药性味功效关联物质研究新思路，阐明了一批中药的科学内涵，发现了一批具有重要科学意义和应用价值的天然产物，在中药资源开发和创新药物研究领域取得了重要的经济效益和社会效益。

24. 万有

万有，2013年项目"基于临床的针麻镇痛与机体保护机制研究"首席科学家。现任北京大学基础医学院院长，北京大学神经科学研究所所长，教育部和卫生健康委神经科学重点实验室主任。

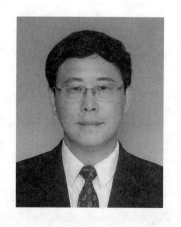

中华医学会疼痛学分会副主任委员，中国针灸学会常务理事兼任针刺麻醉与针刺镇痛原理分会副理事长，中国神经科学学会常务理事兼副秘书长，国务院学位委员会学科评议组基础医学学组成员。曾任国际疼痛学会（IASP）中国分会主席、北京神经科学学会常务理事兼秘书长。现任《中国疼痛医学杂志》主编、*Neuroscience Bulletin* 副主编，十余种国内外核心期刊与SCI收录学术刊物编委。

2003年入选教育部"跨世纪优秀人才培养计划"，2004年度入选"新世纪百千万人才工程"国家级人选，2007年获得国务院政府特殊津贴。

研究方向为疼痛与镇痛（包括针刺镇痛）的神经生物学机制。采用行为学、形态学、电生理学（大体电生理、膜片钳、脑电）、药理学、细胞与分子生物学等多种方法，研究外周、脊髓和脑内高级中枢神经网络参与疼痛（尤其是慢性痛）感觉、情绪、认知中的作用。主要阐明了外周神经纤维HCN、TRPV1离子通道参与神经病理痛与慢性炎性痛、癌症痛等慢性痛中的重要作用，对针刺调控脊髓背角LTP、海马为中心的神经网络机制具有创新性贡献。

　　主持科研项目包括科技部973计划、国家自然科学基金重点与面上项目、国家自然科学基金创新群体、教育部创新团队、北京市等研究项目30余项，发表论文160余篇（SCI论文100余篇），包括 *Science Advances*、*Cell Reports*、*The Journal of Neuroscience*、*Pain* 等，参编书籍15章。文章被引4000余次，H-index 39（Google Scholar）。指导博士后、博士生50余名。获得研究国际疼痛学会疼痛研究杰出奖、中国针灸学会科学技术奖、北京市科学技术奖。

25. 潘桂娟

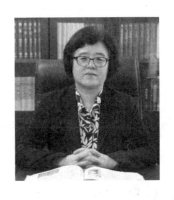

　　潘桂娟，2013年项目"中医理论体系框架结构研究"首席科学家。中国中医科学院中医基础理论研究所研究员（二级）、医学博士，博士研究生导师，博士后合作导师；享受国务院政府特殊津贴。1987年师从于著名中医文献学家、中国中医科学院马继兴研究员，1990年获医学博士学位。曾任中国中医科学院中医基础理论研究所副所长、所长。现任中国中医科学院科学技术委员会委员、国家中医药管理局中医基础理论重点学科带头人、中医学理论体系重点研究室主任；世界中医药学联合会中医痰证专业委员会副会长。曾任中国哲学史学会中医哲学专业委员会会长、中国生物医学工程学会中医药工程分会主任委员，中华中医药学会中医基础理论分会副主任委员等。担任韩国庆熙大学韩医学研究所客座教授、辽宁中医药大学客座教授。

　　主要研究方向：①中医学理论体系框架结构研究；②中医痰证诊治理论研究；③中医历代名家学术研究；④日本汉方医学研究。主持完成国家973计划、国家软科学研究计划、国家科技重大专项、科技部及中医药行业重点科技计划项目（课题）多项。发表学术论文百余篇。主持完成《中医理论现代发展战略研究报告（2006）》，主编出版《中医历代名家学术研究集成》《中医历代名家学术研究丛书》《中国医学百科全书·中医卷·中医基础理论分卷》《中医学理论体系框架结构研究丛书》《中医痰证系列研究丛书》《中医痰病研究与临床》，著有《日本汉方医学》等。

26. 胡镜清

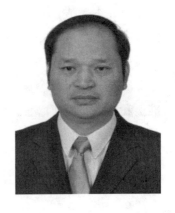

　　胡镜清，2014年项目"中医证候临床辨证的基础研究"首席科学家，医学博士、二级研究员、博士生导师。中国中医科学院首席研究员，国务院政府特殊津贴专家，国家卫生计生委突出贡献中青年专家，入选"新世纪百千万人才工程"。国家中医药管理局中医临床研究方法重点研究室主任，中国中医科学院临床流行病学学科带头人。现任中国中医科学院中医基础理论研究所所长，兼任中华中医药学会中药临床药理分会主任委员、世界中医药学会联合会临床疗效评价专业委员会会长、中华医学会临床流行病学与循证分会常委。先后主持包括重点研发计划、973计划、863计划、国家科技支撑计划、国家自然科学基金、北京中医药科技发展资金项目在内的国家级/省部级课题20余项。获国家科技进步奖等省部级以上科技成果奖励10余项，发表论文200余篇。指导博士、硕士研究生40余名。

近年来聚焦痰瘀互结证（病机）的基础与临床研究。聚焦病机理论研究，还原、重构以病机辨识为核心的中医辨证论治实践模式，提出中医病机基本分类，首提冠心病"痰瘀兼化"病机学说，揭示冠心病痰瘀互结证候演变规律，并通过11383例冠心病前中后期证候流调予以证实，该项临床研究是目前国内外样本量最大、唯一涵盖冠心病发生发展全程、横断面调查和纵向追踪相结合的冠心病中医证候临床流行病学调查，为中医病机演变规律的临床研究提供了示范；牵头制订中华中医药学会团体标准《冠心病痰湿证临床诊断标准》《冠心病痰瘀互结证临床诊断标准》，规范了冠心病痰湿证和痰瘀互结证的临床诊断，以此为基础形成的中华中医药学会团体标准《基于病证结合的中医证临床诊断标准研制与应用规范》，为中医证临床诊断标准的研制提供了方法学规范。

27. 范永升

范永升，2014年项目"'上火'的机理与防治研究"首席科学家。博士生导师，浙江中医药大学原校长。首届全国名中医，中医药高等学校教学名师，国家中医药领军人才支持计划"岐黄学者"，国务院政府特殊津贴获得者，教育部第二届高等学校中医学类专业教学指导委员会副主任委员，中国中西医结合学会风湿病专委会主任委员，浙江省特级专家。

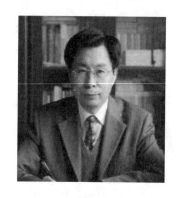

从事中医临床、教育、科研工作40多年，擅长中西医结合治疗风湿免疫病，对《金匮要略》研究深入。为国家重点学科、重点专科中医临床基础、中医风湿病学术带头人。先后主持承担国家科技部等国家级课题6项，国家中医药管理局等省部级课题5项。在国内外刊物上发表学术论文60余篇，主编出版著作、教材10余种。作为第一完成人分别获2011年国家科技进步二等奖、2009年国家教学成果二等奖各1项。还获得浙江省科学技术一等奖2项，行业标准1项、发明专利5项。已培养毕业博士、硕士生100余名。

28. 王之虹

王之虹，2014年项目"腧穴配伍方案的优选及效应影响因素的研究"首席科学家、长春中医药大学原校长、长春中医药大学第三批终身教授、博士研究生导师、国家中医药高等学校教学名师、享受国务院特殊津贴、国家中医药管理局长白山通经调脏流派传承工作室负责人、吉林省特等劳动模范、吉林省第二批名中医。他牵头成立了世界中医药联合会中医手法专业委员会并担任会长，与世界卫生组织合作牵头制定了《推拿实践标准》和《推拿培训标准》，主编了《中华大百科全书·推拿分卷》和国际版的《推拿学》，引领长白山通经调脏手法流派走遍全国，走向世界。王之虹教授现任世界中医药学会联合会产教融合促进工作委员会会长、世界中医药学会联合会中医手法专业委员会会长、中国针灸学会针推结合专业

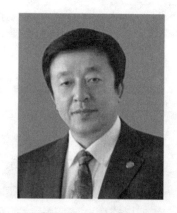

委员会主任委员等。国家级精品课程《推拿手法学》带头人，国家中医药管理局重点学科建设提升计划项目学术带头人。获得2019国际中医药发展贡献奖1项，世界中医药学会联合会中医药国际贡献奖科技进步二等奖1项，国家教学成果二等奖1项，中华中医药学会科学技术进步奖一等奖1项，三等奖1项，中国针灸学会科学技术三等奖1项，吉林省优秀教学成果一等奖1项，吉林省科技进步二等奖2项，吉林省高等学校教育技术成果二等奖1项，吉林省自然科学成果三等奖1项。主编国家规划教材7部，主编《中国推拿大成》《现代中医临床必备丛书》《腧穴特种疗法大全》等学术专著20余部，发表论文60余篇。

提出了中西并用、痹证伏邪、针推与中药并用、筋肉与关节并重、整松结合的脊柱疾病等学术思想，系统研究了冠心病中医伏寒病因理论、腧穴配伍理论等。主持承担国家973计划、重大新药创制等重大项目20余项。他主张医学发展要重点关注疾病的三个阶段，即未病、已病、末病，他是中国提出末病思想的第一人。他强调中医药要重点攻关未病和末病这两方面的人群，发挥好中医药的优势和特色。作为学校、学科带头人，他提出中医药高等院校应充分发挥高校的自身优势，全面参与大健康福祉产业发展，深入推进学研产用一体化建设，大力推进大健康福祉产业发展，为中医药发展和人类健康福祉贡献力量。

29. 熊利泽

熊利泽，2014年项目"腧穴配伍效应规律及神经生物学机制研究"首席科学家。同济大学医学院脑功能与人工智能转化研究所所长，同济大学附属上海市第四人民医院院长；空军军医大学（第四军医大学）第一附属医院前任院长。教授、主任医师、博士生导师，全军麻醉学研究所所长，"长江学者计划"特聘教授，国家自然科学基金杰出青年基金获得者，973项目首席科学家，中华医学会麻醉学分会前任主任委员，世界麻醉医师学会联盟亚澳区前主席，国务院学科评议组（临床医学）专家，国家自然科学基金委医学科学部咨询委员会专家，教育部创新团队和科技部重点领域创新团队学术带头人。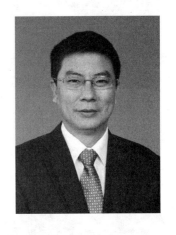

曾赴英国牛津大学和日本山口大学学习和研究。先后获得973计划、国家自然科学基金重点项目、国家杰出青年科学基金项目、国家自然科学基金国际重大合作项目、国家新药创制项目等27项课题。在 *J Am Coll Cardiol*（IF=16.834）、*J Clin Invest*（IF=13.765）、*Eur Heart J*（IF=10.046）、*Prog Neurobiol*（IF=9.992）等发表SCI论著232篇（通讯或共同通讯162篇）。以第一完成人获得2011年度国家科技进步一等奖1项，陕西省科学技术一等奖3项。荣立一等功、二等功各1次。担任《中华麻醉学杂志》总编辑，*Perioperative Medicine* 副主编。

主要研究方向为围手术期心脑保护，主要学术业绩如下：一，在国际上首次发现了三种非缺血预处理方法具有显著心脑保护作用，系统研究并揭示CB1-ROS-STAT3是心脑保护的共同关键分子通路，并在国际上首次创建了以预处理措施为核心的围术期心脑保护序贯新策略，进一步提高了围术期高危患者的安全性，获得国家科技进步一等奖。二，开展RCT研究证实，对全麻手术患者实施电针刺激不同穴位配伍（针刺麻醉）不仅可明显降低麻醉药用量，减少术后不良反应的发生率，而且发现

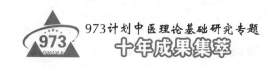
针刺麻醉具有显著的心脑保护效应，促进患者康复与预后，扩展了针刺麻醉的应用范畴与内涵。三，在国际上首次发现低频电针刺激足三里可通过激活大麻素 CB1 受体产生镇痛作用，上述镇痛作用是通过脑内谷氨酸能神经元介导的，而非 GABA 能神经元，丰富了针刺麻醉的机制。

30. 刘建勋

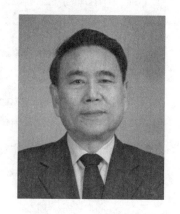

刘建勋，2015 年项目"基于病证结合的气血相关理论研究"首席科学家。中国中医科学院首席研究员，国家中医药领军人才支持计划"岐黄学者"，中国中医科学院西苑医院原副院长、基础医学研究所所长。国家药典委员会委员、中国中药协会医院与企业药事管理委员会主任委员、中国药理学会理事及中药与天然药物药理专业委员会副主任委员、世界中医药联合会中药新药创制专业委员会副主任委员。国家多部委科技项目审评专家、北京及国家药品监督管理局项目审评专家。享受国务院政府特殊津贴。

从事中药药理学研究 40 余年，坚持将中医药理论与现代科学技术相结合，将中医临床与中医药基础研究相结合，在中医药基础、病证结合动物模型、中药复方功效评价、中药新药研究、中医药国际合作研究等方面进行了大量的开拓性工作。共主持完成国家 973 计划、863 计划、国家自然科学基金重大国际合作研究项目、重大新药创制专项、国家自然基金重点及面上项目等国家课题 30 余项；发表学术论文 500 余篇，SCI 收录 80 余篇；出版学术专著 14 部；获国内外发明专利 30 项；获各类科研成果奖 27 项，其中国家科技进步奖一等奖 1 项、二等奖 2 项，省部级科技成果奖一等奖 7 项，二等奖 12 项，三等奖 5 项；先后获得全国中青年医学科技之星、卫生部有突出贡献中青年专家、李时珍医药创新奖、中国药学发展奖突出成就奖、全国优秀科技工作者、中国产学研合作创新奖（个人）等荣誉称号。

二、研究团队

（一）项目承担单位情况

1. 项目承担单位分布情况

973 计划中医理论基础研究专题 34 个项目共由 21 家项目承担单位承担，情况如下。

承担项目个数：中国中医科学院（7 项）；上海中医药大学（5 项）；北京中医药大学（3 项）；广州中医药大学、天津中医药大学、成都中医药大学、河北以岭医药研究院、北京大学（2 项）；北京中研同仁堂医药研究有限公司、复旦大学、黑龙江中医药大学、辽宁中医药大学、南京中医药大学、山东中医药大学、长春中医药大学、浙江中医药大学、中国人民解放军第四军医大学（1 项）。

其中，中国中医科学院所承担 7 个项目的研究任务，包括中国中医科学院院本部承担 3 项，下属二级院所中国中医科学院中医基础理论研究所、针灸研究所各承担 2 项，附属医院中国中医科学院西苑医院、广安门医院各承担 2 项。

2. 项目承担单位行业内外分布情况

21 家项目承担单位中有 3 家来自行业外的单位，包括北京大学、复旦大学、中国人民解放军第四军医大学，共承担 4 个项目的研究任务。

18 家行业内的单位，包括中医院校 11 家；科研机构 3 家，分别为中国中医科学院及其下属的二级院所；医疗机构 2 家，分别为中国中医科学院广安门医院、中国中医科学院西苑医院；企业 2 家，分别为河北以岭医药研究院、北京中研同仁堂医药研发有限公司。

3. 项目承担单位地域分布情况

按照地区分布，21 家项目承担单位共有 8 家为北京的机构，3 家为上海的机构，广东、河北、黑龙江、江苏、辽宁、山东、陕西、四川、天津、长春、浙江各有 1 家机构。

（二）课题承担单位情况

973 计划中医理论基础研究专题的 34 个项目，共设课题 203 个，有 68 家课题承担单位。其中承担课题最多的是北京中医药大学，共承担 24 个课题的研究任务，其次为中国中医科学院，承担 14 个课题的研究任务；天津中医药大学承担 12 个课题的研究任务，上海中医药大学、成都中医药大学各承担 11 个课题的研究任务。

1. 课题承担单位行业内外分布情况

68 家课题承担单位，有行业外单位 34 家、行业内单位 34 家。

（1）行业外课题承担单位 34 家，包括高等院校 18 家、科研院所 7 家、医院 9 家。

18 家高等院校：澳门大学、北京大学、复旦大学、福州大学、山东大学、同济大学、浙江大学、中山大学、上海交通大学 9 所全国知名的综合性大学，北京科技大学、华中科技大学 2 所全国重点理工类大学，河北医科大学、首都医科大学、南方医科大学、温州医科大学、中国医科大学等 5 所全国知名西医院校，中国人民解放军第二军医大学、中国人民解放军第四军医大学 2 所军属高校。

7 家科研院所：4 家来自中科院系统，包括成都生物研究所、大连化学物理研究所、上海药物研究所和长春应用化学研究所，2 家来自部队，分别是军事医学科学院及其下属的放射与辐射医学研究所，1 家来自中国医学科学院药用植物研究所。

9 家医院：包括 301、302 两家部队医院和中国医学科学院阜外心血管病医院、复旦大学附属中山医院、武汉大学人民医院、首都医科大学附属北京安贞医院、卫生部北京医院、中日友好医院、天津南开医院等全国知名的西医院。

（2）行业内课题承担单位 34 家：包括中医药大学 18 家、科研院所 7 家、医院 7 家、企业 2 家。

18 家中医药大学：基本涵盖全国大多数中医药高等院校。包括北京中医药大学、上海中医药大学、广州中医药大学、天津中医药大学、成都中医药大学、黑龙江中医药大学、辽宁中医药大学、南京中医药大学、山东中医药大学、长春中医药大学、浙江中医药大学、安徽中医药大学、江西中医药大学、福建中医药大学、广西中医药大学、湖南中医药大学、陕西中医药大学、河南中医药大学。

7 家科研院所：中国中医科学院及其二级院所中医基础理论研究所、中药研究所、针灸研究所共占 4 家，其他 3 家为四川省中医药科学院、山东省中医药研究院和上海市针灸经络研究中心。

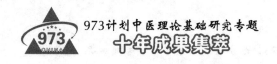

7 家医院：2 家为北京中医药大学系统，分别是东直门医院和东方医院，2 家为中国中医科学院系统，分别是西苑医院和广安门医院，其他 3 家为广东省中医院、河南中医药大学第一附属医院和天津中医药大学第一附属医院。

2 家企业：分别是北京中研同仁堂医药研发有限公司和河北以岭医药研究院有限公司。

（三）研究人员情况

参与 973 计划中医理论基础研究专题 34 个项目研究者共 2433 名，其中高级职称 1922 人（占比 79%），中级职称 472 人（占比 19.4%），初级职称 32 人，其他人员 7 人。

第六章　中医理论基础研究专题管理经验总结

一、专题管理经验

中医理论基础研究专题的组织管理，在遵循973计划总体管理要求的基础上，兼顾中医理论基础研究发展特点，进行了管理体制上的创新。中医理论基础研究专题的组织管理模式不仅有效地保证了专题项目的顺利实施，而且为科技计划管理改革提供了可以借鉴的成功案例。

1. 专题管理的基本原则

遵循973计划管理的总体要求；尊重中医研究基本规律和特征；专题管理要发挥好国家中医药管理局的作用；倡导百花齐放，百家争鸣，鼓励传承和创新。

2. 专题管理的基本框架

科技部和国家中医药管理局配合构建了由科技部、国家中医药管理局、专题专家组、专题专家组办公室组成的中医理论基础研究专题组织管理体系。在这一组织管理框架中，各方相互配合，各司其职，保证了专题组织管理高效运转。

（1）科学技术部：科技部是973计划中医理论基础研究专题的主管部门，负责发布指南、批准立项、总结验收、管理经费。聘任专题专家组成员，聘任项目首席科学家。

（2）专题专家组：专题专家组负责开展中医发展战略研究，加强对该专题的宏观指导，研究提出专题研究重点方向和任务，协助管理部门开展专题的评审评估等工作。

（3）国家中医药管理局：国家中医药管理局受科技部委托组织专题实施的具体事务，负责拟定专题年度招标指南、五年发展规划、立项评审、过程监管等工作。

（4）专题专家组办公室：专题专家组办公室是国家中医药管理局科技司协助科技部管理973专题的办事机构，承担项目运转过程中的相关事务性工作、联络工作等，为专题专家组服务。

3. 专题组织管理经验

专题实施十五年来，组织管理有序，工作高效务实，受到了各方好评。中医理论基础研究专题之所以能如此顺利地组织实施并取得可喜的成绩，完全得益于专题特有的组织管理体系和专业管理工作的高效运转。

（1）建立联席会议制度，对重大事项进行高效决策：专题遇到重大事项时，会立即召开由科技部、国家中医药管理局、专题专家组参加的联席会议，进行商讨和决策，及时解决问题。

（2）尊重、依靠专家，发挥宏观指导和学术咨询作用：专题专家组由行业内外学术造诣深厚的专家组成，受科技部和国家中医药管理局委托，开展专题战略研究2次，确保了专题的顶层设计和目标导向。由三届专题专家组专家组成34个项目的责任专家，每个项目由3～4名责任专家组成，负责在项目实施的关键环节，如立项评审、年度总结、中期评估、结题验收等，帮助首席科学家和整个研究团队把握研究进度和研究质量。

（3）专题专家组办公室重视全过程管理：在项目评审、立项、过程管理和结题验收过程中，专题专家组办公室全程参与。专题办设立了973计划中医理论基础研究专题网站，不仅用于项目的过程管理，也用于信息沟通和成果宣传推广。定期发布《973计划中医理论专题工作简报》，加强了专题内部的信息沟通与交流。

（4）严把三关，适时动态调整，确保项目目标顺利实现。在项目实施过程中，严把项目课题启动、中期评估调整、年度总结改进三关，瞄向项目目标不断推进研究。在项目课题启动阶段，重点进行研究实施方案的优化完善，反复论证细化，为研究工作打好基础、开好头。在中期评估调整阶段，重点对项目课题前两年的实施情况、研究前景进行分析，必要时进行动态调整。在年度总结改进阶段，重点对各课题的年度研究情况进行总结，加强项目内部交流沟通，对偏离项目目标的部分进行改进。

（5）搭建专题交流互动平台，重视成果凝练。为加强专题内部的项目交流合作，分享研究成果与经验，专题设立了973计划中医理论专题年度交流会，每年召开一次。年度交流会是交流专题研究重要进展、技术方法和研究成果的重要平台，也是多学科交叉协作、研讨中医发展方向的学术论坛，受到行业内外高水平专家团队的共同关注和积极参与。专题十分重视研究成果的凝练总结，要求每个项目在结题验收之后都要撰写成果集。将每个年度的所有项目成果汇编出版。这既有利于研究成果的推广，也是对首席科学家和项目组科研劳动的历史记载。

先后编辑出版了《973计划中医理论基础研究专项实施概要》《973计划中医理论基础研究专题2005～2006年项目成果集》《973计划中医理论基础研究专题2007年项目成果集》《973计划中医理论基础研究专题2009年项目成果集》《973计划中医理论基础研究专题2010年项目成果集》《973计划中医理论基础研究专题2011～2015年项目成果集》。

二、各项目组织管理经验

按照《国家重点基础研究发展计划管理办法》的要求，各项目在管理上实行首席科学家负责制，首席科学家主要负责：制定项目研究计划和实施方案；组织研究队伍，聘任课题负责人；把握学术方向和研究重点；开展学术交流，推动科学数据共享；提出项目实施过程中的重大调整方案；组织项目年度总结、中期总结，验收课题；接受科技部和财政部组织的检查，支持专家组的工作。

首席科学家组建项目专家组，项目专家组既包括部分课题负责人，也包括项目相关领域协助首席科学家组织实施项目，对涉及研究方向、研究计划、研究经费、研究队伍等方面的重大调整提出咨询意见。

973计划中医理论专题34个项目均设立了项目管理办法室，主要负责协助首席科学家联络项目专家组和各课题组；根据国家相关规定，依据各项目实际制定《项目管理办法》；根据项目研究进展编制

《项目工作简报》。各项目均在项目管理上各具特色，分述如下。

（一）加强国际合作，开展国际学术交流

2005 年项目"络病学说与针灸理论的基础研究"和 2012 年项目"基于微血管病变性疾病的营卫'由络以通、交会生化'研究"与美国德州大学心脏病研究中心、美国贝勒医学院心血管研究室、美国太阳城老年医学研究中心、美国哥伦比亚大学医学研究中心、加拿大英属不列颠哥伦比亚大学医学院、卢森堡国家卫生研究中心、日本东京大学、兵库医科大学等建立合作关系并开展相关研究工作，并连续举办国际络病学大会，以合作课题研究为纽带，通过外方专家来华指导，课题组技术骨干到合作实验室进修学习，建立了良好的合作关系，提升了课题研究成果的科学性和先进性。

2005 年项目"中医基础理论整理与创新研究"积极组织国际科研合作，并向国外推广科研成果。如中国中医科学院课题组与奥地利维也纳大学哲学教育学院合作，参加奥地利欧亚太平洋学术网络与中国中医科学院共同组织的中奥中医药合作计划，承担"中医学理论体系及方法论研究"项目；与韩国庆熙大学韩医学研究所开展经典著作研究和基础理论研究的学术交流活动。北京中医药大学课题组与日本富山大学富山国际传统医学中心合作开发《中医体质量表》日文版，与美国 Johns Hopkins 大学合作研究干预过敏体质中药，与韩国韩医学研究院进行体质研究交流。中日友好医院课题组多次邀请国际流行病学专家，论证、评估中医药治疗糖尿病肾病临床疗效评价模式；组织中日友好医院、加拿大马尼托巴大学蛋白质中心、日本新潟大学、军事医学科学院基础所，形成一个利用蛋白质组学方法研究糖尿病肾病的国际攻关团队。

2006 年项目"基于临床的经穴特异性基础研究"团队与美国 NIH、耶鲁大学、马里兰大学、佛罗里达大学、卑尔根大学，德国柏林医科大学、马普生物物理研究所，加拿大纽克大学，澳大利亚墨尔本大学等建立了稳定的合作关系。主办了多场高水平的国际国内学术会议，如首届中德针灸学术会、世界传统医药大会针灸分会、中国针灸学会循证针灸与脑病学术交流会等。

2006 年项目"中医病因病机理论继承与创新研究"团队与美国加州大学圣地亚哥医学院合作，在美国开展扶正化瘀片治疗慢性丙型肝炎的 II 期临床试验。此项目已获美国食品药品监督管理局 IND 批准，开展临床试验。与英国剑桥大学等欧盟学术机构联合申报并获得中欧中医药框架协议（FP-7），开展中医药抗纤维化的学术交流与合作研究。与美国加州大学戴维斯医学院联合申报国际合作项目，开展中医药治疗原发性胆汁性肝硬化的研究。

（二）制定共性标准，规范项目研究

2009 年项目"灸法作用的基本原理与应用规律研究"和 2015 年项目"基于临床的灸法作用机理研究"临床和实验用艾条、间隔物的规格、厂家等均需要统一；不同灸法的操作技术需要规范。为此，项目工作之初，项目管理办公室充分征求各课题组、项目专家组的建议，并经首席审定，制定了《灸法项目施灸规范》，供各课题实施中执行。

项目组和《上海针灸杂志》编辑部合作，在《上海针灸杂志》、*Journal of Acupuncture and Tuina Science*（《针灸推拿医学》英文版）上开辟了 973 计划专栏，

2009年项目"若干中药成方的现代临床与实验研究"在运行过程中，成立了相对独立的组织机构，即临床试验中心、数据管理中心、质量监测委员会以及终点事件评估委员会，关键机构相互独立、各司其职、监督制约。试验的实施方案、知情同意书（ICF）等资料通过中国临床试验注册中心的中国注册临床试验伦理审查委员会审核。并对各研究单位进行了软硬件资质考核，培训研究者，召开课题启动会。研究过程中，择时进行"飞行检查"，及时进行监查纠错。

2010年项目"基于'肾藏精'的藏象理论基础研究"制定临床和实验的各项操作标准化流程，以减少偏移，制定了《基于"肾藏精"的藏象理论基础研究操作手册》，供各课题实施中执行，包括临床样本采集（生殖细胞、骨髓、脑脊液）技术，临床血样本采集、处理，NEI网络指标检测试剂盒使用技术，医学伦理学培训方案，临床疗效观察与治疗路径，生殖干细胞、神经干细胞、骨髓间充质干细胞、造血干细胞分离技术，干细胞的培养、诱导技术，干细胞株的选择技术，实验室SOP（染色，RT-PCR，Western blot等）。

2011年项目"基于'肝藏血主疏泄'的藏象理论研究"为了更好地提高项目组的研究质量，确保研究数据的真实、可靠、科学、一致，项目组自立项伊始，就形成了"四个统一"的组织管理形式。项目根据本项目主要的研究内容，紧紧把握住项目研究质量的四个关键技术环节：临床数据质量、指标检测方法、数据分析方法、药物安全及质量，建立了临床数据网络平台、指标统一检测平台、数据分析平台、临床药物统一制备平台四个统一的研究平台。

2011年项目"基于'十八反'的中药配伍禁忌理论基础研究"在各技术平台同时开展工作，定期进行数据汇总和结果分析讨论，并将研究进展和结果提交项目管理办公室数据汇交平台供整个项目组共享。建立了融数据存储、展示、汇交、共享、分析、管理等功能为一体的数据管理平台，提供数据归档整理、实验结果共享、数据质量评估等功能，使各课题之间形成有机整体，达到数据共享，并为提炼中药配伍禁忌结论性贡献提供支撑。

2013年项目"基于利水功效的中药药性理论研究"分别在河南中医药大学、山东中医药大学组织开展了项目内共用实验技术培训交流活动，加强了项目内部之间、校际的联合与协作。

2013年项目"基于临床的针麻镇痛与机体保护机制研究"坚持项目统一的数据收集、管理和统计平台是多中心/大样本顶层设计的根基。项目与北京大学临床研究所专业机构合作，保证了临床研究的高质量。

2014年项目"腧穴配伍效应规律及神经生物学机制研究"在科研管理过程中对照项目任务书及各课题研究任务书定时间节点总结、跟踪实施进度、严格按照计划实施研究工作、遵守费用使用标准、把控质量关，通过及时沟通协调项目管理与服务工作。CRA临床监察人员定期前往各临床中心核查试验质量，同时聘请第三方公司监察，保证公正性与有效性。通过组内、组间、项目内外的交流合作和学术共享，整体推进相关科研工作。

2015年项目"基于病证结合的气血相关理论研究"为保证项目临床研究质量，项目组开展统一管理，即统一临床实验检测指标、统一实验检测指标的检测机构及检测试剂公司、统一实验用药的制备、统一生物样本预留，建立生物样本库，统一检测指标的质量控制标准、统一实验记录本、统一数据处理、统一临床质量控制和保证。

（三）设立专职管理部门，规范项目管理

2013年项目"'脾主运化、统血'等脾藏象理论研究"设立了全国高等学校首家973专职管理行政部门，开创973项目管理文化建设的新局面。面向战略需求，聚焦科学目标，造就"懂科研，善管理"的全国最优秀科研管理人员为目标，"脾主运化、统血"等脾藏象理论研究项目管理办公室于2013年应运而生。办公室以项目首席科学家为核心，设置项目办公室主任1人，项目办公室管理人员2人，同时设有项目财务总监、项目学术秘书等项目研究运行过程中的关键成员。以整合科研资源、保证科研工作的真实性与严谨性，以目标管理为中心，以科研进度跟踪管理为着力点，创建符合时代特征的"跨学科、跨领域、跨机构"的科研管理组织形式，进一步完善973计划科研项目制度建设、组织建设、信息建设、管理体系建设、共享机制建设等，为提高科技创新，争强科研竞争力保驾护航。

（四）创办"973项目"专栏，促进交流

2009年项目"灸法作用的基本原理与应用规律研究"和2015年项目"基于临床的灸法作用机理研究"与《上海针灸杂志》编辑部合作，在《上海针灸杂志》、*Journal of Acupuncture and Tuina Science*（《针灸推拿医学》英文版）上开辟了973计划专栏。

2014年项目"腧穴配伍方案的优选及效应影响因素的研究"和《吉林中医药》编辑部合作，在《吉林中医药》上开辟了"973计划"专栏，并定期向项目专家组、各课题组相关专家寄送杂志，及时了解973计划针灸项目的学术动态。

中 篇
中医理论基础研究项目成果概述

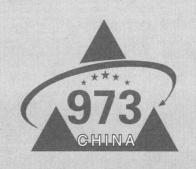

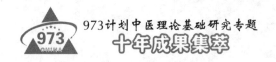

第七章　理论类研究成果

第一节　中医理论研究成果

一、脉络学说的构建及应用

【摘要】吴以岭院士系统构建了脉络学说，并以此研发了通心络胶囊、参松养心胶囊和芪苈强心胶囊等通络代表性药物，应用于心脑血管疾病。中医学经脉包括脉络与经络，脉络是以运行血液为主要功能的网络系统，血管病变遵循着脉络病变发生发展规律。"营卫理论"体现了血管病变病理演变及治疗转归的内在规律。孙络－微血管病变是心、脑、肾重大临床难治性疾病的共性机制，也是通络干预异病同治的内在机制。营卫"由络以通、交会生化"理论是指导微血管病变防治的重要依据。

【成果来源】项目一：脉络学说指导血管病变防治基础研究（2005 年）；项目二十四：基于心脑血管病变的脉络学说理论研究（2012 年）

（一）理论内涵

1. 脉络是以运行血液为主要功能的网络系统

经脉是人体运行气血的通道，从经脉分出经（气）络与（血）脉络，经络运行经气，脉络运行血液，两者形成经脉系统中相互独立又密切联系的两大网络。脉络是以运行血液为主要功能的网络系统，血管病变遵循着脉络病变发生发展规律。经（气）络中运行的经气调控着脉络正常舒缩与血液循脉络运行，脉络中运行的血液则为经（气）络功能的发挥提供物质基础，气与血的这种辩证关系成为探讨（血）脉络病变的重要内容。如图 7-1。

2. 脉络学说的核心内容——营卫理论

脉络学说的核心内容是营卫理论。营卫以气血之体作流通之用，卫主气属阳统于肺，营主血属阴统于心。气络中运行的经气调控着脉络正常舒缩与血液循脉络运行，脉络中运行的血液则为气络功能的发挥提供物质基础，气与血的这种辩证关系成为探讨（血）脉络病变的重要内容。营主血属阴统于心行于脉内，营气泌其津液注之于脉化以为血，伴血而行同时发挥气之调控血运作用，洒陈五脏和调六腑；卫主气属阳统于肺行于脉外充满周身，发挥温煦充养、防御卫护、信息传导、调节控制作用。

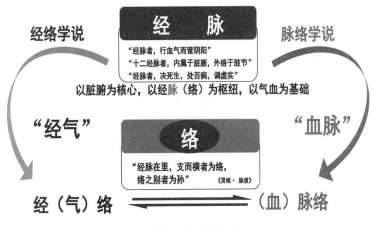

图 7-1 脉络是以运行血液为主要功能的网络系统示意图

血管壁由内膜、中膜和外膜共同组成，外膜分布有成纤维细胞、胶原基质、脂肪细胞、树突状细胞、肥大细胞，以及滋养血管、血管相关淋巴组织和血管周围神经等细胞组织，它不仅构成了血管的支撑结构并调节血管的功能，同时集神经 – 内分泌 – 免疫功能于一体。血管外膜在血管病变中不是一个单纯的"旁观者"，而是在其发生发展全程中积极的"参与者"。以外膜损伤引发内、中膜病变"由外而内（outside-in）"的发病机制和以内膜损伤致中膜病变的"由内而外（inside-out）"的作用途径，对于全面深刻地揭示血管病变的发病机制与病理演变规律具有重要意义。

伴随血液而行的营气，对（血）脉络及血液运行的调控作用，与西医学血管内皮功能相吻合；行于脉外的卫气，对（血）脉络及血液运行的调控作用，则涵盖了血管外膜及全身性 NEI 网络在内的广泛调节机制；营卫交感则与全身性 NEI 网络及外膜与血管内皮之间的相互影响高度相关。

3. 营卫"由络以通、交会生化"理论

"孙络"的功能和结构，与现代医学认识的微血管尤其是以单层内皮细胞（EC）为主要结构的毛细血管功能和结构具有密切相关性。现代医学认为微血管的直径 < 100μm 的血管，包括微动脉、后微动脉、毛细血管前括约肌、真毛细血管、通血毛细血管、动 – 静脉吻合支和微静脉。微循环是循环系统进行物质交换的主要部位，具有调节血流量，供给细胞营养，排除代谢产物等功能。

营卫之气在"孙络 – 微血管"处交会、聚集、化生，产生气、血、津、液、精相互转化的物质交换与能量代谢过程。营卫"由络以通、交会生化"异常，与"孙络 – 微血管"病变具有相关性，以微血管内皮细胞（EC）为核心和启动因素、神经体液调节与血液成分共同参与、脏腑组织细胞功能结构损伤的多维时空动态演变的复杂病理过程。见图 7-2。

"孙络 – 微血管"病变是心、脑、肾重大疾病临床难治的共性机制，也是通络干预异病同治的内在机制。"孙络 – 微血管"营卫交会生化异常引起渗灌气血、濡养代谢、津血互换障碍，与以微血管内皮细胞（EC）为核心和启动因素、神经体液调节与血液成分共同参与、脏腑组织细胞功能结构损伤的多维时空动态演变的微血管病变密切相关，是心、脑、肾重大疾病临床疗效难以提高的核心机制，通络药物开辟微血管保护——心脑肾异病同治和阻抑心血管事件链有效新途径。

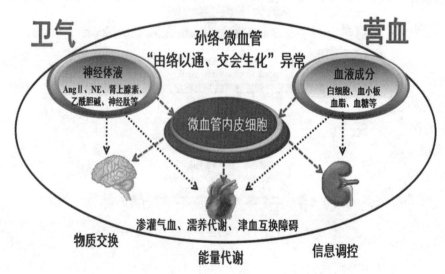

图7-2 "孙络－微血管"病变与微血管内皮细胞关系

4. 通络药物对 AMI、脑梗等重大疾病异病同治的共性机制为保护微血管

通络代表性药物中治疗缺血性心脑血管病的通心络胶囊、治疗心律失常的参松养心胶囊、治疗慢性心力衰竭的芪苈强心胶囊，体现了脉络学说调营卫气血治疗心脑血管病的用药规律。急性心肌梗死、脑梗死共同特点——"微血管"结构与功能损伤及其继发的组织病理改变，是制约临床疗效提高的瓶颈。中医学"脉"与西医学"血管"在解剖形态上具有同一性，从"脉"分出遍布全身的"脉络"则与西医学中小血管、微血管包括微循环具有高度相关性。以脉络学说为指导，通络药物对这些疾病的干预显示出独特价值。

（1）通心络可减少 AMI 无再流、缩小心梗面积、缩小脑梗面积，改善神经功能，保护微血管为其关键机制。离体实验证实，通心络有效保护微血管内皮细胞的屏障结构和功能，通过 MEK/ERK 通路促进人心脏微血管内皮细胞（CMECs）自噬，减少 CMECs 凋亡；通心络调节 CMECs 自分泌及旁分泌功能，促进微血管内皮细胞保护物质分泌或减少有害物质释放。通心络增加脑微血管密度，保护脑微血管结构，保护微血管内皮细胞紧密连接蛋白，保护血脑屏障，发挥微血管 EC 介导的脑组织保护，保护星形胶质和神经元细胞，增加脑组织糖代谢。

（2）参松养心胶囊治疗心律失常的作用也与微血管保护有关，其可以保护心肌微血管，改善 AMI 心肌微循环，逆转结构重构、神经重构、电重构，治疗心律失常，改善心功能。

（3）芪苈强心胶囊可有效保护微血管，促进微血管新生，改善缺氧微血管 EC 的结构和功能，改善微血管 EC 能量代谢，减少微管 EC 凋亡，抑制心肌细胞凋亡，还能改善心肌能量代谢，抑制心肌炎症反应，有效抑制心脏成纤维细胞转分化及心肌纤维化，从而抑制心室重构、改善心功能。

（二）科学证据

1. "脉络－血管系统病"共性发病机制及共性病理环节

选择从内皮功能障碍到冠心病心绞痛、变异性心绞痛、脑动脉硬化症、短暂脑缺血发作，直至急性心肌梗死、脑梗死、闭塞性动脉硬化症 3469 例缺血性血管病变患者，在全国范围内北至哈尔滨，南到广州 11 个城市均衡设定调查点，开展多中心临床调查，通过证候分布规律显示全部调查患者均有络气郁滞或虚滞证候表现（9.48% 重叠），痰浊占 42.66%、血瘀占 58.11%、郁热占 24.59%，揭示了"脉络－血管系统病"共性发病机制及共性病理环节——"络气虚与滞"（血管内皮功能障碍、全身性 NEI 网络失调）为始动病机并贯穿全程，"痰、瘀、热（毒）"为病理产物又继发致病，"缩（脉络绌急与血管痉挛）、窄（脉络瘀阻与动脉粥样硬化）、闭（脉络瘀塞与血管堵塞或闭塞）"形成共性病理环节。

采用实验大鼠，以慢性束缚建立络气郁滞证候模型，以疲劳游泳和过度安逸建立络气虚滞证候模型。以上述证候造模因素与同型半胱氨酸损伤和高脂喂养等病理损伤因素叠加建立病证复合模型。

（1）络气郁滞和络气虚滞证候模型血清 NO 水平明显下降、血浆 ET 水平明显升高（与正常组比较 $P < 0.05$ 或 0.01），主动脉 HE 染色结果显示络气郁滞和虚滞证候组内皮细胞轻微肿胀，炎细胞附壁、浸润，平滑肌轻微水肿。透射电镜观察内皮细胞线粒体部分膜融合或消失，粗面内质网扩张，脱颗粒明显。

（2）络气郁滞和络气虚滞状态下全身性 NEI 网络指标明显紊乱，而单纯病理损伤组变化不明显，复合模型组则显示出两种造模因素的叠加作用。

（3）络气郁滞和虚滞证候可通过全身 NEI 网络紊乱加重血管损伤程度：NEI 网络指标与内皮功能指标存在密切相关，其中 Ang Ⅱ、CORT、TNF-α、CRH、PRA、IL-6 对 NO 的影响较为显著，TNF-α、IL-6、PRA、CORT、TSH 对 ET 的影响较为显著。复合模型组与正常组相比内皮功能指标相似度显著低于单纯证候和病理模型组。

2. 营卫交会代偿调节在血管"外膜—EC"共孵育模型中的体现

基于营气与内皮，卫气外膜相关性建立外膜－内皮细胞共孵育模型，探讨营卫交会代偿调节，结果发现以 Ang Ⅱ 单独孵育内皮细胞可引起内皮细胞损伤，加入血管外膜后 Ang Ⅱ 诱导外膜组织分泌的 NO 水平代偿性增加，抑制 Ang Ⅱ 诱导的血管内皮细胞凋亡，其作用为 Ang Ⅱ 激活外膜 NOS/NO 途径介导，通心络和营卫调节方均通过调节该途径提高 Ang Ⅱ 作用下外膜 NO 水平，保护血管内皮。见图 7-3。

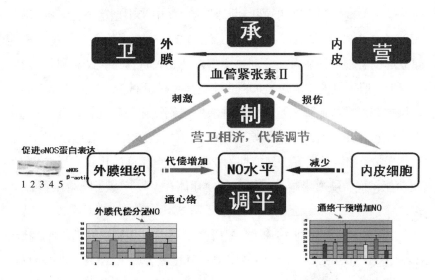

图 7–3 营卫交会代偿调节在血管"外膜—EC"共孵育模型中的体现

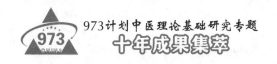

3."孙络 – 微血管"四大微观病理特征

"孙络 – 微血管"临床微观病理特征包括孙络绌急（输出 / 输入支比例增大、乳头下静脉丛可见）、孙络疏失（管袢短小、数量减少）、孙络滋生（管袢交叉、畸形，红细胞聚集、渗出、出血为主）、孙络瘀阻（流速明显减慢、红细胞聚集，可见白微栓、袢顶淤张）四种类型，其中高血压患者主要表现为孙络绌急、孙络疏失，高血脂患者主要表现为孙络瘀阻，高血糖患者主要表现为孙络滋生。颈动脉粥样硬化病变程度与"孙络—微血管"甲襞微循环总分、形态、流态、袢周状态呈正相关。

（1）孙络绌急：股静脉注射 Pit 方法建立孙络绌急大鼠模型，导致心脏微血管管径缩小、微血管通透性增加、心脏表面血流量降低、明显的心肌缺血改变，以及微血管内皮细胞结构破坏甚至凋亡和心肌细胞凋亡。可能的涉及的机制包括微血管 NO/ET–1 严重失衡、黏附分子表达增加、血栓素表达增加及 Bax/ Bcl–2、p53 凋亡途径激活。

（2）孙络疏失：采用冠脉结扎方法建立孙络疏失大鼠模型，导致心肌梗死、心脏表面血流量降低、心肌细胞坏死肌纤维溶解以及微血管内皮细胞坏死、凋亡等改变。可能涉及的机制，包括 Bax/ Bcl–2、p53 凋亡途径的激活、心肌损伤因子 TGF–β 等表达增高、舒缩因子 NO/ET–1 表达失衡、黏附分子及血栓素表达增高，同时伴随微血管新生因子的表达增高。

（3）孙络瘀阻：大鼠尾静脉快速注射 10% 高分子右旋糖酐建立孙络瘀阻模型，造成显著心肌缺血、心肌细胞炎症反应及溶解坏死、微血管内皮细胞结构病理性变化及管腔内血液的瘀滞等改变。可能涉及的机制包括血小板激活、黏附分子表达增加、血管舒缩因子失衡及内皮细胞紧密连接蛋白表达紊乱。

（4）孙络滋生：采用结扎冠状动脉左前降支建立孙络滋生模型，表现心肌梗死面积持续存在、成熟微血管数量减少、心肌纤维化，伴有 Notch1/Jagged1 信号通路激活促进血管新生、TGF–β$_1$/Smad2 信号通路激活促进心肌纤维化，以及氧化应激反应增高和血管舒缩因子失衡等表现。

4.体现脉络学说的通络药物"通心络胶囊"治疗缺血性心脑血管病相关研究数据

（1）"通心络胶囊"基础研究：基础研究显示通心络明显保护缺血性微血管完整性，减少心肌无再流，增强 eNOS 活性是其关键机制。采用冠状动脉结扎建立中华小型猪急性心梗模型，分别采用预给药 3 天、AMI 再灌注前 2 小时灌胃给药、AMI 再灌注前 2 小时灌胃给药并维持给药至 AMI 后 1 周共三套干预方案，建立起围心梗期缺血再灌注动物模型及药物评价体系，结果显示通心络通过保护缺血性微血管完整性，减少心肌无复流，增强 eNOS 活性是其关键机制。

通心络可通过保护缺血区微血管完整性，促进缺血区侧支循环建立及治疗性血管新生，发挥基于微血管保护的脑组织保护作用。通络干预影响脑微血管 EC 分泌功能，既可以调控 EC 分泌 Sema 3A、NRP1 等 6 种活性因子减轻神经元损害，又能抑制小胶质细胞迁移活化及星形胶质细胞过度增生，进而保护血脑屏障及功能，挽救缺血半暗带，缩小脑梗死体积，发挥基于脑微血管 EC 介导的脑神经保护作用。

利用猪心肌梗死 1.5 小时 / 再灌注 3 小时模型研究发现，在心肌缺血前 1 小时给予单次低剂量通心络预处理，TXL 通过 cAMP/PKA 通路激活内皮型一氧化氮合酶（eNOS）在 Ser1179 和 Ser635 的磷酸化，增加 eNOS 活性，保护内皮细胞功能。进一步研究证实，通心络的保护作用与增强 eNOS 活性及 NO 的生物利用度，保护再流与无再流区微血管屏障，降低血管渗透性，并进一步抑制炎症、凋亡和组织细胞水肿等有关，这些保护作用部分由 PKA 通路介导。

利用猪心肌梗死 1.5 小时 / 再灌注 3 小时模型研究发现，在心肌缺血前 1 小时给予单次低剂量通心络（TXL）预处理，通过调节凋亡蛋白 Bcl-2、Bax、Caspase-3 等表达减轻心肌细胞凋亡；通过保护微血管完整性、抑制水通道蛋白 1 和 4 的表达降低血管渗透性，减轻心肌组织水肿；通过抑制水通道蛋白 -8 和 9 的表达减轻心肌细胞线粒体水肿，从而减轻心肌无再流和心肌缺血再灌注损伤，并可有效缩小心梗面积。

在脑梗死大鼠（MCAO）再灌注后 1 天、3 天、7 天、14 天，通心络均可增加梗死周边微血管密度。通过电镜观察脑微血管超微结构，发现通心络可显著减轻 MCAO 再灌注后 1 天、3 天、7 天、14 天紧密连接开放、血管内皮细胞肿胀及空泡形成。增加不同时间点紧密连接蛋白 occludin、ZO-1 及 claudin 表达。

离体细胞实验采用血管内皮细胞 OGD 后加入通心络共孵育，观察其上清液对星形胶质细胞及神经元的影响，发现该上清液对星形胶质细胞 OGD 后形态及细胞存活率有保护作用，该上清液还可降低自噬相关蛋白 LC3 及 p62 表达，减轻星形胶质细胞自噬。离体培养星形胶质细胞中，通心络可以在孵育 12 小时、24 小时、48 小时、72 小时上调 AQP4 及磷酸化 ERK、Akt 表达，并在 48h 达到高峰。ERK 及 PI3K 抑制剂可拮抗通心络上调 AQP4 的效应，提示通心络通过激活 ERK 及 PI3K/Akt 途径上调 AQP4。同时通心络可促进神经元细胞存活，减少凋亡、自噬。

在 MCAO 再灌注后 1 天、3 天、7 天、14 天，通心络可减少各时间点脑梗死体积，显著降低神经功能评分，提示改善神经功能，显著减少梗死周边神经细胞死亡、凋亡和自噬，减少自噬蛋白 LC3 的表达。

（2）"通心络胶囊"临床研究：采用随机、双盲、安慰剂对照方法，入选 219 名急性 ST 段抬高心肌梗死（STEMI）并行急诊介入治疗的患者，随机分为通心络试验组（108 例）和安慰剂对照组（111 例），两组均给予介入和西药常规治疗，疗程 6 个月，通过心电图、核素扫描、心肌声学造影、超声室壁运动变化评价通心络对心肌无复流作用。

①通心络明显改善 PCI 术后心电图 ST 段回落幅度和完全回落率：自术后 6 小时起 ST 段回落幅度，通心络组（治疗组）明显优于安慰剂组（对照组），$P < 0.05$，24 小时 ST 段回落幅度 $P < 0.01$；24 小时 ST 段完全回落率 65.74%，明显优于对照组（45.95%），$P < 0.01$，提示心肌无复流明显减少。

②核素扫描显示通心络明显增加心肌血流灌注：7 天、180 天时，通心络组核素扫描心肌灌注缺损范围指数优于对照组，$P < 0.05$。

③心肌声学造影显示通心络明显增加心肌微循环血流灌注：7 天、180 天时，通心络组声学造影心肌血流灌注值优于安慰剂组，$P < 0.05$。

④超声心动图显示明显改善心脏收缩功能：180 天时，通心络组超声心动室壁运动评分指数明显优于对照组，$P < 0.01$。

5. 体现脉络学说的通络药物"参松养心胶囊"治疗心律失常相关研究数据

（1）"参松养心胶囊"基础研究：以兔为研究对象，建立了心肌梗死模型，开展通络药物的在体干

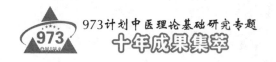

预，并与抗心律失常西药胺碘酮进行效应对比。

在体超声微泡造影显示参松养心可增加缺血区微血管密度、微循环速度、微循环血流量，提示其可改善缺血区微循环，增加心肌灌注保护心肌；参松养心增加微血管内皮细胞阳性标志物 CD34 阳性计数和微血管相对密度，维持内皮细胞基底膜完整，降低细胞肿胀，提示其可改善微血管内皮细胞结构与功能；参松养心增加微血管内皮细胞分泌 NRG-1，调节其受体表皮生长因子受体（ErbBs）在心肌细胞表达水平，提示其可通过 NRG-1/ErbBs 途径发挥改善微循环，保护心肌功能的效应。同时增加舒血管物质 VEGF、C 型脑钠肽（CNP）、PGI2、eNOS 水平，降低 Ang Ⅱ、ET-1、ICAM-1、VCAM-1 水平，提示其可调控血管活性物质稳定内皮功能，改善心肌组织微循环。参松养心对微血管及微循环功能改善作用优于胺碘酮，与其对微血管结构、微血管活性物质的保护与改善作用强于胺碘酮有关。

在体心脏超声显示参松养心可增加左室射血分数，减小左室收缩末和舒张末容积，较胺碘酮显著，提示参松养心可改善心功能，较胺碘酮有优势。参松养心降低胶原纤维密度，降低心肌组织胶原蛋白Ⅰ（COLⅠ）、胶原蛋白Ⅲ（COLⅢ）蛋白表达，降低结缔组织生长因子（CTGF）、转化生长因子 -β_1（TGF-β_1）、心肌营养素 1（CT1）、基质金属蛋白酶 -2（MMP-2）水平，提示参松养心可下调促纤维化因子，抑制胶原纤维增生，抑制纤维化。参松养心提高缺血心肌组织肌浆网钙泵（SERCA2ATPase）、兰尼碱受体（RYR2）水平，其降低受磷蛋白（PLB）、钠钙交换体 1（NCX1）水平较胺碘酮显著，提示参松养心可调控心肌细胞钙释放和钙回摄，促进钙循环改善心功能。参松养心通过活化 ERK 及 AKT 信号通路途径启动心肌保护效应，抑制凋亡逆转结构重构。参松养心对心功能的改善效应优于胺碘酮，与其抑制纤维化，促进钙循环作用强于胺碘酮有关。

参松养心降低缺血心肌跨室壁复极离散和跨区域复极离散，增加室颤阈值，提示其可抑制复极离散，减少折返及触发活动，增加心电活动的稳定性。参松养心改善微电极阵列技术在体记录的心肌组织场电位特性与电传导特性，提示其可改善缺血区心肌组织电活动，优化电传导性能。与基于离子通道的抗心律失常药物胺碘酮的效应相比，参松养心对心律失常的抑制效应与其类似。此外证实参松养心启动的微血管心肌细胞间的 NRG-1/ErbB 途径在改善缺血心肌电特性中存在效应一致的保护作用，NRG-1 可增加可抑制心肌细胞 L 型钙电流，可改变心肌组织场电位特性，提示其上调 NRG-1 可促进心肌细胞兴奋收缩偶联，且利于维持心电活动的均一性。发现心律失常上游调控靶点 RGS5 和 NMDAR，上调 RGS5 可调节结构重构，改变多种钾电流，抑制心律失常的发生。NMDAR 激活可引起复极延长和离散，动作电位交替，进而恶化电重构，致心律失常发生率及诱发率增加，提示上调 RGS5 可逆转结构重构与电重构，下调 NMDAR 活性可抑制心律失常发生，两者均为心律失常防治的重要上游靶点。

参松养心抑制炎症因子及神经再生相关调节因子神经生长因子（NGF）、NF-κB、ET-1、白细胞介素 -1β（IL-1β）、肿瘤坏死因子 -α（TNF-α）、p75 神经营养因子受体（p75NTR）的水平，抑制神经病理性增生。参松养心较胺碘酮显著降低交感神经标志物神经生长相关蛋白 43（GAP43）和络氨酸羟化酶（TH）阳性神经纤维密度，下调 GAP43、TH、NGF、p75NTR 水平，增加迷走神经标志物乙酰胆碱转移酶（CHAT）阳性神经纤维密度及 CHAT 蛋白表达，提示参松养心可下调交感神经上调副交感神经的重构，促进自主神经功能平衡，较胺碘酮有优势。参松养心启动的微血管心肌细胞间

82

的 NRG-1/ErbB 途径在逆转缺血心肌神经重构中存在效应一致的保护作用，NRG-1 可抑制交感神经增生重构，降低其标志物 TH、GAP43、NGF 水平，降低交感神经张力；但不抑制后迷走神经的再生、修复及重构，不阻抑其活性因子 CHAT、VACHT 的表达，NRG-1 对交感神经及迷走神经重构的影响更利于心脏自主神经功能的平衡。

（2）"参松养心胶囊"临床研究：经 1476 例临床循证研究证实，参松养心治疗室早优于美西律（$P < 0.001$）；治疗阵发性房颤与普罗帕酮相当（$P > 0.05$），改善症状优于普罗帕酮（$P < 0.05$）；同时有效治疗缓慢性心律失常，且无心脏不良反应（西药组为 5.1%）。

纳入窦性心动过缓伴室性早搏患者 333 例，随机分为治疗组（参松养心胶囊，4 粒 / 次，3 次 / 日）和对照组（安慰剂，4 粒 / 次，3 次 / 日），口服，疗程 8 周。以早搏下降百分率、平均心室率提高百分率为主要疗效指标，以临床症状总积分为次要疗效指标。结果证实参松养心胶囊有效治疗早搏，提高缓慢心率，与对照组比较具有统计学意义（$P < 0.05$，$P < 0.01$）。

纳入轻中度收缩性心功能不全伴室性早搏患者 465 例，随机分为治疗组（慢性心衰标准化治疗 + 参松养心胶囊，4 粒 / 次，3 次 / 日）和对照组（慢性心衰标准化治疗 + 参松养心胶囊安慰剂，4 粒 / 次，3 次 / 日），口服，疗程 12 周。以 24 小时动态心电图室早下降率和下降次数作为主要疗效评价指标，以超声心动图、氨基末端 B 型利钠肽前体（NT-proBNP）变化、明尼苏达生活质量量表等作为次要疗效评价指标。研究结果显示治疗组患者 24 小时动态心电图中室早次数下降率和下降次数与对照组有显著差异，显著改善心功能，增加左室射血分数（$P < 0.05$，$P < 0.01$）。

6. 体现脉络学说的通络药物"芪苈强心胶囊"治疗慢性心力衰竭相关研究数据

（1）芪苈强心胶囊基础研究：芪苈强心改善犬心衰血流动力学与地高辛无差异（$P > 0.05$）；抑制 Ang Ⅱ 优于雷米普利（$P < 0.01$）；增加尿量，减少尿渗量、降低肾脏水通道蛋白 2 优于速尿（$P < 0.01$）；降低全心质量指数及脑钠肽水平，抑制心室重构优于美托洛尔（$P < 0.05$）。说明芪苈强心胶囊不仅强心、利尿、扩血管，改善血流动力学，还可抑制神经内分泌及交感神经激活，抑制心室重构，改善慢性心衰发生的生物学基础。

在体实验建立心梗后心衰大鼠模型、高血压心衰大鼠模型，离体实验采用缺氧损伤内皮细胞、缺氧损伤 EC 与心肌细胞共培养、Ang Ⅱ 诱导损伤心肌成纤维细胞等方法开展了相关研究。

在体实验显示芪苈强心胶囊可促进梗死边缘区微血管新生；离体实验显示其可促进微血管内皮细胞 NRG-1、HIF-1α 基因蛋白表达，机制研究证实芪苈强心胶囊通过活化 NRG-1/ErbBs/HIF-1α/VEGF 通路，促进缺氧条件下微血管内皮细胞迁移和成管能力。芪苈强心胶囊可以上调缺氧心肌微血管内皮细胞 miR-21 的表达，并通过 miR-21/HIF-1α/VEGF 通路促进心肌微血管 EC 增殖及迁移，进而促进微血管的新生。离体电镜实验证实芪苈强心胶囊可改善缺氧微血管 EC 结构、减少凋亡小体形成；改善微血管内皮细胞分泌功能，促进 EC 分泌 NRG、NO、eNOS，减少 TNF-α、ET-1、ICAM-1、VCAM-1 的合成和分泌。离体研究证实其可通过调节 NRG-1/ErbBs/PI3K/AKT 通路、调控 miR-21/PI3K/Akt 通路，抑制缺氧条件下微血管内皮细胞凋亡。芪苈强心胶囊可促进缺氧心肌微血管 EC 表达血管新生相关因子 HIF-1α、VEGF，活化糖酵解关键酶 GLUT-1、己糖激酶（HK2）、丙酮酸激酶（PKM2）、乳酸脱氢酶 A（LDHA）、有氧糖代谢关键酶磷酸脱氢酶（PDH）、CS 表达，抑制 HIF-α 后

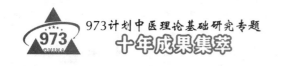

可减弱血管新生血管因子及糖酵解关键酶的表达。

在体动物研究证实芪苈强心胶囊通过调控 NRG-1/ErbBs/PI3K/AKT 通路，抑制促凋蛋白 Bax、caspase3 的表达，促进抑凋亡蛋白 Bcl-2 表达，从而减少心肌凋亡。离体细胞研究证实芪苈强心促进心肌微血管内皮细胞 NRG 分泌，减少心肌细胞、心肌微血管内皮细胞共培养下心肌细胞凋亡，其机制与调控 ErbB4/PI3K/Akt 信号通路有关。

在体实验中采用结扎冠脉左前降支的方法建立急性心梗大鼠模型，应用小动物 PET 检测心肌糖代谢水平，结果显示，芪苈强心胶囊可促进心肌细胞葡萄糖转运和利用，增加能量储备，机制与调控 HIF-1α/VEGF 通路促进血管新生，促进心肌糖代谢关键酶（HK2、PKM2、PDH、CS 等）的表达和脂代谢关键酶（PGC-1α、CD36）的表达有关。采用自发性高血压大鼠模拟压力负荷诱导的左室舒张功能不全，显示芪苈强心胶囊同样可以通过促进糖代谢相关蛋白（GLUT1、PGC-1α、p-AMPK）及基因的表达，改善心肌糖代谢，进而改善心脏的舒张功能。同时芪苈强心胶囊可抑制在体动物炎症因子 TNF-α、ET-1、ICAM-1、VCAM-1 表达、减轻炎症细胞浸润，从而抑制梗死边缘区炎症反应。

离体研究采用 Ang Ⅱ + 心脏成纤维细胞模型，证实芪苈强心胶囊通过调控 CaN/NFAT/IL-6/TGF-β1/Smads 信号通路，抑制心脏成纤维细胞转分化；在体研究证实芪苈强心胶囊调节 TGF/Smads 通路、调控 HIF-1/VEGF 通路，减少心肌胶原沉积，抑制心肌纤维化，缩小左室舒缩末内径，降低左室舒缩末容积，逆转延缓心室重构，改善心梗后心衰大鼠心脏收缩与舒张功能。

（2）"芪苈强心胶囊"临床研究：纳入心功能Ⅱ～Ⅳ级慢性心衰患者 512 例，随机分为治疗组（西医标准化治疗＋芪苈强心胶囊，4 粒/次，3 次/日）和对照组（西医标准化治疗＋安慰剂，4 粒/次，3 次/日），口服，疗程 12 周。研究结果显示，治疗组可有效降低血清 NT-proBNP 水平（$P < 0.01$），血清 NT-proBNP 下降超过 30% 的比例治疗组优于对照组，治疗组为 47.95%，对照组为 31.98%（$P < 0.01$）。治疗组显著降低明尼苏达生活质量评分（$P < 0.01$），治疗组降低 12.53 分，对照组降低 4.7 分，显著改善患者下肢浮肿、夜间睡眠、气喘、乏力疲劳、日常活动等症状。改善美国纽约心脏病学会（NYHA）心功能分级，提高左室射血分数，射血分数治疗组提高了 6.33%，对照组提高了 3.89%，增加心衰患者 6 分钟步行距离，治疗组增加 39.95m，对照组仅增加 17.23m（均 $P < 0.01$），终点事件发生率治疗组较对照组显著降低，治疗组为 4.51%，对照组为 10.93%（$P < 0.01$）。

（三）学术影响

1. 形成了稳定的中医络病学科研究方向。《络病学》教材在全国 40 余所高等医药院校及国外新加坡中医学院开课，编写出版的《络病学》教材英文版 *Collateral Disease Theory in Practice* 由人民卫生出版社在海外发行。成立了中华中医药学会络病分会、世界中医药学会联合会络病专业委员会、中国中西医结合学会血管脉络病专业委员会，连续举办 6 届国际络病学大会。在国际上先后创建欧洲、加拿大络病学会，分别与荷兰莱顿大学、英国卡迪夫大学建立了联合医药研究中心。以相关工作为基础，2009 年，国家中医药管理局批准建立络病学新学科，先后建立络病研究与创新中药国家重点实验室、河北络病重点实验室等系列实验室

2. 推动了中医药进入权威指南/共识，推动通络方药列入国家医保目录（2017、2019）、国家基本

84

药品目录（2018）。通心络胶囊列入中国老年医学会《高龄老年（≥75岁）急性冠状动脉综合征患者规范化诊疗中国专家共识》2018、中国中西医结合学会《慢性脑缺血中西医结合诊疗专家共识》2018及中华医学会《冠脉微血管疾病诊断和治疗的中国专家共识》2017等多项指南/共识；参松养心胶囊列入中华医学会《2020室性心律失常中国专家共识》《心房颤动：目前的认识和治疗建议》2018、《室性心律失常中国专家共识》2016、国家卫生健康委《心律失常合理用药指南》2016等；芪苈强心胶囊列入中华医学会《中国心力衰竭诊断与治疗指南》《中国扩张型心肌病诊断和治疗指南》，中国中西医结合学会《慢性心力衰竭中西医结合诊疗专家共识》等。除此之外，通心络、参松养心、芪苈强心胶囊列入全国中医药行业高等教育"十三五"规划教材《中西医结合内科学》，参松养心胶囊列入国家卫生健康委"十三五"规划教材《内科学》（第9版）。部分络病理论列入"十三五"规划教材《中医诊断学》，促进络病理论的推广。

3. 通心络胶囊治疗冠心病、参松养心胶囊治疗心律失常、芪苈强心胶囊治疗慢性心衰，因其确切的临床疗效和严谨的循证医学研究，被国际知名权威杂志 Nature（《自然》）系列杂志 Nature reviews cardiology（影响因子：10.154）"心血管疾病的中医药治疗"一文引用。

二、"肝藏血主疏泄"藏象理论的科学内涵诠释

【摘要】肝是以五行"木""疏畅调达"的特征为核心归属构建的一个功能性单位，主要功能为"肝主疏泄"，与机体调控应激的能力密切相关，作用机制在"一个中枢三个轴"的特定环节。"一个调控中枢"，指海马、嗅皮层、左侧上顶叶、中眶额皮层；"三个轴"，指脑–肠轴、脑–血管轴、脑–内分泌轴。中枢 5-HT 水平可能是区分肝疏泄不及与疏泄太过的关键生物学标志物，血清 HCY 水平升高可能是肝疏泄不及的重要标志物。全脑高血流状态可能为"肝失疏泄"的重要表现，肝血流异常改变是"肝主疏泄"的生物学机制之一。高血压状态下，肝脏和外周血管平滑肌为疏泄功能的效应器官。从肝论治 PMDD、抑郁症、肠易激综合征、高血压及肝硬化有效。抑制脑–肠轴中 5-HT 及 SP 的释放可能是疏肝健脾法治疗 IBS-D 的机制，Ang Ⅱ 是四逆散从肝论治作用的重要机制之一，方证相应是取得疗效的关键。

【成果来源】项目十八：基于'肝藏血主疏泄'的藏象理论研究（2011）

（一）理论内涵

1. 肝藏象理论的内涵及发展演变规律

（1）肝藏血主疏泄的理论内涵：肝是以五行"木""疏畅调达"的特征为核心归属构建的一个功能性单位，主要功能为"肝主疏泄"。"肝主疏泄"的理论实质是，舒畅全身气机，确保各个脏器气机正常运行而不郁滞。"肝藏血"是依据"阴阳互根""体用相应"的思想，为"肝主疏泄"配备的一个配属功能。其理论实质包括实体肝脏储藏血液的功能及为"肝主疏泄"提供物质基础的功能。"主疏泄"和"藏血"是互相联系的体用关系，藏血是疏泄的物质基础，反过来又受疏泄功能的调节。

（2）肝藏象理论的发展演变规律：肝藏象理论是与时俱进不断发展而来的。肝藏象理论的发展是一个不断面对新问题、采用新方法重新构建形成新理论的过程。现有的肝藏象理论虽然起源于秦汉，

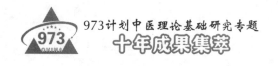

但系 20 世纪后借鉴现代医学知识重新构建而成的。

肝藏象理论的发展具有一定的范式。随着环境、社会的变化，出现临床新的需求，基于需求提出创新的学说，积累而形成理论的阐释，进一步推动临床应用。

肝藏象理论的发展具有一定的规律。社会需求是发展的动力，临床的积累是发展的支撑，同时代主流哲学与方法论是指导，不断汲取新知识是发展的重要元素。

2. 肝主疏泄的生物学基础

（1）生理状态下肝疏泄异常的宏观表现特征：在生理状态下，肝失疏泄具有：①抑郁、焦虑、压力感、食欲差等表现特征；②以抑郁、焦虑程度春高秋低为代表的四季应时变化特征；③女性于经前期烦躁、敏感、激动等表现增强，脑左侧偏侧化明显的月节律特征。

（2）疾病状态下肝疏泄异常的特征：在疾病状态下，肝失疏泄以抑郁、烦躁、胸胁胀满、纳呆、太息等症状为核心。不同的证候由基本的证候要素构成，其外在表现为不同的症状群，综合各项研究成果提取了 50 个证候要素，构成了症状 – 证候要素 – 证候 – 疾病的症、证关联网络，并具有同病异证、异病同证、同证异象的宏观表现特征。

①"同病异证"：每种疾病的临床常见证候及证候要素不同，同一疾病的"肝失疏泄"状态可见不同的证候，如肠易激综合征常见肝失疏泄的证候有肝郁脾虚（50.8%）、肝气郁滞（9.7%）、肝胆湿热（4.7%）。

②"异病同证"：不同疾病中存在相同的证候或证候要素，但是其常见性不同。肝气郁结证和肝郁脾虚证是肝失疏泄最为常见的两个证候类型，在 5 种疾病中均有出现，只是出现的频率不同，如肝郁脾虚证的出现频率为抑郁症（41.3%）、慢性乙肝（19.2%）、肠易激综合征（50.8%）、肝硬化（11.5%）、围绝经期（31.4%）。

③"同证异象"：同一个证候在同一疾病的不同患者的身上所表现的症状组合并不完全相同。如抑郁症肝气郁结证的患者，均表现有的症状为抑郁、易怒、紧张、太息、胸胁胀满；有些患者还可见胸闷、气短、注意力不集中；有些可见神疲、腹胀等。

"肝失疏泄"病证结合的关联网络见图 7-4。

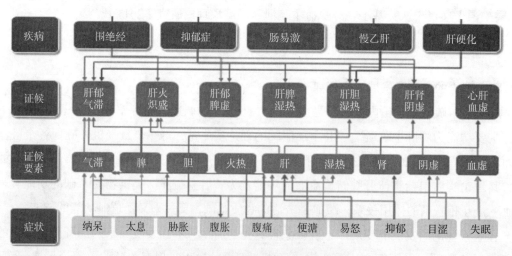

图 7-4 "肝失疏泄"病证结合的关联网络

（3）"肝主疏泄"的作用机制在"一个中枢三个轴"的特定环节：肝的疏泄功能与机体对应激的调控能力密切相关。本项目从生理、病理两个角度，人体与动物两个方面，宏观与微观两个层次，部分揭示了"肝主疏泄"的现代科学内涵，首次阐明"肝主疏泄"中调节消化、气血、情志等功能的中枢在额顶叶、海马体、嗅皮层，外周血生物标志物为 NPY、GC、5-HT、Hcy。调控机制见图 7-5。

①一个调控中枢：指海马、嗅皮层、左侧上顶叶、中眶额皮层。通过对 83 例健康女性 MIST 心理应激实验，脑功能成像检测发现，"肝疏泄功能欠佳"组左侧上顶叶、中眶额皮层脑区的活动更为显著；通过对 4 种"肝失疏泄"病证结合动物模型（抑郁症肝郁脾虚证模型、肠易激综合征肝郁脾虚证模型、肝纤维化肝气郁结证模型、高血压肝火亢盛证模型）进行脑功能核磁，发现海马体、嗅皮层为与"肝失疏泄"密切相关的中枢脑区。

②三个轴：指脑-肠轴、脑-血管轴、脑-内分泌轴。综合生理状态情志调控机制研究、疾病状态微观指标观测、干预机制研究、动物实验、动物干预反证等多项研究发现，"肝主疏泄"的内在机制与脑-肠轴、脑-血管轴、脑-内分泌轴的特定环节密切相关，主要表现为 NPY、MT、Hcy、GC、5-HT 等关键指标的变化。

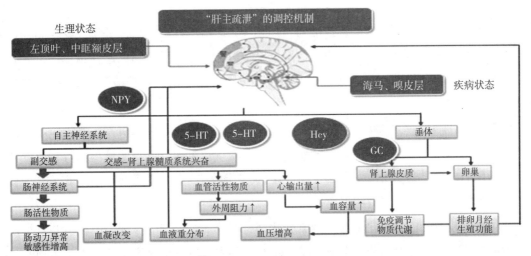

图 7-5　"肝主疏泄"调控机制图

③部分揭示"肝主疏泄"的生物学调控基础。研究发现，中枢 5-HT 水平可能是区分肝疏泄不及与疏泄太过的关键生物学标志物，血清 HCY 水平升高可能是肝疏泄不及的重要标志物，HCY 代谢异常是母婴分离应激致肠易激综合征发生的重要介导因子。全脑高血流状态可能为"肝失疏泄"的重要表现，肝血流异常改变是"肝主疏泄"的生物学机制之一，部分基因可能与"肝主疏泄"有关。

④高血压状态下，肝脏和外周血管平滑肌为疏泄功能的效应器官。其调节作用由中枢调控，经由血管活性物质作用，对肝脏和外周微循环进行调节。

（4）初步揭示了肝主疏泄功能状态的四时节律特点

①健康人身体存在"年节律"变化。通过 308 例被试者立冬、冬至、立春、春分、立夏、夏至、立秋、秋分八个节气点的动态观测分析发现，随着人体"天人相应""春升、夏长、秋收、冬藏"的阳气变化规律，机体的压力感受、情绪状态、躯体不适，以及体内的微观指标都存在一种"年节律"的

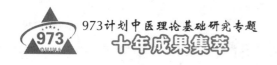

变化。

②肝主疏泄可能与"年节律"的内在机制相关。健康人机体对压力的感受与阳气变化同步，说明阳气的运行具有调控应激的能力；情绪、躯体的变化体现了机体趋于"稳态"的总体趋势，与阴平阳秘相吻合；GC、NPY、5-HT、MT的变化与阳气同步，可能是四时"年节律"的内在机制。同时，肝应春理论与春季肝主疏泄功能状态密切相关，亦验证了"春升、夏长、秋收、冬藏"的中医理论。

③肝疏泄不足者四时变化更显著。肝疏泄不足者，四时变化趋势与健康人的四时节律相一致，但是其四时的变化幅度较显著，各项得分均相对较高，可以近似的认为肝疏泄不足者是健康人群中压力较大，情绪状态较差，躯体不适较多，四时变化较大的一组人。从而提示，肝疏泄不足，气机失调，机体的阳气运行不畅，机体的调控能力不足，从而出现更大幅度的变化、波动。初步证实肝主疏泄，具有调畅阳气的运行，调控机体的应激能力，维持人体"稳态"的功能。

（5）肝主疏泄调控心理应激的机制网络：心理应激是指人类在对应激原进行系统的认知评价后所诱发的一系列有关生理活动、心理改变及行为学上的反应。本研究分别以急、慢性心理应激为切入点，研究心理应激状态下肝藏血主疏泄功能的变化。

①借助现代心理学实验技术，通过对84例健康女大学生，CAR、TSST、MIST的心理应激实验发现，疏泄功能的程度与心理应激的调控能力密切相关；疏泄不足时，机体处于"受控－抑郁"模式；机体激发了更显著的调节反应，尤以GC反应更敏捷，是应激反应的标志性指标；机体的应激速度更快，幅度更高，容易造成应激疲惫，引起紊乱和失调；疏泄功能调控应激具有特定的中枢位点、特异的网络调节模式。

②疏泄功能调控心理应激的机制网络包括基础应激、外周机制和中枢机制。基础应激是指疏泄功能不足组的基础应激水平较高，应激后的微观指标变化呈现速度快、变化幅度更大等特点。外周应激方面，对应激压力的自我感受出现"麻木"；机体内激发了较快、较大幅度的调控，以GC为核心，由4个公因子构成的指标关联网络，调气血体现在呼吸、心脏射血功能均具有与GC同步的较显著性变化，调气机体现在皮电、心率变化上，性激素变化则是实体肝脏功能的体现。中枢机制是指愤怒情绪诱发后，额叶皮层、杏仁核激活相对明显，疏泄不足组的主效应分析显示主要在左侧上顶叶、中眶额皮层，其机制可能为副交感神经系统激活更为明显，GC升高波动幅度更大，提示健康人群中存在疏泄不足者，受到心理应激时，机体HPA轴、SNS轴要进行更大幅度的调控，才能将机体恢复至"稳态"。

3. 肝主疏泄与肝藏血的生物学联系

肝藏血与主疏泄的联系主要体现在二者有共同的调控中枢；三条通路之间既有区别又密切联系；二者通过自主神经和体液进行跨系统、多层次的调节。肝藏血主疏泄的调控中枢在皮层、边缘系统的特定功能区，借助脑－血管轴，通过调节5-HT和血管紧张素Ⅱ，进而动态调整肝脏和外周循环血管开放度，最终达到动态调节器官血流灌注量的效果。肝主藏血，与肝实体的储藏血液及对血液生物活性因子的合成与代谢密切相关。肝藏血主疏泄的协同作用，体现在作用于下丘脑－垂体－肾上腺轴及下丘脑－垂体－卵巢轴，参与了心理应激的调控。

研究在系统分析现代文献及前瞻性临床横断面调查的基础上，探讨了肝炎肝硬化"肝藏血主疏泄"功能异常的表现特征，主要为气虚、阳虚、气滞、湿热、水停、血瘀、阴虚，并发现其异常表现形式与疾病的分期及个体差异相关；"肝主疏泄"的异常表现与 E2、GC、5-HT、HCY 的升高、NPY 的降低以及凝血功能相关指标（PT、PA、PTR、FIB、PLT））的异常相关，反映了肝脏的合成、降解和灭活等功能的障碍；同时，"肝主疏泄"的异常还与门静脉淤血相关；"肝藏血"的异常中，阴（血）虚主要与血液中有关物质成分含量减少（尤其是在肝脏中合成的凝血相关的指标）及功能下降有关，而血瘀不仅与肝内血液循环改建造成的门静脉血流异常及脾脏增大有关，还与血液中有关物质成分含量的减少有关。该病理机制反映了气虚、血瘀、阴虚均是"肝藏血"功能失常所致出血的重要因素。研究验证了"肝藏血"与"主疏泄"之间是密切相关的，并为阐释"肝藏血主疏泄"的科学内涵提供了一定依据。

4. 部分揭示基于病证结合的从肝论治临床效应与机制

（1）抑制脑 – 肠轴中 5-HT 及 SP 的释放可能是疏肝健脾法治疗 IBS-D 的机制。通过对 IBS-D 的临床从肝论治的干预实验发现，治疗后各组患者血清指标变化趋势比较发现，IBS-D 肝郁脾虚证表现为脑 – 肠轴中 5- 羟色胺（5-HT）、P 物质（SP）、糖皮质激素（GC）上升、乙酰胆碱（Ach）、神经肽Y（NPY）下降。

（2）揭示 Ang Ⅱ是四逆散从肝论治作用的重要机制之一。对每种病证结合动物模型进行时间窗内四逆散的药物干预，给药结束后腹主动脉取血，采用酶联免疫法对血液中 5-HT、HCY、Ang Ⅱ、NE、DA、Cort 进行检测分析，结果发现四逆散可显著降低抑郁症肝郁脾虚证、肝纤维化肝气郁结证、高血压肝火亢盛证模型动物血液 Ang Ⅱ水平，揭示 Ang Ⅱ是四逆散从肝论治作用的重要机制之一。

（3）方证相应是取得疗效的关键。基于宏观表现与微观指标的变化，从肝论治对 PMDD、抑郁症、IBS、肝炎肝硬化 4 种疾病均有较好的临床效果。以方证对应的治疗组干预效应较好。基于项目组设计的相关神经内分泌指标，在上述 4 种疾病中的变化趋势存在差异，如抑郁症中 5-HT 下降；在IBS、肝硬化中，5-HT、GC、HCY 等上升，而 NPY 下降。从肝论治可对上述指标有一定的上调或下调作用，因此，4 种疾病从肝论治的效应机制不尽相同。

4 种疾病存在的"肝藏血主疏泄"功能异常的状态，以证候的形式体现。通过宏微观相结合的数学模型可对其进行判别。同时该数学模型可为阐释"肝藏血主疏泄"理论的内涵提供一定依据。方证相应是取得疗效的关键，辨证论治的个体化诊疗思想有着不可取代的优势；上述从肝论治临床效应的机制虽有待进一步的阐明，但已提示临床疗效的取得有其内在的物质基础。

（二）科学证据

1. 生理状态下肝疏泄异常的特征

通过对 308 例健康在校大二学生进行四时八节（立冬、冬至、立春、春分、立夏、夏至、立秋、秋分）宏微观相结合的追踪调查，应用判别尺度法进行聚类分析发现，健康人群中客观存在一组人（约占 31.04%），以抑郁、焦虑、烦躁、紧张、压力感强、口干、食欲差、纳呆、多梦、咽部不适、目涩、善太息等身体不适为表现特征，从中医理论分析这组人的核心病机是"肝疏泄功能欠佳"。

通过四时八节的多时点数据分析发现，从压力感受、情绪状况、躯体不适及神经内分泌指标 4 个维度，描绘出健康人体的应激状态，存在以抑郁、焦虑、多梦、食欲差为代表躯体不适的春高秋低的

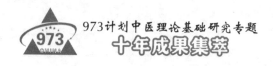

年节律特点，GC、NPY、5-HT、MT 是应激状态同步的特征性指标。"肝疏泄功能欠佳"一组的四时节律变化幅度更大，从而提示肝主疏泄，调畅阳气的运行，调控机体的应激能力，具有维持人体"稳态"的功能。

通过 82 例健康女性 3 个月经周期宏微观相结合的追踪调查及心理学测试，发现女性在经前期处于较高的情绪应激状态，情绪较易激动，多见紧张、烦躁、注意力不集中，具有较高的应激敏感性，与此时女性自身对情绪刺激的加工较为深入，脑电左侧偏侧化显著相关。首次实证了中医理论中有关经前期肝疏泄不及的认识。

2. 疾病状态下肝疏泄异常的特征

以抑郁、烦躁、胸胁胀满、纳呆、太息等为核心的症状特征。通过抑郁症、慢性乙型肝炎、围绝经期综合征、乙型肝炎肝硬化、肠易激综合征、慢性肾功能衰竭、COPD 共 7 种疾病 4916 例患者多时点的病证结合的临床流行病学调查发现，抑郁、烦躁、易怒胸胁胀满、胸胁胀痛、纳呆、腹痛、口苦、善太息、脉弦是 5 种疾病共有的出现频率前 10 位的症状表现。见图 7-6。

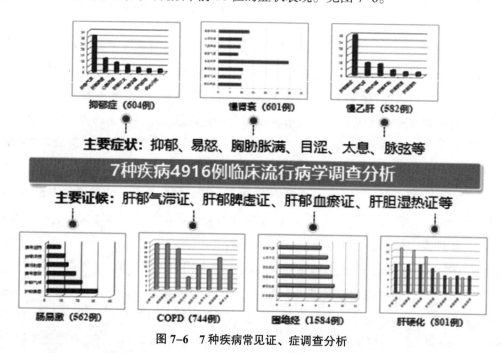

图 7-6　7 种疾病常见证、症调查分析

3. 肝主疏泄的生物学调控基础

（1）中枢 5-HT 水平可能是区分肝疏泄不及与疏泄太过的关键生物学标志物

①通过 134 例健康女性不同月经周期的 CAR、TSST 心理应激实验发现，"肝疏泄功能欠佳"者的应激调控模式为"受控制－抑郁者"型，自我主观感受出现"麻木"，而体内激发了较快、较大幅度 GC、E_2、P 物质、T_4、H3、FVC、SPO_2 的指标波动，副交感神经系统反应更为显著。

②通过对 562 例 IBS 患者的研究发现，与"肝失疏泄"相关的具有显著相关性的指标有 GC、Ach、5-HT、VIP；IBS 肝郁脾虚证表现为 5-HT、P 物质、GC 上升，Ach、NPY、MT 下降。

③通过对 804 例乙型肝炎肝硬化患者的研究发现，与"肝失疏泄"相关的具有显著相关性的指标

有 GC、Ach、5-HT、E$_2$、Hcy。

④通过动物实验发现：NE、ANG Ⅱ、HCY、5-HT、Cort、DA、NPY、MT 等是"肝失疏泄"的重要生物学基础。高效液相色谱法测大鼠中枢 5-HT 水平，发现抑郁症肝郁脾虚证、PMDD 肝气郁结证的中枢 5-HT 含量显著降低，而高血压肝火亢盛证的中枢 5-HT 含量显著升高，且三种病证结合动物模型给予对证方治疗均能显著改善中枢 5-HT 水平，提示中枢 5-HT 水平可能是区分肝疏泄不及与疏泄太过的关键生物学标志物。

⑤临床与动物实验显示，抑郁症肝郁脾虚证、肝纤维化肝气郁结证、高血压肝火上炎与肝气郁结证肝血流动力学均呈现异常改变，提示肝血流是"肝失疏泄"的生物学基础之一。

（2）血清 Hcy 水平升高可能是肝疏泄不及的重要标志物：酶联免疫吸附实验测大鼠血清 Hcy，发现抑郁症肝郁脾虚证和肠易激肝郁脾虚证均表现出血清 Hcy 水平升高，而高血压肝火亢盛证血清 Hcy 水平没有明显变化。临床 PMDD 肝气郁证与抑郁症肝气郁证患者血清 Hcy 水平升高。临床与基础研究均提示血液 Hcy 水平升高可能是肝疏泄不及的重要标志物。

采用高效液相色谱法方法检测肠易激综合征血浆中同型半胱氨酸（Hcy）水平，发现肠易激综合征肝郁脾虚证模型大鼠血浆 Hcy 水平显著升高。资料显示，肝脏是含硫氨基酸代谢的核心组织，更是体内 85% 甲基化反应的位点。Western blot 显示肠易激综合征肝郁脾虚证大鼠肝组织 Hcy 转硫代谢酶胱硫醚 β - 合成酶（CBS）表达水平降低约 50%，补充 Hcy 代谢辅酶后可显著降低血浆 Hcy 水平，伴随血浆 Hcy 水平的降低，肠易激综合征肝郁脾虚证大鼠肠道内脏高敏和转运增强症状及抑郁、焦虑样行为明显改善，同时血浆炎性因子 TNF-α 水平随之降低，进一步确认 Hcy 介导了母婴分离应激致肠易激综合征的发生。

（3）全脑高血流状态可能为"肝失疏泄"的重要表现：四种肝失疏泄的模型动物均呈现全脑血流量升高，提示全脑高血流状态可能为"肝失疏泄"的重要表现。

（4）肝血流异常改变是"肝主疏泄"的生物学机制之一：动物实验采用维胜 2100 型小动物超声影像系统进行大鼠的超声检测，发现抑郁症肝郁脾虚大鼠肝静脉血流流速、门静脉血流流速及流量均存在降低现象，肝纤维化肝气郁结大鼠肝静脉血流流速、门静脉血流流速及流量、肝动脉管径及流量和门静脉管径均呈增加状态，而肝静脉管径减小。临床高血压肝气郁结组，入肝（门静脉、肝动脉）血流量增加，出肝（肝静脉）血流量减少，提示肝气郁结组肝内储血量增加。肝火上炎组，入肝血流量少，出肝血流增加，提示肝火上炎组肝内储血量减少。临床与基础研究显示，肝血流异常改变是"肝主疏泄"的生物学机制之一。

（5）发现部分可能与"肝主疏泄"有关的基因：利用数字化基因图谱技术，对抑郁症肝郁脾虚证和高血压肝火亢盛证海马部位的差异基因进行全基因检测分析，发现抑郁症海马部位有 302 个下调基因，92 个上调基因，高血压肝火亢盛证海马部位有 120 个下调基因、54 个上调基因。研究从"肝主疏泄"理论出发，进一步对两个病证结合模型的差异基因进行共性分析，发现抑郁症肝郁脾虚证海马部位基因在体现炎症反应功能（RT1-Ba、CD74、PLA2G2D）、离子通道功能（ATP1A4）、PKC 信号传导功能（PRKCD）的六个基因上呈上调状态，反应脂质代谢（Apoa5）、血管调节（APOLD1）的两个基因呈下调状态，高血压肝火亢盛证与之相反，提示肝疏泄不及与疏泄太过在上述功能上表现相反。

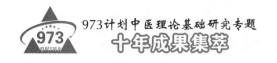

两病证模型在反应胶原蛋白合成功能（COL6A1）的基因上均呈上调状态。提示这些基因可能在"肝主疏泄"中发挥重要作用。

研究还发现，生理状态下，实体肝脏通过对性激素的灭活亦参与了调控活动；疏泄功能可能与单胺类神经递质的代谢密切相关，疏泄功能不及时，机体的鸟嘌呤 G 蛋白、J3QRP、Q762B6、Q4W5L2、APOA1 表达显著上调，NR0B1 表达下调。见图 7-7。

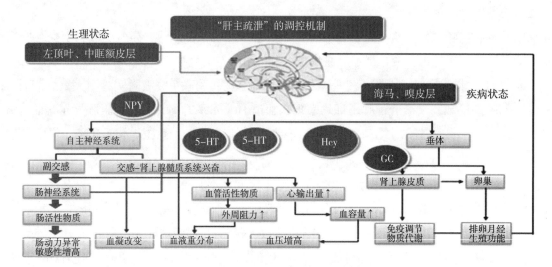

图 7-7 "肝主疏泄"调控机制图

4. 肝主疏泄功能状态的四时节律特点

筛选了 308 例健康大学生，开展了"四时八节"的动态追踪调查，进行 BDI、BAI、压力、情绪、躯体不适的宏观指标观察，以及 ACTH、MT、AT-Ⅱ、GC、Hcy、NPY、5-HT、NO 等微观指标的观测。运用无监督样本聚类的分析方法，研究发现健康人群中存在着可以反映疏泄功能不同程度的客观分类，并初步建立了"肝主疏泄"不同功能状态的判别模式。

研究发现：肝疏泄功能不足组，抑郁、焦虑情绪评分相对较高；紧张、烦躁、口干、纳呆、多梦、咽部不适、善太息等比较多见；ACTH、GC、NPY、5-HT、Hcy、NO 的含量降低；MT、AT-II 的含量升高。应用贝叶斯网络模型初步探索建立了肝疏泄功能不足的状态判别模型（如图 7-8），从而发现肝疏泄不足状态的判别主要体现在 4 个方面：情绪、消化、饮食、睡眠；具有 2 个核心：宏观核心表现为抑郁、微观指标核心为 GC；具体的状态调控有 3 个关键点：MT（节律）、AT-Ⅱ（气血）、NPY（脾胃）。进而提示，疏泄不足与疏泄正常两组人群的差异与对应激的调控能力密切相关。见图 7-9。

5. 肝主疏泄调控心理应激的机制网络

（1）基础应激水平（CAR）：研究发现我国女大学生的基础应激水平较现有报道的德国女大学生略低。健康女大学生的一般 CAR 反应规律为：觉醒后唾液 GC 含量先升高，在醒后 30 分钟或 45 分钟时达到峰值，其后有所降低。两组被试者的比较分析发现，肝疏泄功能不足组的基础水平较高，激活快（醒后 30 分钟达到峰值），峰值高（9.49nmol/L），各组各检测点唾液 GC 含量差异有统计学意义。

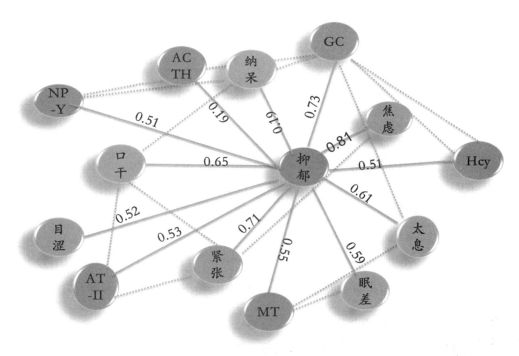

图 7-9　肝疏泄不足状态宏微观相结合的网络判别模型

（2）TSST 实验：从主观感受比较发现，肝疏泄不足组对应激压力的自我感受出现"麻木"；从 GC 含量比较分析，肝疏泄不足组机体内激发了较快、较大幅度的调控。各组被试 TSST 任务前后应激程度均有显著变化，肝疏泄不足组紧张度相对较低。TSST 任务前后唾液 GC 含量先升高再降低，整体 GC 水平较高，经后峰值出现较早。经后唾液 GC 水平略高于经前。肝疏泄不足组被试 TSST 任务前后唾液皮质醇含量有显著变化。

（3）生理多导仪监测：分析发现，肝疏泄良好组皮电略高，特别在应激后的恢复阶段，且峰值出现较提前；SPO$_2$ 变化显著，SPO$_2$ 最低；VC 略大，且波动幅度明显；应激后肝疏泄不足组迅速上升，随后缓慢下降，较肝疏泄良好组偏高；rMSSD 较高，波动幅度较大；SDNN 较高，波动幅度较大。

（4）贝叶斯网络分析：应用贝叶斯网络分析技术初步建立肝疏泄不足组心理应激调控的指标网络模型。该模型是以 GC 为核心，由 4 个公因子构成的指标关联网络，模型中呼吸、心脏射血功能均具有与 GC 同步的较显著性变化，提示其可能与中医理论中肝主疏泄调畅气血的功能相类似；模型中皮电、心率指标的变化相对现状，可能与中医理论中肝主疏泄调畅气机的功能相类似。见图 7-10。

6. 从肝论治临床效应与机制

（1）通过对抑郁症、PMDD 的临床从肝论治的干预实验发现，疏肝颗粒治疗抑郁症肝气郁滞证取得良好疗效，疏肝治疗后上升趋势指标有 T$_3$、FT$_3$、TSH、P 物质、FSH、PRL、MAO、ACTH、5-HT，平肝颗粒、氟西汀和安慰剂治疗 PMDD 肝气逆均可取得良好疗效，疏肝颗粒对情绪症状的改善较为明显；对 ACTH、DA、P 物质、FSH 等指标有明显改善。疏肝颗粒、氟西汀和安慰剂治疗 PMDD 肝气郁均可取得良好疗效。

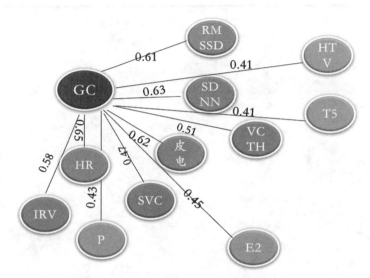

图7-10 肝疏泄不足状态调控心理应激的网络模型

（2）360例肝郁脾虚型IBS患者随机分为安慰剂组、疏肝方组、健脾方组及疏肝健脾方等4组，每组90例，并收集了100例健康人群作对照。研究发现，疏肝、健脾、疏肝健脾及安慰剂对肝郁脾虚型IBS患者都具有临床疗效，但以疏肝健脾法疗效最优，总有效率为82.6%，其中痊愈21.7%，显效36.2%，有效24.6%，其次为疏肝法，总有效率为70.4%，其中痊愈11.3%，显效22.5%，有效36.6%，安慰剂疗效最差，总有效率为64.5%，其中痊愈5.6%，显效7.8%，有效51.1%。安慰剂对肝郁脾虚型IBS患者具有一定的临床疗效，进一步反证了其发病机制与情志因素关系密切。

疏肝健脾法治疗肝郁脾虚型IBS的作用机制，可能与下调脑–肠轴中的5-HT、SP、ACTH及上调NPY等神经递质有关。

（3）对肝炎肝硬化患者进行多中心临床流行病学调查，采用随机对照盲法进行临床试验，将受试者分为治疗组及对照组，治疗组分为方证对应组及方证次对应组，对照组给予安慰剂阳性药，观察临床效应并尝试揭示其效应机制。各组在抗病毒基础治疗的基础上，模拟剂对照，干预6个月，A方补气理气、软坚通络，B方补气理气、软坚通络、滋阴养血，C方为模拟剂。干预后宏观表现与微观指标均有一定程度的改善或延缓进展；但除舌色参数外，其余指标的变化在三组之间无统计学差异。

肝炎肝硬化相关指标的异常特征包括：①门静脉血流的异常：内径增宽、血流增多等；E_2升高、T减少；5-HT升高、GC升高、HCY升高；NPY降低。根据A、B两方对乙型肝炎肝硬化患者微观指标的干预效应趋势的比较，发现B方对门静脉血流、肝脏硬度、舌色参数及神经内分泌相关指标的改善优于A方。中医药干预后，除B组的门静脉内径略有变窄外，A、C两组均为增宽；A、B、C三组的门静脉血流量均有下降，其中B组的下降有统计学差异，反映了B方对门静脉血流的改善作用最为明显。A、B、C各组的肝脏硬度值，总体上来说均呈显著下降趋势；但分层后比较发现，A方对女性的干预效果不好，B方对活动期的干预效果不好。干预3个月后，在舌尖部的R、G、B值均有显著性提高（根据RGB颜色空间立体分布，R、G、B值均提高的情况下，呈现的颜色偏亮）；干预6个月后，A组的R、G、B值又出现明显的下降，其余两组仍呈现升高趋势，以B组的变化最为明显，提示B

方对舌色的改善效果最好。神经内分泌指标总体效应趋势 B 组略好于 A 组；同时，干预效应因患者的性别及活动、静止期的不同而存在差异，如 B 方对女性的 GC、Hcy 及绝经后女性 E_2 的干预效果好于男性等。

（三）学术影响

1. 研究系统梳理了肝藏象理论，澄清其历史源流，明确理论的含义、内容及相互关系，发展与创新肝藏象理论，建立藏象学说及中医理论发展与创新的新模式。从天人相应的角度，初步阐明了肝藏血主疏泄应时而变的节律性变化机制以及肝应春理论的内涵与实质。

2. 研究从脑中枢定位与机制、血清机制、以及受体信号通路机制不同层面阐释疏泄太过与不及的异同，首次揭示肝疏泄太过与不及的脑中枢与外周血清机制，从人群、临床、动物实验不同层次证实"肝主疏泄调畅情志"的关键在特定脑区，通过影响或调节单胺类神经递质、性激素以及部分相关激素而实现其功能。研究从肝实体角度，为丰富和发展肝藏象理论提供了一定依据。

三、"五脏相关、脾为基础"的理论创新及"调脾胃以安五脏"的新治疗模式

【摘要】本成果集中体现了国医大师邓铁涛"五脏相关、脾为基础"的学术思想及其临床应用特点。"五脏相关"学说着重从方法上把握重大疑难疾病的分析和辨证，尤其注意辨析疾病不同过程中对多脏腑的影响，不拘泥于疾病分类的单一藏象定位。邓铁涛教授擅长以脾为中心论治五脏的特色，选择冠心病（含心衰）、阻塞性肺疾病、重症肌无力及危象抢救等病种，探索出了新的治疗模式，取得较好疗效，并取得现代实验科学佐证。

【成果来源】项目三：中医基础理论整理与创新研究（2005）

（一）理论内涵

1. 以"五脏相关"继承与发展传统五行学说

"五脏相关理论"认为在人体大系统中，心、肝、脾、肺、肾及其相应的组织器官，分别组成五个脏腑系统，在本脏腑系统内部、脏腑系统与脏腑系统之间、脏腑系统与自然界社会之间，存在着多维联系。在疾病发生传变的过程中，不仅是两两相关，而是三脏甚至多脏系统之间相关，有一证与多脏相关，一病与多脏相关。

五脏相关理论体系，包括五脏系统间关联、五脏系统内关联、五脏系统与环境关联三个层次的理论内容。五脏相关是对传统五行学说的继承与发展，基本规律是以中医理论的系统观、联系观和整体观为指导思想，以中医脏腑、经络、气血等基本概念及理论为基础，综合中医藏象、气血、经络、方药等理论，统领辨证、辨病、诊断与治疗过程的应用理论。它着重探索五脏系统在生理病理状态中的动态关联规则，具体指导临床应用。见图 7-11。

2. 临床上侧重"调脾胃以安五脏"，探索新的治疗模式

邓铁涛教授倡导整体的五脏相关学说，而在临床上较多体现出以脾为中心的诊治风格，侧重从调脾胃以安五脏的角度综合论治，对许多疾病探索出了新的治疗模式，取得较好疗效。邓铁涛教授一直

在用"五脏相关学说"指导临床实践，特别是对杂病，如冠心病、重症肌无力的辨证论治尤其如此。五脏相关，可解释疾病各种并发症或兼夹症；脾为基础，是临床用药的落脚点。邓老的学术经验，如心脾相关，体现为调脾护心防治冠心病；肺脾相关，体现为补脾益肺防治慢性阻塞性肺气肿；肝脾相关，体现为实脾防治慢性肝胃病；脾肾相关，体现为补益脾肾防治虚损病。

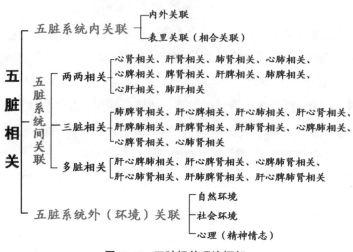

图 7-11 五脏相关理论框架

（1）在冠心病心绞痛、心衰的防治应用层面上注重"调脾护心、益气除痰"法则，即补土（脾）生火（心），有别于五行学说火生土。

①冠心病的早期，病位涉及肝脾。肝郁脾虚，肝失疏泄，脾不健运，从而导致精微物质输布失调，聚集成痰，血脉从而瘀阻。②冠心病的中期，病位在心脾两脏，心脾相关为基本病机。心脾相关，气虚生痰，因痰致瘀贯穿冠心病整个病程，因此也是冠心病的基本病机。③冠心病的后期，心肺相关，心的血脉瘀阻，心失所养，从而导致心主血脉功能异常，影响肺朝百脉、司呼吸之功能，出现动则气短、活动耐量下降等心衰表现，而脾脏继续受累。④冠心病的晚期，心病日久，肝脾心肺诸脏皆损，后天损及先天，心肾相关，肾主水功能失调，从而水湿内停，出现心悸、气促、水肿的心衰的表现。课题组以心脾相关为指导，制定了"冠心病气虚痰瘀证"诊疗规范，形成冠心病综合诊疗方案。针对冠心病从脾→心、从痰→瘀的发生发展过程，制定了胸痹的基本治法——"调脾护心法"。着重从脾胃入手，强调对脾、对痰进行诊治，突出了病机之本。

邓铁涛教授在温胆汤的基础上订立基本处方——邓老冠心方，再随证加减。方中以党参甘温益气健脾为君，五爪龙性平、微温，功能益气补虚、健脾化湿；法半夏辛温性燥，为燥湿祛痰之要药，可杜生痰之源；橘红苦温芳香，醒脾行气助法半夏化痰；田七甘温，活血通脉止痛，四者共为臣药，配合君药达益气除痰祛瘀之效。茯苓健脾渗湿，俾湿去脾旺，痰无由生；轻用竹茹，除烦宁心，降逆消痞；用枳壳代枳实，意在开胸行气，又可防枳实破气伤正。白术苦甘温，苍术辛苦温，合用而起健脾燥湿之功。此五者共为佐药，辅助君药及臣药加强其益气化痰、理气活血通络之功。甘草甘平，补中扶正、调和诸药，为使药。全方升清降浊、攻补兼施，共奏益气除痰祛瘀通脉之功，脾气健则心气旺，痰瘀去则心阳振，使心脉通畅，不治心而心君自安，而达到防治冠心病的目的。

（2）对慢性阻塞性肺疾病（COPD）采用"健脾益肺，兼顾心肾痰瘀"的治疗原则。"健脾益肺"既是对传统五行学说"培土生金"的具体解释，又比后者更全面，更符合临床实际。

COPD的病机特点为本虚标实，本虚包括肺、脾、肾虚，标实为痰、瘀，其中脾虚是病机的核心。从病机传变特点来看，由于脾虚生痰，痰浊阻肺，肺失清肃，可发生由脾及肺的传变；脾肾为先后天互生的关系，脾伤则后天失养，后天无以养先天，则肾伤而咳喘并作。此外，COPD的瘀证也是病机特点之一，瘀的产生，乃由痰郁日久，气机不畅而致瘀。故健脾一可培土生金、补益肺气，二可以后天养先天、补益肾气，三可杜绝生痰之源、痰祛气行则瘀血自化，因此健脾应作为治疗COPD的核心。COPD患病人群以中老年为主，此类人群元气渐衰，加上COPD病机复杂，试图直接通过补肾来提升元气，非常困难；元气之盛衰，主要依赖于先天之精，亦与脾胃运化水谷精气的功能相关。故通过补脾，以后天养先天，一方面可加强补肾效果，另一方面又可补益宗气，从而加强了平喘之功。

（3）对重症肌无力以"脾胃虚损，五脏相关"理论指导，应用"补脾益损、强肌健力"治疗原则，研制强肌健力系列中药制剂（包括强肌健力饮、强肌健力胶囊、强肌健力口服液、强肌健力颗粒四种剂型），解决给药途径、容量、通道等临床难题，从而提高疗效。

邓铁涛教授治疗重症肌无力，重点抓脾胃虚损这个主要矛盾，顾及五脏兼证，立"重补脾胃，益气升陷，兼治五脏"为治疗大法，创"强肌健力饮"基本方随证加减。强肌健力饮源自金元李杲补中益气方，由黄芪、五爪龙、党参、白术、当归、升麻、柴胡、陈皮、甘草组成。该方重用黄芪，甘温大补脾气，以作君药。五爪龙粤人称之为"南芪"，与黄芪南北呼应，功能补脾益肺，生气而不助火，与党参、白术同助黄芪，加强补气之功；因血为气母，故用当归以养血生气，与上三药共助黄芪以为臣。脾虚气陷，故用升麻、柴胡司升阳举陷之职；脾虚失运，且重用补气之品，则须防气滞，故用陈皮以反佐，达理气消滞之目的，与升柴共为佐药，甘草和中，调和诸药，任使药之职。强肌健力饮中参芪术之用量较大，针对脾胃虚损而设，虽只增五爪龙一味，其益气强肌之力倍增。

3. 以"五脏相关诊断式＋五脏相关用药式"为指导疾病诊治的基本方法

邓铁涛教授五脏相关理论指导疾病诊治采用的基本方法是：五脏相关诊断式＋五脏相关用药式。以重症肌无力为例。五脏相关诊断式＝病名诊断（一般采用西医病名，如重症肌无力）＋病位所在主要脏腑（脾）＋气血阴阳形体官窍等变化（气虚）＋相关脏腑（兼夹证与合并症延及心、肺、肝、肾四脏）。这里涉及五脏相关理论的第一、二、三层次。第一层次：即脏腑内部气血阴阳的变化，脏腑系统本身的特点（脾主肌肉，眼睑部位属脾，故重症肌无力患者眼睑下垂）。第二层次：脏腑之间的相互关系，五脏相关能够较准确表达病证在不同阶段、不同证型有主次之分与病位之分（重症肌无力ⅡB型中度全身型以脾肾相关为主），这样不同于五行学说生克推衍与五行木、火、土、金、水关系的对等。第三层次：其他因素如外界环境、社会环境、精神心理等相关因素的影响，即包括除药物干预以外的相关因素。

五脏相关用药式＝药物归经理论（主方强肌健力饮，方中黄芪、党参归脾肺二经，当归入心肝脾经，白术归脾胃经）＋药性理论（升降浮沉，方中升麻行气于右，柴胡行气于左，左右升降治眼睑下垂；四气五味，方药多为甘温之品健脾补肺）＋临床实践经验用药（邓铁涛教授经验，五爪龙乃岭南草药，又名五指毛桃、南芪、土北芪，色白入肺脾二经，补而不燥）。通过药物的归经与前面诊断式中

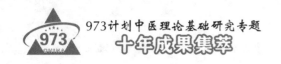

的相关脏腑相联系，再结合具体的药性选用药物（兼夹证、合并症加减用药）。

邓老临证使用黄芪经验丰富，认为黄芪：①陷者举之。重用黄芪以升陷，其适应证为脏器下垂（如胃下垂、子宫下垂、脱肛、肾下垂等等）、重症肌无力、肌肉萎软萎缩、呼吸困难、眩晕等属气虚下陷者。②"升"者平之。高血压一病，肝阳上亢者为多。邓老治疗气虚痰浊型之高血压者，重用黄芪合温胆汤以治之，且黄芪轻用则升压，重用则降压。③攻可补之。张锡纯认为黄芪之升补，尤善治流产崩带。但重用黄芪可下死胎，这是邓老的验。④痪者行之。邓老认为，对于偏瘫、截瘫等属于气虚有瘀者，补阳还五汤是一张特别著名的效方。⑤表虚固之。李东垣认为黄芪能补三焦之外，又能实卫气。卫气者，温分肉而充皮肤，肥腠理而司开合者也。"实卫"就是"固表"，虚人外感可小量用之。⑥证须审之。邓老喜用黄芪，但他时常告诫我们，黄芪到底是药，不是粮，用之对证则效，用之不当则害人。对于气阴两虚，兼肝肾不足者尤要审慎，时时留意药之进退，不然"物极必反"，此乃"少火生气，壮火食气"之理。对于使用黄芪的指征，邓老认为舌见淡胖有齿印，脉虚大或寸部弱，再参察其他气虚之证候有否，便可考虑使用之。至于用量之多寡，则要时时留意证候之变化，不要墨守成规，刻舟求剑。

（二）科学证据

1."五脏相关"的应用基础研究

（1）心系疾病的"五脏相关"：心力衰竭中医证候调研显示心衰病位不单单在心，而是涉及心、脾、肾、肺、肝五脏。对413例诊断为心衰患者，采取临床病例直接观察法方式进行信息采集。频数统计结果显示，所有心衰患者病位均在心，占100%，涉及两脏以上占97.8%，其中涉及心脾两脏378例（91.5%），提示心脾关系最为密切。

（2）肺系疾病的"五脏相关"：对346例慢性肺源性心脏病住院患者，进行疾病过程中涉及中医脏腑证候的分类研究。结果：慢性肺源性心脏病除涉及中医肺或肺、心两个脏腑系统外，还可涉及肾、脾、肝等脏腑系统。其病位虽在肺与心，但按照中医脏腑相关证候分析，肺大肠系症状中，最主要是咳嗽（332例，占96%）、咯痰（318例，占91.9%）、喘证（314例，占90.8%）；心系症状主要是胸闷（336例，占97.1%）、心悸（328例，占94.8%）、失眠（76例，占22%）；肾膀胱系症状主要是喘促（218例，占63%）和水肿（111例，占32.1%）；脾胃系症状主要是疲倦（162例，占46.8%）、肢体乏力（118例，34.1%）、水肿（91例，占26.3%）；肝胆系症状主要是不寐（45例，占13%）、口苦（48例，占13.9%）。肺系与心系合计346例，占100%；累及脾系262例，占75.7%；肾系226例，占63.6%；肝系94例，占27.2%。慢性肺源性心脏病之脏腑传变，由肺及心，肺火（如肺部感染喘咳）往往加重病情心火（影响心主血脉）功能。

开展强肌健力（补中益气）方对肺脾两虚型COPD大鼠气道重塑和转移生长因子β1的影响的研究。模型组基本符合人类COPD病理生理变化。模型组气道壁厚度较正常组明显增厚（$P < 0.05$），强高组气道壁厚度明显变薄，与模型组比较有显著性差异（$P < 0.05$），但强低组与模型组比较无明显变化（$P > 0.05$）。模型组肺组织TGF-β1cDNA含量较正常组明显升高（$P < 0.01$），强高组、强低组肺组织TGF-β1cDNA含量明显降低，与模型组比较有显著性差异（P 均 < 0.01）。提示邓铁涛教授验

方强肌健力饮，对肺脾两虚型COPD大鼠气道重塑和转移生长因子β1产生作用，这也可能是肺脾相关理论的物质基础之一。

（3）肝系疾病的"五脏相关"：对222例肝硬化住院患者进行临床信息和中医证候调研显示以两脏系为主要临床表现的占40.99%，其中肝脾系表现的占30.63%。以三脏系为主要临床表现的占14.86%，以四脏系为主要临床表现的占4.05%，提示"肝脾相关"。肝硬化代偿期以肝脾两脏相关为主，失代偿期危重患者则多脏相关。运用基于结构方程模型分析方法，对五脏非线性主成分之间的相关分析显示，肺与肾、肝与脾、肝与肾之间的相关性较强，肝与肺、脾与肾、心与脾的相关性次之，肝与肺、脾与肾、心与脾之间呈正相关，肺与肾、肝与脾、肝与肾之间呈负相关。

（4）肾系疾病的"五脏相关"：对161例运动神经元疾病中医证候调研显示脾肾虚损、肝阴不足是本病主要证型，病位涉及肝脾肾三脏，病久可见虚实夹杂之症，提示"脾肾相关"。基于结构方程模型分析结果：从两脏之间的直接效应看，心与肾、脾与肺的直接通径系数较大，肺与肾、心与肺、脾与肾的直接通径系数次之。从间接效应来看，涉及三脏的间接通径系数较大的有肺-肾-心、脾-肺-肾、肾-心-肺、脾-肾-心、心-肺-肾、肝-脾-肺、肾-心-脾、肝-脾-肾、心-脾-肺。

肾主骨理论与骨质疏松症虚证五脏相关性的临床调研发现，骨质疏松症患者，90.5%为肾虚合并它脏虚证的多脏证，其中与心虚证并见最多，其次是肝虚；证候组合中，以肾肝心三脏合虚最多，其次是肾心两脏合虚；提示骨质疏松症与肾、肝、心三脏关系密切。进一步对证候组合多寡与腰椎骨密度变化进行分析，结果表现证候组合越复杂，涉及病变的脏腑越多，腰椎骨密度值越低。

复制脾虚证小鼠动物模型的脾脏、肾脏、肝脏、心肌组织均出现质量、RNA（核糖核酸）含量及组织形态学改变；脾虚证动物随着造模时间的延长，性激素T（睾酮）、E_2（雌二醇）出现了与肾虚证相同的变化，表明动物证型转化与病机改变也有中医"五脏所伤，穷必及肾"逐渐加重的病理过程。创建脾肾两虚复合证动物模型，发现T_3、T_4、cAMP、cGMP、T、E_2这类物质在脾虚、肾虚证中均有改变，其比值发生改变可能是脾虚向肾虚转化最先涉及的病理因素，这类物质可能是脾肾相关的物质基础之一。

（5）其他"五脏相关"研究：多发性肌炎动物模型的肌酶谱检测与肌细胞组织及其他脏器组织病理改变的相关性研究发现，多发性肌炎动物模型除肌酶谱异常升高外，部分实验动物还合并间质性肺炎或其他脏器的损害。

对小儿紫癜病中医证候调研显示紫癜病证候的分布情况，是以肺、脾为主的多脏腑功能失调，与五脏具有相关性，这与传统上对于紫癜病病因病机的论述多以脾肾为主的认识有所不同，提示应进一步系统研究从肺脾论治紫癜病。

对消化道疾病证候调研与诊治，邓铁涛教授主张调理脾胃以治胃、十二指肠溃疡，注重养胃阴以治萎缩性胃炎，实脾以治慢性肝炎。邓老认为肝病亦当先"实脾"，常用自拟"慢肝六味饮"加减进行治疗，其基本方是四君子汤加萆薢、黄皮树叶。拟胶七散（阿胶、田七）治疗消化道溃疡，包括免疫性的消化道溃疡出血。

慢性肾盂肾炎，邓老认为其属中医淋证中气淋、劳淋一类，乃邪少虚多之证，要使正气充足以逐邪气，健脾便是重要的一环。治此病，邓老喜用自拟珍凤汤；用四君子汤以健旺脾胃，增强人体抗病能力；用珍珠草、凤尾草以祛邪，形成内外夹击之势；百部逐邪；桑寄生既能帮助扶正，又入肝肾经，为本方之使药。慢性肾炎，邓老认为其主要因脾肾两脏虚损所致，并强调脾虚是本病的共性，治疗过程中时时注意调补脾气，保持脾气的健运。

2."调脾胃以安五脏"的临床研究

（1）"调脾护心"诊治冠心病：采用随机对照试验，按2∶1的比例应用简单随机分配方法分为调脾护心治法治疗组及安慰剂对照组，纳入广东省中医院住院的200例病例。其中治疗组（暴露组）135例，对照组（非暴露组）65例。治疗组给予西医规范治疗+邓老冠心方，每天1次；对照组接受西医规范治疗，不给予中药治疗。两组均不可加用具有相似作用的中药、中成药、静脉制剂等，疗程24周。结果显示，心绞痛疗效上，试验组显效率35.6%，对照组显效率21.5%，差异有显著性。试验组未发现明显的毒性和不良反应。2组病例治疗前、中、后，血、尿、便常规，肝肾功能，心肌酶学检查等均无异常。随访结果显示，降低冠脉搭桥后围手术期并发症发生率20%；减少冠脉介入后心绞痛复发率23.7%。

（2）"调脾暖心"诊治心力衰竭：采用随机、双盲、安慰剂对照，将150例患者随机分为两组，两组均给予一致的心衰标准治疗，包括利尿剂、ACEI制剂、β受体阻滞剂、洋地黄制剂等。同时治疗组给予邓老暖心胶囊，对照组给予安慰剂胶囊，每次3粒，每天3次。暖心胶囊，每粒0.45g，口服。治疗24周。邓铁涛教授研制的暖心胶囊，具有调脾暖心、益气通阳、除痰祛瘀的功效，可调补心脏气血阴阳。

临床研究结果：两组患者治疗后心功能均有持续性改善。治疗组心功能改善总有效率78.87%；对照组总有效率64.38%，两组比较，差异有显著性（$P < 0.05$）。两组在治疗后随访24周，治疗组死亡人数4人，对照组死亡15人，两组病死率分别为2.90%和8.95%，但两组相比差异无统计学意义（$P > 0.05$）。两组患者均未见三大常规、肝肾功能异常。在不良反应方面，治疗组有1例出现咳嗽，对照组无不良反应。

（3）"健脾益肺、培土生金"指导慢性阻塞性肺疾病（COPD）辨治：健脾益肺Ⅱ号方是在广东省中医院内制剂"健脾益肺冲剂"的基础上，根据五脏相关理论"健脾益肺、培土生金"为治疗重心，适当兼顾心肾和痰瘀。课题组对符合诊断标准和纳入标准的178例COPD患者，按照随机分组方法，以中心（医院）为分层因素，将病例按2∶1比例分为治疗组和对照组。治疗组服用健脾益肺Ⅱ号方，免煎颗粒，冲服，每日一剂。对照组服用安慰剂，免煎颗粒，冲服，每日一剂。两组在观察期内均采用基础治疗，即按需加用支气管舒张剂。疗程2个月，随访4个月。两组患者治疗及随访期间年平均急性加重次数比较，差异有统计学意义（$P < 0.01$），治疗组少于对照组。两组患者治疗后与随访结束6分钟步行距离比较，差异均有统计学意义（$P < 0.01$），治疗组高于对照组。两组患者治疗后SGRQ总分比较，差异有统计学意义（$P < 0.05$），治疗组低于对照组。两组患者不良事件/反应发生率均较低，差异无统计学意义（$P > 0.05$）；安全性评价分级为1～2级，以1级为主，安全性良好。

（4）"补脾益损、强肌健力"指导重症肌无力辨治：纳入成人重症肌无力ⅡB型98例患者，按照随机的方法进行两种治疗和安慰剂对照。治疗周期3个月，治疗措施，采用患者纳组前基本治疗加脾胃气虚1组（补中益气汤为主）、脾胃气虚2组（补中益气汤加补肾药物）和安慰剂治疗。均以强肌健力颗粒命名，实行盲法对照。

脾胃气虚 1 组和安慰剂比较，治疗后 3 个月，神、形、情领域之间的差别具有统计学意义；重症肌无力 PRO 评价量表，除了治疗领域，其他领域如生理领域、心理领域和社会领域 QOL 得分差别在两组患者之间都有统计学意义，治疗组效果优于对照组。脾胃气虚 2 组和安慰剂比较，治疗后 3 个月，神、形、情领域之间的差别具有统计学意义；重症肌无力生存质量（MG-PRO）评价量表，治疗领域、生理领域、心理领域和社会领域生存质量测定量表（QOL）得分差别在两组患者之间都有统计学意义，治疗组效果优于对照组。脾胃气虚 1 组和脾胃气虚 2 组比较，重症肌无力 PRO 评价量表，除了社会领域，其他领域如生理领域、心理领域、治疗领域 QOL 得分差别在两组患者之间都有统计学意义，脾胃气虚 2 组比脾胃气虚 1 组效果在某些方面有一定的优势。

针对成功抢救 132 例重症肌无力危象患者，对其中 30 例进行强肌健力口服液治疗，比较治疗前后血清中蛋白质图谱和多肽图谱，发现 19 条变化异常的肽以及这 19 条肽分别属于 6 种不同的蛋白，可能是呼吸肌极度疲劳、以肺脾肾虚型为主的重症肌无力危象患者的物质基础之一。比较治疗前后患者的血清，发现有 7 条肽的表达量在治疗后发生了变化。其中，α-纤维蛋白原前体蛋白的片段 $m/z1020.516$ 和补体 C3f 的片段 $m/z1865.019$ 和 2021.128 在治疗后表达升高。说明 α-纤维蛋白原前体蛋白和补体 C3f 不仅参与疾病的发生，并对治疗药物有反应，提示这 3 条片段（$m/z1020.516$，1865.019 和 2021.128）可能在疾病诊断和治疗评价方面都有指示性作用。

3. 强肌健力方及其君药黄芪的调控效应研究

（1）采用免疫组织化学染色法，观察不同比例的强肌健力方含药血清对脾虚大鼠胸腺、脾脏细胞增殖细胞核抗原（PCNA）和细胞表面诱导凋亡分子（FAS）基因的表达。结果显示，不同比例的强肌健力方含药血清组均能使胸腺细胞 PCNA 表达增加，而 FAS 表达则明显降低。结论提示强肌健力方含药血清能使胸腺细胞 PCNA 高表达，而 FANS 则呈低表达，表明该方药能促进胸腺细胞增殖，同时对胸腺细胞凋亡有抑制作用，这是该方治疗脾虚证的主要作用机理之一。

（2）观察强肌健力方对脾虚证大鼠脾脏、胸腺组织 PCNA 表达的影响，实验结果显示脾虚模型组脾脏、胸腺组织 PCNA 蛋白表达均比正常对照组减少，阳性平均面积率显著降低（$P < 0.01$，）而强肌健力方、强肌多糖能使脾脏、胸腺组织 PCNA 蛋白表达升高（$P < 0.05 \sim 0.01$）。实验结论提示强肌健力方能使脾脏、胸腺组织 PCNA 表达升高，可以有效促进脾虚证大鼠脾脏、胸腺组织细胞增殖，并对受损的脾脏、胸腺组织具有保护作用，其健脾益气的作用机理与升高 PCNA 表达有关。

（3）强肌健力方君药为黄芪，为观察强肌健力方疗效的重复性及黄芪在方中的地位，采用脾肾两虚模型，用药组分别为黄芪减量方、单用黄芪方、强肌健力方。黄芪减量及黄芪单方在脾虚阶段与强肌健力方治疗效果差别不大；而到后期强肌健力方优势明显，黄芪减量及黄芪单方效果不如强肌健力方，强肌健力方尤其可以有效增加垂体远部酸性细胞的含量及胸腺 PCNA 蛋白的表达。因此强肌健力方防治脾肾两虚的机制可能是由于在重用黄芪与其他药物配伍应用时，有效成分发生了变化，从而能够改善垂体、胸腺等脏器的功能，使机体得到恢复。结论提示强肌健力方可以有效防治大鼠脾肾两虚证，其中重用黄芪起到了很重要作用，如减少黄芪剂量或单用黄芪，效果会明显下降，提示黄芪要与该方药同时配伍使用才能全面发挥疗效。

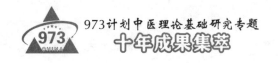

（三）学术影响

中医五脏相关理论研究引起学术界广泛关注，对临床的指导作用从医者"日用而不知"逐渐演化为知行合一，如南方医科大学西学中专家靳士英教授认为：五脏相关学说是一个指导临床辨证论治可以实际应用的理论体系，所以它有很强的生命力和指导临床实践的现实意义。

"中医五脏相关理论基础与应用研究"于2008年11月通过广东省科技厅组织技术鉴定与现场答辩，获得广东省科学技术一等奖。"冠心病心脾证治研究"，2008年通过广东省科技厅组织技术鉴定获广东省科学技术二等奖；"慢性阻塞性肺病若干关键环节的中医辨治研究"，获2009年度广州市科技局科学技术二等奖。本成果在基础实验研究方面有被3篇论文被SCI收录，出版学术论著《中医五脏相关学说研究：从五行到五脏相关》《中医五脏相关学说研究·实验研究》。课题组举办了2008年全国五脏相关诊疗学习班、2010年五脏相关理论与实践培训班、2010年广东省中医药研究生五脏相关理论创新与中医药发展暑期学校，3次以五脏相关理论创新为主题的全国性学术会议及学习班。广州中医药大学研究生院编印教材《中医五脏相关学说》，对相关内容进行教学实践，阐述邓铁涛教授五脏相关学说要点。

四、"脾主运化统血"的科学诠释及"四系一体"脾藏象理论知识体系的构建

【摘要】该研究首次提出脾主运化的"纳－化－运"和脾主统血的"生－行－摄"模式，构建了以"脾主运化""脾统血"为核心的脾藏象理论系统结构和"四系一体"的脾藏象理论知识体系；阐明中枢－胃肠神经为主导的神经－内分泌－免疫网络调控下，物质摄取－转输至能量合成的生物学过程是"脾主运化、统血"等脾藏象理论的基本科学内涵，明确能量供给－线粒体呼吸链酶是其功能核心，Lon蛋白酶参与线粒体微环境调控。

【成果来源】项目二十五："脾主运化、统血"等脾藏象理论研究（2013）

（一）理论内涵

1. 构建了脾藏象理论知识体系

（1）提出脾藏象理论发生发展轨迹呈现"六段三期两高峰"的脉络。通过梳理历代文献，综合考据，提出了"六段三期两高峰"的脾藏象理论发生发展轨迹。其发生发展历经六个阶段，形成了两次学术高峰，可概括为奠基、兴盛和创新三个历史时期。先秦时期，产生了脾藏象理论的雏形；秦汉三国时期，构建了脾藏象理论基本框架；晋唐五代时期，丰富了从脾论治各科疾病的经验；宋金元时期，形成了"东垣中兴"的第一次高峰；明清时期，升华了脾藏象理论；近现代时期，形成了"系统诠释"的第二次高峰。

（2）构建以"脾主运化""脾主统血"为核心的脾藏象理论结构。脾主长夏，旺四时，主中土，为阴中之至阴；脾在五行属土，土载四行，与其他四行生克制化；故脾为养生之本、五脏之本。"脾主运化、统血"的功能基础是脾气、脾阳、脾阴和脾血，通过足太阴脾经和足阳明胃经的相互络属，以及脾与胃以膜相连，功能相通，纳运相合，升降相因，燥湿相济，构成脾与胃表里配合关系，故脾胃为升降枢纽；脾运化水谷、运化水液，故为仓廪之官、制水之脏；脾运化精微，化生气血，故脾为气血之本；气血是人体生命活动两大基本物质，是神志活动和形体活动的基础，故脾为后天之本；脾藏

意智主思，故为谏议之官；进而构建了以"脾主运化""脾主统血"为核心的脾藏象理论系统。见图7-12。

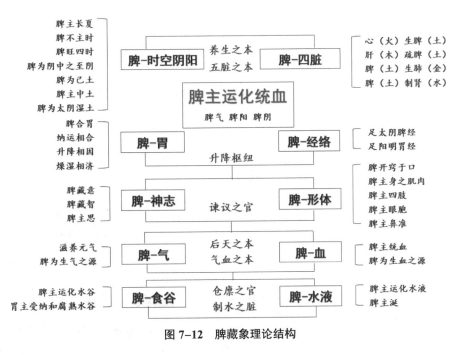

图7-12　脾藏象理论结构

（3）确立脾主运化的"纳-化-运"模式。脾主运化是指脾具有将水谷化为精微，并将精微吸收转输至全身各脏腑组织的功能。其概念核心是以消化食谷为核心，并能调节水液代谢。

脾主运化的"纳-化-运"模式："脾胃合一"，"纳-化-运"一体，其中纳水谷，化精微，运升清降浊。水谷在脾胃的纳运相得、升降相因共同作用下，化生精微和津液，运化功能是以水谷为本，脾气为要。运化形式随化随运，灌溉四傍；并通过脾的升清功能，将水谷精微上输于心肺，以化生气血，故脾为气血生化之源。见图7-13。

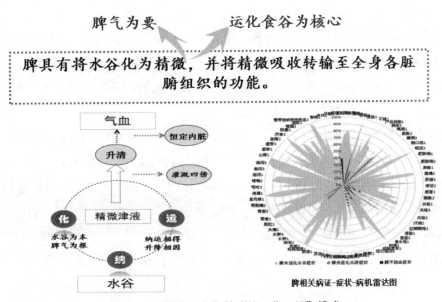

图7-13　"脾主运化"的"纳-化-运"模式

（4）确立脾主统血的"生－行－摄"模式。脾主统血是指脾具有统摄或控制血液使之运行于脉中的功能。狭义的脾统血是指脾气具有统摄血液，使其在脉中正常运行而不逸出脉外的功能；广义的脾统血指脾具有全面统领血液的作用，脾有裹藏血液，化生血液，促进血液在脉中正常运行，固摄血液不逸出脉外的功能。

脾主统血的"生－行－摄"模式："脾统血"包括摄血、裹血、生血、助血行四个方面。脾气是统血的根本，营血是统血的对象，生血是统血的基础，助血行是统血的枢纽，摄血是统血的结果。见图7-14

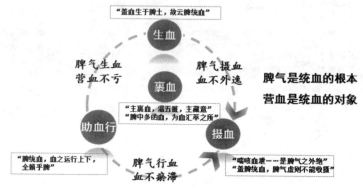

图7-14 "脾主统血"的"生－行－摄"模式

（5）阐释"脾主运化"与"脾统血"的关系。脾气是运化和统血的根本，为原动力，脾阳为主，脾阴、脾血为辅，共同实现"运－化－统"功能的发挥。"气血"是沟通这两功能的中心物质和能量。运化正常，血之"生－行－摄"协调。运化是统血的基础，统血是运化的延伸。生理上，脾主运化以运化水谷为本，"脾主运化、统血"皆以脾气为要；病理上，脾不统血均伴有脾失健运的表现，脾失运化水谷可能是脾相关疾病的共同病机。临床诊疗各类脾相关疾病，均应重视益气健脾、运化水谷，四君子汤是两者通用基础方。

（6）构建"四系一体"的脾藏象理论知识体系。

①四系：指整体系统、功能系统、辨治系统和治未病系统。整体系统以"内外统一"为特征，包括天人合一、形神合一、体用合一；功能系统以"运化、统血"为核心；辨治系统以"因机证治"为纲领；治未病系统以"从脾论治"为策略，以"三因制宜"为核心手段，以饮食、起居、体育锻炼、情志调摄、中药调理、针灸推拿调整为基本方法。

②构建了脾藏象理论知识体系：以1315个术语、21558条语义关系，构建脾藏象理论知识体系本体图，包含脾藏象理论生理知识体系、病理知识体系和诊疗体系，其中术语以"点"表示，语义关系以"边"表示，如图7-15所示。脾藏象理论知识体系本体图位于图的上部，可以看到有三个较为密集的区域，经分析发现最上部的区域是以"诊疗"为核心，中部的区域以"生理"为核心，下部的区域以"病理"为核心，三部分相对独立。故按"生理""病理""诊疗"三个模块构建脾藏象理论生理知识体系、病理知识体系和诊疗体系本体图（位于图的下部），构建脾藏象理论知识体系。

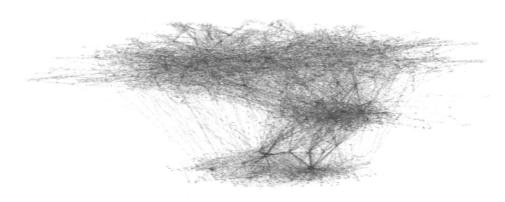

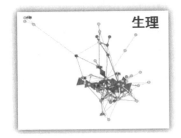 生理
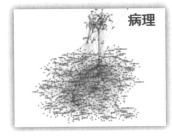 病理
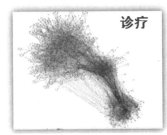 诊疗

图 7-15　基于 Gephi0.9.1 的脾藏象知识本体可视化图谱

③与脾病相关病因：共 6 类（六淫、饮食、情志、劳逸、病理产物、其他）20 个具体病因（见图 7-16 脾藏象理论病因谱），其中外感以寒湿居多；饮食为患以饥饱、嗜酒、膏粱厚味为主；情志以思虑忧愁为主；劳逸以劳力、劳神为主。病因与疾病的关系，六淫尤其是寒湿等邪气常见呕吐、腹痛、泄泻、痞满；饮食失宜常见泄泻、呕吐；过劳常见虚劳、衄血；思忧怒常见血证、胸痹心痛；瘀常见血证、胸痹心痛；药邪常见呕吐、腹痛。经现代文献统计分析，脾相关高频证依次为肝郁脾虚证、脾肾阳虚证、心脾两虚证、肺脾气虚证、脾气虚证，现代以脏腑兼夹的虚证或虚实兼杂证居多。

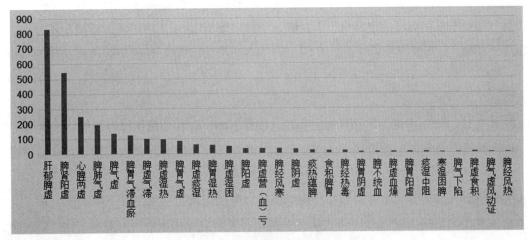

图 7-16　脾藏象理论病因谱

④脾藏象基本病机与治法关系：脾胃的生理功能，是在脾气、脾阴、脾阳，及胃气、胃阴、胃阳的共同作用下完成的。其功能失常形成脾藏象的基本病机，即脾气虚、脾阴虚、脾阳虚、胃气虚、胃

阴虚和胃阳虚。另外，根据脾胃病机的寒热虚实性质，又可将其概括为湿热蕴脾、寒湿困脾、胃寒、胃热（火）。按照脾功能失常的类型，将脾藏象病机分为脾运化水谷功能失常、脾运化水液功能失常和脾统血功能失常三方面。

脾气虚证、脾阳虚证、脾虚痰湿证相关疾病最多，提示这是脾相关疾病的三大主证。脾气虚证多见于泄泻、虚劳、崩漏、胃痞、哮病、消渴、便血、紫斑、鼻衄、痿病、月经先期、咯血、癃闭、吐血、喘病、腰痛、艾滋病等；脾阳虚证多见于泄泻、呕吐、水肿、便血、呃逆、腹痛、便秘、鼓胀、关格、痢疾、胃痞、胃痛、虚劳、噎膈等；脾虚痰湿证多见于痴呆、喘病、肥胖、肺胀、咳嗽、头痛、痫病、肺癌等。

揭示了证－症－方关系。脾气虚证（面色萎黄、肢倦神疲、气短懒言、纳呆食减、腹胀、便溏、舌淡，治疗以四君子汤、六君子汤、参苓白术散等）为核心，衍生脾阳虚证（脘腹冷痛、喜热喜按、形寒肢冷、尿少水肿，治疗理中汤、实脾饮、完带汤等）、脾虚痰湿证（口中黏腻、恶心呕吐、肢困身重、头重如裹，治疗二陈汤、胃苓汤等）、脾不统血证（鼻衄、齿衄、月经量多、紫斑、吐血、咯血、尿血等慢性出血，治疗以归脾汤、黄土汤等）。

2. 阐明了物质摄取－转运－转化是"脾主运化、统血"基本生物学过程，明确了线粒体呼吸链酶复合物活性是其功能核心

（1）脾气虚证、脾阳虚证、脾虚湿盛证模型大鼠消化与吸收功能下降，功能性消化不良和功能性腹泻脾虚证大鼠消化功能下降，揭示了脾虚证物质摄取－消化吸收功能失常的特征。

（2）脾气虚证大鼠心脏泵血功能降低，脾气虚证大鼠相关器官微循环血流减少，冠状动脉粥样硬化脾虚痰浊证巴马小型猪心功能降低、微循环血流量减少，益气健脾法可纠正心功能及微循环血流量异常，揭示了脾虚证物质运输动力－心血管功能失常的特征。

（3）脾气虚证大鼠血黏度改变，冠状动脉粥样硬化脾虚痰浊证巴马小型猪血液流变学改变，益气健脾法可纠正血流动力学紊乱，揭示了脾虚证血液运输载体－血细胞生物力学失常的特征。

（4）脾气虚证和脾阳虚证大鼠海马、下丘脑、小肠、胃 GLUTs 下降，功能性消化不良脾虚证大鼠小肠 GLUT1 下降，益气健脾法可纠正小肠 GLUT1 异常，冠状动脉粥样硬化脾虚痰浊证巴马小型猪心肌 GLUT4 升高，益气健脾法可纠正心肌 GLUT4 异常，揭示了脾虚证细胞膜物质转运－葡萄糖转运蛋白失常的特征。

（5）脾气虚证、脾阳虚证大鼠小肠和胃组织 AQPs 下调，冠状动脉粥样硬化脾虚痰浊证巴马小型猪心肌 AQPs 升高，益气健脾法可纠正 AQPs 异常，揭示了脾虚证细胞膜物质转运－水通道蛋白失常的特征。

（6）脾气虚证与脾阳虚证大鼠胃和小肠组织线粒体呼吸链酶复合物活性下降，脾气虚证与脾阳虚证大鼠下丘脑和小肠组织 ATP 水平下降；功能性消化不良脾虚证大鼠胃组织黏膜 COX Ⅴ A 蛋白的表达量降低，功能性消化不良脾虚证大鼠肝组织 COX Ⅳ 蛋白的表达量降低，益气健脾法可纠正线粒体呼吸链 COX Ⅴ A、COX Ⅳ 蛋白表达异常；冠状动脉粥样硬化脾虚痰浊证巴马小型猪心肌、回肠线粒体呼吸链酶复合物活性降低，益气健脾法可纠正线粒体呼吸链酶复合物活性及 ATP 含量异常，揭示了脾虚证线粒体呼吸链酶复合物活性失常的特征。

（7）鱼藤酮抑制呼吸链酶复合物活性可诱导出倦怠、乏力、食少、消瘦等脾气虚证表征信息。出现脾虚证表征信息的模型动物的物质消化与吸收、心脏泵血、微循环血流发生异常；血浆代谢谱及出凝血机制均发生紊乱；多器官细胞膜葡萄糖、氨基酸转运体与水通道蛋白失常，证实其中枢神经－胃肠神经－内分泌－免疫网络系统功能严重失调；呼吸链酶活性抑制剂鱼藤酮可以诱导出大鼠脾虚证表征信息，且其核心指标变化也趋于吻合。

基于此，研究提出物质摄取－运输－转化是"脾主运化，统血"的基本生物学过程，明确能量供给－线粒体呼吸链酶活性是其功能核心。

3. 阐明了中枢－胃肠神经－内分泌免疫网络是"脾主运化、统血"的宏观调控机制，发现 Lon 蛋白酶参与"脾主运化、统血"线粒体微环境调控

系统阐明中枢－胃肠神经－内分泌免疫网络是"脾主运化、统血"的宏观调控机制，符合"脾为气机升降之枢"特性；发现 Lon 蛋白酶参与"脾主运化、统血"线粒体微环境调控，在分子水平上揭示了 Lon 蛋白酶符合"脾为气机升降之枢"特性。

（1）揭示了脾虚证中枢与外周信息响应部位、效应物质失常的特征：脾气虚证、脾阳虚证中枢与外周脑肠肽表达水平上调，功能性消化不良、ITP 脾虚证中枢与外周脑肠肽表达水平下调；脾气虚证、脾阳虚证模型大鼠中枢与外周 β－EP 水平上升，脾气虚证、脾阳虚证模型大鼠中枢与外周 β－EP 水平上升，揭示了脾虚证中枢与外周信息响应部位、效应物质失常的特征。

（2）发现了脾虚证 Lon 蛋白酶表达失常的特征：脾气虚证与脾阳虚证大鼠胃和小肠组织 Lon 蛋白酶表达上调，冠状动脉粥样硬化脾虚痰浊证巴马小型猪心肌 Lon 蛋白酶表达下调，益气健脾法可纠正 Lon 蛋白酶表达异常，提示了脾虚证 Lon 蛋白酶表达失常的特征。

（3）发现了敲低 Lon 蛋白酶可部分复制脾气虚证表征信息：运用基因敲除技术所获得的 Lon 蛋白酶敲低大鼠，可部分复制倦怠、乏力、食少、消瘦等脾气虚证表征信息及核心指标改变，鱼藤酮干预能够使大鼠线粒体 Lon 蛋白酶表达上调。

4. 循证评价了"从脾论治"FD、FDr、CHD、ITP 的有效性与安全性，揭示了"从脾论治"上述疾病的疗效机制

（1）阐明"脾气虚、健运失常"是脾相关疾病的核心病机：FD、FDr、CHD、ITP 在内的 142 个脾相关病证均处于"脾气虚、健运失常"病机为核心的网络中；脾不统血所致的 11 个病证均含有"脾气虚、健运失常"相关症状。

（2）阐明气机升降出入运动为枢纽、精气血津液气化过程是"脾主运化、统血"等脾藏象理论的关键环节

"脾主运化与统血"以食谷为本，脾气为要，以气机升降出入运动为枢纽、以精气血津液气化过程为关键环节；并以脾主运化为核心，保证血"生－行－摄"协调；脾气为原动力，脾阳为主，脾阴、脾血为辅，共同实现"运－化－统"功能的发挥。据此项目组精选功能性消化不良、功能性腹泻、冠心病稳定型心绞痛、免疫性血小板减少症四种优势病种深入系统研究。

（3）阐明 FD、FDr、CHD、ITP 因－机－证－治的基本规律：解析 FD/FDr/CHD/ITP 因－机－证－治本体网络，揭示了 FD/FDr/CHD/ITP 辨证论治 6 个基本规律或特征。共同病因包括劳倦内伤、饮食

失宜；共同证候包括脾气虚证、脾阳虚证；共同主症包括倦怠乏力、神疲懒言、痞满纳呆；基本治则为益气健脾；共用方底为四君子汤，共用药物有党参、茯苓、白术等。功能性消化不良脾虚气滞证用四君子汤加木香等；脾虚湿阻证用四君子汤加厚朴等；脾阳虚证用四君子汤加附子。功能性腹泻脾虚湿阻证用四君子汤加薏苡仁等；治疗冠心病稳定型心绞痛脾虚痰浊证用四君子汤加清半夏等；免疫性血小板减少症脾不统血证用四君子汤加阿胶等。

（4）阐明 FD、FDr、CHD、ITP 的证候演变规律：脾主运化及统血的功能，全赖于脾气健运。脾气虚，健运失常为脾相关疾病的核心病机。脾气虚又可发展演变为脾阳虚，气机升降失常，浊气在上，则生膜胀，发为功能性消化不良；清气在下，则生飧泄，或脾虚湿阻，发为功能性腹泻；若脾气虚，健运失常，水谷精微不归正化、滋生痰浊，痰浊阻滞，血行不畅，导致血瘀，发为冠心病稳定型心绞痛；若脾虚失运，气不摄血，脾不统血，则发为免疫性血小板减少症。

（5）循证评价了从脾论治 FD、FDr、CHD、ITP 的有效性与安全性：精选"浊气在上则生膜胀"的功能性消化不良（FD）、"清气在下则生飧泄"的功能性腹泻（FDr）、"脾失健运、水谷精微不归正化、生痰致瘀"的冠心病心绞痛（CHD）以及"脾失健运、气不摄血、脾不统血"的免疫性血小板减少症（ITP）共四个脾虚证疾病进行循证医学评价，证实"从脾论治"功能性消化不良可改善餐后不适，改善焦虑抑郁，随访期无复发；"从脾论治"功能性腹泻可减少腹泻次数，改善大便性状，改善焦虑抑郁，随访期无复发；"从脾论治"冠心病稳定型心绞痛，能降低心绞痛积分，临床治疗有效率达 74%；"从脾论治"免疫性血小板减少症可降低血小板减少程度评分和出血程度评分。

（6）揭示了"从脾论治"FD、FDr、CHD、ITP 的疗效机制："从脾论治"可以通过重调 CNS/ENS 主导下 NEI 网络功能系统、调整物质摄取 – 转运 – 转化基本生物学过程、改善线粒体氧化磷酸化异常及微环境调控等 4 个主要途径，治疗功能性消化不良、功能性腹泻、冠心病心绞痛和免疫性血小板减少症，初步揭示了脾藏象理论指导下中医"异病同治"的生物学基础：①"从脾论治"可重建 CNS/ENS 主导下 NEI 网络系统功能，主要表现为"从脾论治"可降低 5– 羟色胺 3 受体水平、升高 5– 羟色胺 4 受体水平、降低 5– 羟色胺 7 受体等神经递质水平，调节 β–EP、CCK、VIP、GLP-1、Ghrelin 异常。②"从脾论治"可调控物质摄取 – 转运 – 转化生物学过程异常，"从脾论治"可调控血液转运动力通道异常，改善 GLUT1、GLUT4、AQP1、AQP4 表达异常调节细胞膜转运异常。③"从脾论治"可调节线粒体能量代谢"从脾论治"可调节线粒体氧化磷酸化异常、可调控线粒体微环境异常。

（二）科学证据

1. 物质摄取 – 转运 – 转化是"脾主运化、统血"基本生物学过程，线粒体呼吸链酶复合物活性是其功能核心

（1）脾虚证物质摄取 – 消化吸收功能失常：高乳糖饲料喂养叠加小平台站立 9 小时组大鼠胰淀粉酶活力、D– 木糖排泄率、水通道蛋白 3 的表达显著下降提示，功能性腹泻脾虚病证结合大鼠消化吸收功能紊乱。

碘乙酰胺灌胃叠加小平台站立组，大鼠胃排空率及小肠推进率明显偏低，胃体纵行肌和胃窦环行肌肌条收缩振幅均降低，提示功能性消化不良脾虚病证结合大鼠机械性消化功能紊乱。

脾气虚、脾阳虚和脾虚痰浊证组大鼠胰淀粉酶活性均较正常组下降；脾气虚、脾虚痰浊组大鼠胃肠运动推进率较正常组下降，脾阳虚组大鼠胃肠运动推进率较正常组大鼠增快，支持了脾阳虚证时泄泻明显的症状。同时，脾气虚和脾阳虚组大鼠小肠糖转运体3和水通道蛋白3的表达水平显著下降。

（2）脾虚证物质运输动力与载体——心血管功能及血流变失常：超声显像方法检测大鼠心脏泵血功能及激光散斑技术检测器官微循环血流结果表明，脾气虚证大鼠左心室射血功能下降、左室收缩末期容积增大而射血分数下降；同时小肠、小肠系膜、胰腺、胃组织微循环血流减少。

血液流变学检测结果显示，脾气虚证大鼠全血黏度增加，凝血功能紊乱。脾气虚证大鼠心脏泵血功能下降、相关器官微循环血流减少，血液物质运输载体功能障碍，提示其物质运输能力降低。

（3）脾虚证细胞膜物质转运——膜转运蛋白表达变化：脾气虚和脾阳虚证大鼠海马与下丘脑组织葡萄糖转运蛋白（GLU4和GLU5）及胃（GLU1）与小肠组织葡萄糖转运蛋白表达（GLU1、GLU3和GLU5）均较正常组显著下调，而且脾阳虚证较脾气虚证大鼠葡萄糖转运蛋白下调更加明显。脾气虚和脾阳虚证大鼠小肠组织水通道蛋白（AQP3）和胃组织水通道蛋白表达（AQP3和AQP4）均较正常组显著下调，在胃组织中，脾阳虚证较脾气虚证大鼠水通道蛋白（AQP3和AQP4）下降更为明显。提示脾虚模型大鼠细胞跨膜物质转运功能下降。

（4）能量代谢——线粒体功能变化：脾气虚和脾阳虚证模型大鼠胃和小肠组织线粒体呼吸链的酶复合物Ⅰ、Ⅱ、Ⅲ、Ⅳ和Ⅴ的活性检测结果表明：①脾气虚和脾阳虚证模型大鼠胃组织线粒体呼吸链的酶复合物Ⅰ、Ⅱ（其中脾气虚例外，差异没有统计学意义）、Ⅲ、Ⅳ和Ⅴ的活性均较正常组大鼠显著下降；②脾气虚证模型大鼠小肠组织线粒体呼吸链酶复合物Ⅰ、Ⅱ和Ⅳ的活性与正常组大鼠比较差异不明显，复合物Ⅲ活性显著下降，复合物Ⅴ上升；脾阳虚证模型大鼠小肠组织线粒体呼吸链酶复合物Ⅰ、Ⅲ和Ⅳ的活性均较正常组大鼠显著下降，而复合物Ⅱ和Ⅱ的活性与正常组相比差异不明显。提示脾气虚和脾阳虚证模型大鼠胃和小肠组织线粒体呼吸链酶复合物活性下降。

脾气虚证模型大鼠胃组织线粒体呼吸链酶复合物Ⅰ、Ⅲ、Ⅳ和Ⅴ部分亚基的蛋白表达显著下降，而一些热休克蛋白及分子伴侣和辅助伴侣蛋白显著上调。提示脾气虚模型大鼠线粒体呼吸链酶复合物相关蛋白表达异常。蛋白变化趋势与脾气虚类似，表现为线粒体呼吸链酶复合物Ⅰ和Ⅴ蛋白以及部分三羧酸循环关键酶，如丙酮酸脱氢酶表达显著下降，而一些热休克蛋白、分子伴侣（包括线粒体蛋白酶）和辅助伴侣蛋白显著上调。提示脾阳虚模型大鼠线粒体呼吸链酶复合物相关蛋白表达异常。

首次提出"脾主统血是以线粒体功能与能量代谢为核心"的科学假说。为验证这一假说，在盲法检测ITP模型小鼠的脾脏、肝脏、血小板组织中相关指标发现，从脾论治方剂（健脾益气摄血方、健脾温阳摄血方）能够调控处于应激状态的ITP模型小鼠脾脏组织SDHA、ClpP以及血小板ClpP表达水平、并能使其恢复正常。SDHA蛋白是线粒体呼吸链能量代谢相关酶复合物琥珀酸脱氢酶中的关键亚基，而ClpP蛋白酶是调控蛋白质和维护机体功能稳态的关键酶。从脾论治方剂对这两个关键酶有明显影响，说明SDHA、ClpP可能是从脾论治的效应靶点，也可解释"脾主统血生理功能常态是以气为核心，机体多脏腑功能相互协调"理论的科学内涵。

（5）抑制呼吸链酶复合物活性可诱导出脾气虚证表征信息：应用线粒体能量代谢相关酶抑制剂鱼藤酮干预，观察抑制线粒体呼吸链酶复合物活性对大鼠表征信息的影响，以反证呼吸链酶复合物与脾虚证的关系。通过对运动距离、站立次数、双前肢抓力、进食量、进水量、体重以及消化功能指标的系统分析发现，与正常组大鼠比较，鱼藤酮组大鼠运动距离、站立次数、双前肢张力、体重、进食量、进水量、胃肠推进力和胰淀粉酶活性均显著下降。尽管脾气虚与鱼藤酮组组间个别指标也有差异，但是两组与正常组比较，指标变化趋势一致并且差异显著。

结果表明，利用线粒体呼吸链酶抑制剂鱼藤酮，可以部分诱导出脾虚证大鼠表征信息以及相关微观指标的变化，提示呼吸链酶活性与脾虚证发生具有内在联系。

2. 中枢－胃肠神经－内分泌免疫网络是"脾主运化、统血"的宏观调控机制

（1）脾虚模型大鼠中枢信息响应部位——海马和下丘脑组织线粒体超微结构变化的超微结构变化：透射电镜检测脾气虚证和脾阳虚证模型大鼠海马和下丘脑神经元线粒体超微结构变化，结果显示，正常组大鼠线粒体数量较多，形态正常；脾气虚证和脾阳虚证组大鼠海马和下丘脑神经元线粒体数量明显减少，线粒体嵴大量减少甚至完全缺失，线粒体膜发生损伤，线粒体肿胀和碎片化，部分线粒体甚至出现严重的空泡化，线粒体大小明显失调。提示脾气虚证和脾阳虚证模型大鼠海马和下丘脑神经元线粒体发生了明显损伤。

（2）脾虚模型大鼠中枢与外周信息响应部位、效应物质变化：分析脾气虚证和脾阳虚证模型大鼠海马3区，下丘脑、胃与小肠组织 β－内啡肽（β－EP）、缩胆囊素（CCK）和血管活性肠肽（VIP）的水平变化，结果发现，脾气虚证和脾阳虚证模型大鼠海马3区、下丘脑、胃和小肠组织 β－EP 水平均显著上升；除脾阳虚证组大鼠的海马和下丘脑组织外，CCK 水平在以上组织中均显著上升；除了脾气虚证组海马组织外，VIP 水平在以上组织中均显著上升。分析脾气虚证和脾阳虚证模型大鼠胃和小肠组织免疫相关因子，结果发现脾气虚证和脾阳虚证模型大鼠 IL-2 和 SIgA2 水平显著下降。以上结果提示，物质摄取－转输到能量合成的生物学过程，接受"中枢－胃肠神经"为主导的"神经－内分泌－免疫网络"系统的调控。

（3）脾气虚证模型大鼠下丘脑－腺垂体－靶腺轴变化：检测脾气虚证组模型大鼠血清中 TRH、CRH、甲状腺素 T4 和皮质醇 GC 的水平发现，脾气虚证模型大鼠血清中上述激素含量均明显减少。这一结果提示，脾虚证可能在一定程度上受到了下丘脑－腺垂体－靶腺轴的调控。

（4）脾虚模型大鼠 cAMP-PKA-PHK-GP 细胞信号通路变化：糖代谢过程中，cAMP-PKA-PHK-GP 信号通路的激活对于糖原分解生成 ATP 起着十分重要的作用。系统分析脾气虚证模型大鼠海马、下丘脑、胃和小肠组织 cAMP-PKA-PHK-GP 信号通路蛋白表达变化，结果显示，脾虚证模型大鼠多个组织 cAMP-PKA-PHK-GP 信号通路相关蛋白表达水平显著下调，表明糖代谢 cAMP-PKA-PHK-GP 信号通路异常与脾虚证的发生有关。

（5）脑－肠轴相关非经典免疫稳态调控脾主统血生理与病理过程：首次提出脑－肠轴衡态理论参与了脾主统血的生理与病理过程，并通过对同病同证的免疫性血小板减少症、异病同证的子宫功能性出血、消化道肿瘤、血小板减少症患者脑－肠轴功能指标的血管活性肠肽、5-羟色胺、β-内啡肽检测，结合临床与基础研究的血小板检测值以及出血的分度变化，得出脑－肠轴相关非经典免疫稳态调控脾主统血生理与病理过程：①健脾益气摄血方通过调节 β－EP、5－HT、VIP 的表达水平，激活止血机制而有效止血，其调节过程要早于强的松，表明脑－肠轴是"脾主统血"生理功能调节的靶器官，脑－

肠肽则是"脾主统血"功能调节的物质基础；②脑－肠肽在同属"脾不统血证"的不同疾病中表达各异。其中，VIP、β－EP表达水平下调是非免疫性疾病具有的共性特征，而5-HT在免疫性疾病，特别是出血性免疫疾病中表达升高则具有个性特征，其与血小板功能状态有一定相关性，推测可能是一种有利于止血的保护机制；③基于脾主统血藏象理论，结合现代免疫学研究进展，提出了"免疫稳态是脾主统血的生理学基础"理论。其中，以T、B细胞为主体的经典免疫途径既能维系脾主统血生理功能，也是脾不统血病证发生的始动因素；以脑肠肽为辅的非经典免疫途径参与了脾不统血证发生与进展过程，也是导致脾不统血证患者疲乏、出血等临床症状的诱发因子，更是早期有效改善症状与止血的效应靶点。基于上述，在基础与临床研究中，发现了从脾论治方剂除对经典免疫的Treg细胞，即$CD4^+-CD25^+-Foxp3^+$细胞、TGF－β有提升效应外，对其他经典免疫指标并没有经典性改善，而对非经典免疫指标SIgA、β－EP、VIP、5-HT有不同程度的调控效应，解释了从脾论治止血疗效要早于强的松及联合用药的临床现象。

（6）论证血管及相关系统因子是脾主统血的重要物质基础：通过研究获得了以下现代科学证据。①血管及其结构与功能完整性类似于中医"脉或脉道"功能，是脾统摄血液运行的通路，vWF（凝血因子）、VCAM-1（促凝血因子）、TM（抗凝血因子）、VEGF（血管生成及内皮细胞生长）、bFGF（促进创伤愈合与组织修复）等血管因子是代表血管结构及其功能表达的关键性指标。②ET-1、TXA_2、NE（收缩血管）与NO、NOS3、PGI_2（舒张血管）等活性因子作为血液运行重要信息传递物，类似"阴阳学说"，可以控制血管功能状态，实现脾主统血生理过程。③从脾论治方可明显上调VCAM-1、VEGF检测值，可有效恢复损伤血管的功能状态。④从脾论治方可以明显上调TXA_2检测值，下调NO检测值，平衡ET-1、NOS3、NE、PGI_2检测值，维护血管收缩与舒张功能，恢复血液的正常运行。⑤在脾主统血基础理论研究中，我们提出脾统血的物质基础是"血"，并明确定位于存在血液中的血小板与相关凝血因子。为验证这一理论假说的科学性，我们通过临床试验与动物实验获得相关支撑证据。

证据一：健脾益气摄血方能够明显降低ITP患者出血程度评分值，其缓解出血症状效果与强的松相似，联合用药止血时间早于中药或强的松，并在动物实验中取得一致结果。

证据二：临床观察表明，健脾益气摄血方在降低血小板减少评分值虽然不及强的松，但联合用药显示了临床特色和优势，并在基础实验得到证实。

证据三：在动物实验中发现，除非脾论治组外，实验各组的凝血象均有改善。其中，在提升纤维蛋白原含量方面，健脾益气摄血方更具优势。

3. Lon蛋白酶参与"脾主运化、统血"线粒体微环境调控

（1）脾虚模型大鼠线粒体Lon蛋白酶表达变化：线粒体基质中蛋白质量控制过程中最为关键的蛋白酶，是位于线粒体基质中的ATP依赖的Lon蛋白酶，同时其还具有分子伴侣的作用，参与线粒体基质中异常蛋白（包括错误折叠、堆积、氧化损伤）及短寿命调节蛋白等的及时有效地清除，以维护线粒体功能正常有序，确保线粒体能量代谢满足生理需求。研究发现脾气虚与脾阳虚证模型大鼠胃和小肠组织Lon蛋白酶表达均显著上调。

（2）敲低Lon蛋白酶对大鼠表征信息变化影响：Lon蛋白酶敲低组与脾气虚证模型大鼠部分表征信息（运动距离和胃肠推进率）变化趋势一致，提示由于Lon蛋白酶减少，导致线粒体功能缺陷，影

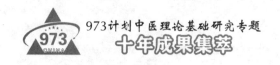
响了能量代谢的正常进行，出现脾虚证的部分表征信息。

（3）敲低 Lon 蛋白酶对大鼠血清神经递质含量及膜转运蛋白表达影响：分析 Lon 蛋白酶敲低组和脾气虚证组大鼠血清中的部分神经递质，结果发现 Lon 蛋白酶敲低组与脾气虚证模型大鼠血清中的 β–内啡肽水平均升高。海马体、胃、下丘脑和小肠组织细胞膜葡萄糖转运蛋白及水通道蛋白检测结果显示，脾气虚证组和 Lon 蛋白酶敲低组大鼠胃组织中水通道蛋白 AQP1 均下降，Lon 敲低组下降更为明显。

（4）鱼藤酮对 Lon 蛋白酶表达的影响：观察线粒体能量代谢相关酶抑制剂鱼藤酮对大鼠胃、小肠组织蛋白中 Lon 蛋白酶表达水平的结果显示，脾气虚证大鼠和鱼藤酮组大鼠胃、小肠组织线粒体 Lon 蛋白酶表达均显著升高。

4. "从脾论治" FD、FDr、CHD、ITP 脾虚证临床疗效规律

"从脾论治"功能性消化不良、功能性腹泻、冠心病、免疫性血小板减少症的脾虚证候及共同主症倦怠乏力、神疲懒言、痞满纳呆疗效显著，且起效快、具有持续性、短期无复发。

功能性消化不良治疗 4 周后，患者餐后不适症状明显改善，总体印象明显好转，生活质量显著提高，焦虑和抑郁状态有了明显缓解，同时胃排空功能有所增加，且随访 4 周无复发。

功能性腹泻治疗 4 周后，腹泻次数、大便性状明显改善，生活质量显著提高，焦虑和抑郁状态有了明显缓解，且随访 4 周无复发。

冠心病治疗治疗 4 周起效，12 周显效，随访 2 周无复发。

免疫性血小板减少症在治疗 7 天开始起效，14 天有效，21 天显效，出血程度评分联合组疗效强且起效时间早而血小板减少程度评分联合组疗效佳。健脾益气摄血颗粒改善出血起效时间晚于健脾益气摄血颗粒与强的松联合组。

"从脾论治"冠心病心绞痛和免疫性血小板减少症随访期无终点结局事件。

5. "从脾论治" FD、FDr、CHD、ITP 的共性疗效机制及规律

（1）"从脾论治"可重建 CNS/ENS 主导下 NEI 网络系统功能。见图 7–17。

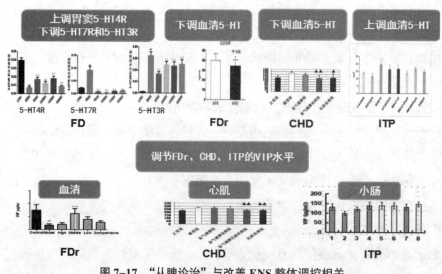

图 7–17 "从脾论治"与改善 ENS 整体调控相关

（2）"从脾论治"可调控物质摄取－转运－转化生物学过程异常。见图7-18。

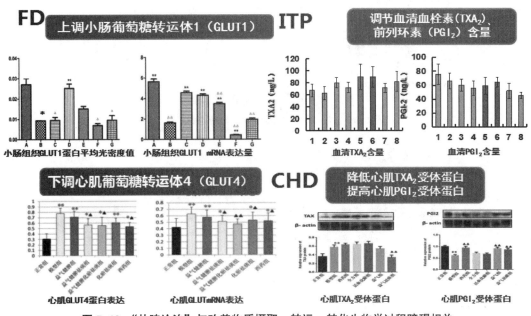

图7-18 "从脾论治"与改善物质摄取－转运－转化生物学过程障碍相关

（3）"从脾论治"可调控生物力学功能。见图7-19。

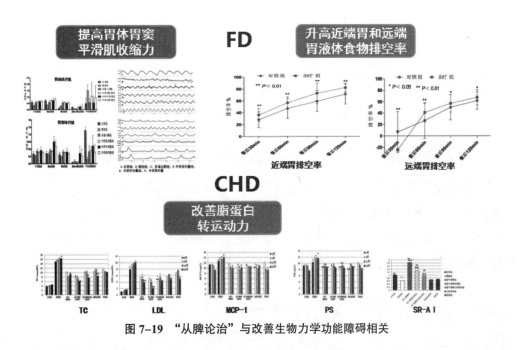

图7-19 "从脾论治"与改善生物力学功能障碍相关

（4）"从脾论治"可调节线粒体能量代谢。见图7-20。

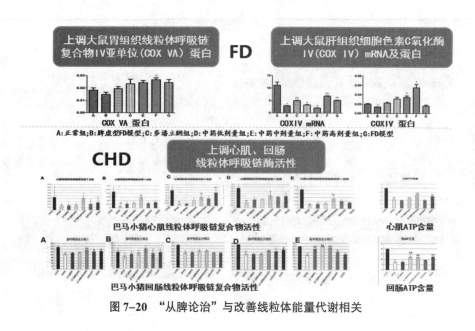

图 7-20 "从脾论治"与改善线粒体能量代谢相关

（三）学术影响

1.项目研究从多维度创建了"脾主运化、统血"等脾藏象理论研究的新模式，进一步丰富、发展、创新脾藏象理论；从病理回归生理，促进其现代科学内涵的研究发展；理论指导下的"从脾论治"原则与方法增强了藏象理论的临床应用价值，也形成稳定的临床研究方向。

2.项目成果提高了中医药诊治疗效水平，推动我国医疗卫生发展。基于项目研究成果目前附属医院康复中心挖掘拓展 300 余种传统疗法，形成了国内传统疗法最为完善的传统疗法中心、现代疗法中心、治未病中心、药浴中心、药膳中心、传统皮肤疗法中心、涉外调养中心、体检中心、慢病医院等养生康复一体化的专业临床机构，将科研成果转化应用于临床实践，产生了广泛的经济效益和社会效益。

五、"肺与大肠相表里"脏腑相关理论的科学内涵及肺肠同治的独特优势

【摘要】"肺与大肠相表里"客观存在，其实质是肺与大肠互为通应的相合关系，是"肺合大肠"的具体表现形式之一。肺与大肠具有组织发生、病理传变损伤和经络经穴等方面的生物学基础。肺与大肠特异性相关的联络途径包括炎症串扰途径、淋巴途径、神经肽途径、肠道菌群途径等，能部分阐明"肺与大肠相表里"理论的生物学基础，是肺肠同治的效应机制。"肺肠同治"在肺与大肠相关难治性疾病治疗中具有优越性。

【成果来源】项目十一："肺与大肠相表里"脏腑相关理论的应用基础研究（2009）

（一）理论内涵

1.明确了"肺与大肠相表里"是客观存在的现象

（1）"肺与大肠相表里"的实质是肺与大肠互为通应的相合关系："肺与大肠相表里"理论的本义并不在于表示肺和大肠孰主表孰主里的解剖位置关系，而是在于说明二者"互为表里"的关系，即二

者在生理、病理上相互表征，肺的生理功能和病理变化可以通过大肠的生理功能和病理变化反映出来，大肠的生理功能和病理变化可以通过肺的生理功能和病理变化反映出来，在于说明肺与大肠之间生理上相辅相成、病理上相互影响、治疗上相得益彰的既相互表征又相互为用的紧密联系。

"肺与大肠相表里"理论的内涵在于：经脉络属是肺与大肠表里关系的基础，升降相因是肺与大肠表里关系的核心，病理相传是肺与大肠表里关系的表征，升降失常是肺与大肠病机传变的重点，调理气机是肺与大肠疾病治疗的关键。

（2）"肺与大肠相表里"具有生物学基础

①肺与大肠在组织发生学上具有一定的相关性。大肠的主要功能细胞——上皮细胞的形态，在胚胎发育早期与肺具有一致性。胚胎发育过程中，肺与回肠、结肠的黏膜免疫、蛋白酶激活受体（PARs）、上皮组织水通道蛋白的表达等，在发生时相具有同步性，具有发生时相的同步性。

②肺与大肠在经络和经穴方面相互影响。来自肺与大肠经穴的传入活动均可激活肺交感神经，提示肺与大肠经穴之间有密切的生理联系，而来自肺经穴、大肠经穴和大肠下合穴在功能上具有相似性，都能同等程度地明显刺激肠运动，从器官和神经联系的角度，初步说明肺与大肠相表里具有神经联系机制，肺经与大肠在中枢神经系统参与下具有交互调节（cross-talk）特点，两者具有相互抑制性影响和调节效应。

③肺与大肠在病理上相互传变。病理情况下，可发生肺病及肠，或肠病及肺、肺与大肠彼此累及，呈现肺肠同病的特征。肺与大肠之间的病理传变，尤以结肠最为明显。传变的发生需具备一定条件，其引起的病理损伤程度，与原发病位的病程、病理损伤程度呈明显正相关关系，且具有"肺病及肠"重于"肠病及肺"的病理特征。

ALI/ARDS 起病在肺，大肠证候早于其他脏腑证候的同步出现，从宏观视角证实了病理上"肺病及肠"和多脏腑同病的传变特征。

溃疡性结肠炎（UC）患者大多会出现胸部症状及肺功能改变。胸部症状以气短、咳嗽、胸闷为主，肺功能改变以气流受限、弥散量下降居多，证实"肠病及肺"现象确实存在。不同分期、病情程度中，肺功能改变多以气流受限、弥散量下降为主。而入组观察的 UC 患者的肝肾功能、心电图检查均在正常范围，提示"肠病及肺"具有一定的特异性。

以重症急性胰腺炎（SAP）为原发病的阳明腑实证最易导致肺损害（急性肺损伤／急性呼吸窘迫综合征）。AECOPD 和 COPD 稳定期证候显示，COPD 病位虽主要在肺，但出现便秘、腹胀等肠道改变，且腹胀、便秘与 COPD 病情相关，二者存在彼此累及现象。

不同证型的哮喘患者，可在其表里两经的腧穴上出现相应的病理反应，提示肺与大肠表里相合的联系具有一定的特异性。

④肺肠疾病相互造成病理损伤。肺肠疾病相互造成病理损伤，主要体现在急性呼吸窘迫综合征（ARDS）模型大鼠表现呼吸急促、困难，紫绀的同时出现肠黏膜屏障功能损伤，证实了"肺病及肠"客观存在；哮喘模型大鼠出现胃肠功能减弱及结肠组织病理改变，证实了"肺病及肠"客观存在；慢性支气管炎模型大鼠出现了胃肠功能减弱及结肠组织病理改变，证实了"肺病及肠"客观存在；便秘模型大鼠出现肺功能减弱及肺组织病理改变，证实了"肠病及肺"客观存在；溃疡性结肠炎模型大鼠

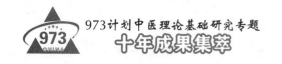

出现肺功能减弱及肺组织病理改变，证实了"肠病及肺"客观存在。

⑤基于红外热像技术，能证明肺与大肠疾病传变的特异性。红外热像显示，痰热壅肺证患者红外热像的特点表现为肺的温度较正常组明显增高，同时降结肠和／或升结肠的温度也随之明显增高；寒痰阻肺证患者红外热像的特点表现为肺的温度无明显变化，但降结肠的温度却明显增高。

（3）"肺病治肠"与"肠病治肺"疗效显著：在证治规律层面，痰热壅肺、腑气不通分别是肺与大肠相关疾病最常见证候类型，最易导致肺与大肠病理上相互传变。气机升降失常是肺肠病传的病机重点，调理气机升降是治疗肺与大肠疾病的关键，肺肠同治，常用肺病通腑、肠病补肺，共用高频药为瓜蒌、大黄、苦杏仁、厚朴、枳实。

病理实验证实，治肺或治肠基础上联合治肺可有效减轻肺与大肠病理损伤。在临床上，加用通腑泻肺中药，急性肺损伤（ALI/ARDS）患者咳嗽、便质、腹胀改善程度优于单纯常规治疗组；以通里攻下法为主的中药方剂治疗具有大肠腑实证表现的腹部疾患所致的 ALI/ARDS 患者，对其肺功能、肠功能、病情严重程度，以及预后均有显著改善作用，优于常规治疗组；从肠论治可改善 AECOPD 患者痰热壅肺证临床症状、肺功能，增加血氧含量；从肠论治可改善 COPD 稳定期症状，提高生活质量。

2. 解析了"肺与大肠相表里"生物学联系网络

肺与大肠特异性相关，通过炎症窜扰途径、淋巴途径、神经肽途径、肠道菌群途径等联络途径，构成生物学联系网络，能部分阐明"肺与大肠相表里"理论的生物学基础，是肺肠同治的效应机制。

（1）炎症串扰途径：临床研究显示，具有大肠腑实证特征的重症腹腔感染所致的急性肺损伤／急性呼吸窘迫综合征患者，出现了以 IL-6 显著升高和 IL-10 显著降低为特征的炎症反应失衡；溃疡性结肠炎导致肺损害患者血清细胞间黏附分子 -1（ICAM-1）、C-ANCA、P-ANCA、IL-8、TNF-α、TGF-β、ET-1、内皮素 1 受体（ETAR）、黏膜地址素细胞间黏附分子 -1（Madcam-1）及血管内皮生长因子（VEGF）高于健康组，活动期患者高于缓解期患者，重度患者高于轻度患者，肺功能异常患者高于肺功能正常者。

动物实验证实，溃疡性结肠炎、便秘大鼠肺、结肠组织匀浆中血栓素 B_2（TXB_2）、6- 酮 - 前列腺素 F_1（6-Keto-PGF_1）、TNF-α、IL-1β，血清 P- 选择素、内皮素 1（ET-1）和前列腺素 2（PGE_2）含量均明显升高，血清中免疫球蛋白 A（sIgA）含量明显降低；急性肺损伤／急性呼吸窘迫综合征、慢性阻塞性肺疾病、哮喘大鼠模型肺、结肠组织中 TNF-α、IL-1β、ET-1、PGE_2 等炎症因子含量明显升高，sIgA 含量降低，而肾、脾、心、胃、肝等组织中含量未发现显著性改变。表明肺或大肠病理状态下，机体黏膜免疫和黏膜屏障功能受损，肺肠之间发生了炎症窜扰，是肺与大肠病理上相互传变的生物学机制。

（2）淋巴途径：通过将重症腹腔感染模型大鼠肠系膜淋巴管淋巴液的引流及再回输，以及相关肺肠指标的检测，发现淋巴液引流后，肺组织 EBD 含量与髓过氧化物酶水平显著下降，肺组织病理损害显著减轻、Ⅱ型肺泡上皮细胞损伤明显改善；肺支气管肺泡灌洗液中蛋白、内毒素、各检测细胞因子含量以及中性粒细胞均显著下降；将引流的淋巴液回输则又可导致肺脏炎症性病理损害，通里攻下中药又可明显减轻急性肺损伤。证明肠淋巴途径是大肠腑实证导致肺损伤的主要通路，阻断肠淋巴循环或引流肠淋巴液对肺脏可以起到保护作用。

对比观察淋巴液中内毒素、细菌、白细胞、CD4$^+$T细胞比例及CD4$^+$/CD8$^+$比值、代表性酶类在肝、肾等主要脏器组织及体液中FITC-LPS荧光强度分布情况，发现肠系膜淋巴结、肺脏和肝脏单位组织中内毒素荧光强度较高，其次是肠、肾、脾，提示肠源性内毒素可以经肠淋巴途径和门静脉途径进入循环，且模型组淋巴液中FITC-LPS荧光强度最高，其次是门静脉血，提示肠源性内毒素易位在重症腹腔感染早期以肠淋巴途径为主，而后经过门静脉及体循环途径，证实了淋巴途径在肠病致肺损伤发病机制中的特异性存在。

（3）神经肽途径：哮喘、慢性支气管炎、慢性阻塞性肺疾病模型及便秘、溃疡性结肠炎大鼠肺组织、结肠组织与血清中血管活性肠肽（VIP）、P物质（SP）、降钙素相关基因肽（CGRP）、胆囊收缩素（CCK8）、一氧化氮合酶（iNOS）等神经肽物质含量呈现不同程度的动态含量变化，提示神经肽分泌广泛参与了肺与大肠疾病的发生发展过程。

通过复制COPD大鼠、哮喘小鼠两种肺病动物模型，以生大黄和芒硝两种通利大肠代表药物为干预措施，观察刺激肠道对大肠、肺、脾、肾、肝、心、脑、胃8个脏器组织中SP、VIP及其受体含量的调节作用，发现肺、肠、脾、肾、肝、新、脑、胃8个脏器中均可见神经肽SP、VIP及其受体的表达；生大黄或芒硝刺激肠道后，可特异性调节肺组织神经肽SP、VIP及其受体的分泌，这种神经肽调节途径，既是COPD从肠论治的生物学基础，也是肺肠特异性联络机制之一。

（4）肠道菌群途径：对比分析溃疡性结肠炎和慢性阻塞性肺疾病模型大鼠肺、肠菌群分布发现，肺部需氧菌、真菌显著增多，厌氧菌显著减少；同时伴有肠道需氧菌、真菌、大肠杆菌显著增多，厌氧菌、类杆菌和双歧杆菌显著减少，溃疡性结肠炎和慢性阻塞性肺疾病大鼠肠道菌组成改变的同步规律性变化。

比较溃疡性结肠炎急性期和慢性期结肠、肺及肝组织外排蛋白P-糖蛋白的表达发现，溃疡性结肠炎急性期和慢性期结肠P-糖蛋白的表达均低于正常，肺脏P-糖蛋白的表达急性期也明显下降，但在慢性期出现上调，而肝脏P-糖蛋白的表达在急性期即呈现上调的趋势。提示溃疡性肠病结肠自我保护体系功能减弱，导致细菌内毒素等致病因子随系统循环到达其他脏器，P-糖蛋白表达降低，使得肺脏通过排除外源性致病因子的自我保护能力随之降低，而其他脏器未受明显影响。

病理情况下，肺和肠道微生态菌群、功能动态及其脏器屏障体系（外排蛋白P-糖蛋白表达和功能）等同步规律性变化，证明肠道菌群失衡及其所引发的功能变化和黏膜屏障体系障碍，是肺病及肠和肠病及肺的重要机制，同时也提示肠道微生态失衡是肺与大肠病理上相互影响的内在联络途径。研究发现，肺病对肠道菌群的影响较大，而肠病对肺部菌群的影响，不及肺病对肠道菌群的影响大，从微生态角度证明"肺病及肠"重于"肠病及肺"。

3. 证实了"肺肠同治"在肺与大肠相关难治性疾病治疗中具有优越性

项目获得了"肺病治肠"与"肠病治肺"的临床疗效证据。围绕临床常见难治性肺病，如急性肺损伤/急性呼吸窘迫综合征、哮喘、慢性阻塞性肺疾病等；肠病，如炎症性肠病、急性腹膜炎；进行了规范的多中心、大样本、随机对照临床试验。试验发现，通腑泻肺可有效减轻ALI/ARDS患者肺部临床症状，改善肺功能，降低死亡率；从肠论治可改善AECOPD痰热壅肺证患者临床症状、肺功能，增加血氧含量；从肠论治可改善COPD稳定期患者临床症状，提高生活质量；"肺肠合治，远近配穴"

可有效控制哮喘症状，改善肺功能，提高生活质量。临床试验证实，"肺病治肠""肠病治肺"确有疗效，"肺肠同治"具有协同增效作用，证实了"肺肠同治"在肺与大肠相关难治性疾病治疗中具有优越性。

（二）科学证据

1. 肺与大肠有组织同源性

人胚胎腺状期（第9～16周），肺、空肠、回肠、结肠均由柱状上皮细胞构成，在组织发生学上具有一致性，肺与大肠上皮细胞增殖与凋亡在组织发生时相上同步，见图7-21。对比分析人胚胎和大鼠胚胎证实，广泛参与机体黏膜免疫、平滑肌舒缩、水液代谢的T淋巴细胞亚群（CD3+、CD4+、CD8+）、蛋白酶激活受体（PARS）、平滑肌激动蛋白（a-actin）和水通道蛋白1（AQP1）在肺与大肠（主要是回肠、结肠）的三个发育时期（即肠发生、发展及初步完善）中具有发生时相同步性，提示肺与大肠组织同源、发生同步，是"肺与大肠相表里"的生物学基础。

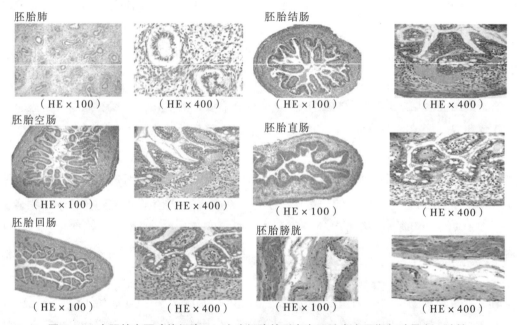

图7-21　大肠的主要功能细胞——上皮细胞的形态在胚胎发育早期与肺具有一致性

2. 肺与大肠在经络和经穴上密切相连，具有相同的交感神经反应刺激作用

针刺肺经穴位（太渊、经渠）和大肠经穴位（阳溪、偏历）对心肺交感神经反应阈值和放电量刺激无明显差异。针刺肺经穴位（太渊、经渠），大肠经穴（阳溪、偏历）、大肠下合穴（上巨虚）在促进大肠运动功能上具有一致性，表明来自肺与大肠经穴的传入活动均可激活心肺交感神经，反映了经脉相连是肺与大肠相表里的生理基础。

3. 病理情况下，可发生肺病及肠、肠病及肺、肺与大肠彼此累及，呈现肺肠同病的特征

（1）1464例支气管哮喘、慢性阻塞性肺疾病、急性肺损伤/急性呼吸窘迫综合征临床观察表明，肺系疾病以喘息、咳嗽、咯痰等肺系症状为主，虽可出现多脏器受累，但有超过43%的患者出现了腹胀、大便异常等肠道症状，频次较心、肝、肾等其他脏腑病理改变明显增高；且腹胀、大便异常症状等级评分与肺系症状等级评分呈明显正相关关系。

（2）急性呼吸窘迫综合征、哮喘、慢性支气管炎、慢性阻塞性肺疾病等模型大鼠，呈现以 D-乳酸、DAO 含量明显升高、肠推进率降低为特征的肠黏膜屏障功能损伤、大肠蠕动功能低下等病理改变。光镜下可见，结肠组织局部充血水肿，灶性上皮细胞变性、坏死，不同程度的慢性炎细胞浸润，甚至出现小灶性糜烂；电镜显示，结肠黏膜上皮表面微绒毛排列稀疏紊乱，线粒体肿胀，嵴排列紊乱，黏膜下固有层间隙胶原纤维增生，或见成纤维母细胞。见图 7-22。

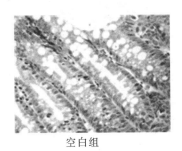 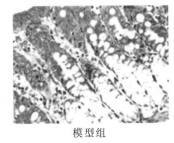 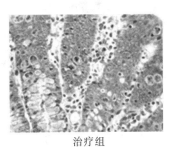

空白组　　　　　　　　　　　　　　模型组　　　　　　　　　　　　　治疗组

图 7-22　急性呼吸窘迫综合征（ARDS）模型大鼠出现肠黏膜屏障功能损伤

（3）960 例溃疡性结肠炎、肠激惹综合征、以重症急性胰腺炎原发病的阳明腑实证病例观察表明，肠道疾病，以腹痛、肠鸣、腹胀、脓血便等肠道症状为主，有超过 50% 的患者伴发不同程度的气短、咳嗽、喘息等肺部症状，有超过 60% 的呈现气流受限、弥散量下降等肺功能异常改变；重症急性胰腺炎为原发病的阳明腑实证最易导致肺损害，"肠病及肺"现象确实存在。

（4）溃疡性结肠炎、便秘等肠病模型大鼠，呈现出以每分通气量、潮气量为特征的肺功能低下。光镜下可见，肺泡结构紊乱模糊，肺泡壁增厚明显，肺泡腔狭窄，肺泡腔内可见少量脱落的肺泡上皮细胞及中性粒细胞，肺泡间隔增宽，部分间质小血管周围有淋巴细胞浸润，部分肺泡壁毛细血管轻度扩张充盈。电镜显示，肺泡 I、II 型上皮细胞肿胀，细胞核肿胀，胞浆内局限性透亮区，线粒体肿胀，排列紊乱，粗面内质网轻度扩张，部分细胞器结构不清。

4. 基于红外热像技术，能证实肺与大肠疾病相互传变的特异性

慢性阻塞性肺疾病、哮喘、支气管炎等临床常见肺病痰热壅肺证患者红外热成像分析表明，肺脏体表投影温度较健康对照组明显增高，同时伴有降结肠和（或）升结肠的温度也随之明显增高，而肝、肾、心、小肠、胃的温度无明显变化。

寒痰阻肺证患者肺脏体表投影温度无明显变化，但降结肠温度却明显增高，而肝、肾、心、小肠、胃的相对温度无明显变化。见图 7-23。

溃疡性结肠炎大肠湿热证患者红外热图分析表明，降结肠、升结肠体表投影温度较健康对照组均明显增高，同时肺的温度也随之明显增高。

肺与大肠病理状态下呈现的肺肠温度特异性的变化规律，从功能影像学角度客观证实了肺与大肠在疾病状态下可发生肺病及肠、肠病及肺或肺肠同病的证候传变，表现为肺与大肠的临床症状并存的现象；证实了肺与大肠之间疾病相互传变的客观存在，获得了肺病及肠在肺与大肠能量分布关系上具

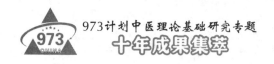

有相对特异性的证据，为"肺与大肠相表里"理论提供了佐证。

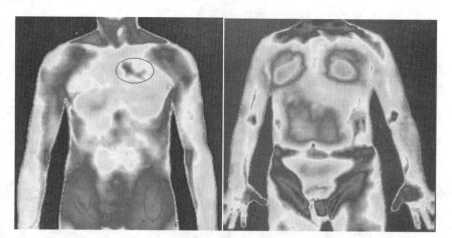

图7-23　红外热像技术研究肺与大肠相表里

5. "从肠治肺""从肺治肠"可有效减轻肺与大肠病理损伤

（1）治肠或治肺基础上联合治肠可有效减轻肺组织病理改变：通腑泻肺可明显减轻油酸联合内毒素致 ALI/ARDS 大鼠模型呼吸急促、呼吸困难、紫绀、血性泡沫样液体等症状和肺组织炎症，升高动脉血气 PaO_2，其效应机制在于保护肠黏膜屏障、减轻全身及肺脏局部炎症反应、调节黏膜组织免疫应答。

通里攻下中药可显著降低重症腹膜炎致肺损伤大鼠肺组织 W/D、MPO 活性，明显降低血浆、淋巴液及肺组织匀浆中的炎症因子水平，提高淋巴液中巨噬细胞的比例，改变大鼠免疫功能。

通利大肠可明显升高 COPD 模型大鼠 FVC、FEV0.3、FEV0.3/FVC、FEF25-75、MMF、PEF 和动脉血气 pH、PaO_2、SaO_2，降低 $PaCO_2$，减轻肺组织炎性细胞浸润，且治肺基础上加上通利大肠（及肺肠同治）可增加对肺功能和动脉血气的改善程度，其效应机制与调节肺组织氧化/抗氧化失衡、黏液高分泌、黏膜免疫、气道重构、炎症反应、神经肽分泌、微量元素含量有关。

（2）治肺或治肠基础上联合治肺可有效减轻肠组织病理改变：以黄芪桔梗汤为代表的从肺论治法和以黄芪黄连汤为代表的从肠论治法均能够较好改善炎症性肠病、CD 大鼠生存状况，减轻肺与结肠组织病理形态改变。其机制可能是通过抑制血小板异常活化、降低黏附分子表达、抑制血管异常增生，提高抗炎性细胞因子表达，减轻肺与结肠组织炎症损伤，改善局部微循环，促进损伤修复。

口服归肺经药物桑白皮、前胡及其提取物干预 UC 大鼠，发现桑白皮、前胡及其有效成分均可降低 UC 肠病疾病指数（体重、便血、稀便、结肠长度/重量比），减轻结肠组织炎症病变，增强肠道屏障功能，其对 UC 病情的改善与影响肠道菌群组成和功能，调节免疫平衡，抑制肠道菌释放致炎因子，增强结肠局部/肺部 P-糖蛋白水平，从而改善肠/肺屏障功能紧密相关。

6. "肺肠同治"治疗肺与大肠相关难治性疾病的临床证据

（1）通腑泻肺可有效减轻 ALI/ARDS 患者肺部临床症状，改善肺功能，降低死亡率。基于 207 例 ALI/ARDS 的多中心随机双盲对照研究证实，在西医常规治疗的基础上对 ALI/ARDS 肺热腑实证患者加用以通里攻下为主的通腑泻肺中药，治疗第 3 天，通腑泻肺治疗组咳嗽、便质、腹胀改善程度优于

120

单纯常规治疗组，在改善患者腹胀、便秘的同时，可有效缓解患者咳嗽症状，改善肺、肠功能、病情严重程度，减少血液净化次数、手术次数、住院时间与住院费用，降低病死率，证实肺与大肠在ALI/ARDS多脏腑复杂关联中具有核心作用，通腑泻肺方药能截断ALI/ARDS肺与大肠之间的病理关联，恢复肺肠升降协调。肺肠同治是防止ALI/ARDS病情蔓延，多脏腑同病而复杂难治的重要手段，是提高临床疗效的新思路。

（2）从肠论治可改善AECOPD痰热壅肺证患者临床症状、肺功能，增加血氧含量。基于528例AECOPD痰热壅肺证的多中心随机双盲对照研究证实，以通里攻下法为主的中药方剂治疗具有大肠腑实证表现的腹部疾患所致的急性肺损伤患者（患者的APACHE Ⅱ评分≥6分），可明显减轻AECOPD痰热壅肺证患者临床表现、改善通气功能障碍、提高生活质量，且治肺基础上通利大肠（即肺肠同治）可增加对临床症状、肺功能、肠功能、动脉血气、病情严重程度以及预后的改善程度，具有较强的实际应用价值。

（3）从肠论治可改善COPD稳定期患者临床症状，提高生活质量。基于196例COPD稳定期的多中心随机双盲对照研究证实，在西医基础治疗基础上，应用甘蔗渣纤维素从肠干预虽不能明显提高肺功能，但可明显降低COPD稳定期患者肠道症状（腹胀、大便干）、肺部症状（咳嗽、咯痰、喘息、胸闷）积分、圣乔治呼吸调查问卷评分、mMRC呼吸困难等级评分。

（4）"肺肠合治，远近配穴"可有效控制哮喘症状，改善肺功能，提高生活质量。258例哮喘的多中心随机对照临床研究证实，以"肺肠合治，远近配穴"为法，分别选用肺经穴、大肠经穴、肺肠合治，疗程3个月，均能有效控制哮喘症状，缓解气道阻塞情况，改善肺功能，提高患者生命质量，且以肺肠同治组疗效最佳，表明大肠经穴对肺疾之哮喘具有一定的治疗及协同治疗作用。

（三）学术影响

1.该成果系统诠释和阐发"肺与大肠相表里"理论实质，证明了肺与大肠组织同源、生理互用，丰富和发展了中医的脏腑相关理论，有利于促进中医学的发展和科学地位的提升，促进古老的中医理论在国内外推广应用，提升对临床难治性疾病诊疗的指导作用，进而产生巨大的社会效益，对促进中医理论的现代化发展也具有重要意义和示范作用。

2.肺与大肠之间特异性相关，存在炎症窜扰、淋巴循环、神经肽调控、肠道微生态等内在联络途径，肺与大肠病理互传与本身病变的性质、轻重、病理损伤程度相关，与原发病变部位的病变时间呈正关，传变需具备一定的发生条件，且具有"肺病及肠"重于"肠病及肺"的特点。这为肺与大肠疾病的治疗提供新思路。

六、肾藏象的生物学基础及"肾精亏虚型慢性病"共同发病规律的发现

【摘要】"肾藏精"理论是"肾系"理论的核心，参与形成"肾藏象系统"，调节生命活动。"肾精"变化与神经－内分泌－免疫－循环－微环境网络（NEIC-Me）、干细胞生物学功能改变趋势一致。NEIC-Me网络具有调控干细胞的物质基础。干细胞接受NEIC-Me网络调节后，启动内部靶信号通路改变，调节干细胞状态和功能。"肾藏精"的现代生物学基础是各种干细胞（胚胎和成体干细胞）及其

微环境生物功能（沉默与唤醒、增殖与分化）与信息（细胞信号转导）的综合体现。"补肾填精法"能够纠正 NEIC 系统紊乱，改善干细胞微环境，调控 Jak/Stat、BMP、Notch、Wnt/β-catenin 等生殖、神经、骨髓、造血干细胞内的信号转导通路，进而调节干细胞沉默与唤醒状态和增殖与分化功能，抑制"肾精亏虚"病理进程，改善"肾虚津亏肾脏病"。

【成果来源】项目十五：基于"肾藏精"的藏象理论基础研究（2010）

（一）理论内涵

1. 发现了"肾精"变化与神经－内分泌－免疫－循环－微环境网络（NEIC-Me）、干细胞生物学功能正相关

自然衰老主要表现为肾精逐渐亏虚，该过程与干细胞功能减退趋势吻合。临床流行病学研究证明，"生长壮老"过程中 NEI 指标的变化与"肾精盛衰"具有一致性。"肾精变化规律曲线"证明"肾精状态"与 NEIC-Me 各种指标变化一致性在 80%～85%。实验发现，自然衰老小鼠海马神经干细胞数量随着增龄，显著降低；骨髓间充质干细胞数量随着增龄降低，成骨分化能力在 15 月龄左右达到高峰，随后降低，并伴随骨量的相似变化；低剂量糖皮质激素长期使用能造成动物的慢性耗竭，进而形成"阳虚精亏"模型，激素撤退之后生殖功能、听力敏感性、小便量增加、抗冷应激能力等仍异常，骨髓间充质干细胞分化能力也下降，肾上腺皮质干细胞数量降低及迁移能力也下降。"肾虚精衰"过程中，干细胞数量和定向分化功能同步降低，进一步证明了生命演变过程中 NEIC-Me 网络与干细胞具有相似的变化规律；干细胞、NEIC-Me 均与"肾精"变化趋势一致，NEIC-Me 直接影响干细胞功能（定向分化）和状态（沉默与唤醒，增殖与分化）。

2. 提出了 NEIC-Me 网络是调控肾藏象功能的生物学基础

（1）NEIC-Me 网络具有调控干细胞的物质基础。人脐带组织分离纯化的干细胞具有胚胎干细胞的一些特性，可在体外接受微环境刺激，分化成体细胞；内源性过表达 Mash-1 基因可以促使胶质细胞向神经元细胞转化，实现体细胞相互转化；Runx1/2/3、Wnt/β-catenin-BMP 等基因对小鼠胚胎干细胞、骨髓间充质干细胞分化为骨与软骨细胞过程中具有持续、直接的作用，是"肾骨相关"的物质基础。这些证明了不同疾病状态下，NEIC-Me 网络通过调控各种干细胞内 BMP、Notch、Wnt/β-Catenin、Runx1/3、Jak/Stat 等信号通路，调节干细胞功能和状态。干细胞接受 NEIC-Me 网络调节后，启动内部靶信号通路改变，调节干细胞状态和功能。微环境对干细胞行为发挥着重要作用。

（2）"肾藏精"的现代生物学基础是各种干细胞及其微环境生物功能与信息的综合体现。实验发现，采用阿糖胞苷灭活大鼠海马活跃增殖的神经干细胞，剩下沉默神经干细胞，并休息 7 天，此时部分沉默神经干细胞就会转变为活跃干细胞。补肾药提取物淫羊藿苷能显著增加该转变过程，而活血药提取物川芎嗪没有显著作用。系列补肾药物提取物淫羊藿苷、补骨脂素、齐墩果酸、二苯乙烯苷对神经干细胞、骨髓间充质干细胞、胚胎干细胞的自我更新和分化能力均有调节作用。

干细胞、微环境和 NEIC-Me 网络功能体现了人类"生长壮老"全过程中"肾藏精"所发挥的作用。"肾者主蛰，封藏之本，精之处也。"肾精平时藏而不露是为应急，在各种应急情况下，则"藏精起亟"。现代生物学的干细胞也有类似的特性。干细胞在多数状态下应保持沉默状态才能不被耗竭。肾

"藏"精中"藏"的内涵主要表现为"肾系统"对干细胞沉默功能状态的维持，并在机体需要时启动胚胎或成体干细胞的增殖与分化，即"藏中有泄、藏精起亟"。故肾精与干细胞在生理行为的特征上有相应之处。基于此提出，"肾藏精"的现代生物学基础是胚胎和成体干细胞等各种干细胞及其微环境的沉默与唤醒、增殖与分化等生物功能，和细胞信号转导等信息的综合体现。

3. 阐释了"肾藏象系统"与干细胞及其功能相关

（1）"肾藏精"理论是"肾藏象系统"理论的核心。中医"肾藏精"理论是"肾系统"理论以及藏象理论的核心，参与形成各个藏象系统，调节生命活动。"肾藏精"的基本科学内涵为"以藏为主、藏中有泻、藏精起亟"。以藏为主，是闭藏、蛰藏人体之精，包括先天之精、后天之精、五脏六腑之精、生殖之精等，防止精气无故妄泻；藏中有泻，包括流溢脏腑、布散体表、充养骨髓脑髓、化生血液和溢泻精气五个途径；藏精起亟包括提供物质基础、应急机体需求和协调阴阳平衡三个层面。

"肾藏精"藏象理论是以天人合一、形神合一、体用合一、肾命门合一为特征的知识体系，以"肾藏精"为核心的藏象系统结构，包括肾－精、肾－脑、肾－髓、肾－骨、肾－津液、肾－元气、肾－天癸－冲任系统七个子系统，构成了"肾藏象系统"。

（2）中医"肾藏象系统"的诸多子系统与干细胞相关。"肾精"中"先天之精"在细胞层次主要体现为生殖干细胞、在分子层次体现为干细胞内遗传物质（DNA结构及其表观遗传修饰），体现在生殖干细胞在生殖组织层面体现的功能和状态，形成了"肾生殖系统"。"肾精"中"后天之精"在细胞层次主要体现为各种成体干细胞，在分子层次体现为各种成体干细胞与体细胞内遗传物质。神经干细胞在脑组织层面体现的功能和状态，形成了"肾脑系统"。骨髓间充质干细胞、造血干细胞在血液组织层面体现的功能和状态，形成了"肾髓系统"。骨髓间充质干细胞在骨组织层面体现的功能和状态，形成了"肾骨系统"等。

4. 证实了"补肾填精法"的主要机制是通过调节干细胞功能改善肾精亏虚

（1）提出"肾精亏虚型慢性病"概念。根据"肾藏精"藏象的主要功能体现，即主骨、生髓、主生殖，开展多种疾病多中心临床流行病学调查和文献研究，证明多种生殖及退变、衰老性重大疑难性疾病的发生与发展过程与肾亏证型密切相关；证明"骨－髓－脑－生殖系统"慢性病以"肾精亏虚"为主，率先提出了"肾精亏虚型慢性病"的概念。

（2）"肾精亏虚型慢性病"与NEIC系统功能紊乱有关。临床流行病学调查和现代生物学研究，证明了"肾精亏虚型慢性病"与NEIC-Me网络功能失调、细胞信号转导通路紊乱、"沉默"与"唤醒"功能下降等生物学效能直接相关。"肾精亏虚型慢性病"的病理环节是NEIC系统功能紊乱，干细胞微环境失衡，细胞信号通路失调，导致干细胞增殖与分化功能下降，组织修复与代偿能力降低。

（3）"补肾填精法"治疗"肾精亏虚型慢性病"总体有效。通过"以药测证"，证明"肾精亏虚型慢性病"具有"异病同治"的共性病因病机规律。"补肾填精法"能够通过调节NEIC-Me网络，改善"肾精亏虚型慢性病"的病理改变，缓解临床症状，提高患者的生活能力。运用"补肾填精法"治疗骨质疏松症、老年性痴呆和不孕不育等"肾精亏虚型慢性病"的研究，总有效率87.8%，且明显改善患者"肾精亏虚"临床表现，并缩短疗程1/2，证明了"肾精"是生长发育以及脑、骨、血液、脊髓形成的重要物质基础，补肾填精可以增强"肾藏精"的主要功能——肾主生殖、主骨、生髓，充分体现了

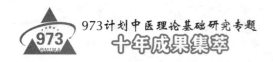

"先调证、再治病"中医药临床治疗学的科学规律，率先建立了从"肾"论治慢性病的临床规范化方案，真正体现了"证病结合"以及"异病同治"的科学内涵。

（4）"补肾填精法"从肾论治"肾精亏虚型慢性病"的机制。体内和体外基础实验研究，从"骨系统""髓系统""脑系统""生殖系统"揭示了用"补肾填精法"从肾论治"肾精亏虚型慢性病"的共同生物学机制：①调节各种干细胞内共同信号通路，如 Wnt/β-catenin、Notch、Jak/Stat 等；②调节各种干细胞的功能和状态，促进增殖和定向分化、调控"沉默与唤醒"；③调节干细胞 NEIC-Me 网络，如性激素、白介素、干扰素、皮质酮等；④均能改善机体相应组织功能与定向组织代偿与修复。

同时，"从肾论治""肾精亏虚慢性病"具有特异性，体现在四个子系统之中：①调节"NEIC-Me 网络系统"和"干细胞信号通路网络系统"的动态平衡；②各组 NEIC-Me 网络指标和信号通路之间既有共性，也有个性，体现了组织细胞、基因蛋白表达的特异性。

（二）科学证据

1. 中医"肾精"变化与神经－内分泌－免疫－循环－微环境网络（NEIC-Me）、干细胞生物学功能正相关。

（1）通过文献研究，证明了中医"肾藏精"理论是"肾系统"理论以及藏象理论的核心，参与形成各个藏象系统，调节生命活动，见图 7-24。

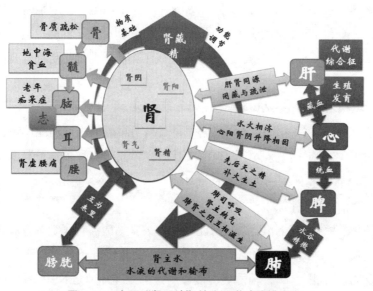

图 7-24　中医"肾系统"的生理学功能模式图

（2）3 个中心、10 个年龄段、1044 例健康人临床流行病学调查研究证明，人类"生长壮老"过程中 NEI 指标（雌激素、ACTH、β-内啡肽、生长激素、皮质醇、血管活性肠肽，以及 T 细胞亚群 $CD3^+$、$CD8^+$、$CD4^+/CD8^+$ 等）的变化与"肾精盛衰"具有一致性。神经系统的肾上腺素具有"W"形的变化趋势，多巴胺（女）、5-羟色胺明显由盛而衰，血管活性肠肽呈逐渐上升态势。内分泌系统的生长激素、雌二醇、睾酮具有明显由低到高、由盛而衰；促肾上腺皮质激素、皮质醇明显由渐而盛。免疫系统 $CD3^+$、$CD4^+$、$CD8^+$ 老年期比青少年期明显下降；白介素 1、干扰素 r 在 40～50 岁年龄段上升；转化生长因子 β1 呈由盛而衰。

（3）利用"最小二乘法、4阶多项式拟合法"，建立了"肾精状态评估系统"，形成了"肾精变化规律曲线"，证明了"肾精状态"与 NEIC–Me 各种指标变化一致性在 80% ～ 85%。

2. NEIC–Me 网络作用于干细胞，调节干细胞功能与状态。

（1）"肾虚精衰"（增龄）过程中，干细胞数量和定向分化功能同步降低，进一步证明了生命演变过程中 NEIC–Me 网络与干细胞具有相似的变化规律；干细胞、NEIC–Me 均与"肾精"变化趋势一致，NEIC–Me 直接影响干细胞功能（定向分化）和状态（沉默与唤醒，增殖与分化）。

（2）通过体外不同的培养条件下诱导人脐带组织分离纯化的干细胞分化各种组织细胞，发现该干细胞具有胚胎干细胞的一些特性。细胞增殖的效率与胚胎干细胞相似；在体外能够形成胚胎体，在传代过程中能够保持端粒酶的活性；表达胚胎干细胞标志物 SSEA–3、SSEA–4、OCT–4、Nanog、Sox–2、TRA–81–1、TRA–60–1。。

（3）Tat–Sox2/Oct–his 载体联合中药能够诱导胶质细胞向神经元细胞转化，实现体细胞相互转化。

（4）利用转基因与基因敲除小鼠、RNAi 等方法，发现 Runx1、2、3，Wnt/β–catenin–BMP 等基因对小鼠胚胎干细胞、骨髓间充质干细胞分化为骨与软骨细胞过程中具有持续、直接的作用，证实了微环境对干细胞行为发挥重要作用。

（5）肾精 – 骨髓系统与干细胞、微环境关系密切：衰老小鼠、骨质疏松大鼠成骨细胞数量减少，骨量降低，与人类"肾精盛衰"变化规律一致；POP 患者椎体松质骨中 BMP7、β–catenin 表达下降。BMP7 KO 小鼠既出现肾小球数目减少，又有骨骼缺陷；BMP2/4c KO 小鼠出现骨形成障碍；软骨细胞中过表达 β–catenin 诱导骨赘形成；抑制 β–catenin 信号通路，导致脊柱成角畸形。

3. 证明了"肾藏精"是内源性干细胞与 NEIC–Me 网络功能的综合体现

小鼠在自然衰老过程中，海马神经干细胞数量随着增龄，显著降低；骨髓间充质干细胞数量随着增龄降低，成骨分化能力在 15 月龄左右达到高峰，随后降低，并伴随骨量的相似变化。发现补肾药提取物淫羊藿总黄酮、淫羊藿苷能降低体重、提高老年小鼠认知功能、增加肌肉协调能力、提高小鼠平均寿命等。

观察 1、3、7、12、18、24 月龄，及 24 月龄 + 药物淫羊藿苷的神经干细胞的变化，发现小鼠海马齿状回神经干细胞以 1 月龄小鼠数量最高，其后逐渐下降，至 7 月龄时，出现显著大幅度降低。应用了 3 个月淫羊藿苷的小鼠，神经干细胞数量和 24 月龄组比较，显著升高（$P < 0.05$）。

4. "肾精亏虚型慢性病"的临床流行病和文献研究

（1）"证病结合"的临床流行病学调查显示，360 例原发性骨质疏松症（"骨系统"慢性病）患者中，72% 为肾虚型，常见病症是腰背疼痛、驼背、面色少华、生长发育迟缓、反应迟钝、失眠、健忘、眩晕、耳鸣。660 例老年性痴呆患者（"脑系统"慢性病）中 86.36% 为肾虚型，常见病症是健忘、发、齿改变居多。299 例地中海贫血（"髓系统"慢性病）患者中，70.24% 为肾虚型（中间型地中海贫血患者基本证型为肾精亏虚、肾阴亏虚，证型的分布、证候积分高低与基因突变型密切相关）。

（2）3679 例多中心临床流行病学调查显示，930 例不育症、1001 例不孕症、1005 例骨质疏松症、514 例老年性痴呆和 229 例珠蛋白合成障碍性贫血的证型分布特征以肾精亏虚为主，其中肾阴虚证

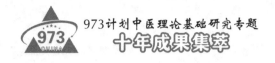
40%，肾阳虚证35.5%，肾精亏虚24.5%；中医常见病症分布以健忘、发、齿等改变居多。见表7-1。

表7-1 肾精亏虚型慢性病"证型分布

证型	不孕症	不育症	骨质疏松症	老年性痴呆	地中海贫血
肾精亏虚	242例，24%	167例，18%	195例，19%	241例，47%	69例，30%
肾阳虚	448例，45%	349例，38%	332例，33%	160例，31%	11例，5%
肾阴虚	311例，31%	414例，44%	478例，48%	113例，22%	149例，65%

（3）利用NetDraw2.084社会网络分析与可视化工具软件，分别对23个中医类疾病高频主题词和24个西医类疾病高频主题词进行可视化处理，证明肾精亏虚与多种疾病均存在密切联系，为"从肾论治"各种"肾精亏虚型慢性病"提供理论依据。见图7-25。

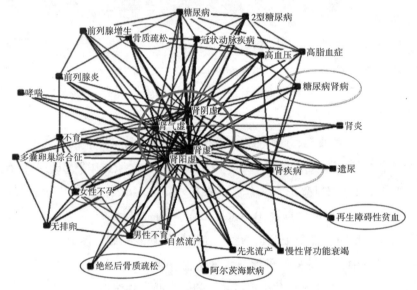

图7-25 "肾精亏虚型慢性病"网络关系

5. "肾精亏虚"与 NEIC 系统紊乱相关

（1）利用自然衰老小鼠和SAMP8衰老小鼠（衰老性肾精亏虚型）、皮质酮诱导大鼠（肾阳虚型）、环磷酰胺诱导小鼠（肾阴虚型）、5/6肾切除小鼠和卵巢切除大鼠（手术诱导性肾精亏虚型）以及APPsw/PS1ΔE9转基因小鼠（基因工程诱导性肾精亏虚型）等模式动物，证明"肾精亏虚"病理状态下，模式动物也明显出现NEIC系统紊乱。这些模式动物同时出现骨髓间充质干细胞、骨髓造血干细胞、神经干细胞等数量减少，干细胞定向分化功能障碍，引起组织和器官功能衰退，出现骨量减少、骨髓抑制、造血障碍、记忆功能下降、认知功能障碍等表现。

（2）"肾精亏虚型慢性病"与NEIC-Me网络功能失调、细胞信号转导通路紊乱、"沉默"与"唤醒"功能下降等生物学效能直接相关。不孕症患者NEIC-Me网络指标分析提示免疫指标明显异常；200例原发性骨质疏松症患者NEIC-Me网络指标分析，提示TSH、IL-2、IFN-γ、TGF-β在该类疾病过程中起到核心作用，NEIC-Me与中医证候/症状密切相关；NEIC-Me网络紊乱在老年性痴呆发病中起到重要作用；下丘脑 - 垂体 - 肾上腺轴功能低下，NEIC-Me网络紊乱，可导致生殖能力损害；

皮质酮和环磷酰胺可分别导致小鼠骨髓间充质干细胞微环境紊乱，干细胞成骨分化功能降低，骨量减少；BPA 导致微环境调控功能紊乱，干细胞功能失调，引起地中海贫血。

（3）利用基因表达芯片数据库关联分析，证明不同疾病状态下，NEIC-Me 网络通过调控各种干细胞内 BMP、Notch、AKT、Jak/Stat 等信号通路中的共同关键蛋白 APP、NF-κB 等，调节干细胞功能和状态。见图 7-26。

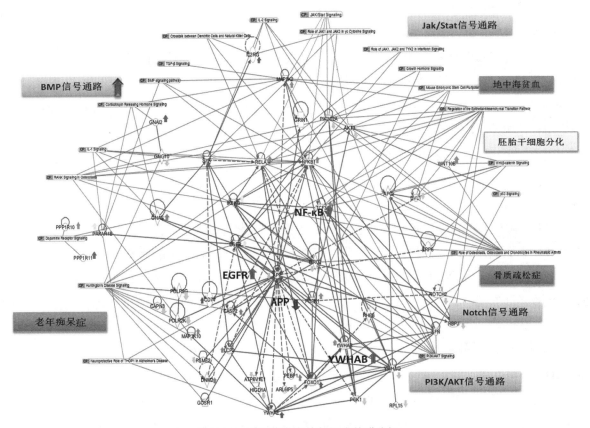

图 7-26　基因表达芯片数据库关联分析

6. "补肾填精"中药能够通过调节 NEIC-Me 网络改善"肾精亏虚型慢性病"的病理改变

（1）补肾中药通过调动和调节神经内分泌免疫及微环境，激活内源性干细胞发挥疗效。补肾填精方能调节 NEIC 网络指标，促进骨髓间充质干细胞成骨分化，抑制成脂分化，从而提高骨量；能调节 NEIC 指标，促进神经干细胞的增殖和向神经元分化，改善 SAMP8 衰老小鼠和 Aβ 诱导的老年性痴呆小鼠大脑认知功能；能激活 PI3K/Akt 通路，抑制 APPsw/PS1ΔE9 转基因小鼠脑内氧化应激和细胞凋亡，保护线粒体，改善空间记忆和主动回避记忆能力。淫羊藿苷能下调大脑皮质 PS1 基因表达，通过调节 MAPK 通路，促进神经干细胞增殖与自我更新；齐墩果酸上调 Ngn1 基因表达、Tubulin 蛋白表达，降低 GFAP、P-STAT 蛋白表达，调控 Jak/Stat 信号通路，进而促进神经干细胞向神经元分化，抑制其向星形胶质细胞分化。

（2）补肾填精方及淫羊藿苷等可改善辐射损伤致肾精亏虚、精血不足证模型小鼠红系、粒系、混合系造血干/祖细胞增殖和向红系分化，并能够直接作用于造血干细胞，促进增殖与分化；改善 NEIC

网络指标，调节造血干细胞 Jak/Stat 通路，调控造血相关因子，改善造血微环境，恢复贫血大鼠骨髓造血功能。淫羊藿苷通过调节 Wnt/β-catenin-BMP 信号途径、齐墩果酸通过调节 Notch 信号途径，促进 MSC 成骨分化，改善卵巢切除小鼠骨丢失；淫羊藿苷还可以逆转皮质酮引起的大鼠骨量丢失以及低钙摄入所致的老年大鼠骨量丢失，并与调节骨髓间充质干细胞内 Notch、AKT 等信号通路有关。

（3）补肾填精中药有效组分调控 MAPK 和 Wnt 等信号通路为效应途径，来提高卵细胞功能，对生殖器官功能维护与修复起重要作用。补肾填精中药血清促卵丘细胞 - 卵母细胞复合体体外成熟，提高受精率和卵裂率，提高成熟促进因子调节亚基周期蛋白 Cyclin B1 的表达水平；还能显著提高实验小鼠卵裂率、体外受精百分率及顶体酶活性，对囊胚生成百分率、完整顶体百分率无显著影响；右归丸能诱导小鼠胚胎干细胞 1B10 向生殖细胞分化，并具有提高小鼠卵巢组织冻融卵母细胞成熟率，还可显著提高卵巢组织中 MPF、FSH-R 和 LH-R 的水平，机理与上调 Oct-4、GDF-9、Stra8、ZP2、TP2 等与生殖分化相关的基因表达有关。

（4）补肾填精药及有效组分能够直接作用于干细胞，或通过调控微环境的信号转导通路作用于各种干细胞，或促进增殖，或促进分化，体现出"肾藏精"的功能。

①"温肾阳颗粒"和"滋肾阴颗粒"均能抑制骨髓间充质干细胞（BMSCs）成脂分化，促进成骨分化，基因芯片筛查，交集基因 90 个，对这些基因的深入研究将有效揭示补肾中药可能作用的分子靶点。

②齐墩果酸能抑制向成熟脂肪细胞分化过程中的前脂肪细胞 3T3-L1 的增殖，并促进单个 3T3-L1 产生雌激素，影响干细胞微环境；补骨脂素可以显著上调 Oct-4、Stra8、SCP3、Itgb1 等基因的表达，启动大鼠骨髓间充质干细胞的增殖分化。补肾填精中药有效组分促进骨髓间充质干细胞成骨分化效果优于益气、化瘀等类中药，补肾复方效果增强。

③补肾中药有效组分可以促进骨髓间充质干细胞分化为成骨细胞。淫羊藿苷增加去卵巢和皮质酮引起的骨质疏松大鼠骨量，与 Notch 和 β-catenin-BMP 信号途径有关；补骨脂素通过作用于 BMP 信号途径而调动骨髓间充质干细胞功能和活性；齐墩果酸通过作用于 Notch 信号途径而促进骨髓间充质干细胞向成骨细胞分化，改善绝经后骨质疏松，并且对破骨细胞具有一定的抑制作用。

④补肾填精方改善小鼠大脑认知功能，并优于西药组。淫羊藿苷、大黄素和补骨脂素可以下调大脑皮质（海马体）PS1 基因；淫羊藿苷可以促进神经干细胞增殖，机制可能与 MAPK 通路有关；补骨脂素可以促进神经干细胞（NSCs）向胶质细胞分化，齐墩果酸可以促进 NSCs 向神经元分化；齐墩果酸可能通过 Runx、Mapk9、JNK2 发挥作用。改善 NEIC-Me 网络，调控神经干细胞内 Jak/Stat 信号通路，促进神经干细胞向神经元分化。含药脑脊液可明显减少 Stat3、p-Stat3 及 Smad1 蛋白的表达，进而抑制 NSCs 向星型胶质细胞分化，促进其向神经元分化。

⑤补肾填精中药促进造血干 / 祖细胞增殖和向红系分化，恢复骨髓抑制大鼠骨髓造血功能。改善 NEIC-Me 网络，调节细胞内 Jak/Stat 信号通路，调控造血相关因子表达，改善造血微环境。补骨脂素、大黄素等可改善辐射损伤致肾精亏虚、精血不足证模型小鼠红系、粒系、混合系（CFU-GM、CFU-E、CFU-Meg、CFU-Mix）造血祖细胞增殖分化，证明补肾填精中药成分能直接作用于干细胞，或促进增殖，或促进分化。

⑥补肾填精中药可促进精原干细胞增殖分化的作用，改善小鼠睾丸组织形态，促进小鼠生精恢复

功能。金匮肾气丸具有对生精干细胞的诱导分化和细胞增殖分裂相关基因的负向下调作用，从而恢复和促进无精子小鼠生精能力。促进血管生成，改善干细胞微环境，调节 Wnt、Notch、Stat 等信号通路。

⑦补肾填精中药血清促卵丘细胞 – 卵母细胞复合体体外成熟，提高受精率和卵裂率，提高成熟促进因子调节亚基周期蛋白 Cyclin B1 的表达水平；还能显著提高实验小鼠卵裂率、体外受精百分率及顶体酶活性，对囊胚生成百分率、完整顶体百分率无显著影响；右归丸能诱导小鼠胚胎干细胞 1B10 向生殖细胞分化，并具有提高小鼠卵巢组织冻融卵母细胞成熟率，还可显著提高卵巢组织中 MPF、FSH–R 和 LH–R 的水平，机理与上调 Oct–4、GDF–9、Stra8、ZP2、TP2 等与生殖分化相关的基因表达有关。补肾填精中药有效组分调控 MAPK 和 Wnt 等信号通路，为效应途径来提高卵细胞功能，对生殖器官功能维护与修复起重要作用。

（5）临床运用"补肾填精法"治疗骨质疏松症、老年性痴呆、地中海贫血和不孕不育的多中心、随机、双盲、双模拟、平行对照研究，证明了补肾填精方可以增强"肾藏精"主要功能，体现"主骨、生髓、通于脑、主生殖"的共同规律。

补肾填精方联合钙制剂治疗原发性骨质疏松症，显著增加骨质疏松症患者腰椎骨密度，降低 VAS、ECOS–16 评分，缓解骨痛，总有效率 91%，对照组 64%；上调 BGP、PINP 而增加骨形成，下调 CTX 而抑制骨吸收；补肾填精方联合铁螯合剂治疗地中海贫血总有效率 58%，降低地中海贫血患者骨髓细胞铁蛋白基因表达，提高骨髓造血干细胞数目，并促进其增殖；补肾填精方治疗老年性痴呆能显著改善 MMSE、ADAS–cog、NPI、ADL 量表积分及中医证候积分，有效改善老年性痴呆患者的认知功能、精神行为、日常生活能力，增加相关脑区血氧供应，降低血浆过度磷酸化微管相关蛋白 P–tau 和 β 样淀粉蛋白 Aβ1–42 含量，促进大脑神经元功能恢复；补肾填精中药调节 NEIC–Me 网络指标，促进男性少弱精子症不育患者生精能力；补肾填精法干预卵细胞体外成熟及其微环境，促进卵细胞核成熟，影响人未成熟卵细胞生长发育；调节复发性流产患者 NEIC–Me 网络指标，促进胎芽生长，提高继续妊娠率。

（三）学术影响

1. 丰富并发展了中医"肾藏精"藏象理论。进一步明确了"中医肾系统"的生物学基础，建立了"中医肾藏象系统"以及"肾精系统""肾脑系统""肾髓系统""肾骨系统""肾生殖系统"等子系统，创立了"中医藏象系统"研究的方法学模式。首次系统阐释了"肾精"的现代科学内涵，揭示中医理论中的"肾藏精""补肾填精"与干细胞的状态与调控（"沉默"与"唤醒"）存在密切的相关关系，形成了新的具有系统性的理论认识。

肾精和干细胞相关性新理念的建立，将促进和激发生命科学和现代医学一系列创新研究。中医认为损伤"肾精"的诸因素（如久病、应激等）和干细胞的关系，"补肾填精"中药（以及配合其他中药）对干细胞行为的干预等等，都将成为重要的创新研究领域。

2. 用现代科学技术证明了"肾藏精"理论具有明确的临床指导价值，肾精和干细胞关系的揭示，不仅在理论上有重要创新，而且也为改善肾精亏虚型慢性病的防治提供了新的思考路径，提高了中医药走向国际学术界的认可度和影响力，推动了中医学科发展。

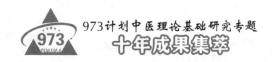

3. 本项目通过临床和基础研究，首次提出"肾精亏虚型慢性病"，包含了"肾精亏虚"为主要病因病机的一系列慢性病。并通过运用病理模型、病症结合模型、基因敲除与转基因动物等模式动物学模型，揭示了中医"补肾填精"的独特策略是激活内源性干细胞，深化了对中医"从肾论治"思路和理念的认识，干细胞的状态与调控为中医诊治肾精亏虚相关病证提供了新的临床指标和疗效提升思路，也为优化、改进中医药防治"肾精亏虚型慢性疾病"提供了新的指标体系，为改善肾精亏虚型慢性病的防治提供了新的思考路径，为满足国家重要需求做出了重要贡献。

七、冠心病"瘀毒""伏寒""阳虚血瘀"病机新认识

（一）冠心病"瘀毒"病机的新认识

【摘要】 陈可冀院士认为，心血管血栓性疾病发病过程中的血小板活化、黏附聚集和血栓形成中存在组织坏死、过氧化应激损伤、炎症反应等病理改变，远非单一血瘀病因所能概括。结合传统中医有关"毒"邪病因的认识和心血管血栓性疾病的中医临床特点，其当存在"毒"邪致病或"瘀""毒"联合致病的病因病机。因此，提出因瘀化毒、因毒致瘀、血脉不利，是现代心血管血栓性疾病的主要病因病机，构建心血管血栓性疾病"毒""瘀"或"毒瘀"相互致病的病因学说。

【成果来源】 项目七：中医病因病机理论继承与创新研究（2006）——心血管血栓性疾病"瘀""毒"病因学的系统研究。

1. 理论内涵

关于心血管血栓性疾病"瘀毒"的临床表征和微观表征可概括为："瘀毒"的致病特点为起病急骤、病变复杂、病势酷烈、凶险多变、顽固难愈；临床症状主要有疼痛剧烈、固定性刺痛、厥脱、昏迷等；舌象为舌紫绛而暗有瘀斑或紫黑、舌苔黑燥、浊腻或垢腻；脉象为脉沉细涩或无脉等；微观病理变化则既涉及"瘀"的微观指标，又涉及"毒"的微观指标，尤其以炎症血栓相关因子如超敏C反应蛋白（hs-CRP）、肿瘤坏死因子-α（TNF-α）、血栓调节蛋白（TM）、CD40配体（CD40L）等为主要微观表征。

心血管血栓性疾病存在"瘀""毒"从化、互结的病因病机。"瘀"为有形之灶，"毒"为病情转变和恶化关键。"瘀"中有"毒"，"毒"中有"瘀"，"瘀""毒"互生互结、坏血损脉、腐肌伤肉，致一系列病理生理变化。

2. 科学证据

在西医常规治疗基础上加活血解毒药可明显降低不稳定性心绞痛患者升高的 hs-CRP 水平（$P < 0.05$），提示解毒中药在活血药基础上可进一步降低冠心病不稳定性心绞痛患者的炎症反应。在差异蛋白表达方面，活血解毒组较单纯活血组可明显升高间-α胰蛋白酶抑制物重链4亚型（ITIH4）、降低 hs-CRP 和纤维蛋白原α链前体。"以药测因"，提示 ITIH4、hs-CRP 和纤维蛋白原α链前体可能是冠心病"瘀毒"病因致病的生物标记物。

1503 例冠心病稳定期患者随访1年，72 例发生血栓性终点事件（4.79%）。多因素分析、血清多肽谱分析及 Western Blot 分析结果显示冠心病稳定期患者具有中重度心绞痛、重度口苦、舌下络脉紫

红或红绛、血糖控制不佳、hs-CRP ＞ 3 等 30 项临床表征和理化指标与血栓性终点事件发生有关。见表 7-2。

表 7-2　冠心病稳定期患者发生血栓性终点事件的临床表征和理化指标

类别	临床表征	类别	病史和理化指标
症状	（1）中重度心绞痛：几乎每天均发作，持续时间较长	病史	（1）既往高胆固醇病史
	（2）重度心悸：持续时间长，或影响工作和生活		（2）既往糖尿病史、血糖控制不佳或已用胰岛素
	（3）受寒容易诱发心绞痛		（3）既往高血压病史，2 级或 3 级
	（4）重度口苦	生化指标	（1）hs-CRP ＞ 3
	（5）口臭		（2）空腹血糖＞ 7mmol/L
	（6）中重度口黏		（3）动脉粥样硬化指数＞ 3.2
	（7）中重度浮肿		（4）ITIH4（间 -α 胰蛋白酶抑制物重链 4）降低
	（8）中重度气喘		（5）ADMA（不对称二甲基精氨酸）升高
	（9）自汗		（6）蛋白酶体亚单位 α6 型升高
舌象	（1）老舌或嫩舌		（7）sCD40 升高
	（2）舌色淡白，舌青或青紫	动态指标	（1）纤维蛋白原短期内显著升高
	（3）舌下络脉紫红或红绛		（2）P 选择素短期内显著升高
	（4）剥苔（不含类剥苔）		
	（5）舌苔色灰		
	（6）舌苔糙或燥腻		
	（7）舌苔垢腻		
脉象	（1）脉涩或结代		
	（2）脉数		

对 1503 例中有"毒"邪病因致病的 786 例患者进行诊断性研究分析，计算"毒"邪致病组和非"毒"邪致病组的心血管血栓性事件的发生率、相对危险度及归因危险度，反证方法验证冠心病稳定期毒邪致病标准。结果表明，研究建立的毒邪致病的诊断标准具有较好的临床实用性和可靠性。见表 7-3。

表 7-3　毒邪致病组与非毒邪致病组事件发生率的比较

变量名	毒邪组	非毒邪组
各组样本量（n）	786	717
发生终点指标的例数（n）	63	9
发生危险度	0.080153	0.012552
相对危险度（RR）	6.385496	
RRR	−5.3855	
ARR	−0.0676	
Odds（63/723）or（9/708）	0.087137	0.012712
OR	6.854704	

Wistar 大鼠急性心肌梗死后血栓形成相关因素方面，表现为血清血小板 α - 颗粒膜蛋白 140

（GMP-140）水平显著升高，组织型纤溶酶原激活物（t-PA）水平显著降低；炎症反应方面，表现为hs-CRP 和白细胞介素 6（IL-6）水平持续升高；组织损伤方面，表现为基质金属蛋白酶 -9（MMP-9）水平持续升高和金属蛋白酶组织抑制剂 -1（TIMP-1）水平显著降低。

家兔毒瘀造模成功后，出现明显血脂异常、主动脉弓发生粥样硬化改变，血清 GMP-140、纤溶酶原激活物抑制因子 -1（PAI-1）、hs-CRP、IL-6、TNF-α、MMP-9 水平显著升高，TIMP-1 水平降低。活血解毒药可以降低家兔毒瘀模型的 TG 水平、减少血清 IL-6 的表达，改善动脉粥样硬化的病理改变。

活血（芎芍胶囊）和活血解毒药（芎芍胶囊 + 黄连胶囊）均可显著降低大鼠血栓形成后的血清 GMP-140、hs-CRP、IL-6、MMP-9 水平，但活血解毒中药在降低大鼠血栓形成后血清 hs-CRP 水平方面优于活血化瘀中药。

活血药含药血清可明显降低 ox-LDL 诱导损伤的人脐静脉内皮细胞（HUVEC）上清液中 IL-6 和 TNF-α 水平，减少细胞表面细胞间黏附分子 1（ICAM-1）、E 选择素（E-selectin）表达；活血解毒药含药血清可明显降低 TNF-α、sICAM，尤其降低 IL-6 水平作用明显，还可减少 HUVEC 表面 ICAM-1、E-selectin 表达。

氧化型低密度脂蛋白（ox-LDL）诱导后的 HUVEC 出现细胞活力下降、超氧化物歧化酶（SOD）活力下降、细胞内丙二醛（MDA）含量升高，凋亡增加，乳酸脱氢酶（LDH）漏出明显增多；活血和活血解毒中药含药血清均可促进 ox-LDL 损伤的血管内皮细胞增殖、抑制细胞早期凋亡；活血药还可降低 HUVEC 内 MDA 含量，提高细胞 SOD 活力。

活血药基础上加用解毒药，在体动物模型血清 hs-CRP 的含量皆低于单纯活血药（$P < 0.05$）；同时，活血解毒药对在体动物模型 TG 水平和 HUVEC 上清液 sICAM 也有显著降低作用（$P < 0.05$，$P < 0.01$）。

（二）冠心病"伏寒"病机的新认识

【摘要】任继学教授强调中医伏邪病因理论在中医病因学理论中的重要地位，提出"男女媾精，阳气不足，寒伏于内"即先天伏寒理论。"先天伏寒"在后天环境和社会等因素影响下，不同个体表现为不同的发病形式。寒伤阳气，气机抑遏，引发伏痰、伏瘀、气滞等逐渐产生，形成同一疾病的不同个性。患者从亚健康发展到临床多种难治性疾病的漫长的演变过程中，"先天伏寒"共性不变。冠心病心绞痛是心血管系统的常见病，属于中医的"胸痹""心痛"范畴，其病机多属本虚标实。血瘀贯穿冠心病的整个病程，在临床中以此为基础，认为在血瘀证形成之前，先天伏寒病因是冠心病发病的始动因素，先天伏寒不去，病情缠绵难愈。因此，在活血化瘀的同时，针对伏寒病因进行处方用药，通过临床观察发现疗效可明显提高。

【成果来源】
项目七：中医病因病机理论继承与创新研究（2006）——中医伏邪病因学说的整理与创新研究。

1. 理论内涵
先天伏寒具有遗传倾向，发病特点具有年龄变化的规律，以足凉、疲乏、口干、心烦、太息为主症，以气虚气滞、寒热错杂为证候特征的多种复杂疾病的病因。

主症：足凉或手足凉，疲乏，善太息，口干，心烦。

次症：气短，背痛，胃痛或胀，恶冷喜热食，纳差，失眠。

舌脉：舌淡隐青或舌尖红体暗，苔薄白，脉沉弱或沉弦细弱。

病史：二七／二八女患见足凉或手足凉，痛经。男患见足凉或手足凉，少腹疼痛或遗尿。

五七／五八：胃疼、胃胀、纳呆、恶冷食，或泛酸、嗳气。

七七／八八：各种疾病的特异性症状。

诊断：主症、病史必备，次症兼具2项以上，结合舌象、脉象，即可诊断。

根据先天伏寒气（阳）虚气滞，寒热错杂的证候特点，立法补阳益气，辛开苦降，疏肝理气，调整阴阳，治以伏寒方，方中淫羊藿、巴戟天补养肾阳，黄芪、白术补益中气，清半夏、砂仁辛开，质降而醒脾纳气，黄柏苦降（反佐法引阳归阴）并有滋阴之效，枳壳、青皮调整气机，疏肝理气。全方在补气补阳的基础上，辛开苦降，调整阴阳，平调寒热，使阴阳平衡。

2. 科学证据

（1）冠心病248例随机单盲多中心研究：采用随机单盲法观察伏寒方加血府逐瘀汤治疗冠心病心绞痛248例的临床疗效。入选患者随机分为治疗组126例，对照组122例。结果显示心绞痛总有效率治疗组为82.54%，对照组为76.23%，两组比较差异有统计学意义（$P < 0.05$）。治疗组足凉或手足凉、口干、心烦等症状的疗效明显优于对照组（$P < 0.01$），疲乏、畏寒、恶冷喜热食、胃痛或胀、腰酸膝软等症状疗效亦优于对照组（$P < 0.05$）。治疗组胸痛、胸闷、入夜加重、心悸等症状疗效优于对照组（$P < 0.05$）。

（2）冠心病360例先天伏寒患者的临床双盲随机对照多中心研究：采用随机双盲对照法观察伏寒颗粒加血府逐瘀颗粒治疗冠心病心绞痛（先天伏寒兼有心血瘀阻证）的临床疗效。试验共入组360例，其中治疗组入组180例，完成161例，脱落7例，剔除12例；对照组入组180例，完成163例，脱落9例，剔除8例。

结果显示用药28天后对疾病综合疗效评价治疗组总有效率67.3%，对照组总有效率56.4%，总有效率差异有统计学意义（$P < 0.05$）。对心绞痛症状疗效评价治疗组显效率32.1%，总有效率89.3%；对照组显效率23.3%，总有效率74.4%。两组比较差异有统计学意义（$P < 0.05$）。

对中医证候的评价结果显示用药28天后心血瘀阻证症状体征总积分下降值、下降率；伏寒证症状体征总积分下降值、下降率；心血瘀阻证疗效判定分析显效率、疗效评价总有效率；中医症状总积分下降值、下降率治疗组均优于对照组，两组比较差异有统计学意义（$P < 0.05$）。对中医症状的比较两组胸痛、胸闷症状疗效比较差异有统计学意义（$P < 0.01$）治疗组对胸痛、胸闷症状的改善优于对照组。安全性评价两组间无统计学意义（$P > 0.05$）。

（3）随访情况：对于248例预实验临床观察病例和360例的临床观察病例，继续进行随访，评价3、6、12、24个月心绞痛病情、先天伏寒病情、再入院和终点事件的发生风险。结果显示应用伏寒方干预后的先天伏寒证候患者，先天伏寒病情的好转率要明显好于对照组，在随访第3个月即出现显著性差异；另外应用伏寒方干预后的先天伏寒证候患者心绞痛再发率和心血管事件的发生也要明显低于

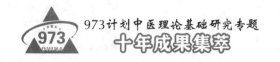

对照组，在随访第 12 个月的时候开始出现明显差异。

（三）冠心病"阳虚血瘀"病机的新认识

【摘要】国医大师颜德馨教授在传统气血理论的基础上，发展了气血学说，先后提出"气为百病之长，血为百病之胎""久病必有瘀，怪病必有瘀"等新的病因病机学说，发明了"衡法"治则，为中医药诊治各种疑难杂证提供新的思路和方法。颜德馨教授将气血学说应用到心脑血管病等众多疑难病的临床诊治中，认为对于病因病机复杂的众多心脑血管病，单从气治，单从血治，都有失偏颇，提出气血失衡是众多心脑血管病的基本病机的假说，治疗上以"疏其血气，令其条达而致和平"为目的，在临床实践中，应用"衡法"治疗多种心脑血管病。

【成果来源】项目七：中医病因病机理论继承与创新研究（2006）——气血学说继承与创新的研究。

1. 理论内涵

颜德馨教授认为 PCI 术后出现再狭窄，其基本病机为心阳虚弱。PCI 术后再狭窄乃胸痹再胸痹，心阳势必再度受损，虽然致病因素多样，病机复杂，但总不离"阳虚阴凝"之主旨。再者，手术易伤正。PCI 术直接作用于心脏，虽然利用外力机械作用清除了心脉中的瘀、痰等病理产物，使心脉暂时得以畅通，标象得以缓解，但患者本虚情况仍然存在，加之手术不可避免会耗伤人体正气，以致心气不足，若调护不当，进而伤及心阳，胸阳失展，失于温行，气血运行不畅，脉络瘀阻而再度发病。故而，PCI 术后再狭窄致再胸痹离不开阳气虚衰的本质。此外，冠心病需做介入术的患者多为中老年人，这一生理特点也决定中老年胸痹患者阳虚的存在。再则胸痹病程较长，少则数月，多则数十年，反复发作，缠绵难愈，所谓"久病多虚"。疾病发展到慢性阶段时，阳气亏虚和瘀阻表现更为突出。

由于心阳不足而致胸阳不展，气血运行不畅而瘀血内生，痹阻心脉而发病；加之手术介入之后，伤及血脉，形成新的瘀血，从而加重心脉瘀阻的程度。其中心阳虚弱为基本病机，为疾病之本；瘀血为疾病发生过程中的病理产物，一经形成，又作为致病因素，导致病机发生转变，为病机演变的重要环节，为疾病之标。本虚标实，相兼互化，不仅使疾病缠绵难愈，而且常易引起气滞、郁热和痰阻，导致胸痹急性发作或进一步加重。因此，颜德馨教授认为，在 PCI 术后再狭窄的审机论治过程中，活血化瘀法必须始终贯穿其中，同时又不可专事活血解凝以取效于一时，必须以温运阳气为主，以治其本。

以颜德馨教授的经验方"温阳活血方"应用于冠心病介入术后患者，临床取得一定疗效。温阳活血方的组成：熟附子 5g，当归 10g，生蒲黄（包煎）9g，赤白芍（各）15g，枳壳 6g，桔梗 6g，炙甘草 5g。每日 1 剂，水煎服，浓煎 250mL，125mL/ 次，一日 2 次，口服。少量附子起温阳作用，当归、蒲黄、赤白芍活血化瘀，同时佐枳壳及桔梗一升一降调节气机，取"气行则血行"之意，全方体现气血同治、温阳与活血并用、平衡气血阴阳的学术思想。临床实践中还发现即使 PCI 术后患者表现的症状无阳虚血瘀证，加入少量温阳药，如附子、桂枝、肉桂等，均可大大的提高疗效。

2. 科学证据

（1）阳虚血瘀为 PCI 术患者核心病机：对 924 例 PCI 术患者中医证型分布的统计结果显示：

①PCI术后病机复杂，虚实并见。阳虚、气虚、阴虚各证型与寒凝、痰浊、血瘀同时存在，兼挟并存的比例高于单纯各病理因素存在的比例。②实证中以心血瘀滞证最多437例，占47.3%；虚证中以阳虚证最多383例，占41.5%。痰为阴邪，久病伤阳，必然导致阳虚；气行血行，气滞则血瘀；痰浊、气滞血瘀等必然进展为阳虚血瘀，提示PCI术后病机以阳虚血瘀最为主要。③标实证中，与PCI手术患者病变血管数目相关性最强的是心血瘀滞；本虚证中，与PCI手术患者病变血管数目相关性最强的是阳虚。阳虚合并心血瘀滞，与PCI手术患者病变血管数目有正相关关系。④心血瘀滞、阳虚血瘀与PCI手术患者前降支狭窄程度有正相关关系；心阳虚与PCI手术患者回旋支狭窄程度有正相关关系；心血瘀滞与PCI手术患者右冠状动脉狭窄程度的相关性最强，阳虚合并心血瘀滞与PCI手术患者右冠状动脉狭窄程度有正相关关系。

（2）温阳活血方能改善PCI手术后患者症状，减少心血管事件复发：采用随机对照设计，纳入符合冠心病诊断，中医辨证心血瘀阻证、阳气虚衰证，2周内行冠脉介入术治疗并成功者，以服用常规西药的患者为对照组（100例），治疗组（100例）在服用常规西药基础上加服温阳活血方，每日早晚各1次，病程为12周，追踪观察各组患者并随访术后6个月内心血管事件发生情况。结果显示，治疗组对心绞痛、血瘀证、胸痹证症状的改善程度与对照组相比，各组症状的治疗在疗后1～2周开始就优于对照组（$P < 0.05$ 或 $P < 0.01$），在疗后3周的缓解程度明显优于对照组（$P < 0.01$）；从各积分及分级方面比较，治疗组各证候症状整体缓解程度明显好于对照组（$P < 0.05$ 或 $P < 0.01$）。患者PCI术后6个月临床随访数据显示，心绞痛再发仍占一定比例，治疗组7例心绞痛再发，对照组43例；治疗组心梗再发有1例，对照组有3例，两组无死亡病例。随访中治疗组心血管事件发生率低于对照组（$P < 0.05$）。

八、缺血性中风"毒损脑络"、出血性中风"瘀热相搏"的病机新认识

（一）缺血性中风"毒损脑络"病机的新认识

【摘要】急性脑梗死毒损脑络病因病机学观点来自长期的临床实践，是急性脑梗死发病和进展加重的原因。遵循辨证求因、因脉证治的原则，它可直接、有效地指导临床治疗并提高疗效。当前其内涵不清，难以把握。因此揭示其科学内涵是中风病因病机学理论乃至治疗学理论可持续发展的迫切需要。

【成果来源】项目七：中医病因病机理论继承与创新研究（2006）——基于临床的内毒损伤络脉创新病因学研究。

1. 理论内涵

毒损脑络是急性脑梗死发病和进展加重的重要原因。内毒损伤脏腑经络、气血津液，导致病理产物蕴结于内，形成具有致病力极强的邪气，以败坏形质、病证复杂、进展恶化、病情沉疴、难治难愈为特点。毒邪致病具有酷烈性、正损性、暴戾性、多损性、损络性、秽浊性、兼夹性、从化性的临床特点，其中酷烈性、暴戾性、正损性可作为毒邪的主要特性。

急性脑梗死存在热势较盛、变化剧烈等火毒致病的特征。毒损脑络是急性脑梗死发病和进展加重

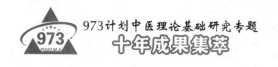

的重要原因，内毒损伤脑络、功能异常，相应脑组织坏死、形质败坏，以及多层面的表征信息和生物学指标体系异常是其重要标志，形成病因联系病机的动态变化过程，在生物学上反映为生物分子网络的紊乱，这些将是急性脑梗死毒损脑络病因病机的基本表达。

2. 科学证据

临床流调及临床干预病例共 1009 例，其中高血压低危组 301 例，高血压中高危组 381 例，高血压合并急性脑梗死 327 例。将急性脑梗死、高血压 254 个中医四诊信息进行比较，其中急性脑梗死部分差异信息为毒损脑络的表征提供了重要线索，如高血压病痰多、舌苔厚腻的痰证，舌质紫暗或有瘀斑的瘀血证，在急性脑梗死发病时痰瘀快速化热化火，病情加重，其势难遏，与高血压病的痰或瘀致病特点有明显不同；选取具有热势四诊信息组合（如面红目赤、气促口臭、痰色黄、数脉、尿短赤、嗜睡等）的急性脑梗死患者与不具热势的脑梗死患者相比，前者 Hs-CRP、Ox-LDL、MMP-9 明显升高，且体温、血压等生命体征变化方面亦存在差异。另外，高血压病、急性脑梗死患者 Hs-CRP、Ox-LDL、MMP-9 水平均升高，但后者显著高于前者，APTT 水平后者显著低于前者，呈现出症状群与指标群的组群联动变化。

通过颅内血流的变化情况比较，发现了此类患者的颅内血流变化特点，即火毒证与非火毒证相比，前者的颅内血流变化明显，血管损害更为严重，这与毒邪的正损性相吻合。

急性脑梗死火毒证的剧烈变化不仅体现在宏观表征方面的变化，而且梗死部位也与证候的变化密切相关。急性脑梗死火毒证以后循环梗死（POCI）为多见，而腔隙性脑梗死（LACI）中火毒证较为少见。当发病 3～5 天时，辨证属火毒证者明显增多，此变化趋势在后循环梗死者中最为突出。若从中经络、中脏腑分类情况来看，火毒证属中脏腑者多于中经络者，也体现了毒邪致病的暴戾酷烈性。

具有清热解毒通络功效的苦碟子注射液与具有活血化瘀功效的血塞通注射液治疗急性脑梗死火毒证，对实施效果进行了比较，以方测证，从一个侧面验证急性脑梗死火毒证的客观存在。结果发现，具有清热解毒通络功效的苦碟子注射液可以有效调节患者体温、血压等生命体征，并且其他宏观表征也有所改善。对微观指标治疗前后也有明显改变。

高糖等物质对人脑微血管内皮细胞的毒性作用具有时间-浓度依赖的特性。模拟毒邪致病作用的研究证明，其细胞毒性作用具有时间-浓度依赖的特性。体现了毒邪形成具有时效性、量效性，毒邪的形成是量变到质变的过程。急性脑梗死动态过程中，炎症因子、细胞活性、病理组织改变均存在时间变化特性，这与毒邪致病的时效性相吻合；所产生的"内毒"，对脑络微观结构的破坏也体现了内毒的正损性，同时也证明生理代谢物质在一定条件下，可以转化为毒邪为患。

（二）出血性中风急性期"瘀热相搏"病机的新认识

【摘要】周仲瑛教授在长期临床实践中观察到，多种急性外感热病及内伤杂病（尤其是难治病症）发展至一定阶段，可以表现为血热与血瘀并见，单纯运用清热凉血法或活血化瘀法治疗，往往疗效欠佳，故提出"瘀热相搏"病机学说。如出血性中风急性期多表现有瘀热证候，可见有半身不遂、口舌歪斜、言语謇涩、面色深紫、目赤等，同时还兼夹口角流涎，耳鸣，咯痰量多，痰质黏稠，痰鸣声如锯，鼻鼾等痰热表现。

136

【成果来源】项目七：中医病因病机理论继承与创新研究（2006）——"瘀热"病因在内科难治病发病中的机制及其分子基础研究。

1. 理论内涵

瘀热相搏病机常见瘀热阻窍、瘀热发黄、瘀热蓄水、瘀热血溢、络热血瘀、瘀热痹阻等不同类型。其中，"瘀热阻窍"为出血性中风急性期的中心病理环节，瘀热与火热、痰热、风阳等存在因果关联，同时存在风火相煽、痰热腑实等"邪实窍闭"病理改变。瘀热患者病情重，与疾病预后密切相关。研究结果提示脑出血中风急性期"瘀热阻窍"病机的本质与凝血、炎症病理相关，NF-κB 可能直接启动和调节参与炎症反应、免疫反应相关基因的转录，调控细胞因子（尤其是致炎因子）的表达，同时激活凝血系统，从而导致"热"和"瘀"。

周仲瑛教授针对瘀热病机采用凉血化瘀法，常用方剂主要是犀角地黄汤，其次是桃仁承气汤、抵当汤、白薇煎等，常与化湿、滋阴、益气、清热、解毒、化痰、软坚、健脾、理气等治法配伍使用。

周仲瑛教授临床常采用凉血化瘀法辨治内外妇儿等临床各科疾病，爱用凉血通瘀注射液（大黄、水牛角片、黑山栀、生地、赤芍、冰片）治疗出血性中风；肝毒净片（虎杖、平地木、垂盆草、田基黄、蛇舌草、半枝莲、赤芍、败酱草、贯众、片姜黄）治疗慢性病毒性乙型肝炎；泻下通瘀合剂（大黄、枳实、芒硝、生地、麦冬、白茅根、桃仁、猪苓）治疗流行性出血热急性肾功能衰竭。

周仲瑛教授凉血化瘀法病案中四诊信息分布频次以疼痛、头昏、面色暗滞、热象（烘热、潮热、手足心热等）、皮肤红疹等为最多（30% 以上），可作为瘀热病机的共性临床表现。其他较多出现的症状包括口干、大便干、乏力、尿黄、神疲、腹胀、口苦、皮肤瘙痒、小便频数、食欲减退、心悸、自汗、腰膝酸软等，属于瘀热兼夹病机的临床表现。见表 7-4。

表 7-4　与瘀热病机相关的临床四诊信息表

证候类别	主要表现
热象	发热（体温增高）、烘热、潮热、烦热、低热、手足心热等为主
出血	涉及出血部位主要为鼻、牙齿衄血，皮肤黏膜瘀点瘀斑，也涉及尿血、便血、脑窍出血等
疼痛	疼痛部位包括胁痛、关节疼痛、腹痛，疼痛性质包括刺痛、灼痛、隐痛、胀痛等
癥积	肝脾肿大、各部位肿块等
神志异常	烦躁、头昏为多见
面色、肌肤异常	面色暗滞、面部红赤或暗红，皮肤红疹、皮肤瘀点瘀斑，脉络怒张，肝掌、蜘蛛痣，面目皮肤黄染，目赤充血，目眶暗黑
相关舌、脉	质暗红或紫紫，舌有瘀点或瘀斑，舌下静脉粗张迂曲青筋暴突；舌苔黄或焦黄或黄腻；脉细数、弦细、沉涩、沉实，可见结、代

2. 科学证据

（1）出血性中风急性期"瘀热"证的临床流行病学调查：临床选择出血性中风急性期患者为调查对象，采集多时点的宏观表征和微观表征信息，分析"瘀热"病机在中风病发病中的作用、地位和发病机制，以及"瘀热"对疾病预后的影响。临床共调查出血性中风急性期患者 855 例，根据《出血性中风急性期病机证素诊断量表》，对瘀热、风阳、火热、痰热、痰湿、瘀血、阴虚、气虚八个病机证素进行分析，研究结果如下。

1）"瘀热"是出血性中风急性期的核心病机：在发病时（第0天）、病程第3天、第5天、第7天、第11天、第21天6个时间点，瘀热始终位居第一，病程前5天3个时间点均占70%以上，第7天始渐次下降，第21天时下降至42.7%，表明瘀热为出血性中风急性期的主要证候表现。见表7-5。

表7-5　不同时间点病机证素分布表[例（%）]

病机证素	时间点					
	0天（855）	3天（823）	5天（840）	7天（824）	11天（807）	21天（686）
瘀热	656（76.7）[1]	654（79.5）[1]	593（70.6）[1]	540（65.5）[1]	461（57.1）[1]	293（42.7）[1]
风阳	239（28.0）[5]	210（25.5）[5]	183（22.2）[5]	156（18.9）[5]	115（14.3）[5]	47（6.9）[6]
火热	569（66.5）[2]	573（69.6）[2]	493（58.7）[2]	438（53.3）[2]	346（42.9）[2]	186（27.1）[2]
痰热	261（30.5）[4]	275（33.4）[4]	210（25.0）[4]	145（17.6）[6]	90（11.2）[7]	28（4.1）[7]
瘀血	336（39.3）[3]	304（36.9）[3]	270（32.1）[3]	237（28.4）[3]	174（21.6）[3]	77（11.2）[3]
阴虚	175（20.5）[7]	168（20.4）[7]	141（16.8）[7]	126（15.3）[7]	99（12.3）[6]	49（7.1）[5]
痰湿	110（12.9）[8]	102（12.4）[8]	78（9.3）[8]	49（5.9）[8]	35（4.3）[8]	15（2.2）[8]
气虚	228（26.7）[6]	204（24.8）[6]	180（21.4）[6]	161（19.5）[4]	121（15.0）[4]	70（10.2）[4]

注：右上标为同一时间点各病机证素出现概率由高到低的排列序号。

2）瘀热常与其他病机复合为患：发病时（第0天）、第11天、第21天3个时间点，瘀热与火热兼夹组合分别为58%、31%、14%；瘀热与痰热兼夹组合分别为30%、10%、3.3%；瘀热与风阳兼夹组合分别为26%、12%、3.7%。可见，瘀热与火热、痰热、风阳多呈兼夹组合。出血性中风急性期以"瘀热阻窍"为中心病理环节，同时存在风火相煽、痰热腑实等"邪实窍闭"病理改变。见表7-6。

表7-6　不同时间点瘀热与相关病机证素的兼夹组合[例（%）]

时间点	风阳	火热	痰热
第0天瘀热	221（25.84）	494（57.78）	255（29.82）
第11天瘀热	103（12.05）	266（31.11）	86（10.06）
第21天瘀热	32（3.74）	122（14.27）	28（3.27）

3）瘀热与病情轻重程度、预后密切相关：出血性中风瘀热患者的出血量多、脑水肿程度重，中风病类诊断评分、格拉斯哥预后结果评分、修正的RANKIN标准评分瘀热患者分值均较非瘀热患者高（$P < 0.01$），提示瘀热患者病情重，瘀热病机可影响疾病的预后。

（2）凉血化瘀方药的临床疗效：针对出血性中风急性期"瘀热阻窍"的中心病理环节，运用周仲瑛教授拟定的凉血通瘀方治疗出血性中风急性期168例（治疗组），并与西医常规治疗的169例（对照组）比较。

两组治疗后中风病类诊断评分均有明显下降，神识、语言、面瘫、眼征、上肢瘫、指瘫、下肢瘫、趾瘫等神经系统主要症状体征明显改善，且治疗组改善程度优于对照组（$P < 0.01$）。结果见表7-7。

表 7-7 两组中风病类诊断评分比较（$\bar{x} \pm s$, 分）

组别	例数	时间	中风病类诊断评分	治疗前后差值
治疗组	168	治疗前	18.29 + 12.28	8.68+7.11##
		治疗后	9.60 + 9.52**	
对照组	169	治疗前	18.38 + 13.27	6.05+7.12
		治疗后	12.34 + 12.54**	

注：与同组治疗前比较，*$P < 0.01$；两组间比较，##$P < 0.01$。

显效率（基本恢复 + 显著进步）治疗组 48.8%，对照组 34.3%；总有效率治疗组 88%，对照组 77.5%。治疗组基本恢复率、显效率及总有效率均明显优于对照组（$P < 0.05$, $P < 0.01$）。疗效比较见表 7-8。

表 7-8 两组综合疗效比较 [例（%）]

组别	例数	基本恢复	显著进步	进步	稍进步	无变化	恶化	显效率	总有效率
治疗	168	39（23.2）#	43（25.6）	33（19.6）	33（19.6）	19（11.3）	1（0.6）	48.8##	88.0#
对照	169	25（14.8）	33（19.5）	30（17.8）	43（25.4）	31（18.3）	7（4.1）	34.3	77.5

注：组间比较，#$P < 0.05$；##$P < 0.01$。

两组治疗后 GOS 评分明显改善（$P < 0.01$）；两组组间治疗后评分及治疗前后差值比较均有统计学意义（$P < 0.05$, $P < 0.01$），治疗组优于对照组。提示凉血通瘀方减轻神经功能缺损症状、体征，提高生活能力，改善预后的效果优于对照组。见表 7-9。

表 7-9 两组患者治疗前后 GOS 评分比较（$\bar{x} \pm s$, 分）

组别	例数	治疗前	治疗后	治疗前后差值
治疗组	143	2.55±0.66	1.69±0.69**##	0.86±0.66##
对照组	144	2.53±0.70	1.91±0.84**	0.62±0.65

注：同组治疗前后比较，**$P < 0.01$；两组间比较，#$P < 0.05$，##$P < 0.01$。

九、活动性胃溃疡"以痈论治"的"毒热"病机新认识

【摘要】古代文献胃脘病病因居前六位的是病理产物积聚、六淫侵袭、饮食失宜、七情内伤、劳逸失度、毒邪侵袭，六大病因占到病因总数的 93.42%，"毒热"病因未得到充分重视。国家名中医周学文教授，创立了胃癌前状态性疾病（胃溃疡活动期）"毒热"病因学说，治疗上以痈论治，清热解毒，消痈生肌，为胃癌前状态性疾病的治疗开辟了新的途径。

【成果来源】项目七：中医病因病机理论继承与创新研究（2006）——基于"以痈论治"胃癌前状态性疾病（活动期）"毒热"病因创新研究。

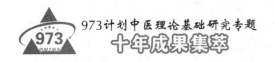

（一）理论内涵

"毒热"是胃溃疡活动期的主要病因。胃毒热证是指以毒热为发病原因，以毒蕴、热盛、肉腐、溃疡为病机演变过程，以胃脘胀满、疼痛、嘈杂、食少纳呆、嗳气、失眠、小便黄、烦躁、舌红苔黄腻、脉弦或弦滑为主要临床表征信息的病证。而胃癌前状态性疾病致病之因为从口而入的"毒热"之邪，包括药毒、烟毒、酒毒，甚或幽门螺杆菌之"毒"感染，或情志过极气郁化热蕴毒，或胆汁逆流入胃化毒等侵害人体，而致疾病活动期的病机以脾胃虚弱为本，毒热为标，热盛腐，胃膜失养；久病入络，气血瘀滞为变，久致热盛毒腐成痈。也正因为脾气不旺，正气亏虚，机体无力驱邪排毒，使毒邪日深，正气愈损，病程缠绵。因此"实中夹虚"为基本病机特点，"胃毒热证"为基本证候，"以痈论治"基本治则，"清热解毒、消痈生肌"为基本治法。应用以黄连、黄芪、丹参、苦参为主要药物的消痈溃得康颗粒进行干预后，无论宏观表现还是微观特征均能得到明显改善。

（二）科学证据

胃溃疡活动期胃毒热证占83.3%，非毒热证16.7%；浅表性胃炎胃毒热证占13.3%，非毒热证占86.7%。提示胃溃疡活动期毒热病因确属多发病因。胃溃疡活动期毒热病因由多因素综合作用而形成，包括吸烟（OR1.789）；，情志之怒（OR1.120），五味偏嗜、饥饱不调、多食辛辣（OR1.090、1.065、2.183），实验室检查HP感染和胆汁反流（OR1.580和1.208），Zung抑郁量表之抑郁（OR1.004）等。胃溃疡活动期毒热病因所致临床症状，胃脘疼痛、嘈杂、泛酸、烦躁、口苦、口干具有相关性；舌形裂纹、舌下络脉迂曲、舌苔苔色、舌苔稍厚和厚具有相关性。胃溃疡活动期"胃毒热证"为多发、常见证候，辨证求因要点包括吸烟史，平素脾气急躁易怒或有情志抑郁，嗜食辛辣或饮食不规律、饥饱不调，曾服用非甾体抗炎药等，临床表现及舌脉特征，胃镜检查，组织学检查等。

毒热蕴结于胃，致胃黏膜充血水肿、糜烂溃疡，病理可见大量的中性粒细胞浸润，其周围黏膜亦有不同程度的急性炎症反应。在炎症反应的启动与传递过程中，TNF-α、IL-6、IL-8等细胞因子在炎症反应中起到至关重要的作用。在溃疡愈合的过程中，三叶因子、表皮生长因子、前列腺素等防御因子在黏膜损伤后上皮修复过程中起重要作用。胃黏膜的完整性取决于细胞增殖与细胞丢失之间的动态平衡。现有大量研究结果表明，胃溃疡的发生与各种刺激导致胃黏膜上皮细胞的凋亡密切相关，同时细胞凋亡在溃疡修复过程中也起着重要的调控作用。细胞凋亡是涉及基因调控的复杂过程，其中Bcl-2可能是抑制胃溃疡胃黏膜上皮细胞凋亡的主要基因。而细胞色素C是第一种被发现的线粒体释放凋亡蛋白，可诱导细胞凋亡。此外，胃肠激素（胃泌素、胃动素）明显增高；与胃黏膜血流调节有关因子血清NO及NOS含量明显下降等因素，都是胃溃疡"毒热"病证的生物学基础。

消痈生肌之消痈溃得康颗粒可明显改善胃溃疡活动期胃毒热证患者的临床症状和胃毒热证症状体征，优于溃疡胶囊对照组。胃溃疡活动期胃毒热证Hp感染率高达94%，用清热解毒、消痈生肌之中药消痈溃得康颗粒干预后，Hp症状分级量化评分明显下降，且作用优于溃疡胶囊对照组。

胃溃疡活动期胃毒热证微观辨证，胃镜下可见胃黏膜充血、水肿、糜烂及溃疡形成，病理可见不同程度的中性粒细胞浸润，凝固性坏死，伴或不伴肉芽、急慢性炎症，血清及组织学可见多种细胞因子表达异常。消痈溃得康颗粒可明显减少中性粒细胞渗出，减轻胃黏膜炎症反应，促进黏膜修复，作用优于溃疡胶囊对照组。

胃溃疡活动期胃毒热证患者血清中 IL-6、IL-8、TNF-α 水平异常升高，而三叶因子、表皮生长因子、前列腺素水平异常降低，提示其为胃溃疡活动期胃毒热证辨证的参考依据。用清热解毒、消痈生肌之消痈溃得康颗粒干预后血清中 IL-6、IL-8、TNF-α 水平明显下降；三叶因子、表皮生长因子、前列腺素水平明显升高，其作用优于溃疡胶囊。

十、肝硬化"虚损生积"病机理论创新

【摘要】肝硬化属于中医"积证"的范畴，多采用软坚散结的治疗思路。刘平教授提出了"血瘀为积之体，虚损为积之根"的肝硬化"虚损生积"病机理论，认为肝肾精气亏虚不复、脏腑形质损伤，是肝硬化形成的主要病机。肝脏形质损伤则直接导致肝肾阴精虚损，是虚损生积更深层次的病机变化。

【成果来源】项目七：中医病因病机理论继承与创新研究（2006）——肝硬化"虚损生积"的中医病因学研究。

（一）理论内涵

"积"是指"腹部扪及质地较硬的结块，固定不移，痛有定处"为特征的中医病证，病属血分，是为脏病。狭义"虚损"指精气亏损、脏腑形质损伤。肝硬化"虚损生积"是指因肝肾精气亏虚不复、脏腑形质损伤，瘀血日结渐积成为癥积的一种因果关系。即肝肾精气亏虚不复、脏腑形质损伤，是肝硬化形成的主要病机。

癥积主要包括现代医学中的肝硬化、腹腔肿瘤（胃癌、肝癌）等类疾病。因肝主疏泄而藏血，肝肾同源，肝损日久，精血久失疏泄，最易固结于肝络及全身经脉。故癥积尤以肝硬化为代表的肝劳后期最易出现。肝硬化以肝脏组织结构的损伤变性为基本特点，微观上表现为肝细胞坏死、减少、大量纤维组织增生、假小叶以及结节的形成，宏观上表现为肝脏体积萎缩硬化等，所以肝硬化是以形质损伤与瘀血燥结为病机特点的癥积病证的典型代表。

因为肝主疏泄而藏血，肝气通过疏泄五脏六腑气机而将精血疏布全身，肝虚劳后期肝气虚衰日久，精血久失疏泄，则最易固结于肝络及全身经脉。肝硬化正虚主要表现在肝脾气虚和肝肾阴精虚损两个方面。气虚反映了机体功能的下降，而肝脏形质损伤则直接所致肝肾阴精虚损，是虚损生积更深层次的病机变化。

基于"虚损生积"理论指导，能够进一步提升肝硬化的中医治疗疗效。益气补虚的黄芪汤与益精祛瘀的扶正化瘀胶囊皆能有效逆转早期肝硬化。扶正化瘀方（及其拆方）、黄芪汤、一贯煎及当归补血汤（精血同源）等具"益精气"作用方药均有不同程度的抗肝纤维化作用，益精气、补虚损的虫草菌丝在保护血窦内皮细胞、抗肝纤维化中发挥主要作用，扶正化瘀方加用黄芪汤可进一步提高疗效。

（二）科学证据

1. 气虚血瘀为肝炎后肝硬化的中医基本病机
临床通过对系统、规范采集的 900 例患者表征信息的综合分析、提取，亦获得气虚血瘀为肝炎后

肝硬化的中医基本病机的认识。

采用C4.5决策树算法得到全部病例的辨证分类。与慢性肝炎肝纤维化相比，肝硬化患者的肝肾阴虚证候表达率显著增高（42%），而慢性肝炎肝纤维化患者则以肝胆湿热、肝郁脾虚为多见，且肝郁脾虚证所占比例显著高于肝硬化组。气虚血瘀证在两组间的表达率均较高，组间无显著性差异。表明湿热病邪耗气伤阴，气虚血瘀是慢性乙型肝炎向肝硬化演变的主要病机。而肝硬化的发生、发展则是以肝脾气伤为先，气虚血瘀，气虚及阴，阴精虚损，进而阴精又不能化气为用，加重络脉瘀阻，因虚生积的中医病机演变过程，支持了肝硬化基本病机中的虚损应以"精气虚损"为主的观点。见表7-10。

表7-10 肝硬化和慢性肝炎肝纤维患者的证候分布比较（Mann–Whitney Test）

	n	气虚血瘀证	肝肾阴虚证	肝胆湿热证	肝郁脾虚证	无证可辨
肝硬化	100	32（32%）	42（42%）	24（24%）	2（2%）	0（0%）
慢性肝炎肝纤维化	111	36（32.4%）	19（17.1%）	40（32%）	13（11.7%）	3（2.7%）
Sig.（2–tailed）		0.95	0.00	0.06	0.01	0.10

对中医证候与生物学指标及病理组织学变化的相似度分析发现，气虚血瘀证贯穿慢性肝炎肝纤维化和肝硬化两个时期，均与肝细胞损伤和炎症相关的生物学指标密切相关；但慢性肝炎肝纤维化期的炎症活动度和肝细胞损伤与肝胆湿热具有更高的相似度；而肝硬化期肝细胞坏死及炎性病变则主要与肝肾阴虚关系密切，显示肝组织坏死炎症是肝硬化"虚损（肝脾气虚、肝肾阴虚）生积"的主要病理学基础。相关研究结果见表7-11、7-12。

表7-11 肝硬化证候病机与生物学指标及肝病理组织学变化的相似度矩阵

	气虚血瘀	肝肾阴虚	肝胆湿热	肝郁脾虚
LM	—	0.50	—	—
P–Ⅲ–P	0.51	0.58	—	—
汇管区炎症（P）	0.51	0.61	—	—
碎屑坏死（PN）	—	0.55	—	—
炎症活动度	0.52	0.62	—	—
纤维化分期	0.57	0.65	—	—

表7-12 慢性肝炎肝纤维化证候病机与生物学指标及肝病理组织学变化的相似度矩阵

	气虚血瘀	肝肾阴虚	肝胆湿热	肝郁脾虚	无证可辨
HA	—	—	—	—	—
LM	—	—	—	—	—
P–III–P	0.52	0.51	—	—	—
汇管区炎症（P）	0.51		0.54	—	—
小叶内炎症（L）			0.64	—	—
碎屑坏死（PN）			0.71	—	—
炎症活动度			0.70	—	—
肝纤维化分期	0.52		0.60	—	—

注：选取0.5作为相似度的域值来筛选相似度高的指标。

2."补虚"方药可有效逆转早期肝硬化

以肝硬化代偿期患者（病理组织学判断为 S4 期，即肝纤维化 4 期）为对象，以扶正化瘀胶囊、黄芪汤为"补虚干预"的验证措施，进行多中心、随机、双盲、对照临床试验研究。明确诊断、纳入、排出、剔除等标准，完成经临床肝活检病理判断为 S4 的入组试验观察患者 125 例。48 周疗程后完成第二次肝活检共 112 例（脱落 13 例）。剔除经专家复核首次穿刺病理程度未达 S4 期的 25 例（即入组时未达肝硬化阶段）及入组半年内脾切除的 2 例，最终纳入"以效证因"的统计分析病例共 85 例（扶正化瘀方组 57 例，黄芪汤组 28 例）。得出如下结果（结论）。

（1）早期肝硬化可以逆转。益气补虚的黄芪汤与益精祛瘀的扶正化瘀胶囊对肝组织纤维化分期的改善率分别为 46.4% 及 57.9%。表明二者皆能有效逆转早期肝硬化。

（2）黄芪汤益气生精的效应特点主要表现在抑制肝细胞坏死和提高肝硬化患者肝细胞功能两大方面。具体表现为减轻汇管区炎症（71.4%）和碎屑状坏死（57.1%），显著提高血清触珠蛋白、血清白蛋白、血小板及血红蛋白含量（触珠蛋白与血小板降低是早期肝硬化无创伤性诊断模型中的重要参数）；扶正化瘀方主要特点表现在影响纤维组织代谢，可显著降低透明质酸、层粘连蛋白、Ⅳ型胶原及Ⅲ型前胶原肽等纤维化血清学指标，其对汇管区炎症及碎屑状坏死的改善率分别为 61.4% 和 47.4%，可显著提高血清触珠蛋白含量。

（3）中医证候积分疗效评价结果示临床痊愈率黄芪汤组为 16.7%，扶正化瘀方组为 27.3%；总显效率黄芪汤组为 43.3%，扶正化瘀组为 56.4%；总有效率黄芪汤组为 83.3%，扶正化瘀组为 85.5%。

3."益精气"方药具有抗肝纤维化作用

通过对扶正化瘀方（及其拆方）、黄芪汤、一贯煎及当归补血汤（精血同源）等具"益精气"作用方药抗肝纤维化作用的系统试验研究，证实：①上述"益精气"作用方药均有不同程度的抗肝纤维化作用；②扶正化瘀方拆方的正交试验表明益精气、补虚损的虫草菌丝在保护血窦内皮细胞、抗肝纤维化中发挥主要作用；③扶正化瘀方加用黄芪汤可进一步提高疗效。

益气的黄芪汤对多种模型诱导的肝纤维化均有良好作用，通过二甲基亚硝胺（DMN）、四氯化碳、胆管结扎、猪血清等 4 种肝硬化大鼠模型，以黄芪汤干预，通过肝组织病理、羟脯氨酸含量等指标分析肝纤维化程度。结果发现，除猪血清免疫性大鼠肝硬化外，黄芪汤对另外 3 种肝硬化模型均显示出不同程度的治疗效果，既能抑制肝硬化的形成与发展，也能促进肝纤维化的逆转。其作用机制主要为抑制纤维化肝组织转化生长因子（TGF）-β1 的表达，从而抑制肝内细胞（肝星状细胞及肝细胞）的活化或转分化（肝星状细胞→肌成纤维样细胞，肝细胞→胆管上皮细胞→肌成纤维样细胞）。进一步以均匀实验与 L8（24）正交实验分析黄芪汤复合组分不同种组分（黄芪总皂苷、黄芪总黄酮、甘草酸、甘草黄酮）抗肝纤维化的最佳剂量配比。根据生化和病理等综合药效结果，采用多元线性回归方法建立数学模型，确定黄芪汤中的黄芪总皂苷与甘草酸最佳组分配比，发现黄芪汤抗肝纤维化主要有效活性物质及其最佳配伍，明确其配伍作用机制是抑制 TGF-β1 转导通路 Smad2/3 的磷酸化，从而抑制肝星状细胞的活化及胶原等细胞外基质的生成。

扶正化瘀方与黄芪汤合用优于单用，其部分机制在于两方合用可更有效地抑制肝星状细胞活化。提示抑制肝纤维化形成关键细胞肝星状细胞的活化是补虚损、益精气中药的主要效应特征之一。

十一、艾滋病"艾毒伤元"的病机新认识

【摘要】中医历代文献中没有"艾滋病"之病名记载。20多年来，中医药专家对该病的病名或病证范畴提出了不同的看法，如"瘟疫"说、"伏气温病"说、"虚劳"说、"瘟疫加虚劳"说、"阴阳易"说等，该病的病因为感受疫毒之邪已成为学术界共识。河南中医药大学彭勃教授团队通过对艾滋病中医病因病机的系统研究，创新性地提出"艾毒伤元"病因病机学说，并对"艾毒"的病邪特性和伤元的病机特点进行了深入分析，促进了中医病因病机理论的创新。

【成果来源】项目七：中医病因病机理论继承与创新研究（2006）——艾滋病中医病因及发病机制的研究。

（一）理论内涵

艾滋病是一种新发疫病，艾毒是艾滋病的独有病因，其具有强烈的传染性，传播途径是从血络而入，而后深伏体内；其主要的致病特点是毒，毒的特征主要表现在局部，艾毒的性质具有湿和热的双重属性，其攻击靶位是元气；艾毒易兼夹风、寒等六淫之邪；艾毒可转化为痰浊、血瘀、积聚等。艾滋病的发病类型是伏邪自内外发；艾毒伤元是艾滋病的基本病机，艾毒直接损伤元气，并渐进性加重，且难以逆转，最终导致机体元气耗尽，多脏腑之气衰竭而死亡。培元解毒是艾滋病的基本治则。

艾毒之"毒"主要体现在以下方面：

其一，艾毒的主要致病特点是毒，而毒的主要特征之一就是症状表现在局部。艾滋病由于元气的不断耗伤，抵御病邪的能力逐渐下降，于是就会产生疮疡病变，表现在皮肤黏膜病变的红肿热痛及溃破糜烂等。常见的有各种皮疹、蛇串疮、癣、溃疡等。艾毒所致疮疡的性质有热、湿之分，热者出现红肿热痛、舌质红等症，湿者出现溃烂流水、舌苔腻等症。

其二，疫之为毒。中医学认为，"疫必有毒，毒必传染"。即自然界产生的具有强烈传染性，可导致人体严重病症的致病物质为疫毒，艾毒致病符合此特性，当为疫毒之一种。

其三，邪之甚为毒。艾毒致病所显示出来的湿、热等特性，均比普通的"六淫"之邪剧烈，也更难除去，如艾滋病导致的腹泻病情重、难治愈，常成为导致死亡的诱因。

其四，邪结化毒。邪气蕴结日久即可化毒，最终毒聚病发。艾毒容易在体内蕴结化毒。或从阳化为火毒；或从阴化为寒毒；或结于皮肤，发为疮毒；或积于体内，成为癌毒。

其五，艾毒致病与"毒邪"的致病特点相符。"毒邪"致病有其鲜明的特点，如广泛性、从化性、兼夹性、酷烈性、善变性、趋内性、趋本性、顽固性等。而艾毒致病，可致多脏虚损、毒散全身、化寒化热、发于内外，兼湿兼热、虚实错杂，长期潜伏、骤然发病，恶化迅速、难以治愈等。

艾毒进入机体后，其攻击目标直指元气，渐进性消耗机体元气，导致多脏腑气血阴阳进行性损伤。随着元气的受损，机体水液代谢及三焦气化功能失常，导致痰饮、瘀血等各种病理性产物，形成实邪，这些实邪与各种虚衰互为因果、相互作用，出现多脏腑气血阴阳虚衰与各种机会性感染及肿瘤并见之状态，其病变广泛而深重，致死性强，死亡率高。

（二）科学证据

208 例 HIV 感染者与对照组比较，身体困重、肢体倦怠、汗出异常、神疲、面色少华、唇甲色淡、皮肤瘙痒、气短、情绪低沉、消瘦、恶心呕吐、易患感冒、喘息、食少纳呆出现率差异有统计学意义（$P < 0.05$）；证素分析显示，气虚、血虚、湿、阳虚证素差有统计学意义意义（$P < 0.05$）。随着 CD_4^+T 淋巴细胞降低，肾虚、阴虚、精亏的位次均有所提前。提示在艾滋病的早期，即 HIV 感染期，"艾毒"即开始损伤肾本，且病情呈慢性进展，随着 CD_4^+T 淋巴细胞的降低，"艾毒"对肾的损伤及机体的气虚、阳虚、阴虚、血虚程度随之加重。

400 例艾滋病期患者出现频次最高的 10 个证素依次为气虚、湿、肾、血虚、阴虚、阳虚、肺、痰、肝、脾，其病位首先在肾，其次为肺、脾，病性依次为气虚、阳虚、血虚、阴虚、湿、痰。发热、咳嗽、泄泻、疮疡 4 组在病性上均有气虚、血虚、阴虚、阳虚和湿、痰等，病位均主要在肾；同时又各有其特点，病性上，发热组的气虚，泄泻组的气虚、阳虚，咳嗽组的痰，疮疡组的阴虚证素较突出；病位上，咳嗽组的肺、泄泻组的脾等积分较高。提示进入艾滋病期后，艾毒对机体的损伤不断加重，气血阴阳虚更加明显，且出现了湿、痰等病理产物，呈现虚实夹杂的证候特点。

608 例 HIV/AIDS 主要证素分析显示，主要证素为气虚、血虚、阳虚、阴虚、湿、痰等，并且各个证素随病情进展而积分增加；其主要病位证素为肾、肺，其次为肝、脾，并且随病情进展而积分增加。提示随着病邪的深入，艾毒对机体元气的损伤不断加重，病情也不断加重。同时，各个地方有其地域特点，广东湿热之地，湿较突出；新疆干燥，阴虚较著；河南病例感染时间较长，普遍较重。通过结构方程模型分析表明，病位要素以肾、肺、脾胃为主，病性要素以气虚、阴虚、湿、热为主；病位要素肾、肺、脾胃三者密切相关；病位要素肾与病性要素气虚、阴虚密切相关；病位要素脾胃和病性要素湿、热密切相关。

282 例 HIV/AIDS 咳嗽患者中，以秋冬季发病为多见，占 70.2%；病程较长，68.4% 的病例咳嗽持续时间超过 1 个月，且反复发作、经久不愈；多伴随乏力（61.0%）、发热（35.5%）、纳呆（35.1%）、气短（31.5%）等症状；48.3% 的病例舌质淡或淡白，33.0% 的病例舌质红，29.1% 的病例舌苔黄、厚、腻；63.8% 的病例脉细，42.6% 的病例脉沉；虚证为 175 例，占 62.1%），实证为 31 例，占 10.9%，虚实夹杂证为 33 例，占 23.24%。其病位主要在肺（100%）和表（10.3%），并与脾、肾、胃、肝、肠有关，其中主要与脾关系密切；其病性虚者主要为气阴和血虚（25.5%），实者主要为热湿和气滞（18.1%），并兼有风寒、痰饮、燥热、阳虚等。采用因子分析方法进一步分析 HIV/AIDS 患者的病因、病机、病位或证候，因子分析结果显示，艾滋病咳嗽的主要因子有气阴两虚、脾气虚、热、湿热、气虚、里证等。

病例组与对照组伴随症状及体征分析，病例组腹胀发生率明显高于对照组（$P < 0.05$），对照组脱发则明显高于病例组（$P < 0.01$）。而病例组乏力发生率高（61.0%），对照组无，病例组肌肉痛、腰痛、关节痛、盗汗、胸痛、皮疹、口糜、淋巴结肿大、黏膜溃疡均发生率较高，而对照组未出现。综上提示，艾滋病咳嗽多为内伤（里证），病位在肺，累及脾肾，以虚为主、虚实夹杂，多伴气虚、湿热等致的全身性症状体征。

142 例 HIV/AIDS 腹泻患者中，以夏秋季发病为多见，占 79.6%；以慢性中度腹泻为主，40.7% 的病例腹泻持续时间在 1 周至 1 月；腹泻症状以稀便和水样便为多，多为慢性发病，88.5% 的病例每日大便次数为 3～4 次；多伴随乏力（68.3%）、纳呆（48.6%）、腹痛（28.8%）、腹胀（28.1%）等症状；69.1% 的病例舌质淡或淡白，12.7% 的病例舌质红，45.1% 的病例舌苔黄、厚、腻；65.5% 的病例脉细，38.0% 的病例脉沉；虚证多见，占 71.13%，其次为虚实夹杂证（23.24%），单纯实证较少（5.63%），其中脾胃虚弱（脾虚）占 24.7%、脾肾亏虚占 16.2%、气血两亏占 11.2%；证素分析显示，其病位主要在脾（83.1%），并主要与肾（7.0%）、肠（7.0%）和胃（4.9%）有关，其病性主要为气虚（54.9%），其次为湿邪（15.5%）、气滞（7.7%）等。因子分析显示，艾滋病腹泻的主要因子有气血两虚、肺脾气虚、气滞兼热、气滞兼湿、邪结皮肤、脾虚湿盛等。

病例组与对照组两组腹泻伴随症状比较，对照组纳呆、恶心、咳嗽明显高于病例组（$P < 0.01$），病例组腹胀明显高于对照组（$P < 0.01$）；病例组伴随症状中有乏力、肌肉痛、腰痛、关节痛、胸痛、脱发、皮肤瘙痒、皮疹、黏膜溃疡、淋巴结肿大和口糜，而对照组无，且以乏力最多 97 例（68.3%）。纳呆、恶心、咳嗽多为肺胃之气上逆之证，腹胀多为脾虚气滞之象。乏力多为气虚之证，脱发、肌肉痛、腰痛、关节痛多为肾虚邪阻经络的表现，皮肤瘙痒、皮疹、黏膜溃疡、口糜多为风热之毒或湿热之毒外现的表现，淋巴结肿大多为风热之毒或湿热之兼痰瘀互结之证。其他伴随症状还有消瘦、月经失调、失眠多梦等。表明病例组以脾肾元气不足为主，又有风湿热瘀等复杂病机。综上提示，艾滋病腹泻病位主要在脾、可及于肾，病性主要为气虚，其次为湿邪内犯，证候以虚证多见、虚实夹杂。

72 例 HIV/AIDS 发热患者中，发病无明显的季节性，四季皆可发生；发热以低中度多见（79.2%），热型以反复发热为主（36.1%），持续时间以 1 周内为多（54.2%）；多伴随咳嗽（63.9%）、乏力（63.9%）、头痛（38.9%）、纳呆（33.3%）气短 8（25.0%）等症状；舌质以淡舌最多见，占 59.7%，红舌占 16.7%，舌苔以白苔和薄白苔为常见，分别占 44.4% 和 29.2%；脉象以细脉为主占 61.1%，其次是沉脉占 27.8%；证素分析显示，其病位主要在表（26.8%）和肺（14.1%），其病性主要为气虚（32.4%）、阴虚（19.7%）等；因子分析显示，艾滋病发热的主要因子有气阴两虚、气虚邪犯、气虚外感、脾虚湿阻、外感风热、外感风热兼气阴不足、热等。

病例组与对照组两组伴随症状及体征比较：病例组纳呆和皮肤瘙痒发病率较对照组高（$P < 0.05$），恶心则对照组高于病例组（$P < 0.05$）；而乏力、肌肉痛、关节痛、腰痛、盗汗、腹泻、胸痛等症对照组无，提示艾滋病发热病位主要在肺表，病性主要为气虚、阴虚。

十二、愤怒郁怒诱发典型情志病证 Graves 发病机制

【摘要】20 世纪 80 年代末 90 年代初开始，情志病证研究科研创新团队对肝疏泄失常证候进行的一系列研究，表明愤怒和郁怒是人们发怒的两种基本表达方式，前者是指怒而发泄，指向他人或他物，后者是指怒而不发郁结于心，指向自我。

怒是七情内伤病因之一，对其导致疾病的原因和机制，传统中医仅限于当其活动过强或持久，超出机体的耐受，引起脏腑气血功能紊乱而发病。该认识仅指出怒本身活动或曰反应太过、持久对机体功能影响致病，但忽略或限制了对引起怒过度反应的机体内外原因，以及个体心理生理状况特点在怒

致病中的作用的认识。病因复杂网络学说表明，任何疾病都不是单一病因所致，是多种病因包括社会经济、心理行为等疾病远因和致病机制的近因交互作用而导致的。中医基础和临床、医学心理学和情绪心理学大量研究已经证明，社会环境中的"生活事件"、个体自身的个性特点以及应对方式等，是情志致病不可缺少的原因和条件。

【成果来源】项目七：中医病因病机理论继承与创新研究（2006）——愤怒和郁怒诱发情志病证发病机制及干预

（一）理论内涵

怒从表达方式分为愤怒和郁怒，肝疏泄太过出现愤怒情绪反应，肝疏泄不及表现为郁怒情绪反应，进行其诱发情志病证的病因与发病机制的深入研究。突破既往中医辨证求因的研究模式，从人群、临床到动物实验方面深入研究，旨在揭示病因与病证之间的因果关系。

怒致病有其原因和条件。原因主要是指由个体内外环境变化，形成并导致疾病发生的活动过强或持久，超出机体耐受的怒情绪。条件主要是指怒致病时不可缺少的相关因素。

生活事件是愤怒郁怒情志活动产生的根源（即始发因素），生活事件发生之后，作用于心理、生理状态、体质特征欠佳的个体，即会产生愤怒郁怒情绪，其超出人的心理、生理调节范围，从而成为情志刺激，损伤机体脏腑气血，引起体内活性物质改变，导致功能失调，引起情志病证。

构建愤怒郁怒诱发情志病证病因与发病机制网络，提出情志刺激致病模式新认识，在此基础上深化了原有的多情交织共同致病的认识，验证了"多情交织共同致病首先伤肝"假说，为情志致病机理研究增添了新的内容，拓展和深化了中医七情学说，将其研究视野从情志刺激本身前移到引起刺激的始因，将其致病机制损失脏腑气血深化至体内从中枢至外周，从分子到基因的各个层面。上述新认识创新了七情致病学说以及情绪与发病理论，为情志病证的有效防治提供新的科学理论指导。

生活事件是愤怒郁怒诱发情志病证的始发因素。"本人重病或重伤"是引起具有愤怒表达的Graves病（毒性弥漫性甲状腺肿）的危险因素；"本人重病或重伤""本人或爱人做绝育手术""生活规律重大变动""被人误会、错怪、诬告、议论"是引起具有郁怒表达的Graves病的危险因素。

个体心身状况不佳是愤怒郁怒诱发情志病证的重要条件。愤怒郁怒诱发Graves病具有不同睡眠特点。在具有愤怒表达特点的人群中，"主观感觉睡眠质量差"是Graves病发病的危险因素；在具有郁怒表达特点的人群中，"睡眠不好影响白天功能严重"是Graves病发病的危险因素。

疲劳状态对愤怒郁怒情绪及Graves病的发生有一定影响。"休息睡眠因素引起疲劳"对愤怒的产生有抑制作用；环境特异性（寒、热、精神紧张等）引起的疲劳与郁怒发生有关。"疲劳导致心理因素"是郁怒表达人群发病的危险因素。

消极应对方式为具有愤怒表达和郁怒表达特点的人群里Graves病发病的共同危险性因素。在郁怒表达的人群中，性格偏于外向和掩饰性高的人更易患Graves病，情绪不稳定者则不易患病；而在愤怒表达的人群中，情绪不稳定者更易患病。

体质偏颇对愤怒郁怒情绪及Graves病发病有影响。在愤怒表达的人群中，心理状态不稳定者更易患病，这可能与愤怒类型人较多关注心理感受和情绪状态有关；而在郁怒表达的人群中，躯体自觉有不适症状和二便不规律者更易患病，这可能与郁怒者逃避心理感受和情绪状态，更加关注躯体上的不适有关。

Graves愤怒型呈现烦躁易怒、头晕胀痛、面红目赤、口苦口干、失眠多梦，舌红苔黄、脉弦数等症状及Graves郁怒型呈现情志抑郁，胸胁或少腹胀满窜痛，善太息，或见咽部异物感，脉弦等症状与体内血清5-HT、DA、E_2变化关系密切。

（二）科学证据

1. 愤怒和郁怒诱发情志病证条件与发病机制及其证候特点

通过病例对照研究，调查了2007年11月～2008年8月就诊或住院的Graves病患者581人为病例组，另有800人为健康对照组。

对Graves病与可能引发该病的各种生活事件进行回归分析，发现"与爱人/父母不和""超指标生育""子女管教困难""子女长期离家""家庭经济困难""本人重病或重伤""工作学习中压力大""与同事邻居不和""生活规律重大变动""本人退休离休或未安排具体工作""意外惊吓"是引起Graves病的常见生活事件，为危险因素；对不同的生活事件作为发病因素进行回归分析，发现"本人重病或重伤""子女长期离家"是引起愤怒表达的Graves病患者的常见生活事件，为危险因素；"本人重病或重伤""本人（爱人）做绝育手术""生活规律重大变动""被人误会、错怪、诬告、议论"是郁怒表达的Graves病的危险因素。

对Graves病与可能引发该病的各种体质、心理指标进行回归分析，发现"消极应对方式""偏外向型""掩饰性高""二便不正常""心理不稳定""主观睡眠质量差""睡眠潜伏期长""白天功能紊乱""疲劳导致的心理结果严重"等9项为Graves病发病的危险性因素，其中影响最大的是"白天功能紊乱"与"主观睡眠质量差"；对由愤怒或郁怒引发Graves病患者的心理体质发病因素进行回归分析，发现在具有愤怒表达特点的人群中，维度"消极应对方式""心理是否稳定"、艾森可量表中"神经质""主观睡眠质量"为Graves病发病危险因素；在具有郁怒表达特点的人群中，"消极应对方式"、艾森可量表"偏外向"及"掩饰性高""白天功能紊乱""疲劳导致的心理结果严重""躯体感觉不好""二便不规律"为Graves病发病危险因素。

对306例Graves病患者与131例正常对照者比较研究，通过Graves病与各微观指标的回归分析，发现Graves病发病机制不仅与FT_3、FT_4等指标有关，而且还与E_2、P升高，T降低有关；愤怒与郁怒不同表达特点可影响神经内分泌指标含量水平，愤怒组DA升高，E_2降低；郁怒组DA降低，E_2升高。

通过对581例Graves病患者证候情况的调查和频数分析，探索了Graves病的证候分布情况，并分析了该病不同阶段的证候特点，结果显示在Graves病中，虚证多于实证，病变脏腑主要责之于心、肝，其次为脾胃，病理改变以气虚和阴虚为主，其次是肝气郁，其中心气虚证贯穿始终；心气虚证、心阴虚证、阴虚动风证是与Graves病关系最为密切的三个证候，经过治疗后其症状得以缓解。本研究还分析了Graves病愤怒型和郁怒型证候的分布及变化情况，发现愤怒型证候多于郁怒型证候，随着病情发展，愤怒型证候越来越多，郁怒型证候越来越少；随着治疗的深入，愤怒型证候越来越少，郁怒型证候越来越多。

2. 愤怒和郁怒诱发情志病证的干预效应

通过调查 2010 年 1 月～ 2010 年 8 月在济南市中心医院、泰安市中心医院内分泌门诊就诊的 Graves 病愤怒型、郁怒型患者共 122 例，进行小样本调研，2 月后随访患者 78 例。以常规用药丙基硫氧嘧啶（PTU）和甲巯咪唑（MMI）为对照组，常规用药加心理行为干预（肌肉放松，认知干预）为干预组。

愤怒型、郁怒型证候干预与非干预组的各指标 t 检验结果显示，愤怒和郁怒因素对于 Graves 病患者发病具有一定影响。心理干预可以有效改善患者的"怒气质""怒反应"和"怒的控制"，从而改善病情。心理干预对 Graves 病患者愤怒型和郁怒型患者的各项指标影响具有一定特异性。心理干预对于愤怒型患者 E_2、P 等指标具有一定调整作用，对郁怒型患者的 E_2、"隐藏愤怒的感受""表达出愤怒的感受"等指标具有一定改善。

全部 200 例 Graves 病例，在治疗前后通过线性回归分析可以发现，5-HT 是与愤怒郁怒情绪关系最密切的指标，与愤怒型证候显著负相关，与郁怒型证候呈正相关；"表达出愤怒的感受"与愤怒型证候成正相关，与郁怒型证候呈负相关，"隐藏愤怒的感受"与愤怒型证候成负相关，与郁怒型证候呈正相关。

十三、基于"筋骨失衡、以筋为先"理论的中医特色手法临床应用

【摘要】"筋骨平衡"生理状态被各种内外界因素打破的病理状态称之为"筋骨失衡"。在筋骨失衡的病理状态中，筋的病变是始动因素，其重要性不可忽视。"筋骨失衡，以筋为先"理论认为手法治疗应当重视对软组织的调治，对于协调软组织手法和脊柱调整手法的临床应用有着积极的现实意义。以其为指导的理筋手法和调整手法在改善疼痛和颈、腰椎功能方面具有临床优势。

【成果来源】项目十：基于中医特色疗法的理论基础研究（2007）——中医特异性手法治疗脊柱病"经筋"和"骨错缝"理论基础研究

（一）理论内涵

1. "筋骨失衡，以筋为先"理论

"骨"是人体经筋附着、连属之处，"筋"结聚于关节，通过对骨骼的约束和连缀，使整个躯体保持一定的形态和位置以及维持正常的运动。由此可见，生理状态下人体的"筋"与"骨"处于一种平衡状态，二者的这种生理状态称之为"筋骨平衡"。二者之间的这种生理状态被各种内外因素打破的病理状态称之为"筋骨失衡"。

古人把关节称之为"骨缝"，外力等损伤可导致关节结构解剖位置的改变，形成"骨错缝"。"骨错缝"形成后会影响人体的功能。筋骨在结构上的密切关联，处于"筋骨平衡"的状态，损伤日久则筋的位置发生交错、变动，或骨关节位置错动，可使肢体活动受限。

在中医筋骨理论的指导下，"复位"是手法治疗的基本原则。现代手法医学对"骨错缝"的认识已经从结构病理变化上升到功能病理和结构病理的统一。"半脱位"在现代医学中常有特定指向，与手法医学的概念存在明显差异，因此提出以椎体"亚脱位"作为手法医学的核心概念，用以替代传统的

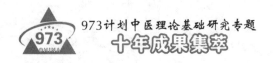

"骨错缝"。

中医特异性手法的组成均包括软组织手法和脊柱调整手法两大类。既往手法治疗"筋骨失衡"过多强调对错位骨结构的整复，对"筋"的作用重视不够。"筋骨失衡，以筋为先"理论认为手法治疗应当重视对软组织的调治。"先"的含义有二，一为时间顺序的先后，即"首先"之意，二为重要性，即"首要"之意。所以"筋骨失衡，以筋为先"，即是指"在筋骨失衡的病理状态中，筋的病变是始动因素，其重要性不可忽视。""筋骨失衡，以筋为先"理论对于协调软组织手法和脊柱调整手法的临床应用有着积极的现实意义。

颈椎周围肌群尤其是颈伸肌与颈屈肌力学性质变化不同步是颈椎病发生和发展的重要因素。改善颈椎周围肌群尤其是颈伸肌的肌力和疲劳度是颈椎病手法治疗等非手术治疗方法发生作用的关键环节。颈椎病发生和康复过程是与颈椎动静态稳定系统均关系密切，脊柱各节段不稳，筋骨失和是评价颈椎病患者诊疗措施的重要因素之一。特异性手法对脊柱筋骨节段不稳的纠正的原则是调筋为先，筋骨同治，手法调衡。

（二）科学证据

1. 选取符合临床研究标准的264例颈椎病患者和259例腰椎间盘突出症患者，将患者按3：1的比例随机分为推拿治疗组和牵引治疗组。推拿治疗组采用颈椎微调手法，包括理筋手法和调整手法。每次治疗时间为20分钟，隔日一次。结果显示，手法组MPQ/ODI/NDI评分在治疗前后有明显统计学差异（$P < 0.01$）；牵引对照组牵引前后评分有统计学差异（$P < 0.05$）；推拿治疗手法在改善疼痛和颈、腰椎功能方面具有临床优势。

2. 通过874例颈椎病患者临床调查和颈椎在体实验揭示，颈椎患者颈部屈伸肌群生物力学性能衰退（减低），颈部伸屈肌群力学比值下降，是引发颈部肌群－关节力学失衡从而导致颈椎病发病的关键因素，筋骨失衡是脊柱病变的共性发病规律与病理环节，"筋出槽"为始动病机并贯穿全程，"骨错缝"为病理改变又继发致病，损伤经筋导致脊柱"缩、窄、卡、压"为共性病理环节。

3. 通过研究发现特异性手法对脊柱"骨错缝"节段及上下节段有局部及整体三维空间调整作用，同时对相应节段椎间盘应力分布改变有显著作用，椎间盘应力的改变主要集中在后外侧，和临床常见的突出部位一致。现有临床研究发现，颈椎病错位节段主要集中C4、C5，特异性短杠杆微调手法对颈椎病患者"骨错缝"节段及相邻节段具有显著调整作用，可能是在调整错缝节段的同时，对相邻代偿节段也进行了调整。特异性手法对C4、C2、C3的三维空间运动调整显著优于理筋手法颈椎病组及理筋手法正常志愿者组，理筋手法对颈椎病患者的三维空间角度也具有一定的调整作用。特异性短杠杆微调手法组对颈椎病患者C2/3椎间盘、C3/4椎间盘、C4/5椎间盘应力改变优于理筋手法颈椎病组及理筋手法正常志愿者组，对C4/5椎间盘应力改变最大。对腰椎间盘突出症患者的研究发现，调整手法对L5/S1椎间盘突出症患者突出节段L5的空间位置影响大于松解手法和正常对照组，同时对L4、L3、L2和L1的空间位置都有一定的调整作用。

（三）学术影响

主编出版专著《今日推拿丛书》《中医骨伤科学》《中医筋伤学》，研究成果多次在国内国际学术会议交流，主办培训班、学习班及技术推广 14 期。相关工作与上海交通大学、复旦大学、美国 Towson University 及北京、江苏、浙江、广东等省市的重点研究基地建立全面合作关系。

十四、肺肾两虚证与木郁土壅的病机阐释及化浊祛湿通心法的创新应用

【摘要】 对几个临床有效的代表性中药成方进行了现代临床再评价，初步明确了 HPA 轴和致炎／抑炎平衡机制与肺肾两虚证型相关，木郁土壅的现代生物学基础为脑 – 肠轴失衡，调理脾胃、化浊祛湿为治疗胸痹心痛提供了新思路。揭示异病同证的主要病理和现代生物学基础，阐述了相关疾病异病同治的主要机理。

【成果来源】 项目十四：若干中药成方的现代临床与实验研究（2009）

（一）理论内涵

1. "发时治肺兼顾肾，平时治肾兼顾肺"

哮喘中医称为"哮病"，认为哮病"在肺为实，在肾为虚"，强调"急则治其标，缓则治其本""发时治肺""平时治肾"。但这些学说都具有一定的局限性，在疾病的某一阶段只片面强调"治肺"或者"治肾"的重要性，没有将"治肺"与"治肾"有机联系起来，割裂了两者的联系。研究发现，哮喘发作期不仅存在气管炎症过度、气道痉挛和痰液高分泌等肺实的表现，还存在以 HPA 轴和免疫功能紊乱等为代表的机体内在抗炎能力低下之类肾虚的表现；缓解期不仅存在机体内在抗炎能力低下等肾虚的表现，还存在气道慢性炎症、气道高反应、气道重塑等肺实的表现。结合上述关于"肺气实"和"肾气虚"内涵的研究，我们认为肾虚为哮喘患者的基本体质，哮喘患者无论临床上有无肾虚见症，皆存在"隐匿性肾虚"证。哮喘发作期不仅存在"肺实"，还伴有一定程度的"肾虚"；哮喘缓解期不仅存在"肾虚"，还伴有一定程度的"肺实"。哮喘之所以反复发作，重要原因之一就是正气虚损，主要表现就是肺肾两虚，肺气虚则不能主气、司呼吸，失于宣降而出现咳、痰、喘等症状，肺虚表卫不固易致外邪侵袭，使肺失宣肃，引起哮喘反复发作。肾虚不能纳气，肺气上逆而喘咳。在哮喘发作期采用清肺平喘结合补肾益气法治疗，疗效优于单纯的清肺平喘法；而在哮喘缓解期采用补肾益气法结合清肺平喘等治法，可使气道反应性进一步降低，气道重塑等得以减轻。将局部气道炎症等的控制与整体抗炎能力的增强相结合，并贯彻于哮喘治疗的全过程，包括发作期、慢性持续期和缓解期，实践证明此新治则行之有效。如在 COPD、哮喘急性发作时，疾病的主要矛盾在肺，治以宣肺、肃肺、平喘等，投之麻黄、桔梗、杏仁、苏子等，但哮病凤根在于肾虚，不可拘泥于祛邪治标，当标本兼顾，辅以益肾扶正固本，恰当运用淫羊藿、枸杞、黄芪等。在 COPD、哮病缓解期，疾病的主要矛盾为肾虚，治以补肾固本为主，同时兼顾肺之标实。哮喘的治则不能单纯地"发时治肺""平时治肾"，而应推行"发时治肺兼顾肾""平时治肾兼顾肺"的治则治法。因为这个新治则治法是对传统理论的继承和创新，其在抓住疾病主要矛盾的同时，适宜的兼顾了次要矛盾，将"治肺"与"治肾"有机结合起来，达到

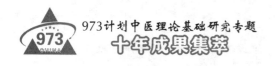

标本兼治。

目前中医普遍认为 COPD 病机为本虚标实，本虚为肺脾肾虚，标实乃风痰瘀阻，稳定期以本虚为主，发作期以标实为要。COPD 目前尚无统一的辨证分型标准，中医学对 COPD 的病因病机认识可概括为"本虚标实"，本虚以肺、脾、肾虚为主，但大多责之于肺与肾，特别是肺肾亏虚。标实主要指痰浊与血瘀。无论在急性期还是缓解期均存在"痰、瘀、虚"的病理现象。寒饮伏肺证应用温肺化饮、涤痰降逆之法，治以小青龙汤加减；痰热壅肺证运用清热化痰平喘之法，治以越婢加半夏汤合定喘汤加减；痰瘀互结证应用化痰逐瘀之法，治以小陷胸汤合血府逐瘀汤加减；阳虚水泛证应用温阳化水之法，治以真武汤合五苓散加减等。同样，由于 COPD 急性发作期不仅存在"肺实"，也伴有一定程度的"肾虚"；COPD 缓解期不仅存在"肾虚"，也还伴有一定程度的"肺实"。故也强调"发时治肺兼顾肾，平时治肾兼顾肺"的治则治法。

2."以肺治肾、以肾治肺"

哮喘、COPD 等是常见的气道炎症性疾病，现代医学干预能力依然十分有限，肺肾两虚证是其常见证型。诸多研究已证实素体肾虚者可能存在 HPA 轴功能紊乱，机体致炎/抑炎平衡调控机制失衡，而这种紊乱容易导致肺虚，使肺容易产生哮喘、COPD 等炎症性疾病等。反过来，素体肺虚患者常常患有气道炎症性疾病，而这些病变所引起的病理生理变化会对人类致炎/抑炎平衡调控机制产生损害，易致肾虚，即所谓"母病及子"，从而使机体的抑炎能力减弱，肺疾加重。故对伴或不伴肾虚的气道炎症性疾病患者，采用补肾治疗以后，机体致炎/抑炎平衡调控机制得到加强，相关疾病得以控制或减轻，肺虚改善，此即所谓"以肾治肺"；同样，对易患气道炎症性疾病的患者，采用补肺益气干预以后，相关病变缓解的同时，机体致炎/抑炎平衡调控机制得到了保护，抗病能力增强，肾本得固，此即所谓"以肺治肾"。"以肾治肺""以肺治肾"观点有着丰富的科学内涵，现代生命科学证实，肺肾相关联系的纽带和物质基础是心－肺－肾反射机制、下丘脑－垂体－肾上腺（HPA）轴等。肺组织细胞通过释放或灭活或转换生物活性物质，如前列腺素 E（PGE）、血管紧张素 II、抗利尿激素（ADH）、醛固酮（ALD）、心房利尿素（ANP）等直接调控或者影响肾小管钠通道（ENaC）、$Na^+-K^+-2Cl^-$ 转运体（rBSCl）蛋白、水通道蛋白 1（AQP1）等，从而调节肾小管和集合管水盐的重吸收功能，诠释肺肾两脏共同调节水液的理论。研究证实，哮喘反复发作时，大鼠 HPA 轴多水平紊乱，大鼠下丘脑促肾上腺皮质素释放激素（CRH）mRNA 表达显著下调，血浆促肾上腺皮质素（ACTH）和皮质酮（CORT）出现相似改变；哮喘反复发作大鼠 IL-4、IL-6 明显升高，干扰素（IFN）-γ 明显降低，提示其 T 淋巴细胞亚群比例失衡，呈 Th2 优势型免疫功能紊乱，出现所谓肺病及肾而致"肾虚"的表现。采用补肾益肺中药（淫羊藿、黄芪）可纠正 HPA 轴和免疫功能紊乱，可使 ACTH、下丘脑 CRH mRNA、IFN-γ 水平明显升高，同时降低 IL-4、IL-6，从而使气道变应性炎症减轻，哮喘得到控制。结合"以药测证"，COPD、哮喘"肺肾气虚"的部分内涵可能为以 HPA 轴和免疫功能紊乱为代表的机体内在抗炎能力低下。在临床实践中则证实了上述假设，临床上运用补肾益气中药治疗哮喘、COPD 疗效显著，其可能机制是补肾益气中药作用于下 HPA 轴及其靶腺，通过神经体液因素提高了机体的非特异性免疫功能，充分验证了"以肾治肺"、子强母受益，母健子自强的中医理论。临床采用"以肺治肾，以肾治肺"等理论对 COPD 进行早期干预，起到未病先防，既病防变的作用。选用金匮肾气丸、补肾防喘片、补肾益气方以及淫羊藿、补骨脂等补肾方药，调节致炎 / 抑炎机制的失衡，通过改善 HPA 轴等内在抗炎机制，重塑致炎 / 抑炎平衡，使肺不生或偶生炎症性疾病，肺虚改善，立足于防病、治未病，治病求本，滋肾以益肺。早期保肺（如远离污染、使用免疫增强与调节剂、戒烟等）、治肺，选用玉屏风散、补肺汤以及黄芪、太子参等补肺方药，补肺益气，调节免疫，使哮喘、COPD 得到充分控制，从而减少了炎症因子等对 HPA 轴等的长期、反复刺激，保护了 HPA 轴等，重塑了致炎 / 抑炎平衡，肾本因此得固，此即所谓"以肺治肾"。立足于治病、保肺，标本兼治，养肺以益肾。

3. 肺肾气（阳）虚与气道炎症时机体致炎 / 抑炎平衡调控机制关联学说

中医学中的"证"是指证候，是中医特有的。证候是疾病发生和演变过程中某阶段以及患者当时所处特定内、外环境本质的反映，它以相应的症、舌、脉、形、色、神等表现出来，能够不同程度地揭示病因、病位、病性、邪正盛衰、病势等病机内容，由诊察和思辨所得，为辨证论治提供依据。近半个多世纪的研究与实践表明，证有其现代生命科学的内涵，特别是证与病结合时，其内涵就更加丰富。

机体应该存在所谓的"致炎 / 抑炎平衡调控机制"，此机制在机体遭遇炎症反应和炎症过程中，能够通过各种环节的调控与变化，抑制炎症反应或使其限制在可控范围之内，从而保持机体在炎症状态下的内环境稳定。这种机制应该由致炎的细胞、细胞因子、炎性介质、趋化因子、转录因子及信号通道和表观遗传学特征及特定的基因所组成的致炎系统与由相应的抑炎系统（包括特定的细胞因子、转录因子及信号通道和表观遗传学改变、HPA 轴系统、交感神经系统等）共同组成。致炎系统过于活跃，抑炎系统功能过于低落等状况均可使机体产生炎症性疾病，所谓"致炎 / 抑炎平衡调控机制"的紊乱应该是人类炎症性疾病的重要生理病理基础。中医补肾益气法及其方药能使致炎因子水平下降，抑炎因子水平上升，调节 Th1/Th2 与 Th17/Treg 失衡，改善 HPA 轴功能，从而重塑致炎 / 抑炎调控机制的平衡，从整体上改善机体炎性免疫失衡、炎症反应过度的状态。相关课题所采用的若干中药成方及其对照方防治前述疾病，降低致炎因子水平（如 IL-1、IL-6、IL-8、IL-13、TNF-α 等），提高抑炎因子水平（如 IL-10、IL-2、IFN-γ 等），调节 Th1/Th2 与 Th17/Treg 等失衡，改善 HPA 轴功能（如 CRH、ACTH、GC、GR 等），抑制致炎的信号通路（如 NF-κB、MAPK 等），激活抗炎的信号通路（如 T-bet、PI3K/Akt、HDAC2 等），进而重塑致炎 / 抑炎调控机制的平衡，很可能是其共同的疗效机理之一，因此有必要从中探索共同的疗效考核指标和机理研究内涵。

近年来的研究表明，哮喘和 COPD 均为气道炎症性疾病，HPA 轴出现多环节、多水平紊乱，致炎 / 抑炎平衡调控机制亦出现紊乱。肺肾两虚证是哮喘、COPD 等气道炎症性疾病的常见证型，其中以肾为重，以气、阳为要。肾中阳气是人一身阳气之根本，哮喘患者体质的特点之一就是肾气不足，肾虚为哮喘患者的基本体质，哮喘患者无论临床上有无肾虚见证，皆存在"隐匿性肾虚证"，而肺虚则是哮喘患者的基本证型，故肺肾两虚自然成为哮喘患者的基础证型。复旦大学中西医结合研究所经过近 60 年的研究发现，哮病的临床证型往往以肺气虚、肾气虚、肺肾气虚、肾阳虚等为多见，其中以肺肾亏虚常见，且不论发作期与缓解期，均有肺肾亏虚，则是发时肺虚明显，平时肾虚为要。COPD 病机为本虚标实，本虚为肺脾肾虚，标实乃风痰瘀阻，稳定期以本虚为主，主要也是以肺肾两虚证型多见，发作期以标实为要，但肺肾两虚仍是其本。故对肺肾两虚证型内涵和研究十分必要，特别在呼吸系统常见疾病领域。现代研究表明，肺肾气虚型哮喘患者主要表现为反映 HPA 轴功能的 CRH 和 CORT 降低；反映 Th1/Th2 状态的 IFN-γ 降低和 IL-4 升高，机体致炎 / 抑炎调控机制失衡；对 COPD 的研究，也有类似发现，气道炎症性疾病患者，特别是伴肺肾两虚证型者，往往出现致炎 / 抑炎平衡调控机制的多水平、多环节的紊乱，比如致炎的细胞、细胞因子水平升高；抑炎的细胞和细胞因子水平下降；HPA 轴功能出现多环节、多水平的紊乱和低下。"肺肾气虚"的部分内涵可能为以 HPA 轴和免疫功能紊乱为代表的机体内在抗炎能力低下。见图 7-27。

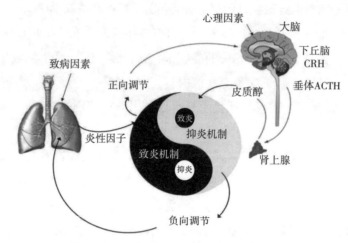

图 7-27　致炎 / 抑炎平衡调控机制示意图

4. 肝脾相关与脑 – 肠轴关联学说

传统中医学对胃肠道的生理功能与病理有丰富的认识，认为其可归属于中医的脾胃。虽无功能性胃肠病的病名记载，但据其临床表现应属"痞满""腹胀"等范畴，多由情志不遂、饮食伤胃、劳倦伤脾、寒温失调等因素导致肝失疏泄，木郁土壅，运化功能减退，中焦痞塞不通，内生痞满所致，病位在脾胃，木郁土壅是其基本病机。现代研究发现，肝具有一定的"神经 – 内分泌 – 免疫网络"调节机制，肝主疏泄与调节下丘脑 – 垂体轴有关，具体而言，通过中枢多种神经递质的变化调节相关脏腑的功能；脾是以消化系统为主的多系统、多器官的综合功能单位，与内分泌、免疫和神经系统等有密切联系。而随着胃肠神经生物学的发展，人们认识到脑 – 肠轴与功能性胃肠疾病密切相关。据此，我们认为木郁土壅的现代生物学基础为脑 – 肠轴失衡。

5. 化浊祛湿通心法治疗胸痹心痛

对冠心病病机认识有气滞血瘀、气虚血瘀、脉络瘀阻、瘀毒等。路志正认为胸痹心痛与进食、油腻、肥甘、生冷有关，脾失健运，升降失常，湿停为浊，浊聚变痰，三者相互为因，痰凝成瘀，入于血脉，阻滞气机，心脉不利所致，最终导致胸痹心痛的发生。其中"血脂异常"为浊，乃精微物质不归正化，脾主运化，不能运化精微而变为浊邪，导致血脂升高，又反过来阻滞气机，湿浊阻滞心脉则发生动脉粥样硬化等。但胸痹心痛不完全等同于西医的冠心病，还包括心胃等其他疾病，更具有广泛性。路老以调理脾胃为指导，针对湿浊——即血脂异常的根源，采用化浊祛湿通心的方法进行治疗，以化浊祛湿为主，通心为辅，所谓"湿浊祛而脉自利，不活血而血自活，不通心而心自通"，故名化浊祛湿通心方。体现了"未病先防","治未病"思想。路老调理脾胃以"持中央、运四旁、怡情志、调升降、顾润燥、纳化常"的学术核心，立足中州，脾胃同治，升降并用，润燥合一，纳化并重，兼顾情志，不忘湿浊，重在调理。并提出"北方亦多湿"的思想，在国内外具有广泛影响。这种理论创新，既不同于李东垣以"补脾升阳"为主，也不同于叶天士以"滋养胃阴"为主，更不同于张仲景的"行气通腑"。适合于现代生活方式引起的由脾胃失调所产生的胸痹心痛等各种疾病，具有鲜明的学术特色。

6. 揭示"异病同治"的主要机理

同证的若干疾病相似的主要病理生理或现代生物学基础，是相关疾病同治有效的主要机理之所在。

"辨证论治"是中医诊疗的核心，"同病异治"和"异病同治"是其具体体现。临床实践发现，按现代医学标准属于完全不同的疾病均可采用相同的中医治则和方药获效，异病既然可以同治就必然有其共同的物质基础。其中上海课题组以补肾益气方药治疗多种伴肺肾气（阳）虚证型的炎症性疾病为切入点，结合以往的工作，进一步确认其异病同治的疗效，并探讨异病同证主要的病理生理或现代生物学基础。机理研究发现肺肾气（阳）虚证型的哮喘、COPD 等动物模型，都有 HPA 轴系统多水平、多环节的功能紊乱；都存在致炎／抑炎平衡调控机制的失衡，这种紊乱表现在多个水平和环节，比如细胞水平、细胞因子水平、信号通道水平和表观遗传学等水平和方面。补肾益气方药干预以后，哮喘、COPD 和特应性皮炎等疾病模型的各种病理生理改变都得到了改善，其中有些变化是现代医学目前暂不能企及的，比如对 HPA 轴的调控、对气道重塑的拮抗等。以药测证，发现补肾益气中药在多个水平都能对此产生调节作用，比如成方水平、单药饮片水平、组分水平等，且其效果具有一致性。研究发现，补肾组分主要影响 HPA 轴多个环节；益气组分主要影响炎性免疫若干环节，其中淫羊藿苷等组分对 NF-κB、MAPK、PI3K/Akt 等产生作用，黄芪甲苷对 IL-2、IL-4 和 INF-γ 等产生调节，从而对机体致炎／抑炎平衡调控机制的诸多环节产生作用。但清热活血组分作为对照研究，也有许多作用机制值得进一步深入探讨。湖南课题组在"异病同治"理论指导下，多中心系统评价了四磨汤对功能性消化不良、非胃肠术后胃排空障碍的安全性与有效性。首次从脑－肠轴的"脑－脊髓－胃肠"三个环节探讨四磨汤的作用机理，观察了四磨汤对不同机能状态动物胃肠功能的影响，证实了四磨汤对胃肠运动有双向调节作用，其作用通过调节不同层次的脑肠肽、受体的表达水平。天津课题组探讨了金芪降糖片在整体动物的糖脂代谢特点和对胰岛素抵抗的影响等途径，揭示金芪降糖片预防糖尿病的途径和作用机制；证明金芪降糖片可能通过作用于 AMPK 信号通路，影响 3T3-L1 脂肪前体细胞分化，进而发挥调节糖脂代谢的作用。用现代先进的、具有创新性的科研设计与实验方法，对中医经典理论进行了诠释。北京课题组研究结果显示，化浊祛湿通心方除有降血脂的作用，还具有改善高脂金黄地鼠代谢物代谢轮廓的作用。他汀类药物和化浊祛湿通心方治疗后，血浆的内源性大分子代谢物（主要是脂类物质，如 LDL/VLDL 等）有所变化和小分子代谢物（如乳酸、乙酸和丙氨酸等）显著减少，可纠正脂代谢紊乱。结果见表 7-13。

表 7–13 　若干炎症性疾病异病同证同治的物质基础

疾病状态	可能的中医证型	HPA 轴	免疫细胞	细胞因子	信号通路
哮喘	肺肾两虚	紊乱或低下	Th1/Th2 失衡 Th17/Treg 失衡	IL–4、IL–2、IFN–γ、 IL–17、IL–10	NF–κB、MAPK
慢阻肺	肺肾两虚	紊乱或低下	Th1/Th2 失衡 Th17/Treg 失衡	IL–4、IL–2、IFN–γ、 IL–17、IL–10	NF–κB、MAPK
特应性皮炎	肾虚 肺肾两虚	紊乱	Th1/Th2 失衡 Th17/Treg 失衡	IL–4、IL–2、IFN–γ、 IL–17、IL–10	NF–κB、MAPK

（二）科学证据

1. 补肾益气方、补肾防喘片、四磨汤、金芪降糖片的有效性与安全性

（1）补肾益气方药及对照方防治多种炎症性疾病的有效性与安全性：四个随机、双盲、安慰剂平行对照、多中心临床试验（1 级循证医学证据）结果表明，补肾益气方与补肾防喘片可改善哮喘的控制水平，减少日间哮喘症状，改善肺功能；提高哮喘患者的生活质量，改善肺肾气（阳）虚的中医证候。补肾益气方与补肾防喘片可减少 COPD 患者急性加重次数，改善肺功能，降低圣乔治评分，改善肺肾气（阳）虚的中医证候。补肾益气方可降低特应性皮炎患者 SCORD 评分，减轻瘙痒症状，改善肺肾气（阳）虚的中医证候。补肾益气方及其对照方未见明显不良反应。

（2）四磨汤治疗运动功能障碍性胃肠疾病的有效性与安全性：采用分层区组随机、安慰剂与阳性药物双重对照、双盲观察、多中心临床试验设计方案观察四磨汤治疗运动功能障碍性胃肠疾病的有效性与安全性。研究结果表明，四磨汤对功能性消化不良临床疗效与阳性药物吗丁啉相当，但中医证候疗效优于对照组。四磨汤对非胃肠术后胃肠排空障碍患者肠鸣音恢复时间、首次肛门排气及排便时间均较对照组明显提前，且未见不良反应。

（3）金芪降糖片干预糖尿病前期的有效性与安全性：一个随机、双盲、安慰剂对照、多中心临床试验（1 级循证医学证据）研究表明，金芪降糖片加健康宣教，能够明显降低糖尿病发病率，并能提升糖尿病前期患者的血糖复常率，研究中未发现明显不良反应。

（4）化浊祛湿通心方干预胸痹心痛的有效性与安全性：研究结果表明，化浊祛湿通心方可明显改善稳定性劳力型心绞痛患者的心绞痛症状、心电图表现、血脂水平和中医证候，未见不良反应。

2. 补肾益气方、补肾防喘片、四磨汤、金芪降糖片的作用机理

（1）补肾益气方作用机理研究：肺肾两虚证型的哮喘、COPD 等动物模型，都有 HPA 轴系统多水平、多环节的功能紊乱；都存在致炎 / 抑炎平衡调控机制的失衡，这种紊乱表现在多个水平和环节，比如细胞水平、细胞因子水平、信号通道水平和表观遗传学等水平和方面。补肾益气方药干预以后，哮喘、COPD 和 AD 等各种病理生理改变都得到了改善，其中有些变化是现代医学暂不能企及的，比如对 HPA 轴的调控、对致炎 / 抑炎平衡调控机制的作用、氧化应激、对气道重塑的拮抗等。以药测证，发现补肾益气中药在多个水平都能对此产生调节作用，比如成方水平、单药饮片水平、组分水平等，且其效果具有一致性。研究发现，补肾组分主要影响 HPA 轴多个环节；益气组分主要影响若干炎性免疫环节，其中淫羊藿苷等组分对 NF-κB、MAPK、PI3K/Akt 等产生作用，黄芪甲苷对 IL-2、IL-4 和 INF-γ 等产生调节，从而对机体致炎 / 抑炎平衡调控机制的诸多环节产生协同与整合作用。补肾益气方药还可能通过 Keap1-Nrf2-ARE 信号通路减轻了 COPD 大鼠的氧化应激和气道重构，表现为上调 Nrf2 及其下游抗氧化酶和 Ⅱ 相解毒酶蛋白和 mRNA 表达；下调 Keap1 mRNA 和蛋白的表达。清热活血组分作为对照研究，也有许多作用机制值得深入探讨。

（2）四磨汤作用机理研究：湖南课题组在"异病同治"理论指导下，多中心系统评价了四磨汤对功能性消化不良、非胃肠术后胃排空障碍的安全性与有效性。首次从脑 - 肠轴的"脑 - 脊髓 - 胃肠"三个环节探讨四磨汤的作用机理，观察了四磨汤对不同机能状态动物胃肠功能的影响，证实了四磨汤对胃肠运动有双向调节作用，其作用通过调节不同层次的脑肠肽、受体的表达水平。

（3）金芪降糖片作用机理研究：天津课题组探讨了金芪降糖片在整体动物的糖脂代谢特点和对胰岛素抵抗的影响等途径，揭示金芪降糖片预防糖尿病的途径和作用机制；证明金芪降糖片可能通过作用于 AMPK 信号通路，影响 3T3-L1 脂肪前体细胞分化，进而发挥调节糖脂代谢的作用。用现代先进具有创新性的科研设计与实验方法，对中医经典理论进行了诠释。

（4）化浊祛湿通心方作用机理研究：北京课题组研究结果显示，化浊祛湿通心方除有降血脂的作用，还具有改善高脂金黄地鼠代谢物代谢轮廓的作用。他汀类药物和化浊祛湿通心方治疗后，血浆的内源性大分子代谢物（主要是脂类物质，如 LDL/VLDL 等）有所变化和小分子代谢物（如乳酸、乙酸和丙氨酸等）显著减少，可纠正脂代谢紊乱。

3. 补肾益气方、补肾防喘片、四磨汤、金芪降糖片的物质基础

（1）补肾益气方物质基础研究：课题组对单味药颗粒剂和补肾益气颗粒剂所含成分进行定性定量分析；对动物口服颗粒剂后吸收进入体内的成分进行分析鉴定；对补肾益气方提取物各成分及动物口服后进入体内的成分进行分析鉴定；分别制备补肾益气颗粒剂和补肾益气方提取物的药效部位进行动物药效筛选，对药效明确的部位进行成分分析鉴定和比较；对补肾益气方主要有效成分进行药代动力学研究，初步确定了补肾益气方药效成分群在体内的动态变化和体内脏器分布情况。经单味药及复方颗粒剂、提取物及药效部位成分分析，动物口服颗粒剂、提取物和药效部位体内代谢及组织分布等研究，结合药效筛选，初步确定补肾益气方药效物质主要为：黄芪甲苷（astragalosid Ⅳ）、毛蕊异黄酮苷（calycosin-7-O-β-D-glucoside）、芒柄花苷（formononetin）、淫羊藿苷（icariin）、宝藿苷 - Ⅰ（baohuoside- Ⅰ）、朝藿定 C（epimedin C）、朝藿定 B（epimedin B）、益母草苷（leonuride）和毛蕊花糖苷（acteoside）。大鼠灌胃给予补肾益气颗粒剂后，在肺中共检测到 18 个化学成分，其中包括 4 个原型成分，分别为 pratensein-7-O-β-D-glucoside（黄芪）、astragaloside Ⅳ（黄芪）baohuoside- Ⅰ（淫羊藿）和 8-epiloganic acid（地黄），初步鉴定出 calycosin-7-O-β-D-glucoside glucuronide（黄芪）、daidzein glucuronide（黄芪）、daidzein sulfate（黄芪）等 8 个代谢产物。研究还表明复方有效成分可到达主要病灶所在脏器，这些成分与药效的产生可能有一定的关联。

健康受试者口服补肾益气颗粒剂后体内成分分析结果显示，在负离子模式下，与空白生物样品及补肾益气颗粒剂相比，在人血浆中检测到 3 个代谢产物，均来自黄芪，分别为 10- 羟基 -3, 9- 二甲氧基紫檀烷或 3- 羟基 -9, 10- 二甲氧基紫檀烷葡萄糖醛酸结合物、7, 2'- 羟基 -3', 4'- 二甲氧基 - 异黄烷或 8, 2'– 二羟基 –7, 4'– 二甲氧基异黄烷葡萄糖醛酸结合物和芒柄花素或 3'– 羟基 –4'– 甲氧基
异黄酮硫酸结合物。在人尿样中检测到 7 个原型成分和代谢产物，来自黄芪和淫羊藿，分别为去甲四
氢淫羊藿素葡萄糖醛酸结合物、淫羊藿苷 C、淫羊藿次苷 C、龙胆黄素、山奈素 –4– 甲醚 –3– 葡萄糖
苷葡萄糖醛酸结合物、7– 羟基 –4', 6– 二甲氧基异黄酮 – 葡萄糖醛酸结合物、红车轴草素或鼠李柠檬
素或柯厄醇的葡萄糖醛酸结合物和 7– 甲氧基 –3', 4', 5– 三羟基二氢异黄酮葡萄糖醛酸结合物。

在此研究的基础上，通过上海市科委"生物医药领域科技支撑项目"的资助，完成了"针对哮喘
补肾益气中药有效组分复方候选新药研究"。根据药效物质基础研究结果，从补肾益气方抗哮喘炎症的
有效成分中选用淫羊藿总黄酮、黄芪多糖、黄芪甲苷、生地梓醇四种有效组分进行研究，每个因子分
别取 10 个水平，采用均匀设计，最佳配伍组药效优于补肾益气方。

（2）四磨汤物质基础研究：湖南课题组运用指纹图谱法建立了四磨汤及各药材的质控标准，通过
建立以二维液相色谱（2D-LC）– 质谱联用技术，或超高效液相色谱（UPLC）– 质谱联用技术，或
GC-MS 技术分别研究和建立四磨汤口服液及木香、枳壳、乌药、槟榔 4 味药材的挥发性部分和水溶
性部分的化学指纹图谱；建立大鼠口服四磨汤口服液制剂及木香、枳壳、乌药、槟榔 4 味药材的挥发
性部分和水溶性部分血浆、尿样或组织样本中吸收入血和分布到组织中的药物及其代谢物的指纹图谱；
分别进行四磨汤口服液及木香、枳壳、乌药、槟榔 4 味药材的挥发性部分和水溶性部分药效学实验。
将以上药效学数据、成分指纹图谱和代谢指纹图谱进行比对，结合主成分分析、判别分析等数据统计
方法和手段，发现并鉴定与药效密切相关的候选成分。

采用血清药物化学、谱效学、药物代谢动力学等研究方法，以化学成分为考察指标，运用 LC/MS
分析口服四磨汤口服液小鼠的血、尿、肝等生物样品的化学成分，证实了柚皮苷、新橙皮苷、橙皮苷、
异柚皮苷、去甲异波尔定等是四磨汤口服液的主要有效成分。明确了四磨汤的有效部位是其水提液部
位，而芳香水部位发挥了辅助作用，当水提液和芳香水配比为 50∶50 时效果最佳。同时，根据药效物
质基础研究结果，根据主成分配伍法，从四磨汤有效成分中选用槟榔碱、乌药醚内酯、橙皮苷、木香
烃内酯四种有效成分进行研究，采用正交设计，从四因素三水平考虑，最佳配伍组药效基本和四磨汤
相当。

（3）金芪降糖片物质基础研究：天津课题组对生产金芪降糖片厂家提供的原药材黄连、金银花和
黄芪，分别绘制了指纹图谱，为黄连、金银花、黄芪及其制剂的质量控制提供了依据。建立了测定金
芪降糖片全方中 6 种生物碱、9 种化学成分含量的方法，采用超滤法与 HPLC 联用技术筛选方中与牛
血清白蛋白相结合的成分，明确了金芪降糖片预防糖尿病的物质基础。这些成分群在临床研究、机理
研究和物质基础研究方面具有一致性。

（三）学术影响

中医学理论体系的现代化是中医药国际化的核心，采用现代科学的语言对古典中医理论的内涵进
行阐释，有助于中医药获得国际广泛认可。中医药临床疗效的肯定及其独特效应内涵的阐释是中医学
理论体系现代化的前提。因此，本课题采用组方简单、确有疗效的中药成方，对相关优势病证或优势
病证的优势阶段进行干预及临床疗效再评价。

本项目采用国际公认的随机、双盲、安慰剂平行对照、多中心设计方案，开展了补肾益气方药对伴肺肾两虚证的多种炎症性疾病（哮喘、慢阻肺、特应性皮炎）干预的临床试验，四磨汤对功能性消化不良、非胃肠术后胃排空障碍疾病干预的临床试验，以及金芪降糖片干预糖尿病前期的临床试验，科学评价了补肾益气方药、四磨汤、金芪降糖片等中药复方的临床有效性和安全性。对补肾益气方、四磨汤、金芪降糖片和化湿祛浊通心方进行作用机理的研究，明确其临床有效性的作用机制。我们再对补肾益气方、四磨汤、金芪降糖片进行了物质基础的研究，明确其有效性的物质基础，从而全面诠释中医药发挥效应的作用机制和相关的中医理论内涵，使临床疗效得以正确表达和科学评价，为中医药国际化奠定坚实的基础。

相关临床研究结果促进了对上述病症的认识，提高了诊治水平，也促进了相关的专科、学科的发展。2011年复旦大学附属华山医院中西医结合肺病科成为卫生部国家临床重点专科；2012年获得上海市中医发展基金资助项目——恽氏中西医汇通派基地建设项目；同年该研究单位中医老年病学成为国家中医药管理局"十二五"中医药重点学科；并成为国家中医药管理局"十二五"重点专科建设肺病组大组长单位。上海课题组提出了"发时治肺兼顾肾，平时治肾兼顾肺"和"以肺治肾、以肾治肺"的中医新理论和新治则，这些治则治法已在相关领域产生了影响，2015年以复旦大学附属华山医院中西医结合科作为挂靠单位的复旦大学中西医结合学科成为上海市高峰学科；2017年成为国家双一流建设学科；2018年成为上海市地方高水平大学重点建设学科。2018年成为中西医结合呼吸专科联盟牵头单位，组建了中西医结合科专科联盟，目前专科联盟有47家成员单位，遍及新疆、青海、甘肃、云南、广西等老少边穷等地区，有力地促进了当地中西医结合呼吸专科的发展。湖南课题组与汉森医药研究院联合组建了湖南省消化道药物工程中心，获湖南省科技厅批准。

项目各课题组每年通过参加多种形式的国内和国际学术会议积极同国内同行及国外专家学者进行学术交流合作。项目组共参加重要学术交流会议发表主题报告以及特邀报告共21次，其中国际学术会议10次，加强了同美国、奥地利、法国、比利时、日本、巴西、乌兹别克斯坦、土耳其等多个国家重要科研机构以及国内其他省份科研单位的合作与交流。课题研究结果已经发表论文126篇，其中SCI收录论文32篇；申请专利22项，其中授权10项；培养博士后2名，博士研究生31名，硕士研究生35名。项目组多名主要研究人员获得各类人才计划资助奖励以及荣誉称号，其中1人当选为中国中西医结合学会呼吸病学会主任委员，1人获得国务院政府特殊津贴，2人入选教育部新世纪优秀人才。产生了一定的国际影响，对于保持中医药在世界传统医药领域的领先地位，促进中医药学术进步和加速中医药现代化进程，振奋民族精神，提升中药产业国际竞争力具有重要意义，同样对现代医学的发展也有促进作用。

十五、"取象运数，形神一体，气为一元"中医原创思维模式及健康状态认知理论构建

【摘要】

1.总结了"取象运数，形神一体，气为一元"中医原创思维模式，凸显了对中国哲学及思维的贡献。探索性地开展了中医思维认知科学实证研究，为中医思维研究找到了新的路径。引入复杂科学、

信息科学相关分析手段（如模式识别、机器学习、数据挖掘等），根据中医临床诊断的数据以及 ERP 数据，推理中医诊断和思维的特点，对中医行为机制的特点进行分析，并与相关健康诊断理论进行验证。

2.构建中医健康状态认知理论，为中医健康保障体系的建立提供了理论支撑。阐释中医健康状态的概念，明确未病、欲病、已病的内涵。从天人相应、形神合一、五脏相关等角度，提炼中医关于健康状态的要素，建立中医健康学理论。

【成果来源】项目二十一：中医原创思维与健康状态辨识方法体系研究（2011）

（一）理论内涵

1.构建了"取象运数，形神一体，气为一元"中医原创思维模式，凸显了对中国哲学及思维的贡献

（1）中医原创思维模式的内涵、综合理论阐释、中国哲学论证、系统学说明。

①"取象运数－形神一体－气为一元"的中医原创思维模式及内涵："取象运数"的非线性认识论。取象运数的非线性认识论是基于人体生理病理的模糊性因素之上的。阴阳五行模型是基于人体复杂性认识之上的。其中，阴阳关系有互根、互动、互制、交感、消长、转化、胜负等关系，五行也有生克乘侮、胜负制化等关系，都不是固定不变的，而是变化多端的。阴阳五行模型正是基于人体部分（要素）对整体的非加和性关系；当部分（要素）间存在相干性、协调性时，会有新质的凸现，这个新质不是单个要素所具有的，而是人体系统整体所有。五行－五脏系统从整体出发来分析部分（要素）之间（如脏与脏、腑与腑）的关系，通过对部分（要素）的分析达到对整体的理解，因而五脏是不可分割的整体，五脏间的联系才能较好的凸现生命功能的新质。除此之外，五脏还与时间、空间等体外信息相互对应，构成一个内外沟通的有机整体。取象运数的思维模式蕴涵着现代科学的控制论和功能模拟，能够解释人体复杂性存在。

"形神一体"的自组织系统存在。在中医看来，人的存在是以人体自组织系统存在为源泉的，绝不是简单的器官组合，而是在气主导下的形神一体的复杂系统存在，表现为形与神相互作用的复杂性变化形式。在此变化过程中，人的自组织生命系统是不等于身体各部分之和的，表征着人体肢解成要素的任何简单性组合和拼凑，都不能构成一个完全意义上的人，即真正社会学意义的人。这如同黑格尔所言的，胳膊的存在意义是以人体系统互为作用为前提的，表明身体的存在需以人体自组织系统为据，而每个组成要素都不能替代整体存在的意义；同样地，人体的每个要素的特性都必须在人体的整体意义之中得以解释，也就意味着只有人体中各要素的相互作用关系才能解释人体的存在；最为重要的是，用形神一体思维模式解读人体的存在，是恰如其分的。中医主要以脏腑生理功能、病理变化以及相互关系，来阐明人体在形神一体上的生命活动和疾病变化规律理论。尽管说它尚有不够完美的解释，但却是相对合理的。无疑，这种合理性就是基于人的复杂性自组织系统的存在，内含着人体是一个自适应能力的动态系统，包含有自主性、自我调适性、反馈性、混沌模糊性等自组织特征。

"气为一元"视域下人体整体动态性存在。在中医看来，"气"是人体与外界相贯通、相交流的中介。它表明，人体无一刻不以"气"的形式与外界发生相互作用的关系。而且，人体还是"气"主宰下自主的生命存在表现出拥有着自我调节的能力——气的和谐协调作用，也就是其能够自主地调节着自我去顺应环境。"气为一元"在人体中蕴含着两个方面的内容：一是气的同质异构存在形式，即天人同"气"以及人体的元气、宗气、营气卫气等。二是气化的同质同理，即气机的升降出入。

②"取象运数－形神一体－气为一元"的综合理论阐释："取象运数－形神一体－气为一元"是兼有哲学与科学内涵的综合命题，其哲学内涵在于阐释了中医认识事物的"视角""对象"和"方法"，科学内涵则在于说明了人体的系统功能。

贯通哲学与科学的综合命题。就字面而言，"取象运数－形神一体－气为一元"是中国哲学的术语表达，但其精神则在中医学中均有充分的体现，这里存在一个哲学概括医学，医学说明哲学的关系。哲学主要探讨主体的认识活动及其深层机理，而医学则对人体的功能做出系统的刻画。这组由三个具有特别含义，彼此间又有内在联系的命题构成的复合命题实现了哲学与科学的统一。后面分别论述该命题的哲学与科学内涵。

诠释主体认识方法。从操作层面来看，一个具体的认识活动包括三个环节，确定视角、锁定对象、建立方法，然后才可能形成认识结果。由此看来，不同视角、不同对象、不同方法，面对相同事物，也会得到不同的认识结果，这就是不同科学类型思维模式差异的根源。"形神一体"说明的是中医学的认识视角，强调的是形神一体，以神为本的思想倾向。需要注意的是，尽管中医学在认识生命活动时兼顾形与神两个方面，但并非等量齐观，而是重神轻形，以神统形，如同每人都有两只手，但力量并不均衡，而是存在强力手与非强力手之分一样。"气为一元"说明的是中医学的认识对象，有两层含义，一层是说明事物不可拆分的整体性，另一层则是说明主体与客体之间不可隔离的融合性。在这里可以看到"气"的两个根本属性，一个是"整体"，一个是"联系"。整体的具体含义是不可分割，而联系的具体含义则是相互作用。"取象运数"说明的是中医学的认识方法，包括两个方面，"取象"是相对模糊的直觉过程，"运数"则是相对清晰的逻辑过程。取象需要条件，主要有身心修炼与实践经验，修炼功夫越深，实践经验越丰富，直觉取象能力就越强。运数则需要规则，各种辨证方法本质上就是运数，其中含有丰富的数理规律与运数规则，对"数"的认识越深，对不同数之间关系了解越多，辨证就越准确。取象运数是相互关联、密不可分的一个过程的两个环节，不能割裂两者之间的这种天然联系，而要尽可能强化它们的彼此支撑作用。

说明人体功能状态。"取象运数－形神一体－气为一元"除了前面谈到的对认识过程的说明，它还对人体功能状态做出了系统说明。气为一元是对人体整体功能的宏观刻画，主要说明机体与环境的关系，形神一体说明结构与信息的关系，取象运数说明整体与局部的关系。有如此三个关系的说明，便可以对全部生命过程做出阐释。

③"取象运数－形神一体－气为一元"的中国哲学论证："取象运数、形神一体、气为一元"是中医原创整体思维模式的最主要的内容。"取象运数"包括取象思维和运数思维两个方面，是在整个中医学的实践过程中获取知识、经验的重要方法，具有认识论和方法论的双重内涵。形神一体的观点是中医原创思维模式的要素之一。形神是中国哲学非常重要的一对范畴。与现代哲学的物质与精神、肉体与心理的观点有相似之处，但又有本质的不同，体现了中国哲学的独特观念。气一元论，是指中国哲学以气作为宇宙万物之本原的思想。气是哲学、医学乃至整个民族传统文化最基本、最独特、最高的

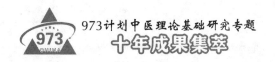

范畴，是中医理论与中国古代哲学的本质结合点。气是生化万物的本源，气又存在于万物之中，主宰万物的生长壮老已。气与万物相互联系，是万物一体的中介。由于气的本体论特点决定了气一元论的哲学认识论是主客相融，天人合一的认识论。在中医原创思维理论中，生命活动的物质性和功能性在气这一范畴中达到了完满的结合与统一。

"取象运数－形神一体－气为一元"的中医原创整体思维模式并不是各不相干的三种思维模式，而是相互关联的统一整体。气一元论的世界观决定了中国哲学和中医学的形神观必然是以神为主的形神一体观。气是神的发生根据，气之极致就是神。本体论的气一元论决定认识论的形神一体论。同样，气一元论也是取象运数的基础。气之外显就是象，气象并称。而且象的变化蕴含着数的规律，所以气一元论的本体论必然导致取象运数的认识方法论。

④"取象运数－形神一体－气为一元"的系统学说明：传统中医学与现代复杂性科学本质上都属于整体论科学模式，彼此通约，如果有效融合，无疑对中医学和复杂性科学的发展都大有助益。取象运数、形神一体、气为一元可以尝试性地予以系统学说明，以期促进中医学与复杂性科学的实实在在融合。

系统——气为一元。系统学中有三个基本概念，系统、信息、非线性。其中系统刻画整体性，信息刻画状态，非线性刻画各种复杂关系以及调控机制。在传统中医学中虽然没有使用"系统"一词，但体现系统整体精神的概念比比皆是，其中"气"就是典型代表。虽然在医学概念中，气有多种，但那不是一个总概念之下的分概念，而是从不同视角或维度提出的，有特定含义的概念，每一个这样的概念都具有不可分割的整体性。

信息——形神一体。信息也不是中医学的固有词汇，但与系统一样，具有相同精神的概念则非常多，其中可将"神"看作中医对信息的总概括。如果将"气"看作对生命功能活动的总概括，神便是对该功能系统进行调控的机制，神的工作支点便是形。这里涉及的复杂问题是，中医对气和神的认识深入而系统，而对形的认识则相对粗浅而零散。这与西医恰好相反，西医对形的认识深刻而系统，而对神的认识则粗浅而零散。是否可将西医之形与中医之神对应起来，强强联合，建立新体系？方向应该是可能的，但当下不能简单对应，这需要重新在更高层次的新框架内进行整合，否则将会出现似是而非的结果。或者中医异化了西医，或者西医异化了中医，那么两个好东西都将毁于一旦，沦为无用的废物。

非线性——取象运数。非线性精神在中医学中普遍存在，基本要点便是"你中有我，我中有你"。从哲学认识论角度看取象运数，重点在于"取"和"运"，但在科学的人体功能说明角度看，重点则变成了"象"与"数"。将这一含义进行系统学联系，则可做出非线性调控机理的诠释。象中有数，数中有象，不能由一种线性机制说明生命的调控，而必须采用复合机理才能对调控过程做出说明。

（2）探索性地开展了中医思维认知科学实证研究，为中医思维研究找到了新的路径：以"取象运数，形神一体，气为一元"为指导思想，在中医"象数思维"和经典思维模式研究的基础上，借鉴认知科学信息加工原理，构建了中医认知思维理论模型，见图7-28；创建了国内第一个针对中医思维计算研究的数据库，研发了一套针对舌象感知的采集系统，对中医感知的个性化进行分析，并公开共享；将认知科学中的变量、实验范式及脑成像技术引入中医思维的认知过程，发现了中医思维的神经基础，通过研究中医体质、心理特质以及大脑功能之间的关系，首次为中医思维"形神一体"的假说提供了科学实证；通过神经计算与决策树两种计算方法，再现、分析了中医黑箱思维、归纳演绎思维的过程，为中医思维的认知计算研究探索了一条途径，见图7-29。

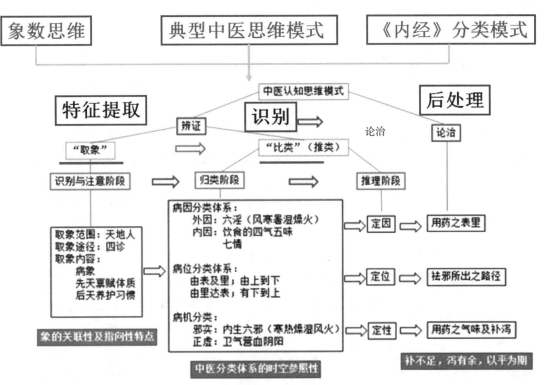

图7-28　中医认知理论模型的初步构建

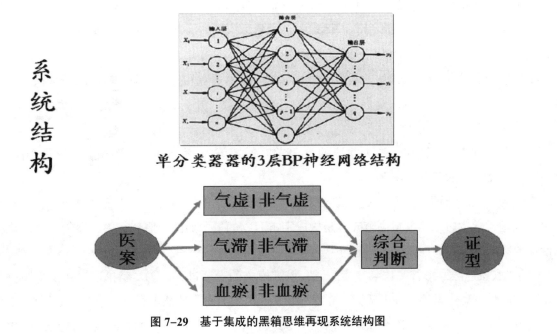

图7-29　基于集成的黑箱思维再现系统结构图

2. 构建中医健康状态认知理论，为中医健康保障体系的建立提供了理论支撑

中医健康状态研究由理论体系研究、评价方法研究和中西医健康状态比较研究等几个方面构成。①构建了中医健康状态认知理论体系，提出符合中医认知的"健康"基本概念——健康是指人的不同个体在生命过程中与其所处环境的身心和谐状态，及其表现的对自然及社会环境良好的自适应调节能力；从大量古代中医文献中提炼出包括体质在内的"中医十大健康观"——不治已病治未病的健康观、阴阳协调的平衡健康观、形神统一的身心健康观、脏腑经络调和的生理健康观、顺应自然环境的整体健康观、谨和五味的饮食健康观、少欲质朴的健康道德观、因人制宜的个体健康观、不同生命周期的健康观、以尽天年的期望健康观。②总结、整理、探索中医健康状态评价的方法和技术（包括主观和客观、定性和定量），形成了中医健康状态评价的方法体系和指标体系。③比较中西医健康状态认知与评价方法、干预方法的异同点，将现有中医健康状态的研究成果置于大医学背景之下进行查验，为实现中西医学在健康状态认识层面的互补奠定了基础。

（二）科学证据

1. "取象运数 – 形神一体 – 气为一元"的中医原创整体思维模式

中医原创思维是中华民族最具原始创新的科学智慧之一，它以不同于西方医学对生命、健康和疾病的认识视角与思维方式，形成了独特的自然观、生命观、健康观与养生防治的理论体系，以其强大的生命力指导着中医临床实践。

（1）"取象运数 – 形神一体 – 气为一元"思维模式的提出：对中医学发展史进行溯源，并运用文献学、发生学、思维科学、复杂科学、比较学等方法进行研究，涉及中国哲学、中医学、方法学、思维学等文献上千篇，提出"取象运数 – 形神一体 – 气为一元"是中医学的原创思维模式，指出该模式符合思维模式和思维要素的界定；并对中医原创思维模式的要素"象数""形神""气"的内涵进行详细阐述，指出其反映了思维认识过程，体现中医学整体、动态、联系、有序的特征，展现了人与自然及人体自身整体论思维图景，从而凸显了其科学价值。

①象数：《周易》特有的思维方式，是中华思维方式的原点和代表；象和数的联系普遍存在，古人认识事物皆从象数入手，取象运数、物必有数、可测之数、预测之数、自然之数，也影响了中医学，是中医学的基本思维模式。

②形神："形神"概念既是一对重要的哲学范畴，受诸子百家重视，如荀子言"形具而神生"，也是中医学生命观中的基本范畴。

③气为一元：所谓气一元论，是指以气作为宇宙万物之本原的一种古代哲学思想，在这种思想体系中，气是哲学逻辑结构的最高范畴，是构成宇宙万物的最原始的本原。在中医原创思维理论中，生命活动的物质性和功能性在气这一范畴中达到了完满的结合与统一。

（2）"取象运数 – 形神一体 – 气为一元"思维模式的论证过程：①文献论证，涉及中国哲学、中医学、方法学、思维学等文献上千篇。②哲学专家、医学界专家的征求意见，包括书面征意32次、电话咨询60余次、专家走访20余次、网络探索20余次。③会议论证，包含1次科协论坛、1次专家咨询会。④问卷调查。

（3）专家学者的评价："取象运数 – 形神一体 – 气为一元"的中医原创整体思维模式经过论证，在《中医杂志》《中华中医药杂志》《北京中医药大学学报》等杂志发表系列学术论文，专家学者对此高度评价。如：中国社会科学院学部委员、中国哲学史学会名誉会长方克立评价说："大作显示作者具有中医学、哲学、科学和中国文化方面的丰富知识，富有创新精神和人文情怀，读之令人鼓舞……文章对气一元论的理论特质和与之相应的思维方式'象思维'的论述非常精彩，道理讲的非常透彻、到位"。中国社会科学院哲学所研究员、中华外国哲学史学会名誉理事长王树人评价说："大作在哲学和医学科学两方面都有深入事情底里的真知灼见……对中医思维的原创性表述，有具体理据，比较切合中国传统思维活动的实际"。

国医大师邓铁涛说："期待他们的研究，能够真正从中国传统文化及思维方式评价入手，运用发生学、思维科学、复杂科学、比较学等方法，对中医学术发展史进行研究，探讨取象运数、形神合一、气为一元的原创思维模式，回应思想界、科学史界、哲学界、文化界一系列关于中国传统文化认同的难题。在继承中创新，也是个大方向。"国医大师李济仁评价说："这一观点涵盖了中医思维模式的几个最重要的要素'象数''形神''气'，理清了这几个思维要素之间的关系。文章对这几个要素的内涵进行了详细的阐述，知促'象数观''形神观''气一元论'作为中医思维的三要素，符合中医整体思维特征。这一命题既考虑到中医思维认识的主体与客体，又概括了中医思维认识的工具和本原。'象数''形神'内在本质通过'气'贯通内外上下，达到整体联系、动态统一，这一表述充分体现了中医学独特的原创性思维特征"。国医大师李振华评价说："'取象运数，形神一体，气为一元'是中医学原创思维模式。该模式完全符合中医学的思维模式和思维要素的界定，并对中医原创思维模式的要素'象数''形神''气'之内涵进行了详细的阐述，其反映了思维认识过程，体现了中医学整体、动态、联系、有序的特征，展现了将人与自然及人体自身整体论图景，从而凸显了其科学价值。"国医大师颜正华评价："'取象运数，形神一体，气为一元'的中医原创思维模式，对中医学发展史具有一定价值。该研究能够回应社会各层面对中医药学和中国传统文化认同的难题。中医学的文化背景和思维体系不同于西医学，有其自身特点。'取象思维''运数思维''形神一体''气一元论'，阐明了中医理论的认知特点，全面总结了中医学在医疗实践活动中的思维模式，观点是正确的"。国医大师周仲瑛评价："'取象运数，形神一体，气为一元'，研究者用 12 个字，准确提炼和概括了中医思维模式的基本内涵。'取象 – 形神 – 气'整体思维模式是中医学独特的中医原创思维，是中华民族最具原始创新的领域，它以不同于西医学的视角与思维发给认识生命与健康，形成了独特的概念和理论体系"。

（4）媒体报道：《科学时报》以"揭示中医原创思维内涵 构建中医健康保障体系"、《光明日报》以"原创思维 国家进步的灵魂"进行了报道。"取象运数 – 形神一体 – 气为一元"的中医原创思维模式蕴含了思维三要素，反映了认识过程，即主体思维起始于现象，深入于事物（客体），归结为一气；体现了认识特点，说明了中医学理论是一个不肢解、不破坏、不干扰、自然态的整体，具有整体、联系、动态、有序的特征，是主客一体、天人合一，定性与定量结合、逻辑与非逻辑结合的统一，凸显了其科学价值，即体现了对中国哲学及思维的贡献，回应了不同的文化质疑，促进了中医学自身的发展。

2. 借助神经元计算机制，对中医黑箱思维做出阐释

（1）神经网络训练后，每个输入特征对最终决策的影响不同。中医辨证的经验中，不同症状对最终决策作用不同，这也是多年训练、摸索的结果。

（2）连接权重随着样本集的不同而变化。同样，中医具有不同的直觉主观性，也与他们在多年行医过程中接触到的患者不同有很大关系，不同的从医经历培养不同的直觉经验。

（3）从中医黑箱思维逻辑角度看，由于内部工作机制不彻底明确，也难以直接看出每个症状对证型决策的绝对定量大小关系。这和神经元系统输入输出之间的不确定性定量关系含义一致。

（4）中医思维具有整体性特点，中医辨证必须综合多方面的因素，这和神经元模拟中即使作用小的神经元也可能改变网络的连接权重和最终输出状态的原理一致。

对于中医归纳演绎思维的认知计算，在人类认知活动中，归纳演绎思维是一种非常普遍的思维方式。决策树是一种常用的机器学习方法，其过程和归纳演绎过程十分类似。对样本集进行训练的过程就是归纳过程，训练得到的决策树，就是归纳得到的规则集。利用已训练的决策树进行预测，就是演绎的过程。因此可以用决策树模拟中医归纳演绎思维。见图7-30。

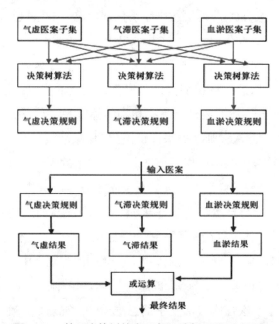

图7-30　基于决策树的中医归纳演绎思维再现流程

（三）学术影响

1.思维科学是以思维为研究对象的科学，是当今世界前沿科学之一。项目提出的"取象运数，形神一体，气为一元"中医原创思维模式，揭示中医原创思维的发展规律和思维特征，为思维科学提供新的内涵，对于丰富和发展中医理论和思维科学皆具有重要意义。

2.运用现代认知科学研究手段，阐明中医思维和中医临床认知过程的行为机制及脑神经机制，为中医思维过程提供认知科学的实证依据，创新中医学的认知理论，构建中医思维的认知系统，对于探索中医思维规律，理解中医与西医认识生命现象的不同视角和思维方式，促进现代思维科学发展具有重要的启示作用。

3.中医学从天人相应、形神合一、五脏相关等视角认识生命和健康，中医"治未病"和公共卫生需要构建中医特色的健康保障体系。基于中医原创思维，构建中医健康状态认知理论，深化反映人体相对稳定状态的体质辨识法，开发利用反映人体即时健康状态的脏腑经络辨识法、气血津液辨识法、精气神辨识法，形成多种健康状态评估系统，为中医健康状态评价提供平台，为"治未病"干预及效果评估提供依据，对于更好地指导养生保健，维护全民健康具有重要意义。

深化发展的中医健康状态体质辨识法，顺应个体化医学、健康医学的转变趋势，进入国家公共卫生事业服务及老年健康服务，在全国各地得到广泛应用，成为中医"治未病"的工具与抓手，并且形成了广泛的国际影响。

十六、"体质可分、体质可调、体病相关"的中医体质学说

【摘要】构建了"体质可分、体质可调、体病相关"的中医体质学说理论框架。①体质可以客观分类。中国人可客观分为九种基本体质类型（平和质、气虚质、阳虚质、阴虚质、痰湿质、湿热质、血瘀质、气郁质、特禀质）。②体质类型影响疾病的倾向性，或对某些疾病有着易罹性、倾向性，形成某些（类）疾病发生的背景或基础。③通过干预可以调整体质偏颇。流行病调查结合基因组学、蛋白组学、代谢组学、表观遗传学研究、分子遗传学研究等，探索体质分类的宏观分布规律和微观生物学基础，为体质学说的构建提供证据。该体质学说体系的构建，对健康辨识起到重大的推动作用。为个体化诊疗提供了分类方法和依据，为治未病提供支撑，为已有疾病的调治提供了新的治疗思路。

【成果来源】项目二十一：中医原创思维与健康状态辨识方法体系研究（2011）

（一）理论内涵

1.构建了"体质可分、体质可调、体病相关"的中医体质学说理论框架。

（1）体质可分论——体质可以客观分类：体质的形成与先后天的多种因素相关。遗传因素的多样性与后天因素的复杂性使个体体质存在明显的差异；即使同一个体，在不同的生命阶段其体质特点也是动态可变的，所以体质具有明显的个体差异性，呈现多态性特征。另一方面，处于同一社会背景，同一地方区域，或饮食起居比较相同的人群，其遗传背景和外界条件类同，使特定人群的体质形成群体生命现象的共同特征，从而又表现了群体的趋同性。不同时代的人群也呈现不同体质的特点。个体差异与群体趋同性是相互统一的，没有个体的差异性就无"体"可辨；没有群体的趋同性就无"类"可分，因此两者形成了"体质可分论"的理论基础。通过21948例大样本调查，发现并证实中国人九种基本体质类型（平和质、气虚质、阳虚质、阴虚质、痰湿质、湿热质、血瘀质、气郁质、特禀质）。

（2）体病相关论——体质类型影响疾病的倾向性：发现体质类型与疾病相关性。体质状态反映正气强弱，决定发病与否，由于受先天因素或后天因素的影响，个体体质的差异性对某些致病因素存在易感性，或对某些疾病有着易罹性、倾向性，形成某些（类）疾病发生的背景或基础，如研究发现痰湿体质与高脂血症、原发性高血压、冠心病、糖尿病、脑卒中密切关系，慢性前列腺炎患者的体质类型以湿热质、气郁质多见。体质状态也是预测疾病发展、转归、预后的重要依据；不同地域人群的体质特点与一定的疾病谱相关，因而产生发病差异。

（3）体质可调论——通过干预可以调整体质偏颇：体质既禀成于先天，亦关系于后天。体质的稳

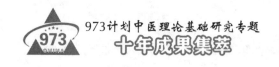

定性由相似的遗传背景形成，年龄、性别等因素也可使体质表现出一定的稳定性。然而，体质的稳定性是相对的，由于每一个个体在生长壮老的生命过程中，受环境、精神、营养、锻炼、疾病等内外诸多因素的影响，而使体质发生变化，从而使得体质同时具有动态可变性。这种特征是体质可调的理论基础。

（二）科学证据

1. 体质可分论证据

（1）全国范围内流行病学调查，提示体质的分布规律。在全国进行了 21948 例中医体质分类流行病学调查，发现中国人确实存在 9 种基本体质类型，并进行多次心理特征、体质与疾病相关性流行病调查，初步掌握国人不同年龄、性别、地区人群的基本体质特征，以及不同类型的生理、心理特点、分布规律及易患疾病。

1）年龄与人群体质相关性：研究发现阴虚质、湿热质、气郁质、特禀质等偏颇体质与 15 ～ 24 岁关联性较强；平和质与 25 ～ 44 岁关联性较强，此阶段男性与痰湿质、湿热质，女性与血瘀质等实性的偏颇体质关联性也较强；阳虚质、气虚质等虚性的体质类型与 45 岁以后年龄段人群关系较强，此年龄段人群与痰湿质、血瘀质等实性的偏颇体质关联性也较强。

2）中医体质类型与人格心理特征的相关性：通过北京市 2 所大学 540 名大学生的调查，分析不同体质类型与人格心理特征的关系。结果显示：①艾森克人格问卷简式量表中国版（EPQ-RSC）内外向维度：平和质者得分最高，气郁质者得分最低；与平和质者相比较，除阴虚质外的人群得分显著较低（$P < 0.01$）。神经质维度中，气郁质者得分最高，平和质者得分最低；气虚质、阴虚质、湿热质、血瘀质、气郁质者得分与平和质的差异有显著性（$P < 0.01$）。精神质维度 8 种偏颇体质人群得分均与平和质人群得分无显著性差异。②以平和质为对照，8 种偏颇体质人格特征的多元 Logistic 回归分析显示，内外向维度是气虚质、阳虚质、痰湿质、湿热质、血瘀质、气郁质和特禀质有意义的关联因素；神经质维度是气虚质、阴虚质、痰湿质、湿热质、血瘀质、气郁质和特禀质有意义的关联因素。可见，9 种不同中医体质类型人群均表现出相应的人格心理特征，不同中医体质类型与人格心理特征具有相关性，初步实证了中医体质形神相关理论。

3）环境对体质的影响：对 9 省市的 8448 例研究对象进行分析，比较不同地区中医体质类型的分布。结果显示，偏颇体质中，东部地区气虚质和阳虚质较多，痰湿质较少；西部地区气虚质和阴虚质较多，特禀质和阳虚质较少；南部地区气虚质和湿热质较多，痰湿质较少；北部地区气虚质和阳虚质较多，特禀质较少；中部地区气虚质和阳虚质较多，特禀质较少。

（2）开展基因组学、蛋白组学、代谢组学、表观遗传学、分子遗传学研究，探索体质分类的微观基础，为 9 种体质的分类提供了微观证据。基于中医体质分类理论，利用调查数据进行了实证研究，研究思路见图 7-31，证明体质分类可通过分子生物学进行实证；对体质特征基因功能富集分析，比如，基因组学监测发现，每种体质类型具有特征性基因表达。如痰湿体质呈代谢紊乱特征。痰湿体质与平和体质两组人 mRNA 表达谱的差异基因 GO 分析明显富集到与代谢紊乱相关的功能上，阐明了中医体质可从整体上把握健康状态。

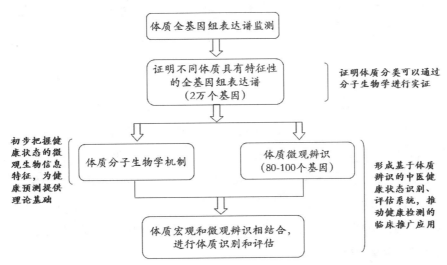

图 7-31　基于体质分类的中医健康状态微观辨识方法研究思路

2. 体病相关论证据

（1）对中国 9 省市一般人群调查数据库中筛选的 3790 例慢性非传染性疾病患者进行对应分析，探索慢性非传染性疾病与中医体质类型之间的关系。结果平和质、阴虚质与高血压、糖尿病的关系比较密切，气虚质与心脏病关系较为密切，痰湿质与肥胖症关系比较密切，湿热质与高脂血症关系较为密切。

（2）比较 505 例健康体检人群偏颇体质与平和质的血清总胆固醇（TC）、三酰甘油（TG）、低密度脂蛋白（LDL）、高密度脂蛋白（HDL）、空腹血糖（FBG）、BMI 及高脂血症发生率。结果显示：阳虚质者，TC、TG、BMI 显著低于平和质者（$P < 0.05$ 或 $P < 0.01$），痰湿质者，BMI 显著高于平和质者（$P < 0.05$），气郁质者 BMI 显著低于平和质者（$P < 0.01$）。与平和质比较，阳虚质者高脂血症的发生率呈下降趋势，痰湿质者呈升高趋势。多元线性回归分析显示，LDL 越高，阳虚质转化分越低；TG 越高、BMI 越大，阴虚质转化分越低，FBG 越高，阴虚质转化分越高；HDL 越高，痰湿质转化分越低；BMI 越大，瘀血质、气郁质、特禀质转化分越低。由此可知，阳虚质、阴虚质、瘀血质、气郁质者体型偏瘦，痰湿质者体型偏胖；阳虚质者，TC、TG、LDL、FBG 偏低，阴虚质者，FBG 偏高，痰湿质者，TG、LDL 偏高，HDL 偏低；痰湿质者具有易发高脂血症的倾向。

3. 体质可调的证据

（1）对广东省中医院珠海医院"治未病"中心招募的 509 例研究对象进行中医体质综合调护自我管理（情志、饮食、起居、运动和经络），采用干预前后自身比较的方法评价干预效果。结果显示，干预后，平和质得分增加，各种偏颇体质得分降低，其中平和质、气虚质、阳虚质、血瘀质、气郁质、特禀质得分差异有统计学意义，ES 和 SRM 呈现弱到中等程度的效果，验证了"体质可调论"。

（2）对 74 名高血压患者进行为期 6 个月的中医体质综合干预（情志、起居、运动、饮食和经络 5 个方面），观察干预前后研究对象中医体质得分及血压值的变化情况。结果显示，与干预前相比，干预 6 个月后，研究对象平和质得分显著提高（$P < 0.05$），阴虚质（$P < 0.05$）、痰湿质（$P < 0.01$）、血瘀质（$P < 0.01$）得分显著降低；收缩压平均降低 14.26 mmHg（$P < 0.01$），舒张压平均降低

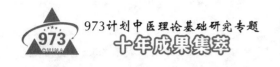

6.87mmHg（$P < 0.01$）。可见，中医体质综合干预可以改善高血压患者的体质偏颇状况，降低患者血压，对健康具有一定的促进作用。

（三）学术影响

中医体质学说研究促进个体化诊疗模式的发展。通过将人群分为不同的体质类型，探讨了体质与疾病的关系，建立辨体 – 辨病 – 辨证相结合的诊疗模式，体现了因人制宜的思想，这些为个体化诊疗提供了分类方法和依据，为个体化诊疗大面积推广提供了可借鉴的实践基础。

从体质角度对健康状态进行了分类，建立了以"体质辨识"为核心的健康状态辨识方法，从生理、心理、遗传、代谢等多角度综合考量健康状态。在公共卫生、预防保健领域展开广泛的应用。对健康医学的整体发展和预防保健体系的构建具有促进作用。对推进中医预防保健体系的构建，指导"治未病"和慢病健康管理具有重要推动作用。

体质学说，通过药物或生活方式干预，可调整体质偏颇状态，预防疾病的发生。为多种疾病的防治提供了新视角和新的治疗路径。

十七、中医理论体系框架结构的构建

【摘要】本项目界定了中医学理论体系的基本范畴，构建了概念体系，阐明了中医学理论体系的内在深层结构和主要内涵；全面发掘、系统整理和深入阐释了重要的中医理论命题与专论，更加突出了中医理论思维的原创特色及其指导临床实践的重要作用；同时，探索并确定了中医学理论体系框架结构研究的思路与方法。通过上述研究，使中医学理论体系在整体上得到完善，增强了系统性和实用性。

【成果来源】项目二十八：中医理论体系框架结构研究项目（2013）

（一）理论内涵

中医学理论体系，起源于中国原创思维，奠基于长期临床实践，建构于中医经典，发展于历代医家的学术创新。中医学理论体系，充分地展现了中华民族的自然观、生命观、健康观、疾病观；全面地、具体地回答了人类养生保健、防病治病的基本问题，有效地指导了历代医家的临床实践；形成了众多体现原创性与实用性的概念术语、理论命题及相关理论阐释，是中国优秀传统文化与医疗实践相结合的集中体现。

1. 中医学理论体系的框架结构

"框架"的概念来自于心理学而拓展于认知语言学。框架不是事先预料好的，而是事后才能确定的认知结构。换句话说，框架就是从哪些方面和角度去认识一个已经存在的事物或者已经发生的事件。中医学理论体系的框架研究，旨在全面、系统和深入地认识中医学理论体系，并更好地加以实际运用。本项目从核心观念、诠释主题、内容范畴、构成要素、文本基础五个方面全面诠释了中医学理论体系的框架结构。

（1）中医学理论体系的核心观念：中医学是起源发展于中国，在长期的生产、生活与医疗实践中产生，是研究人体生命、维护健康、防治疾病，具有独特理论体系与实践方式的医学科学。中医学的经验来源于临床实践的积累，而其理论体系的表现形式与框架结构，则是中国优秀传统文化与医疗实践活动相融合的结果。气、阴阳与五行，是中国文化相较于其他文化所独具的范畴和观念。从认识论来讲，中国文化侧重于从时间维度看待世界万事万物，更加关注的是现象的流变而非物质的实体，更加关注的是时间过程而非空间构成。气、阴阳与五行，就是在这种文化背景中产生，并被广泛应用于天文、地理、物候、军事与医学等领域，成为通识性的认识论和方法论。中医学理论作为中国传统优秀文化在医学领域的体现，其概念和命题，几乎都是发源于气、阴阳、五行，或依据气、阴阳、五行之基本原理而界定。

（2）中医学理论体系的诠释主题：中医学的研究对象，是人体生命的活动与现象。天地之间，人为最贵。言天以验人，从"天人合一"的视角去理解生命现象和机制，是中医学认知生命的根柢。中医理论研究和临床实践，一方面要关注生命群体的整体性时间过程，另一方面要重视不同个体的生命活动与现象差异及其原理。认知和维护生命健康状态、调整疾病状态，是中医学理论体系必然的诠释主题。

（3）中医学理论体系的内容范畴：范畴是人类思维的一种普遍的逻辑形式。中医理论范畴，是具有高度概括性与稳定性的一类概念，具有简约性特征；其外延广大，概括度高，一个范畴统摄着一连串层次不同的概念，反映着中医学理论体系的一个方面；其处于概念体系的最高层，决定了下位概念的秩序、层次和涵义界定。

中医学理论，依据中医学理论体系的核心观念和诠释主题，立足知识分类的视角，按照概念抽象性原则，大体分为4个方面的知识及10个基本内容范畴：①中医理论的本质特征和思维方式，对应"道法"范畴；②生命认知及其调摄，对应"生命""养生"两个范畴；③疾病认知及其诊疗，对应"疾病""诊法""辨证""防治"四个范畴；④治疗方式和手段对应"中药""方剂""针灸"三个范畴。最终，项目提出道法、生命、养生、疾病、诊法、辨证、防治、养生、方药、针灸等10个范畴，是中医学理论体系的主体内容。

（4）中医学理论体系的构成要素：中医学理论体系的构成要素主要包括概念与命题两方面的内容。

概念，是反映事物本质属性的思维形式，是人类对一个复杂现象或事物的理解与概括；其产生于对特定客体的观察、抽象或意象，用专门语言的指称表示出来，并在专门语境或领域内用定义进行描述。中医理论概念的来源，一方面来自于历史文献的记载，另一方面来自于后人对于前人经验事实的提炼和概括，并以术语的形式表达出来。范畴及范畴内部这种有序化概念组织的呈现，就是概念体系。中医理论概念体系，是由中医理论一系列概念所构成的具有思想性和逻辑性的概念系统。概念之间由层级关系（属与种，如精 – 先天之精等；整体与部分，如五脏 – 心；上位与下位，如肝 – 肝气；）与非层级关系（如序列关系，如先天之精 – 后天之精、肝 – 心 – 脾 – 肺 – 肾等）构成。概念体系在一定程度上反映了理论体系的基本范畴及其深层结构。

命题，是以概念为基础，对事实或现象进行分类和分析，概括或假设它们之间的逻辑关系，并形成肯定或否定的判断。命题是对经验事实基本关系的反映，是一种表现为科学判断的思维形式。与概念不同，命题是对事物有所肯定或否定的思维形态，其表现形式一般是语句或一组语句。概念不包含判定的因素，而命题包含判定这一因素。命题是运用概念形成的逻辑推理和判断，体现了中医学的思维方式、价值和实践取向。如"治痿独取阳明"，其中"痿"和"阳明"是基本概念，但是依据实践经验和理性认识，将这些概念串联起来，就形成了具有实践指导价值的语句。理论命题具有阐释概念涵义、生命现象、病因病机、诊疗规律、用药法则、针灸治则和养生大法等作用，是中医理论哲学基础、思维方式、基本原理和临证思路的具体体现，且具有切实的理论指导实践作用。

综上所述，中医学理论体系主要由范畴构成，各个范畴的理论内容是由一系列概念和命题支撑。通过对概念与命题的深入研究，能够在一定程度上完善中医理论体系的主要内涵；特别是对新近研究成果进行理论概括、升华与提炼，形成的新概念、新命题，对于丰富与发展中医学理论体系具有重要的现实意义。

（5）中医学理论体系的文本基础：中医学理论体系的文本基础是历代理论专论。专论是围绕某一概念或命题，较为精要地进行论证、阐述和辨析，学术观点较为明确的章节或完整段落。历代如《素问》《灵枢》等中医经典中的"生气通天论""阴阳应象大论""脏气法时论""咳论""痿论""痹论"及"经脉""经筋""营气""决气""百病始生"等，几乎篇篇都属于专论；后世医家著作中的专论，如李东垣《脾胃论》之"天地阴阳生杀之理在升降浮沉之间论""五脏之气交变论"，朱丹溪《格致余论》之"阳有余阴不足论""养老论"，张介宾《类经附翼》之"三焦包络命门辨""大宝论""真阴论"，张志聪《侣山堂类辨》之"辨血""辨气""辨两肾"等等。近现代教材章节内容，也大都以专论形式出现。在中医学理论体系研究中，专论是客观真实的文献证据，最为集中体现了一部著作或一名医家在某个学术问题上的理论见解。收集、整理和解读这些专论，不仅可以对学术发展脉络进行溯本求源，而且有利于比较、分析和融合不同学术观点，进而推进中医理论整体性发展。

见载于专论中的各种学说和观点，能够广泛地为医者运用于临床诊疗过程并发挥作用，是中医理论内涵合理性的另一客观证据。由于时代、疾病谱和患者个体的差异性，医者在具体运用环节中，依据中医理论，灵活变通前人学说，应对各种复杂的情况，总结形成新的经验；通过理论思维对此加以概括和提炼，能够完善原有观点和学说，增进其合理性，继而丰富和发展中医学理论体系。

2. 中医理论形成与发展的内在规律

规律，是指事物之间的内在的必然联系，决定着事物发展的必然趋向。中医学理论体系，作为科学与人文交融、理论与实践互动、学术规范与多元发展结合、具有内在思想逻辑的医学知识体系，其发生与发展具有深刻的内在规律性。这种规律性既体现在对中医学在发展历程中自然展现出来的成长路径的规律性认识中，同时也体现在中医学面对当代社会现实关怀的路径选择。

（1）中医思维方式，是中医理论得以生生不息的根本：中医原创思维方式，根植于中华传统文化，汲取了中国优秀传统文化智慧，在认识自然、生命及医疗实践中，行之有效并得以传承发展。中医原创思维方式，是支持中医理论不断发展与创新的活的灵魂，也是中医学有别于其他医学科学的根本所在。

（2）中医经典理论，是主导中医理论持续发展的主线：中医经典，蕴含了中医学的宇宙观、核心观念及思维方式等，渗透在其丰厚的医学思想之中；是中医学理论体系形成与发展的基石，阐明了中医思维方式和基本理论内涵，创立了临床辨证论治体系、规定了中医学术发展方向。

（3）历代医家学者，是实现中医理论继承、创新的主体：古今医家是发展中医理论的主体，其将经典理论运用于临床实践，基于自身实践经验总结，提出新概念、新命题、新学说；或有医家学者，基于经典理论，集成各家思想，加以理论综合，系统阐明，使经典理论不断"开枝散叶，欣欣向荣，丰富完善"。

（4）临床实践经验，是中医理论形成发展的源头活水：中医理论是从临床实践中总结升华出来的，理论与实践相互促进是中医学创新发展的主要形式。对提升临床实践能力的不懈追求，是中医理论发展的原创动力；临床实践新的重大需求，往往会带动中医理论的重大创新和突破。

（5）中医学理论体系，充分体现科学与人文交融的特征：中医学是具有中国特色的生命科学，具有中国文化的基本特征，汲取了中国哲学的智慧，具有科学与人文交融的特征。历史上，不同时代思想文化与科学技术的进步，从理论和实践两方面，给中医理论发展提供了丰富的养料和启示。

（6）中医学理论体系，形成和发展于开放性的历史过程：中医学理论体系的主体内容，确立于中医经典；历代医家在理论与临床两方面不断开拓创新，所形成的新认识、新经验，经理性提炼和实践验证后，创造出新概念、新命题，不断融入原有的理论体系，呈现新旧共存、古今并立、多元传承与发展的局面。

（二）科学证据

在充分听取项目相关学科和领域资深专家建议基础上，本项目以"集成、归真、纳新"为基本原则，充分重视"理论源流研究"和"理论框架研究"的有机结合，对已有理论进行"自上而下"的梳理，对临床实践进行"自下而上"的升华。主要运用理论思维研究方式，基于医史文献学方法、诠释学方法、科学学方法、逻辑学方法和框架理论方法，提出了中医学理论体系框架结构的系统研究思路，阐明了研究方法与步骤。具体包括梳理学术源流，界定理论范畴；建立概念体系，诠释基本概念；诠释基本命题，提炼既有专论；明晰框架结构，阐释理论内涵等。

1. 疏理理论源流，界定理论范畴

在对《黄帝内经》理论体系的梳理与研究基础上，探讨中医经典著作注疏、官修医学著作、历代医家与学者论著以及现代教材对于中医学理论体系的创新与发展，进而厘清中医学理论体系的框架结构发展演变的历史过程。在此过程中，关注不同理论范畴的形成与演化。

中医理论基本范畴的确立，分为三步：一是通过对基本概念涵义的对比，识别出概念之间的相似性和差异性；二是将可分辨的不同概念进行概括，并划分为不同的层次与类别；三是根据多种不同的概念类别间的内在逻辑性与系统性的需求，对概念分类进一步高度概括，形成明确的中医学理论体系基本范畴。

2. 建立概念体系，彰显框架结构

概念是构造理论的基石。范畴是概念体系的顶层分类，其确立过程是自下而上的概念抽象过程；而概念体系的形成过程，是自上而下对范畴内在结构不断具体化的过程。概念体系的建立，主要依赖于对概念涵义的准确把握，以及由此建立的概念间关系。概念诠释包括源流考证，即梳理学术背景渊源、厘清历史演变轨迹、比较古今语言差异等；现代诠释，即追踪现代研究进展、凝聚当代学界共识、

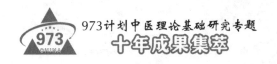

广泛参考辞书标准；规范定义，即准确表达概念内涵、清晰界定概念外延、以规范、精炼语言表述。

3. 系统集成命题，阐释理论内涵

中医理论命题是中医理论的最小单位，具有解释概念、建立关系、说明原理、揭示规律和制定法则等作用。对于命题的系统集成，首先需要重点发掘中医经典，其中的命题对于后世中医学术发展具有深远的指导意义；其次，要对历代代表性文献中，共同引用频次较高的前代命题进行全面梳理和收集；最后，要根据古今临床实践案例和经验，总结新命题。对于命题理论内涵的准确理解，是理论运用于实践的基本前提。阐释命题的涵义，需要对命题涉及的若干基本概念进行解读。如"治风先治血，血行风自灭"，首先需要解析"风"是外风还是内风，"治血"是行血养血还是活血化瘀，"风"与"血"之间是什么关系，等等。只有准确把握这些内容，临床才能真正做到运用中医理论且行之有效。

4. 系统集成专论，提炼理论要点

专论，最为集中地体现了一部著作或一名医家在某个学术问题上的理论见解，不仅可以对学术发展脉络进行溯本求源，而且有利于比较、分析和融汇不同学术观点，进而推进整体性理论发展。专论的集成，首先要对后世影响较大的名篇、名论加以收集；其次，要善于发掘和化裁某一综合性章节或完整段落中主旨较为集中，阐释概念或者命题的文字内容。在集成专论的基础上，对其内容主旨或要点进行提要钩玄。提炼专论中蕴含的理论要点，不仅能够为中医学理论体系的确立提供相应证据，而且能够发现既往忽略的重要学说和观点，进而加以提炼形成新的概念与命题，丰富与完善中医学理论体系。

（三）学术影响

1. 专家评价

2017 年 11 月，本项目顺利通过科技部组织的专家验收。专家组评价要点："项目在研究思路方法及研究成果方面具有开创性，对同类研究有示范性，有重要的科学价值。与国内外同类研究比较，本项目的研究思路、方法及其研究成果，均处于本领域的领先水平……研究形成的中医理论体系框架，能够充分彰显中医学的理论特色、丰富内涵、实践规律和实用价值。"

2. 主要成果

《中医学理论体系框架结构研究丛书》，是项目成果的主要载体，列入"十三五"国家重点图书、音像、电子出版物出版规划。本丛书包括《中医学理论大辞典》《中医学理论命题集成》《中医学理论专论集成》和《30 种现代疾病中医诊治综论》四个系列。前三个系列，承载本项目主体研究成果，阐明了中医学理论体系框架结构与主要内涵。系列四，是对运用中医学理论指导现代临床防治常见疾病实践的归纳与总结。

《中医学理论大辞典》，是古今第一部系统阐明中医学理论体系框架结构、主要内涵与历史发展的大型辞书。全书分为上、中、下三篇。上、中篇采用结构化编排形式，旨在全面、系统地呈现中医学理论体系道法、生命、养生、疾病、诊法、辨证、防治、中药、方剂和针灸等 10 个基本范畴的概念体系。下篇按照不同历史时期，选择性设置与中医理论历史发展相关的医学人物、学术流派、医学论著、医事机构、医事制度、院校教材、国家标准和国家重点基础研究计划（973 计划）中医理论专题等栏目，下设具体条目，旨在全面地阐明中医理论发展的历史进程及主要成就。

《中医学理论命题集成》，是采用结构化编排、系统呈现中医理论重要论断，并阐释其理论内涵及临床运用的工具书。以中医学理论体系 10 个基本范畴为框架，选取中医经典和历代名医大家论著中的理论性论断，加以分类编排和阐释。本书重在阐明中医思维方式、基本原理和诊治思路，对临床实践有具体指导作用。

《中医学理论专论集成》，是集成代表性中医文献中阐释中医理论概念和命题的专门篇章或完整段落，采用结构化编排形成的工具书。本书包含《中医基础理论》《临床诊治理论》《中药方剂理论》《针灸理论》和《养生理论》五个分卷。书中收载了中医经典和历代名家的代表性理论观点及其阐释，按照中医学理论体系基本范畴进行分类，并对所选专论加以提要钩玄，力求要点突出；旨在比较全面地展现中医原创性理论和临床实践特色，以促进其现代理解和应用。

《30 种现代疾病中医诊治综论》，是对中医药治疗 30 种常见现代疾病理论认识的综合集成。书中围绕 30 种现代疾病，选择性收录具有代表性、实用性、创新性的中医临床诊疗观点或学说，分别纳入"诊治纲要""名家心法""医论选要"之中，并加以理论阐释和提要钩玄。旨在反映现代疾病中医诊治实践、理论进展及成果，增强中医临床思维和实践能力，促进中医临床疗效的提高。

3. 学术价值

（1）完善中医学理论体系的系统化表述：本成果是首次最为完整地对中医学理论体系框架结构与丰富内涵开展的系统性研究，通过概念体系和理论命题研究，更加精细、深入地刻画出中医学理论体系框架的内在深层结构及理论内涵的主要内容；通过专论研究，对中医学各个门类代表性文献中的理论性章节或完整段落进行全面收集、细致编排与提要钩玄，并将其作为中医学理论体系框架结构研究的基础；进而更加全面地彰显了中医学理论体系的原创性学术特色，同时使其更加符合现代科学知识体系的表述特征，以及系统性、规范性要求。

（2）为中医各学科的发展夯实理论基础：本成果从整体上丰富和完善了中医学理论体系的框架结构和理论内涵表述，比较系统而全面地阐明了中医理论临床运用的规律和法则。主要成果《中医学理论体系框架结构研究丛书》将对中医药学科建设与发展产生更加广泛的推动作用。同时，本项目创建、运用并加以总结的研究思路与方法，对于未来的中医学科理论建设，对于中医理论的守正传承与创新发展，具有重要的参考价值。

本项目有力支撑了研究团队所在单位国家级和局级中医基础理论、中药学、方剂学、针灸学、中医临床学科等重点学科，以及国家中医药管理局重点研究室建设。项目承担单位的主要研究任务，被列入科技部、国家中医药管理局《"十三五"中医药科技创新专项规划》，以及中国中医科学院"十二五"重点任务之一、二、三项。实施期间发表的论文、出版的专著，已经产生相应学术影响，部分成果已纳入《中国大百科全书·中医卷》《中国医学百科全书·中医卷》，及高等院校教材《中药学》《方剂学》等，相关研究思路与方法已被同类研究所借鉴。

（3）为提升中医防治水平提供理论支撑：中医学理论体系自四部经典形成之后，后世医家结合自身理论思考与临床实践，不断深化其理论内涵，呈现出本于经典，且多元发展与百家争鸣的格局。中医历代积累的大量文献、医家临证形成的丰富经验，有待于进行深入发掘、理论整合与提炼，并按照一定结构组织起来，形成系统的知识体系。从科学学视角来看，开展中医学理论体系框架结构研究，能够整体呈现中医学理论体系，有利于学科发展。从框架理论视角来看，开展中医学理论体系框架结构研究，能够厘清其内容的自洽性和秩序性，能够集中展现中医学的原理、规律与法则，进而有效指导临床诊疗实践；有利于丰富与完善中医学理论体系，对于全面、系统、深入地"继承、发展、利用"中医药，构建中医理论与实践自身价值评判依据，以及中医药学术的守正传承和创新发展，具有重大的意义和切实的理论贡献。

十八、辨证论治临床疗效评价的原理、方法与技术平台

【摘要】辨证论治临床疗效评价是遵循中医自身发展规律，在整体论指导下，以人为核心，以干预对象为评价原点，在真实世界环境下开展的中医临床评价研究。辨证论治临床评价改变了既往单一的"以病为中心，以干预措施为原点"的随机对照评价模式，既符合对中医临床诊疗特色评价的需求，又大大丰富了现代医学临床评价的内容。通过研究辨证论治临床疗效评价的方法，建立现代临床疗效评价指标体系，揭示中医临床疗效评价方法基本规律，提出中医辨证论治评价方法基本原理，为创建以个体诊疗为特点的辨证论治临床评价体系做出原始创新的贡献。

【成果来源】项目五：中医辨证论治疗效评价方法基础理论研究（2006）

（一）理论内涵

1. 辨证论治临床疗效评价的基本原理

辨证论治是中医诊治疾病的基本理念和主体方法，张仲景《伤寒杂病论》是其鼻祖，已经使用了2000年而不衰，目前仍然是临床使用的主要方法。在针对个体患者的辨证论治过程中，疗效判断是"效不更方"或调整方案的重要依据，但在群体层次，中医始终没有形成辨证论治疗效评价方法和体系。在20世纪70～90年代，临床流行病学和循证医学兴起之后，很快被引入中医的临床评价之中，但实践证明，个体化为特点的辨证论治疗效评价问题一直没能得到解决，以至成为制约中医优势发挥的瓶颈。明确辨证论治临床评价的基本原理，建立适合辨证论治临床特点的疗效评价体系，成为关乎中医药发展的重大科技问题。

辨证论治疗效评价基本原理的核心内容是：辨证论治是以人为中心，以医师为主导，以状态调整为导向，证、治、效紧密相关的整体、动态、个体化的复杂干预过程。这一诊疗模式之所以两千年不衰，关键是遵循了中医自身的发展规律，体现了中医"天人合一""整体调整"的基本理念。所以辨证论治临床疗效评价原理，也以此为基础，突出在整体论指导下，以人为核心，以干预对象为评价原点，适应个体状态特征的纵向重复过程；与之相对应的现代医学临床评价是在还原论指导下，以病为核心，以干预措施为评价原点，适应同质疾病特征的横向重复过程。其中"以人为核心"主要是指以辨证论治的主导"医师"为核心。在辨证论治过程中，干预的方药是动态调整的，每一诊次的方药都是不同的，但作为主导药物调整的"医师"是不变的，他的学术观点是自洽的，临床经验是相对稳定的，疾病诊疗方案是有内在联系的。所以临床疗效的评价不是以干预措施为对象，而是以每一医师诊治的患者为对象，对个体化的诊疗效果进行评价。这与现代医学临床评价中，固定干预措施，针对同质疾病

的明确环节，对干预效果进行评价是有本质不同的。尽管中医、西医新方药、新技术的来源不同，疗效评价的起点不同，但疗效评价都是一个可以划分为不同阶段的过程。西医新方药、新技术一般都是从实验室模式动物研究开始，在取得确认的结果后再到人体进行安全性、有效性的验证，被验证的干预措施，通过"循证医学"方法在临床实践中推广、应用与优化完善。而中医辨证施治作为一种个体化的干预措施，在漫长的实践过程中，也会从没有固定干预的个体化诊疗，逐步产生方药相对固定或完全固定的"专病专方"，尽管其不可能代替辨证论治个体化诊疗，但往往是重要的补充和完善。针对中医的特点，我们进一步提出辨证论治疗效评价要采取"两法并举、两条腿走路"的策略，要特别关注"真实世界临床研究"，将其作为中医的基本评价方法。

辨证论治基本原理与策略是在大量文献分析回顾、专家焦点访谈、头脑风暴及横向比较的过程中产生的。尤其是在对中西医学的源流与发展、哲学指导思想、中西医临床研究途径和研究模式等，进行深入剖析的基础上，明确了中西医学各自的发展道路与发展规律的基础上，"居高临下"才看清了中西医临床评价不同的基本原理。同时也看到了二者均以保障人体健康作为主要目标，在临床疗效评价上，有许多共性的特征、方法和技术，尽管二者的起点不同，但结局是相同的。两种评价体系的"度量衡"系统应该是统一的，二者相互补充相辅相成，将会是一个完整的评价体系。

2. 辨证论治临床疗效评价体系的理论框架及实践模型

辨证论治是一个动态的、个体化的复杂干预过程，也是一个临床实践的过程，如何将这样一个复杂的诊疗过程（诊疗情景），从疗效评价的角度（抽象），将其转化成一个大家公认的、规范的"度量衡"系统（抽象具体），我们应用了"框架""框架理论"的理念与方法，将疗效评价的过程进行了分段、分层，理清每段中临床要素及其相互关系，形成了辨证论治疗效评价体系的理论框架，并进行了模型的实践研究。

（1）框架及其框架理论。"框架"（framework）的概念起始于心理学家对记忆的研究。巴特利特（Barlett，1932）发现，人的记忆能够把各种信息和经验组织成认知结构，这种认知结构可作为个人交换信息的一种方式，是信息传递的抽象表达。明克斯（Minsky，1975）提出了框架理论，他认为框架代表某一固定情景的事实结构，是静态的，涵盖面非常广。后来再被引入到大众传播研究中，成为定性研究中的一个重要观点。戈夫曼认为对一个人来说，真实的东西就是其对情景的定义。这种定义可分为条和框架。条是指活动的顺序，框架是指用来界定条的组织类型。他同时认为框架是人们将社会真实转换为主观思想的重要凭据，也就是人们或组织对事件的主观解释与思考结构。"框架""框架理论"的提出已经有几十年的历史，它是经验与抽象概括的一个桥梁，是抽象具体及其相互关系的理性勾画，是信息、概念进一步转化为知识或智能的有力工具。由于其可以将复杂、抽象的概念及其关系系统化、简洁明了可视化，已经在许多学科中被广泛应用。本研究为了理清辨证论治疗效评价这一复杂而抽象的过程，引入了"框架""框架理论"及其构建的方法学，形成了辨证论治疗效评价理论框架。

（2）辨证论治临床疗效评价的理论框架构建。"有比较才能有鉴别"，"比较"是疗效评价的最基本也是最重要的原则。对于同一种疾病不同的诊疗方法，包括不同"医者"的诊疗效果的差异，必须通过比较才能得到"鉴别"。而"比较"必须要分组，组间要有可比性等，就形成了每一次比较不可避免要涉及的干预对象（P）、干预措施（I）、干预结局（O），以及比较对象（C）、实施者（D）、实施场所

（S）、时限（T）等一系列的"临床要素"，这些要素是有内在联系的，而且是有各自的"状态"的。临床要素的"状态"可以根据其的"确定性（成熟度）"将其区分为不同的层次。而临床要素的"确定性"是在不断消除其"不确定性"的积累中逐步形成的。疗效评价正是帮助消除这些不确定性的最好的方法。辨证论治是一个临床实践的复杂过程，影响其疗效预后的因素是多方面的，但总体来看离不开这些"临床要素"以及"状态"，应用"框架"及其"框架理论"的方法，首先根据"临床要素"的"状态"将辨证论治临床疗效评价进行阶段划分（发现、形成、验证、推广、完善理论），并将每一"阶段"在"疗效评价"的驱动下的变化过程，根据"不确定性"消除的"积累"和"提升"的交替，将其描述成"阶梯递进"的模式；无论在"积累"还是"提升"阶段的评价，都需要事先进行研究设计（医学设计、统计学设计、伦理学设计）来明确研究目标、数据收集方法和质控等来将偏倚控制在最少，使评价真实可靠。这样就形成了辨证论治疗效评价研究阶段、临床要素、设计方法为主要概念内容，包含相互关系的"辨证论治临床疗效评价的理论框架"，从而将复杂的、模糊的辨证论治疗效评价问题简单化、清晰化，成为辨证论治临床疗效评价的重要指引。在实践中，可以根据辨证论治临床要素的所处的"状态"即"成熟度"，明确所处的阶段以及在"阶段"中所处的位置（积累平面，还是提升立面，见图7-32）来选择合适的设计方法、数据收集方法、质量控制方法，成为适宜临床评价方法的特定路径与指引。

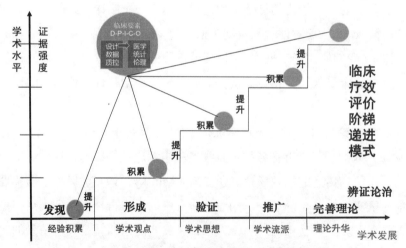

图7-32　辨证论治临床疗效评价理论框架模式图

（3）辨证论治临床疗效评价中临床要素所处"状态"即"成熟度"的判断。对临床要素状态的判断，是分析临床评价所处阶段、在阶段中所处位置的重要依据。如何从整体的角度，对临床要素做出合适的判断，课题组引入了国际上临床要素判断的"实用性－解释性指示连续体（pragmatic-explanatory continuum indicator summary，PRECIS）模型"，结合辨证论治临床疗效评价的特点，构建了中医药PRECIS模型（TCM-PRECIS模型），为评价辨证论治中各研究要素的成熟度和方法的选择提供了实用的工具。

构建"辨证论治临床评价理论框架"为建立中医临床评价方法学奠定了理论基础，其意义主要表现如下：①把握中医临床评价关键要素。明确"框架"构建所涉及的关键要素及层次关系，既有助于保持中医辨证论治临床评价体系的相对稳定，又有助于从动态的、发展的角度对"框架"进行不断的调适与完善。②评价中医药临床疗效的理论依据。中医学术发展是一个渐进的过程，临床评价要注重各学术发展阶段间的动态变量的联系，并与西医学现行的疗效评价标准相互整合参照，指导研究者在不同时段选择合适的评价方法。③指导中医药临床实践活动。"辨证论治临床评价理论框架"在理论与实践之间架起了一道桥梁，既体现了理论的特点，又对实践具有指导作用，有助于临床医师更好地理解中医辨证论治临床评价的内容和方法，以便做出正确的临床决策。

"辨证论治临床疗效评价理论框架"与辨证论治临床疗效评价基本原理、基本策略以及临床疗效评价阶梯递进模式等，为创建体现中医临床特点、符合中医自身发展规律，又能与国际通行的临床评价方法结合，构建一个大家公认的、统一度量衡系统的临床疗效评价的"公平秤"奠定坚实的基础。为中医药特色优势的发挥，为中药新药、为针灸的走向国际，得到国际学术界的认同与交流发挥巨大的作用。

3. 证候及其证候疗效评价的"正本清源"

辨证论治的鼻祖是张仲景，但将其归纳并系统论述的应该是任应秋教授。其 20 世纪 50 年代在《中医杂志》发表的《中医的辨证论治体系》一文认为，辨证论治作为中医诊疗模式，包括了"辨证""论治"以及"反馈调整"，即"证 – 治 – 效"三个紧密相关的阶段。辨证是中医临床诊疗模式的基础，准确把握"证候"以及与其相关联的"病""症""证""候"等内涵，对做好"辨证"以及准确理解"证候疗效"评价等问题尤为重要，它既是一个理论问题，也是一个实践问题。本课题组在系统回顾中医古典医籍的基础上，从中医自身发展规律的角度，对这些基本的概念及科学内涵进行了剖析，对证候的本质属性及当前证候疗效评价的方法学问题进行了深入系统研究，提出了本项目组如下的认识。

（1）证候是中医从干预角度对人体运动状态和运动方式的概括和描述。有本体论证候与认识论证候之别。本体论证候就是人体运动状态和运动方式的自我呈现。认识论证候则是中医（主体）从干预的角度对人体（患者、客体）运动状态与运动方式的概括和描述。我们通常说到的证候绝大多数是指认识论证候。证候可区分为"证"与"候"。人体运动状态是指生命运动在空间所呈现的人体健康性状和态势，也就是通常所称的"临床表现"，统称为"症"，包括了症状、体征、理化检测等内容。中医从干预角度将运动状态即"症"概括和描述出来即为"证"；运动方式是指人体运动状态在时间上所呈现的过程和变化，与"病"发生、发展、变化与转归过程一致，中医从干预角度将运动状态概括和描述出来，即为"候"。可见"病"是"症""证候"的基础，"证候"是对病症及其过程从治疗角度的描述，只有将"证、治、效"紧密相连来认识"证候"才能真正理解它、把握它，才会有现实的意义。

（2）从证候层次性看"证候标准"与"同质人群"。"证候"的层次性，是由概括的"人群"所决定的，对"整个人群"的概括性描述的证候称为"理论证候"，如虚、实、寒、热、表、里、阴、阳；对某一特定人群的概括描述的证候称为"类证候"，如脾虚证、肾阳虚证、气虚证、血瘀证等；对具体人的概括描述称为"具体证候"，如湿热蕴肺、气滞血瘀、风寒袭表等。具体证候是基层，理论证候是高层，从基层向高层，越向高概括面越广、抽象程度越高，适应范围越广，理论程度越高，但离具体人越远。反之亦然。在辨证论治疗效评价中，我们制定了很多"证候标准"，以此作为具体患者筛选的

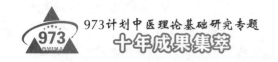

尺度，但临床适用性不尽如人意，正是对证候层次性把握和应用不当所造成的。由于"证候标准"是"类证候"层次的，而具体患者的证候，则是类证候基础上结合患者具体的表现的概括，是具体患者"抽象具体"，二者不在同一层次，内涵必然不同。所以要想用"证候标准"来确定"同质人群"显然是行不通的。

（3）从认识论证候看辨证论治疗效评价的"干预措施"。证候从类别来看有本体论证候与认识论证候的不同，而通常在辨证论治中辨别的"证候"都应是认识论证候。由于中医主体认识的多元性，从人体外部对人体运动状态和方式在观察、概括和描述时各自所处的高度（学术观点）、角度（临床经验）不同，对同一客体被描述出的证候往往不相同，处方用药也有差异。从医生角度来看，他的理法方药是自洽的，但不同医生之间则常常是有很大差别的。这也就是辨证论治个体化诊疗不是由"患者"病情变化而决定的，而是由"医生"所决定的。这就成为辨证论治个体化的根源。"医生"辨证的个体化决定了治疗的个体化，所以在辨证论治的诊疗中干预的主体形式上是"方药"，但实质上是"医生"，如果用"标准"约束了"医生"的个体化，辨证论治的特色优势就不存在了。大量实践也证明了这一点，以往辨证论治疗效评价使用最多的是规定了某一"证候诊断标准"，针对性选用一个相对固定的方药和疗效评价标准，临床评价设计很严谨、过程质量控制很好，但往往很难取得预期效果，看来要坚守辨证论治个体化特色，走以病为核心、干预为原点的途径是行不通的，辨证论治疗效评价必须独辟蹊径！

（4）从"证候形成"看"证候疗效"。证候是辨证论治的关键环节，对证候及其变化的动态观察是指导临床治疗，提高中医药疗效的重要前提。因此，人们普遍认为在评价中医药的临床疗效时，证候的改善程度应该是评价指标的内容。特别是2002年发布的《中药新药临床研究指导原则》（以下简称《原则》）在第四章列专篇对中药新药临床试验的证候及其疗效评价方法进行了论述，此后证候疗效已经成为评价中药新药疗效的重要内容。以至在国家各科技计划的临床研究课题中基本都将证候疗效作为一个评价内容。通过对"证候"概念内涵的分析，我们认为要对"证候疗效"的内涵和外延进行明确的界定，不能将"证候疗效"特指构成证候的症状、舌脉等变化。它是指通过辨证论治、针对证候进行整体调节的患者获益。从字面看，证候疗效是指通过辨证论治、针对证候进行疾病防治所产生的效果，反映了中医个体化诊治的特点，突出了中医的优势；从性质看，证候疗效是辨证论治的治疗效应，是与辨证论治干预方法和干预措施有因果关系、有临床意义、在一定条件下稳定和持续出现的、可以测量的结局；从内容看，"辨证"具有与现代医学诊断疾病同等重要的意义，辨证论治不仅有改善患者自身感受的优势，同样可以有效改善与疾病病理变化相关的生物学指标；从表现形式看，证候疗效可以是综合的，也可能是单一的，可能是定性的，也可能是定量的，具体的表达指标和形式要根据临床实际中所观察到的内容来确定。从健康结局看，辨证论治干预后有死亡、疾病、伤残、身体不适、精神不悦的不同，从测量指标上看有"终点指标"与"替代指标"，而从测量方法上看有"硬指标"与"软指标"，从报告者看有"医生报告""患者报告""看护者报告"以及"生物学报告"的区分。在对辨证论治疗效评价中，中医、西医及其他的医学体系应该采用统一的"度量衡"系统，评价的指标体系应该是大家公认的，是有确切临床意义的。辨证论治与化学药物治疗、手术治疗或民族药物治疗方法的选择是一个医学问题，各自根据自己的理论体系，选择自己合适的干预方药、技术方法等，体现了各自的特色，但对于临床治疗效果的评价，则采用公认的统一的测量系统，这样才能评出各自的特色优势。目前关键是我们采用的通用评价体系是按照现代医学特点打造的，需要按照辨证论治的特点去完善统一度量衡系统的"秤盘""砝码"等，如对肿瘤效果评价，带瘤生存期、生活质量就是在瘤体大小之后补充的重要内容。建立统一度量衡系统，要在医学界达到共识，不能闭门造车；在"造车"时要采用科学、合理的方法，保障其信度、效度和公认度。如辨证论治整体调节的获益可以用患者报告结局（PRO）、医生报告结局（CRO）以及看护者报告结局的方法来进行测量。PRO以患者为中心，主张判断一种疗法是否有效，应使用与患者密切相关的临床指标，如自觉症状、日常生活能力、生活质量等作为主要的终点指标，而不是单纯的生物学指标或影像学改变。借鉴国际对患者报告结局（PRO）研究方法，设计基于患者或医生报告结局的评价量表，无疑为建立适合中医特色的疗效评价方法拓展了新思路。

（二）科学证据

在中医天人相应、形神一体观思想指导下，采用国际量表制作程序研制规范的COPD稳定期辨证论治疗效评价患者报告结局（PRO）量表、恶性肿瘤（肺癌、胃癌）中医生活质量PRO量表、基于疗效评价的肺炎PRO量表以及基于疗效评价的医生报告结局（CRO）量表，拓展、丰富了辨证论治疗效评价指标体系的内容和方法，为客观评价中医辨证论治临床疗效提供了有力的工具。

1. 基于形神一体观COPD稳定期辨证论治疗效评价量表的研制与应用

秉承临床需求，针对中医辨证论治疗效评价须在相应理论指导下建立适宜指标体系的关键科学问题；以COPD稳定期辨证论治疗效评价指标创建为示范，确立形神一体观是辨证论治疗效评价指标建立的理论基础，"形与神"整体联系状态，机体和谐，情志和谐，机体与情志和谐统一内涵是COPD稳定期辨证论治疗效评价指标的基本内容，"形与神"整体联系状态变化的评价指标，适宜采用结构化内容的量表形式。

在全面分析量表临床应用，尤其是COPD稳定期运用量表进行疗效评价现状的基础上；选择体现"形与神"整体联系状态，机体和谐，情志和谐，机体与情志和谐统一理论内涵的敏感、特异性内容；借鉴国际PRO量表的框架原理及编制规程，研制基于形神一体观的COPD稳定期辨证论治疗效评价指标–PRO量表。

量表由肺肾两虚症状、脾虚症状、功能活动、情志影响4个维度，23+1条目构成；经反映COPD稳定期辨证论治实际，多中心、随机双盲安慰剂阳性药对照的临床验证，综合评估性能；结果表明，量表立足COPD稳定期疗效评价，信度、效度、反应度较好；预想概念结构模型与终选量表结构基本一致；机体和谐、情志和谐内容具有特异性；语言通俗易懂，尤适于中国患者。

2. 基于中医理论的恶性肿瘤生活质量量表的研制及临床应用

生命质量评价是恶性肿瘤临床疗效评价体系的重要组成部分，但目前的量表应用仍存在不足之处，主要表现为基于欧美文化背景的量表不能完全体现中国文化特点及中国患者关注的生活质量内容，并且不能体现中医辨证论治中证候相关症状的变化，进而不能完全体现辨证论治临床疗效优势。

基于上述问题，本成果在梳理中医医籍中有关生活质量描述、观察及评价文献的基础上，提出

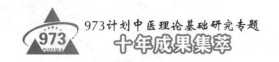

研究假说，认为恶性肿瘤中医生活质量概念以"阴平阳秘"的健康观为高度概括，以"形神一体"和"天人相应"的整体观为量表的两个域，"形神一体"域分为"形"（藏象学说、气血津液学说和经络学说）和"神"（五神学说和七情学说）两个方面，"天人相应"域分为"人与自然的统一"和"人与社会的统一"两个方面，根据上述四方面的中医理论产生具体条目。基于该假说，研究结合国际规范的量表研制流程和中医临床实践的特点制定了优化的研究流程，研制了恶性肿瘤中医生活质量核心量表及肺癌、胃癌子模块。

量表考评结果显示肺癌量表和胃癌量表均具有较好的内容效度；结构效度分析显示各条目得分与其所在领域得分之间的相关性较大，大部分 r 值在 0.5 以上，但与其他领域之间的相关性较低，显示量表的结构与设计构想基本相吻，具有较好的结构效度；效标效度显示本研究量表与欧洲量表相似领域具有明显的相关性，而与其他无关领域相关性不明显，显示了较好的聚合效度和离散效度；临床效度显示不同中医证型患者生命质量积分的差异有统计学意义，与临床实际符合，量表能够反映辨证论治中同病异证患者在生命质量上的不同，具有满意的临床效度；重测信度显示各领域条目相关系数 r 和组内相关系数 ICC 在 0.93 ~ 0.96 之间，内部一致性 α 系数在 0.85 ~ 0.93 之间，显示了良好的重测信度；反应度考评显示中医肺癌量表各领域及总量表得分均显示治疗前后差异有统计学意义，而 QLQ-LC43 量表很多领域治疗前后差异无统计学意义，而且标准化反应均数大部分比中医肺癌量表小，说明本量表具有一定的反应度，且较欧洲的 QLQ-LC43 为好。中医胃癌量表形神一体领域、共性模块及总量表得分均显示治疗前后差异有统计学意义，而 QLQ-STO52 量表同样发现很多领域治疗前后差异无统计学意义，说明本量表反应度较好，与欧洲 QLQ-STO52 量表差不多。量表考评及临床应用结果证实了假说的科学性。

综上，本量表的研制体现了中国文化背景和中医辨证论治临床疗效评价对恶性肿瘤患者生活质量的完善的需求。量表"阴平阳秘"中医生活质量理论发展了恶性肿瘤辨证论治体系中生命质量相关的中医基础理论；同时，进一步完善和发展了中医辨证论治临床疗效评价体系。

3. 病证结合模式下疗效评价指标体系建立及测评工具研究

通过文献研究、临床调查、专家咨询和多中心随机对照试验，形成了病证结合模式下老年人肺炎疗效评价指标体系（7 个方面 31 个指标）：①综合指标（临床痊愈、显效、进步、无效）；②医护人员注重指标：终点指标（死亡率）及替代指标（疾病稳定时间）；临床症状（发热、咳嗽等）；体征（体温、心率等）；③患者关注指标（发热、咳嗽、治疗满意度等）；④实验室指标（外周血象、胸部影像等）；⑤安全性指标（不良反应、胸部影像等）；⑥卫生经济学指标（成本、成本效果比等）；⑦中医证候学指标（证候消失率、向愈率、无变化率和加重率）。

根据中医肺脏理论并结合肺炎临床特点构建理论模型，按照国际量表学研制方法，进行量表或问卷领域的确定和条目筛选，初步形成疗效测评量表或问卷，进行临床预调查和条目再筛选，如此反复，最终形成基于疗效评价的肺炎患者报告结局量表（3 个领域 17 个条目）、医生报告结局量表（3 个领域 13 个条目）、患者疗效满意度测评问卷（3 个领域 10 个条目），经考核均具有较好的灵敏度、特异度和反应度，能较好反映中医疗效特点与优势、区分和评价临床疗效，适合中医、西医和中西医结合治疗肺炎的疗效评价。

4. 中医辨证论治临床疗效评价的定量与定性相结合的方法学模式

中医辨证论治是一种复杂干预，体现人文特征和哲学内涵的诊断方法，现有评价模式和方法不能反映这种复杂性及其构成要素。本课题研究采用循证医学和临床流行病学的原理和方法，通过临床实施性研究，对观察性队列研究与随机对照试验评价中医治疗糖尿病肾病的疗效、方法学可行性进行评价和比较，在此过程中嵌合了社会学定性研究方法，探讨与中医辨证论治构成要素和疗效评价相关因素，初步建立了以中医临床实践为起始、以疗效评价为导向的，集定量和定性研究方法为一体的综合疗效评价模式，分阶段对复杂性干预进行评价，从系统疗效到组分疗效，所建立的定量与定性方法相结合的模式和方法学，能够获得循证医学的认可，可以在其他中医辨证论治疗效评价中加以应用。

（三）学术影响

本项目研究所产生的理论、方法及相关技术成果已在国内外产生了积极影响。

1. 中医真实世界临床科研范式的推广与科研共同体的形成

在辨证论治疗效评价基础理论研究的基础上，进一步根据中医的特色优势，提出了真实世界的中医临床科研范式，即以人为中心，以数据为导向，以问题为驱动，医疗实践与科学计算交替，从临床中来到临床中去的临床科研一体化的科研范式。该范式继承了中医临床研究的基本模式，融合现代临床流行病学、循证医学、统计学和信息科学等概念、理论和技术，以中医临床科研信息共享系统为支撑，在肿瘤、中风、冠心病、糖尿病等重大疾病研究中得到应用。基于"真实世界、复杂干预"所创立的有关评价的理论和方法，已经成为引领行业发展、指导临床评价的重要理论基础，已有的研究成果获得了行业内外专家的肯定，以此在世界中医药学会联合会设立了临床疗效评价专业委员会与真实世界研究专业委员会，形成了真实世界临床研究的科研共同体，成为国内中医真实世界临床研究的主力军。

2. 创建了针灸临床评价体系，成为国内外针灸临床研究的领跑者

2010年3月24～26日，项目组申办了第368次香山科学会议，探讨"中医临床疗效评价的关键科技问题"，会议邀请多学科跨领域的专家学者，围绕中医临床疗效评价的理念、中医临床疗效的评价方法与指标体系、中医临床疗效的证据及其应用三个中心议题深入讨论，项目首席科学家刘保延研究员以《中医临床评价的现状与展望》为题做了主题评述报告。与会专家在畅所欲言、百家争鸣的氛围中，围绕中心议题进行了热烈讨论，取得了广泛共识，并提出了许多建设性意见。会议对项目组提出的中医临床评价的基本原理、两法并举策略、阶梯递进模式，以及引入PRO方法丰富评价指标等给予充分肯定。此次大会在国内引起很大反响，大大推进了本项目团队中医临床评价"专业化队伍""技术平台"建设的步伐。加快了团队将本项目中形成的理念，应用到针灸临床评价体系的构建中。创建了针灸临床评价体系与管理运行机制，形成了一整套既体现针灸特点，又符合国际通行规则的针灸临床评价的模式、规则、技术平台，成为整体提升我国针灸临床评价能力和水平的支撑。包括了7方面的内容：建立了针灸临床评价"阶梯递进"模式。成为临床研究设计、质控、数据收集等方法确定的重要基础；建立了针灸临床评价两法并举策略，开创了针灸真实世界临床研究的先河。改良临床评价要素的实施方法，为真实可靠评价结果的产生提供保障。建立了针灸临床研究的管理规范，成为国内外

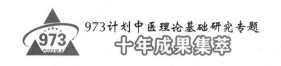

首个针灸的 GCP；构建了针灸标准的基本体系与临床评价标准体系；建立了全链条中医针灸临床研究共性技术平台，为 570 多项中医针灸临床研究提供了数据管理或临床试验注册的技术支撑等，在"针灸临床评价体系"的支撑下开展了 10 多项针灸优势病种的临床研究，2016 年突破性登上国际顶尖医学期刊，以后每年都有我国学者临床原始研究的临床论文发表，使我国一跃成为国际针灸临床研究的领跑者。同时，还创建了临床成果在国内外快速转化为服务能力的机制和平台，使临床成果在国内 20 多个省得到推广应用，在 30 多个国家、40 多次国际会议上得到传播，带动了国内外针灸的蓬勃发展。

3. 提出了辨证论治临床疗效评价的新思路、新方法与新策略

在本项目将前期"辨证论治疗效评价方法基础理论"研究的成果，直接应用到临床疗效的评价中，在国家自然基金重点项目等进一步支持下，本团队将提出的辨证论治个体化诊疗与现代临床流行病学、循证医学相结合，根据辨证论治疗效的主导者是"医者"而非"方药"，借鉴体育竞赛对运动员驾驭器械技能的评价思路，提出从评价人到评价方药的策略，以及评价"医者"辨证论治效果的思路和方法。评价过程同样要坚持对照的基本原则，采取随机对照以及队列研究等适宜的设计方法，将真实世界"全样本、混杂大数据"与"抽样、精确小数据"两法并举，根据临床目的来选择方法；评价结果首先推荐治疗某种疾病合适的"医者"而非某种"方药"；用"代表队"综合疗效来体现一定范围内中医治疗某种疾病的辨证论治疗效。该研究的思路、策略和方法突破了传统临床评价的窠臼，为中医个体化诊疗临床评价开辟出一条全新的途径。本研究以失眠为例，对 10 多名名中医辨证论治失眠的效果进行了评价，建立系列方法和相关模型，目前已经在 10 多家医院开始进一步的推广应用。

4. 引入 PRO 方法，开拓了辨证论治临床疗效评价的新领域

项目组在辨证论治疗效评价方法基础理论研究中，深深体会到患者自身的体验对中医整体调整的受益是一种非常好的表达，是中医药临床评价中需要大力拓展的部分。所以从艾滋病、胃肠疾病、中风等 10 多种疾病入手，引入 PRO 量化测量的方法，建立了相应的量表，并对中医药量表的制作方法进行了深入研究，并将研究所揭示的原理、建立的方法以及形成的相关量表等编辑成《患者报告结局的测量原理方法与应用》一书，为中医药领域 PRO 的应用起到了引领与推动作用。

总之，本项目团队十多年来，围绕着辨证论治疗效评价的理论、原理、方法不懈努力，持续开展了研究和探索，发表相关研究论文 200 多篇，形成相关专利、专家著作权 30 多项，培养了几十名研究生，建立了多学科的评价队伍，搭建了技术平台，建立了数据中心与评价中心以及中医临床疗效评价方法的重点研究室，成为国内外中医针灸临床疗效评价的骨干力量。我们将一如既往，不忘初心，牢记使命，坚守辨证论治这一精华，勇于攀登新的高峰！

十九、以病机辨识为核心的中医辨证论治实践模式

【成果来源】项目二十九：中医证候临床辨证的基础研究（2014）

（一）理论内涵

如何提高中医临床辨证准确性和把握度一直是中医临床辨证难点，本项目创新提出以病机辨识为核心的中医辨证论治实践模式，旨在提高辨证的准确性和把握度，让辨证更简单、让辨证更容易。

1. 还原病机本义为疾病发生、发展、变化的枢机。"病机"是中医理论基本概念之一，现代常解释为"疾病的机理或机制"，严重偏离了中医病机的原义。"机"的原义是"扳机点""触发点""枢机"，引申为主导事物发生变化的关键，是决定事物发展的枢纽。中医学的"病机"应是疾病发生、发展、变化的枢机。"潜藏于内，变动不居"是病机的基本特征。辨识病机是临床诊查疾病的中心任务；见微知著，司外揣内则是辨识病机的基本方法；因势利导，以平为期、调机复常是中医治疗的守则。

2. 将病机地位提到与辨证并列的位置，提出识机是辨证的核心环节。"辨证论治"是中医认识疾病和治疗疾病的基本模式，但传统上将辨证概括为把四诊所收集的资料、症状和体征，通过分析、综合，辨清疾病的病因、病机、病性、病位、病势，以及邪正之间的关系，概括、判断为某种性质的证的过程，将辨病机这一中医原创核心概念包含于"辨证"中，直接导致人们长期以来对"病机"的忽视，淹没了审查病机的重要性和特殊性，很难体会到古代中医司外揣内的疾病认知方式和思维本质属性。本项目认为识机乃辨证之核心环节，亦为通向论治之重要桥梁。辨证是诊断，治病还需识机，将病机的地位提到与辨证并列的位置，在诊断明确后，通过辨识病机确立针对性强的治疗原则和方法，有利于临床精准论治、精确治疗，有利于在实践中掌握中医诊疗策略和临证思维的精髓。

3. 提出以病机辨识为核心的中医辨证论治实践模式——辨证识机论治七步法。在系统回顾病证结合源流、梳理古代和当代辨证方法的基础上，本项目提出病机辨识为核心的中医辨证论治实践模式——辨证识机论治七步，即：第一，诊病：诊断疾病、明确病理和基本病机；第二，辨证：辨析证候；第三，识机：辨识病机及其主次；第四，定策：紧扣基本病机，重点瞄准主要病机，兼顾次要病机，确定先后主次、轻重缓急、内外大小的治疗策略；第五，立法：根据治疗策略，确定治疗原则、治疗方法；第六，遣方：根据治疗策略和治则治法，确定处方；第七，用药：根据具体情况再调整用药。

以冠心病为例，其辨证识机论治七步具体如下：

（1）诊病——诊病知理明基本病机

①明确西医疾病诊断和分期：冠心病是冠状动脉粥样硬化病变导致血管管腔狭窄或阻塞，造成心肌缺血、缺氧或坏死而导致的心脏病。参照现代医学最新研究进展，确定冠心病的疾病诊断标准。冠心病的发生进展是一个动态演变的过程，临床上根据疾病不同发展阶段及病理特点，划分为以下三个病期：a.稳定期：即慢性冠心病，包括稳定型心绞痛、缺血性心肌病、隐匿性冠心病；b.活动期：即急性冠状动脉综合征，包括不稳定型心绞痛、非 ST 段抬高心梗、ST 段抬高心梗；c.终末期：即并发冠心病心力衰竭。

②明确基本病机：基本病机是疾病特有的贯穿于疾病全程的始终存在的病机，冠心病基本病机为痰瘀互结。古代胸痹心痛多尊崇张仲景说，治以宣痹通阳散结。20 世纪 60 年代后，中医学者逐渐认识到血瘀是冠心病发生发展的关键因素之一，活血化瘀成为共识。近年来，随着生活水平的提高和生活方式的改变，冠心病多在代谢综合征的基础上发生发展，痰湿在冠心病发生发展过程中地位日益凸显，出现"痰瘀同源""痰瘀相关"等学说。有研究表明，痰浊和血瘀已经是冠心病最常见的标实证（二者所占比例高达 77.42%），且呈逐步上升趋势。有学者对华北平原 5 省市的 1007 名冠心病患者进行中医证候要素分布及组合规律的临床横断面实地调查后发现，血瘀出现频率为 82.13%，痰浊出现频

率为 43.89%，可见痰、瘀是冠心病发病过程中的关键因素。冠状动脉粥样硬化斑块的形成、发展、破裂及其继发的心肌缺血缺氧、代谢障碍是冠心病的基本病理，放射性胸痛是其典型的临床表现。"局部肿块、刺痛"是痰瘀互结证的主症之一，冠心病之动脉斑块可认为是痰瘀相兼互结后形成的病理实体。冠状动脉粥样硬化斑块是复合斑块（类似痰瘀互结所形成的"结"），由动脉内膜、纤维帽和坏死中心组成。纤维帽包含增殖的平滑肌、细胞胶原、细胞内外的脂质和泡沫细胞 4 部分。坏死中心包含细胞碎片、胆固醇结晶、胆固醇脂和钙质。从中医学角度分析，痰瘀互结的病理过程是"痰""瘀"搏结，两者共同作用，在局部微环境形成多分子失衡网络且互为因果，推动脂质沉积、斑块形成、炎症活动及后续病理进程，贯穿于动脉斑块形成的整个过程。血瘀为血液凝结物，与凝血和疼痛传入相关的凝血因子、血小板活化因子、P 物质（Substance P，SP）、降钙素基因相关肽（Calcitonin Gene-Related Peptide，CGRP）、5-羟色胺（5-Hydroxytryptamine，5-HT）等分子及其系统相关。痰主要成分可能是水肿、胶原、细胞内外脂质、泡沫细胞（包括平滑肌泡沫细胞和巨噬细胞泡沫细胞）、细胞碎片、胆固醇结晶、胆固醇脂和钙等。

纵观冠心病发生发展的全过程，冠状动脉系统粥样硬化斑块及其微循环弥漫病变是痰瘀相兼互结后病理变化的必然结果，痰瘀互结病机贯穿冠心病（胸痹心痛）发生发展的始终。从脂质条纹开始到冠心病早期，痰瘀表现较轻，可从血脂、血糖、凝血功能异常等微观指标中反映。随着病情迁延发展，痰瘀显现，闭阻心脉，继以慢性缺血缺氧至心肌细胞凋亡、纤维化，终致心力衰竭。究其冠心病之痰，一来源于湿聚为湿痰，二来源于浊阴之化，浊阴本是人体正常精微，然亦可变化为浊邪是为浊痰。此即《素问·六微旨大论》之"非其位则邪，当其位则正，邪则变甚，正则微"，如脂质过剩、异常脂质成分也在冠心病的发生发展过程中发挥作用，痰、瘀既是病理产物，又是致病因素，一旦产生"互结""转化"，致使病情缠绵难愈。痰、瘀同为阴邪，痰源于津液，瘀则本于血。生理上是"津血同源"，病理上则为痰瘀同源共病。脏腑气化功能失调，水液运化失常，停聚为湿，湿聚成痰。痰凝可致血瘀，血瘀亦可致痰凝。痰、瘀互为因果、缠绵难解，互生互衍。痰瘀兼化已经成为几乎所有疑难疾病病理进程中最为常见的病邪兼化现象。

（2）识机——辨证识机分病机主次

①主要病机：主要病机是疾病发展过程中某一阶段主要疾病变化的枢机。冠心病是复杂的慢性疾病，包含的疾病亚型众多，合并症变化多样，且由于疾病发展的阶段不同，其临床表现不一，但病机转化基本一致，主要是早期湿化、活动期热化与后期虚化。

a. 湿化：湿在冠心病早期较为明显，尤其是在合并代谢综合征的冠心病患者中更为突出，化湿与湿化是该类患者疾病发生发展过程中的关键"枢机"。从湿的成因来看，或久居湿地外感湿邪，抑或肥甘无度、饥饱不调、情志过激、劳逸过度等致内生湿浊、上蕴胸中，成为胸痹发作原因之一。寒也是导致湿邪内生的主要原因之一，无论外伤于寒，还是年老体衰、阳气不足导致的阴寒内生都易因寒致湿。湿既久则聚为痰，痰瘀互结而致胸痹。在某种意义上说，湿为痰之"液相"，痰为湿之"固相"！

病机辨识要点：宏观表征方面，首先，望诊看患者体型是否肥胖；其次，审查舌象，是否舌体胖大有齿痕，舌苔腻；第三，问诊大便是否黏滞。微观指标方面，查看脂代谢和糖代谢指标是否异常；其他情况的考虑，审查 BMI 是否较大。

b. 热化：冠心病成因过程中，热邪常常是其中的重要"催化剂"，痰因火热煎熬而成，火热劫灼亦能伤阴炼血而致瘀血。痰、湿、瘀既成，又常常化热为患。更有"脉络瘀涩，络涩则血瘀化火"，瘀热相搏而为病。

尽管胸痹多从阳微阴弦立论，但中医理论一直存在热为胸痹心痛重要病机的记载。如《素问·刺热》云："心热病者，先不乐，数日乃热。热争则卒心痛。"《周慎斋遗书·心痛》云："心痛有属心火者。"《医学入门》更明确提出："心痛，暴痛属寒，久痛属火属虚。"临床调查表明，冠心病热化形成的证（包括郁热和痰热）所占比例为 42.18%；且研究初步表明，泻心胶囊（源自《伤寒论》三黄泻心汤）是治疗火邪热结型冠心病心绞痛的有效方药，能显著降低炎症介质 CRP、IL-6 的水平。现代医学认为，冠心病热证与炎症反应及交感神经兴奋密切相关。冠心病中热邪化火生毒，常为冠心病急性期或不稳定期、急性心肌梗死等变证之原因。

病机辨识要点：宏观表征方面，是否有舌红苔黄、口干、口臭、大便秘结、小便色黄、急躁易怒；微观指标方面，CRP、hs-CRP、IL-6、纤维蛋白原、P- 选择素短期内显著升高。其他情况的考虑，审查病情是否波动。

c. 虚化：痰瘀不自生，生必有故殒。冠心病本虚是贯穿其发生发展过程中的关键病机。病之前期虚为肇始成因，虽存在但常不为人所察觉。痰瘀等标实之邪概由正虚而成，即《素问·评热病论》："邪之所凑，其气必虚。"如清·石寿棠在《医原》中指出："外感者，实也，虽虚必先实；内伤者，虚也，虽实必先虚。"邪实日久，或医者据实肆意攻伐，又可以耗损正气，正虚邪实，互为因果，恶性循环，导致病情进一步加重，"因虚可致实，因实亦可致虚"。所以说虚化是冠心病发生发展过程中的重要病机转化之一，尤其是终末期更是必然出现。

病机辨识要点：宏观表征方面，是否出现气短、喘息、心悸、乏力、面浮肢肿、小便不利等表现；微观指标方面，脑钠肽（BNP）、氨基末端脑钠肽前体（NT-proBNP）升高，左心射血分数 LVEF ≤ 50%；其他情况，如考虑是否高龄，是否进行了 PCI 或冠脉搭桥术。

②次要病机：次要病机是疾病发展过程中某一阶段与主要病机相比处于次要地位或从属关系的病机。在冠心病核心病机中，无论痰瘀相兼还是湿化、热化、虚化等病机转化，皆是互相影响的病理网络且互为因果，只不过其个体体质各异、病期不同、地域有别、运气相差而表现出不同病机之先后、轻重不同、潜显参差略有不同而已。除了湿化、热化、虚化等病机转化之外，在冠心病的发生发展过程中，气滞、寒凝、食滞、外伤（如经皮冠状动脉介入治疗术）等诸多因素亦参与其中，属于次要病机。

（3）定策——据机决策定治法处方

①据机决策：在治疗方面，要把握"紧扣基本病机，重点瞄准主要病机，兼顾次要病机"的总原则；确定先后主次、轻重缓急、内外大小的治疗策略；其他方面，还需考虑治疗方式的选择，如用汤药还是针灸；制剂的选择，如用水煎还是丸、散、颗粒；服药时间的选择等。

②治法处方用药

a. 基础治疗：冠心病基本病机为痰瘀互结，治疗方法以化痰逐瘀为基础。其中，化痰药分为温化寒痰、清化热痰两类；活血药分为和血、活血、破血三类。化痰方常用瓜蒌薤白白酒汤、温胆汤、十

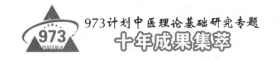

味温胆汤加减；逐瘀方常用血府逐瘀汤、桃红四物汤、丹参饮加减。

b.加减变化：由于冠心病患者个体体质各异、病期不同、地域有别而表现出病机之先后次序、轻重不同，临床治疗上可在化痰逐瘀基础上进行灵活加减。早期湿盛，治疗以祛湿为主，方用三仁汤或藿朴夏苓汤加减；活动期热（火）炽，治疗以清热解毒为主，方用加味四妙勇安汤、小陷胸汤加减；积损后期，注重补虚。此外，临床还要对症治疗。如胸痛明显，治疗上注重通阳，方用瓜蒌薤白白酒汤或者丹参饮。

（二）科学证据

辨证识机论治七步之所以认为先辨病后辨证，是在系统回顾古代病证结合源流和发展基础上，结合两次医案判别会议研究得出的结论。通过系统回顾中医古代疾病认识的发展过程，项目组发现中医学自古以来就重视辨病与辨证的有机结合，只是在不同的历史时期，相应的社会文化背景对医家认识和诊治疾病的思维方法与模式具有或多或少的渗透与影响，故而有辨病论治或辨证论治孰主孰辅之别。但毫无疑问，辨病早于辨证，历代医家都是首先辨病，认识和把握疾病基本规律，然后在辨病的基础上进一步辨证，即在掌握疾病基本规律的同时，把握疾病的特殊规律进行论治。辨病贯穿于疾病诊疗的整个过程，是对疾病的整体把握，辨证是以辨病为纲领，并在辨病的基础上进一步发展和深入认识疾病的方法，是在疾病一般规律基础上认识疾病当前阶段的特异性规律。研究疾病，不仅要研究病因、病机、病性、病位与病势，但更要研究病之证的规律。病证是疾病在个体人某一特定时空中的阶段性变化，既体现了疾病的共性，又有个体在特定时空下的个性。

项目组通过对古今17名医家28则医案（古代医案10则，现代医案18则）63套医案判别问卷的研究显示，在10则古代医案原文中并未出现血瘀证的诊断。但现代医家在判别这10则古代医案时，将9则医案诊断为血瘀证，52人次的判别中血瘀的诊断有26人次，诊断率达到50%，明显高于古代医案原文中血瘀证的诊断。在18则古代医案原文中，有14则医案出现了血瘀证的诊断（出现率77.8%），90人次的专家判别中血瘀证诊断为68人次，诊断率达到75.6%，与当代医案原文血瘀证诊断无明显差异。综合该研究的其他结果，古代胸痹心痛医案的证诊断多从痰浊、阳虚等考虑，遵从仲景对胸痹心痛"阳微阴弦"的病性总括，临床多用瓜蒌薤白之剂；现代医家对胸痹心痛诊断的认识，深受现代疾病诊断及其病理基础的影响，多从血瘀、痰浊、火热、虚等角度考虑。这就提示我们，在当代中医临床辨证中，先辨病、后辨证已深深植根到中医临床实践体系。

辨证识机论治七步之所以将病机的地位提到与辨证并列的位置，是在系统梳理、归纳病机辨识的理论源流的基础上提炼而来。项目组通过系统梳理病机辨识的理论源流，发现先秦两汉时期已将审察病机作为诊疗的核心，并形成以辨病机为核心的疾病诊断和论治体系，以《黄帝内经》中"病机十九条"为典范，《黄帝内经》及《伤寒杂病论》中具有丰富的辨识病机论治病证的实践范例。隋代《诸病源候论》系统整理各病的病因病机病证，便于临床病机辨识。金元时期刘完素著《素问病机气宜保命集》《素问玄机原病式》，从运气的角度专篇阐发病机，对"病机十九条"进行增补，并以其为纲，继承与发展了病机辨识体系。明清时期病机的概念变得宽泛，四诊以察病机为目的，治法方药基于病机拟定，辨识外感病的病机论治的体系进一步完善，病机在诊治中的重要性成了更多医家的共识。中医学之所以有异病同治、同病异治、同证异治、异证同治的治则，关键就在于对病机的辨识，所以诊疗过程中通过四诊以审证察机，紧扣病机以立法处方用药，以病机为核心进行论治，逐渐成为主流。

（三）学术影响

以病机辨识为核心的中医辨证论治实践模式，是对古代以《黄帝内经》、刘完素为代表的病机学说的还原和重构，是对当代以病机辨证、辨证论治七步为代表的辨证论治实践模式的继承和发展。该实践模式以疾病为原点，以证候为视窗，以识机为抓手，更加契合当代中西医结合、病证结合的发展趋势，指导临床实践复杂病证的诊疗。"识机"具有以下重要意义。

一是"活化"辨证。通过辨识与取舍，提取病机特点，把握主要矛盾（主要病机），避免人为分证及分型。临证之时，若能做到"识机"，自可活化辨证，提升诊疗能力。

二是促进中西医汇通。中医学的"病机"是指疾病发生、发展、变化的枢机，为疾病之"机"。西医学的"病理"是指疾病发生发展的过程和原理，为疾病之"理"。诊病知（病）理、辨证识（病）机，"机""理"互参，中西汇通，有助于构建中西医并重的临床个体医学体系，提高临床疗效。

二十、以能量代谢、氧化应激等多因素导致上火的发病机制

【摘要】上火根据中医辨证主要可以分为邪热内盛等导致的实热上火和阴虚火旺等导致的虚热上火，两者的临床表现相似，但病机不同。项目围绕能量代谢、氧化应激、免疫、消化道菌群、疱疹病毒与黏膜炎症之间关系，通过临床与动物实验研究，应用代谢组学、蛋白组学、转录组学、基因组学等方法，系统开展了上火的生物学基础及其中药防治上火的作用机制研究。这对于阐明中医基础理论的科学内涵、有效防治上火、提高人民群众的生活质量和健康水平具有重要意义。

【成果来源】项目三十："上火"的机理与防治研究（2014）

（一）理论内涵

本项目初步阐明了上火的现代发病机制，还进一步明确实热、阴虚证候的现代生物学基础以及中药治疗虚实上火的作用机制。项目围绕能量代谢、氧化应激、免疫、消化道菌群、疱疹病毒与黏膜炎症之间关系，通过临床与动物实验研究，应用代谢组学、蛋白组学、转录组学、基因组学等方法，系统开展了上火的生物学基础及其作用机制研究。研究发现，上火以三羧酸循环、糖酵解、脂肪分解为主的能量代谢加快，过氧化水平增高，抗氧化能力减弱，消化道厚壁菌门、拟杆菌门为主的菌群失调，Th17/Treg 失衡为主的免疫功能失调，炎症相关信号通路被激活，炎症指标升高。说明糖脂代谢加快，氧化应激反应增强、免疫功能失调是上火的主要生物学基础。

1. 明确阴虚上火、实热上火在生物学机制上的差异

应用代谢组学、蛋白组学、基因测序等技术与方法，根据前期提出的假说，项目着重从物质与能量代谢、氧化应激、炎症与免疫、微生态等方面开展研究。其中，实热上火表现为能量代谢更旺盛，以三羧酸循环增强更明显，氧化水平、免疫反应以及组织修复能力升高更明显，而阴虚上火以抗氧化能力减弱、免疫抑制增强伴有凝血系统异常为特点。具体表现在以下几个方面：

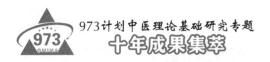

（1）上火后机体获得能量的主要方式——三羧酸循环的中间代谢产物明显增加，三磷酸腺苷（ATP）也明显升高。另外，还表现为糖酵解、脂肪分解加快，为机体提供更多能量，其中以实热上火升高更为明显。

（2）上火发生后，体内自由基产生过多，超出机体清除能力，导致氧化应激反应的增强，其中实热上火的氧化水平明显升高，而阴虚上火的抗氧化能力显著减弱。

（3）上火的免疫功能异常，炎症反应增强，表现为免疫球蛋白 IgM、C 反应蛋白、TGF-β、IL-17 等炎症因子升高，Th17/Treg 失衡，其中实热上火主要表现为炎症以及基质金属蛋白酶 -19 等与上皮组织修复相关的因子显著升高，而阴虚上火则出现免疫抑制相关的 Treg 细胞、IL-10 等升高，同时伴有凝血功能异常。

（4）通过对肠道、口腔菌群研究发现上火患者表现为以厚壁菌门、拟杆菌门等为主的菌群失调以及条件致病菌的增加，其变化可进一步影响机体糖脂代谢、炎症相关信号通路等。

2. 明确药食致实热上火、阴虚上火的生物学机制

红参导致的实热上火、附子干姜肉桂汤热盛伤阴引起的阴虚上火等药食上火的生物学基础，同样表现为糖脂能量代谢加快、氧化应激反应增强和以 Th17/Treg 失衡为主的免疫功能异常，与前面阴虚、实热上火的生物学基础基本一致。红参主要以葡萄糖代谢为主的三羧酸循环和糖酵解、氨基酸、脂肪分解代谢的增强为主要表现，附子干姜肉桂汤以脂肪酸及不饱和合成、甘油磷脂等脂肪代谢加快为主。药食都可导致丙二醛、谷胱甘肽、总抗氧化能力等氧化应激水平升高，而且红参导致的实热上火升高更明显。药食都可导致体内炎症因子升高，使机体发生炎症反应，而附子干姜肉桂汤随着服用时间的延长可以提高调节性 T 细胞的数量及其相关的细胞因子，抑制炎症反应的发生。见图 7-33。

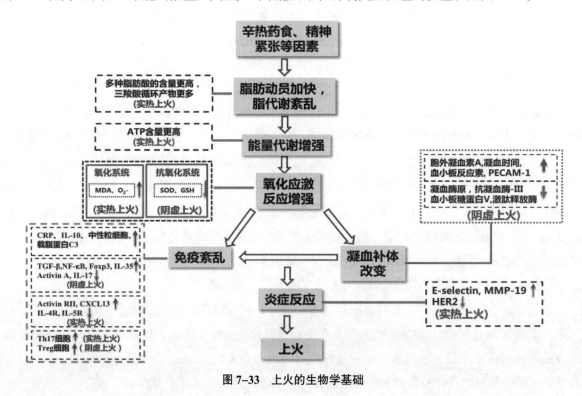

图 7-33　上火的生物学基础

3. 明确虚火、实火状态下单纯疱疹病毒性唇口炎的免疫机制

单纯疱疹病毒性唇口炎发生后机体免疫发生了显著的变化，首先多种炎性细胞因子明显升高，其中实热证升高的细胞因子的数量和种类更多，其炎症反应更为显著，如与单纯疱疹病毒性唇口炎实热患者血浆 IL-2、IL-10 和 TGF-β 含量比正常平和质人显著升高。其次，Th17/Treg 细胞的平衡出现紊乱，其细胞数量和相关细胞因子都发生明显改变。实热证单纯疱疹性唇口炎患者 CD19⁺ 记忆型 B 细胞含量升高，这与实热证病情较重，炎症反应剧烈关系密切。另外，感染单纯疱疹病毒后，机体脂肪分解代谢显著加快，但糖代谢下降，与其他原因造成的上火有所不同。

（二）科学证据

本项目明确了实热上火、阴虚上火的作用机理，进一步使用清热泻火、滋阴降火方药进行治疗，发现以黄连解毒汤为代表的清热泻火方药主要通过调节免疫细胞能量代谢、多靶点抑制炎症反应等方面发挥作用以治疗实热上火；以知柏地黄丸为代表的滋阴降火方药主要是通过调节补体和凝血途径和能量代谢治疗阴虚上火。

1. 滋阴降火方药治疗虚火的作用机制

（1）获得阴虚上火易感体质和药食上火生物学标志物，揭示知柏地黄丸治疗药食上火的生物学本质。对阴虚体质人群血清进行 Solexa 测序和生物信息学分析，并与平和体质者进行对比，获得 mRNA 的差异表达谱。在阴虚体质与平和体质受试者血清中共发现 49 个差异基因，其中 31 个基因表达上调，18 个基因表达下调。扩大临床样本量，用 qPCR 法进行验证，结果显示，NADPH 脱氢酶亚基（MT-ND2）表达水平在阴虚质受试者血清中显著上调。MT-ND2 是线粒体基因并且是呼吸链辅酶 NADH 脱氢酶的亚基，NADH 脱氢酶催化电子从 NADH 转移到线粒体内膜中的辅酶 Q，这表明阴虚体质受试者的总体能量代谢被激活。

辛热药物附子干姜肉桂汤建立药食导致的阴虚上火模型，并通过蛋白质组学研究显示，上火引起的上调蛋白主要与炎症、免疫相关，下调蛋白主要与代谢相关。验证之后，获得了阴虚上火（药食上火）模型的生物学标志物是 KNG1、APOC3 和 PON1，其中 KNG1 蛋白为免疫相关蛋白，APOC3 和 PON1 为脂类代谢蛋白质。miRNA 标志物研究显示，差异 miRNA 的靶基因功能主要富集在 ATP、GTP 结合作用，与能量代谢密切相关。表明药食上火主要引起了免疫和代谢等标志物的改变，这也为知柏地黄丸治疗药食上火指明了研究方向。

（2）明确知柏地黄丸治疗阴虚火旺型口疮和牙龈炎的作用机制。知柏地黄丸治疗阴虚上火口腔溃疡大鼠的血清蛋白组学分析结果显示，知柏地黄丸治疗后，表达上调的差异蛋白主要集中在免疫反应，表达下调的蛋白主要参与凝血过程。KEGG 信号通路富集分析显示，知柏地黄丸治疗前后血清差异蛋白主要集中在补体与凝血通路，其中，上调蛋白主要处于补体通路，下调蛋白主要处于凝血通路。结果表明，知柏地黄丸可能通过调节机体补体与凝血通路治疗阴虚上火。验证结果显示，C4bpa、C9、C5 在知柏地黄丸治疗后水平提高，F7、vWF、Fgg 在知柏地黄丸治疗后水平降低，表明知柏地黄丸可通过调节补体与凝血信号通路治疗阴虚上火。

组织学实验结果显示，知柏地黄汤干预后，可显著改善角化层脱落，溃疡部位上皮细胞层修复。

阴虚上火大鼠口腔黏膜固有层和黏膜下层组织的 Foxp3 和 Sirt1 表达显著升高，NF-κB p65 和 TNF-α 表达显著降低，炎性细胞浸润显著减少，溃疡部位上皮细胞层修复。细胞学实验结果显示，知柏地黄汤对氧化应激通路干预较为显著，可以显著提高细胞内 ATP 含量、细胞耗氧率、活性氧，显著降低超氧化物歧化酶含量，这些指标均和能量代谢相关。实验表明，知柏地黄汤的治疗作用可以通过调节能量代谢实现。

知柏地黄丸治疗阴虚上火（牙龈炎）大鼠血清蛋白组学研究显示，知柏地黄丸治疗后，有 55 个差异表达的蛋白质，其中 23 个蛋白表达水平上调，32 个蛋白表达水平下调。生物信息学分析结果显示，参与炎症和免疫反应的蛋白有 17 个，参与能量代谢的蛋白有 8 个，信号通路富集分析显示差异蛋白多数集中在补体与凝血通路，表明阴虚上火的产生主要与免疫功能降低，炎症反应和能量代谢异常有关。临床大样本验证后，获得了 CD62L 和 Azgp1 两个差异蛋白质，均属于细胞表面黏附蛋白，参与机体的免疫功能。其中 CD62L 可以调节外周淋巴结中的淋巴细胞与内皮细胞之间的黏附作用，Azgp1 具有抗原加工与呈递作用，表明知柏地黄丸通过调节机体的免疫功能，抑制炎症，治疗阴虚上火。

（3）明确知柏地黄丸治疗阴虚上火特异生物标志物改变，揭示知柏地黄丸治疗阴虚上火的生物学本质。知柏地黄丸治疗阴虚上火口腔溃疡大鼠模型的血清代谢组学分析结果显示，阴虚上火口腔溃疡共引起 18 个显著差异表达的代谢物小分子，其中 16 种代谢物显著上调，2 种代谢物显著下调。这些代谢物变化主要集中在三方面：类固醇激素的生物合成、组氨酸代谢相关以及多种氨基酸代谢。结果表明，阴虚上火口腔溃疡模型以雄激素为主的类固醇类激素的生物合成异常增加，升高了机体能量代谢水平并在一定程度上抑制了其免疫功能；组氨酸生物代谢异常与上火造成的氧化应激损伤密切相关；而其他氨基酸代谢旺盛反映了机体处于过度耗能状态。知柏地黄丸治疗以后，其中 12 个代谢物显著恢复。提示，知柏地黄丸治疗阴虚上火主要是通过影响组氨酸代谢来减轻炎症反应，通过调节类固醇激素的生物合成从而改善机体的能量代谢和免疫功能，纠正阴虚上火的病理状态。

2. 清热泻火方药治疗实热上火的作用机制

（1）明确黄连解毒汤治疗实热上火作用机制。项目应用牙龈黏膜下注射 LPS 法构建实热上火牙龈炎大鼠模型，并使用清热泻火方药黄连解毒汤治疗。大鼠发生实热上火后，牙龈黏膜上皮组织糖酵解供能方式特别活跃，机体内环境的变化加重黏膜上皮组织缺血缺氧状态，使其糖酵解进一步活跃。能量代谢紊乱可导致黏膜损伤，使黏膜免疫系统供能紊乱，局部黏膜免疫力下降，易于继发感染。表现为饮水量和尿量减少，牙龈组织能量代谢、氧化应激和炎症反应增强。黄连解毒汤干预后，可增加饮水量和尿量，影响调节能量代谢相关蛋白果糖二磷酸醛缩酶和磷酸甘油醛异构酶的表达，抑制能量代谢相关 TSC 和 AMPK 信号通路；抑制氧化应激反应，升高 T-AOC、T-SOD 和 CAT 的表达，降低 MDA 和 ROS 的表达，并抑制炎症相关 ERK1/2 信号通路的表达，降低血清炎症因子 IL-6 和 TNF-α 的表达，发挥治疗实热上火牙龈炎的作用，明确了实热上火发生的机制以及黄连解毒汤治疗实热上火的生物学基础。

（2）明确黄连解毒汤对实热型单纯疱疹病毒性唇口炎人群免疫状态的影响机制。项目对实热型单纯疱疹病毒性唇口炎患者应用黄连解毒汤干预，检测干预前后血清 IL-α、IL-1β、IL-6、IL-8、IL-10、IL-12p70、IL-13、MCP-1、IFN-γ、TNF-α 含量水平变化。结果显示除了 IL-1α 外，其他炎症因子水平在黄连解毒汤干预后均显著下降（$P < 0.05$）。说明黄连解毒汤可通过抑制炎症因子的分泌改善机体的免疫状态。同时还发现，黄连解毒汤干预后，患者外周血 CD4+、CD25+ 细胞水平有升高趋势，但差异无统计学意义（$P > 0.05$），提示黄连解毒汤对实热型单纯疱疹病毒性唇口炎患者 T 淋巴细胞亚群水平也有一定的调节能力。

运用靶向代谢组学方法研究黄连解毒汤对实热型单纯疱疹病毒性唇口炎人群血清中的潜在差异脂质标志物的调节作用，差异脂质主要集中于溶血磷脂酰胆碱（lysophosphatidylcholine，LPC），溶血磷脂酰乙醇胺（lysophosphatidylethanolamine，LPE）和磷脂酰胆碱（phosphatidylcholine，PC）。LPC 参与疾病的病理生理过程，可作为免疫耐受期潜在的特异生物标志物，在能量代谢、脂肪酸和胆汁酸的生物合成和炎症的进展中发挥重要作用；LPE 具有抗炎作用，提高体液和细胞免疫功能，在治疗免疫功能低下症方面具有重要的应用价值；PC 可降低炎性因子的分泌。因此，黄连解毒汤可通过 LPC、LPE 和 PC 等潜在脂质差异生物标志物调节机体的免疫状态，从而达到治疗实热型单纯疱疹病毒性唇口炎的作用。

3. 建立筛选中医生物学标志物的技术平台，揭示上火的治疗机制；筛选有效防治虚热和实热上火的方药提供技术支撑

项目通过蛋白质组学、转录组学、代谢组学等系统生物学研究，构建了 4 个中医生物学标志物筛选的技术平台。

（1）iTRAQ 生物学研究技术平台：iTRAQ 联合 2D LC–MS/MS–GO/KEGG/STRING 分析 –Western blot 或 ELISA 技术平台；

（2）Gene–Protein–miRNA 联合分析技术平台：总 RNA 抽题 / 纯化 – Small RNA 文库构建 –solexa 测序 –Gene–Protein–miRNA 生物信息学分析 –Real time PCR 技术平台；

（3）lncRNA 生物学检测技术平台：总 RNA 抽题 / 纯化 – cDNA 合成 – lncRNA 芯片杂交 – 芯片扫描荧光强度分析 – GO/KEGG 分析 – Real time PCR 技术平台；

（4）代谢组学技术平台：代谢物提取 / 质控 – 高效液相色谱质谱分析 –Proteowizard 软件分析 – 离子注释 – 代谢物鉴定 – 生物信息学分析技术平台。

平台的生物信息学数据库，为中医生物学标志物筛选、中医疗效评价标志物研究提供实验技术平台，为中医筛选治疗药物提供了新的技术方案。中国中医科学院围绕"实热上火"的分子作用机制、清热解毒方药干预及临床评价和机理研究开展工作，基于中医学实热"上火"的病因和病机理论，以蛋白质组学、转录组学、代谢组学和网络药理学为整合研究手段，并从临床角度进行了进一步机制探讨和验证，构建了基于"化学 – 药效 – 机制 – 药动 – 临床"为一体的实热上火方药筛选平台。基于此平台，采用生物学特征筛选、海量数据处理、数理建模和临床大样本验证，开展特异的实热"上火"的分子标志物发现和筛选研究；并通过基于异质网络的中药多成分多靶标组合方法，阐释复方中药多成分和多靶标在异质网络中互相依赖、互相影响，采用可重叠划分方法识别网络模块，发现中药多成分多靶标的有效组合。还建立了复方中药活性成分相关信号通路及转录因子筛选平台。在免疫和炎症相关信号通路及转录因子分析及筛选方面，形成特色专业研究方向，利用 concatenated tandem array of consensus TF（transcription Factors）response elements（TFREs；catTFRE）技术进行 GEO 数据集获取和差异基因筛选，生物学功能分析及 TF 调控网络分析，形成了对感染及炎症等重大疾病防治方面的机

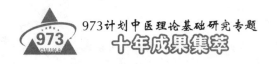

制相关信号通路及转录因子筛选体系，为新药发现阶段生物活性物质的筛选和机制研究提供直接的技术支撑。

（三）学术影响

课题研究成果通过组织及参与国际、国内的学术会议进行交流。项目首席科学家范永升教授在2015年8月10～13日在中央电视台科教频道《健康之路》栏目以"酷暑来袭巧去火"为题，分4集进行上火科普讲座，平均每集收视率为0.24%，全国约329万人收看，4集共计1316万人次收看。2016年5月24日，范永升教授在中央电视台中文国际频道《中华医药》栏目以"身体有火莫忽视"为题进行科普讲座，收视率为0.49%，约750万人收看。2016年在新西兰召开的第十三届世界中医药大会，项目首席科学家范永升教授在大会上进行主题演讲。另外，课题组还多次在中华中医药学会风湿病分会、中国中西医结合学会风湿病分会等全国性学术组织的学术会议上介绍上火研究的思路与方法、研究成果，在国内外中医药领域以及社会上产生巨大的影响。

二十一、基于病证结合气血理论的生物学基础发现

【摘要】围绕"气以脉而帅血，血由脉而载气，气血交互于脉"的气血相关理论，以冠心病气虚血瘀证、冠心病气滞血瘀证、脑梗死气虚血瘀证、免疫性血小板减少性紫癜（ITP）气不摄血证为研究对象，通过文献复习、临床实验、动物实验及生物信息学等研究途径，阐释了气血失和的形成过程及机理、确证了气血论治方剂的确切疗效与关键机制、构建了气－脉－血相关的理论体系。

【成果来源】项目三十三：基于病证结合的气血相关理论研究（2015）

（一）理论内涵

1. 解释了气血相关理论的生物学基础

提出并确证了"气""脉""血"的主要生物学基础，确证了脉在气血相互作用中的桥梁与枢纽地位，从能量代谢、血管内皮、血小板三方面阐释了"气为血帅，血为气母"的科学内涵，在此基础上，提出并确证了"气以脉而帅血，血由脉而载气，气血交互于脉"的气－脉－血相关的气血理论，创新发展了气血相关理论。

（1）气以脉而帅血："气为血帅"包括气能行血、气能摄血等内容，"气能行血"的生物学基础主要与心血管系统、血液循环系统及神经递质、内分泌激素、免疫因子的调控等密切相关，心脏的收缩产生推动血液运行的动力，血管的收缩、舒张是维持血液运行的动力，血管是心脏动力传递系统，心脏与血管产生的耦合动力推动血液的运行，而线粒体氧化能量代谢产生的ATP是心脏、血管收缩产生的生物化学物质基础，是气的最重要的生物学基础；"气能摄血"的生物学基础主要与血管系统、血液循环系统、免疫系统等密切相关，血液正常运行与微血管的屏障功能有关，血管屏障功能受到免疫系统、神经系统的调控，血液正常运行与血小板的数量、活化及血液的纤溶系统有关，血管的完整性在维持血液循脉运行中发挥着重要作用，气的摄血作用必须依靠脉才能完成。

（2）血由脉而载气："血为气母"包括血能载气、血能生气等内容，血能载气的生物学基础主要是

指能量代谢产生的 ATP 必须有赖于血液运行的氧气、葡糖糖、脂肪酸等营养物质而产生，如果血液中的血小板出现了活化聚集，产生了凝血、血栓，则血液循运行障碍，运载这些营养物质的能力就出现了问题，导致气无所生。与脉相关的血管是营养物质进入组织细胞的通道，许多血中的物质（如脂肪酸、葡萄糖、乳酸等）跨内皮转运是主动的耗能过程，如果血管内皮出现异常，则影响血载气、生气的能力，同时血管的完整性也是血能载气的必要条件，没有血管的完整性，则血液就无法循环运载氧气、葡糖糖等营养物质等。

（3）气血交互于脉：生物能量 ATP 的产生、心功能的实现必须依靠血管内皮正常转运营养物质，血液中血小板、营养物质等的运行必须依靠血管内皮功能的正常才能实现，血管内皮分泌的 NO、ET 不仅影响血管的收缩与舒张，影响血液的运行，血管内皮作为机体最大的内分泌器官，产生的 miRNA、IL-6 等活性物质进入血液，成为血液的一部分，不仅影响血液的运行，也会随着血液的运行，对局部或远距离组织细胞，如心脏收缩、免疫细胞，产生调控作用。因此，营养物质的跨内皮转运、ATP 的产生、血小板的运行、血管内皮的分泌等诸多气、脉、血相关的生物学基础之间的相互作用、相互影响，就构成了"气血交互于脉"的生物学基础。

2. 阐释气血失和（气虚血瘀证、气滞血瘀证、气不摄血证）的生物学基础

发现了气滞血瘀与气虚血瘀在急性冠脉综合征患者介入前后可发生相互转化，但均以气滞血瘀向气虚血瘀证型的转化为主，呈现由实转虚，以气虚为主的特点。系统生物学研究发现了能量代谢、血管内皮、血小板是气虚血瘀证、气滞血瘀证、气不摄血证形成的关键因素。

从能量代谢、血管内皮、血小板多角度揭示了益气活血、理气活血、益气摄血方治疗冠心病、脑梗死恢复期、免疫性血小板减少症的关键机制，为临床气血失和疾病的治疗提供了实验依据

（二）科学证据

1. 构建气 - 脉 - 血相关的气血理论体系

通过查阅文献，基本明确了气、脉、血相关的生物学基础，在原有气为血帅，血为气母的气血理论的基础上，提出并确证了"气以脉而帅血，血由脉而载气，气血交互于脉"的气 - 脉 - 血相关理论，阐释了气血理论的科学内涵。

（1）揭示"气"的生物学基础："上焦开发，宣五谷味，熏肤充身泽毛，若雾露之溉，是谓气。"本课题研究发现，气与心功能、神经功能、免疫功能等密切相关，进一步研究发现，气血失和的 10 种证候模型的代谢组学、转录组学、蛋白质组学研究结果均出现与能量代谢相关的糖酵解、三羧酸循环、脂肪酸代谢、AMPK 通路等的异常，结合临床转录组学研究，发现气血瘀证、气滞血瘀证、气不摄血证等均存在能量代谢异常的共同病理生理变化，结合动物症状、病理生化指标、分子生物学等与能量代谢相关的指标的研究，结果确证了"气"的基本生物学基础是能量代谢，与线粒体的形态、数量、功能及 ATP 的产生密切相关。

（2）揭示"脉"的生物学基础："壅遏营气，令无所避，是谓脉。"因此，脉是气血运行的通道，具有顾护和促进气血运行的作用。本项目研究发现，冠脉在冠心病介入后气滞血瘀、气虚血瘀的转化中具有重要的作用，是决定气血失和转化的关键机制；气虚血瘀证冠心病心力衰竭、脑梗死恢复期，

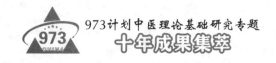

以及气滞血瘀证冠心病、气不摄血证 ITP 患者的血清 ET、NO 明显增加，血管内皮功能明显异常；气虚血瘀证、气滞血瘀证、气不摄血证等动物模型的血管内皮在分泌、凝血、炎症、黏附等方面均出现了异常；系统生物学的结果聚焦于血管内皮功能异常。因此，所有多维度的实验数据均提示脉与血管系统密切相关，血管、血管内皮结构与功能是脉的关键生物学基础，ET、NO、Ang Ⅱ 是脉的关键分子标志物。

（3）揭示"血"的生物学基础："中焦受气取汁，变化而赤是谓血。"因此，血的生物学基础主要与血液的运行（微循环、血流动力学）、血液的组成（血脂、半胱氨酸、葡萄糖、免疫细胞、血小板、miRNA 等）、血液的理化性质（血液黏度等）等密切相关。本项目以血小板、miRNA 为研究对象进行血的生物学基础研究，发现气虚血瘀证冠心病心力衰竭、脑梗死恢复期，以及气滞血瘀证冠心病、气不摄血证 ITP 患者的血小板在形态、数量、活化等方面均出现了不同程度的异常；气虚血瘀证、气滞血瘀证、气不摄血证等动物模型的血小板在形态、黏附、聚集、活化、凋亡等方面均出现了异常，且与磷脂代谢、miRNA 的变化相关，揭示血小板的数量、凋亡、活化是"血"的生物学基础的重要内容，其分子指标主要涉及 TXB2 /6-keto-PGF1α 变化。

（4）构建气 – 脉 – 血相关的气血理论体系：气血理论的核心在于"气血相关、相互为用"，即"气为血之帅，血为气之母"。《内经》提出"夫脉者，血之府也"，王清任指出："元气即虚，必不能达于血管，血管无气，必停留而瘀。"为此，项目组从脉的角度创新性提出"气以脉而帅血，血由脉而载气，气血交互于脉"的新观点。通过对气虚血瘀证（见图 7–34）、气滞血瘀证（见图 7–35）、气不摄血证（见图 7–36）的气、脉、血的生物学基础研究发现了气 – 脉 – 血之间的相互作用机制。

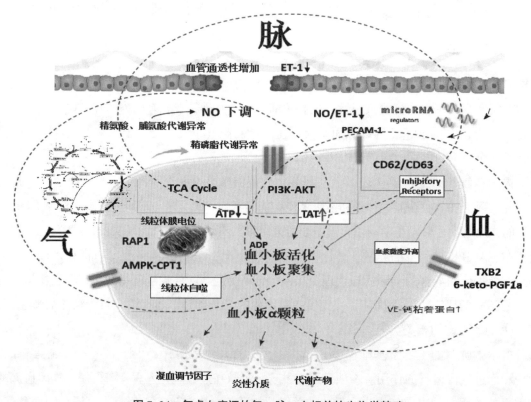

图 7-34　气虚血瘀证的气 – 脉 – 血相关的生物学基础

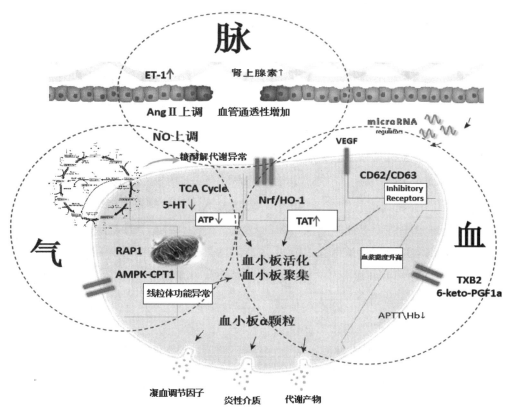

图 7-35 气滞血瘀证的气－脉－血相关的生物学基础

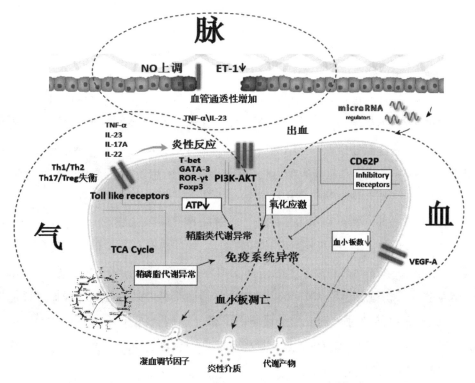

图 7-36 气不摄血证的气－脉－血相关的生物学基础

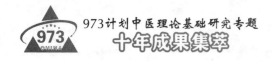

2. 阐释了气血失和的形成过程与机理

（1）发现了气滞血瘀－气虚血瘀的动态演变规律：为阐释气虚血瘀证、气滞血瘀证的形成转化规律及机制，项目以急性冠脉综合征患者为研究对象，纳入 ACS 患者 438 例（气滞血瘀 227 例、气虚血瘀 211 例），以介入治疗前和介入治疗后 3、6、12 个月为随访观察的时间轴，总结和归纳了介入治疗前后气滞血瘀证与气虚血瘀证相互转化的动态演变规律。研究发现，急性冠脉综合征患者的气血失和可因冠脉介入而发生演变，且气滞血瘀与气虚血瘀两种证型之间可发生相互转化，但在介入治疗后的各个时间段（术后 3 月、6 月、12 月）都以气滞血瘀向气虚血瘀证型的转化形式为主，因此经冠脉介入治疗后，随着病程的逐渐延长，急性冠脉综合征患者中气滞血瘀症的比例逐渐减少，而气虚血瘀证的比例逐渐增加，气虚血瘀证成为急性冠脉综合征患者介入治疗后的主要辨证分型。进一步对 PCI 治疗后 3、6、12 个月每个随访节点证候演变规律的观察，发现术后 6 个月时这两种证候的转化最为活跃，气虚血瘀 / 气滞血瘀证患者比例由介入前的 48.2%、51.8%，逐渐演变为 57.8%、42.4%，而术后 6 个月到术后 1 年，冠心病患者的气血证候变化趋于平稳，气虚血瘀证未进一步升高，气滞血瘀证略有上涨，但仍以气虚为主。由此可见，介入治疗前后，急性冠脉综合征患者的气血证候分型为虚实夹杂，但整体演变趋势为由实转虚，以气虚为主。

为进一步阐释气血失和的形成过程，根据中医劳则耗气理论，模拟临床气血失和的病因病机特点，采用睡眠剥夺 6 周的方法成功制备了气虚血瘀证大鼠模型，通过动态观察，发现 3 周大鼠出现了气滞血瘀，6 周大鼠形成了气虚血瘀，经历了气滞（易怒、抓力升高、痛觉反应时间短、脉搏幅度升高、舌质红暗）—血瘀（微循环障碍、血液流变异常、凝血－纤溶系统异常、血小板活化、内皮功能异常）—气虚血瘀（萎靡、困倦、自主活动降低、抓力降低、痛觉反应时间长、舌质紫暗、脉搏幅度降低）的形成过程，呈现与临床相似的先出现以气滞血瘀的实证为主，随后出现以气虚血瘀的虚证为主的转化规律。

（2）阐释了能量代谢异常是气血失和形成的关键机制

①阐释能量代谢异常在气虚血瘀证形成的关键机制：项目从能量代谢的角度出发，通过将介入治疗前后由气滞血瘀证转化为气虚血瘀证患者与介入前后均为气滞血瘀证的患者进行对比发现，气滞血瘀证向气虚血瘀证转化的这部分患者，血清 ATP 含量明显降低，与之相反，介入前后气虚血瘀证向气滞血瘀证发生转化的这部分患者相较介入前后均为气虚血瘀证的患者，血清中的 ATP 含量明显升高。

同样，在气虚血瘀证大鼠模型的研究中也发现，大鼠心脏线粒体三羧酸循环异常，线粒体复合体活性降低，线粒体膜通透性增加，ATP 明显降低，心脏能量代谢明显低下，导致左室舒张期直径、左室舒张期体积、每搏输出量、心输出量均明显降低，心功能明显降低。说明气虚证的形成可能是由于细胞内的能量代谢低下、ATP 生成减少所致，进而无力推动血液运行，经脉之血停滞淤积而为瘀血。

血清 miRNA 芯片分析结果显示，Apelin-AMPK 信号通路可能是冠心病气虚血瘀证能量代谢低下的分子机制。心肌缺血可能通过 Apelin 信号通路的下调，抑制 AMPK 的磷酸化激活，引起线粒体功能的降低和数量的减少，ATP 生成减少，进而导致细胞能量代谢低下，从而引起"气"虚，最终导致"血"瘀的病理生理过程。

②阐释能量代谢异常在气滞血瘀证形成的关键机制：为揭示能量代谢在气滞血瘀形成过程中的关

键机制，项目组研究发现，无论是198例冠心病气滞血瘀证患者，还是气滞血瘀证大鼠，其血清ATP含量均明显降低，同时，气滞血瘀模型组大鼠的心脏左室舒张期体积、每搏输出量、心输出量均明显降低。表明气滞血瘀的形成与能量代谢的异常、ATP的降低有关，也是导致心功能降低的关键原因。

心肌细胞数量与功能是心功能的关键因素，项目在大鼠气滞血瘀证模型的研究中证实，通过内质网应激的PERK/CHOP途径介导心肌细胞凋亡和心功能下降可能是气滞血瘀形成的分子机制。为进一步研究冠心病心肌缺血及其心肌变化的分子机制，我们研究了内质网伴侣分子钙网蛋白预处理和后处理调动内源性保护机制从而减轻心肌缺血/再灌注损伤的分子机制，证实钙网蛋白通过调节细胞自噬减轻心肌缺血/再灌注损伤，一方面，钙网蛋白预处理和后处理能明显降低缺血/再灌注引起的大鼠心肌梗死面积、改善收缩与舒张功能、心肌酶漏出、心肌组织坏死与炎性细胞浸润，并减轻心肌与微血管内皮细胞超微结构损伤。另一方面，钙网蛋白预处理可通过抑制过度自噬减轻内皮细胞、心肌细胞低氧/复氧损伤，这种保护作用主要通过mTOR通路产生的。

③阐释能量代谢异常在气不摄血证形成中的关键机制：为揭示能量代谢在气不摄血证形成过程中的关键机制，项目组在ITP气不摄血小鼠模型的代谢组学发现，ITP气不摄血证小鼠模型40余种内源性成分出现显著性差异，主要聚焦于神经鞘磷脂代谢，精氨酸代谢，磷脂代谢、谷胱甘肽代谢，脂肪酸代谢等代谢途径，以及氧化应激、能量代谢。蛋白质组学的研究也证实，气不摄血证的差异蛋白也聚焦在能量代谢上。上述结果均表明，能量代谢在气不摄血证的形成中具有关键作用。

（3）阐释血管内皮异常是气血失和形成的关键机制

①阐释血管内皮在气虚血瘀证形成的关键机制：以往研究发现，血管内皮损伤与血瘀证关系密切，而血管内皮是血管的主要组成部分，也与中医的脉密切相关。本项目组在冠心病介入后气血失和证候变化的临床试验中发现，PCI治疗作为一种有创性治疗手段，属于外源性创伤，其病理过程与中医学的"心脉痹阻""心脉不通"有相同之处。因此PCI治疗乃采取外力、机械手段祛除了瘀血、痰浊等病理产物，解决了冠脉狭窄的问题，在一定程度上对血瘀证有一定的改善作用，但介入治疗会进一步耗伤气机，损伤元气，加之冠心病患者多为老年患者，年老体弱，久病已伤津耗气，以及术后患者活动量的减少，疾病本虚的本质，使得气虚更甚，且手术不可避免会损伤血管内皮，致使瘀血痹阻心脉，从而又引起血瘀证。因此，介入治疗未能从根本上改善血瘀证候，对气虚证更是无改善作用，甚至还会加重患者的气虚证，从而说明血管内皮在气虚血瘀证的形成中发挥着重要作用。

检测反映内皮功能的理化指标结果发现，冠心病心衰气虚血瘀证一氧化氮/内皮素1（NO/ET-1）的水平降低；气虚血瘀证大鼠胸动脉形态结构、内皮超微结构异常，血管P-VE-cadherin表达升高，血液ET-1、PECAM-1、VCAM-1、P选择素、vWF、IL-6、TNF-α、凝血酶-抗凝血酶复合物（TAT）含量仍明显升高，肠系膜微血管白蛋白漏出情况明显，血管通透性增加，血管内皮在形态结构上受损严重。进一步说明血管内皮的形态结构、功能的异常是气虚血瘀证形成的关键机制。

②阐释血管内皮在气滞血瘀证形成中的关键机制：为阐释血管内皮在气滞血瘀证形成中的关键机制，项目组首次采用直观、无创的甲襞微血管检测技术，研究气滞血瘀证冠心病患者甲襞微血管形态的变化，发现患者的输入支管径、微血管管袢数明显降低。激光多普勒血流仪研究微血管血流灌注及加热后皮肤血流储备的结果发现，患者的手指加热后甲襞血流灌注量降低，表明气滞血瘀证患者皮肤

微血管的储备能力和对血管活性物质反应性低下。上述结果显示，微血管的形态结构、功能与气滞血瘀证密切相关。

进一步研究发现，冠心病气滞血瘀证患者血清内皮黏附分子（ICAM-1、VCAM-1、E-selectin、PECAM1 和 ESAM）水平均升高；气滞血瘀证大鼠的胸动脉形态结构、内皮超微结构也出现异常，血管 P-VE-cadherin、血液 ET-1、PECAM-1、VCAM-1、P 选择素、vWF、IL-6、TNF-α、凝血酶 - 抗凝血酶复合物（TAT）含量均明显升高，揭示以黏附分子表达异常为特征的内皮炎性激活是冠心病血管损伤和功能紊乱的启动环节，也是气滞血瘀证形成中的关键机制。

③阐释血管内皮在 ITP 气不摄血证形成中的关键机制：为阐释血管内皮在 ITP 气不摄血证形成中的关键机制，项目组首先比较了气不摄血证 ITP 患者（$n=100$）与健康对照组（$n=20$）血管内皮因子表达水平。结果显示，气不摄血证 ITP 患者 NO、ET-1 的表达水平显著升高；而 VEGF-A 的表达水平显著降低。ITP 气不摄血证小鼠血清的 vWF、NO、ET-1、sICAM-1、IL-6 也显著升高。揭示了血管内皮分泌活性物质的功能出现了异常，进而发生血管通透性的增加、凝血机制失常，出现出血，这是气不摄血形成的关键机制。

（4）阐释血小板异常是气血失和形成的关键机制

①阐释血小板活化在气虚血瘀证形成中的关键机制：为阐释血小板在气虚血瘀证形成中的关键机制，项目组研究发现，脑梗死恢复期气虚血瘀证患者的血栓素 B2（TXB2）水平、血栓素 B2/6- 酮 - 前列腺素（TXB2/6-keto-PGF1α）比值明显升高；气虚血瘀证大鼠血小板形态异常（扩张型血小板增多，伪足伸出明显，细胞膜表面凹凸不平，血小板有聚团现象，存在细胞间膜融合现象）、血小板聚集率明显增高、膜分子 CD63 表达升高，血小板活化明显增强。表明血小板聚集活化是气虚血瘀证形成的关键机制。

②阐释血小板在气滞血瘀证形成中的关键机制：为阐释血小板活化在气滞血瘀证形成中的关键机制，项目组研究发现，气滞血瘀模型组大鼠血小板活化明显，扩张型血小板增多，伪足伸出明显，细胞膜表面凹凸不平，血小板有聚团现象，存在细胞间膜融合现象。大鼠血小板细胞膜有明显破损，可见血小板颗粒膜与细胞膜融合，血小板内颗粒破裂明显，颗粒膜互相融合，细胞结构破损。AA、ADP、RISTO 三种诱导剂诱导的气滞血瘀模型组大鼠血小板最大聚集率（MAR）和平均聚集率（AAR）、血小板 CD63 表达率、血浆 PECAM-1 含量均明显升高。表明气滞血瘀证大鼠血小板明显活化。

③阐释血小板数量、活化在气不摄血证 ITP 形成中的关键机制：为阐释血小板在气不摄血证 ITP 形成中的关键机制，项目组对气不摄血证 ITP 患者（$n=100$）的 PLT 计数进行了检查，结果发现，ITP 组 PLT 计数显著降低，以中 / 重度气虚组患者 PLT 计数下降更为显著，提示血小板的数量与气不摄血证关系密切。进一步在 ITP 气不摄血证小鼠模型上发现，小鼠血小板的活化、凋亡均明显增加，且与小鼠的出血程度相关。上述结果证明了血小板数量、活化在气不摄血证 ITP 形成中的关键机制。

（5）阐释免疫细胞在气不摄血证 ITP 形成中的关键机制：为阐释免疫细胞在气不摄血证 ITP 形成中的关键机制，项目组研究发现，气不摄血证 ITP 患者（$n=100$）Th1 表达水平显著升高，而 Th2、Th17、Treg 以及 Breg 表达水平均无显著变化；促炎因子 TNF-α、IL-23、IL-17A 及 IL-22 表达水平显著升高；而抑炎因子 TGF-β 表达显著降低。在 ITP 气不摄血证小鼠模型中发现，CD3$^+$、CD4$^+$、CD8$^+$T 细胞均显著降低。上述研究结果表明，T 细胞亚群的异常在气不摄血证的形成中作用突出。

（6）阐释神经功能异常是气滞血瘀形成的关键机制：以往研究发现，气滞与神经功能活动密切相关。为阐释神经功能异常在气滞血瘀形成中的关键机制，项目组研究发现，冠心病气滞血瘀患者的血清 5-羟色胺水平显著下降，抑郁程度比较严重。气滞血瘀证大鼠的自发活动明显增加，血清 CRF、ACTH 含量明显增加。表明神经递质 5-HT、CRF、ACTH 的异常导致神经活动及行为的异常可能是气滞血瘀形成的关键机制。

（7）揭示气滞血瘀与气虚血瘀的生物学差异：上述研究发现，气虚血瘀证与气滞血瘀证在形成过程中关系密切，因此，在心功能、能量代谢、血小板活化、内皮功能等方面存在许多相同的地方，但通过比较气滞血瘀证模型与气虚血瘀证模型在证候、生化指标、代谢组学、转录组学之间的差异，发现两者在自发活动，脉搏幅度，NO 分泌，血小板活化、聚集，鞘磷脂代谢途径，miRNA762 表达等多方面存在相反的现象，初步揭示了气滞血瘀与气滞血瘀的生物学差异。

3. 揭示气血论治有效方剂的关键机制

（1）揭示益气活血方治疗气虚血瘀证的关键机制：项目组通过临床、动物的系统研究揭示了益气活血方治疗气虚血瘀证的关键机制。

①改善能量代谢：益气活血方降低 ADP 与 ATP 比值（ADP/ATP），调节血糖（GLU）和血脂水平，改善能量代谢。

②改善血管内皮功能：益气活血方明显降低大鼠 ET-1、IL-6、VCAM-1、P 选择素水平，保护血管内皮的功能，通过调节血管内皮活性物质分泌、减少细胞黏附、抑制炎症等途径改善气虚血瘀证大鼠气虚及血瘀症状。

③抑制血小板活化：益气活血方可明显改善气虚血瘀模型大鼠的血小板聚集情况，可见由 AA 诱导血小板 AAR 明显降低，由 RISTO 诱导的血小板 MAR 和 AAR 明显降低。益气活血方可明显降低气虚血瘀模型大鼠血小板 CD62p 和 CD63 的表达率。益气活血方可明显改善气虚血瘀模型大鼠血小板的聚集现象，使血小板微血栓解聚，血小板细胞膜平滑完整。益气活血方可明显改善气虚血瘀模型大鼠血小板形态，可见血小板呈类圆形，细胞膜清晰完整，细胞内颗粒膜清晰完整，线粒体结构完整。益气活血方可明显降低气虚血瘀模型大鼠血浆 PECAM-1 的含量。

④转录组学的变化：益气活血方能明显调节气虚血瘀大鼠模型 miR-344a、miR-92b、miR-129-1 水平，其靶基因主要聚焦于血小板聚集、血小板活化等。

⑤蛋白质组学的变化：益气活血方影响的差异蛋白主要聚焦在能量代谢、血液凝集、血小板活化、神经营养通路、炎性反应等生物学途径。

⑥代谢组学的变化：益气活血方可以通过调节磷脂酰胆碱代谢，脂肪酸代谢，组氨酸代谢与生物素代谢途径发挥治疗作用。

（2）揭示益气活血方治疗冠心病气虚血瘀证的作用机制：项目组通过临床、动物的系统研究揭示了益气活血方治疗冠心病气虚血瘀证的关键机制。

①改善心肌能量代谢：益气活血方可以改善模型大鼠心肌线粒体肿胀，缓解内嵴结构的破裂，维

持线粒体形态结构；益气活血方能够显著增加 HSP60 表达，减少 PINK1 和 Parkin 的表达，抑制心肌线粒体自噬，增加心肌细胞线粒体数量，提高机体 ATP 水平，改善心肌能量代谢。

②改善血管内皮功能：益气活血方可以明显增加冠脉微血管内皮细胞的微饮泡数量，明显升高 NO 含量及降低 ET-1、Ang Ⅱ 的释放，增加冠脉微循环开放数量以及有效灌注。

③改善血管平滑肌功能：益气活血方可抑制动脉平滑肌细胞膜电压依赖性和受体操纵性引起的外钙内流，可抑制受体操纵性细胞内钙释放；可以通过内皮依赖的 eNOS-NO-cGMP 舒张途径发挥舒张血管的作用；可以通过开放钙激活钾通道和内向整流钾通道来实现血管舒张调节。

④转录组学的变化：益气活血方显著性的调节了 miR-191a-5p、miR-192-5p、miR-133b-3p、miR-615，靶基因分别参与自噬、糖代谢等过程。

⑤蛋白质组学的变化：益气活血方治疗冠心病气虚血瘀证的差异蛋白，主要聚焦在能量代谢、心血管系统、血小板活化、血管生成、MAPK、Rap1 通路、自噬、氧化磷酸化、神经递质传递等生物学途径。

⑥代谢组学的变化：益气活血方可以调节冠心病气虚血瘀的胆酸代谢、磷脂代谢，及脂肪酸代谢等途径。

⑦网络药理学的变化：网络药理学分析发现，益气活血方治疗冠心病共有 116 个候选靶点，主要聚焦于药物反应、磷蛋白质磷酸化、钙介导的信号、腺苷酸环化酶激活的肾上腺素能受体、一氧化氮合成等生物过程，可能与钙离子信号通路、血管平滑肌收缩、cAMP 信号通路、心肌肾上腺素能信号通路有关，其中对于血管平滑肌的收缩调控可能是其关键机制之一。

（3）揭示益气活血方治疗心衰气虚血瘀证的作用机制：项目通过临床、动物的系统研究揭示了益气活血方治疗冠心病心衰气虚血瘀证的关键机制。

①改善心脏功能与结构：益气活血方可以明显降低大鼠 LVIDs、LVIDd、LVEVs、LVEVd，升高 EF、FS、SV、CO；显著改善大鼠心肌心肌纤维排列，降低炎细胞浸润，抑制心肌纤维化。

②改善血液循环：益气活血方可以明显增加腹主动脉 LVAWs 和 LVPW，改善动脉血流速度；明显降低大鼠血浆高切变率全血黏度、低切变率全血黏度，以及血浆黏度。

③转录组学的变化：益气活血方能显著性的调节 miR-298、miR-129-1、miR-883、miR-193b 的表达，靶基因分别参与血管成熟、血管内皮细胞迁移、血小板的形成、炎性反应、葡萄糖代谢过程、糖酵解过程。

④蛋白质组学的变化：益气活血方治疗心衰气虚血瘀证的差异蛋白，主要聚焦在能量代谢、血液凝集、血小板活化、炎症反应、细胞黏附、PI3K-Akt、Rap1、cAMP 通路等生物学途径。

⑤代谢组学的变化：益气活血方对心衰气虚血瘀大鼠模型的治疗作用主要通过调节谷胱甘肽代谢、精氨酸与脯氨酸代谢、生物素代谢与赖氨酸代谢、嘌呤代谢等代谢途径发挥作用，主要与氧化应激损伤、NO 系统有关。

（4）揭示益气活血方治疗脑梗死恢复期的关键机制：项目组通过临床、动物的系统研究揭示了益气活血方治疗脑梗死气虚血瘀证的关键机制。

①改善能量代谢：益气活血方能显著提高脑组织 ATP 的含量，通过影响 AMPK 及其介导的 ACC、

CPT-1 信号通路，调节能量代谢。恢复脑组织线粒体复合体Ⅰ、Ⅱ或者Ⅲ、Ⅴ的活性；并可抑制缺血侧皮层区线粒体分裂抑制基因 Drp1 的表达，促进线粒体 Opa1 的表达，抑制粒体分裂融合异常，最终减轻缺血/再灌注带来的能量代谢紊乱。

②改善内皮功能：益气活血方能显著降低脑梗死气虚血瘀证大鼠血管 ET-1、Ang-Ⅱ含量。能明显促进大鼠脑组织 VEGFR2 的表达，促进血管新生。改善大鼠脑微血流量。

③改善血小板功能：益气活血方可降低血栓素 B2（TXB2）水平、血栓素 B2/6-酮-前列腺素（TXB2/6-酮-前列腺素）比值，抑制血小板活化。

④转录组学的变化：益气活血方能显著性调节 miR-10a、miR-142、miR-146a、miR-199a、miR-19a、miR-211、miR-214、miR-450a、miR-499 的表达，靶基因分别与神经元胞体、树突、血小板 α 颗粒等相关，并参与小脑颗粒细胞前体增殖、胶质细胞增殖、神经胶质细胞分化、炎症反应、血管重构等，且参与了一氧化氮生物合成、鞘脂类代谢过程。

⑤蛋白质组学的变化：益气活血方能明显改变脑梗死气虚血瘀证大鼠脑组织 391 个差异蛋白的变化，主要集中在能量代谢、神经系统等生物途径，以及 PI3K-Akt、AMPK、MAPK 等信号通路，从而对脑梗死气虚血瘀证发挥治疗作用。

⑥代谢组学的变化：益气活血方对脑梗气虚血瘀证大鼠模型的治疗作用主要通过调节精氨酸与脯氨酸代谢、脂肪酸转运、谷氨酰胺代谢、赖氨酸代谢等代谢途径发挥作用，与机体的氧化应激损伤、能量代谢及 NO 系统相关。

⑦网络药理学：网络药理学预测发现，益气活血方对脑梗死的治疗作用可能具有 150 个候选化合物，354 个作用靶点，这些靶点主要集中于基因表达调控、DNA 复制和凋亡调控等生物过程，与核质、细胞溶质和细胞核等细胞组分，蛋白结合、RNA 结合和酶结合等分子功能相关，涉及的生物通路有细胞周期、PI3K-Akt 信号通路、神经营养因子信号通路和雌激素通路等，其中 PI3K-Akt 信号通路的调控可能是关键机制之一。

（5）揭示益气活血方治疗冠心病心力衰竭和脑梗死恢复期气虚血瘀证（异病同治）的关键机制：项目组研究结果提示，冠心病心力衰竭与脑梗死恢复期给予益气活血治疗均能降低气虚证和血瘀证评分，表明在相同气虚血瘀证的不同疾病中，给予益气活血治疗是可以同时改善两种疾病的临床症状和体征。除此之外，在临床表现上，冠心病心力衰竭经过益气活血治疗，改善的是心脏功能、活动耐量和生活质量，而脑梗死恢复期给予益气活血治疗，改善的是患者的认知功能、意识状态、言语感觉运动能力、情绪和生活质量等方面，二者有相似也有不同之处，可能与脏器的解剖与生理病理等方面的不同所导致的。在生物学指标方面，冠心病心力衰竭经过益气活血治疗，能够改善能量代谢（表现在 ADP/ATP、GLU、血脂等方面），提高抗凝功效（APTT、TT、FIB），调控基因位点（胰岛素信号通路、不饱和脂肪酸代谢、PcG 蛋白复合物、内质网中的蛋白质加工）等方面的作用。而脑梗死恢复期给予益气活血的治疗，同样能够改善能量代谢（以 LDH、LAC 的调节等为主要表现），调节抗/凝血功能（TXB2/6-酮-前列腺素），调控基因位点（葡萄糖代谢、不饱和脂肪酸代谢、PcG 蛋白复合物、神经元投射发育、前脑神经发育、大脑皮层 GABA 中间神经元的迁移）等方面的作用。研究结果表明益气活血方药治疗不同疾病（冠心病心衰、脑梗死恢复期）的气虚血瘀证的临床疗效机制可能都是通过调节机体的能量代谢、抗／凝血功能、调控相同基因位点（不饱和脂肪酸代谢、PcG蛋白复合物）等方面实现，从而阐明了益气活血方异病同治的科学内涵。

（6）揭示理气活血方治疗气滞血瘀证的作用机制：项目组通过临床、动物的系统研究揭示了益气活血方治疗气滞血瘀证的关键机制。

①调节神经递质变化：理气活血方可以明显降低血清5-HT、CRF的含量。

②改善血小板活化：理气活血方可明显改善气滞血瘀模型血小板的形态结构变化（细胞膜较为平整圆滑，伪足伸出减少，细胞膜边界清晰，细胞内的颗粒破坏也有明显改善）；抑制由AA、ADP诱导的血小板MAR和AAR；降低血小板CD63的表达率与血浆PECAM-1的含量，明显抑制气滞血瘀模型大鼠血小板的活化。

②改善血液循环：理气活血方可明显改善气滞血瘀模型大鼠在低切条件下的血液黏度和中切和高切条件下血液黏度。

③转录组学的变化：理气活血方显著调节气滞血瘀大鼠模型miR-191a、miR-466b-3p、miR-3549，以上靶基因分别参与血小板聚集、血管生成、血管重构、乳酸代谢过程、糖酵解过程等。

④蛋白质组学的变化：理气活血方调节的差异蛋白主要聚焦在能量代谢（碳代谢、糖酵解、氨基酸合成、嘌呤代谢）、血液凝集、血小板活化、自噬、细胞黏连、Rap1、PI3K-Akt、Ras通路等生物学途径。

⑤代谢组学变化：理气活血方可以通过调节气滞血瘀证大鼠的脂质代谢、炎性反应、能量代谢，及精氨酸代谢发挥治疗作用。

（7）揭示理气活血方治疗冠心病的关键机制：项目组通过临床、动物的系统研究揭示了理气活血方治疗冠心病的关键机制。

①调节神经递质：理气活血方能明显降低大鼠血浆中CRF、肌肉烟碱胆碱能受体 α_1 含量，上调患者5-羟色胺水平，改善患者抑郁倾向。

②改善能量代谢：理气活血方能明显增加大鼠血清ATP含量。

③改善内皮功能：理气活血方能明显降低大鼠ET-1含量，改善内皮功能。理气活血治疗明显下调血清炎性因子TNF-α、IL-6、IL-8、IL-4和MCP1水平，抑制内皮炎性激活的机制。

④改善微循环：理气活血方可明显增加大鼠舌底及下肢血流灌注，显著增加大鼠肠系膜血流速度、细动脉管径。理气活血方药可改善微血管形态，通过下调血清肾上腺素水平改善微血管的储备功能。

⑤转录组学变化：理气活血方能明显调节miR-342、miR-106、miR-425的表达，靶基因分别参与肌小管细胞发展、成肌细胞增殖、心肌细胞凋亡、心肌肥大的正调控、凝血、上皮细胞增殖等，且参与了一氧化氮生物合成、葡萄糖代谢过程等。

⑥蛋白质组学变化：理气活血方作用的差异蛋白主要聚焦在能量代谢、神经退行性疾病、神经递质传递、MAPK、PI3K-Akt、Rap1、氧化磷酸化等生物学途径。

⑦代谢组学变化：理气活血方能明显改善冠心病气滞血瘀大鼠组氨酸代谢、生长素代谢、色氨酸代谢、谷氨酸与天冬氨酸代谢及脂肪酸转运等代谢途径，主要涉及机体的能量代谢、炎性反应等。调节患者二十四烷酸、乙酰甘氨酸、脂肪酸（20：2）、2-脱氧-D-葡萄糖、精胺和顺-乌头酸的代谢，

主要参与了柠檬酸循环（TCA 循环）、β－丙氨酸代谢、甘油脂质代谢、谷胱甘肽代谢、乙醛和二羧酸代谢、脂肪酸代谢、精氨酸和脯氨酸代谢等 7 条代谢途径。

⑧网络药理学：通过网络药理学分析，共获得 227 个理气活血方的候选化学成分，并预测得到理气活血方 179 个作用靶点。这些靶点与基因表达负调控、DNA 复制和凋亡过程负调控等生物过程，核浆、核仁和胞液等细胞组分，蛋白质结合、酶结合和 ATP 结合等分子功能相关。所涉及的生物信号通路主要有细胞周期、MAPK 信号通路、雌激素信号通路和 PI3K-Akt 信号通路等。

（8）揭示益气活血方与理气活血方治疗冠心病（同病异治）的关键机制：综合比较益气活血方与理气活血方治疗冠心病的关键机制，探讨同病异治的科学内涵。研究结果提示，益气活血方与理气活血方均能改善心脏功能，增加 ATP 含量，降低 ET-1 含量，改善微循环，不同之处在于，理气活血方能明显降低大鼠血浆中 CRF、肌肉烟碱胆碱能受体 α_1 含量，上调患者 5-HT 水平，改善患者抑郁倾向；而益气活血方可增加大鼠的自发活动。

（9）揭示益气摄血方治疗 ITP 的关键机制：项目组通过临床、动物的系统研究揭示了益气摄血方治疗 ITP 的关键机制。

①调整免疫炎症反应：益气摄血方能显著增加 $CD3^+$、$CD4^+$、$CD8^+$、Treg 细胞的比例，降低细胞因子 IL-4 含量。

②改善内皮细胞功能：益气摄血方能通过降低血管内皮活性物质 vWF、NO、ET-1、sICAM-1 水平，改善内皮功能，降低血管屏障的通透性，抑制出血。

③抑制血小板活化、凋亡：益气摄血方对小鼠血小板 CD62P、AV 具有不同程度的抑制作用，从而抑制血小板活化，降低出血，抑制血小板凋亡，增加血小板数量。

④蛋白质组学变化：益气摄血方对 ITP 气不摄血证的差异蛋白主要聚焦在凋亡、能量代谢、血液凝集、血小板聚集、细胞黏附、PI3K-Akt、Rap1 通路、炎症反应等生物学途径。

⑤代谢组学变化：益气摄血方对 ITP 气不摄血证的治疗作用主要是通过调节脂肪酸代谢与神经鞘磷脂代谢途径发挥作用，提示其主要干预了 ITP 气不摄血证小鼠的能量代谢系统。

⑥网络药理学：利用网络药理学的方法来分析益气摄血方的活性化合物及其治疗靶标，结果预测得到益气摄血方 23 个入血成分的 421 个作用靶点和 306 个 ITP 相关靶点。分析表明，益气摄血方对细胞周期、基因表达（转录）、信号转导、免疫系统、内分泌系统、DNA 修复等方面具有显著影响。其机制与 Neurotrophin 信号通路、B 细胞受体信号通路、PI3K-Akt 信号通路、MAPK 信号通路及 NF-κB 信号通路等密切相关；MAPK1、MDM2、PIK3R1、TP53、NFKB1、RELA、CDKN1A、AKT1 等基因可能是益气摄血方治疗 ITP 的关键靶基因。

⑦揭示了益气摄血方的物质基础：体内中药化学研究发现，正常大鼠血浆中检测到了人参皂苷 Rb_1、Re、Rd、Rc、Rb_2、Rb_3、Rg_1，地黄苷 D，梓醇，5- 羟甲基 -2- 呋喃甲酸，益母草苷，异甘草素，异甘草苷，甘草次酸，茯苓酸，芍药苷，氧化芍药苷，洋川芎内酯 I，洋川芎内酯 H，阿魏酸，正丁基苯酞，绿原酸和白术内酯Ⅲ等 23 个益气摄血方原型成分；在脾脏匀浆液中检测到了人参皂苷 Rb_1、Re、Rd、Rc、Rb_2、Rb_3、Rg_1，5- 羟甲基 -2- 呋喃甲酸，异甘草苷，洋川芎内酯 I 和阿魏酸等 11 个益气摄血方原型成分。

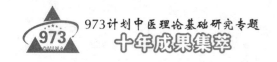

（三）学术影响

1. 阐释了气、脉、血相关的理论病机学说，创新发展了气血相关理论，产生了较大的学术价值

气是中医理论的基石，也是气血理论的重要内容，但国内外有关气的生物学基础一直存在不同的观点，有人认为人体之气是物质和能量的统一，亦有人从生物场、神经功能、内分泌功能、微循环功能、新陈代谢、细胞通信等角度说明气的实质。本课题首次从临床、基础、生物信息学等多角度确证了能量代谢是气的基本生物学基础，为气血理论的现代研究提供了方向。

脉为血之府，是气血运行的通道，具有约束与促进气血运行的作用，也是气血之间传递信息、能量的桥梁。为此，本项目提出并确证了气血交互于脉的新观点，深化了对气血理论科学内涵的认识，丰富与完善了气血理论，是气血理论研究的重大发展与突破，为中医理论的现代化研究提供了典范。

2. 为心脑血管疾病等重大气血失和疾病的防治提供了理论依据，提高了临床疗效

据《中国心血管病报告2018》公布的数据显示，目前全国心脑血管病患者有2.9亿，其中冠心病1100万，心力衰竭450万，脑卒中1300万。心脑血管病死亡率仍居首位，高于肿瘤及其他疾病，已成为一个亟待解决的全球公共卫生问题。中医药已被证实对心脑血管病的防治具有良好作用，并且在改善临床症状、延缓疾病演变、改善预后方面具有其独特优势。气血理论为中医学的核心理论之一。《素问·调经论》指出："人之所有者，血与气耳。"清代王清任丰富和发展了气血理论，重视气血并治，使气行血活。气血同病是心脑血管病的基本中医病机，从气血论治已成为心脑血管疾病的重要方法。

本项目通过冠心病心力衰竭、脑梗死恢复期气虚血瘀证、冠心病气滞血瘀证、ITP气不摄血证等气血失和疾病的形成过程与机理、气血论治有效方剂的疗效机理等研究，发现了气、脉、血在疾病中的作用及有效方剂的作用靶点，重要的是发现了冠心病介入治疗的优势与不足，确证了脉在气血失和形成中的重要作用，为中医气血论治冠心病介入后提供了重要的理论依据。同时本项目也阐释了气血论治异病同治、同病异治的科学内涵，不仅为心脑血管疾病重大疾病防治提供科学依据，也为阐明气、脉、血的生物学基础和气、脉、血相关的科学内涵提供了研究思路，为从气、脉、血论治心脑血管疾病及其他重大疾病的机制及实现早期预警和防治奠定了基础，具有巨大的社会效益和价值。

3. 在气、脉、血相关理论的指导下开展中药新药研发，产生了较大的经济价值

在气、脉、血相关理论的指导下，项目组针对冠心病、脑血管病、糖尿病并发症气血失和的主要病机，开展了益气活血治疗上述疾病的新药研发，制定了以证立法，依法组方，以效定量的新药研发思路与方法，先后完成了益气活血法治疗冠心病、中风后抑郁、糖尿病肾病的新药组方，按照国家新药的技术要求，完成了双参苈连颗粒、芪术颗粒、参芎解郁颗粒的临床前试验研究，获得了3项国内专利与临床试验批件，目前正在与相关企业进行转让讨论，将会产生较大的经济效益。我们还将益气活血通脉法用于治疗血管性痴呆的新药研发，所研发的塞络通胶囊已经完成了国内外2期临床试验，获得了优于西药的临床试验疗效，目前已经开始3期临床，预期在2年内完成全部的临床试验，将会为血管性痴呆的治疗提供一种新的有效药物，这也是气、脉、血相关理论研究的重要价值体现。

4. 开展气、脉、血相关理论研究，产生了重大的学术成果与影响

项目在实施期间，与其他科研单位合作，在其他疾病领域也开展了益气活血通脉法的现代研究，开展的"益气活血法治疗糖尿病肾病显性蛋白尿的临床与基础研究"获得了 2016 年国家科技进步奖二等奖，该研究证明了益气活血方药治疗糖尿病肾病显性蛋白尿的确切疗效，发现了气虚血瘀证相关的代谢标志物，建立了系统的糖尿病肾病显性蛋白尿评价体系，揭示了益气活血方药治疗糖尿病肾病显性蛋白尿的作用机制，为气血理论的异病同治提供了更加有力的证据。项目组开展的"基于脉的气虚血瘀证的生物学机制研究"获得了 2017 年中华中医药学会一等奖，同时出版的气血失和模型研究方法的专著《病证结合动物模型拟临床研究思路与方法》获得了中华中医药学会 2017 年学术专著奖一等奖，益气活血通脉方塞络通胶囊的国际合作研究获得了 2019 年世界中医药学会联合会中医药国际贡献奖，为中医药走向世界做出了较大贡献，这些气血理论的系列科研成果在国内外均产生了较大的学术影响。

第二节　中药理论研究成果

一、基于"组分配伍"的现代中药创制理论的建立

【摘要】开拓组分中药研究领域，建立了以"组分配伍"为核心的现代中药创制理论及技术方法学。在临床应用方剂经验的基础上，提取制备中药标准组分，明确组－效关系，依据"突出主效应、兼顾次效应、降低副效应"的组分效应配伍策略，优化设计中药组分配伍配比；针对特定病证，通过中药组分间相互作用研究，探索组分体内过程、增效减毒作用及整合效应机制，从饮片配伍方剂中精炼出有效组分配伍的组分中药，为研发药效物质及其作用机理相对清楚的现代中药及中药大品种二次开发提供中药理论创新和科技支撑。

【成果来源】项目二：方剂配伍规律研究（2005）；项目二十二：治疗心血管疾病有效方剂组分配伍规律研究（2012）

（一）理论内涵

1. 中药组分配伍的理论创新

提出中药组分及组分配伍的学术概念。中药组分是采用现代科技手段（包括化学、物理及生物方法等），从临床有效方剂或中成药中提取并制得的有效成分群，能够体现或部分体现或突出体现原方疗效；其化学组成表征确切，制备质量合规；具有明确的药理活性和临床疗效，作用机理基本清楚。组分配伍是在病证结合、方证相应、理法方药一致的基础上，以中医学理论与系统科学思想为指导，针对病理机制比较明确的病证，从有效方剂或中成药出发，以组分为范式，以效应为核心，以多组分、多靶点、多途径的整合调节为主要作用方式，并能辨病辨证应用的中药新制法。组分配伍优化设计方法见图 7-37。

组分配伍是方剂配伍的新模式，既保持了中药药性配伍等优势，又吸收了现代药物设计方法和制药技术精华，是创新中药研发的理想模式。进一步完善了项目假说："方剂的潜能蕴藏于整合之中，不

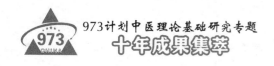
同组分、不同配伍产生不同的效应。以组分药性为基础，解读多组分与多效应的相关性，采用配伍优化设计方法而研制的现代中药，可启动自组织、自适应，融整合调节、对抗补充，求得和谐自然的整合效应。"

本项目采用文献学和循证医学方法，论证了组分配伍和饮片配伍的理论基础一致、疗效相当；明确了组分配伍特点和适用范围，总结提炼出17种组分配伍优化设计方法及其应用规律，为组分配伍研究提供理论支撑；探索了组分与疾病、证候的关联分析方法，挖掘出组分配伍在心血管相关病证中的应用规律。

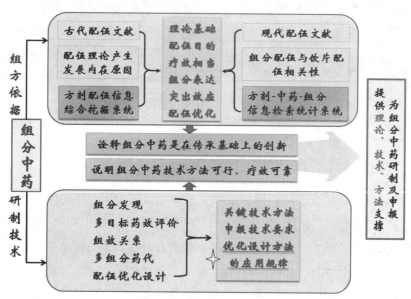

图7-37　组分配伍优化设计方法

2. 以组分配伍为基点的中药网络药理学研究理念

围绕组分配伍的网络调控机制这一关键科学问题，本项目立足中医药特色，关注国际前沿研究动态，将网络药理学研究理念应用于组分配伍规律研究，创新提出了中药网络药理学的研究理念，并取得了一系列进展：搭建了中药潜在靶点数据库（TCM-PTD）等多个基础数据库；根据中药整合调节特点提出了网络"失和/求和"建模及组分配伍优化方法，建立了基于网络调控的中药药效综合评价技术，并开展了系列应用研究；创建了中药多成分/多靶点/多通路网络构建方法，并成功用于生脉方和芪参益气方等复方中药整合调节作用机制研究。

3. 提出中药药代标识物概念及组分体内过程辨析策略

中药药代标识物（Pharmacokinetic markers for herbal medicines）是指给药后体内出现的并能用现有分析技术检测的中药物质（原型成分或代谢物），可反映或预测与中药药效或安全性关联的中药体内物质暴露、影响暴露的因素及与暴露相关的其他重要因素（见图7-38）。在项目二和项目二十二的持续资助下，项目研究团队在开展复方丹参方药代动力学研究中，首次发现并提出了反映机体对复方丹参方物质暴露的药代标识物。血中测得的丹参素可用以表征给药后复方丹参滴丸所含的具有药效活性的丹参多酚类成分的体内暴露。随后该研究团队又发现三七皂苷类成分肠道吸收前水解脱糖生成的代谢产物（原人参二醇和原人参三醇）可作为药代标识物，用以反映体内生成的剂量非依赖型三七皂苷代谢物的暴露特征（暴露水平的个体间差异及药代动力学特征），也可用于反映影响上述代谢物体内暴露的关键影响因素（结肠中微生物代谢酶介导的脱糖水解活性的个体差异）。中药研究通常需要面对中药和机体两个复杂系统，提出、发现及应用中药药代标识物的目的就是要以此为技术手段，更好地应对中药和机体两个复杂系统，促进中药的基础研究发现向临床应用转化。

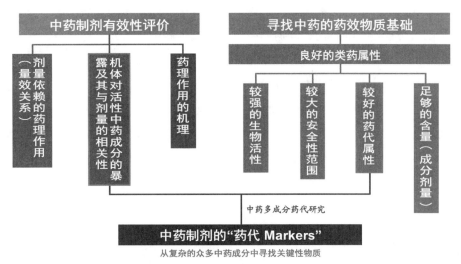

图 7-38　中药药代标识物研究示意图

4. 建立组分配伍减毒增效研究的新模式

中药复方的疗效源于经长期中医临床实践总结出的饮片配伍，其所含的化学成分间存在复杂的交互影响，从而使复方具有增效减毒作用。目前多数研究往往存在中药化学和药理活性研究结合不充分的局限，对中药复方的研究往往只停留在化学成分的变化和药理药效的变化，而对阐明作用机制的关键环节，特别是功效相关性研究不够深入，对中药作用研究的过程中缺少一架沟通化学成分变化与药理药效变化之间关系的桥梁。药物代谢酶和转运蛋白是决定药物体内过程的关键因素，它们的抑制或诱导作用是药物联合应用时产生药动学相互作用的主要机制，本项目采用 UPLC-Q-TOF 联用系统、液质联用和体外代谢技术，将血清化学、血清药理相结合，建立整合基于药物代谢酶表达方剂配伍规律研究的新模式。研究结果表明人参可通过诱导 P-gp 来增加附子中双酯型毒性生物碱的外排；影响乌头碱代谢的 P450 亚酶主要为 CYP3A，而人参皂苷激活 PXR-CYP3A4；丹参酮 II A 的代谢主要由CYP3A4 介导。项目组基于药物代谢酶和转运蛋白研究组分配伍减毒增效的特点和作用规律，构建了组分配伍减毒增效研究的新模式。

5. 规范组分中药研发模式、注册标准及临床用药

依据中药化学组成复杂、含有众多活性成分的特点，在项目二的研究工作中探索出用于开展中药多成分药代动力学研究的两种基本方法："药效→化学"方法和"化学→药效"方法，用以揭示给药后能被机体有效利用（通过体内生物屏障到达作用靶位、达到并维持起效浓度）的中药成分及其体内浓度变化特征和影响因素等；并以这两个基本方法为基础，发展出适合中成药特点的中药多成分药代动力学研究方法。与这些研究方法相配套，发展了多项关键技术群，如中药多成分体内微量物质分析技术群、中药体内代谢物单体制备和纯化技术群、药代动物实验技术群、中药多成分通过体内生物屏障研究技术群、中药多成分体内消除研究技术群等。在此基础上，发展形成了较为成熟的"多成分体系"中药药代动力学方法，对方法进行了规范化研究，并扩大了应用，为研制组分中药及制订相关注册标准提供了药代动力学技术支撑。构建中药药代动力学对外技术服务体系，实现了中药多成分药代动力学研究对外技术服务零的突破。围绕复方丹参滴丸、银杏酮酯片、舒血宁注射液、丹红注射液、血必净注射液、热毒宁注射液、参麦注射液、注射用血栓通等中成药大品种开展中药多成分药代动力学研究，率先填补了国内中成药大品种药代数据的空白，促进这些中成药大品种科技内涵提升，促进临床合理用药。

明确组分中药研制的主要关键技术以及申报资料主要技术要求，阐明组分中药与1、5、6类中药的核心区别与兼容性，为组分中药研制及申报提供技术支撑。

以急性脑梗死为研究范例，以病证结合动物模型入手，研究清热活血组分的体内代谢规律及炎性相关分子机制，临床验证组分中药协同增效及整合调节作用机制，不仅为临床组分用药和组方设计提供生物学依据，也为制订组分中药研制及注册标准提供技术支撑。

（二）科学证据

1. 组分配伍的理论研究

查阅古籍1156部，阐明了配伍理论发展过程及历代配伍特点，提出方剂配伍的一般模式，分析了配伍理论产生与发展的内在原因，构建《方剂配伍信息综合挖掘系统》，挖掘心病配伍用药规律；对组分中药相关概念进行梳理、辨析，回答了什么是中药组分，用实例说明组分配伍，整理组分中药药学、药效学研究关键技术方法，为起草《组分中药申报资料项目及研究技术要求》提出建议；构建了《治疗心血管疾病的方剂 – 中药 – 组分信息检统计系统》，加工数据13238条，挖掘出组分在心血管病证中应用规律；系统总结了组分配伍优化设计17种方法，提炼出2套组分配伍优化设计应用规律，明确了组分配伍6个特点及适用范围；明确了组分配伍特点和适用范围，从理论基础、配伍目标、疗效和安全性评价三方面，论证组分配伍和饮片配伍具有统一性。

（1）组分中药产生背景、相关概念、处方来源研究：本项目明确了组分、成分、有效成分、有效部位、中药组分、标准组分、提取物等相关概念以及它们之间的关系，为深入开展组分配伍、组分中药研究奠定了基础，对组分中药注册申报具有积极的推动作用。本项目研究认为中药组分是采用现代科学技术方法，从临床有效方剂或中成药中提取、分离得到的有效成分群，其主要活性成分基本清楚，质量符合有关规定，具有明确的药理活性和临床疗效，作用机理基本清楚，并能体现或部分体现或突出体现原方剂的疗效（源自饮片的有效成分、有效部位、有效提取物均属于组分范畴）。组分中药根据处方来源是否由临床有效方剂转化而来，可分为临床有效方剂和科研处方转化为组分中药。

（2）组分中药的药学研究关键技术：本项目对组分中药的药学研究关键技术（包括分离提取、纯化以及分析等技术）进行了整理研究，发现现行的质量标准及质量评价体系方法尚存在一定的不足，还不能全面反映及有效控制中药材及中成药的内在质量。合理的中药质量评价体系是提高中药质量的关键。以化学物质组学作为中药物质基础的研究方法，采用指纹图谱方法表达中药的整体性，结合多指标成分定量方法表达中药的特殊性，能够全面反映中药的内在质量，是一种合理有效的中药质量评价方法。这一研究模式对中药质量标准和质量控制体系的建立具有指导意义，对中医药的整体化研究将起到重大的推进作用。

（3）组分中药的药效学研究关键技术：本项目借鉴固定剂量复方的组方原则和方法，分析了组分中药的药理、毒理研究内容和特点。组分中药形式类似于天然药物，其药效学研究内容也类似于天然药物的技术要求，所以组分中药的药效学内容包括适应证、量效关系和时效关系；安全性评价可参照《中药、天然药物新药研究技术要求》中对非临床安全性研究方面要求；配伍效应研究是"组分中药"创制的核心内容，可参照《天然药物新药研究技术要求》对复方制剂的要求，对"组分中药"进行配伍合理性研究，包括组方的增效减毒等研究、配比研究，需进行配伍合理性设计，使其药效与饮片配伍等效或优效，而且质量稳定可控；组分中药的药理机制研究可采用多种新思路与新方法，包括：①以疾病病理机制为切入点的研究；②基于多组学技术的作用机制研究；③中药网络药理学；④系统药理学。组分中药的药代动力学研究主要借助液质联用技术，实现体内微量物质分析、中药复杂组分快速检出与结构鉴定、生物样品中中药多成分的同步定量以及中药复杂组分体内外代谢网络分析。本项目发展了液相色谱电解质效应、脉冲梯度色谱技术，并结合微萃取技术，有效地解决了体内微量物质分析的难题。在研究方法方面，本项目提出了中药多组分整合药代动力学、中药药代动力学标志物等概念，开展了中药对代谢酶/转运体调控及中西药相互作用研究、基于PK–PD结合的中药药效作用机制研究，以及中药药代动力学研究方法的探索和规范化。中药组效关系研究的常用方法包括中药谱效学研究、中药血清化学与血清药理学、定量组效关系建模等，主要开展了组分药效评价、组分–药效相关性及组分配伍优化等3方面研究。

2. 智能化中药组分库构建技术

构建中药组分库的目标是将方剂复杂化学物质体系的所有成分进行系统分离分析和精确表征，进而实现活性成分的鉴定，为进一步的中药组效关系研究服务。因此，本项目重点解决了四方面问题：①如何实现标准化、系统化的分离，制备满足高通量活性筛选要求的方剂组分样品；②用何种分析手段获得高分辨率的成分化学数据；③如何智能管理并利用相关化学与生物信息，并对检出的化学成分进行表征；④如何高效率地智能发现中药活性物质。

本项目建立完善了植化分离鉴定与活性筛选相结合、分析与活性评价相结合、生产工艺与药效相结合等一系列中药有效组分发现与制备方法，主要研究内容包括：在综合应用多种现代分离技术的基础上，进行有机集成，形成完善的中药标准组分系统分离制备技术，并制定一系列标准规范，达到提取和分离制备过程的标准可控，实现了中药组分的批量获取；建立了一系列中药有效组分发现方法，从多个方剂中筛选发现了有效组分；发展了多种中药分析策略和联用技术，可全景、高通量地获取中药成分的多维化学表征；运用智能信息技术，建立了中药组分数据库的软硬件系统，通过信息智能管理系统统一管理、挖掘、整合、共享各种来源及类型复杂的组分信息，实现了药材–部位–组分–化合物关联信息的智能检索，建立并完善了规模化的中药标准组分库。

（1）中药组分制备技术：借鉴先进的天然产物化学成分库构建、分析和管理方法，发展了经济、高效、系统的中药标准组分制备技术。原则上，中药标准组分的制备主要考虑以下因素：①保证活性

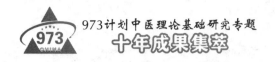

物质的含量足以显示活性；②尽量减少毒性成分和其他杂质对后续筛选的干扰；③尽量减少不同组分中相同成分的重叠，以避免重复筛选；④基本保证通过2轮筛选即能确定活性物质；⑤满足经济性要求，一次制备即能满足多次筛选的要求；⑥对不同药材及方剂均具有较强的适用性。根据上述研究思路，采用制备液相、二维液相色谱等现代仪器设备建立了适用于大规模筛选的中药组分高效制备新方法，实现了中药组分的标准化、可重复制备。

（2）中药有效组分发现方法：如何从中药复杂物质体系中筛选发现有效组分一直是中药药效物质研究的难点，也是以组分配伍研发中药新药的关键环节。本项目提出了一系列中药有效组分发现方法，主要分为三类：①基于活性评价的有效组分筛选技术；②基于计算机模拟的有效组分预测评价技术；③实验与计算辨析相结合的有效组分发现技术。运用上述方法成功筛选出复方丹参方、茵陈蒿汤、双丹方、参麦方等多个方剂的有效组分，形成了一套高效、准确的有效组分发现技术体系，为大规模开展中药有效组分筛选提供了技术支持。

1）基于活性评价的有效组分筛选技术：构建了从分子、细胞、器官到整体动物多个层面的中药组分筛选与活性评价技术体系，包括缺氧/复氧损伤内皮细胞模型、平滑肌细胞增殖模型、小胶质细胞炎性评价模型、肾上腺髓质细胞儿茶酚胺分泌模型、雌激素受体模型、血脑屏障体外模型等细胞模型以及基于化学发光的抗氧化活性组分高通量筛选平台等。在此基础上，开展了黄芪、香加皮、杜仲、补骨脂、黄连、续断、丹参、三七、人参、枳壳等药材及复方丹参方、茵陈蒿汤、双丹方等方剂的组效关系研究，发现了降脂、抗心肌缺血、肝脏保护剂、神经保护剂、雌激素受体调节剂等有效组分和有效成分50余个。

2）基于计算机模拟的有效组分预测评价技术：基于计算机模拟的中药有效组分预测评价是通过分析药物与生物大分子发生相互作用的关键位点，通过利用三维药效团、活性位点分析等技术，模拟靶点或活性化合物的作用特征，并以此为中药有效成分群辨识模型，利用三维药效团、分子对接、反向对接、三维数据库搜索等技术，对中药或方剂化学成分数据库所含中药有效成分进行辨识，以发现作用于同一靶点、具有相同受体活性的中药有效成分。此技术主要包括基于三维药效团和基于分子对接两种技术，前者是针对中药有效成分活性结构特征进行辨识模型的构建，后者是通过分析受体活性位点结构特征而进行辨识模型的构建。本项目运用数据挖掘、分子模拟的方法和技术，基于化学药物的分子描述和三维结构特征，搭建了较为成熟的药效团模型构建技术平台，系统、全面地建立目前所有已证实靶点的识别模型，共计100余个组分活性预测模型，并预测了9000余个中药成分的活性，从而实现了在中药的活性数据及作用机理研究不清楚的情况下，基于化学结构就可以推测出可能的靶点，从而为中药组分配伍奠定基础。

小分子化学药物研发过程中，计算机辅助类药性评价技术已成为新药研发的重要内容。对候选化合物进行类药性评价有利于降低药物开发的风险，提高活性筛选的效能。化学药物常用的类药性判断原则是Lipinski提出的类药性规则，其要点是：候选化合物分子量＜500，计算得到的辛烷/水分配系数（ClogP）≤5，氢键供体基团（OH和NH）数目≤5，氢键受体基团（N和O）≤10。项目组采用ClogP计算软件（Daylight Information Systems, http://www.daylight.com）对方剂组分的类药属性进行了评价。发现方剂有效组分中约70%的化合物符合Lipinski规则，其分子量分布在100～500之间。

3）实验与计算辨析相结合的有效组分发现技术：本项目将中药分离分析、药效评价实验与因果关系发现技术相结合，通过对中药化学组成与活性评价数据相关性分析，进一步发展了中药有效组分智能辨识方法。其研究思路是选择一批化学组成相近但各组分含量不同的样本，根据每个样本中组分含量数据及药效活性评价数据，找出对全方药效活性有较大贡献的有效组分。从计算角度上看，该方法的基本假设是中药化学物质体系中有效组分含量与药效活性在一定范围内存在线性关系，而无效组分含量与药效活性无关，则可用线性回归方程建立简单的计算模型。再运用逐步回归、因果关系发现、Markov Blanket 发现等算法辨识中药有效组分，即在考虑混合物中其他组分对药效活性的影响下，判断某个组分与药效活性是否直接相关。通过这种方法，能够针对不同的药效活性指标计算发现有效组分，将有可能在不进行化学分离的情况下辨识出中药有效组分。本项目已运用这种方法从双丹方中找出具有心肌保护作用的活性组分。验证试验表明，辨析出的活性组分确实具有较好的活性。与常规的活性跟踪筛选方法相比，这种方法能减少分离和筛选的实验工作量，为从方剂中筛选发现有效组分提供了一条新的研究思路。

此外，本项目提出了"组分剔除法"用于中药有效组分筛选。"组分剔除法"可通过设计各组分的有序配伍，采用方差分析等方法判定缺失某一组分对全方药效的影响，逐步淘汰与原方药效不相关或相关性较低的组分，最终筛选得到能代表原方药效的有效组分配伍。组分剔除法充分考虑了方剂组分配伍的有效性，保证了筛选得到的组分配伍仍具有较强的药效。运用该方法研究了参麦方不同组分配伍对环磷酰胺（CTX）化疗 S180 荷瘤小鼠的协同增效作用，从中发现人参二醇是参麦方对 CTX 化疗 S180 荷瘤小鼠起增效作用的有效组分。

（3）中药有效组分鉴定方法

1）方剂组分库的系统分析方法：液相色谱－质谱联用技术适合快速分析鉴定中药方剂化学成分。但是，对于方剂组分库的分析要求来说，一维液相色谱分离不能提供足够的分辨率。本项目采用正相制备液相色谱作为第一维分离手段，第二维采用液相色谱－质谱联用进行分离分析。除了获得成分化学信息外，液相色谱－质谱联用对中压制备洗脱物的分析还可用于评价分离的效果，避免相邻洗脱物所含物质重叠过多。在研究过程中，半制备高效液相色谱所采用的色谱条件与液相色谱－质谱联用 S 分析条件基本一致，这样做的好处是减少了分析方法开发的时间，有利于保障方剂组分库与成分分析结果的对应性。为了最大限度地获得准确的谱峰化学信息，满足检测各类化合物的需要，液相色谱－质谱联用分析采用了 100min 的缓慢线性梯度洗脱程序，而且每份样品在正离子模式和负离子模式下分别做一次分析，这也有利于提高方法检测各类化合物的通用性。实验表明，二维色谱法提供了非常理想的分离效果。采用该方法对精制血府逐瘀汤中压制得到的 6 个组分进行分析，检出的谱峰达到 176 个（质谱检测器能检出并能够判断分子量）。其中同时拥有明显紫外吸收特征的谱峰为 113 个，远多于一维液相色谱－质谱联用检出的数目（23 个谱峰）。

2）分析数据自动处理方法：当采用统一的液相色谱－质谱联用方法对大量样品进行全局分析时，会产生巨大的数据量，仅采用人工方式进行数据分析耗时耗力，因此有必要发展计算机辅助的色谱数据处理方法。本项目采用 Matlab 软件开发了应用程序 WiseProcessor，能够自动提取质谱数据，并判断分子量。程序报告的谱峰分子量计算结果综合了正离子模式和负离子模式下获得的数据，提高了分子量判断的准确性，弥补了单一离子化模式检测的不足。采用这一方法，90%以上的谱峰能够确定主要成分的分子量。对于方剂成分鉴定来说，确定物质的饮片来源是必要的步骤。通过比较方剂色谱峰与各饮片色谱峰在保留时间和分子量上的异同，通常能够确定物质的饮片归属，WiseProcessor 能够自动完成这一工作。为了克服色谱峰漂移带来的困难，采用移动搜索窗口的方法，对邻近时间范围内所有的候选峰进行比对。利用色谱保留时间、分子量、紫外光谱等信息对所有检出成分进行化学表征。虽然多数物质的化学结构并未直接得到鉴定，但依靠上述化学特征信息，在绝大多数情况下能够通过文献查询、数据库比对等方式推断出该化合物的结构。

本项目建立了智能化中药信息管理系统用于整合、管理和利用中药组分库。该信息管理系统主要包括以下几个模块：①以中药制剂、饮片、组分、化合物四个层面为主线，建立中药化学谱图信息的通用储存格式，构建了基于语义对象模型的、便于修改和扩展的关系型数据库；②制订了数据质量评判、修正和备份方案，建立了数据安全管理规范，开发了个性化单机和网络服务模式，为数据共享提供了合理的检索接口和结果发布方式；③建立信息整合分析模块，包括色谱 / 质谱数据滤噪与解析、光谱多元校正等化学信息整合方法等。信息管理系统采用 Client/ Server 体系结构。C/S 结构具有很强的联机处理能力，还有分布查询、多点更新、两阶段提交合远程调用等功能。它将与事物逻辑有关的数据完整性、安全性及事物逻辑管理放在服务器段，从而提高了系统的完整性、一致性和安全性。除化学数据管理、数据检索的功能外，本项目还开发了中药药效物质资源发掘模块，具有高级的数据分析功能，可运用数据挖掘方法对中药数据进行智能分析，找出隐含的规律和知识，指导和帮助中药研发。其方法流程如下：首先，通过数据库检索出能够治疗某一疾病的所有中药，然后依次检索出与中药相关的所有饮片以及中药成分；第二步，通过频率分析，统计各饮片和成分出现的次数；第三步，对在第一步中检索出的所有中药成分按其结构类型进行聚类分析；第四步，综合考察评价聚类分析和频率分析的结果，挑选出与疾病最相关的饮片及中药成分。

3. 组分中药研究技术平台的建立

（1）组分配伍相关数据库的建立

1)《治疗心血管疾病的方剂 – 中药 – 组分信息检索统计系统》的构建与挖掘：本项目采集近二十年的期刊文献数据并结构化加工，对治疗心血管疾病的中成药、中药及相关组分的研究结果进行检索、统计及挖掘分析。建立与组分中药研究相关的，包含化学信息、活性信息、临床信息、安全信息等在内的信息检索统计系统。为治疗心血管疾病的组分中药申报前相关研究服务，为复方（中成药）优化提供数据基础，缩小药物筛选范围，为中药配伍的内在规律研究提供一种新思路。并利用该系统中的数据，进行数据挖掘，探索治疗心血管疾病的组分与疾病、证候、药理作用等的关系。

2）基于 logistic 回归模型和贝叶斯网络模型的数据挖掘：本项目通过 logistic 回归和贝叶斯网络方法，以活血、止痛功效和药性（寒、温、平）为研究对象，与组分关键药理作用相关性分析，建立基于药理作用的功效预测模型和药性预测模型，挖掘药理作用之间以及药理和功效、药理和药性之间的关系，并用贝叶斯网络表示关联关系，利用条件概率理论计算功效与药理间、药性与药理间的关联概率。并利用所建立的模型对部分中药组分进行功效及药性的预测。

（2）中药网络药理学研究平台构建：本项目在国内较早开展中药网络药理学研究并搭建了较为完

备的研究平台。以治疗心血管疾病方剂为主要研究对象，构建了相应的基础数据库，主要包括数字化方剂库、仲景方知识库、中药成分潜在靶点库等，并发展了相应的数据解析与网络分析技术。

1）智能化方剂库研究：本项目搭建了以仲景方为基础的智能化方剂库，通过深入剖析仲景方剂化学组成，为阐释其组方配伍规律提供依据。依据方剂中成分的极性大小差异采用大孔树脂柱色谱、制备液相色谱方法分离制备方剂组分。目前，智能化方剂库中包含了仲景方实物库（248 个仲景方方剂和 20000 余个标准组分）和化学信息库。化学信息库中储存有相关方剂组分的色谱、UV 吸收谱、多级质谱、准确分子量等化学信息；仲景方药理信息库已包含 160 余个方剂相关组分的药理活性信息。涵盖仲景方实物库、化学信息库和药理信息库的仲景方方剂库的建立，有望从整体上为研究方剂现代研究提供新的助力。

2）质谱数据智能解析平台 MassGraph：随着 LC–MS 在中药化学成分研究中的应用越来越广泛，质谱数据解析成为关键技术问题。LC–MS 分析所得到的数据量非常大，CID 更是能得到巨大量的裂解信息和数据，对这些数据的分析会占用大量的时间，并且需要研究者具有扎实的质谱数据解析能力，这成为 LC–MS 应用于天然产物分析的重要瓶颈。为了突破这一瓶颈，本项目开发了中药成分质谱数据解析工具 MassGraph（http://pharminfo.zju.edu.cn/massgraph/），并免费提供在线数据分析服务。MassGraph 的总体思路是将从 PubChem 数据库中获得化合物，通过化学信息学软件 RDKit 进行智能虚拟裂解，得到不同的碎片，通过比较候选质谱和虚拟裂解的谱图信息来鉴定化合物结构。

3）中药成分潜在靶点数据库：揭示中药各化学成分的作用靶点是中药药效物质基础研究的重要研究目标。随着网络药理学理念的引入，中药的多靶点效应研究已成为当前中药作用机制研究的热点，而中药多成分 – 多靶点网络模型也成为研究中药成分和作用靶点间复杂作用关系的重要工具。然而，目前涉及中药化学成分 – 靶点关联信息的实验研究相对匮乏，难以如传统化学药物般构建规模化的药物 – 靶点网络。因此有必要采用计算预测等研究手段快速发现并补充中药成分和作用靶点间的关联关系，为开展中药成分 – 靶点网络建模研究提供关键数据基础。

本项目发展了中药成分潜在靶点预测方法，并开展了已知中药成分的靶点关联预测。基于当前已知的药物 – 靶点关系，运用定量构效关系（QSAR）和随机森林（Random Forest）等算法建立了基于结构的成分 – 靶点关联预测模型，并收集《中华人民共和国药典》（2010 年版）所收录的中药的化学成分结构信息，通过上述关联模型预测中药成分的潜在作用靶点。

基于 Ruby on Rails 和 Javascript 技术构建了 TCM-PTD 数据库平台，实现中药成分 – 靶点的关联预测结果的在线查询。截止到当前版本，数据库共收录了 490 味中药饮片信息，12629 个中药成分，1354 个药物靶点以及 169950 对潜在成分 – 靶点关联关系。以常用活血药材丹参为例，当前数据库共包括 60 种丹参成分，并给出每种成分的成药信息，包括化学结构、成药性（以 Lipinski rule of five 为依据），来源药材及预测靶点。

4）仲景方知识网络构建：在前期仲景方化学成分和活性成分辨识策略的基础上，本项目以《伤寒论》和《金匮要略》两书中所记载的古方和证候为基础，从方 – 药 – 证 – 病多个层次入手，构建仲景方知识关联网络。秉承理法方药、病证结合的研究思路，从微观的化合物、靶点开始，通过药材、方剂，到宏观的证候和疾病，涵盖药材 – 证候、药材 – 疾病、化学成分 – 疾病三个层次的知识网络，为

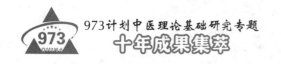

后续构建仲景方全方知识库奠定基础。

仲景方二书共收录方剂 268 方，涉及药味 131 味。通过对古书中关于方剂所记载的中医证型和治法进行分类，剔除了部分偏僻病证和罕见药味，共将仲景方方剂分为 28 大类病证，涉及药材共 116 味。仲景方的中医证候与主治均严格依照原书记载，中医证候与临床西医疾病的对应则来源于对其进行中西医结合的解读与临床应用文献统计。以化学成分和对应疾病为节点，构建了信息量巨大的仲景方化学成分 – 疾病网络。三个层次的关联组成了网络主体部分。

（3）治疗心血管疾病中药的毒性评价平台：本项目基于模式生物秀丽隐杆线虫、斑马鱼、二乙酸荧光素建立了治疗心血管疾病中药的毒性物质快速筛选平台，采用本平台系统评价了中药参附方、参麦方配伍的急性毒性与量 – 毒关系，定量研究了中药参附方、参麦方各配伍药物之间的相互作用。利用 UPLC–Q–TOF 技术建立了心血管疾病有效中药毒性物质的发现平台，分析了各药及配伍后相关有效成分、毒性成分的变化，建立了参附注射液中各单药及其配伍后效、毒成分的指纹图谱，对参附注射液中效、毒性物质体内代谢过程实施了动态观测，同时与参麦注射液平行对照，找到配伍前后主要的差异成分和毒性成分的变化规律。

4. 组分配伍优化设计技术与应用研究

组分配伍优化设计方法是组分中药创制的核心内容。本项目在前期两个 973 项目研究中，创新提出了中药定量组效关系（QCAR）概念，并创建了单指标优化、多指标优化等组分配伍优化设计方法。在此基础上，围绕方剂组分配伍的网络调控机制这一关键科学问题，立足中医药特色，关注国际前沿研究动态，将网络药理学研究理念应用于组分配伍规律研究，将方剂组分配伍优化策略从单目标 / 多目标优化拓展至整体网络优化。该方法根据中医药"求和"理念，将疾病视作机体生物分子网络失衡（从正常状态转化到疾病状态），而把中医药的治疗视为调节疾病相关生物分子网络，使机体复衡，据此创建了基于网络调控的组分配伍优化方法，通过定量评价中药组分对疾病生物分子网络的整体调控能力进行配伍优化，并应用于参麦注射液有效组分的配伍优化设计。

（1）基于网络复衡指数的参麦注射液整体药效评价研究：本项目以参麦注射液为例，采用网络复衡指数（NRI）对其抗大鼠急性心肌缺血作用进行了定量评价。结果表明，参麦注射液能够调控急性心肌缺血生物分子网络，使其趋向机体网络的平衡态。此外，对参麦注射液、红参提取液和麦冬提取液抗大鼠急性心肌缺血作用进行了对比研究，发现参麦注射液的网络复衡能力明显强于红参或麦冬提取液，提示两味药材配伍使用具有协同增效效应。

根据基因表达水平变化情况对急性心肌缺血生物分子网络进行标注，体现疾病状态及参麦注射液给药对网络的影响。参麦注射液给药后并不会产生过强或影响生物系统平衡的过度调控，并能够调控急性心肌缺血生物网络的状态，将其向平衡态回调。

对疾病生物网络中表达失调最为显著的前 10 个基因的表达水平调控情况进行个例分析，发现所有受到显著调控的节点其表达水平在参麦注射液给药后均被回调，进一步证实了参麦注射液具有调控急性心肌缺血生物分子网络，使其趋向平衡态的结论。

通过上述研究，可以直观地发现参麦注射液能够回调由缺血造模产生的网络失衡，本项目进一步运用 NRI 指数对参麦注射液及其组方药材提取物的网络复衡能力进行定量评价。结果表明，参麦注射液对于造模后显著失调的基因具有超过90%的回调能力，而对整体网络的复衡能力也达到了77.9%。相比而言，红参提取物给药组的网络复衡能力相对较弱，只能回调约40%的网络失衡，而麦冬提取物给药组的回调效果则更低。

结果表明，参麦注射液的NRI得分远远高于红参和麦冬的NRI得分，提示红参和麦冬提取物合用时对急性心肌缺血生物分子网络产生更强的调控效果，协同增效作用明显。

（2）机体生物分子网络"失和/求和"建模方法

1）疾病相关生物分子网络构建方法：本项目整合疾病知识和组学数据分析方法，提出了疾病相关生物分子网络的构建方法。整个流程可分为数据收集、数据整理、网络建立及可视化和网络分析四大环节。在数据收集环节中，通过知识挖掘技术，以及转录组学技术收集了疾病相关基因信息、相互关联信息、疾病及正常状态的表达谱信息。在数据整理环节中，通过基于RGD（Rat Genome Database）等数据库收集和疾病过程相关的基因；并整合HPRD和BioGRID数据库中的蛋白–蛋白相互作用关系（PPI）信息；对疾病及正常状态相关芯片的表达数据进行数据标准化处理，获得基因表达值的相对变化趋势。在网络构建过程中，采用整合的基因信息和PPI关系分别作为网络中的节点和连接构建了生物分子网络。其中网络中每一个节点代表基因，而每一条连接代表两个基因对应蛋白之间存在相互作用关系。随后将基因表达值的变化趋势以网络标注的形式和疾病相关生物分子相结合，形成疾病相关生物分子网络。

2）网络"失和/求和"建模方法：本研究在前期建立的网络复衡指数（NRI）方法基础上，通过整合网络中节点的拓扑学属性和回调效率来计算网络"求和"指数，从而综合评价药物调控疾病相关生物分子网络的整体作用。

该方法中节点拓扑学属性使用节点的连接度（Degree）进行定义；节点回调效率则采用回复调控效率（Efficiency of Recovery regulation，EoR）表示。EoR是基于定量的回调状态（RL'）的描述节点回调效率的指标，RL'是回调状态指标RL的连续变量形式。RRODN为节点拓扑学加权后的回调效率。最终，面向疾病生物分子网络的网络"求和"指数（NRI–ODN）通过计算整体网络中显著上调基因和显著下调基因的RRODN之和获得，显著上调和显著下调的基因定义标准为造模组表达水平相对于对照组的差值绝对值大于0.5。

（3）基于网络"失和/求和"建模的组分配伍优化设计方法及其应用：本项目前期研究表明，网络复衡指数可以定量评价中药对疾病生物分子网络的整合调控水平，这一方法的建立为从整体网络调控的角度开展组分配伍优化研究提供了关键技术支撑。

本研究首先通过药物（维拉帕米）诱导斑马鱼心衰模型，以参麦注射液人参二醇型皂苷、人参三醇型皂苷和麦冬皂苷这3种有效组分为研究载体，应用混料设计中的极顶设计，根据临床用药剂量按质量分数设定在人参皂苷总和80%～100%，麦冬皂苷（＜20%），从而将人参二醇型皂苷（以下简称PD）、人参三醇型皂苷（以下简称PT）、麦冬皂苷（以下简称OP）按照不同比例配制而成的12种组分，其中PD、PT、OP的配比分别为1:1:0、10:0:1、0:10:1、5:5:1、5:5:2、15:15:1、5:10:1、5:15:1、10:15:1、10:5:1、15:5:1、15:10:1，并获得不同配比组分的全鱼组织样本，分析斑马鱼心输出量、血流速度和心率。以心输出量、血流速度和心率等指标定量评价供试品对维拉帕米诱发的斑马鱼心衰的心脏功能改善作用，以作为不同组分配伍的表观药效评价指标。通过 RNA 提取和表达谱芯片技术获得造模及给药后的基因表达调控信息，并运用芯片数据分析、通路富集分析和数据库整合等技术手段构建急性心肌缺血相关生物分子网络，通过网络"求和"指数定量计算组分配比给药后对网络的调控模式及能力，从网络"求和"的角度系统性评价不同比例组分配伍抗急性心肌缺血的整体药效。

基于前期构建的急性心肌缺血生物分子网络和网络"求和"指数方法，定量评价不同比例配伍三个组分的整体网络调控能力，发现当 PD∶PT∶OP 比例为 10∶0∶1 和 15∶5∶1 时，其网络"求和"指数明显高于其他组别的得分。在混料设计中，各因素的变化对指标的影响作用可以在等高线图上描述，在实验中 PD、PT 和 OP 三者的交互作用下，对网络"求和"指数评价作用如图 7-39 所示。

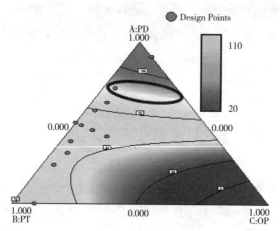

图 7-39　参麦注射液三种组分配伍对网络"求和"指数影响的等高线图

结合生产投料实际情况及模型优化的结果，参麦三个组分的最优比例范围落在如上图黑色圈范围以内，中心 PD∶PT∶OP 约为 4∶1∶1。这一基于网络整体调控作用的配伍优化结果与药效学结果是基本一致的，表明网络"求和"指数方法优化组分配伍是可行的。

5. 组分配伍作用模式研究

本项目针对复杂疾病（冠心病）关键病理环节开展了系统研究，分析不同组分及配伍对主要靶点的作用及机制，以及组分间相互作用特点，研究组分配伍协同增效、拮抗减毒的作用规律，明确了不同治则方剂（活血化瘀、益气养阴、益气温阳）的治疗特点，为临床用药提供依据，也为多组分配伍研制创新中药提供支撑。

（1）生脉方抗心力衰竭作用机制及组分配伍规律研究：采用左冠状动脉前降支结扎术制备心肌缺血致心功能不全大鼠模型，经心功能评价后随机分组给药，术后 28 天进行超声检测。结果表明，生脉方能有效地降低心衰大鼠扩张的左室舒张末内径（LVEDd）和左室收缩末内径（LVEDs），尤以改善收缩末内径为主，且进一步提高 EF、FS 值。在动脉血流动力学方面，生脉方能有效改善主动脉流出道血流速度 PeaK，明显改善左室收缩压最大上升速率 $+\mathrm{d}P/\mathrm{dt}_{max}$ 和左室舒张压最大上升速率 $+\mathrm{d}P/\mathrm{dt}_{max}$，以及心搏出量（CO）和每搏输出量（SW），进而改善心衰大鼠的心室血流动力学状况。生脉方还能有效抑制心肌细胞的纤维化，逆转心室重塑过程，抑制心衰大鼠心肌细胞间质的纤维增生，改善心肌肥厚及心肌重塑的超声指标 LVEDd、LVEDs 以及心脏、体重、肺重等指数。

采用 miRNA 芯片技术研究生脉方对心衰大鼠缺血心肌 miRNA 表达的影响。结果表明，生脉方抗心肌衰竭作用与抑制心肌肥大、抗缺氧损伤和细胞凋亡、抗炎等途径相关，为后续实验验证生脉方多成分、多途径整合调节作用提供了线索。进一步研究表明，生脉方还能够降低具有抑制凋亡作用的Bax 的表达，提高具有抑制凋亡作用的 Bcl-2 的表达，减少心肌细胞凋亡。

运用同位素标记相对与绝对定量（iTRAQ）技术研究了人参、麦冬提取物及其配伍对心肌缺血大鼠的心肌蛋白质的影响，鉴定出一批差异蛋白，发现其功能与线粒体呼吸链、TCA 循环、能量代谢、细胞结构有关；亚细胞定位分析发现，超过 40% 的差异蛋白位于细胞线粒体上，推测人参皂苷类组分能通过改善线粒体能量代谢起到保护心肌的作用。

采用 Ang Ⅱ 诱导 H9c2 心肌细胞肥大模型，发现生脉方可以改善 Ang Ⅱ 引起的心肌肥大；与Ang Ⅱ 组相比，生脉方能够降低心肌肥大标志基因 ANP 的相对表达。进一步采用靶向 SIRT1 活性的荧光探针筛选生脉方中具有 SIRT1 激动活性的化学成分，结果表明来自人参的 20（S）- 人参皂苷Rg$_3$、人参皂苷 Rb$_2$、人参皂苷 Rb$_3$、人参皂苷 F$_1$、人参皂苷 F$_2$、人参皂苷 Rc，来自麦冬的麦冬皂苷D'，来自五味子的五味子甲素、五味子乙素均具有一定的 SIRT1 激动活性。验证实验结果表明，人参皂苷 Rb$_2$、人参皂苷 Rc、人参皂苷 F$_1$ 和五味子甲素对于细胞内的 SIRT1 活性具有直接的激动作用，显著性地提高了细胞内 SIRT1 蛋白的活性。与此同时，发现 4 个化合物对细胞内 NAD+/NADH 的比例有所增加，而细胞内的 NAD$^+$/NADH 的比例增加也会对提高 SIRT1 蛋白的活性。因此，可以推测人参皂苷 F$_1$、人参皂苷 Rc、人参皂苷 Rb$_2$ 和五味子甲素既可以通过直接作用于 SIRT1 蛋白而发挥激动作用，又可以通过调节 NAD$^+$/NADH 的比例来影响 SIRT1 蛋白的活性。

在氧化损伤 H9c2 心肌细胞模型上研究发现，生脉方中人参皂苷 Rb$_2$，20（S）-Rg$_3$、五味子甲素等成分可提高 ATP 含量，降低活性氧的生成，显著提高线粒体内的锰 - 超歧化过氧化物酶的活性，调节线粒体 DNA 含量，其机制与激活 SIRT1 活性，降低 FoxO1 的乙酰化水平有关。在脂多糖诱导RAW264.7 细胞模型上，研究发现五味子中五味子甲素等成分能够抑制 iNOS 和 COX-2 蛋白表达，减少 NO 和 PGE$_2$ 含量，发挥抗炎作用。

上述研究揭示了生脉方中人参皂苷、麦冬皂苷及五味子木脂素类成分通过激动 SIRT1 蛋白、改善线粒体功能与能量代谢、抗炎等多成分多途径作用机制，从而为诠释生脉方益气养阴功效提供了科学依据。

（2）芪参益气方多成分、多靶点、多途径整合调节机制研究：本项目提出了一种基于组学数据和文本挖掘的中药整合调节作用研究新模式，并以芪参益气抗大鼠急性心肌缺血研究为例，从分子水平诠释其对缺血性心脏病的多成分、多靶点、多途径的作用方式。

基于本项目前期构建的心血管疾病数据库以及芪参益气方干预心肌缺血大鼠后的基因转录组学表达数据，选择心血管疾病相关的差异表达基因，结合前期对芪参益气方的主要成分分析及其体内ADME 研究，找出其主要药效成分分别为黄芪中的黄芪甲苷、毛蕊异黄酮、芒柄花素，丹参中的丹参素、原儿茶醛和迷迭香酸，三七中的人参皂苷 Rg$_1$、人参皂苷 Rb$_1$，三七皂苷 R$_1$，以及降香中的反式橙花叔醇及氧化物 Ⅰ、氧化物 Ⅱ。同时，通过文献挖掘技术，从文献数据库（PubMed）中挖掘文献报道主要活性成分的潜在靶点信息，构建成分－靶点网络；结合文本挖掘的成分作用靶点信息，将芪参益气方作用后具有差异表达的基因作为潜在的靶点；进一步将这些 DEGs 靶点开展生物信息学分析，富集得到成分作用靶点的信号通路信息。对于来自降香的挥发性成分反式橙花叔醇及氧化物Ⅰ、氧化物Ⅱ，发现其抗炎作用的分子机制。最后，综合实验及文本挖掘结果构建了芪参益气方主要药效物质的成分－靶点网络，并将其与缺血性心脏病疾病网络整合，构建药物－疾病网络，通过网络可视化及网络分析法辨析了芪参益气方主要成分作用子网络的结构及生物学功能，构建芪参益气方多成分－多靶点－多通路整合调节网络，从分子网络水平揭示了芪参益气方主要成分对缺血性心脏病的多靶点、多途径整合调节作用。

本项目开展了中药方剂网络整体调控作用评价研究，即网络"求和"指数方法。结果表明，芪参益气方在调控急性心肌缺血（AMI）生物分子网络，使其从疾病失衡态向正常平衡态的"求和"能力比其四味药材更为显著，表明芪参益气方中的四味药材合用时具有明显的配伍增效效应。根据中医君臣佐使配伍理论，黄芪和丹参作为芪参益气方的君药和臣药，其疾病生物分子网络的网络复衡能力也显著高于三七和降香。"求和指数"计算结果表明黄芪和丹参相对于三七和降香，单独作用时能够对由急性心肌缺血导致的生物系统失衡状态进行更显著地回调，研究结果符合芪参益气方的组方配伍理论。根据中医药性理论，黄芪主补中益气，是补气首药；丹参主活血化瘀，是调理血分之首药，气与血各有其不同作用而又相互依存，而当前中药研究中对气血相互依存，相互作用的关系的科学内涵始终难以解释。通过网络分析，从对疾病网络"求和"的角度表明了以丹参和黄芪为主药构成的芪参益气方能够显著增强丹参和黄芪单独给药时的药效作用，从分子网络的层面诠释了其配伍增效效应。

富集通路分析进一步表明了组成芪参益气方的各味药材在调控急性心肌缺血中的关键生物过程，如能量代谢、细胞凋亡和炎症反应中各自发挥关键效应，并具有一定的协同性。这些信号通路过程也为揭示芪参益气方抗急性心肌缺血的配伍机制提供了重要的依据，也表明基于疾病生物分子网络的网络药理学研究手段在中药方剂配伍规律的科学内涵解释中具有光明的应用前景。

基于网络"求和"指数开展中药整合调节作用及配伍规律研究主要具有以下优势：①该研究模式不依赖于药物的化学结构，可从药材和组分层面开展研究，解决了部分活性成分难以代表整体方剂的缺陷。②网络模型涵盖急性心肌缺血过程密切相关的靶点，从多靶点作用的角度直观反映出了中药方剂的整体调节作用。③通过网络调控变化分析，能够表现出方剂中各组分或药材对网络的影响模式和贡献，从通路的水平进一步揭示每味药材和整方药效相关的生物学途径。

（3）活血化瘀（丹红注射液）、益气养阴（参麦注射液）、益气温阳（参附注射液）方剂调节心肌细胞线粒体能量代谢的作用机制研究：本项目研究表明，活血化瘀（丹红注射液，DHI）、益气养阴（参麦注射液，SMI）、益气温阳（参附注射液，SFI）预给药对心肌细胞基础耗氧率无明显影响。DHI可明显降低非线粒体呼吸耗氧率，三者在正常条件下均不影响心肌细胞的最大耗氧率、ATP相关耗氧率、质子漏及储备能力。H/R后，SMI、SFI均能显著增加线粒体基础耗氧率、最大耗氧率、ATP相关耗氧率、质子漏、非线粒体呼吸耗氧率及储备能力；DHI能显著增加线粒体基础耗氧率、最大耗氧率、质子漏及非线粒体呼吸耗氧率，而对ATP相关耗氧率及储备能力无明显影响。H/R条件下，改善线粒体呼吸功能方面，益气养阴药>益气温阳药>活血化瘀药。对参附、参麦、丹红注射液抗离体心脏氧化损伤作用进行比较，研究表明益气养阴中药 SMI、活血化瘀中药 DHI 具有拮抗 DPPH 造成心肌氧化损伤作用，益气温阳中药 SFI 该作用较弱。

采用心肌缺血大鼠和 8 周龄 eNOS KO 小鼠模型，研究发现参附注射液具有改善心功能的作用，而对 eNOS KO 小鼠的作用较弱。SFI 与缬沙坦有相似作用，但起效相对较慢。应用豚鼠 Langendorff 离体心脏模型，在不同的灌流模式（恒流灌注及恒压灌注）下，观察了 SFI 对心脏功能及冠脉流量的影响。结果发现，恒压灌流时，SFI 显著增加豚鼠离体心脏冠脉流量、左心室压力（LVDP）和心率 - 压力产物（RPP）；恒流灌注时 SFI 显著降低灌注压，具有降低 LVDP 和 RPP 的趋势。间接反映了 SFI 增强心脏功能的作用主要通过扩张冠状动脉，而无直接强心作用。

此外，本项目研究发现参附注射液可抑制心肌纤维化和心室重构，降低慢性心力衰竭大鼠 TGF-β_1、MMP-9 和 CTGF 含量，抑制纤维化水平，改善心室重构；还能显著降低 CHF 大鼠心脏梗死边缘区的 TGF-β_1、MMP-2、MMP-9 表达，显著减轻 CHF 大鼠心肌细胞结构破坏及间质水肿，减少胶原纤维合成。通过 miRNA 组分分析发现，参附注射液通过抑制 TGF-β/Smads 信号转导通路、下调心衰相关 miRNA 表达而抗心肌纤维化和心室重构。

进一步研究参附注射液舒张血管作用，发现参附注射液通过 NO/eNOS 途径舒张大鼠胸主动脉，而红参提取液对 KCl、NE 引起的血管收缩具有内皮依赖性舒张作用。在此基础上，进一步开展 SFI 影响离体血管环舒张功能的机制研究，结果发现一氧化氮合酶抑制剂（NOS）L-NAME 可显著抑制参附注射液对血管的舒张作用，SFI 可显著上调内皮型一氧化氮合酶（eNOS）及其 mRNA 的表达，下调小窝蛋白（Cav-1）的表达，增加 eNOS 含量与活性，提示 SFI 舒张血管作用与 NO/eNOS 途径有关。在肠系膜微血管模型上也发现，SFI 可作用于肠系膜微血管内皮和平滑肌，抑制肠系膜微血管异常收缩，呈非内皮依赖性。在血管平滑肌上，SFI 可通过抑制 Ca^{2+} 通道，并通过抑制内向整流型 K^+ 离子通道（KIR）而非 ATP 敏感型 K^+ 离子通道（KATP）、电压依赖型 K^+ 离子通道（KV）、大电导钙激活 K^+ 通道（BKCa）而舒张血管；在血管内皮上，SFI 通过 NO-cGMP 途径而非 PGI_2 途径，并开放 IKCa、SKCa 来刺激内皮细胞膜超极化。进一步研究表明，SFI 可以增加 eNOS、p-eNOS（ser1177）、IKCa 和 SKCa 的表达，从而增加 NO 的合成和释放及钾离子外流量而舒张血管。

此外，本项目研究揭示了参附注射液通过调节 NF-κB 信号通路发挥抗炎作用及其物质基础，发现 SFI 可显著降低由 TNF-α 诱导的 IL-6 表达增加和 IKK、IKB 以及 NF-κB 的磷酸化，从而抑制 NF-κB 信号通路，发挥抗炎作用。通过 UPLC/Q-TOF-MS 分析和细胞模型的筛选，从参附注射液中筛选出具有 NF-κB 活性的 14 种有效成分，主要包含四类成分：原人参二醇类（人参皂苷 Rb_1、Rb_2、Rb_3、Rc、Rd），人参三醇类（人参皂苷 Rg_1、Rg_2、Re、Rf、F_1），双脂型生物碱（附子灵和尼奥灵）及乌头原碱类（新乌头碱和苯甲酰新乌头碱）。

（4）清热活血组分协同增效作用研究：本项目临床研究表明，清热与活血组分配伍治疗急性脑梗死火毒证可以更好地发挥疗效，且在对部分临床症状，如面瘫、下肢运动障碍，及部分血瘀表征，如面色晦暗等方面效果较显著。研究证实了清热活血组分具有协同增效的作用。该作用与 TIMP-1、IL-6、IL-18、BDNF、VEGF 等炎症及相关因子关系密切，并在火热证的改善过程中呈现组群变化。炎性因子之间、炎性因子与火毒表征之间呈现组群关联，且这种组群关联在不同时间节点上与病情呈

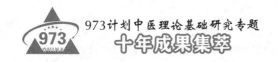

现动态变化，表明清热＋活血组分治疗急性脑梗死火毒证协同增效作用可能是通过调节炎性因子的异常表达及组群关系实现的；在蛋白质组学研究方面，清热活血组分主要通过调节免疫炎症反应蛋白的异常表达，发挥其对急性脑梗死的治疗作用，且两药合用优于单独用药。动物实验研究表明，苦碟子注射液和注射用血栓通合用，能够明显减轻 MYD88-NF-κB 炎症反应通路中相关因子的蛋白表达，与整体大鼠实验做出来二药合用减轻 NF-κB 和 TLR4 蛋白表达具有一致性。药代动力学实验表明，苦碟子注射液与注射用血栓通联合用药后，通过延缓苦碟子活性成分体内代谢而增强其清热作用；通过增加注射用血栓通中皂苷类活性成分在 Beagle 犬体内的暴露程度而增强其活血作用。

6. 组分配伍的体内过程研究

本项目系统考察了复方丹参方全方复杂物质背景下方剂药效活性组分的体内暴露特征、暴露调控机制及实验动物与人的相关种属差异；针对这些暴露调控机制，寻找方剂中能够影响上述药效活性成分体内暴露的药代活性组分；在此基础上从药代动力学角度研究产生组分配伍作用的条件；比较人参组分分别与麦冬（参麦方）和附子组分（参附方）配伍后，人参皂苷药效活性组分体内暴露情况的变化特征。在中药"多成分"药代动力学研究模式和方法的基础上，探索并建立适合方剂"多药体系"的中药药代动力学研究模式和方法及在"复杂物质背景"下的研究模式和方法，探索建立组分中药药代研究的方法和标准，从药代动力学角度为组分中药研制及注册标准提供技术支撑。

（1）复方丹参方中药效活性成分丹参素体内暴露调控研究：整体药代动力学研究表明随尿排泄是丹参素消除的一个主要途径，约占系统消除的 60%，另一个主要的消除途径为在肝脏发生甲基化和硫酸酯化代谢。围绕肾脏主动分泌这个关键环节，本项目应用体外研究技术鉴定出大鼠和人肾脏近曲小管的 Oat1/OAT1 和 Oat3/OAT3 是介导丹参素从血中摄取入肾脏的关键转运体；通过化学干预（OAT 类转运体的抑制剂 probenecid）可以使得丹参素的肾清除率显著下降，血浆暴露水平显著提高（约 3 倍）；在肝脏代谢方面，硫酸酯化代谢是多个 SULT 酶介导的，难以被完全抑制。

围绕甲基化代谢，本项目采用强抑制剂恩他卡朋阻断这一代谢途径，尽管甲基化代谢途径几乎被恩他卡朋完全抑制，但丹参素的体内暴露变化并不大，AUC 仅为不加抑制剂的 1.3 倍，这是由于甲基化代谢途径被抑制后硫酸酯化反应代偿性升高，硫酸酯化代谢产物的 AUC 在恩他卡朋处理后为不经恩他卡朋处理的 4 倍。不同丹参素剂量静脉爬坡研究表明，在丹参素的大鼠肝脏浓度达到大鼠体外甲基化反应的 K_m 值以上后，肝脏的甲基化开始出现明显的饱和。在肾脏中由于 Oat 转运体的摄取作用，使得丹参素的肾脏浓度远高于肝脏，因此在低剂量肾脏甲基化已经饱和，甲基化产物在肾脏中浓度随剂量的上升来源于肝脏的代谢。因此在人体甲基化研究时也能通过 PBPK 获得丹参素的肝脏浓度来预测丹参素什么时候会在人体肝脏出现饱和。丹参素的两个主要消除途径的抑制不会造成丹参素体内暴露很急剧的改变。通过这两项研究也对丹参素的体内暴露过程及消除分子机制有了全面的认识。

单剂量递增研究发现丹参素在 Oat1/OAT1 和 Oat3/OAT3 协同作用下，在 2～200 mg/kg 剂量（i.v.）范围内大鼠体内呈现线性药物代谢动力学特征，通过剂量调节丹参素系统暴露水平能成相应倍数增加（最高约 100 倍）。针对通过剂量调节带来的高系统暴露情况，本项目考察了高暴露脏器肾脏的浓度水平和毒性，发现在丹参素高剂量（i.v. 200mg/kg）下机体仍有很好的耐受性。因此，剂量调节是一个更容易、更直接的调控丹参素的体内暴露水平的手段，针对丹参素的方剂配伍优化应该从剂量调节入手。该项研究围绕如何有效调控体内暴露以及如何观察调控过程中可能的连带反应，为组分配伍研究提供了新的思路。

（2）丹参酚酸类成分体内物质谱及代谢机制研究：如上所述，丹参素在体内主要的代谢转化途径是甲基化代谢，生成 SAH，水解后可产生 homocystine。本项目以丹红注射液为研究对象，考察了系列丹参酚酸类成分包括甲基化在内的代谢转化及对不同种属动物给予丹参注射液后的体内暴露谱差异。在丹红注射液中共存在有 28 个丹参酚酸类化合物，依据其在注射液中的含量及注射液的日用剂量可以将这些成分分为三档，其中丹参素为第一档成分，占丹红注射液所含总酚酸的 52.7%，其成分临床日用剂量大于每人 100 μmol；原儿茶醛、迷迭香酸、丹酚酸 A、丹酚酸 B、丹酚酸 D 为第二档成分，其成分剂量每人 10 ～ 100μmol；其余 22 个成分为第三档成分，其成分剂量小于每人 10μmol，它们的总含量仅占总酚酸的 6.6%。

在丹红注射液注射给药至大鼠、犬、人后，上述第一、二档成分均可在血浆中能显著测到，三档成分仅部分可测。在大鼠和人血浆中丹参素、丹酚酸 D、紫草酸的暴露相对较高，在 Beagle 犬则仅有丹参素暴露较高。丹参素在各种属相对较高的血浆暴露水平是由于其在丹红注射液中含量最高，而丹酚酸 D、紫草酸在大鼠和人血浆中的暴露 AUC 较高是由于其相对长的消除半衰期所决定的。原儿茶醛及迷迭香酸尽管在注射液中含量属于一档成分，但其入体后主要以代谢物的形式存在。围绕第一、二档成分及紫草酸进一步开展了体内代谢物谱研究，甲基化代谢、硫酸酯化代谢以及甲基化后继续 II 相代谢是酚酸类成分在体内的主要代谢途径。

（3）复方丹参方中三七皂苷类人体内的系统暴露研究：前期在大鼠开展的三七提取物药代动力学研究发现膜通透性、胆汁排泄以及肠道微生物是影响人参皂苷在大鼠体内暴露的关键因素，其中后两者存在种属差异，大鼠的胆汁排泄快于人，人的肠道微生物比大鼠丰富。基于此，本项目开展了三七提取物人体药代动力学研究，研究内容包括人体单剂量口服 90mL、180mL、270mL 三七提取物试验及人体连续三周连续每天口服 90mL 三七提取物试验。研究结果表明，与大鼠试验结果相似，二醇型人参皂苷 Rb$_1$、Rd 具有较长的半衰期（$t_{1/2}$33 ～ 57 小时），体内暴露随着剂量的升高而升高；而三醇型人参皂苷 Rg$_1$、NGR1 及二醇型人参皂苷 F$_2$ 虽然半衰期相对较短，但与大鼠情况不同，这些三醇型人参皂苷在人体的体内暴露也随着剂量的升高而升高。二醇型人参皂苷 Rb$_1$、Rd、F$_2$ 及三醇型人参皂苷 Rg$_1$、NGR1 均能反映三七提取物在人体暴露的药代标识物（PK markers）（第一种 PK marker）。

除了这些大的人参皂苷外，在人体还发现了脱糖产物 C-K、Ppd、Ppt 和它们的氧化代谢产物，这些通过肠道微生物脱糖及药物代谢 CYP 酶进行组合代谢产生的代谢产物才是三七暴露在人体的主要化学形式。这些代谢产物存在很大的个体差异，且与三七提取物的剂量无相关性，而是由个体的肠道微生物活性所决定，C-K、Ppd、Ppt 的暴露程度能够反映出个体的微生物脱糖活性，因此 C-K、Ppd、Ppt 成为能够反映个体微生物脱糖活性的药代标识物（第二种 PK marker）。此外，Ppd、Ppt 的氧化代谢产物的暴露程度也与三七提取物的剂量不相关，它们在单次给药后的体内暴露水平分别与 Ppd、Ppt 的暴露程度相关，在连续给药后的蓄积情况也随着 Ppd、Ppt 的变化而变化，因此 Ppd、Ppt 成为能够反映它们各自氧化代谢体内暴露与蓄积的药代标识物（第三种 PK marker）。

（4）复方丹参方中三七皂苷类体内暴露调控研究：项目二围绕复方丹参方中三七皂苷类成分开展

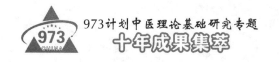

的大鼠体内药代动力学研究发现，二醇型人参皂苷及三醇型人参皂苷虽然在成分剂量上差异不大，但三醇型人参皂苷的体内暴露显著低于二醇型人参皂苷，体内消除半衰期显著短于二醇型人参皂苷。二醇型人参皂苷主要通过被动扩散随尿排泄消除，而三醇型人参皂苷主要通过胆汁排泄消除，且胆汁排泄的速率很快，存在主动排泄过程。基于此，本项目分别选取了代表性成分二醇型人参皂苷 Rb$_1$、Rd、Rc 和三醇型人参皂苷三七皂苷 R$_1$ 和人参皂苷 Rg$_1$、Re 开展其经胆汁排泄和尿排泄的分子机制研究。同等剂量人参皂苷静脉给药以后的药代动力学参数表明，三醇型人参皂苷的随胆汁排泄的清除率以及随尿排泄的清除率均远高于二醇型人参皂苷。

项目二十二采用 Hek293 细胞瞬时转染技术开展的肝脏摄取转运体研究。结果表明，二醇型人参皂苷及三醇型人参皂苷都能与大鼠肝脏摄取转运体 Oatp1b2 及人肝脏摄取转运体 OATP1B3 结合，二醇型人参皂苷只结合上述转运体但不被转运，表现出对转运体的抑制作用，三醇型人参皂苷不仅结合还能被转运，是大鼠 Oatp1b2 及人 OATP1B3 的底物。三醇型人参皂苷在肝脏摄取转运体大鼠 Oatp1b2 及人 OATP1B3，以及外排转运体大鼠 Mrp2/Bcrp/Bsep 及人体 MRP2/BCRP/ BSEP/MDR1 的作用下能迅速、主动促进胆汁分泌排泄。此外，由于三醇型的血浆药物游离分数较高（～70%），因此通过肾小球滤过的清除率也远高于血浆蛋白结合很高的二醇型人参皂苷。在正常状态下，胆汁排泄是三醇型人参皂苷的主要消除途径，当肝脏摄取转运体受到抑制以后，尿排泄代偿性增高为主要排泄途径。因此通过抑制肝脏摄取转运体，三醇型人参皂苷的体内暴露仅能提高至正常水平的 1.6 ～ 2.9 倍，暴露水平仍远低于二醇型人参皂苷。二醇型人参皂苷由于其被动的胆汁排泄以及经肾脏随尿排泄过程，体内暴露水平不容易受其他药物的影响。虽然二醇型人参皂苷血浆蛋白结合率很高会导致其游离药物浓度较低，但由于市场上有很多含人参皂苷的注射剂，这些注射剂在实际使用时常连续给药，结合其对摄取转运体抑制的 IC$_{50}$ 值较低，甚至低于阳性对照抑制剂利福平，因此也评估了含二醇型人参皂苷注射剂与肝脏摄取转运体相互作用的作用指数（DDI index），DDI index > 0.1 就需要关注与对应底物和用时的相互作用情况。结果提示，含人参皂苷注射剂在与肝脏摄取转运体 OATP1B 底物共同使用时，须警惕可能发生的药物间相互作用。

（5）复方丹参方中冰片挥发性单萜醇类成分的药代生物样品微量分析技术创新以及大鼠血浆药代动力学研究：挥发性成分是中药中普遍存在的一类重要成分，具有药理活性，但目前中药挥发性成分的药代动力学研究多受制于分析方法的不可靠，主要存在如下的问题：提取体积比例大造成的提取液的稀释；GC 进样量小造成灵敏度低；生物样品的消耗量大；液液萃取后的吹干过程会造成化合物的损失等等。为了开展冰片的药代动力学研究，本项目建立了一个灵敏可靠、一同检测生物样品中龙脑、异龙脑及其代谢物樟脑浓度的 GC/MS 方法。新的分析方法基于液液微萃取技术，并结合了气相 PTV 大体积的进样模式，从而实现了方法灵敏度高、准确度高和精密度好，无基质效应。并对该液液微萃取技术的适用范围通过预测化合物的油水分配系数（LogD）和酸解离常数（pK_a）进行了定义，该方法也可用于生物样品中其他挥发性和非挥发性成分的测定，为解决中药挥发性成分的药代动力学研究的共性问题提供了一个很好的解决之道。本项目通过将该方法成功应用于天然冰片、合成冰片和复方丹参片在大鼠体内的药代动力学研究，发现异龙脑比龙脑在大鼠体内更易于转化为毒性较大的樟脑，提示天然冰片比合成冰片用药更安全。

（6）参麦方皂苷类成分大鼠药代动力学研究：前期研究表明，大鼠口服给药后，二醇型人参皂苷的体内暴露随着给药剂量的增加而增加，具有量暴关系，而三醇型人参皂苷不具有量暴关系。大鼠口服给药后还出现大量的组合代谢产物，是系统暴露的主要物质形式。本项目围绕参麦注射液进一步对其所含的麦冬来源的中药成分开展成分谱研究，研究发现虽然在麦冬提取物中可以检测到大量麦冬黄酮类成分，但其在提取物中的含量不及主要人参皂苷在红参提取物中的 5%，且在成品的参麦注射液中不存在麦冬黄酮类成分。麦冬皂苷成分虽然在提取物中及注射液中均含有，但其成分剂量不及主要人参皂苷的 10%，因此麦冬皂苷类成分仅少数可在静脉滴注或注射给药后在体内测到。与口服给药不同，注射给药后的系统暴露的形式与给药溶液中所含的物质形式较统一，未见有大量组合代谢产物生成，麦冬皂苷体内暴露很低；二醇型和三醇型人参皂苷成分的体内暴露都随着给药剂量的增加而增加；二醇型和三醇型人参皂苷的消除动力学差异很大，因此它们体内暴露的差异远大于注射液中的含量差异（Rb_1 / Rg_1 的 AUC 比约为 500，Rb_1 / Rg_1 的剂量比则小于 3）。本项研究通过开展参麦注射液大鼠药代动力学研究了解给药途对两类皂苷成分药代动力学影响。

此外，本项目以二醇型人参皂苷含量最高的 Rb_1、三醇型人参皂苷含量最高的 Rg_1 为研究对象，通过比较参麦注射液给药及成分单体给药后体内的暴露差异开展药代基质效应研究。体内测定浓度经过给药溶液的含量测定进行折算，两个皂苷成分均在单体给药时体内暴露相对较高。但经 t 检验统计比较，不具备统计学差异，提示麦冬提取物中的其他组分对人参皂苷 Rb_1 及 Rg_1 的体内暴露无显著影响。

7. 组分配伍的安全性评价

本项目率先创建了系统配套的中药安全性研究关键技术平台，建立了包括中药早期毒性发现的基于药物毒理基因组学及代谢组学相融合技术、中药量－毒关系研究的毒性评价方法、中药相互作用研究的基于药物代谢酶与受体通路的快速筛选等多种集成技术，特别是建立了适合中药配伍禁忌、质量控制、分子毒理等研究新技术，形成了中药安全性评价的新技术体系。建立了参附等复方配伍后化学差异成分检测的指纹图谱，并与量－毒关系相关联。从制备时间、配伍剂量、药对变化等多层次，体内体外多水平，系统动态考察了参附等复方减毒作用的物质基础。为中药复方组分配伍的二次开发提供物质基础支撑，为中药大品种的再评价探索研究模式。从制备条件、配伍比例、指标检测等方面为参附企业生产、临床应用提供了科学数据。

（1）参附方组分配伍减毒增效的研究：本项目围绕"人参如何减附子之毒"，从减毒作用、物质基础和作用机制等层次初步阐明参附配伍减毒作用的特点与规律，阐明参附配伍减毒的科学内涵，建立配伍减毒作用的研究模式。

1）参附方组分配伍减毒的研究：本项目在动物、组织和心肌细胞三个水平，初步研究参附方的量－毒关系，运用均匀设计和固定附子剂量与人参不同配比两种方法考察人参附子不同比例配伍对小鼠急性毒性的影响。研究结果表明人参与附子配伍的减毒作用在一定范围内随着人参剂量的增加而增加，尤其在人参:附子为 1:1 及大于 1:1 时更明显。人参附子配比 1:1 为参附配伍减毒作用的分界点，可作为临床用药的参考依据。大鼠水合氯醛麻醉后，给予相应药物，附片从用药开始随时间延长心率逐渐加快，表现出对心肌和传导系统的直接毒性作用，使心肌兴奋性增高而产生异位节律。人参用药组对乌头碱引起的心律失常有明显治疗作用。人参可以降低附片引起的细胞凋亡，上调CYP2J3 mRNA表达水平。

2）参附配伍的物质基础研究：本项目对复方全方、各药配伍及各单味制剂中指标性物质成分进行定性与定量，并探讨制备条件（煎煮时间、煎煮次数）与制备方式（单煎、分煎与合煎、配伍）对指标性成分质和量的影响。结果发现附子煎煮的过程中，乌头类双酯型二萜类生物碱可水解成单酯型二萜类生物碱，继续水解则生成胺醇类生物碱，几乎没有毒性。人参附子药对合煎液中次乌头碱、去氧乌头碱的含量明显降低，而14-苯甲酰中乌头原碱、14-苯甲酰次乌头原碱、去乙酸中乌头原碱等含量升高。人参附子药对配伍应用时双酯型二萜生物碱的含量明显降低，而单酯型二萜生物碱的含量明显升高，这可能是人参附子药对配伍减毒作用的物质基础。附子水提物在Caco-2模型双向跨膜时，其中的双酯型毒性生物碱成分存在活跃的外排作用，而且人参水提物的加入能够增强它们的外排，减少它们的吸收。人参可通过诱导P-gp来增加附子中双酯型毒性生物碱的外排，同时对其他低毒或无毒的标志性生物碱成分无明显影响，可以此解释参附方的配伍减毒机制。体内血清药物化学的研究结果表明参附合煎组在体内可以有效地降低附子生物碱毒性物质的吸收，各组人参皂苷的含量几乎没有差别，参附配伍可以有效降低附子中单酯型和双酯型生物碱所带来的毒性，揭示了参附配伍减毒的科学性。

3）参附配伍对心脏的影响：参附配伍对大鼠血清影响代谢组学的研究结果表明，人参与附子配伍可以减轻附子的心脏毒性，柠檬酸、谷胱甘肽、磷脂酰胆碱、尿酸可作为附子造成心脏毒性的潜在标记物。患者低密度脂蛋白、谷丙转氨酶、谷草转氨酶、磷酸肌酸激酶水平升高，参附注射液使心肌紊乱的能量代谢尤其是脂肪类的代谢得到恢复。附子对心肌细胞具有一定的线粒体毒性，主要机制为线粒体ATP生成减少，产生过量的ROS引起氧化应激，Ca^{2+}超负荷，线粒体通透性转换孔持续性开放等。人参皂苷Re能够降低CaMKⅡ磷酸化水平，减轻乌头碱引起的心肌细胞Ca^{2+}紊乱。乌头碱和次乌头碱可以活化自噬，人参皂苷Rb_1可以抑制乌头碱引起的心肌细胞过度自噬并且可能通过PI3K-AKT-mTOR通路来实现。采用Real-time PCR方法针对心脏P450系统2C11、2J3、4A1、4A3、4F1和4F6进行测定，结果显示参附注射液可以显著诱导以CYP2C11和2J3代表的表氧化酶，并且其抑制4A3、4F1和4F6为代表的羟化酶，其中红参组的抑制效果强于附片组，基于临床用量的参附注射液对大鼠心脏P450特定亚型在转录水平具有调控作用。

4）基于药物代谢酶研究参附配伍：为了找到参与乌头碱代谢的P450亚型，本项目考察了各种P450亚酶的选择性抑制剂对乌头碱消除速率的影响。研究显示CYP3A的抑制剂，三乙酰夹竹桃霉素在100μM可强烈抑制乌头碱的代谢达84%，并且这种抑制呈浓度依赖性。采用PXR-CYP3A4稳定转染工程细胞株结合报告基因技术，对13种皂苷成分进行孕烷X受体（PXR）激动特性筛选，13种皂苷成分在筛选终浓度为10μmol/L时，20（S）-人参皂苷F_2与20（S）-原人参皂苷三醇对PXR产生了中等强度的激活效应，其余11种皂苷成分均不同程度对PXR产生了拮抗效应或未见明显效应。人参皂苷成分对PXR激动和拮抗效应可能影响CYP3A4底物类药物的代谢而产生药物相互作用。

（2）复方丹参方组分配伍减毒增效的研究

1）复方丹参方及配伍对大鼠肝细胞色素P450酶主要亚型的影响：在酶活性方面，复方丹参方组对 CYP1A2、2B6 有抑制作用，对 CYP2D6 有诱导作用；丹参组对 CYP1A2、2B6 有抑制作用；三七组对 CYP1A2、2B6、2C19、2D6 有抑制作用；冰片组对 CYP1A2、2B6、2C9、2C19、2D6 抑制有显著性差异，且抑制强度高于全方。复方丹参方中各单药对酶的影响强于全方对酶的影响，其中以冰片对药物代谢酶的影响最为显著，复方使药物间产生相互作用的概率减少，有利于安全用药，从侧面反映出全方组方合理性。

2）复方丹参方对大鼠心脏 P450 酶的影响：复方丹参方及其单药的成分复杂，对大鼠心脏 CYP450 酶的不同亚型有不同程度的诱导或者抑制作用，丹参、三七和冰片对 CYP1A1 和 CYP2J3 都有抑制趋势，而复方丹参方对其是诱导趋势，说明复方及其单药对这两种亚型 mRNA 表达影响的贡献度不同。三七总皂苷使 CYP2J3、CYP4A1、CYP4A2、CYP4F1 和 CYP4F5 表达上调；对 CYP2C11、CYP4A3 和 CYP4F4 表达下调。复方丹参方全方对心脏 P450 酶 mRNA 表达影响弱于方中各单药对心脏 P450 酶的影响，显示复方对心脏 P450 酶影响可能是各单药作用的综合和叠加，全方及单药对 CYP2 家族和 CYP4 家族影响显示对心脏均有双向调节作用。

3）丹参酮ⅡA 代谢物的结构鉴定：本项目利用体外代谢实验，在人肝微粒体中孵育丹参酮ⅡA，利用 UPLC-TOF-MS 技术，对分析所得到的色谱图、一级质谱和二级质谱进行分析，根据丹参酮ⅡA 的代谢转化规律，例如常见的氧化、还原、水解等反应规律，鉴定出丹参酮ⅡA 代谢产物的结构，阐明丹参酮ⅡA 在动物体内的代谢过程，从而为临床和毒理学研究提供依据．丹参酮ⅡA 的保留时间为 15.04min，其准分子离子峰的质荷比为 295.1334，其分子式为 $C_{19}H_{18}O_3$，主要特征二级碎片离子有 280、277、249、262、235。

4）寻找参与代谢丹参酮ⅡA 的 P450 亚酶：将人肝微粒体与丹参酮ⅡA 共同孵育，测定丹参酮ⅡA 的代谢产物。化学抑制实验显示丹参酮ⅡA 在人肝微粒体中的代谢主要由 CYP3A4 介导，CYP2C9、CYP2C19、CYP2D6、CYP2E1 亦有一定贡献，而 CYP1A2 几乎不参与丹参酮ⅡA 的代谢。冰片可以影响 CYP3A4 介导的药物代谢，丹参酮ⅡA 本身也同时影响 CYP3A4 的活性和 CYP3A4 介导的药物转运等。

5）hPXR 介导的 CYP3A4 报告基因筛选复方丹参中的化学成分：利用本项目构建的 PXR-CYP3A4 稳定转染 Hep G2 工程细胞株结合报告基因技术，筛选复方丹参中诱导或抑制 PXR-CYP3A4 通路的化学成分，并从酶活性水平进行确认。报告基因技术筛选的研究结果表明，人参皂苷 Rc、Rf、Rb₂、Rg₂、F₂、F₁、Re，丹参酮Ⅰ，异龙脑对 PXR-CYP3A4 通路有显著激活作用。酶活性的研究结果表明，人参皂苷 Rc、Rf、Rb₂、F₂、F₁ 可以增加 CYP3A4 酶活性。复方丹参中的皂苷类、丹参酮Ⅰ、异龙脑等成分可以诱导 CYP3A4 酶，临床合并用药时可能存在相互作用。

6）复方丹参方组分配伍对成分吸收代谢的影响：比较正常大鼠单独给予丹参酮ⅡA 和与冰片配伍后给药，丹参酮ⅡA 的体内过程，二者均符合非房室模型。丹参酮ⅡA 和冰片配伍后，与丹参酮ⅡA 单独给药比较，丹参酮ⅡA 的最高血药浓度（C_{max}）增大，药–时曲线面积（AUC）明显增加。提示冰片可促进丹参酮ⅡA 的吸收，提高其生物利用度。特别是在冰片低剂量时效果更加明显，显示出冰片增丹参之效的配伍特点。

7）丹参酮ⅡA 对细胞的保护作用：通过 MTS/LDH/ROS 实验得出，丹参酮ⅡA 可减少细胞的死亡，减少 LDH 的释放，降低活性氧 ROS 的生成，对 H_2O_2 诱导的 RASMC 细胞损伤具有保护作用。通过 V-FITCI 细胞凋亡染色实验得出，RIF 作为 PXR 的阳性激动剂，可减少 DOX、ST 引起的内皮细胞特异性凋亡，说明 PXR 受体对内皮细胞的保护具有重要意义。丹参酮 II A 具有同 RIF 相似的趋势，对 HUVEC-T 细胞产生保护作用，因此推测丹参酮 II A 也可通过诱导 PXR 保护内皮细胞。

（3）参麦方配伍减毒增效的研究

1）基于 UPLC-TOF-MS 分析人参麦冬配伍后人参皂苷的变化：建立基于 UPLC-TOF-MS 的人参麦冬药对配伍的化学指纹图谱，通过主成分分析法和正交偏最小二乘判别法分析药对配伍在合煎过程中人参皂苷的成分变化，找出差异变化显著的化学成分。结果表明负离子模式时，人参麦冬药对合煎液中的人参皂苷 Rg_1、Re、Rb_1，丙二酸甲酰基人参皂苷 Rb_1 的含量减少，而人参皂苷 Rb_3、丙二酸甲酰基人参皂苷 Rb_2、丙二酸甲酰基人参皂苷 Rc、人参皂苷 Rf 的含量增加。人参与麦冬配伍人参三醇型人参皂苷 Rg_1、人参皂苷 Re 的含量降低，人参二醇型人参皂苷 Rb_3 的含量升高，这可能是麦冬配伍人参减毒增效作用的物质基础。

2）参麦方及配伍对大鼠肝脏细胞色素 P450 酶主要亚型的影响：参麦注射液组可以显著诱导 CYP1A2、CYP2B、2C11 酶活性。在 mRNA 水平上，参麦注射液可以显著诱导 CYP1A2、CYP2B、2C11 的基因表达，与酶活性水平具有一致性。

3）参麦方及配伍对大鼠心脏细胞色素 P450 酶主要亚型的影响：参麦注射液对除了 CYP4F5 和 CYP4F6 以外的 CYP 各亚型 mRNA 的表达均表现了上调的作用，红参注射液组对 CYP2E1、CYP4A3 和 CYP4F1mRNA 表达有上调作用，麦冬注射液能上调 CYP4A3、CYP4F1、ANP 和 BNP mRNA 的表达，同时能下调 CYP2B1 和 CYP2C11 的表达。参麦注射液对 CYP450 酶中的 CYP4A3 和 CYP4F1 的诱导，同时显示红参注射液与麦冬注射液对 CYP4A3 和 CYP4F1 诱导作用，提示参麦注射液对 CYP4A3 和 CYP4F1 的诱导作用可能由复方中的红参和麦冬共同贡献。同时参麦注射液对心血管疾病疗效明确，可能与其对 CYP2J3、ANP 和 BNP 等调节作用较强相关。

4）人参皂苷 Re 对 H9c2 心肌细胞细胞色素 P450 酶的影响：人参皂苷 Re 对心肌细胞 CYP2C11、CYP2J3 mRNA 的表达显著上调至 1.6 倍、1.8 倍，对 CYP4A1、CYP4A3 及 CYP4F4 mRNA 的表达下调至 0.4 倍、0.15 倍、0.3 倍。人参皂苷 Re 对 ANP 基因表达水平显著上调 3.2 倍。随着药物浓度的增加，对 CYP4A1 蛋白表达产生明显的下调效应。人参皂苷 Re 可能通过影响 CYP450 酶来调节 ANP 基因表达水平，从而发挥其心肌保护作用。

5）麦冬皂苷对 H9c2 心肌细胞细胞色素 P450 酶的影响：麦冬皂苷 D 对 CYP2J3 mRNA 表达和蛋白表达均有明显的上调作用并呈现浓度依赖性（$P < 0.05$），ELISA 实验检测显示麦冬皂苷 D 能增加大鼠 H9c2 心肌细胞中 EETs 的含量，提示麦冬皂苷 D 可能通过上调 CYP2J3 使心肌细胞中 EETs 的含量增加。

6）麦冬皂苷 D 上调 CYP2J3/EETs 抑制内质网应激介导的心肌细胞凋亡：麦冬皂苷 D 浓度依赖性诱导 CYP2J3 的 mRNA 及蛋白表达，并可增加其代谢产物 14,15-DHET 的含量。CYP2J3 过表达及不同 EETs 处理 H9c2 均可有效逆转 Ang II 所致的钙调蛋白 SERCA2a、PLB、RyR2 及 FKBP12.6 表达的下降。麦冬皂苷 D 可逆转 Ang II 所致的 H9c2 内钙调蛋白表达的下降及胞内 Ca^{2+} 渗漏，siRNA 敲除 CYP2J3 表达条件下，麦冬皂苷 D 对胞内 Ca^{2+} 稳态的调节作用明显降低。麦冬皂苷 D 能有效抑制 Ang Ⅱ、TG、TM 诱发的内质网应激及其相关凋亡分子的表达，并能减轻细胞凋亡。首次研究发现并证明了麦冬皂苷 D 可诱导细胞色素 P450 酶 CYP2J3 的表达及其代谢产物 EETs 的含量；且麦冬皂苷 D 对大鼠心肌细胞内的 Ca^{2+} 稳态的调节作用，与上调 CYP2J3/EETs 有一定关系，为麦冬皂苷 D 的心肌保护作用机制研究提供了新的方向，值得进一步研究；另外，麦冬皂苷 D 可通过抑制内质网应激及其介导的细胞凋亡通路减轻大鼠心肌细胞的凋亡，而这一过程与其调节心肌细胞内钙调蛋白的表达和维持胞内 Ca^{2+} 浓度有关。

7）人参皂苷 Rb1 通过 AhR 抗 DOX 诱导的心肌凋亡及其机制：人参皂苷 Rb_1 作为人参皂苷中含量最高的一种单体，能够在一定程度上对抗 DOX 的心脏毒性，并且可能是通过抑制凋亡相关的 Caspase 酶而起作用。人参皂苷 Rb_1 可能通过 AhR 降低 DOX 诱导的 CYP1A 表达而发挥心肌保护作用。在 mRNA 和蛋白水平上，人参皂苷 Rb_1 的确对 DOX 诱导的 CYP1A 具有弱化作用，且可能是由 AhR 介导的。因此，Rb_1 抑制 DOX 诱导的心肌凋亡很可能是通过削弱 CYP1A 酶表达而起作用。

8）参麦配伍对大鼠尿液影响的代谢组学：参麦方对于健康大鼠尿液的代谢组学研究中，共鉴定出甲基腺嘌呤、4,6- 二羟基喹啉、对甲酚葡萄糖醛酸等在内的 16 种内源性代谢物，涉及色氨酸、组氨酸、苯丙氨酸、酪氨酸等氨基酸代谢，脂肪酸代谢、嘌呤代谢以及能量代谢等通路，表明参麦方可通过影响机体部分代谢通路而改变生理功能进而发挥功效。在参麦方对由阿霉素所引起的心肌损伤的保护作用研究中，共鉴定出包括琥珀酰腺苷、苯丁酰谷氨酰胺、S- 三甲基丁酰基二氢硫辛酰胺等在内的 14 种内源性代谢物，表明参麦方是通过调节嘌呤代谢、部分氨基酸代谢、脂肪代谢以及能量代谢来发挥保护心肌损伤作用的。

（三）学术影响

项目围绕创立中药组分配伍优化设计理论，揭示中药组分配伍的生物效应及体内过程机理，为现代中药创制提供理论基础，多层次揭示方剂配伍规律及科学内涵。促进了中药新药创制的发展，推动中医药学科发展。

1. 促进组分中药研究发展

研发了多个组分创新药物，如芪参益气滴丸、三叶糖脂清、加参片等，已被批准上市或获得临床批件；复方丹参滴丸组分配伍研究，为其完成美国 FDA 国际多中心临床试验，提供了实验依据；中成药二次开发关键技术体系为全国其他中成药的二次开发提供了示范，提供了思路和模式的借鉴，该项目技术已在全国 19 个省市推广，应用于近百家中药企业，培育了中药大品种群；研究提供了部分有毒中药安全性评价体系，被《中国药典》采纳，成为国家药典标准。获得省部级二等奖以上科技成果奖 7 项，其中国家科技进步一等奖 2 项。

2. 推动了中药多成分药代动力学研究

中药药代动力学是促进中药现代化和国际化不可或缺的一项研究工作，它为确定中药的有效性和安全性、揭示中药的药效物质基础、促进临床合理使用中药等提供重要的依据。大力开展中药药代动力学研究，发展和创新研究技术，使其在中药大品种技术改造和中药新药研发中发挥积极作用，成为我国中药新药研发体系的重要组成部分。当前迫切需要解决的问题是如何行之有效地开展中药药代动力学研究工作，加快促进学科发展和应用。中药药代动力学研究与西药药代动力学最大的不同之处在于：其一，前者是在多成分给药背景下研究机体对中药物质的暴露，而后者是在单一成分给药背景下开展研究，因此前者在研究策略和手段上与后者有所不同。其二，中药药代动力学研究必须与中医用药理论和实践经验相结合，中医通过方剂配伍使不同的中药形成合力，由此产生更好的治疗效果，因此研究体内中药物质暴露的调控机制和方剂配伍的影响就变得更加迫切。

在中药多成分药代动力学研究所需的众多研究技术中，中药体内微量中药物质的分析、中药物质体内暴露的表征，以及在组分配伍的理论及方法学研究等方面对完成整个项目的研究任务起到了推动作用。在关键技术研究方面，通过PTV结合微萃取技术创新性解决了灵敏准确检测药代样品中冰片挥发性成分的技术难题，对其他挥发性中药物质的药代分析具有借鉴意义。在人体内发现了一批新的三七皂苷类组分的重要代谢物和途径，提出不同于化学药的中药"组合代谢"概念，这对更好地认识中药成分体内代谢具有积极借鉴价值，也为围绕三七的组分配伍研究找到了新的切入点。拓展了中药"药代markers"概念和内涵，将给药后体内暴露显著的中药物质分为剂量依赖型和剂量非依赖型，解决了表征剂量非依赖型中药多成分体内暴露的难题。在组分配伍理论创新及方法学研究方面，重点围绕前期研究发现的"药效/药代重要成分"丹参，揭示了其体内变化过程关键环节——肾排泄的分子作用机制，以此为基础，从药物相互作用角度研究方剂其他组分对丹参素系统暴露的影响，研究发现，丹参素的系统暴露不易受方中其他组分的影响，具有较好的稳定性和可控性，通过方剂组分配伍比例的调节是优化丹参素体内暴露和提高疗效的有效方法。

3. 推动了中药新药发现与评价关键技术发展

我国中药新药研发大部分依赖于临床经验和传统理论，缺乏新药发现的步骤与相关技术方法学，存在技术含量偏低、临床治疗精准性不强等问题。因此，发展符合中医药特色的新药发现和评价技术体系是我国医药领域的重大战略需求和科学研究前沿，关系到国民健康、中药产业发展和中医药学科的自身发展，也是实现我国医药产业由仿制为主向自主创新为主的战略性转变、推进新药创制整体水平进入国际先进行列的重要步骤。

中药新药发现的主要有两种成药形式，一种是以临床有效的经方、验方按传统的工艺研制复方中成药，另一种是以中药有效部位和有效单体化合物为主研制创新药物。以往中药新药研发过程存在药效实验难以反映中药临床作用，毒理研究缺乏针对性，以组分或成分研制新药缺乏配伍理论指导，药效评价与中医临床脱节，基础研究数据薄弱等问题。总体上来看我国中药新药创制技术水平偏低，研制精准性差，尚无药物设计技术理念和相关技术方法，且缺乏有效的知识产权保护。在国际上，"设计"已经成为先进制药工业的技术特征。从药物发现到结构优化，从处方确定到药品制造，直至质量控制体系的完善，"设计"的理念贯穿始终。药物设计理论与技术创新，以及数据资源的持续增加，为提高新药开发的效率和成功率创造有利条件。

中药安全性评价是中医药现代化和国际化的重大科学问题，毒性成分复杂，致毒机制不清，综合系统的技术平台缺乏是制约中药产业的瓶颈。因此，我们针对中药安全性解决了如下问题：①基于药物代谢酶和转运蛋白研究组分配伍减毒增效的特点和作用规律，构建了组分配伍减毒增效研究的新模式。②创建了组分配伍减毒增效的技术平台，为早期毒性发现、毒性物质分析、作用机制探寻提供了安全性预警、分析、评价的方法技术体系。建立组分中药的早期毒性发现、毒性物质分析、作用机制探寻的关键技术，形成较为系统的符合中药毒性特点的发现、评估、控制、预警长效技术体系。③创建了基于 PXR–CYP3A4 通路的药物相互作用快速筛选技术，对 130 余种中药化学成分单体进行了筛选实验，获得了具有潜在 CYP3A4 诱导和抑制能力的目标化合物。这为《组分中药新药技术指导原则》提供技术支撑，从化学基础、药代动力学、药物代谢、成分间相互作用、生物学机制等方面揭示中药配伍减毒增效的科学内涵，并强化研究结果的临床实证，为临床安全、合理用药提供依据。④建立了中药组分配伍减毒增效研究的方法体系，建立了符合中药特点的早期毒性发现、评估、控制和预警的技术体系，构建了中药组分配伍减毒增效研究平台，发现了参附、参麦、复方丹参方组分配伍减毒增效的物质基础和作用机理。⑤阐明参附、参麦、复方丹参方组分配伍减毒增效的规律和特点：以 SOP 规范进行系统毒理学研究，深入研究附子、冰片的量毒和时毒关系，阐明参附、参麦、复方丹参方组分配伍减毒增效的特点和规律，为其他复方研究提供参考和指导。

基于中药组分配伍基础研究的中药新药发现与评价关键技术及应用，在中药组分作用模式基础研究建立的组分配伍的作用模式思路指导下，基于临床疗效确切的方剂，以心血管疾病发生发展关键病理环节为基础的中药新药发现技术体系，构建了一个从分子、细胞、器官到整体动物多层面的中药药效学评价技术平台，并用于相关中药材或制剂的药效评价、作用机理和药效物质研究。该中药新药发现技术体系已成功应用于三九医药、天士力等知名中药企业的新药研发。相关技术在国家科技重大专项"重大新药创制"课题研究中发挥重要作用，对我国现代中药创制起到了积极的引领作用。

4. 促进中药制药产业发展升级

组分中药理论是实现传统中药产业提质增效的科技依托，促进了中药制药技术及装备创新升级，提升了中药的科技含量和经济效益。项目成果在丹红注射液等一批中成药品种生产中全面实施，显著提高品种的科技含量。

二、中药药性的物质基础与评价体系

【摘要】本项目在中医药理论指导下，从环境和遗传变异入手，以道地药材为载体，揭示药性形成的环境和遗传的影响因素，阐释药性成因的现代生物学本质。以寒热药和毒性药为研究对象，明确寒热药性的生物效应评价体系和机体对毒性物质的应答机制。以配伍的方式，明确了中药配伍后其药性的物质基础、生物效应的变化，揭示相关物质基础共同属性间存在的客观规律及药性的可拆分、可组合性。

【成果来源】项目六：中药药性理论继承与创新研究（2006）

（一）理论内涵

1. 证实了中药药性的客观存在，表现在其成因，以及物质基础和生物效应的变化

中药药性，即为中药的属性，是中药秉承遗传之变化，禀受环境之异同，用于调整机体状态，便于临床辨证使用，而运用中国哲学方法高度概括而形成的，包括其自然属性和效应属性两个方面。

中药药性的自然属性是指药物在形成（生长）过程中与自然环境相互作用后产生的固有性质，包括药物的形状、颜色、质地、气味，以及所含的化学成分等，是中药药性效应属性产生的基础。在药物形成（生长）的过程中，各种环境因素彼此联系、相互影响，最终影响药物的自然属性。这些环境要素的认识，即古人对天地环境的认识，如风寒暑湿燥火，现代科学则表现为对自然环境因素的认识，如气候因子、土壤因子、地形因子等。

中药药性的效应属性主要指中药的药效作用而言的，包括传统认识和现代认识的功能主治等，即四气、五味、归经、升降浮沉、有毒无毒等，这些属性认识必须通过临床实践才能完成。中药药性形成过程中受到物种、产地、人为等因素的影响。

（1）药性的物质基础：基于不同中药组群的研究，证实了寒热药性物质基础特征信息及其表达规律在一定层次上客观存在。创建了植物类中药寒热药性－物质成分统计模式识别模型，实现了基于物质成分特征信息的寒热药性识别和预测。

遵循宏观把握与微观探索相结合的原则，采用多层次、多手段、多方法、多成分的整体研究方法，针对寒热药性植物类中药组群，分别对初生物质、次生物质、无机成分进行了分析测定，运用 UV、IR、NMR、HPLC、HPCE、GC、GC–MS 等多元谱学方法综合分析了 30 味寒性、30 味热性植物类中药的物质基础，全面获取物质成分信息，从全成分角度探讨中药物质成分与寒热药性的相关性。

由于各种化学图谱的测量原理、数据形式不同，且中药未知成分多，因此，中药图谱数据呈现高维灾难、非线性、高度相关、分布特征不明确等问题。为此，项目组采用现代统计模式识别技术，在完成了数字化信息识别的基础上，采用穷举建模策略，首次建立了基于多元谱学数据的中药寒热药性统计模式识别模型和网络生物学模型，确定了表征和预测中药"寒""热"成分（判别系数）和"寒""热"程度（判别得分）的特征药性参数，初步实现了基于物质成分信息的植物类中药寒热药性特征信息（CHMP–markers）的识别，并可利用药性特征标记评估已知药性药物的特征和预测药物的药性。

统计模式识别模型和网络生物学模型的研究结果表明，表征中药药性的"寒""热"物质是客观存在的，但无论"寒"或"热"药，其内均同时含有"寒""热"物质，"寒""热"物质在质和量上的配比组合关系是其整体药性表征和显现的前提和基础。某一种物质成分或某单一药效作用均不能表征中药的整体药性。

（2）药性的生物效应研究：在热性与寒性共同相关的靶点中，包括三类：

第一类是与能量代谢有关，例如 AKT 与细胞的营养代谢、细胞生长、凋亡和存活有关，CYCS 细胞色素 C 与电子转移相关的 ATP 代谢有关，即与能量代谢有关。INS 与糖代谢有关。

第二类是与体内抗氧化过程有关，如过氧化氢酶（CAT）是一种酶类清除剂，它可促使 H_2O_2 分解为分子氧和水，清除体内的过氧化氢，从而使细胞免于遭受 H_2O_2 的毒害，是生物防御体系的关键酶之一。超氧化物歧化酶（Super Oxide Dimutese，SOD）是生物体内重要的抗氧化酶。PTGS2 前列腺素内过氧化物酶 2 是花生四烯酸合成前列腺 COX 的限速酶。NOS2A 是一氧化氮合酶。

第三类是与细胞凋亡有关，例如 CASP3 是 Caspase–3 的前体，与细胞凋亡有关。DECR 2,4– 二烯酰辅酶 A 还原酶，与 BETA 氧化酶辅酶有关。Bcl–2 由 156 个腺嘌呤、281 个胞嘧啶、306 个鸟嘌呤和

168个胸腺嘧啶组成，是一个完整的细胞内线粒体膜蛋白，某些Bcl-2的特异性表达，如免疫球蛋白重链上的Bcl-2的输导作用的改变，被认为是囊泡性淋巴瘤的起因。

寒热药性不同的药物对单胺类神经递质具有不同作用。温热药能促进大鼠中枢神经递质的分泌，主要包括NE和DA，其中以NE最为明显，而对5-HT的影响不明显。寒凉药能抑制大鼠中枢神经递质的分泌，主要包括NE、DA、5-HT及代谢产物HVA和5-HIAA。而内分泌、免疫系统的各项生理生化指标，不能归纳出规律性变化，不适宜作为寒热药性评价的物质基础。

（3）药性的成因研究：药性是中药有效成分作用机体后效应的高度概括，有效成分的差异能导致药性的差异，这种差异不仅体现在有效成分组成的不同，还体现在含量的变化。中药有效成分的形成、转化与积累，受着物种遗传及其生长的外部环境的影响，即遗传、环境及其相互作用通过影响其有效成分的变化，最终影响中药药性的形成。因此，有效成分的形成和变异是中药药性成因的根本。揭示中药有效成分的形成和变异规律，也即诠释了中药药性的成因。

中药有效成分在形成过程中受到功能基因的调控，开展有效成分生物合成途径关键酶基因的表达研究，可以阐释中药有效成分的形成和变异规律，进一步揭示中药药性的成因。

2. 提出中药药性四气五味、毒性及道地性具有可评价的相应指标

中药属寒、热性的判别通路均与SDH、甘油三酯、肌糖原、肝Na^+-K^+-ATPase等变量有密切关系，SDH是线粒体三羧酸循环中生成ATP的酶，Na^+-K^+-ATPase是消耗ATP的酶，甘油三酯、肌糖原是能量产生的物质来源，故中药寒、热药性的判别通路或模式与能量代谢存在着极为密切的关系，对中药寒、热药性贡献度最大的生物效应指标比较集中体现在能量代谢相关指标。

一种复合型毒性分子HPAs，通过氧化应激导致肝细胞直接损伤和胆汁淤积造成的间接损伤的双重机制所引起。细胞内GSH抗氧化系统在HPAs肝毒性中有重要作用，细胞凋亡信号通路参与介导了HPAs的肝毒性，HPAs影响了肝的能量代谢。

通过对道地药材与非道地药材的有效成分含量、化学特征上的差异（化学成分指纹图谱）、药性和药效等方面进行系统研究，从药性、药效和物质基础上阐明了中药存在着道地性，证实"中药材的道地性与其药性和药效有直接关系并有可评价的物质基础"的假说。

3. 证实了药性具有可拆分、可组合性，具有相应的物质基础和生物效应

遵循中医药学基本理论，基于中药性味可拆分性和可组合性的研究思路，以具有复合药味的中药吴茱萸及其经典复方，以及临床疗效与传统药性（性味）相矛盾的单药味中药洋金花作为研究对象，利用现代科学技术手段和研究方法，揭示中药一味一性的客观存在，阐明中药性味的可拆分和可组合性。

以吴茱萸为例，选择了与之功效有密切关系的镇痛、抗炎、止呕、止泻及抗胃溃疡等现代药理指标来研究吴茱萸辛、苦两味的可拆分性。依据评价体系，提示镇痛、抗炎可作为确定辛味物质基础的药理指标，止呕、止泻及抗胃溃疡可作为确定苦味物质基础的药理指标。

按照我们提出的中药性味的可拆分性和可组合性构想，即中药的性味必有其相应的物质基础，而物质基础即使复杂也是可拆分的。拆分后与性味功效建立起对应关系的物质是可组合的，通过对性味拆分组分进行组合，当可再现中药固有药效、优势或创造出新的药物。性味拆分组分的可组合研究，

主要包括两个方面，一是性味拆分组分之间的可组合研究，另一方面是性味拆分组分于其他中药相互配伍的可组合研究。显然，前者主要考察药味之间的相互作用关系，后者则重在考察一药味与他中药的相互作用关系。

吴茱萸各性味拆分组分间的可组合性研究结果，一方面重现了以前的研究结论，即在体现吴茱萸辛味相关药理学指标（镇痛、抗炎）实验中，辛味拆分组分（生物碱1组分与20%乙醇组分以及两者的混合物）呈现相应的镇痛、抗炎作用；在体现吴茱萸苦味相关药理学指标（止泻）实验中，可见苦味组分（吴茱萸内酯、生物碱2、95%乙醇组分以及三者的混合物）呈现相应的止泻作用，不仅再次证明辛味和苦味的物质基础，也证明在味本身的层次上，各味的拆分组分具有药效互补性，是可以组合的。

另一方面，通过性味拆分组分的可组合研究，发现在醋酸扭体实验中，可见苦味＋辛味＋挥发油组分、辛味＋挥发油组分具有镇痛作用且具有协同作用，其中苦味＋辛味＋挥发油作用最强；在小鼠耳肿胀实验中，辛味组分具有抗炎作用，其他组分既没协同作用也没拮抗作用；而在体现苦味药效的止泻实验中，挥发油组分与辛味组分均有拮抗苦味组分的止泻作用。这些实验数据与结果表明，吴茱萸辛味和苦味之间，在部分药效指标上无相互作用，但在部分药效学指标中，也可能存在协同作用或拮抗作用，充分说明中药性味之间的复杂联系。

（二）科学证据

1. 证实了中药药性的客观存在，表现在其成因，以及其物质基础和生物效应的变化

（1）文献梳理：通过古代文献和现代认识的梳理，提出中药药性为中药的属性，是中药秉承遗传之变化，禀受环境之异同，用于调整机体状态，便于临床辨证使用，而运用中国哲学方法高度概括而形成的，包括其自然属性和效应属性两个方面。中药药性中自然属性是指药物在形成（生长）过程中与自然环境相互作用后产生的固有性质，包括药物的形状、颜色、质地、气味，以及所含的化学成分等，是中药药性效应属性产生的基础。在药物形成（生长）的过程中，各种环境因素彼此联系、相互影响，最终影响药物的自然属性。这些环境要素的认识，即古人对天地环境的认识，如风寒暑湿燥火，现代科学则表现为对自然环境因素的认识，如气候因子、土壤因子、地形因子等。中药药性的效应属性主要指中药的药效作用而言的，包括传统认识和现代认识的功能主治等，即四气、五味、归经、升降浮沉、有毒无毒等，这些属性认识必须通过临床实践才能完成。中药药性形成过程中受到物种、产地、人为等因素的影响。这一认识对明确和拓展中药药性的研究方向提供了新的思路和视角。

同时指出，象思维是中医理论形成的源头，贯穿中医理论形成的始终。中药药性理论是中药理论的核心，其中的四气、五味、升降浮沉、归经、功效等是历代医家在大量临床医疗实践的基础上，通过象思维方法加以总结归纳而得出的，其中的各个方面均有象思维的具体应用。

（2）药性物质基础研究：由黄连和吴茱萸以不同配伍组成的左金丸与其类方反左金、甘露散和茱萸丸是寒热配伍的经典方剂。通过分析比较单味药黄连、吴茱萸及其以不同配伍方式组成的黄连吴茱萸类方的红外光谱图，对这4个复方的红外谱图进行特征峰指认，结果显示：单味药黄连不仅在左金丸和甘露散中占绝对优势，而且在茱萸丸的水提物中贡献率也比吴茱萸大；此外，在茱萸丸和反左金的醇提物中，黄连亦表现出高于吴茱萸的整体贡献率。

通过研究表明，郁金和姜黄寒温药性差异，可以表现在对寒湿黄疸和湿热黄疸模型的干预效应上，郁金水提物表现为性寒，姜黄水提物表现为性温，同时，姜黄醇提物、郁金醇提物表现为性温，且姜黄醇提物作用强度高于郁金醇提物；体外实验中，在一定的浓度范围内，姜黄素对肝线粒体能量代谢表现为增强作用，并与姜黄素含量成一定的正相关性。

相应的化学分析表明，姜黄的主要成分是姜黄素，而郁金的主要成分是糖类和其他芳族化合物，姜黄素含量很低；姜黄素类成分在郁金和姜黄中存在明显差异；郁金水提物中未检测到姜黄素；姜黄水提物、姜黄醇提物、郁金醇提物中均含有姜黄素，同时姜黄醇提物中姜黄素含量高于郁金醇提物。

郁金水提物表现为寒性，姜黄水提物、姜黄醇提物、郁金醇提物均表现为温性；郁金、姜黄两者提取物的此种寒温差异与提取物中姜黄素含量有一定正相关性，即存在一定的量－性关系，提示姜黄素是两者寒温药性差异的主要物质基础。药性是化学成分作用机体后效应的高度概括，化学成分的差异能导致药性的差异，这种差异不仅体现在化学成分组成的不同，还体现在含量的变化，即量－性关系。

（3）药性的生物效应研究：对18味寒性药和18味热性药化学成分的作用靶点进行分析，中药成分作用靶点数据库尝试使用药物化学成分靶点数据库 Stitch 中的数据来建立中药成分作用靶点数据库，该数据库数据来自文本挖掘和结构匹配的双重筛选。在 Stitch 中输入中药化学成分数据库中的中药化学成分名，并选择人类机体（organism: Homo sapiens），可查询到该化学成分有关的作用靶点。根据寒性药化学成分所作用的靶点在18味寒性药中出现的频率，选取出现频率大于50%的靶点作为寒性相关靶点。热性相关靶点按照同样方法从18味热性药的化学成分作用靶点数据中进行筛选。

以黄连、吴茱萸、莪术、郁金四味中药为研究对象，考察药物作用于整体动物 NEI 网络，测定各环节生理生化指标的变化，归纳寒热药性的共同规律。离体研究部分通过牛肾上腺髓质细胞模型和 RAW264.7 细胞模型为基础的细胞分子药理学研究，考察了黄连中主要有效成分单体小檗碱、巴马汀、药根碱和吴茱萸中主要有效成分吴茱萸碱和吴茱萸次碱对细胞的不同作用和分子机制。

整体水平上的实验研究结果表明寒热药性不同的药物对单胺类神经递质具有不同作用。温热药能促进大鼠中枢神经递质的分泌，主要包括 NE 和 DA，其中以 NE 最为明显，而对 5-HT 的影响不明显。寒凉药能抑制大鼠中枢神经递质的分泌，主要包括 NE、DA、5-HT 及代谢产物 HVA 和 5-HIAA。而内分泌、免疫系统的各项生理生化指标，不能归纳出规律性变化，不适宜作为寒热药性评价的物质基础。

细胞水平上的实验研究表明，对单胺类神经递质分泌影响，黄连与吴茱萸作用不同。黄连中成分抑制儿茶酚胺类物质分泌，吴茱萸中成分促进儿茶酚胺类成分分泌。与整体动物研究部分的结论一致。

（4）药性的成因研究：通过构建中药材空间分析数据库，配合样地研究，获取中药材分布区域环境变异信息；并与有效成分分析相结合，构建道地药材有效成分积累的生态因子相关模型，探讨有效成分的地理变异规律和机理，进而分析环境变异对药性的影响，总结出生态因子影响药性的规律及机理。

在前期研究发现环境胁迫能刺激中药有效成分积累的基础上，利用人工气候室技术，以苍术、青

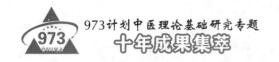

蒿、板蓝根等药材为研究对象，开展了以温度胁迫、干旱胁迫、养分胁迫、重金属胁迫作为处理的溶液培养的受控实验，在生长发育、生物量积累、次生代谢产物积累、生理生化反应（包括抗氧化酶、光合作用）等多个层次观察环境胁迫下对中药的综合影响，证实了次生代谢产物积累的逆境效应，揭示了环境胁迫下药用植物的整体适应性策略，发现了重金属胁迫下中药有效成分积累的 hormesis 效应，相关研究为指导中药材规范化种植，提高植物整体抗逆性提供了全新的思路。

以丹参为例，对丹参开展了丹参酮类生物合成途径中关键酶基因的研究，构建了道地产区丹参根的 cDNA 噬菌体文库，库容为 3×10^5，插入片段 $500 \sim 2500bp$。制作了包含 4354 个克隆的丹参 cDNA 芯片，它是首张有关道地药材的基因芯片。通过不同时期丹参毛状根和银离子、酵母诱导子处理后的杂交实验，得到了 6 个丹参酮生物合成的关键酶基因，它们分别是乙酰辅酶 A 酰基转移酶（SmAACT）、4-（5'- 焦磷酸胞苷）-2-C- 甲基 -D- 赤藓醇激酶（SmCMK）、异戊烯基焦磷酸异构酶（SmIPPI）、法呢基焦磷酸合酶（SmFPPS）、柯巴基焦磷酸合酶（SmCPS）、内根 - 贝壳杉烯合酶（SmKS）基因，并已通过 RACE 技术获得了 cDNA 全长序列。同时还首次克隆得到 8 个基因的全长序列，分别为 2 个 Aldo-keto reductase 家族基因、2 个金属硫蛋白基因、双烯内酯水解酶基因、翻译控制肿瘤蛋白基因、类萌芽素蛋白基因及乙烯应答因子结合蛋白基因。

利用 cDNA 芯片技术，从丹参中克隆得到 9 个丹参酮生物合成途径的关键酶基因，8 个为首次发现。丹参 SmCPS 为被子植物中首个能产生 normal- 柯巴基焦磷酸的二萜合酶基因，SmKSL 将 SmCPS 的产物催化形成丹参酮的前体次丹参酮二烯。这两个基因的克隆和鉴定，开辟了二萜类生物合成的新途径，为丹参酮生物合成途径的解析和道地药材形成的分子机理研究打下了坚实的基础。

2. 提出中药药性四气、毒性及道地性具有可评价的相应指标

（1）寒热药性的评价研究：观察寒、热药性中药对中枢神经系统、植物神经系统、内分泌系统、能量代谢、血液学、肝肾功能相关生化指标等生物效应指标的影响，找出对寒、热药性贡献度大的重要变量。结果表明，附子、干姜、高良姜、肉桂这四个热性中药组体重增长率有增加或增加的趋势，寒性中药栀子组体重增加率明显降低，但其他的寒、热性中药组并未表现出以上的共性；无论是各寒性中药还是各热性中药，给药后大鼠体温与空白组比较或彼此之间均无明显差别；在摄食量方面各寒性中药、热性中药组食量变化不明显；在饮水量方面，热性中药干姜、高良姜、吴茱萸组有增加，寒性中药黄芩组有下降趋势。综合结果表明，中药的寒、热药性与体重、凝血时间、自主活动、ATP 酶活力、SDH 活性、糖代谢、脂代谢等指标具有一定的相关关系。

寒、热药性与机体的生物效应指标具有一定的相关关系，寒、热药性是表现为多生物效应指标的反应还是单一生物效应？在这众多的生物指标中，哪个指标或哪几个指标的权重值更大，更能反映药性的真实面目？常规的统计学手段不容易分析得到结果。

中药是在中医理论指导下应用的复杂体系，中药寒、热药性与现代医学的药理作用之间的关系也存在着复杂性，利用信息技术研究中药药性，是中药药性理论研究的重要内容。随着中药药性科研工作的开展和不断深入，得到的实验数据大量增多，传统的统计学分析方法已经难以完成任务，或难以很好地得到这些数据内在的关系和隐含的信息。利用数据挖掘技术对中药药性与生物效应数据进行挖掘，可能会发现药性与功效之间的明确关系。

初步建立寒、热药性的生物效应判别模式，预测已知药性的黄芩、吴茱萸的药性。结果表明：①C&R 分类回归模型算法结果显示：肝 SDH 活性为最为重要的属性，重要性接近 30%，其次为甘油三酯、肝 Na$^+$-K$^+$-ATP 酶、肌糖原、血小板分布宽度等，模型的正确率达 97.39%。C&R 决策树所示中药属寒性判别模式为：肝 SDH ≤ 5.045U/mgprot——血小板分布宽度 ≤ 13.55fL—— 肌糖原 > 4.66mg/g（组织）——寒性判定为 100%；中药属热性判别通路为：肝 SDH > 5.045U/mgprot——甘油三酯 ≤ 1.195mmol/L—— 肝 Na$^+$-K$^+$-ATPase > 3.365U/mgprot——热性判定为 97.826%。②C5.0 算法结果显示：肝 SDH 活性为最为重要的属性，重要性接近 40%，其次为甘油三酯、谷草转氨酶、肌糖原、肝 Na$^+$-K$^+$-ATP 酶等，模型的正确率达 98.26%；该决策树所示中药属寒性判别模式为：肝 SDH ≤ 5.01U/mgprot——肌糖原 > 4.69mg/g（组织）—— 谷草转氨酶 > 93U/L——寒性判定为 100%；中药属热性判别通路为：肝 SDH > 5.01U/mgprot—— 甘油三酯 ≤ 1.14mmol/L——体脂系数 ≤ 14.7mg/g（体重）—— 肝 Na$^+$-K$^+$-ATPase > 3.20U/mgprot——热性判定为 100%。③C&R 分类回归算法、C5.0 算法决策树判定吴茱萸属于热性药和黄芩属于寒性药的可能性均为 100.00%、77.78%。

无论是 C5.0 算法所得决策树还是 C&R 算法所得决策树，中药属寒、热性的判别通路均与 SDH、甘油三酯、肌糖原、肝 Na$^+$-K$^+$-ATPase 等变量有密切关系，SDH 是线粒体三羧酸循环中生成 ATP 的酶，Na$^+$-K$^+$-ATPase 是消耗 ATP 的酶，甘油三酯、肌糖原是能量产生的物质来源，故中药寒、热药性的判别通路或模式与能量代谢存在着极为密切的关系，对中药寒、热性贡献度最大的生物效应指标比较集中体现在能量代谢相关指标。该生物效应判别模式具有较好的药性预测能力。

（2）中药毒性的评价研究：综合运用中医药学、化学、毒理学、系统生物学等多学科理论和技术，用现代的科学语言诠释中药毒性的本质和致毒机理、生理/病理状态下机体对毒性物质的应答机制、明确临床应用的安全窗口，为临床用药安全有效提供科学基础，同时，构建具有肝毒性中药的安全评价方法及共用技术平台。

本项目在整体动物、细胞、分子水平对代表性 HPAs 的致毒机理进行了深入的研究和探索，首次发现 HPAs 是一种复合型毒性分子，即通过氧化应激导致肝细胞直接损伤和胆汁淤积造成的间接损伤的双重机制所引起。

运用蛋白质组学、基因组学技术对 HPAs 的致毒机理进行了探讨。蛋白组学实验结合生物信息学分析化合物和靶标蛋白的结合进一步确证了细胞内 GSH 抗氧化系统在 HPAs 肝毒性中的重要作用，同时揭示 HPAs 影响了肝的能量代谢；基因芯片分析进一步揭示了细胞凋亡信号通路参与介导 HPAs 的肝毒性。

（3）中药道地性的评价研究：通过研究证实中药的道地性与其药性及药效密切相关，证明道地药材的药性和药效均优于非道地药材，阐明道地药材与非道地药材在有效成分含量、化学特征上的差异及药效方面的差异与其物质基础的关系，为中药道地性与其药性相关提供科学依据。

本项目以黄芩、黄芪、细辛为研究对象，通过对道地药材与非道地药材的有效成分含量、化学特征上的差异（化学成分指纹图谱），药性和药效等方面进行系统研究，从药性、药效和物质基础上阐明了中药存在着道地性，证实"中药材的道地性与其药性和药效有直接关系并有可评价的物质基础"的假说。

3. 证实了药性具有可拆分、可组合性，具有相应的化学物质基础和生物效应

（1）吴茱萸的研究：在对吴茱萸进行文献学与临床应用资料分析、整理研究的基础上，将中药传统性味的表达与现代药理学文献数据库相结合，借助现代统计学研究方法（聚类分析、Logistic 回归分析等）客观建立两者的相关性。结果建立的吴茱萸性味药理学评价体系为：辛味与镇痛、抗炎可能具有相关性；苦味与止呕、止泻及抗胃溃疡等药理作用可能相关。因此，选择与吴茱萸功效有密切关系的镇痛、抗炎、止呕、止泻、抗胃溃疡等现代药理指标，同时，以对各化学拆分组分对寒凝血瘀大鼠模型的影响，以及对基于生物标志物的正常及寒性、热性动物的代谢组学影响等指标，作为评价吴茱萸辛、苦两味的性味药理学评价体系。其中，镇痛、抗炎可作为确定辛味物质基础的药理评价指标，止呕、止泻及抗胃溃疡可作为确定苦味物质基础的药理评价指标，以对寒凝血瘀大鼠模型的影响，以及对正常及寒性、热性动物的、基于生物标志物的代谢组学的影响等作为评价四气的指标。

吴茱萸性味各拆分组分的药理实验表明某些组分具有镇痛、抗炎作用，某些组分则具有止呕、止泻及抗胃溃疡等作用，但它们与辛味、苦味物质基础之间的关系尚不明确。因此本研究借助统计学中的聚类分析方法对上述 7 种拆分组分、9 个药理指标进行分析，将具有相同或相似药理作用的组分进行自动分类，从而为吴茱萸辛味、苦味的物质基础研究提供有效证据。

结果表明，对吴茱萸各拆分组分进行聚类分析后，当层次聚类分析中的类成员聚成两类时，组分 A、C、D、F、G 为一类，组分 B、E 是一类，即吴茱萸生物碱 1 组分和吴茱萸 20% 乙醇洗脱组分是一类；聚成三类时，组分 B（吴茱萸生物碱 1 组分）、组分 E（吴茱萸 20% 乙醇洗脱组分）是一类，组分 C（吴茱萸生物碱 2 组分）、组分 F（吴茱萸 95% 乙醇洗脱组分）是一类，组分 A（吴茱萸内酯）、D（醇沉组分）、G（挥发油组分）为一类。然而从止泻作用结果看，有效的部位既有第二类中的组分 C、组分 F，又有第二类中的组分 A，可见聚成两类更合理。

本研究选择了与吴茱萸功效有密切关系的镇痛、抗炎、止呕、止泻及抗胃溃疡等现代药理指标来研究吴茱萸辛、苦两味的可拆分性。依据评价体系，提示镇痛、抗炎可作为确定辛味物质基础的药理指标，止呕、止泻及抗胃溃疡可作为确定苦味物质基础的药理指标。

按照我们提出的中药性味的可拆分性和可组合性构想，即中药的性味必有其相应的物质基础，而物质基础即使复杂也是可拆分的。拆分后与性味功效建立起对应关系的物质是可组合的，通过对性味拆分组分进行组合，当可再现中药固有药效、优势或创造出新的药物。性味拆分组分的可组合研究，主要包括两个方面，一是性味拆分组分之间的可组合研究，另一方面是性味拆分组分与其他中药相互配伍的可组合研究。显然，前者主要考察药味之间的相互作用关系，后者则重在考察一药味与他中药的相互作用关系。

吴茱萸各性味拆分组分间的可组合性研究结果，一方面重现了以前的研究结论，即在体现吴茱萸辛味相关药理学指标（镇痛、抗炎）实验中，辛味拆分组分（生物碱 1 组分与 20% 乙醇组分以及两者的混合物）呈现相应的镇痛、抗炎作用；在体现吴茱萸苦味相关药理学指标（止泻）实验中，可见苦味组分（吴茱萸内酯、生物碱 2、95% 乙醇组分以及三者的混合物）呈现相应的止泻作用，不仅再次证明辛味和苦味的物质基础，也证明在味本身的层次上，各味的拆分组分具有药效互补性，是可以组合的。

另一方面，通过性味拆分组分的可组合研究，发现在醋酸扭体实验中，可见苦味＋辛味＋挥发油组分及辛味＋挥发油组分具有镇痛作用，且二者具有协同作用，其中苦味＋辛味＋挥发油作用最强；在小鼠耳肿胀实验中，辛味组分具有抗炎作用，其他组分既没协同作用也没拮抗作用；而在体现苦味药效的止泻实验中，挥发油组分与辛味组分均有拮抗苦味组分的止泻作用。这些实验数据与结果表明，吴茱萸辛味和苦味之间，在部分药效指标上无相互作用，但在部分药效学指标中，也可能存在协同作用或拮抗作用，充分说明中药性味之间的复杂联系。

（2）洋金花的研究：根据文献研究结果及洋金花的传统性味功效和现代临床用于银屑病治疗的实际情况，将与洋金花传统性味功效相关的止咳、平喘、镇痛、解痉复合药理学指标，作为辛味的评价系统；同时采用与洋金花治疗银屑病相关的抗炎、促分化、抗增殖、免疫抑制复合药理学指标，作为苦味的评价系统，对性味拆分组分的生物学效应进行了研究。通过研究，总结如下：

本研究从对植物神经系统、能量系统、内分泌系统、血液流变学，确定了洋金花拆分组分药性的归属，结果表明，生物碱组分药性应与传统性温相关；大孔树脂50％乙醇洗脱组分与生物碱组分对植物神经系统、内分泌系统、能量代谢、血流变学许多观察指标的影响趋势总体相反，故将其性归属为凉（寒）

本研究以正常大鼠为考察对象，首先考察了典型寒热中药对正常大鼠尿液代谢轮廓的干预作用，寻找到与寒热药性相关的特征性标志物，并以此构建了预测模型。以典型寒热中药的检测结果为参照，分别分析和预测了洋金花各性味拆分组分寒热药性特征。代谢组学轮廓分析、特征性生物标志物和模型预测结果显示，洋金花生物碱组分与典型热性中药生物特征相一致，所以将此组分归属为热性中药组分；洋金花50％乙醇洗脱组分和醉茄内酯类组分与典型寒性中药组的变化趋势相近，推测洋金花50％乙醇洗脱组分和醉茄内酯类组分归属为凉（寒）性中药组分；综合各因素推测洋金花黄酮类组分归属为平性中药组分。但是非常值得注意的是通过代谢组学分析发现，构成50％乙醇洗脱组分的醉茄内酯和黄酮两类苦味拆分组分，分别体现寒性和平性两种不同药性，这与二者在治疗银屑病作用机制中，黄酮类组分主要表现为促进细胞增殖活性和细胞保护作用，醉茄内酯类组分则表现为明显的细胞增殖抑制作用相一致，二者组合即50％乙醇洗脱组分则表现为苦凉（寒）药性，说明洋金花治疗银屑作用是性味苦凉（寒）的综合结果。

本研究以寒证模型大鼠为考察对象，首先考察了典型寒热中药对寒证模型大鼠尿液代谢轮廓的干预作用，寻找到与寒热药性相关的特征性标志物，并以此构建了预测模型。以典型寒热中药的检测结果为参照，分别分析和预测了洋金花各性味拆分组分寒热药性特征。代谢组学轮廓分析、特征性生物标志物和模型预测结果显示，洋金花生物碱组分数据点在模型预测中偏离寒证模型组，有回归的正常组趋势，提示生物碱组分可归属为热性中药组分。洋金花50％乙醇洗脱组分和醉茄内酯类组分数据点在模型中几乎与模型组重合，推测洋金花50％乙醇洗脱组分和醉茄内酯类组分归属为凉（寒）性中药组分。综合模型预测结合特征性生物标志物的结果将洋金花黄酮类组分归属为平性中药组分。以上结论与正常动物模型的结论相一致。

通过本课题研究，以实验研究结果初步证实，中药同时具有性与味，性与味是中药同时兼具的两种特性，且中药性味组分、性味拆分组分或化合物亦有药性；药性以相对的寒（凉）、热（温）两个方面表达，并至少可以主要通过其对影响机体的能量代谢、物质代谢等（宏观的正常或寒热动物模型实验以及代谢组学等研究方法）予以探测或评价归属。根据目前获得的实验数据，可初步确定药味主要与中药的具体功效相关，药性主要与中药作用的性质（寒与热、兴奋与抑制等）相联系（但是中药对机体代谢组学影响的生物学意义尚需深入研究与探讨）；中药性与味的物质基础不可拆分，但是不同性味之间是可拆分的。

（三）学术影响

运用已建立的中药寒、热药性判别模式，对已知寒、热药性中药进行判别，具有较好的预测能力，有益于评价有争议的中药寒热药性，有利于明确中药新资源的寒热药性。对中药学科拓展新的中药资源提供了一种全新的手段，构建中药资源学术体系，建立中药资源普查中心。

通过研究，基本阐明了千里光、款冬、黄药子、苦楝皮、川楝子的毒性本质和致毒机理，首次证明 HPAs 为复合型肝毒性物质，即通过直接的氧化应激和间接的胆汁淤积导致损伤。肝细胞线粒体凋亡信号通路、GSH 抗氧化系统、胆汁酸调控网络、肝脏代谢酶系统等对 PA 的毒性具有重要的调控作用。明确了 PAs 的体内外代谢途径、鉴定了主要的代谢产物。肝脏 CYP 3A4 和 UGT1A4 在其代谢活化致毒和解毒过程中发挥重要的作用。基于毒性本质研究结果，分别建立了千里光、款冬、黄药子、川楝子等药材和制剂的安全标准，被《中国药典》2010 年版收载成为法定标准。

提出的"一药 X 味 Y 性，其中 Y ≤ X"的中药性味理论新假说的客观性，和提出并构建的中药性味理论可拆分性、可组合性研究方法，中药性味理论研究新模式，以及基于中药药性理论的新药发现新途径与新方法的普适性。

建立了反映附子和附子相关产品品质特征的质量标准，其中，精制饮片已成为国家商务部批准外经贸的附子行业标准（WM/T—2008）；研究开发了附子精制饮片、配方颗粒、中间产物等相关产品，研究发现了附子治疗便秘、心衰和类风湿性关节炎的有效部位和最佳配伍比例，获得了一批具有独立知识产权的成果，促进了四川附子产业的发展，近三年新增产值 3.2 亿元，创汇 200 多万美元，尤其为灾区农牧民增收做出了贡献。

本项目共发表学术论文 357 篇，其中被 SCI 收录论文 91 篇，EI 收录 19 篇，申请发明专利 27 项，已授权专利 11 项，出版专著 8 部，先后共获省部级或以上科技奖 5 项。培养博士后 17 人，毕业博士研究生 100 人，硕士研究生 164 人，其中 2 人获得全国百篇优秀博士论文，1 人获中国青年科技奖。

三、中药寒热平等药性的本质揭示

【摘要】项目围绕寒热平等药性的相关问题，基于中医原创思维和认知规律，提出整体药性观，药性是中药药效成分作用于不同状态机体产生的生物效应综合表达，取决于中药物质成分及其组合关系，显现于特定的机体状态。创立本原药性和效应药性新概念，发现药性表征规律，构建药性评价方法与技术体系，证实了表征药性的"寒""热"物质是客观存在的，但无论"寒"或"热"药，其内均同时含有"寒""热"物质，"寒""热"物质在质和量上的配比组合关系是其整体药性表征和显现的前提和基础。揭示了平性中药药性本质的科学内涵，具有"体平用偏"双向适用、条件显性的药性特征，可在不同的内环境下（寒证或热证）通过影响不同的信号通路以调节机体平衡。从五味与归经综合阐明药性表达规律，发现并阐明了辛热散寒药、芳香开窍药的药性物质基础及其性效发生机制。建立基于药性的临床中药用药警戒理论，拓展药性应用新领域，重塑寒热药性在中药临床合理用药中的关键地位。应用于中医药教学和临床合理用药指导，推动了药性理论的传承与创新。

【成果来源】项目九：中药药性理论相关基础问题研究（2007）

（一）理论内涵

1. 梳理了历代文献，对药性内涵做出新的诠释，阐明了药性理论的构建原理

（1）对药性内涵做出了新的诠释：通过文献梳理并结合现代研究成果，对药性的科学内涵做出了新的诠释。药性是中药作用于机体产生的生物效应的综合表达，取决于中药物质成分及其组合关系，显现于特定的机体状态，可概括为本原药性和效应药性。本原药性是中药固有的、取决于种质与环境等的客观属性，具有相对静态、隐性的特征；效应药性是对中药作用于机体产生的效应的主观认知，具有动态、条件显性的特征。本原药性是效应药性的基础，效应药性是本原药性在特定条件下的表达。

各种药性知识有机统合，构成了内涵丰富的药性理论。中药药性理论是源于博物传统的学术体系，是在特定的历史文化背景下，以中医理论为指导，总结中药应用实践，高度概括形成的理论，存在固有的发生构建模式，强调整体联系，注重综合效应，有其独特的认知规律和表征语言，具备突出的民族性、地域性和历史传承性。

中药药性理论是一个庞大复杂的知识体系，其中，寒热药性理论是中药药性理论的核心。中医认识和治疗疾病，均以阴阳为纲。疾病无论多么复杂，均可以阴阳统之，概括为寒热二证。在治疗上，虽然方法众多，但必须遵循"寒者热之、热者寒之"的基本原则，"疗寒以热药、疗热以寒药"。因此，无论中药药性属性多么复杂，寒热是其最核心的属性。故《本草经集注》指出："其（指药性）甘苦之味可略，有毒无毒易知，惟冷热须明。"

（2）首次阐明了药性理论的发生原理和构建模式：研究表明，中药药性理论的发生构建存在以下特点：

①个药定性是基于证候－功效－药性基础上的分类推理模式；

②理论形成是基于无序实践经验基础上的总体认知模式；

③回归还原于中医学理论体系的过程是基于逻辑贯穿与同一化改造模式。因此，中药药性理论的构建是群体性的而非个体性的，是同质性的而非异质性的，是关联性的而非孤立性的。

思维方式、理论基础和诊疗实践是中医学术体系构建的三大基石。其中，思维方式对理论构建模式的形成起着支配作用。中医学传统理论构建原理的独特性，是由中医学思维方式和诊疗实践的独特性形成的。基于天人合一的认知理念，以阴阳学说作为说理工具，并贯穿于中医生理、病理、诊断、治疗等环节，始终从宏观整体角度把握和分析问题，是中药药性理论发生与构建的基本原理。

中药药性理论的发生、发展并不由主观意愿决定，关键取决于是否经得起实践检验。理论的价值，取决于对已有实践所能解释的深度和广度，以及对临床实践的指导意义和可重复性。理论源于实践，由于临床实践经验总是在不断地增加和积累，因此，原有的中药药性理论总是要被不断地修正、完善，

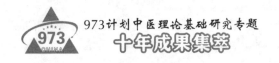
其所反映的规律将越来越趋近于本质。在中药药性理论的历史演进进程中，临床实践的能动性最强，最富有活力，是中药药性理论发生、发展的根本推动因素。

（3）基于药物法象原理，构建了植物类中药性状－寒热药性系统评价与统计模式识别模型，实现了依据性状对植物类中药进行寒热药性识别。

法象，即法自然之象。运用药物的外在表象解释药物奏效原理，是中医认识药性的传统方法之一。宋代《圣济经》列药理篇，强调"物生而后有象，象后而有滋，本乎地者味自俱，本乎天者气自彰"。并具体分析了形色气味法象之理。在实际运用中，药物的法象包括范围很广，举凡形态、颜色、质地、生境、习性等，均可作为释药依据。

项目组以《中华本草》为文献依据，选取性状特征描述翔实、临床常用且具有代表性的1725种植物药（寒性药1067种、热性药658种）为研究对象，通过系统文献研究，对其寒热属性进行了界定，利用Access建立数据库，分析了寒热药性与功效主治、原植物性状、药材性状的关系。以523个基原性状为预测变量、以寒热药性为响应变量，做偏最小二乘回归分析（PLS），建立偏最小二乘识别模型。对1725种中药做识别回代，寒性组和热性组的识别正确率分别为88.66%、93.62%，整体识别正确率达到90.55%。在此基础上，基于训练样本中1380种植物药建立偏最小二乘识别模型，对测试样本中1345种中药进行药性预测分析，寒性组与热性组的识别正确率分别为82.14%、85.91%、整体识别正确率达到83.77%。根据对模型交叉验证、外推预测和模型合理性的比较研究，结果表明，本模型不仅能够实现药性的正确识别，还可确定基原性状与药性关系的方向和密切程度，初步实现了依据植物类中药性状辅助对其寒热药性进行系统评价和识别。

2. 证实了表征药性的"寒""热"物质是客观存在的

（1）基于不同中药组群的研究，证实了寒热药性物质基础特征信息及其表达规律在一定层次上客观存在。创建了植物类中药寒热药性－物质成分统计模式识别模型，实现了基于物质成分特征信息的寒热药性识别和预测。

遵循宏观把握与微观探索相结合的原则，采用多层次、多手段、多方法、多成分的整体研究方法，针对寒热药性植物类中药组群，分别对初生物质、次生物质、无机成分进行了分析测定，运用UV、IR、NMR、HPLC、HPCE、GC、GC-MS等多元谱学方法综合分析了30味寒性、30味热性植物类中药的物质基础，全面获取物质成分信息，从全成分角度探讨中药物质成分与寒热药性的相关性。

由于各种化学图谱的测量原理、数据形式不同，且中药未知成分多，因此，中药图谱数据呈现高维灾难、非线性、高度相关、分布特征不明确等问题。为此，项目组采用现代统计模式识别技术，在完成了数字化信息识别的基础上，采用穷举建模策略，首次建立了基于多元谱学数据的中药寒热药性统计模式识别模型和网络生物学模型，确定了表征和预测中药"寒""热"成分（判别系数）和"寒""热"程度（判别得分）的特征药性参数，初步实现了基于物质成分信息的植物类中药寒热药性特征信息（CHMP-markers）的识别，并可利用药性特征标记评估已知药性药物的特征和预测药物的药性。

统计模式识别模型和网络生物学模型的研究结果表明，表征中药药性的"寒""热"物质是客观存在的，但无论"寒"或"热"药，其内均同时含有"寒""热"物质，"寒""热"物质在质和量上的配比组合关系是其整体药性表征和显现的前提和基础。某一种物质成分或某单一药效作用均不能表征中药的整体药性。

（2）揭示了寒热中药对寒热证模型动物影响的效应特点和作用规律，构建了基于正常动物和寒热证模型动物的中药性－效关系表征体系。

筛选10味寒性、10味热性植物类中药，进行对正常大鼠的寒热效应研究。应用多元方差分析结合偏最小二乘回归法（PLS），分析了寒、热药性中药对正常动物影响的效应，结果表明：①寒热中药对正常动物具有寒热效应，表现为不同的作用特点。热性中药可提高趾温、肝细胞能荷、ATP酶活力等；寒性中药可降低趾温、肝细胞能荷、ATP酶活力等；寒性中药与热性中药相比较，明显呈现方向相反的效应，亦可表现为对同一指标影响程度的差异。②同类药性中药对寒热效应的影响存在程度差异。如附子与荜茇、胡椒均为热性中药，而附子能明显提高正常动物的寒热趋向、自主活动、肛温等，荜茇次之，胡椒再次之。③同一中药对正常动物寒热效应的影响具有一定的量效关系。④寒热中药对寒热证模型动物的影响存在规律性的生物效应特征表达谱系。采用数据挖掘技术对上述研究数据进行了综合分析筛选，构建了基于正常动物和寒热证模型动物的中药性－效关系表征体系。

（3）完成了统计模式识别模型指导下寒热物质特征组群的提取，并对其进行了药效学验证，证明了寒热药性多元谱学分析方法和统计模式识别模型的科学性。

选择附子、黄连的药性物质特征组群，进行了对模型动物寒热效应的影响研究。根据紫外光谱Fisher线性识别计算得分，附子乙酸乙酯提取部位热性程度最高，黄连氯仿提取部位寒性程度最高。药效学验证结果表明，附子乙酸乙酯提取部位热性效应最好，可明显改善模型动物虚寒状态；黄连氯仿提取部位寒性效应最好，对虚热模型动物代谢亢进状态改善最明显，与LDA识别结果基本一致。证实了以识别系数（测量中药寒热成分）和识别得分（寒热程度）为药性特征参数建立的LDA识别模型，不仅可以识别中药"寒""热"物质在化学图谱上的特征区域，而且可以预测中药的寒热程度。

采用PLS-DA方法分析了寒、热性中药的HPLC指纹数据，确定了表征中药药性的特征标记，提取吴茱萸、黄连寒热物质特征组群，进行了寒热效应验证研究。结果表明，黄连寒热物质特征组群治疗实热证动物、吴茱萸寒热物质特征组群治疗虚寒证动物的结果与HPLC-DA指纹图谱分析结果基本一致，证实了通过统计模式识别模型的识别系数，可以确定表征中药药性的特征标记，以及表征和测量中药"寒""热"成分的特征参数，从而佐证了药性物质特征组群的客观存在。

基于HPLC法的实验，以金银花为例，对不同产地、不同品种、不同采收期药材对药性的影响进行了实验研究，将其测试数据代入识别模型进行验证，结果表明，不同产地、不同品种、不同采收期虽对正品药材的物质成分有不同影响，但对其寒热药性属性无根本影响。

3. 揭示了平性中药药性本质的科学内涵

（1）系统研究了平性中药的物质基础和生物效应机制，首次阐释了平性中药"体平用偏、双向适用、条件显性"的药性特征，初步揭示了平性中药药性本质的科学内涵。

对10味典型平性中药所含化合物进行了分析，测定了其作用于寒、热不同血瘀证个体的药效成分和代谢产物；完成了选定的10味平性中药和5味寒性、5味热性对照中药微量元素的测定；选取传统药性记载明确的50味平性中药和50味对照非平性中药，每味中药再选取17种典型分子骨架特征和官

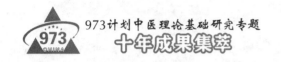

能团用于表征各种有效成分的结构信息，利用支持向量机算法，采用交叉验证法进行算法评价，首次建立了化学成分、相关活性物质与平性中药药性间的非线性映射模型，初步揭示了平性中药的物质基础，并建立了可供查询的平性中药化学成分数据库。

研究了10味平性中药和5味热性、5味寒性对照药对实验动物微循环、血流动力学、血液流变学实验数据，分析了10味平性活血药对寒、热血瘀证模型大鼠cAMP、cGMP、ADP、5-HT、ET1等相关活性物质，以及NO/NOS系统、Ca^{2+}/CaM系统、cAMP-PKA信号通路的影响，证实了所选平性活血药在瘀热互结证中能够降低血浆cAMP浓度，抑制PKA蛋白表达，降低血清Ca^{2+}浓度；在寒凝血瘀证中能够升高血浆cAMP浓度，增强PKA蛋白表达，降低活性物质ET1的浓度，这些差异可能是其调节两种血瘀证病理状态的主要效应机制之一。

上述研究结果，证实中药寒热药性中间态（平正中和态）的存在，揭示了平性中药具有"体平用偏、双向适用、条件显性"的药性特征，可在不同的内环境下（寒证或热证）通过影响相关信号通路调节机体平衡。这一结论对于揭示平性中药药性本质的科学内涵，解决历代存在争议的"平入性与平不入性"学术难题，阐释平性中药调治疾病的内在机理，有效指导和提高中医应用平性中药的临床疗效，具有重大的学术价值和理论意义。

（2）对中药"一物二气"说和药性理论"寒、热、平"三性说做出基于现代科学实验的新诠释。

中药"一物二气"说自《神农本草经》即有记载。元代医家王好古指出："有一药一气或二气者。热者多寒者少，寒不为之寒；寒者多热者少，热不为之热。或寒热各半而成温，或温多而成热，或凉多而成寒，不可一途而取也。"（引自《本草蒙筌》）一药多味，或者通行诸经，历来众口一词，从无异议。而一药可能有二气，则颇有争议。以上对寒、热、平性中药的相关研究，揭示了中药寒热药性产生的物质基础，即表征中药药性的"寒""热"物质是客观存在的，但无论寒性药或热性药，其内均同时含有"寒"物质和"热"物质，只是"寒""热"物质成分种类和数量的不同组合才显示出了中药的整体药性。

药性理论"三性说"始见于《唐六典·尚药奉御》，提出"和药"时"必辨其五味、三性、七情，然后为和合剂之节。"并指出："三性，谓其寒、温、平。""三性说"以寒、温、平三分药性的主张，是对"四气说"的发展，认为平性中药多无寒温之偏的思想，也更有积极意义，与用药实际吻合。本项目受中医"入腹知性"传统认识及"体用理论"的启发，首次将中药药性划分为本原药性及效应药性，提出"平性"是中药四气中的一种特殊药性，具有"体平用偏"的药性特征。上述平性中药实验研究证明，平性中药是一类独立存在的，具有双向适用、条件显性药性特征，可在不同的内环境下（寒证或热证）通过影响不同的信号通路以调节机体平衡的药物。研究寒热药性与平性药性本质及其内涵，用现代科学语言诠释了药性理论"三性说"，对于丰富和发展中药药性理论，促进中药学学科发展，具有重要意义。

4. 从五味与归经综合阐明药性表达规律，发现并阐明了辛热散寒药、芳香开窍药的药性物质基础及其性效发生机制。

（1）阐明了以神经－内分泌－免疫网络改变为基础的生物学效应与药物代谢酶活性指标的干预性变化是辛热散寒类中药药性表达的重要生物学效应机制。

通过筛选多种虚寒、虚热状态动物模型，建立了虚寒状态诱导方案，明确了虚寒状态病理特征；同时，以辛热药药性表达的虚寒模型状态为主体，从临床类比验证、虚热模型佐证、药物治疗反证多角度进行了虚寒状态的界定研究；最后形成了虚寒状态评价体系，并对虚寒状态生物学实质开展了实验研究。对药性表达与机体状态相关科学问题进行了深入分析。以机体状态为依托，选取成分明确、性效关系清楚的附子、仙茅、肉桂作为示例辛热药，运用生化法、放免法和分子生物学等相关技术，从整体、组织器官、细胞、分子等层面，切入信号通路网络和药物代谢环境，考察了虚寒机体多个系统不同层次的40余项生理生化指标，深入分析了G蛋白耦联、酶耦联受体下游信号通路网络及其调控的CVP3A及P-gp变化，探讨了受试辛热药作用于机体状态所表现出的生物学效应，并对其可能的机制进行了进一步研究，以综合揭示辛热药药性的生物学效应表达机制。结果表明，在特定机体状态下，辛热类中药药性表达是以纠正不同机体状态神经－内分泌－免疫－物质代谢系统病理改变来实现的，不同状态机体作为辛热类中药药性表达的生物学载体，其信号通路网络介导的药物代谢环境改变，是入血成分性－效表达的分子生物学基础，以神经－内分泌－免疫网络改变为基础的生物学效应与药物代谢酶活性的变化是辛热类中药药性表达的重要分子生物学机制之一。

（2）证实了芳香开窍类中药具有专属的"质－效－性"关联信息表征谱，其寒热药性表征的差异与不同病理状态和相应生理效应指标密切相关

立足于药性整体（四气、五味、归经、升降浮沉等），认为每类药具有其特殊的药性整体构架，呈现出特定的生物效应。其中，药味是基础，寒热药性是关键，归经是核心，共同表达特异性的效应规律。以此为指导，选择麝香、冰片、苏合香为示例药，以物质基础—生物效应—药性整体为研究路径，进行芳香开窍药药性综合研究。在芳香开窍类药物中，寒热药性与药味、归经密切关联。其中，以冰片为例，其能抑制中枢神经系统（镇静、催眠），降低正常麻醉大鼠心率和呼吸频率，降低模型大鼠体温、心率，呈现"寒凉"效应表征，与其他药物有别。研究结果表明，芳香开窍药的药性整体（"辛－心－浮－温/寒"），拥有其专属性的"质－效－性"关联信息表征谱；"辛－心－浮"为该类药药性整体基础构架；而寒热药性表征与病理状态有关，模型动物的体温、心率、血压、呼吸等生理效应指标可以表征寒温药性差异。机体的病理状态是影响寒热药性表达的前提条件，也是干预与其他药性"离合"的重要因素；寒热药性又是干预病理状态某一症或某种证型的关键药性。

（3）发现了甘温归肝肾经、甘凉归肝肾经、辛温归肺经、辛凉归肺经、甘温归肺经、甘凉归肺经中药组群的药性效应存在特征表达规律。

①甘温归肝肾经中药（菟丝子、海马）与甘凉归肝肾经中药（女贞子、龟甲）：苯甲酸雌二醇致肾阳虚模型研究结果显示，这四味中药因归经、味相同而表现出相近的药理作用，通过甘温入肝肾经而改善肾阳虚之腰膝酸软、精神萎靡，调节蛋白失调；但因药性相反，对体温、甲状腺激素水平调节作用相反。

②甘凉归肝肾经中药（女贞子、龟甲）与甘温归肝肾经中药（菟丝子、海马）：甲状腺片＋利血平、甲状腺片2个肾阴虚模型研究结果显示，这四味中药因归经、味相同而表现出相近的药理作用，如均能在一定程度上改善肾阴虚之性欲失调；但因药性相反，在改善肛温、面温、甲状腺激素水平方面呈相反作用。

③辛温归肺经中药（白芷、豆蔻、紫苏）与辛凉归肺经中药（前胡、薄荷、菊花）：复合因素（烟熏＋冰水游泳＋服用冰水）致肺阳虚模型研究结果显示，这六味中药归经相同，味辛、作用于肺经，均能改善肺阳虚之体征，调节肺功能；但因药性相反，在改善肛温、背温方面呈相反作用。

④辛凉归肺经中药（前胡、薄荷、菊花）与辛温归肺经中药（白芷、豆蔻、紫苏）：烟熏＋甲状腺片致肺阴虚模型研究结果显示，这六味中药归经相同，通过辛入肺经而改善肺阴虚之体征，调节肺功能；但因药性相反，在改善肛温、面温方面呈现相反作用。

⑤甘温归肺经中药（桂枝、核桃仁）与甘凉归肺经中药（南沙参、玉竹、麦冬）：复合因素（烟熏＋冰水游泳＋服用冰水）致肺阳虚模型研究结果显示，这五味中药归经相同，通过甘入肺经而改善肺阳虚之体征，减少痰量，调节肺功能等；但因药性相反，在改善肛温、背温、背部血流量、甲状腺激素水平等方面呈现相反作用。

⑥甘凉归肺经中药（南沙参、玉竹、麦冬）与甘温归肺经中药（桂枝、核桃仁）：烟熏＋灌服甲状腺片致肺阴虚模型研究结果显示，这五味中药归经相同，通过甘入肺经而改善肺阴虚之相关症状；但因药性相反，在改善肛温、面温、面耳部血流量、甲状腺激素水平方面呈现相反作用。

（二）科学证据

1. 梳理历代文献，诠释中药药性内涵

基于知识本体，系统挖掘 1000 余种古籍文献，梳理药性认知源流和发生原理，凝练切合临床的整体药性观，即药性是中药作用于机体产生的生物效应综合表达，取决于中药物质的组合关系，受控于特定的机体状态，可概括为本原药性和效应药性。本原药性是中药固有的、取决于物种与环境的客观属性，具有静态、隐性特征；效应药性是对中药作用于机体产生效应的主观认知，具有动态、条件显性特征；本原药性是效应药性的基础，效应药性是本原药性在特定机体状态下的表达。

2. 从 3 个层面验证并揭示本原药性实质

（1）分子结构层面：基于 2000 余味中药的 2 万 3 千多个成分的化学结构信息分析，发现寒热药性分子结构表征规律。

（2）化学成分层面：对 460 味中药的挥发油成分进行分析，发现 γ－松油烯等成分与热性密切相关，β－金合欢烯等与寒性密切相关；首次发现苔黑酚葡萄糖苷为热性药仙茅入血成分和药性效应成分。

（3）物质组群层面：建立统计模型指导下的寒热物质组群提取及验证方法，发现附子乙酸乙酯提取部位热性效应最好，黄连氯仿提取部位寒性效应最好。

3. 从 4 个层面验证并揭示效应药性实质

（1）基因组学层面：对 2578 条差异基因进行 GO 功能分类注释，发现热性中药可调控代谢及氧化还原酶相关基因的表达；寒性中药可调控应答刺激、细胞凋亡相关基因的表达。

（2）靶点受体层面：对 2 千多个中药成分的靶点进行预测和部分实验验证，发现寒性和热性相关特异性靶点各 16 个。

（3）信号通路层面：从"神经－内分泌－免疫－物质能量代谢－药物代谢环境"角度，阐释寒热中药个性表征和共性规律。

（4）代谢组学层面：发现寒性中药对热证代谢网络的干预影响，主要以氨基酸代谢异常为表征。

4. 临床证实了机体状态显著影响着药物性－效表达

通过临床观察、文献回顾、动物体内外实验，明确了"神经－内分泌－免疫"网络，药物代谢酶体系表征了不同寒热患者机体状态特征，建立Ⅰ、Ⅱ、Ⅲ级指标圈，明确不同中药性效表达指标特征与范围，为临床辨证提供参考；建立机体状态的"临床验证－病理对比佐证－经典药物治疗反证"的综合评价体系，验证了寒热药性对机体寒热病证状态的干预效应。证实药性为药物物质作用于机体后发生反应的高度概括，即本原药性从化于机能状态，表达出相应效应药性。

（三）学术影响

1. 实现了中药寒热药性综合特征信息的系统识别，完成了从临床经验判断寒热药性向根据中药物质基础和生物效应特征信息等协同确定药性的跨越。

基于组群中药层次，完成了对中药药性物质基础和生物效应特征信息及其表达规律研究的突破，初步实现了基于现代科技语言对中药药性特征信息的模式识别，并可利用药性特征信息评估已知药性药物的特征或预测未知药物的药性，改变了仅仅根据临床经验进行判断的单一模式，开创了根据中药物质基础、生物效应特征信息等协同确定药性的多元模式。创建了基于临床实证的药性表征评价体系，实现了中药寒热药性综合特征信息的系统认知、智能识别与客观评价，为寒热药性创建了现代判别方法。

2. 对传统中药药性理论学术思想体系进行了充分解读，并通过实验研究回答了中药药性理论的若干关键学术问题，为中医药传统理论诠释提供了研究范例，为指导临床用药奠定了坚实基础。

项目组系统研究了中药药性理论形成的历史文化背景、发生构建模式及其基本框架体系，分析了中药药性理论不同时期的发展特点及变迁规律，对药性内涵做出了新的诠释，阐明了寒热药性理论发生构建原理，并从物质基础和生物效应角度，进行了系统的实验研究，证实了中药单味药"一物二气"说和传统药性理论"寒、热、平"三性说的正确性，解答了中医理论的经典学术争议问题，做出了基于现代科学实验的新诠释。这些工作的完成，为现代研究工作的有效实施提供了创新思路和坚实基础。可规范传统药物某些不确切的药性记载，确立新药材的药性；规范或确立的药性可进一步指导临床应用，为临床中医遣方用药遵循的"寒者热之，热者寒之"等治法提供了理论依据，提高临床疗效，使中药更好为人类健康服务。

3. 通过本项目的实施，在中医药基础理论研究领域引起了国内外广泛关注，对推动药性理论指导下的临床应用、中药现代化研究、保持和发挥中医药特色与优势具有重要意义。

在中医学体系中，中医和中药是密不可分的统一体，"医无药不能扬其术，药无医不能奏其效"。中药研究与利用必须以中医药传统理论为指导，否则将走上"废医存药"之路，中医将因药而"亡"。本项目的研究在国内外引起广泛关注，近年来研究中药药性的各种新理论新学说不断提出，一批新技术新方法在本领域得到应用，研究论文和著作发表的数量成倍增长。通过对中药药性理论的科学诠释，对保持中医药传统特色与优势、提高中医临床疗效具有重要意义。

四、有毒中药毒性理论框架的构建

【摘要】中药毒性理论是传统中药理论的重要组成部分，是临床合理应用有毒中药的重要依据。项目从文献学、毒理学、化学以及毒代动力学等方面进行较系统全面的研究，基本了解部分有毒中药的毒性特征，丰富了有毒中药"毒性"理论的科学内涵，证实有毒中药的毒性和中医证候密切相关，炮制减毒和配伍减毒能够实现有毒中药毒性控制和减毒存效。通过初步构建有毒中药毒性理论框架，从而丰富、完善、发展了中药毒性理论体系，具有重要的学术和临床价值。

【成果来源】项目十二：确有疗效的有毒中药科学应用关键问题的基础研究（2009）

（一）理论内涵

1. 明确了有毒中药的概念

有毒中药指服用以后所产生的与治疗作用无关、且对机体产生损害较大毒性作用的中药。

2. 提出了有毒中药毒性理论框架

（1）有毒中药的界定因素：①化学组成：含有毒性成分；②药性：多为峻厉之品；③毒理学：一般能测出LD_{50}；④药理学：安全窗窄、治疗指数小；⑤文献学：在中医药发展史中被记载"有毒中药"。

（2）毒性分级：毒性有大小缓急之分。有毒中药多为辛、苦药物，而甘味者多无毒。根据LD_{50}、安全窗、毒性对机体损害程度、可逆性、患者的依从性等因素进行分级。

（3）影响毒性的因素：有毒中药的毒性受到药材品种、产地、用药部位、炮制、配伍、制备工艺等因素影响，其毒性和中医的"证"密切相关。

（4）控毒和减毒存效：有毒中药的毒性能够早期发现和预警，通过炮制、配伍等方法减毒存效。

（5）临床安全、合理用药：用于辨证、毒性的早期发现、中毒的急救。

3. 中药毒性理论框架构建的相关问题

通过项目研究，丰富了有毒中药"毒性"理论的科学内涵，从文献学、毒理学、化学以及毒代动力学等方面进行较系统全面的研究，基本了解部分有毒中药的毒性特征。

（1）有毒中药毒性控制和减毒存效：进行了炮制减毒和有配伍减毒的研究，尤其通过配伍减毒研究，建立了汇集传统配伍减毒和新研制的现代配伍减毒为一体的配伍减毒的理论与方法，同时建立了减毒作用评价的方法与标准，这无疑较大地发展了有毒中药毒性理论内容。

（2）有毒中药的毒性表现特征和物质基础：从文献学、毒理学、化学、药代动力学等多方面研究有毒中药的毒性特征和毒性规律。通过急性毒性和长期给药的慢性毒性等毒理学实验，获得有毒中药的毒理学特征，包括量–毒关系、时–毒关系、毒性靶器官、安全剂量、中毒剂量、毒性作用机理以及影响毒性表现的因素；从化学角度，全信息（全成分）研究有毒中药的化学组成，阐明其毒性的化学物质基础；由于中药有毒成分组成复杂，难以套用化学药的模式，该项目采用中药提取物与毒性成分同时进行毒代动力学的比较方法，从毒代动力学的角度，认识有毒中药的毒性特点，并从药物吸收与代谢等影响毒代动力学特征的关键环节和分子靶点，即从可标示有毒中药毒性特征的毒动学生物学标志性特征（toxicokinetic biomarkers，TK biomarkers）认识有毒中药的毒性特点及致毒或解毒机理，为临床合理驾驭有毒中药毒性提供试验依据。此外，由于中药毒性多表现在肝肾毒性上，该项目重点以肝肾毒性为切入点，采用体内外试验方法进行毒理学研究，并采用组学技术、基因芯片等先进技术进行毒性机理的研究，通过系列研究，基本构建了基于中医特点的中药肝、肾毒性评价体系。此外，为了早期发现药物毒性，根据国际上针对化学药已开展的计算机毒理学，并结合中药成分的化学结构特点，应用定量结构 - 活性关系（QSAR），研究建立基于分子结构的中药毒性预测模型，通过上述有毒中药的系统研究，初步建立了中药成分肝、肾毒性预测模型，并在细胞和整体水平上进行了结果验证。

（3）毒性 - 证候以及毒性 - 药效的相关性：用科学的实验数据和结果证明了"有故无殒"的毒性 - 证候密切相关的中医毒性理论；有毒中药的毒性作用的评价方法与化学药不尽相同，有毒中药的毒性和中医证候密切相关，所谓"有病病受之，无病体受之"，说明只要证候和药性相符，其毒性可以"因毒为能"而大大减轻或者消失。

（4）中药毒性的评价特点

1）有毒中药毒性的评价方法和化学药不尽相同，不能简单地套用化学药毒性的评价方法。首先中药毒性是受到基原（同一种中药名称下面可能有几种基原的药材）、产地、炮制、制备方法等因素的影响，我们的实验研究结果充分地证明了上述观点，尤其是提取制备方法对毒性影响甚大，一般来说，采用传统的水提取制备方法，其毒性最低。同时用实验证据打破了国外的"化学成分有毒就推演到其药材有毒，然后进一步认定含有该药材的中药复方制剂有毒"的不科学逻辑推理。再次说明中药毒性评价有其特殊性。

2）有毒中药毒性评价中最富于特色的是中药毒性 - 中医证候的关联性。经过近5年有毒中药的毒性与功效、证候关系的基础研究和临床研究，提出了：①中药毒性应当放在功效（适应证）和中医的证候中间进行综合评价和认知，不能孤立地"就毒性论毒性"。②在评价毒性时，应当是毒理学和药效学相结合，评价毒性的标准应当是治疗指数；同时要结合病证（在病证模型上）进行毒性的比较评价研究。③在毒性评价中，要注意区分副作用和毒性作用，不能将二者混为一谈。有毒中药的效、毒、副作用必须在功效和证候背景下进行细分，既不能忽略毒副作用的危害，又不能将伴随着治疗作用而出现的轻微副作用渲染为中药的毒性。

3）在转化医学的指导下的实验室与临床相结合的研究模式：针对临床应用附子治疗类风湿关节炎中所存在的问题，如附子的浸泡时间、煎煮时间、配伍药物的选择及其剂量比例、证候的定位、神经系统早期毒性的生物标示物的检测等，实验室进行了相应研究，提高了临床用药的科学性和安全性。同时，临床将实验室的新成果，例如肝肾毒性的早期毒性检测的生物标示物用于临床有毒中药的安全性评价。这种实验室和临床互动的研究模式促进了有毒中药的科学评价，并及时解决了临床上安全用药的问题。因此这种实验室和临床相结合的有毒中药研究模式既是中医药的特色，也是不同于化学药的中药不同之处。

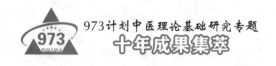

（二）科学证据

基于"有毒中药的毒性具有一些固有的特点，中药毒性及其评价与功效、证候密切相关，其毒性可以被认知、控制和驾驭，并可以被安全、有效地在临床中正确使用"的工作假说，项目从文献学、毒理学、化学、毒代动力学等几个方面对有毒中药的毒性理论进行系统分析研究，系统地提出有毒中药毒性理论框架，形成系列科学证据。

1. 有毒中药毒性与产地相关，与基原无明显相关性

（1）通过全国实地采集不同产地的吴茱萸（Ⅰ，重庆红庙村），吴茱萸（Ⅱ，重庆合川），吴茱萸（Ⅲ，贵州遵义），石虎（Ⅳ，贵州松桃），石虎（Ⅴ，湖南黄雷），石虎（Ⅵ，湖南凉伞），疏毛吴茱萸（Ⅶ，贵州玉屏），疏毛吴茱萸（Ⅷ，贵州印江），疏毛吴茱萸（Ⅸ，贵州松桃）共3个基原9个产地24个样品，首次对吴茱萸多基原多产地毒性效应特征进行了研究。

（2）急性毒性相关性：9个产地的吴茱萸、疏毛吴茱萸、石虎水提取物对小鼠急性毒性试验显示，各试验组小鼠急性毒性症状基本相同；吴茱萸与疏毛吴茱萸的毒性剂量（MTD）无明显差别，毒性大小与产地相关；3个产地石虎水提取物单次给予最大给药量，小鼠均未出现死亡。可能与石虎的提取率略高，最大给药剂量低于其他两个品种有关。至于石虎与吴茱萸、疏毛吴茱萸急性毒性是否存在差异，有待增加药材产地研究，才能更加全面地反映吴茱萸基原产地毒性特征。

（3）肝靶器官毒性相关性：本实验结果显示吴茱萸各基原产地给药组 ALT 均有不同程度升高，其中吴茱萸、疏毛吴茱萸各有两产地与对照组比较有显著性差异，石虎 ALT 升高，但与对照组比较无显差。TG 与对照组比较均有不同程度升高。小鼠肝脏指数与对照组比较均明显升高，有显著性差异，各基原之间无明显差异。病理检查显示各组小鼠均可见部分动物肝脏肝细胞胞浆显疏松，可伴中央静脉和（或）小叶下静脉充血，各基原之间病理无明显差别。综上可见，各药材对小鼠均有一定的肝毒性，各基原之间无明显的毒性大小区别，毒性大小与产地相关。

（4）首次从毒性角度证明，传统中医将吴茱萸、石虎、疏毛吴茱萸等多个基原作为吴茱萸药材来源的合理性。通过急性毒性、亚急性毒性结果显示吴茱萸确有一定毒性作用，肝脏为其毒性靶器官之一，并结合吴茱萸多基原产地24个样品化学成分含量测定，其毒性大小与产地密切，而与基原似无明显相关性。

2. 有毒中药炮制的减毒存效

确认了雷公藤、乌头、细辛三种有毒中药炮制（净制、加热、辅料炮制）的减毒作用效果，为阐明中药炮制减毒科学内涵奠定基础。确定了川乌、附子减毒增效或存效的"适中"炮制程度及相应的饮片毒效控制指标。采用量子化学计算方法进一步确定了模拟炮制产物结构，得到了乌头碱的二步水解反应历程，从物质基础角度揭示了其炮制减毒的作用机制。从整体、离体、细胞、分子水平研究了附子中生物碱的毒性及作用机制，从毒性方面揭示了附子炮制减毒原理。在研究传统炮制减毒的基础上，也探索发展新的炮制减毒方法，以用于有毒中药的减毒作用。

（1）示例：雷公藤炮制减毒。

实验发现，雷公藤皮部高含量成分较多、毒性较大，木质部中成分种类多，主要活性成分雷公藤甲素含量相对高，毒性小，药效明显，推测其减毒存效的机理与此有关，净制去皮具有一定科学性。

以化学成分和急性毒性为指标，采用蒸法分别对雷公藤的不同部位进行炮制处理，比较炮制前后成分组成及其含量的变化，结合急性毒性实验结果，研制雷公藤炮制减毒新工艺。

利用高效液相色谱法考察蒸制方法及蒸制时间对雷公藤中雷公藤甲素、雷公藤红素及其他成分的影响，并利用液质联用色谱法对炮制前后的成分进行分析。结果显示，水及加热程度是影响雷公藤甲素含量的因素；蒸制可以降低药材中雷公藤甲素及雷公藤红素的含量，但对成分及部位的影响程度不同，蒸制后，木质部中雷公藤甲素及雷公藤红素含量降低率分别为 38.33% 及 90.91%，皮部为 65.58% 及 5.98%，整药材为 10.24% 及 24.53%；炮制前后，木质部成分种类改变不明显，质谱未检出新成分，但各成分含量变化明显，说明炮制能够降低大部分成分的含量；在 4.5 小时内随蒸制时间的延长，雷公藤甲素与雷公藤红素含量显著降低，尤以 2 小时内降低最为迅速；由于雷公藤中多种成分均为既有毒又有效成分，结合急性毒性实验中制品组动物无死亡的结果，说明蒸制能够降低雷公藤的毒性，随蒸制时间的延长减毒作用增强，其减毒的原因可能与多种成分的含量降低有关。雷公藤炮制减毒后毒性及药效学结果表明，蒸制 60 ～ 120 分钟后能减毒存效，通过化学成分、毒性及药效相关性研究，初步确定了临床应用蒸制 60 ～ 120 分钟时的雷公藤饮片可能为其炮制减毒的适中程度。

（2）小结

①从理论层面进一步说明药物疗效的高低，不但取决于药物本身，与炮制方法及炮制程度密切相关，并提出控制中药炮制"适中"程度的必要性和科学价值，充实炮制减毒理论为"炮制减毒存效增效"理论，同时进一步阐明"减毒存效""减毒存效、增效"等炮制理论的科学内涵，为科学炮制制毒提供理论依据；确认了中药炮制（净制、加热、辅料炮制）的减毒作用效果，利用现代语言阐明了中药炮制减毒的科学内涵。

②针对有毒中药，利用现代技术建立了新的炮制方法和工艺，将实验和理论计算两种方法相结合并相互验证方法，探讨了有效部位、有效成分炮制前后的变化，为深入阐明有毒中药的炮制机理提供了依据，并可指导有毒中药的炮制工艺优化和质量标准提高。通过炮制减毒的物质基础的变化与毒性、药效的相关性研究，发现并证实古人炮制"适中"程度对于毒性中药炮制减毒存效的重要价值，为中药炮制机理研究提供了创新的研究思路和方法，为有毒中药炮制减毒机理的研究提供了示范。

3. 有毒中药配伍的减毒存效

配伍减毒是中医药控毒理论的重要组成部分。以配伍减毒为切入点，系统地进行了古代中医药文献研究，对于我国历代本草文献关于配伍减毒理论、经验论述、含有有毒中药方剂的分析，以及对配伍减毒现代研究文献进行了系统的收集、整理和总结。文献学研究结果表明，配伍减毒的论述仅仅散见于我国古代本草文献，未形成系统的理论体系。但在中医药理论中有两个针对中药联合应用时具有配伍减毒作用的表述，即七情配伍理论中的"相杀""相畏"，也是中医药传统配伍减毒中唯一比较明确的配伍减毒理论和方法。除了相杀、相畏外，在文献研究中还发现药性理论可能是配伍减毒的另外一种途径。在中医遣方用药并形成复方过程中，其药味配伍理论依据之一就是药性理论，在方剂学君、臣、佐、使配伍理论和药性（主要指四气、升降浮沉等）配伍方面都涉及药物相互对立、相互统一、相制相用的配伍关系。进一步总结和分析，根据药性理论进行配伍也是中医药配伍减毒的方法之一。

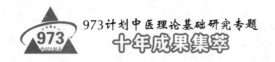

这样经过对古代文献的研究与总结分析，并结合相应的实验研究证实，首次提出以相杀、相畏七情配伍和药性配伍为主要组成部分的传统中医药配伍减毒理论，在有毒中药配伍减毒理论方面具有一定的创新性。

此外在对现代文献研究的基础上，结合相应的实验研究，建立了中西医结合模式的配伍减毒方法，该减毒的路径是：首先对某一有毒中药进行系统的毒理学试验和文献研究，了解其毒性特征，明确其毒性靶器官；其次是以中医药治则治法为指导，选择代表药物与有毒中药配伍，然后进行相应的配伍减毒研究，这是一种将现代毒理学研究和中医治则治法相结合的配伍减毒新思路、新方法。或在实验和文献研究基础上，明确其毒性靶器官和毒性特征，然后根据中药药理学的研究及药效学作用特点，选择那些对有毒中药的毒性靶器官具有保护作用的中药进行配伍，从而达到拮抗毒性的作用。

4. 获得有毒中药毒性表现特征和规律

（1）基本掌握了有毒中药毒理学表征：开展了 20 种有毒中药急性毒性实验，获得了这些药物的 LD_{50} 或者最大耐受量等毒性量化数据；对其中 11 种有毒中药进行了 3 个月给药期的长期毒性研究，获得了这些中药的量–毒关系（安全剂量、最大耐受量、中毒剂量）、毒性靶器官、毒性的可逆性等研究成果。对其中 6 种有毒中药进行了毒性作用机理研究。通过上述急毒和长毒实验，基本掌握了这些有毒中药毒理学表征（见表 7–14）。采用 SQL server 2008 数据库，根据上述有毒中药毒理学表征数据建立了本项目研究结果数据库。

表 7–14　有毒中药急性毒性和长期毒性毒理学基础数据

药物	急性毒性	长期毒性			机理	毒代
	LD_{50}/MTD（g 生药 /kg）	安全剂量（g 生药 /kg）	中毒剂量（g 生药 /kg）	毒性靶器官		
山豆根	LD_{50} 31.67	20	10	肝脏和肠道	+	+
吴茱萸	MTD 62.00	16.67	4.98	肝脏	+	+
雷公藤	LD_{50} 16.12	0.08		肝脏、肾脏、造血系统、睾丸及神经系统，另外发现雷公藤对胰腺也有毒性。	+	+
附子	LD_{50} 46.1	6.2	1.5	心脏、肾脏	+	+
苍耳子	LD_{50} 155.9	90	30	精神神经系统可使 CK 升高	+	
川楝子	MTD 44.8	1.5		可引起大鼠造血系统、肝脏、肾脏、及免疫系统以及神经系统的损害，	+	
仙茅	MTD 103.8	120	60	肝、肾以及生殖器官	+	
细辛	LD_{50} 4.51	0.75	0.2	肝脏		+
白附子	MTD 114.4	100	≤ 100	抑制大鼠体重的增长，增加其肝脏、心脏、肾脏以及睾丸的脏器指数。		
蛇床子	LD_{50} 134.07	9	4.5	可使肝、肾、睾丸、子宫脏器系数增高，中性粒细胞计数增高，总蛋白、总胆固醇、肌酐增高		
乌头	最大给药量为 37.2	0.78		精神神经		

续表

药物	急性毒性	长期毒性			机理	毒代
	LD$_{50}$/MTD（g 生药 /kg）	安全剂量（g 生药 /kg）	中毒剂量（g 生药 /kg）	毒性靶器官		
细辛	LD$_{50}$ 4.51	0.75	0.2	肝脏		
重楼	MTD 20.59					
贯众	LD$_{50}$ 51.25					
商陆	LD$_{50}$ 23.7					
甘遂	LD$_{50}$ 67.80					
半夏	LD$_{50}$ 253.68					
天南星	最大给药量为 137.2					
巴豆	LD$_{50}$ 1.059					
马钱子	LD$_{50}$ 0.103					

（2）通过不同提取方法的比较研究，证明多数有毒中药的水提物（传统提取方法）毒性较低。

开展 19 种有毒中药水提物和醇提物的急性毒性比较研究，其中 13 种水提物毒性低于醇提物，占 68.4%。3 种水提物和醇提物毒性接近，占 15.7%。3 种水提物毒性大于醇提物，占 15.7%，这说明采用传统的水煎提取方法比较安全（见表 7-15）。

表 7-15　不同提取方法急性毒性比较

药物	提取方法	急性毒性 LD$_{50}$（g 生药 /kg）	备注
山豆根	水提物	LD$_{50}$ 31.67	短暂兴奋后静卧少动，精神萎靡，厌食，闭眼，呼吸抑制，行走困难，步态不稳，抽搐，震颤，痉挛，竖毛，紫绀等，直到动物死亡，没有死亡的小鼠也有上述症状
	醇提物	LD$_{50}$ 80.92	部分动物趴伏、少动，对外界刺激的反应降低，行动迟缓，严重者抽搐，挣扎死亡。最早死亡时间在药后 30 分钟左右
吴茱黄 *	水提	LD$_{50}$（-）MTD 62.00	无明显中毒表现
	醇提	LD$_{50}$ 17.58	活动减少，俯卧，震颤，步态不稳，流涎，眼球突出，呼吸急促后转为呼吸困难，少部分动物出现扭体运动。死亡时间药后 20 分钟～5 天
雷公藤 *	水提物	LD$_{50}$ 16.12	毒性症状谱：灌胃后，小鼠很快表现为精神差、静伏少动、四肢无力、走动时腹部拖地、步态蹒跚，死亡前精神差，被毛蓬松，有腹式呼吸。7 天左右存活动物精神好转，活动正常，饮食增加，被毛顺而有光泽。剖检：胃胀，胃底十二指肠处有出血；肝有瘀斑，脾脏偏小；部分小鼠膀胱充盈，表明雷公藤对消化系统的影响较大。毒靶器官：雷公藤生药对肝脏、肾脏、胃、睾丸及造血系统均有一定的急性毒性。但对具体的器官表现不一，具体表现为：对胃、肝及肾的毒性作用存在剂量依赖性。对睾丸则无明显的剂量依赖性，以中低剂量和低剂量的损害较为严重
	醇提物	LD$_{50}$ 0.98	与水提物的表现相似，但程度较水提物重

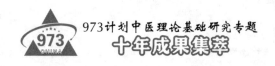

药物	提取方法	急性毒性 LD$_{50}$（g 生药/kg）	备注
苍耳子*（炒）	水提物	LD$_{50}$ 155.9	小鼠静止俯卧，大部分动物尾足发绀。给药40分钟后，小鼠会出现颤抖，跳跃，严重者会进而呈间歇性惊厥，抽搐，大多数动物的死亡时间为20分钟～6小时
	醇提物	LD$_{50}$ 67.97	自发活动减少，静伏少动等毒性表现。死亡动物均在给药后12小时内死亡，未死亡动物部分出现腹泻
吴茱萸*	水提	LD$_{50}$（-）MTD 62.00	未见明显中毒症状
	醇提	LD$_{50}$ 17.58	活动减少，俯卧，震颤，步态不稳，流涎，眼球突出，呼吸急促后转为呼吸困难，少部分动物出现扭体运动。死亡时间药后20分钟～5天
川楝子*	水提物	LD$_{50}$（-）最大耐受量 44.8	无明显中毒表现。
	醇提物	LD$_{50}$ 80.924	部分动物趴伏、少动，对外界刺激的反应降低，行动迟缓，严重者抽搐，挣扎死亡。最早死亡时间在药后30分钟左右
白附子*	水提物	LD$_{50}$（-）最大耐受量为 114.4	无明显中毒表现
	醇提物	LD$_{50}$ 250.04	呼吸急促，自发活动减少，竖毛
仙茅*	水提物	LD$_{50}$（-）最大给药量 103.7	无明显中毒表现
	醇提物	LD$_{50}$ 188.7	3小时内小鼠活动减少，静止俯卧。醇提物给药后高剂量组8小时左右出现死亡，尸检肉眼观察发现动物出现肠胀气、肠系膜充血等情况
蛇床子*	水提物	LD$_{50}$ 134.08	呼吸急促，静卧少动
	醇提物	LD$_{50}$ 18.81	多数动物出现侧卧抽搐症状，动物死亡时间大约在给药6～8小时后。死亡动物解剖可见多数动物胃肠道反应严重，胃肠胀气，部分动物出现胃溃疡和胃出血
川乌*	水提	LD$_{50}$（-）最大给药量 37.2	未见明显的毒性症状
	醇提	LD$_{50}$ 7.18	全身被毛湿润，步态蹒跚，呼吸急促，腹式呼吸，抽搐，部分大鼠出现流涎，角弓反张、死亡等症状
重楼*	水提物	LD$_{50}$（-）最大耐受量 20.59	给药后动物出现自发活动减少、静伏少动、流涎等毒性表现
	醇提物	LD$_{50}$ 41.85	与水提物相似，但症状较重
贯众	水提物	LD$_{50}$ 51.25	自发活动减少、静伏少动等毒性表现。死亡动物均在给药后12小时内死亡，未死亡动物部分出现腹泻
	醇提物	LD$_{50}$ 67.97	与水提物相似
商陆	水提物	LD$_{50}$ 23.74	少动、流涎、竖毛等毒性表现。死亡动物均在给药后2h内死亡，部分出现腹泻
	醇提物	LD$_{50}$ 29.50	与水提物相似

续表

药物	提取方法	急性毒性 LD$_{50}$（g 生药 /kg）	备注
甘遂	水提物	LD$_{50}$ 67.80	呼吸深快、抖动、蜷缩等毒性表现，但症状轻微
	醇提物	LD$_{50}$ 61.93	呼吸深快、抖动、蜷缩等毒性表现。死亡动物均在给药后 2 小时内死亡。对死亡动物肉眼剖检可见肠胀气、肠系膜充血。未死亡动物出现腹泻症状
半夏	水提物	LD$_{50}$ 253.68	自发活动减少、竖毛、摇晃、跳跃、呼吸困难至部分死亡等毒性表现
	醇提物	LD$_{50}$（－）最大给药量 109.80	给药后 10 多分钟内见有烦躁，而后转为静伏少动。3 小时后可见部分动物出现腹泻
天南星*	水提物	LD$_{50}$（－）最大给药量 137.20	自发活动减少、竖毛，约 4 小时后逐渐恢复正常
	醇提物	LD$_{50}$ 195.11	静伏少动、竖毛、身体震颤等表现，动物死亡多发生在 30 分钟～ 10 小时
巴豆*	水提物	LD$_{50}$ 1.06	静伏少动，竖毛、收腹等毒性表现。死亡动物均在给药后 1 小时左右内死亡。对死亡动物肉眼剖检可见胃肠部胀气、充血，余未见明显病理改变
	醇提物	LD$_{50}$ 0.80	与水提物相似，但症状较重
马钱子	水提物	LD$_{50}$ 0.10	给药后动物出现震颤、惊厥、角弓反张等毒性表现。死亡动物均在给药后 10 分钟内死亡
	醇提物	LD$_{50}$ 0.11	与水提物相似
黄药子*	水提物	LD$_{50}$（－）MTD:71.50	30% 的动物出现自发活动减少、闭目、竖毛等毒性表现，10% 动物在给药后 72 ～ 96 小时死亡
	醇提物	LD$_{50}$ 77.83	活动减少，竖毛，闭目，呼吸急促，发抖，精神委靡等，濒死期多紫绀、体凉、无挣扎。剂量越大，中毒症状越重，死亡率越高，死亡时间也越早。且雄性小鼠毒性反应症状出现的时间和程度在一定程度上比雌性小鼠发生地早，程度也更深。对濒死及死亡动物大体解剖发现大部分死亡动物肝脏发生严重病理性变化，瘀黑并伴有腹腔积水，部分胃内充满药物，有些结成硬块，并伴有胃肠涨气

注：* 为药物急性毒性实验中，水提物的毒性低于醇提物。

（3）有毒中药的化学物质基础研究发现毒性成分以脂溶性成分居多。通过对 12 种有毒中药全成分的化学研究，分离鉴别了 200 余个化合物，发现了 54 种新化合物。明确了其毒性成分。有毒中药的毒性成分为脂溶性成分的有 9 种，占所研究的 12 种有毒中药的 75%（见表 7-16）。这一化学组成研究结果与上述水提制备方法毒性较低的结果相一致。

表 7-16 有毒中药系统的化学研究

药材	毒性成分或组分
川楝子*	脂溶性成分为毒性组分。川楝素等柠檬苦素类成分为主要肝毒性成分。活性作用为杀虫、驱蛔虫等
仙茅*	脂溶性成分为低毒性组分。12,16-dihydroxycycloartane-3,24-dione 对肝细胞株有细胞毒作用。酚苷类成分有抗炎活性
白附子	不明确

续表

药材	毒性成分或组分
川乌*	脂溶性生物碱为毒性组分；其中，双酯型生物碱（乌头碱、新乌头碱、次乌头碱等）为主要毒性成分（神经毒性），具有镇痛抗炎等活性
附子*	同川乌
吴茱萸	生物碱和柠檬苦素为毒性组分。吴茱萸碱、柠檬苦素和吴茱萸内酯有毒性，主要表现为肾毒性，毒性较低
山豆根	生物碱类为毒性组分。苦参碱等成分主要是神经毒性、肝毒性，毒性较低
雷公藤*	毒性部位为脂溶性组分。生物碱、二萜和三萜都具有广泛的毒性。表现在心、肝、骨髓、胸、脾、肾、生殖毒性、免疫抑制等方面
巴豆*	毒性部位为脂溶性组分。伏波酯类二萜具有强烈刺激黏膜、皮肤和胃肠道，致突变、细胞毒性，同时具有抗HIV、抗肿瘤活性
甘遂*	毒性部位为脂溶性组分。其中甘遂宁类二萜具有强烈刺激黏膜、皮肤和胃肠道
苍耳子（果）	毒性部位为水溶性组分。苍术苷和羧基苍术苷具有较强的肝、肾毒性
苍耳草*	毒性成分为脂溶性组分。其中倍半萜具有细胞毒性
蛇床子*	毒性组分为脂溶性组分。香豆素为主要毒性成分，能引起皮肤在光照下过敏

注：* 为毒性成分为脂溶性成分。

5. 形成证 – 毒 – 效相关性的研究模式，初步回答"有故无殒"的内涵

通过文献及回顾性病例研究，总结既往应用规律，为前瞻性提出研究问题，并进行前瞻性临床研究，应用实效性临床研究方法，有计划、可控地对附子用药规律进一步总结；转化医学指导下的临床与实验相结合研究，补充完善附子应用中存在的问题。通过上述证 – 毒 – 效相关性研究模式得出结论，附子及附子复方应用中，药与病/证相应，增加疗效，毒性反应少或不出现，药证相反，毒性反应增加，并从病/证因素对附子毒性成分代谢的影响研究中得到证实，即病/证因素可影响附子毒性成分的药动学过程。"有故无殒"出自《素问·六元正纪大论》，"故"是指疾病或因为疾病的缘故，"无殒"意为没有损害，全句意思是只要有相应的病/证，即使使用有毒性的药物，也不会对身体造成损害。证 – 毒 – 效相关性正是证明了"有故无殒"的内涵。

例证：建立寒证、类风湿性关节炎的病/证动物模型，从病/证因素对附子毒性的影响、附子及附子复方对病/证模型的毒 – 效关系、病/证因素对附子毒性成分代谢的影响等方面，初步探讨了附子的毒性 – 证候 – 药效间的关系。

（1）附子对腹腔注射醋酸结合风寒刺激所致疼痛小鼠的毒 – 效关系研究：风寒刺激法复制寒证模型。风寒刺激后小鼠出现寒战，畏寒喜暖，蜷缩少动，舌、耳、爪、尾部黯淡、体温降低等表现，与正常组动物有明显差异。以上表现与中医寒证临床症状相似。与正常小鼠比较，生附子粉应用于风寒刺激小鼠的半数致死量（LD_{50}）升高，而镇痛作用的半数有效量（ED_{50}）降低，治疗指数升高。初步提示证候 – 毒性 – 药效存在一定的相关性。

（2）附子及附子复方对 RA 病证结合大鼠的毒 – 效关系研究：首先建立大鼠 RA 模型，在此基础上建立病症结合模型（寒性刺激法复制寒证模型、热性刺激法复制热证模型），进行相关指标检测，观察附子及附子复方毒 – 效关系：①附子、附子复方的心脏毒性观察：附子对模型组、模型＋寒组的心

脏毒性有降低趋势，而对模型＋热组毒性有升高趋势。附子复方对正常＋寒组、模型组、模型＋寒组毒性有降低趋势，而对正常＋热组、模型＋热组的毒性有升高趋势。提示对证的情况下毒性有降低趋势，不对证情况下毒性则有升高趋势。②附子复方去干姜、甘草的心脏毒性观察：以 RA 模型乌拉坦麻醉大鼠为对象，考察心脏毒性，复方全方的 TD_{50} 为 39.13g/kg，而去甘草、干姜后的 TD_{50} 为 45.11g/kg，毒性有降低趋势。以正常乌拉坦麻醉大鼠为对象，复方全方的 TD_{50} 为 46.48g/kg；而以正常水合氯醛麻醉大鼠为研究对象，复方全方的 TD_{50} 为 11.47g/kg，明显升高；提示麻醉剂对结果有明显影响。③肝细胞色素 P450 活性测定结果：同正常组相比，RA 模型大鼠及寒性刺激组大鼠肝细胞色素 P450 活性均有升高趋势。说明在"药证相符"时，附子及附子复方的心脏毒性降低，药效增强；在"药证不符"时，附子及附子复方的心脏毒性升高，药效减弱。初步提示证候－毒性－药效之间存在一定的相关性。

　　以上研究表明，附子及其复方的毒性与机体的病理状态有关。"对证治疗"时，附子及其复方的毒性呈现降低趋势，而药效呈现提高趋势；反之，"药证／病不符"时，毒性则呈升高趋势，药效降低，甚至无效；其原因可能与病／证因素影响了毒性成分的代谢有关；从而表明证候－毒性－药效存在相关性。

6. 在中医证候下评价有毒中药的毒性，这是有毒中药毒性评价的重要特点之一

　　（1）中医的证候明显影响毒性作用的评价：比较证候模型动物和正常动物的毒理学研究，证实了有毒中药毒性和证候的相关性，例如吴茱萸对证候小鼠的治疗指数明显地高于正常小鼠，细辛也是如此。表 7-17 的数据表明，在适宜的证候背景下治疗指数加大，提示合理辨证可大大提高有毒中药的安全使用。阐明了"有故无陨，亦无殒也"，以及"有病病受之，无病体受之"的科学内涵。

表 7-17　病证模型对有毒中药 TI 的影响

药物	药物组分	动物	ED_{50} g/kg	LD_{50} g/kg	MTD	TI
吴茱萸	水提组分	正常小鼠	1.351	—	80	59.2
		证候小鼠	1.2899	—	160	124
细辛	水提组分	正常动物	0.0308		19.2	623.3
		寒证模型	0.0315		26.4	838.1
	挥发油	正常动物	0.01445	1.8		124.6
		寒证模型	0.0174	3.2736		188.1

　　（2）有毒中药的评价应当是"毒"和"效"相结合，不能就毒论毒：通过毒理学和药效学相结合的平行研究，并以治疗指数和安全窗作为评价标准，对部分有毒中药的毒性进行了综合评价。从表 7-18 中可以看出，鸦胆子的毒性明显大于雷公藤，但结合其药效来看，前者的治疗指数和安全窗却明显低于后者，因此有毒中药毒性的大小不能单看毒性大小（LD_{50}），还应当结合其药效学强度（ED_{50}）进行综合评价，治疗指数（TI）和安全范围（SF）的大小更加全面地反映中药毒性大小和指导临床应用。

表 7-18　毒 - 效相结合综合评价中药毒性

药味	药效	ED$_{50}$ (g/kg)	LD$_{50}$ (g/kg)	MTD (g/kg)	治疗指数 (TI)	安全范围 (SF)
吴茱萸	镇痛	1.3515		80	59.19	
香加皮	镇痛	1.5698	93.742		59.72	29.56
艾 叶	镇痛	2.0978	80.228		38.24	16.61
山豆根	抗炎	1.5135		92.12	60.87	
北豆根	抗炎	1.624		92.12	56.72	
鸦胆子	抗炎	0.1129	4.02		35.61	7.8
细 辛	镇痛	1.5041		115.2	76.59	
附 子	强心	0.7953		14.4	18.11	
雷公藤	抗炎	8.4976	30.532		3.59	2.67

（三）学术影响

1. 3 种有毒中药纳入 2015 年版《中国药典》

针对有毒中药开展了有毒中药多指标，如毒／效成分、外源性有毒物质、指纹图谱和生物学评价相结合的有毒中药质量控制新模式，在研究中对有毒中药的质量控制方法和质量控制标准进行了完善与提高。增／修订苍耳子、附子、吴茱萸、细辛、黄药子 5 种药材的质量标准，其中吴茱萸、苍耳子、黄药子被纳入 2015 年版《中国药典》。

2. 制定了《附子超剂量临床应用指南（草案）》

附子是临床最为常用有毒中药，附子的超量使用在临床颇为常见，但由于附子使用不当导致的不良反应时有发生，项目通过临床和实验室相结合的研究方法，对扶阳派超剂量使用附子（临床应用附子超过《中国药典》推荐剂量）进行研究，通过文献学研究、多家医院的病历回顾性研究，以及临床前瞻性研究，明确扶阳派安全应用附子其主要的特点就是针对阴寒证辨证施治，并总结了临床上超剂量使用附子的要点和注意事项，制定了《附子超剂量临床应用指南（草案）》，这里包括证候的选择、如何增量、增加到多大量合适、中毒的早期发现等，这样对临床超量使用附子具有参考价值。

谈"毒"色变，有关中药新药研究与开发都尽量避开有毒中药，这不是正常现象，有毒中药一旦解决好减毒存效问题，其临床应用前景远大于一般补益药。但现在存在含有毒中药的创新药研发的关键技术问题，包括如何减毒存效、减毒作用的评价方法与标准、如何质量控制等等，本项目研究工作为有毒中药新药研发中的技术问题做好铺垫。

五、经典名方量效关系规律发现

【摘要】以葛根芩连汤、麻杏石甘汤等经典名方为主，开展量效关系研究，依据临床、药理和煎煮研究结果，最终提出在急危重难疾病中，经方 1 两折合 9 克。中药临床疗效与用量具有相关性，全方用量在证效相应的条件下疗效最佳，药味组成比例不同，疗效存在差异。中药复方整方用量在一定范围内疗效最佳，存在"量变致新、症量相应、量变致反"等"以药为本"的"剂量阈"表征量效关系。临床处方应遵循"精简药味，加大药量""随病定君，随症施量"等"以医为本"的剂量理论，依据随证施量原则、因人施量原则"二纲"和以知为度、中病即止、君药宜重等"十五策"的用量策略。

【成果来源】项目十七：以量－效关系为主的经典名方相关基础研究（2010）

（一）理论内涵

1. 证实了"量变致新、症量相应、量变致反"整方用量与疗效紧密相关的观点。

通过对经方的研究，证实了以"剂量阈"为参照的，"量变致新、症量相应、量变致反"等规律的客观存在，形成了"以药为本"的剂量阈表征量效关系理论。

量变致新是指同一复方的异病同治与其量效关系有关，剂量的变化导致新的功效产生；症量相应是指整方用量、单味药用量都与症状相适应，整方用量的改变会导致复方治疗症状的改变，单味药用量的改变也会影响整方治疗症状；量变致反是指随着剂量的变化，导致药效出现治疗的拐点，当剂量增加到一定程度，反而会导致治疗功效的下降，这个拐点即是该药针对该功效最佳用量的上限。

2. 提出了"精简药味，加大药量""随病定君，随症施量"的处方思路。

在传统用量策略基础上，以经方为例，从临床角度提出"精简药味，加大药量"，证实了"随症施量""随病定君"用量策略，形成了"以医为本"的剂量理论。随病定君是指在证型确定的前提下，当疾病发生变化时，君药须重新确立，在证候和主病确定的前提下，君药剂量变化会影响整方的疗效。随症施量是指当证候、疾病和主方确定的前提下，某一症状突显时，对症药味的剂量需随之调整，可以加速缓解相应症状。凝炼临床用量控制策略，提出二纲十五策，二纲为随证施量原则（随病、随证、随症），三因施量原则（因人、因时、因地）；十五策包括以知为度、中病即止、君药宜重、群药协力、小剂缓图、大剂直折、以小制大、病轻量轻、且治且进、且治且退、三段分别、疏密随机、佐药调节、毒药分级、剂型控量。

（二）科学证据

1. 整方用量与疗效关系

（1）量变致新：比较葛根芩连汤治疗溃疡性结肠炎和治疗糖尿病湿热证的中位剂量发现，葛根芩连汤治疗溃疡性结肠炎中位剂量 $[D]_{50}=14.49g/kg$ 小于治疗糖尿病湿热证的中位剂量 $[D]_{50}=20.72g/kg$。即葛根芩连汤治疗溃疡性结肠炎的表观亲和力大于葛根芩连汤治疗糖尿病湿热证。实验结果提示，葛根芩连汤异病同治关键在于剂量的应用。即治疗湿热证糖尿病用量应偏大。

（2）症量相应

①麻杏石甘整方汤平喘、退热的症量相应：麻杏石甘汤平喘量效关系的表观亲和力为 $[D]_{50}=0.98g/kg$，麻杏石甘汤退热量效关系的表观亲和力为 $[D]_{50}=30.6g/kg$。麻杏石甘汤平喘的表观亲和力小于退热的表观亲和力。即退热时剂量应大于平喘时剂量同。

②麻杏石甘汤平喘、止咳、退热的单味药效变化的症量相应：麻杏石甘汤中，原方的麻黄平喘作用中剂量最适；止咳杏仁的剂量变化对疗效影响不大；退热重用石膏可增加疗效，但石膏用量应倍于麻黄。

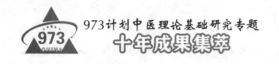

（3）量变致反

①探讨葛根芩连汤整方剂量变化治疗 2 型糖尿病大鼠，对大鼠血样中生理生化指标的影响，得到相应的量效关系。雄性 SD 大鼠（160～200g）适应性喂养后，除正常组大鼠进行正常饲料喂养外，其余给予高脂饲料喂养 4 周，大鼠体重超过正常喂养大鼠体重的 20% 或体质量指数 BMI（体重／体长²）与正常喂养大鼠有统计学差异者可用于造模。大鼠按 30mg/kg 尾静脉注射柠檬酸缓冲液新鲜配制的 STZ（链脲佐菌素）诱导糖尿病大鼠模型，正常对照组注射同等剂量的柠檬酸盐缓冲液。大鼠自由饮水进食，给药 72 小时后和一周后测定大鼠尾尖空腹血糖，两次血糖均大于 11.1mmol/L 为 2 型糖尿病大鼠造模成功。实验分为正常组（n=15）、糖尿病模型组（n=15）、葛根芩连汤整方剂量变化的 9 个剂量组（剂量分别为 1.65、4.95、8.25、11.55、14.85、18.15、21.45、24.75、28.05g 生药 /kg，每组各 15 只）、阳性药物（二甲双胍 200mg/kg）对照组（n=15）。观察的主要药效指标有血糖、胰岛素水平、胰岛素抵抗指数、糖基化血清蛋白、糖基化血红蛋白等。结果发现，给药 10 周后，葛根芩连汤整方剂量变化对于 2 型糖尿病大鼠血清中的血糖存在着一定的量效关系；以血糖浓度为指标，经非线性拟合出拟合方程，测算出量效剂量范围为 $[D]_{20}^{右}$~$[D]_{20}^{左}$=27.01～1.09g/kg，极值量为 $[D]$=14.05g/kg，中位剂量 D]$_{50}$=3.81g/kg 或 24.30 g/kg。

表明葛根芩连汤整方剂量变化治疗 2 型糖尿病量效关系采用非线性 2 次项拟合，量效关系为抛物线形，原方的中剂量（1 两 =9 克）为最佳剂量，超过此剂量，血糖不降反升。即随着剂量的变化，导致药效出现治疗的拐点。

②葛根芩连汤整方出现量变致反原因的科学阐释：通过对方中主要有效成分小檗碱和黄芩苷采用血清药理学、药代动力学、基因转录组学和量化代谢物组与中药复方量效关系进行整合系统研究的思路与方法，结合临床研究，证明出现抛物线形量效曲线的原因是与黄芩苷为部分激动剂有关，即黄芩苷小剂量协同、大剂量抑制。

a. 探讨研究葛根芩连汤活性组分小檗碱和黄芩苷之间相互作用。

采用 3T3-L1 脂肪细胞在体外建立胰岛素抵抗的细胞模型，以细胞葡萄糖消耗量为评价指标，利用相关数学模型，评价葛根芩连汤活性组分小檗碱和黄芩苷之间相互作用。结果发现，在 3T3-L1 脂肪细胞胰岛素抵抗模型中，小檗碱、小檗碱＋黄芩苷可显著增加 3T3-L1 脂肪细胞葡萄糖消耗量。以 3T3-L1 脂肪细胞葡萄糖消耗量为指标，考察黄芩苷对小檗碱量效关系的影响，结果表明，黄芩苷对小檗碱效应影响可能是相加、协同或拮抗作用，在低剂量可能有相加或协同作用，但在高剂量则为拮抗作用。表明黄芩苷应符合部分激动剂的作用特点，也就是说它可能是一种部分激动剂，即小剂量协同，大剂量拮抗。

b. 葛根芩连汤多效应成分大鼠血药浓度测定及口服给药药代动力学研究。

建立 HPLC-MS/MS 准确、灵敏地同时检测大鼠血浆中 11 个有效成分（葛根素、大豆苷元、黄芩苷、黄芩素、汉黄芩苷、汉黄芩素、小檗碱、巴马汀、药根碱、甘草苷、甘草素）血药浓度的方法，并研究它们在口服葛根芩连汤大鼠血浆药代动力学特征。大鼠灌胃给予 20mL/kg 葛根芩连汤后，在不同时间点从眼眶采血，经处理后，用 HPLC-MS/MS 检测上述 11 个有效成分的血药浓度。选用 C18 色谱柱，乙腈（A）与 5 mM 甲酸铵 -0.1% 甲酸（B）为流动相，流速 0.5 mL/min，梯度洗脱后，进入以电喷雾（ESI）为离子源，正离子方式、多反应监测（MRM）模式的三重四级杆质谱检测各有效成分血药浓度；用 DAS 药代动力学软件处理数据得到药代动力学参数。结果发现，葛根素、大豆苷元、黄芩苷、黄芩素、汉黄芩苷、汉黄芩素、小檗碱、巴马汀、药根碱、甘草苷、甘草素等 11 个有效成分血浆浓度分别在 6.98～1788、3.47～888、25.63～6560、6.38～1632、5.12～1312、6.92～1772、0.76～194.4、0.37～95.52、0.38～96.48、6.80～1740、6.25～1600ng/mL 内线性关系良好，最低检测线分别为 6.98、3.47、6.40、3.19、5.12、3.46、0.38、0.37、0.38、6.80、3.13ng/mL。各成分精密度、回收率良好，基质效应影响很小，均符合生物样品分析要求。给药大鼠血浆中葛根素、大豆苷元、甘草素在大多数点血药浓度低于检测线，未能得到药代动力学参数；其他成分均得到完整的血药－时间曲线和药代动力学参数。表明小檗碱生物利用度低，黄芩苷生物利用度高。

小檗碱生物利用度低，黄芩苷生物利用度高。随着葛根芩连汤整方量增大，血液中黄芩苷与小檗碱的比例在增大，黄芩苷由协同转为拮抗。通过临床研究黄芩剂量与 HbA1c 降幅的多元回归分析发现，二者呈现负相关性，与药理实验研究结果一致，共同解释了葛根芩连汤呈现量变致反的原因。

2. 君药臣药定量思路

（1）君药剂量变化的临床量效关系研究：本研究分为 2 个阶段，均采用随机、双盲、剂量平行对照的临床研究方法。两阶段研究分别纳入 2 型糖尿病初治患者 120 例，均按照 1∶1∶1 的比例随机分为三组，每组各 40 例。研究第一阶段先改变君药葛根剂量，余药剂量不变，分为葛根高、中、低三个剂量组，疗程为 12 周。如果结果为阴性，则改为以黄连为君药，改变黄连剂量，余药剂量不变，分为黄连高、中、低三个剂量组，疗程 12 周。通过采集不同剂量组的临床多时点相关疗效指标数据，总结葛根芩连汤君药剂量的改变与临床疗效的关系，初步探索方药的剂量应用范围，比较研究期间的不良事件发生情况及安全性实验室指标的变化。结果显示：①葛根的高、中、低剂量组治疗前后糖化血红蛋白的下降差值分别为 0.58%、0.28%、0.55%，经协方差分析及两两比较，各治疗组间差异无统计学意义。②黄连的高、中、低剂量组治疗前后糖化血红蛋白的下降差值分别为 0.75%、0.34%、0.26%，经协方差分析，各组间差异有统计学意义。以上研究结果说明，葛根芩连汤中黄连的剂量改变对治疗 2 型糖尿病的疗效水平有影响，而葛根的剂量改变对疗效水平没有影响。

将葛根芩连汤整方临床研究、君药临床研究、臣药临床研究共 8 个剂量组的糖化血红蛋白下降值与葛根、黄连的剂量进行一元线性拟合，结果显示黄连的剂量与糖化血红蛋白下降值有明显的线性关系（R^2=0.8957）。

（2）臣药剂量变化的临床量效关系研究：本研究采用随机、双盲、剂量平行对照的临床研究方法。试验共由 6 个中心共同承担。研究分别纳入小儿支气管肺炎患者 120 例，均按照 1∶1∶1 比例随机分为三组，每组各 40 例。研究分别改变臣药石膏、杏仁的剂量，余药剂量不变，分为高、中、低三个剂量组，疗程为 10 天。研究结果以疾病疗效、完全退热时间 / 咳嗽消失时间为主要评价指标，中医证候疗效、中医单项症状疗效为次要评价指标。通过比较不同剂量组的疗效水平以观察药味剂量变化与其针对主症的量效关系。结果显示：①石膏的高、中、低剂量组在治疗 6 天后各组的疾病疗效和完全退热发生率均有统计学差异，其中高、中剂量组无统计学差异。②杏仁的高、中、低剂量组在治疗 6、10 天后各组的疾病疗效有统计学差异，单项症状中咳嗽消失时间（曲线下面积）组间有统计学差异。以

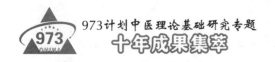

上研究结果说明，麻杏甘石汤中石膏的剂量改变对治疗小儿支气管肺炎的发热症状有影响，而杏仁的剂量改变对咳嗽症状有影响，提示药物剂量与对应症状存在量效关系。

（3）"随症施量"临床验证研究

①葛根芩连汤治疗2型糖尿病：患者服药四周后根据空腹血糖的变化调整整方用药剂量。具体为起始剂量为葛根芩连汤中剂量组，此后根据每4周（第4、8周）测定空腹血糖值，调整用药剂量，如 FBG 下降 ≥ 0.5mmol/L，则按原量继续服药；如 FBG 下降 < 0.5mmol/L，则增加剂量，每日增加服量1/3剂；如出现低血糖或肝肾功能异常，则每日减少服量1/3剂。若同时出现两种方向相反的需要调整药量情况，以保证安全性为主，减少服药量。共纳入符合2型糖尿病（肠道湿热证）诊断标准的初发患者92例，按照1:1的比例随机分为随症施量组和非随症施量组，每组46例。疗程为12周，结果显示治疗前后糖化血红蛋白的下降差值在考虑服药情况（剂）为协变量时，随症施量组治疗后降低 $0.71\% \pm 0.97\%$，明显优于非随症施量组降低 $0.31\% \pm 0.63\%$，两组间差异有统计学意义。

②麻杏甘石汤治疗小儿支气管肺炎：根据患者体温的变化调整服药剂量。试验第一天口服麻杏甘石汤中剂量，第二天观察前24小时体温，体温降至37.3℃以下者按原量口服；前24小时体温 ≥ 37.3℃的增加每日服药至1.5倍。试验第三天观察前24小时体温，体温降至37.3℃以下者按第二日量口服；前24小时体温 ≥ 37.3℃的增加每日服药至2倍量。试验第四天观察前24小时体温，体温降至37.3℃以下者按第三日量口服；前24小时体温 ≥ 37.3℃的增加每日服药至2.5倍量。试验第五天观察前24小时体温，体温降至37.3℃以下者按第四日量口服；前24小时体温 ≥ 37.3℃的增加每日服药至3倍量。第六日及以后按第五天的每日量剂量固定。研究共纳入病例80例，按照1:1随机分为随症施量组、非随症施量组，结果显示两组的疾病疗效无统计学差异，但完全退热时间组间有统计学差异，随症施量组明显短于不随症施量组，说明随症施量策略可以缩短小儿支气管肺炎发热时间。

研究表明，在疾病、证型确定的前提下，依据疾病的关键指标的变化，随症施量比不随症施量可以提高临床疗效。

（三）学术影响

以经典名方为示范，临床评价为中心，集成文献、临床、药效、药效物质基础、超分子构造多学科、多层次量效关系研究成果，构建了"以医为本"和"以药为本"的方药剂量理论整体框架，填补了方药剂量理论的空白，对提高中医临床疗效具有重要意义。研究成果对阐释中医方药量效关系，对中医临床制定规范、合理、有效的用药剂量，对中医研究者了解方药剂量的演变历史并思考方药剂量的临床控制策略具有极其重要的指导与借鉴意义。

通过本项目研究，建立了文献、临床、药理、化学、数学多学科紧密结合的方药量效关系研究模式，创建了适于方药复杂性特点的多层次方法体系。搭建了中药量效关系研究平台，能够为其他方剂量效关系研究提供技术支撑，形成了"以药为本"的剂量阈表征量效关系理论。本平台所建立的基于变量重要性投影分析的量效关系研究方法，解决了中药活性成分不清楚的情况下如何研究"成分量"与效的关键科学问题。该方法有望扩展到中药活性成分确定、中药质量控制等领域。代谢物质组的量效关系研究方法解决了中药药效整体性评价问题，为更准确地基于整体观的量效关系建立提供了新的研究思路。在本技术平台上，能够实现方剂中各中药量效关系的建立，给出完整的量效参数，为临床用药剂量提供有价值的参考，推动中药量效关系研究的进展。

基于传统文献研究，结合数据挖掘技术，对临床常用中药在自汉至今两千余年时间内的剂量演变轨迹进行描绘，对经方本原剂量进行终极考证，对古今用药剂量发生较大差异的深层原因进行探析，总结临床方药剂量控制策略及构建方药剂量理论。这些研究成果对阐释中医方药量效关系，对中医临床制定规范、合理、有效的用药剂量，对中医研究者了解方药剂量的演变历史并思考方药剂量的临床控制策略具有极其重要的指导与借鉴意义。

方药量效关系研究开展至今已产生深远影响。2009 至 2014 年通过知网检索到的文章数目为 252 篇，是过去 60 年发表文章的总和。可见项目的开展引领了方药量效研究的热潮。项目研究也引起同行广泛关注，"研究成果不仅引领中医走向量化时代，更使中医个体化医学模式的内容变得丰富"，"研究方药用量与疗效的关系，寻找实现临床最大疗效时的最佳剂量，以期从"量"的角度补中医"理法方药"之未备，丰富了"辨证论治"的内涵，以提高中医疗效。"

六、中药"十八反"配伍禁忌形成条件和"反"的科学实质

【摘要】证实了中药"十八反"客观存在，解析了反的概念。客观界定并科学证实了中药"十八反"是配伍禁忌，表现为致毒/增毒、降效/减效的禁忌特征；并提出禁忌的形成具有条件性，与其药性、组成、剂量、病证、用药形式、给药方式、配伍环境等要素密切相关。

【成果来源】项目二十：基于"十八反"的中药配伍禁忌理论基础研究（2011）

（一）科学内涵

首次提出致毒/增毒、降效/减效为中药配伍禁忌的基本特征，是药性相反的具体生物学表征。"毒""效"两范畴分别是以"潜害"为主的毒性损害和干扰药物功效发挥而"不能治病"的两方面，有致毒、增毒、降效、减效 4 种表现形式，物质变化可以反映相反致毒增毒的本质，蓄积中毒及机体代谢改变是"潜害"产生的基础，主要功效的相反拮抗以及正性与负性同时并存的功效关系是配伍禁忌有别于一般药物禁忌的关键。

系统阐明各反药组合形成禁忌的物质基础与生物学机制。包括"半蒌贝蔹及攻乌"反药组合的毒性物质基础生物碱体内蓄积及心脏毒性的生物学机制，可协同激动 β_2-AR/cAMP 信号，效应成分是附子、乌头中的醇胺型生物碱；"藻戟遂芫俱战草"反药组合的物质基础是毒性成分体内蓄积及胃肠道功能紊乱的生物学机制；藜芦总碱及各反药组合对代谢酶的调控作用及产生禁忌的生物学机制。

提出中药配伍禁忌的形成具有条件性，与其组成、剂量、炮制、病证、用药形式、给药方式、配伍环境等要素密切相关。中药配伍禁忌形式与相互作用特征见图 7-40。

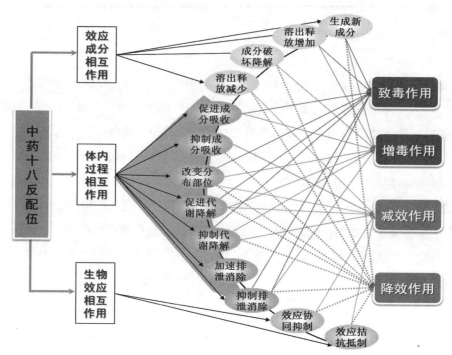

图 7-40　中药配伍禁忌形式与相互作用特征

1. "半蒌贝蔹及攻乌"　见表 7-19。

表 7-19　川乌反药组合配伍毒效表现

反药组合	配伍毒效表现				结论
	致毒	增毒	降效	减效	反/不反
半夏 - 川乌	√	√	√	—	相反
瓜蒌 - 川乌	√	√	√	—	相反
贝母 - 川乌	√	√	√	—	相反
白蔹 - 川乌	√	√	√	—	相反
白及 - 川乌	√	√	√	—	相反

（1）生物学机制：系统阐明"半蒌贝蔹及攻乌"反药组合毒性生物碱体内蓄积及心脏毒性的生物学机制。研究发现，反药配伍后次乌头碱、苯甲酰中乌头原碱、苯甲酰次乌头原碱、附子灵配伍后 AUC 显著增加；次乌头碱、塔拉萨敏、尼奥灵配伍后 $t_{1/2}$ 显著延长；附子灵、塔拉萨敏、查斯曼宁碱、贝母辛配伍后 t_{max} 显著延后；附子灵、苯甲酰中乌头原碱、苯甲酰次乌头原碱配伍后 C_{max} 显著增加，分别增加 0.9 倍、2.8 倍和 2.7 倍，表明单酯型与醇胺型生物碱的系统暴露增加，消除速度减慢，达峰浓度升高，证实反药组合可增强单酯型与醇胺型生物碱的生物效应。

首次利用双荧光素酶报告基因技术明确了"半蒌贝蔹及攻乌"反药组合具有协同激动 β_2-AR/cAMP 信号的作用，其效应成分为附子、乌头中的醇胺型生物碱。首次利用计算药理学技术明确了"半蒌贝蔹及攻乌"相关化学成分的作用靶标，明确了半夏可通过抑制 PDE4B，贝母、白蔹、白及可能通过抑制 M3、PDE4B、AC，与乌头类中药发挥协同激动 β₂-AR/cAMP 信号的作用。阐明了附子贝母反药组合通过协同增加 PKA 表达，激活 β₂-AR/M3、PDE4/cAMP/ PKA/CaMK Ⅱ信号，诱导心肌细胞凋亡的增加，从而促进心衰细胞肥大凋亡作用。

（2）形成条件：阐明了"半蒌贝蔹及攻乌"配伍产生禁忌的致毒特征及配比条件。单次给药毒性试验发现，半夏可显著降低乌头类中药的急性毒性；乌头类中药与瓜蒌、白蔹配伍分别在特定配比范围内表现为相反（10:1～4:1）和不反（2:1～1:6）；乌头类中药与贝母、白及配伍急性毒性无明显变化。参照临床用药方式，"半蒌贝蔹及攻乌"反药组合连续灌胃给药 6 个月，血清中的相关毒理学指标均未发现明显变化，组织无明显病变。反药组合在临床给药剂量下配伍没有表现出明显相反的趋势。基于整体动物、靶器官毒性生物标记物早期毒性发现技术，首次发现了"半蒌贝蔹及攻乌"反药组合对肝、肾组织的致毒现象。除黑顺片、白蔹反药组合，其余配伍均显示出增加黑顺片心脏毒性的作用；黑顺片配伍贝母、白蔹、白及，均有肝毒性增大趋势；黑顺片配伍贝母、白蔹，显示出肾毒性增大趋势。

川乌与半夏配伍后，随着半夏配伍比例的增加，死亡率呈逐渐降低的趋势；草乌与法半夏剂量的不断增大，小鼠并没有出现明显的死亡增多现象，反而使其中毒症状有些缓解。草乌配伍瓜蒌后，随着瓜蒌剂量的增大，小鼠死亡明显上升，在 13.5:1 时死亡率达到 90% 左右，在 1:1 后各组小鼠全部死亡。贝母与川乌或草乌配伍，随着贝母配伍比例的增加，死亡率均呈逐渐降低的趋势。川乌配伍白蔹后，随着白蔹配伍比例的增加死亡率呈先增加后降低的趋势。草乌与白蔹配伍后，亡率与比例的曲线呈现锯齿状，在 6:1 和 8.5:1 时出现最高死亡率，达到 70% 左右，在 1:9 到 1:13 的三组间死亡率在 30% 附近。川乌与白及配伍后，随着白及的配伍比例的增加，死亡率未见明显变化。草乌与白及配伍后，小鼠死亡率有明显上升，随着白及比例的升高，死亡率增加。

针对疾病发展不同阶段，首次确定附子与半夏、瓜蒌、贝母配伍在肺心病进展全过程的宜忌，COPD 阶段为反药组合的适应证，心衰阶段为反药组合的禁忌证。针对疾病的病因差异，首次发现附子与半夏、瓜蒌配伍能够降低附子在治疗缺血、阿霉素导致心衰的正性肌力作用，相对单独应用附子安全性更高。在治疗压力复合型心衰过程中，虽然可增加射血分数，但由于增加心脏负担，导致死亡率增加。针对疾病的并发症，首次证明川乌白蔹配伍治疗类风湿性关节炎过程中，未累及重要脏器时为反药组合适应证，当累及心、肾等重要脏器时为反药组合禁忌证。

2."藻戟遂芫俱战草"　见表 7-20。

表 7-20　甘草反药组合配伍毒效表现

反药组合	配伍毒效表现				结论
	致毒	增毒	降效	减效	反/不反
芫花－甘草	√	√	√	—	相反
大戟－甘草	√	√	√	—	相反
甘遂－甘草	√	√	√	√	相反
海藻－甘草	√	√	√	—	相反

（1）生物学机制：系统阐明"藻戟遂芫俱战草"反药组合的毒性成分体内蓄积及胃肠道功能紊乱的生物学机制。大戟、芫花与甘草合用后毒性成分二萜类化合物的曲线下面积和平均滞留时间有增加趋势，二萜类化合物从尿液排出，与甘草合用后减缓其排泄过程。因此，甘草与大戟、芫花合用影响毒性成分的体内代谢过程，导致毒性物质蓄积而增毒。海藻、甘遂、芫花与甘草反药组合抑制CYP2C19 活性，诱导 CYP2E1 使其活性增强；其中，CYP2C19 参与甘遂中毒性成分 KA、KB 的代谢，与甘草合用后其毒性成分代谢减慢，产生蓄积，是其配伍禁忌机制之一。研究证实，甘草抑制大鼠回肠收缩与 M 受体和 Ca^{2+} 转运有关；芫花促进大鼠回肠收缩与 M 受体、β 受体、胞外钙内流及胞内钙库释放有关；海藻促进回肠收缩与 α 受体、胞外钙内流及胞内钙库释放有关；大戟促进回肠收缩与M 受体和胞外钙内流有关；甘遂促进回肠收缩与 M 受体、β 受体、胞外钙内流和胞内钙库释放有关。Ca^{2+} 转运是反药组合的共同靶点，其禁忌机制与 Ca^{2+} 转运、M 受体及 α 受体参与海藻对肠道平滑肌的调控，β 受体参与甘遂和芫花对肠道平滑肌的调控等密切相关。采用宏基因组学测序技术，发现《中国药典》高限剂量下，芫花、大戟、甘遂与甘草合用可致 400 余种肠道菌群结构及肠道微生态发生改变，其中乳酸杆菌等益生菌比例下降；大肠杆菌、芽孢杆菌等病原菌比例相对增加。研究发现芫花利尿作用机制为通过抑制肾小管管腔膜 AQP2 的磷酸化，抑制 AQP2 的定位，以及下调 AQP4 的水平，共同导致管腔膜透水性降低，重吸收功能下调。单独使用甘草对磷酸化 AQP2、AQP4 无明显调节作用，但与芫花合用后逆转芫花的下调作用。AQP4 敲除后芫花利尿作用不明显，验证了 AQP4 是芫花发挥利尿作用靶点之一。

（2）形成条件：明确了"藻戟遂芫"与甘草配伍在《中国药典》剂量范围内较为安全，超过《中国药典》剂量范围，则出现增毒作用，并随甘草比例的增加而增强。如海藻－甘草，海藻剂量超过《中国药典》高限剂量 2 倍，随甘草比例降低，合用后心脏毒性增加；随甘草比例升高，合用后肝脏毒性增加。大戟－甘草，组成比例为 5∶1 时，大戟剂量为《中国药典》高限剂量的 4 倍以上时，导致泌尿系统毒性增加；组成比例为 1∶3 时，导致消化系统毒性增加。甘遂－甘草，组成比例为 1∶1 时，导致泌尿系统、消化系统毒性增加，随甘草比例的增大，毒性增强。芫花－甘草，组成比例为 5∶1，芫花剂量为《中国药典》高限剂量 4 倍时，导致的肾脏毒性增加；组成比例为 1∶3 时，导致的生殖系统、消化系统、中枢神经系统毒性增加。

①大戟／醋大戟－甘草组：在《中国药典》用量范围内，随甘草比例升高，大戟不论醋炙与否，其中的二萜类成分溶出转移率均呈上升趋势。比较大戟水提液与粉末两种不同的用药形式对小鼠尿量的影响，结果表明大戟粉末的利尿作用较大戟水提液的利尿作用明显。②芫花／醋芫花－甘草组：《中国药典》规定醋芫花用量约为生芫花的三分之一。在《中国药典》等效剂量范围内，醋芫花粉末具有利尿和泻下作用，并以利尿作用为主。醋芫花水提液对小鼠尿量无显著影响。在《中国药典》用量范围内，芫花与甘草配伍时，随着后者比例的增加而呈现尿量的规律性减少。③甘遂／醋甘遂－甘草组：甘遂生品在《中国药典》范围内单用未见明显毒性反应。生甘遂在《中国药典》高限 4 倍剂量单用产生肝、肾毒性，粉末毒性大于水提液毒性。甘遂醋制具有减毒作用，在实验中单用未见明显的肝、肾、心脏毒性。④海蒿子／羊栖菜－甘草组：海蒿子－甘草合用会对肝、肾有影响；羊栖菜－甘草合用会对肝脏和血脂产生一定的影响。⑤甘遂半夏汤：考察含甘遂、甘草不同炮制品种的甘遂半夏汤加减甘

遂、甘草反药组合对腹水模型大鼠生物效应，考察全方（炙甘草、生甘遂）的利水作用，改善心功能、肝功能及肾功能的作用优于全方去掉其中一味反药或两味反药组，即炙甘草－生甘遂反药组合在复方中应用属于"增效"配伍。全方组（生甘草、醋甘遂）在改善上述功能方面较全方去掉其中一味反药或两味反药组稍差，即生甘草－醋甘遂反药组合在复方中属于"减效"配伍。甘遂半夏汤中甘遂不同入药方式及加减甘遂、甘草反药组合对腹水大鼠生物效应结果表明，不论甘遂半夏汤中甘遂入汤剂煎煮还是研末入药，对于癌性腹水模型大鼠都有较好的利水作用，其中甘遂半夏汤中炙甘草与生甘遂研末组利水效果较好。

3. "诸参辛芍叛藜芦"　见表7-21。

表7-21　藜芦反药组合配伍毒效表现

反药组合	配伍毒效表现				结论
	致毒	增毒	降效	减效	反/不反
藜芦－人参	√	√	√	—	相反
藜芦－丹参	√	√	—	—	相反
藜芦－白芍	√	√	—	—	相反
藜芦－苦参	√	√	—	—	相反
藜芦－北沙参	√	√	—	—	相反
藜芦－南沙参	√	√	—	—	相反
藜芦－玄参	√	√	—	—	相反
藜芦－细辛	—	√	—	—	相反
藜芦－党参	√	—	—	—	相反

（1）生物学机制：深入揭示了藜芦总碱及各反药组合对代谢酶的调控作用及产生禁忌的生物学机制。研究发现，藜芦总碱对 Hep G2 细胞具有细胞毒性，其细胞毒作用与细胞膜的损伤、线粒体活性的变化和相关凋亡基因的表达增高有关。各反药组合可明显降低 P450 蛋白含量，可降低细胞色素 B5 的含量，单药及其与藜芦配伍均能使 APND 活性下降。在 mRNA 水平上，藜芦可诱导 CYP2C11 的基因表达，与人参合用后 CYP2C11 的表达下降。人参可抑制 CYP2B1/2 的基因表达，与藜芦合用后却明显诱导了 CYP2B1/2 的表达，人参与藜芦合用后也明显诱导了 CYP3A1 的表达。细辛、南沙参、玄参与藜芦合用可明显降低 P450 蛋白含量，藜芦对氨基比林 N－脱甲基酶（APND）活性有一定的诱导作用，配伍应用时恢复到正常水平。在 mRNA 水平上，藜芦与南沙参配伍诱导了 CYP1A1 的表达。白芍诱导 CYP2E1 的基因表达，但与藜芦合用后却明显抑制了 CYP2E1 的表达。细辛可抑制 CYP2B1/2 的基因表达，与藜芦合用后却明显诱导了 CYP2B1/2 的表达。藜芦、细辛明显抑制 CYP3A1 的表达，细辛与藜芦合用后这种抑制作用消失，阐明了各反药组合产生"相反"的配伍禁忌的机制和科学内涵。

基于蛋白质组学技术，构建了人参－藜芦 1:1 配比增毒细胞模型，从细胞层面阐明了人参对于藜芦代谢肝药酶的调控作用。建立了 26 种人肝药酶和 12 种大鼠肝药酶丰度的规模化测定方法，揭示了藜芦、人参配伍可通过影响肝内与 pH 自稳、蛋白折叠及氨基酸代谢相关酶的表达发挥增毒作用；首

267

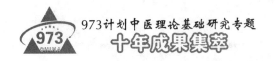

次揭示了藜芦碱通过 Toll 样受体途径，Hippo 信号途径及促凋亡途径发挥抗肿瘤的作用。

（2）形成条件：发现人参–藜芦反药组合表现出比单用更广泛和复杂的毒效特征。当藜芦比例高于"诸参"中的丹参、人参、白芍时，表现为毒性增强，且致毒增毒的靶器官主要是中枢神经系统、心肌、肝脏、脾脏、肾脏和胸骨骨髓造血组织。当藜芦比例低于"诸参"中的丹参、人参、白芍时，表现为毒性减弱或消失。揭示了少量"诸参辛芍"能够加剧藜芦之偏性，使其毒性明显增强。过量的"诸参辛芍"与藜芦配伍时掩盖了藜芦偏性，使其毒性减弱甚至消失，是其配伍禁忌的机制之一。证实人参能明显延长疲劳小鼠的跑步时间，具有明显抗疲劳作用，与藜芦配伍后削弱人参抗疲劳功效，证实藜芦之寒性抵消人参微温之药性，降低人参大补元气、复脉固脱之功效，是其相反的特征之一。人参、藜芦合用能显著增加大鼠的饮水量并呈现剂量依赖关系，同时大鼠血清中葡萄糖含量也明显增加并呈剂量依赖关系。验证了藜芦的寒性会抵消人参微温之药性，降低人参生津止渴之功效。此外，藜芦能有效调控循环中的雌激素和雌激素受体通路从而拮抗人参、丹参和白芍的雌激素样作用。

阐明了人参配伍环境条件下，附子–半夏反药组合的毒效特征与机制。研究发现，附子–半夏反药组合与温补肾阳、健脾理气的药味配伍应用时，在人参配伍环境中的温阳化痰药效优于单独应用反药药对，并且没有表现出明显的致毒、增毒现象。并进一步证实了人参配伍可减缓附子–贝母反药组合引起的心脏毒性，增强其改善肺功能的作用，该作用的机制是通过抑制 β AR–Gs–PKA/CaMK Ⅱ 通路、激活 Epac1/ERK1/2 轴而实现的。见图 7–41。

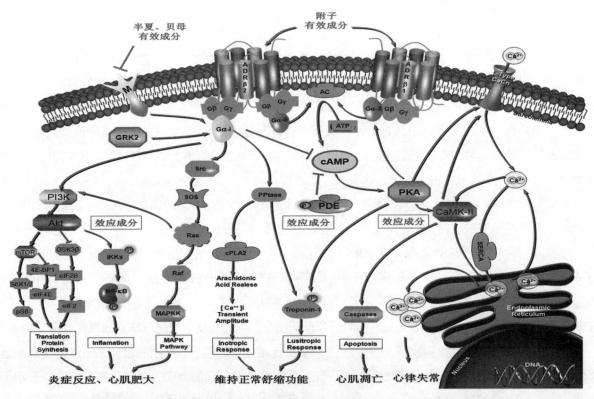

图 7-41 人参配伍环境通过 PKA 和 EPAC 信号轴介导心脏毒性减弱作用机制

（二）学术影响

系统阐释"十八反"配伍反或不反的实质、阐明其科学内涵、揭示其宜忌转化特点，对于保障临床安全有效用药、丰富和发展中药配伍理论具有重大意义。相关成果已被收入《中华人民共和国药典》《临床用药须知·中药饮片卷》，并作为新教学资源收录于中西医临床医学等专业规划教材《中药学》及国家规划教材《中药毒理学》。

该项目在国内外学术期刊发表论文 368 篇，其中 SCI 收录 154 篇，总影响因子 384.7，总引用频次 1760 余次；其中多次被国际权威期刊 *Nat*、*Chem. Biol*、*Nat. Prod. Rep.*、*Chem. Res. Toxicol.* 等引用。在《家庭中医药》发表《话说中药"十八反"》等科普文章 3 篇，通过通俗易懂的语言提醒和警示民众中药配伍不当有可能危害健康，起到了传播用药安全和规避风险的作用。

出版《中药十八反配伍禁忌论述》《中药配伍禁忌》专著 2 部，系统阐述了中药配伍禁忌的认识源流和发展、研究思路与方法；中药"十八反"各反药组合致毒增毒、降效减效，以及反药配伍宜忌条件等内容，充分反映了中药配伍禁忌现代研究全貌，是学习和研究中药配伍关系与方剂、中医临床配伍用药及医院调剂、中药新药发现与创制应用等的重要参考书。

获授权计算机软件著作权和国家发明专利 10 余项，为建立适用于中药配伍禁忌数据挖掘与知识发现、中药联合用药预警数据库提供了方法和技术，为临床应用和创新药物做出贡献。

在第 530 次香山科学会议上探讨"中药配伍禁忌与临床安全用药"，有力地推动我国中药配伍禁忌研究进入新阶段，产生了良好的学术影响和社会广泛关注。

创建国内外首个中药联合用药预警数据库与应用平台，以网站形式提供中药联合用药安全预警服务。平台开放运行以来，已为百余位相关领域研究人员提供专业查询服务。建立的"十八反"中药配伍禁忌网站登录量 35700 次，为中药配伍禁忌研究成果及时转化应用和服务于临床发挥了重要作用，为中药安全有效用药产生了积极的影响。

七、中药配伍禁忌体系中蕴含的共性禁忌规律性

【摘要】认识并发现药性与功效取向类同，药材基原与化学成分结构近似的药味合用，可能具有共性的配伍禁忌特征与规律性，拓展了中药"十八反"科学内涵为创新发展中药配伍禁忌理论提供了科学依据。

【成果来源】项目二十：2011 年"基于'十八反'的中药配伍禁忌理论基础研究"项目

（一）科学内涵

药性与功效取向类同，药材基原与化学成分结构近似的药味合用具有共性的配伍禁忌特征与规律性。

1. 峻下逐水功效的大戟类药材（甘遂、大戟、芫花、千金子）与甘草配伍合用，具有相似的毒－效表征与禁忌特征。

实证了对具有药性与功效取向类同，基原相近、化学成分相似的攻逐水饮中药千金子等、研究，

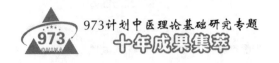

明确了千金子与甘草在一定量比范围内配伍相反，其相反的机制包括：促进有毒二萜的溶出与转移，导致毒性增加；甘草的甘缓之性能够平抑千金子的泄水逐饮药势的发挥。

证据1 基于药性角度，提出并验证了甘草的甘缓之性平抑了大戟、甘遂、芫花药味的泻水逐饮药势的发挥和功效的实现。

在腹腔水负荷模型条件下，芫花、大戟、甘遂与甘草反药合用阻碍水负荷的排出，表现为尿液排出速度减慢、排出时间延长。醋芫花在不同剂量下给药后排尿量明显增加，增长率分别为45%和36%，表明醋芫花具有较强的利尿作用；当随着甘草配伍比例增大，排尿量呈现减少趋势，且与等剂量醋芫花比较有极显著差异。在肝硬化腹水模型条件下，芫花、大戟等具有利尿作用，与甘草合用后，利尿作用减弱。芫花、大戟单用腹水量呈减少趋势，与甘草合用，腹水量无明显变化；芫花或甘草单用，对血浆 Na^+、K^+、Cl^- 浓度和醛固酮、抗利尿激素影响并不显著，但反药组合可使血 K^+ 显著升高，反药组合可加重癌性腹水小鼠的水及电解质紊乱。

证据2 研究证实甘草的糖、盐皮质激素样作用产生保钠排钾作用，形成水钠潴留，可加剧大戟、甘遂、芫花"泻水逐饮"功效所导致机体代谢平衡失调。

芫花、京大戟及甘遂等逐水药，与甘草配伍逐水作用受到明显拮抗，表现为芫花、京大戟、甘遂与甘草合用致泻作用不显著；芫花、大戟、甘遂能促进大鼠回肠平滑肌收缩，甘草配伍后则抑制该收缩功能。同时甘草配伍大戟、甘遂、芫花使机体代谢平衡失调，甘草的盐皮质激素样作用产生"保钠排钾"，形成"水钠潴留"等水盐代谢失调，加剧了副作用。

研究证实，甘草可加重芫花、大戟、甘遂"泻水逐饮"功效导致的机体代谢平衡失调，揭示了甘草具有的糖、盐皮质激素样作用产生"保钠排钾"，形成"水钠潴留"，加剧了反药副作用，是其相反的可能特征之一；海藻"咸寒"之性的物质基础是富含钾钠等离子及其盐，与甘草合用时，可能加重甘草的水钠潴留，揭示了海藻与甘草合用，加剧彼此之偏性，增强副作用，是其配伍禁忌的可能机制。

证据3 研究证实，甘草与大戟、甘遂、芫花反药组合可抑制肠道运动、分泌、吸收及损伤屏障功能，从肠道菌群代谢以及水通道蛋白等方面揭示了产生禁忌的生物学机理。

采用宏基因组学测序手段，对服用反药组合的小鼠的粪便进行提取和测试，鉴定了约400种肠道微生物，并对其含量进行了比较分析。《中国药典》高限剂量下，芫花、大戟、甘遂与甘草合用可能导致肠道菌群结构及其肠道生态环境改变，其中乳酸杆菌等益生菌的比例下降；大肠杆菌、芽孢杆菌等病原菌比例相对增加。

采用腹腔水负荷模型对芫花－甘草反药组合利水效应评价，对肾脏水通道蛋白多个亚型进行了 mRNA 和蛋白水平检测，发现反药组合对水通道蛋白具有调控作用。《中国药典》高限剂量下，芫花具有利尿作用，其机制为通过抑制肾小管管腔膜 AQP 2 的磷酸化，抑制 AQP 2 的定位，以及下调 AQP 4 的水平，共同导致管腔膜透水性降低，重吸收功能下调。甘草对磷酸化 AQP 2、AQP 4 无明显调节作用，但与芫花合用后反而逆转了芫花的下调作用。

芫花、甘草能够上调肾小管 AQP 1、AQP 2、AQP 3 的 mRNA 水平和蛋白水平，二药合用后上调作用进一步加剧。肾小管 AQPs 的上调将使管腔膜透水性增加，增加尿液重吸收，不利于利水作用的发挥。芫花作用复杂，上调和下调并存，合用甘草后只表现为上调，且上调幅度显著增加。AQP 4 敲除后，芫花利尿作用不明显，验证了 AQP 4 是芫花发挥利尿作用的靶点之一。

证据 4 从代谢酶、抗利尿激素分泌调控网络、肠道运动、分泌、吸收和屏障功能多方面揭示了甘遂与甘草配伍相反的相关生物学机制。

验证结果表明，"甘草 – 甘遂"反药组合对抗肝癌腹水的机制与调节抗利尿激素分泌调控网络失衡相关。其网络调节机制：PIK3CG 和 ADRB1 分别为甘草和甘遂的候选靶标，且均与已知抗腹水靶标精氨酸抗利尿激素受体（AVPR2）具有直接相互作用关系；当甘草增强甘遂的抗腹水作用时，二者分别下调其候选靶标 PIK3CG 和 ADRB1，从而减少 AVPR2 表达，使其与抗利尿激素的相互作用减少，并抑制抗利尿激素的分泌，实现促进腹水排空的效果；当甘草拮抗甘遂的抗腹水作用时，甘草抑制了甘遂对其候选靶标 ADRB1 表达的调节，从而增加 AVPR2 表达，使其与抗利尿激素相互作用增强，导致水再吸收增加。

基于胃肠道分泌功能研究发现，大戟、甘遂、芫花单用显著促进在体小肠管运动，与甘草水煎液等比合用可显著抑制其促进作用。海藻、大戟、甘遂、芫花与甘草等比合用后，其促进回肠收缩作用均弱于各单煎液；大戟、甘遂和芫花均能增加肠道黏液分泌量，与甘草等比合用，促进肠黏液分泌作用均减弱；海藻能显著增加肠黏液分泌量，甘草减少肠黏液分泌量。

基于肠道吸收与屏障功能研究发现，芫花、海藻、大戟、甘遂与甘草合用后，与甘草组相比 FD4 的透过率明显降低。表明反药合用阻碍了甘草增加肠道的通透性效应，影响肠道旁路转运能力；海藻、甘遂单用时对胃肠屏障影响不显著，而合用甘草后则可使 FD40 透过显著增加，表明合用导致肠道屏障功能受损。

证据 5 证实了大戟、甘遂、芫花与甘草配伍其毒效成分二萜原酸酯体内代谢或消除减缓，导致体内蓄积，增加毒性损害。

大戟、甘遂、芫花单用及与甘草合用均能够诱导 CYP1A2，使其活性增加；海藻单用对 CYP 1A2 为抑制作用，而伍用甘草后使 CYP 1A2 活性增加。海藻、甘遂、芫花单用及与甘草合用能够抑制 CYP2C19 的活性。大戟与甘草合用，CYP 2C9 活性诱导作用加强。甘遂与甘草合用后甘遂中的毒性成分 KA、KB 代谢减慢，产生蓄积，可能是甘草甘遂合用致毒的机理之一。

证据 6 研究表明甘草与大戟类药材千金子配伍合用的毒 – 效表征，证实千金子药材促进胃肠运动与泻下功效被显著减弱。

千金子与甘草在一定量比范围内配伍相反，其相反的机制包括：促进有毒二萜的溶出与转移，导致毒性增加；甘草的甘缓之性能够平抑千金子的泄水逐饮药势的发挥。

2. 化痰软坚散结的海藻类中药（海藻、昆布、海带）与甘草配伍合用，具有相似的毒 – 效表征与禁忌特征。

实证了对具有药性与功效取向类同，基原相近、化学成分相似的海藻类中药（海蒿子、羊栖菜、昆布、海带）与甘草在一定量比范围内合用相反，其毒性主要表现为肾脏毒性，其合用后内源性分子的变化是其配伍禁忌机制之一。

证据 1 研究表明，海藻在《中国药典》范围内与甘草合用导致心、肾毒性增加，效应减弱；随

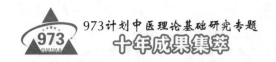

着甘草剂量的增加，心、肾毒性增加。

研究发现，海藻在《中国药典》范围内海蒿子表现出一定的肾脏毒性，而羊栖菜未见明显毒性；当与甘草合用，在甲状腺肿大模型条件下，导致心、肾毒性，且随着甘草剂量增加毒性增大。海藻剂量超过《中国药典》高限剂量 2 倍，随甘草比例降低，合用后心脏毒性增加；随甘草比例升高，合用后肝脏毒性增加。海藻在《中国药典》高限剂量下对甲状腺肿大模型鼠具有一定治疗作用，与甘草合用可导致药效减弱。

证据 2　研究证实，砷化物是海蒿子和羊栖菜中主要毒性物质，当海藻与甘草配伍合用，总砷、亚砷酸和二甲基砷的含量升高，毒性增大。揭示了海藻与甘草配伍致毒增毒的物质基础。

证据 3　研究证实，昆布－甘草合用前后影响甘草的体内过程。合用能显著增加血浆中甘草次酸暴露，这可能与昆布促进甘草酸的吸收及甘草酸转化为甘草次酸有关。

研究发现昆布提取物增加灌胃甘草提取物或甘草酸铵后血浆中甘草次酸的暴露，这种作用可能与昆布增加甘草酸肠吸收和增加大肠中甘草酸向甘草次酸转化有关。甘草和昆布合用导致的两药单用保肝作用减弱可能是配伍"相反"的原因之一，其毒性靶器官为肝脏。这种作用可能与昆布增加甘草次酸暴露，后者诱导 CYP1A2 和抑制 CYP2C 活性有关。

3. 富含异甾类生物碱的贝母类中药（川贝、浙贝）与乌头类（川乌、附子）药材合用具有共性的配伍禁忌特征与机制。

以 β2-AR/cAMP 信号为靶标，利用双荧光素酶报告基因方法和技术，明确了乌头类中药具有明显的 β2-AR/cAMP 激动作用，而乌头类中药与浙贝母、川贝母配伍后 β2-AR 激动作用显著增强，证实了两者配伍具有明显的协同升高 cAMP，激动 β2-AR 的作用，从而产生"潜害"的配伍禁忌规律。

（二）学术影响

通过对基于"十八反"的中药配伍禁忌理论基础研究，为中医临床遣药组方的安全性提供了明确证据，为创制现代中药新药提供了重要参考；也为我国有毒中药的研究与开发应用提供了科学依据与重要支撑，为中药"十九畏"等其他中药配伍禁忌理论的基础研究提供了思路方法。项目研究成果已被《中华人民共和国药典》配套丛书《临床用药须知·中药饮片卷》、本科规划教材《临床中药学》收录。项目研究成果为丰富和完善"中药配伍禁忌与安全用药"预警系统、编写研究生创新教材《中药配伍禁忌概论》、起草《中药配伍禁忌与临床用药安全指导原则》奠定了基础。通过该项目的实施，培养形成一支具有较强创新能力的中药配伍禁忌研究团队；推动了该学科领域的发展与创新。

项目组基于"十八反"的中药配伍禁忌理论基础研究已发表相关学术论文 282 篇，包括研究思路与方法文章 16 篇，文献研究文章 65 篇，实验研究论文 198 篇，科普类文章 3 篇，其中 SCI 收录 98 篇；出版学术专著 1 部；获得授权国家发明专利 7 项，软件著作权 1 件。

八、中药寒热药性本质的发现与性味理论的创新

【摘要】发现中药性味的生物学效应规律，阐明中药寒热药性的本质，创新了中药性味理论，即

中药（包括单味中药、中药性味拆分组分、中药性味化合物）同时具有性与味。中药的寒热温凉四性（气）是药物通过不同途径影响机体能量代谢的一类生物学效应。对机体能量代谢呈促进作用的中药具温热性，呈抑制作用的中药具寒凉性，对机体的能量代谢无显著影响的中药具平性。测定中药对机体能量代谢的影响可评价其寒热药性。中药的五味是中药对机体物质代谢或物质代谢组合影响的总结与分类，具有个体中药的特殊性。中药一味一性（气），一药内部 X 味 Y 性（Y ≤ X）。药性（气）具有非线性加和性。中药性味的物质基础是可拆分、可组合的。

【成果来源】项目二十六：基于利水功效的中药药性理论研究（2013）

（一）理论内涵

1. 证实了中药的寒热温凉四性（气）是药物通过不同途径以主要影响机体的能量代谢为特征的、可影响药物疗效发挥或副作用发生的一类生物学效应。对机体能量代谢呈促进作用的中药具温热性，呈抑制作用的中药具寒凉性，对机体的能量代谢无显著影响的中药具平性。测定中药对机体能量代谢的影响可评价其寒热药性。

实验研究表明，具有不同药味和功效的典型热性中药和热性的利水中药（包括单味中药、中药性味拆分组分、中药性味化合物，下同），均能主要通过显著影响糖代谢、磷酸戊糖途径、氨基酸代谢、脂肪酸代谢、亚油酸代谢、花生四烯酸代谢、维生素 A 代谢、细胞色素 P450 代谢、类固醇激素生物合成、糖酵解／糖异生、丙酮酸代谢、三羧酸循环（TCA 循环）等，促进不同状态实验动物（正常动物、寒证动物、热证动物）的能量代谢和物质代谢，增加机体能量生成，提高机体能量利用。而不同药味和功效的典型寒性中药和具有寒性的利水中药则与此相反，均能通过不同途径显著降低不同状态实验动物的能量代谢和物质代谢，减少能量生成，降低机体对能量的利用，并最终导致机体耗能减少。与热性和寒性中药相异，不同药味和功效的平性中药对不同状态实验动物的能量代谢无显著影响，但会影响不同状态实验动物的物质代谢。

炮制可使中药的药效物质基础发生质或量的变化，并导致寒热药性和药效发生改变。

通过寒性药物与热性药物的配伍，可使方剂的寒热药性产生规律性（可预测性）变化。

中药的性味和功效与其物质基础及其组合密切相关，其性味和功效会随配伍、或性味功效物质基础的改变而变化，并且药性（气）具有非线性加和性，中药性味的物质基础是可拆分、可组合的。如葶苈子（寒性）与麻黄（温性）组合，寒性减弱，与青黛（寒性）组合，寒性剧烈；生品淫羊藿（寒性）与麻黄（温性）组合，寒性降低甚至转为温性；防己（寒性）与茯苓（平性）组合，组合物为寒性，防己生物碱（寒性）与茯苓（平性）组合，组合物为寒性，而防己多糖组分或防己非生物碱组分（均为平性）与茯苓（平性）组合，各自的组合物均为平性。组合研究还证明，不仅寒热药性具有非线性加和性，且各药味组分及药味拆分组分在药效上也存在非线性加和性。

通过多囊卵巢综合征的临床研究证明，临床患者的寒证或热证，其本质与中药的寒热药性是一致的，即患者机体物质代谢和能量代谢较正常人群旺盛为热证，患者机体物质代谢和能量代谢较正常人群低下的为寒证。这也是中医基础理论研究的重要成果，对于促进中医中药的基础研究和临床研究均具有重大意义，也为因人而异、辨证论治的个性化医疗提供了新的科学依据。

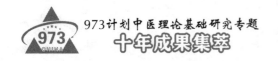

采用项目组构建的代谢组学方法评价药物寒热药性，对不同降压机制的5类降血压化学药物及具有不同药理作用的9类化学药物开展的寒热药性研究，也得到了与以上科学结论相符的研究结果，即实验证明化学药物除已知的药理作用外，同时也能影响机体的能量代谢，也具有寒热药性。结果还表明，不同药理作用的化学药物可能具有不同的寒热药性，即使药理作用相同但作用机制不同，也能具有不同的寒热药性。本项目开辟了对化学药物开展寒热药性评价的研究领域，为临床辨证应用化学药物提供了理论依据。

2. 明确了中药性味相关性，中药的五味是中药对机体物质代谢或物质代谢组合影响的总结与分类，具有个体中药的特殊性。中药一味一性（气），一药内部 X 味 Y 性（$Y \leqslant X$）。药性（气）具有非线性加和性。中药性味的物质基础是可拆分、可组合的。

中药四性（气）与五味都是中药作用于机体对机体产生的生物学效应，这是两者的共性。不同在于四性既可以独立作用于机体的生物学效应，也可以是五味生物学效应中的某些部分或某些环节，且后者有更多的存在形式。药味对机体的物质代谢产生影响的同时，必然波及机体的能量代谢，即显现药性，因此从这个意义上说，四性寓于五味之中，或四性源于五味。但四性又赋予五味以特定性质，对五味临床功效的发挥及临床选择用药产生重要影响。具有相同药理作用的药物，可能具有不同的药性。药性和药味与病证均相符，疗效最佳；药味与病证相符，但药性不符，疗效受影响或易产生副作用。同理，对平性中药而言，平性只是表明此类中药在发挥自身药味与功效，即影响机体物质代谢的同时，对机体的能量代谢影响不明显，并不意味平性中药的药味与功效不显著。

通过按照传统的中医思维方式和研究方法，结合本草考证和现代文献研究结果以及本项目药理学的研究结果，并借助聚类分析、Logistic 回归分析等现代统计学方法，对各中药性味组分、性味拆分组分和主要药效成分的四气五味归属进行研究，证明中药一味一性（气），一药内部 X 味 Y 性（$Y \leqslant X$）的客观性。

（二）科学证据

1. 通过12种不同药味和功效的典型热性、寒性中药，以及16种具有利水功效的中药及其71个性味拆分组分进行性味研究，动物模型使用正常动物、寒证动物和热证动物，研究内容包括药物对三种动物模型的能量代谢系统、植物神经系统、内分泌系统等的影响，以及对代谢组学、蛋白质组学、转录组学的影响等，结果如下。

具有不同药味和功效的典型热性中药和热性的利水中药（包括单味中药、中药性味拆分组分、中药性味化合物），在动物实验中可见，Na^+-K^+ ATP 酶、T_3、T_4、DA、NE、cAMP 等的活性水平或含量显著提高，乙酰胆碱酯酶（AchE）活性显著降低。在代谢组学、蛋白质组学、转录组学等实验中可见，各中药均主要通过显著影响糖代谢、磷酸戊糖途径、氨基酸代谢、脂肪酸代谢、亚油酸代谢、花生四烯酸代谢、维生素 A 代谢、细胞色素 P450 代谢、类固醇激素生物合成、糖酵解/糖异生、丙酮酸代谢、三羧酸循环（TCA 循环）等，促进不同状态实验动物（正常动物、寒证动物、热证动物）的能量代谢和物质代谢，增加机体能量生成，提高机体能量利用。

具有不同药味和功效的典型寒性中药和具有寒性的利水中药则与此相反，在动物实验中可见，

Na$^+$–K$^+$ ATP 酶、T$_3$、T$_4$、DA、NE、cAMP 等的活性水平或含量显著降低，乙酰胆碱酯酶（AchE）活性显著增加。在代谢组学、蛋白质组学、转录组学等实验中可见，各中药均能通过不同途径显著降低不同状态实验动物的能量代谢和物质代谢，减少能量生成，降低机体对能量的利用，并最终导致机体耗能减少。

与热性和寒性中药相异，不同药味和功效的平性中药对不同状态实验动物的能量代谢虽无显著影响，但仍会影响不同状态实验动物的物质代谢。

2. 中药一味一性（气），一药内部 X 味 Y 性（Y ≤ X）的科学依据见"中药理论研究"成果九。

通过对具有利水功效的 16 味中药及其 70 余个化学拆分组分、14 种化学药物（5 种抗高血压药、9 种具不同药效药）、4 个药对（防己配茯苓、桑白皮配白术、黄芪配葶苈子、淫羊藿配麻黄）和 3 个方剂（左金丸、白虎汤、知柏地黄丸）的研究实践，进一步规范了中药性味可拆分性、可组合性的研究模式。阐明了 16 味具有利水功效中药的性味的科学内涵和各中药性味的内部精细结构，修订了部分中药的药味，丰富了对防己、车前子、商陆、牵牛子、川牛膝、麻黄、桑白皮、白术、淫羊藿、知母和玄参性味的认识。

证明了中药寒热药性可以通过宏观的正常或寒热动物模型实验以及系统生物学方法（代谢组学、蛋白质组学及转录组学等）予以测定；中药一味一性（气），一药内部 X 味 Y 性（Y ≤ X）；药性（气）具有非线性加合性；中药性味的物质基础是可拆分、可组合的，中药药性可随物质基础的组成改变而变化的科学依据。

3. 炮制可使中药的性味功效物质基础发生变化，并导致寒热药性和药效发生改变。研究证实淫羊藿生品可以抑制机体物质能量代谢，而淫羊藿羊油拌炒后的炮制品可以促进机体物质能量代谢，说明淫羊藿生品药性偏寒凉，而炮制品药性偏温热，其原因在于淫羊藿炮制后，性味功效物质成分溶出量虽均呈上升趋势，如总黄酮（寒性）和水解和游离氨基酸（平性）的溶出量都有所提高，但是呈温热性的总多糖组分溶出量显著升高，寒热不同的物质基础间的含量比例变化，导致淫羊藿炮制前后的药性发生了改变，从而也阐明了淫羊藿炮制前后寒热药性变化的本质和规律。知母性寒，生用具有泻下作用，研究证实盐炙后寒性增强致泻下作用增强，与其含有呈寒性的多糖类物质盐炙后分子量变小、溶出量增加相关。这些研究结果也为中药药性理论和中药炮制理论的深入研究提供了新思路，为实现中药炮制品和生品在临床应用中的差异使用提供了理论依据。

4. 通过寒性药物与热性药物的配伍，可使方剂的寒热药性产生规律性（可预测性）的变化。

对左金丸类方（左金丸、甘露散、茱萸丸和反左金丸）的寒热药性研究显示，随着寒性药物黄连在类方中配伍剂量的降低（6∶1、2∶1、1∶1、1∶6）或热性药物吴茱萸在类方中的配伍剂量的增加，抑制机体能量代谢的作用逐渐减弱，即方剂整体寒性逐渐下降，至反左金丸（黄连∶吴茱萸 =1∶6）则已翻转为促进机体能量代谢的作用，即与左金丸相比，方剂整体由寒性转变为热性。这也表明，中药四性具有非线性加和性，方剂配伍及其方中各药物剂量的变化可以改变中药的寒热药性。

5. 通过可组合研究，不仅证明依照本项目构建的中药寒热药性评价体系确定的 16 种中药及其各性味拆分组分的寒热药性是准确的，且也证实药性可以随配伍或药效物质基础的改变而变化，具有非线性加和性。如葶苈子（寒性）与麻黄（温性）组合，寒性减弱，与青黛（寒性）组合，寒性加剧；生

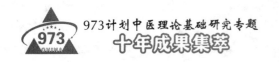

品淫羊藿及各性味拆分组分（除多糖组分外，均为寒性）与麻黄（温性）组合，寒性降低甚至转为温性；防己（寒性）与茯苓（平性）组合，组合物为寒性，防己生物碱（寒性）与茯苓（平性）组合，组合物为寒性，而防己多糖组分或防己非生物碱组分（均为平性）与茯苓（平性）组合，各自的组合物均为平性。可组合研究还证明，不仅寒热药性具有非线性加和性，且各药味组分及药味拆分组分在药效上也存在非线性加和性。

6. 多囊卵巢综合征患者的寒热分型评价及其中医临床研究结果也支持上述结论。

本项目首次建立了基于系统生物学（代谢组学、蛋白质组学和转录组学）的多囊卵巢综合征寒热分型评价体系。通过临床研究，寻找对造成中医寒热证差异有贡献的生物标志物，并通过生物信息学阐述其作用机制，从分子机制层次探索中医寒热证的本质，并在此基础上初步评价中药的药性及其对药物发挥药效作用的影响。

通过本项目临床研究（正常女性 60 例、PCOS 患者 124 例，其中寒证 50 例、热证 74 例），发现多囊卵巢综合征患者亦有寒证、热证之分，其寒热分型的血清差异代谢物、差异蛋白、差异 RNA 与机体的物质代谢和能量代谢密切相关。其中，热证患者机体物质代谢和能量代谢较正常人群旺盛，寒证患者机体物质代谢和能量代谢较正常人群低下。从中药中提取分离获得的单体化合物黄连素（已被证明为具有寒性）对多囊卵巢综合征患者具有明显的治疗作用，能够回调多囊卵巢综合征患者（寒证、热证）的与寒热分型相关的血清差异代谢物、差异蛋白和差异 RNA，且对热证生物标志物的干预作用要强于对寒证生物标志物的干预作用。研究还发现，黄连素对于多囊卵巢综合征热证患者血清生化指标的调控作用要强于对寒证患者的调控作用，表明药性可以影响药味发挥其治疗作用。

7. 对不同药理作用的化学药品开展的药性研究，也得到了与以上科学结论相符的研究结果。

采用项目组构建的代谢组学评价药物寒热药性的方法，对 5 种不同降压机制的降血压化学药物以及 9 种具有不同药理作用的化学药物为研究对象，考察不同化学药物对机体小分子代谢物的影响规律，探讨化学药物寒热药性的客观存在及其特征。

对 5 种不同降压机制的降血压化学药物进行的研究结果表明，降压药硝苯地平、氢氯噻嗪、普萘洛尔均能降低实验动物的物质代谢和能量代谢，具有寒凉药性；氯沙坦和卡托普利能够增强实验动物的物质代谢和能量代谢，具有温热性。

对 9 种具有不同药理作用的化学药物进行的研究结果表明，黄连素能够显著下调 α - 酮戊二酸和 α - 亚麻酸，通过抑制三羧酸循环和线粒体中脂肪酸 β - 氧化而抑制机体能量代谢，具有寒（凉）性；青霉素 V 钾能显著下调顺乌头酸和核糖 -5- 磷酸，可通过抑制三羧酸循环和戊糖磷酸途径而抑制机体能量代谢，具有寒（凉）性；秋水仙碱显著下调顺乌头酸、苹果酸、核糖 -5- 磷酸和上调柠檬酸，可能通过抑制三羧酸循环催化酶活性及其中间产物以及戊糖磷酸途径，而抑制机体能量代谢，故秋水仙碱具有寒（凉）性；环磷酰胺能显著上调柠檬酸和下调顺乌头酸，从而抑制三羧酸循环为机体供能，具有寒（凉）性；地塞米松能显著上调顺乌头酸、α - 酮戊二酸、延胡索酸，下调苹果酸、核糖 -5- 磷酸。三羧酸循环代谢产物的变化显示机体的代谢活性呈现广泛增强，进而代偿性利用戊糖磷酸途径，加速机体的能量代谢，地塞米松应具有热（温）性；阿司匹林显著下调 α - 酮戊二酸和核糖 -5- 磷酸，提示其可能通过抑制三羧酸循环和戊糖磷酸途径而抑制机体能量代谢，具有寒

（凉）性；干酵母（经口投予）显著下调 α–亚麻酸，上调 α–酮戊二酸，但 α–亚麻酸代谢对代谢轨迹变化影响最大，为寒热药性密切相关的代谢通路，提示其可能通过抑制线粒体中脂肪酸 β–氧化而抑制机体能量代谢，故干酵母（经口投予）应具有寒（凉）性；硝酸甘油和阿托品组均能显著上调柠檬酸，提示两者可能通过促进三羧酸循环进而促进机体能量代谢，硝酸甘油和阿托品具有热（温）性。

（三）学术影响

中药寒热药性本质的揭示以及中药药味（五味）与寒热药性（四性或四气）科学内涵的阐明，诠释、丰富并创新了中药性味理论，揭示了中药四性（气）与五味的关系，实现了中药药性理论关键科学问题的重大突破，具重大科学意义和应用价值。能够诠释中医"寒者热之、热者寒之"这一临床用药原则的科学性，进一步完善方剂配伍中的寒热配伍规律，指导中医个性化精准治疗与临床正确应用中药；对中药的资源生产、加工炮制、品质评价、制剂生产，以及中药性味功效关联物质与作用机制研究、新药研发等提供了新的研究思路、新的评价指标体系和遵循依据；更有助于实现传统中医药理论与现代医学的自然对接与融合，使中药性味理论也可以在食品、饮料、化学药品及生物制品领域发挥相应的指导作用。对中药五味和四性科学内涵的新认识或新结论，也会启发人们从药物对机体物质代谢的影响或对机体物质代谢影响角度，重新对药物作用的分类和应用进行新的探索。

九、利水中药性味归经与功效相关性规律的揭示

【摘要】本项目揭示了利水功效中药的性味归经功效的科学内涵：明确了中药 – 药味拆分组分 – 药味 – 功效 – 药理作用的相关性，发现部分新的药理作用；初步揭示了利水中药归经的规律和科学内涵，为临床遣药组方、提高中医临床疗效奠定理论基础；从麻黄等多种利水中药中发现了具有重要功效和应用价值的中药性味拆分组分，基本阐明其化学组成、化学结构以及作用机理，为研制出保持中医药特色的创新药物奠定理论与技术基础，具有重要的应用价值。

【成果来源】项目二十六：基于利水功效的中药药性理论研究（2013）

（一）理论内涵

1. 通过对 16 味利水中药及其化学拆分组分的中药 – 药味拆分组分 – 药味 – 功效 – 药理作用相关研究，确证了利水功效中药的共性以及特定的药理作用，明确了利水功效中药性味的内部结构，修订了部分中药的药味。研究结果对阐明中医药利水功效的内涵以及临床辩证应用中药具有重要的指导意义。

2. 证明具有利水功效的 16 味中药，其主要功效与主入脏腑之经是有密切相关性的，对不同中医证候，即上焦水饮内停、中焦脾虚水湿不化、下焦肾源性水肿模型作用的有无及作用的强弱，都是符合各中药的归经规律的。

3. 揭示了 16 种利水中药归经的科学性，各中药的利水功效以其所归之经为最强；不同归经利水药

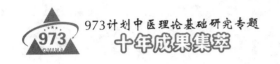

的利水作用，具有靶向性，作用靶点所处脏腑与归经高度吻合；相同归经的中药，利水作用因作用的具体靶点不同而具有不同的药味（具体功效）。

4. 从麻黄、牵牛子、知母、桑白皮等中发现一批具有重要功效和应用价值的中药性味拆分组分，基本阐明其化学组成及作用机理。

（二）科学证据

1. 对 16 味中药及其 71 个化学拆分组分进行中药－药味拆分组分－药味－功效－药理作用相关研究（每个组分平均的性味功效药理学指标数约为 30 个，最多的达到 64 个指标），证明 16 味中药均具有利尿作用、免疫调节作用，13 种中药具有抗炎作用，10 种中药具有降血脂作用，8 种中药具有类雌激素作用，7 种中药具有解热作用，6 种中药具有抗风湿作用以及其他各药所具有的特定的药理作用等，显示出利水功效中药的共性药理作用以及特定的药理作用，对阐明中医药利水功效的内涵，以及临床辨证应用中药具有重要的指导意义。

2. 阐明了 16 味利水功效中药性味的科学内涵和各中药性味的内部精细结构，修订了部分中药的药味，丰富了对防己、车前子、商陆、牵牛子、川牛膝、麻黄、桑白皮、白术、淫羊藿、知母和玄参性味的认识。

麻黄：味辛、苦，性温；性味的内部精细结构为多糖组分味苦、性寒，生物碱组分味辛、性温，非生物碱组分味苦、性温，挥发油组分味辛、性温。

桑白皮：味甘、辛、苦，性寒；性味的内部精细结构为脂肪油组分味甘、性寒，黄酮组分味甘、性大寒，苯骈呋喃组分味辛、性微寒，二苯乙烯组分味苦、性微寒，多糖组分味苦、性微寒。

葶苈子：味辛、苦，性寒；性味的内部精细结构为脂肪油组分味辛、性大寒，黄酮苷组分味辛、性寒，黄酮苷元组分味苦、性大寒，低聚糖组分味辛、性大寒，多糖组分味苦、性寒。

白术：味苦、甘、辛，性温；性味的内部精细结构为多糖组分味苦、性温，内酯组分味甘、性温，挥发油组分味苦辛、性平偏温，低聚糖组分味微甘、性平偏温，苍术苷组分味微甘、性平偏温。

茯苓：味甘、淡，性平偏温；性味的内部精细结构为多糖组分味甘、性温，挥发油组分味甘，性温，三萜组分味甘、淡、性温，低聚糖组分味微甘，性平，氨基酸组分味微甘、性平。

黄芪：味甘，性微温；性味的内部精细结构为多糖组分味甘、性温，皂苷组分味甘、性平偏温，黄酮组分味甘、性平偏温。

薏苡仁：味甘、淡，性微寒，性味的内部精细结构为脂肪油组分味甘、微寒，苡仁多糖组分味甘、性平，苡仁蛋白组分味淡、性微寒，苡仁淀粉组分味淡、性微寒。

汉防己：味苦、辛，性寒；性味的内部精细结构为生物碱组分味苦、性寒，非生物碱组分味辛、性平，多糖组分味辛、性平，甾体组分味辛、性平。

车前子：味甘、咸，性寒；性味的内部精细结构为多糖组分味甘咸、性寒，黄酮组分味甘、性寒，脂肪油组分味咸、性平，环烯醚萜组分味甘、性平，其他成分组分味甘、性平。

商陆：味苦、辛、酸，性寒；性味的内部精细结构为多糖组分味苦、性寒，皂苷组分味辛、性温，脂肪油组分味苦、性平，酚酸组分味酸、性平，鞣质组分味酸、性平。

牵牛子：味苦、辛，性寒；性味的内部精细结构为多糖组分味苦、性寒，酚酸组分味辛、性平，树脂苷组分味辛、性平，脂肪油组分味苦、性平。

川牛膝：味甘、苦，性平；性味的内部精细结构为多糖组分味甘、性温，脂肪酸酯组分味甘、性温，20%醇洗脱组分味苦、性凉，甾酮组分味苦、性凉。

淫羊藿：味辛、甘，性寒；性味的内部精细结构为多糖组分味甘、性温，大极性黄酮组分味辛、性温，小极性黄酮组分味辛、性寒，水层组分味甘、性平。

知母：味苦、甘，性寒；性味的内部精细结构为多糖组分味苦、性寒，皂苷组分味苦、性寒，乙酸乙酯组分味甘、性温，其余成分组分味苦、性寒。

黄芩：味苦，性寒；性味的内部精细结构为黄酮苷元组分味苦、性寒，黄酮苷类组分味苦、性寒，多糖组分味苦、性平。

玄参：味甘、苦、咸，性寒；性味的内部精细结构为苯丙素组分味咸、性寒，小极性环烯醚萜组分味咸、性寒，大极性环烯醚萜组分味苦、性寒，多糖组分味甘、性温。

3.采用本项目组创建的符合中医理论的上焦水饮内停和中焦脾虚水湿不化证候模型及文献报道的下焦肾阴（阳）虚证肾源性水肿模型，考察了主要作用于上焦的宣肺利水中药、主要作用于中焦的健脾利湿中药、主要作用于下焦的利水消肿中药和利水功效古存今失中药对这些模型动物的影响，并探索归经规律和科学内涵。

研究结果表明，各中药的利水功效以其所归之经为最强。如主归上焦的麻黄、桑白皮和葶苈子对上焦水饮内停作用显著，因麻黄和葶苈子又入膀胱经，故对下焦肾阴（阳）虚水肿作用也很强。主归中焦的中药如黄芪、白术、茯苓和薏苡仁对脾水湿不化作用最强，同时入肺经、心经或肾经的中药分别对上焦水饮内停或肾阴（阳）虚水肿也有较好作用。主归下焦的中药如车前子、防己、川牛膝、商陆和牵牛子等对肾阴（阳）虚水肿作用最显著，同时入肝经、脾经、大肠经、小肠经的中药对中焦脾虚水湿不化也有较强作用，同时入肺经者，对上焦水饮内停有一定作用。古存今失的4种中药具有较强的利水作用。入肾经的3种中药对下焦肾阴（阳虚）水肿有较好的作用，不入肾经的黄芩仅有利尿作用，对实验动物模型其他症状没有改善作用。

以上研究结果表明，具有利水功效的16种中药，其主要功效与主入脏腑之经是有密切相关性的，对不同中医证候，即上焦水饮内停、中焦脾虚水湿不化、下焦肾源性水肿模型作用的有无及作用的强弱，都是符合各中药的归经规律的。（见表7-22）

作用机制研究显示，不同归经利水药的利水作用，具有靶向性，均可通过抑制正常动物RAAS系统及AVP系统发挥利水作用，作用靶点所处脏腑与归经高度吻合。如主入肺经的葶苈子主要作用于利钠肽系统，主入脾经的薏苡仁主要抑制胃组织AQP3表达，主入肾经的车前子可影响钠氯转化，下调尿液渗透压及肾组织AQP1的表达。另一方面，同归肺经的麻黄、桑白皮、葶苈子，尽管作用于相同的利水信号通路，但作用的具体靶点各不相同，麻黄、桑白皮、葶苈子分别通过抑制RAAS系统的Renin、ACE、ALD等靶标抑制RAAS系统，通过抑制AVP系统的AVPV2R、AVP、AQP2等靶标而抑制AVP系统，从而发挥利水作用，推测作用靶点与药味不同有关。可见，相同归经的中药，利水作

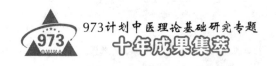

用的发挥又因作用的靶点不同而具有不同的药味（具体的功效）。

研究还发现，16味利水药50%具有雌激素样作用，如葶苈子可通过雌激素受体（ERα、ERβ）介导抑制RAAS系统（AngⅡ、ALD）和内皮素系统（ET-1）、桑白皮通过雌激素受体（ERα、ERβ）介导抑制内皮素系统（ET-1）。因此，从雌激素受体途径来调节体内水液代谢，既是说明利水药对体内水液代谢的调节是多层面、多靶点作用的结果，也表明这条途径可能也是利水中药归经的本质之一。

表7-22　不同归经的利水功效中药对上、中、下焦水湿动物模型的影响

组	药	味	性	归经	上焦	中焦	下焦（肾阴虚）	下焦（肾阳虚）
宣肺利水	麻黄	辛、微苦	温	肺、膀胱	作用强（水煎液8/8、生物碱组分7/8）	无作用（水煎液1/9）	没有治疗效果且会加重肾阴虚水肿模型的症状（水煎液5/14）	作用强（水煎液11/12、生物碱组分12/12）
	桑白皮	甘	寒	肺	作用强（水煎液8/8、黄酮拆分组分8/8）	有作用，但作用不明显（水煎液4/9、多糖拆分组5/9、脂肪油拆分组4/9）	作用强（水煎液9/13、多糖拆分组分9/13、脂肪油拆分组分10/13）	作用强（水煎液10/13、二苯乙烯拆分组分9/13）
	葶苈子	辛、苦	大寒	肺、膀胱	作用强（水液8/8、低聚糖拆分组分8/8）	有作用，但作用不明显（水煎液1/9、多糖拆分组3/9）	作用强（水煎液8/13、脂肪油9/13）	作用强（水煎液10/13、脂肪油10/13）
健脾利湿	白术	苦、甘	湿	脾、胃	不明显（水煎液1/6）	较强（水煎液8/9、挥发油组分7/9、多糖组分6/9、内酯组分6/9、苍术苷3/9）	有作用（挥发油组分7/13、水煎液7/13、多糖组分7/13、内酯组分6/13、低聚糖组分5/13、苍术苷组分5/13）	有作用（水煎液9/13、粗多糖组分6/13、挥发油组分7/13、内酯组分4/13）
	茯苓	甘、淡	平	心、肺、脾、肾	较弱（水煎液3/6、三萜3/6、氨基酸组分1/6）	较强（水煎液5/9、多糖组分6/9、三萜组分6/9）	有作用（挥发油组分5/13、三萜组分5/13、水煎液4/13）	较明显（三萜组分8/13、水煎液6/13、粗多糖组分5/13、挥发油组分4/13）

续表

组	药	味	性	归经	上焦	中焦	下焦（肾阴虚）	下焦（肾阳虚）
健脾利湿	黄芪	甘	微温	肺、脾	有作用（甲苷4/8、黄酮4/8）	一级拆分作用较强（水煎液11/12、多糖组分11/12）、黄酮组分5/12、皂苷组分3/12、水提物组分5/12）；一级拆分的转录组学十二指肠和肝基因表达影响较强（十二指肠通路变化：水煎液11/12，多糖组分12/12，皂苷组分10/12，黄酮组分11/12，水提物组分12/12；肝通路变化：水煎液9/9，多糖组分7/9、黄酮组分4/9、皂苷组分4/9、水提物组分3/9。十二指肠差异表达基因：水煎液688条，多糖组分3181条，黄酮组分1204条，皂苷组分1361条，水提物组分2419条；肝差异表达基因：水煎液1547条，多糖组分1194条、黄酮组分1027条、皂苷组分1234条、水提物组分658条。） 二级拆分组分较强（粗多糖17/20、多糖组分-Ⅰ14/20、多糖组分-Ⅱ10/20、甲苷5/20、毛蕊异黄酮5/20；）代谢组学（粗多糖组分干预后鉴定小分子差异标志物11种、多糖组分-Ⅰ干预后鉴定小分子差异标志物5种、多糖组分-Ⅱ干预后鉴定小分子差异标志物6种、甲苷组分干预后鉴定小分子差异标志物3种、毛蕊异黄酮组分干预后鉴定小分子差异标志物3种。）	仅黄芪水煎液利。	仅黄芪水煎液利尿。
	薏苡	甘、淡	凉	脾、胃、肺	不明显（水煎液1/8）	薏仁一级拆分组分作用明显，药理学和相关机制指标（水煎液10/27、蛋白16/27、多糖21/27、淀粉15/27、油19/27） 转录组学研究发现空肠基因变化明显，水煎液影响到1497条基因，其中389个基因，富集到57条通路； 蛋白影响到1188条基因，其中303个基因富集到44条通路；多糖影响到1926条基因，其中489个基因富集到42条通路；油影响到2410条基因，其中604个基因富集到57条通路； 淀粉影响到2284条基因，其中520个基因富集到43条通路。 薏仁多糖及其拆分组分作用效果也比较明显，（多糖23/23、多糖组分Ⅰ23/23、多糖组分Ⅱ11/23）	有作用（蛋白、多糖脂油11/13、蛋白10/13、淀粉7/13、多糖9/13、水煎液6/13）	不明显（水煎液1/9）

续表

组	药	味	性	归经	上焦	中焦	下焦（肾阴虚）	下焦（肾阳虚）
利水消肿	汉防己	苦	寒	膀胱、肺	作用弱（水煎液2/15、多糖14/15）	作用弱（水煎液1/9、生物碱7/9）	较强（水煎液11/13、多糖12/13、生物碱7/13）	较强（水煎液11/13、多糖7/13、生物碱11/13）
	车前子	甘	寒	肝、肾、肺、小肠	较强（水煎液14/15）	较强（水煎液8/9、脂肪油8/9、黄酮7/9、多糖6/9）	较强（水煎液12/13、多糖10/13、黄酮6/13、脂肪油12/13）	较强（水煎液13/13、多糖13/13、黄酮11/13、脂肪油8/13）
	商陆	苦，有毒	寒	肺、肾、脾、大肠	有作用（水煎液12/15、多糖14/15）	较强（水煎液9/9、多糖6/9）	较强（水煎液11/13、多糖6/13、皂苷12/13）	较强（水煎液12/13、多糖12/13、皂苷9/13）
	牵牛子	苦，有毒	寒	肺、肾、大肠	有作用（水煎液13/15、树脂苷14/15）	有作用（水煎液9/9、多糖9/9）	较强（水煎液10/13、多糖8/13、酚酸12/13）	较强（水煎液12/13、多糖13/13、酚酸9/13）
	川牛膝	甘、微苦	平	肝、肾	较弱（水煎液4/15、甾酮10/15）	较强（水煎液9/9、甾酮8/9）	较强（水煎液10/13、多糖11/13、甾酮8/13）	较强（水煎液12/13、多糖9/13、甾酮12/13）
古存今失	淫羊藿	辛、甘	温	肝、肾	无作用（水煎液0/8）	无作用（水煎液0/8）	作用较好（水煎液8/8）	作用较好（水煎液8/8）
	知母	苦、甘	寒	肺、胃、肾	作用较弱（水煎液3/8）	作用明显（水煎液7/8）	作用较好（水煎液8/8）	作用较好（水煎液8/8）
	黄芩	苦	寒	肺、胆、脾、大肠、小肠	作用较好（水煎液8/8）	作用较弱（水煎液3/8）	（仅利尿）（水煎液1/8）	（仅利尿）（水煎液1/8）
	玄参	甘、苦、咸	微寒	肺、胃、肾	作用较弱（水煎液3/8）	作用较好（水煎液8/8）	作用较好（水煎液8/8）	作用较好（水煎液8/8）

注：（y/x）：x 系指检测指标总数；y 系指对检测指标有统计学意义药效的指标数。

4. 从麻黄、车前子、牵牛子、知母、桑白皮等研究中发现具有重要功效和应用价值的中药性味拆分组分，基本阐明其化学组成、化学结构以及作用机理，为研制出保持中医药特色的创新药物奠定理论与技术基础，具有重要的应用价值。

（1）麻黄苦味物质基础多糖类的免疫调节作用的发现与研究。首次阐明麻黄苦味的物质基础是新发现的具有很强免疫调节作用与抗炎作用并有重要应用价值的多糖组分。

①麻黄多糖的化学成分研究：本项目组对苦寒性味的麻黄免疫调节活性多糖组分进行了系统的分

离和结构鉴定研究。从麻黄中共分离得到 13 种新的均一多糖，其中 9 种为酸性杂多糖，1 种为阿拉伯聚糖，酸性杂多糖占纯多糖组分的 88.5%。ESP-B4 是从麻黄中得到的最主要、含量最高的均一多糖，为一个变型的 RG-Ⅰ型果胶类多糖，它主要含有线性的 1,4 连接的均一半乳糖醛酸作为主链骨架的光滑区部分即→ 4）-β-D-GalpA-（1→（HG），以间替连接的鼠李半乳糖醛酸作为主链的毛发区部分并带有重复结构片段→ 4）-β-D-GalpA-（1→ 2）-α-Rhap-（1→（RG-I），毛发区部分 70%的鼠李吡喃糖基在 C-4 位有分支点，30% 的半乳糖醛酸吡喃糖基 C-3 位有分支点。与 ESP-B4 不同，ESP-B2 和 ESP-B3 不含均一聚半乳糖醛酸区域，以鼠李糖和半乳糖醛酸间替连接（RG-Ⅰ）区域为主链，原糖中半乳糖醛酸的比例大于鼠李糖，部分酸水解后，可以得到主要含鼠李糖和半乳糖醛酸间替连接（RG-Ⅰ）区域的片段。ESP-B1 为从麻黄中分离得到的具有免疫增强作用的阿拉伯聚糖，通过甲基化分析和核磁共振光谱分析，其重复结构单元中各种糖残基的比例为（1→ 5）-α-L-Araf：（1→ 3,5）-α-L-Araf：（1→ 3）-α-L-Araf：T-α-L-Araf ≈ 4：1：1：1，以（1→ 5）连接的 α-L-阿拉伯呋喃糖作为主链的骨架结构，20% 的（1→ 5）连接的 α-L-阿拉伯呋喃糖在其 C-3 位有分支点，（1→ 3）连接的 α-L-阿拉伯呋喃糖作为其分支结构，非还原末端为 α-L-阿拉伯呋喃糖。ESP-A3、ESP-A4、ESP-C2、ESP-C3 和 ESP-C4 包含不同比例的鼠李糖和半乳糖醛酸，以阿拉伯糖和（或）半乳糖为主，并包含相当大比例的木糖、（或）甘露糖、（或）葡萄糖、（或）葡萄糖醛酸，这些多糖可能源于鼠李半乳糖醛酸聚糖，这与众所周知的阿拉伯半乳聚糖和阿拉伯半乳果胶聚糖是不同的。

此外，从麻黄中分离得到的果胶类多糖另一个重要的特征是含有末端的葡萄糖醛酸残基，迄今少有报道含有葡萄糖醛酸的果胶类多糖。

②麻黄多糖免疫抑制作用的构效关系研究：采用刀豆球蛋白 A（ConA）诱导的体外小鼠脾细胞增殖实验来研究麻黄多糖免疫抑制作用的构效关系，进一步证实麻黄免疫抑制多糖组分和均一多糖无细胞毒活性，蛋白质不是多糖免疫抑制作用的必要组分，糖链的结构是麻黄多糖发挥免疫抑制作用的重要活性基团，其中糖醛酸基团和糖链的分支结构对麻黄多糖的免疫抑制作用发挥了极其重要的作用。此外，通过多元线性回归分析（MLRA）来剖析麻黄免疫抑制活性多糖的化学组成与其免疫抑制活性之间的关系，表明半乳糖醛酸、葡萄糖醛酸、葡萄糖和木糖可能为麻黄多糖免疫抑制作用产生的重要活性因子。

③麻黄均一多糖 ESP-B4 对 DNFB 诱导的迟发型超敏反应的影响：本项目组筛选出麻黄免疫抑制作用最强的活性均一多糖 ESP-B4，继而采用离子交换和分子筛柱色谱富集 ESP-B4，利用 2,4- 二硝基氟苯致小鼠免疫失衡模型，应用流式细胞仪研究麻黄均一多糖 ESP-B4 对 DTH 模型小鼠血液淋巴细胞亚群影响，同时应用酶联免疫吸附技术（ELISA）检测血清细胞因子的含量，探讨麻黄免疫抑制作用多糖的作用机制。通过体内免疫抑制作用实验，发现麻黄热提总多糖组分 PB 和均一多糖 ESP-B4 具有作为安全的抑制机体过度免疫的免疫调节剂的潜力，这个发现拓宽了人们对麻黄功效及其多糖组分作用的认识。

为了促进 PB 和 ESP-B4 成为治疗自身免疫疾病和过敏性疾病药物的研发，对其药效及其作用机制进行了更深入的研究。

④麻黄多糖对过敏性哮喘豚鼠的药理作用研究：本项目组首次发现麻黄的平喘功效，是麻黄辛味物质基础麻黄素类生物碱（辛开）和苦味物质基础多糖类组分（苦降）共同贡献的结果，证实麻黄免疫抑制活性多糖在体内实验中对乙酰胆碱、组织胺、卵蛋白（OVA）等所致豚鼠过敏性哮喘具有明显的抑制作用，表现为麻黄免疫抑制活性多糖可以改善过敏性哮喘豚鼠的炎症表现，显著延长豚鼠的引喘潜伏期，降低灌洗液及血液中嗜酸性粒细胞（EOS）的含量，能够纠正过敏性哮喘豚鼠血清免疫球蛋白E（IgE）的含量，抑制嗜酸性粒细胞、肥大细胞脱颗粒，阻止过敏介质的释放，进而参与了抗炎、免疫调节等多种重要功能，对哮喘豚鼠血清的环核苷酸水平无显著影响，进而表明麻黄免疫抑制活性多糖治疗过敏性哮喘的机制可能不是通过升高哮喘豚鼠的血清 cAMP 水平、降低血清 cGMP 水平，调节 cAMP/cGMP 比值来实现的。

⑤麻黄多糖对过敏性哮喘小鼠的作用机制研究：本项目从整体动物、组织、细胞及分子四个药理水平对麻黄免疫抑制活性多糖治疗过敏性哮喘的作用进行研究，探讨其治疗过敏性哮喘的作用机制。研究结果表明，麻黄多糖有效阻止了过敏性哮喘小鼠体内免疫球蛋白E（IgE）含量的急剧升高，从初始水平阻止 IgE 与其受体的结合，并能够降低 IL-4、IL-5 和 IL-13 细胞因子水平，说明麻黄多糖可以有效地抑制 Th2 型免疫反应。逆转录 – 聚和酶链式反应（RT-PCR）及免疫组化（IHCA）实验结果表明，麻黄多糖剂量依赖性地减少 TGF-1 在过敏性哮喘小鼠肺中 mRNA 及蛋白的表达，剂量依赖性地减少 Smad3 的蛋白表达，剂量依赖性地增强 Smad7 的蛋白表达，说明麻黄多糖治疗过敏性哮喘作用机制可能与调节 TGF-1/Smad 信号通路有关。通过对麻黄多糖进行抗过敏性哮喘的机制研究，进一步深化了对常用中药麻黄功效的认识，为发现具有独特而重要应用价值的多糖类成分，进而研制多糖类中药创新药物提供不可或缺的科学依据。

⑥麻黄多糖抗类风湿性关节炎的药理学作用研究：本项目组建立了类风湿性关节炎大鼠的 CIA 实验模型，通过光镜、X 光片照射等实验方法，以病理形态学、细胞因子为指标，探讨麻黄多糖对类风湿性关节炎的治疗作用。结果表明，麻黄多糖改善了 CIA 大鼠体重增长过慢、行动迟缓、足关节红肿的现象；减少了大鼠关节腔内滑膜的增生，降低了关节软骨组织破坏；降低了血清和关节液中 IL-1β、IL-6、IL-17、TNF-α、IFN-γ、G-CSF、TGF-β、PGE2 的含量，抑制滑膜成纤维细胞、T 淋巴细胞、B 淋巴细胞、巨噬细胞等免疫细胞产生炎性细胞因子，降低这些细胞因子间的协同作用，抑制类风湿性关节炎病程的发展。由此可见，麻黄多糖对类风湿性关节炎具有明显的治疗作用。这一发现为麻黄的临床应用增添了新的内容；为研制出治疗风湿性关节炎效果好、毒副作用小、具有自主知识产权的中药多糖类创新药物提供不可或缺的科学依据。

⑦麻黄多糖对慢性肾小球肾炎的作用机制：考察了麻黄多糖对慢性肾小球肾炎（膜性肾炎，系膜增生性肾小球肾炎）的药效学作用，结果表明，麻黄多糖能明显降低两种慢性肾炎模型大鼠 24 小时尿蛋白量；改善慢性肾炎大鼠的血脂，降低血液中 TC、TG 的含量；改善肾炎大鼠的肾功能，不同程度地降低了血液中 Scr、BUN 的含量；改善慢性肾炎大鼠肾脏病理变化，肾炎大鼠光镜下肾组织 HE、PAS 染色病变减轻。免疫组化方法检测表明，麻黄多糖可降低肾炎大鼠 TNF-α 的表达。可见，麻黄多糖对慢性肾炎动物模型具有明显的治疗作用，这为开发麻黄多糖的临床应用提供了实验依据。

（2）车前子多糖免疫调节作用的发现与研究。首次阐明车前子咸味的物质基础之一为车前子多糖，并从中分离得到 7 种结构新颖的纯多糖（均为酸性杂多糖且分子量较大）。为将车前子多糖开发成治疗与免疫炎性损伤相关疾病的新药奠定了理论研究基础（已获国家发明专利 1 项）。

（3）牵牛子多糖抗氧化活性的发现与研究。首次阐明牵牛子苦味的物质基础之一为牵牛子多糖，并从中分离和鉴定了其中 8 种均一多糖（PNP-1 ～ PNP-8），其中含有 2 种中性多糖，其余均为酸性多糖。研究证明牵牛子多糖具有利尿、促进大肠蠕动（泻下）、化痰、治疗慢性肾病等作用和体外抗氧化活性及影响体外脾细胞增殖活性。研究结果不仅很好地诠释了传统中医对牵牛子疗效的认识，更为进一步将牵牛子多糖开发成预防治疗氧化自由基所引起的相关疾病的新药和以牵牛子为原料，有望替代瓜尔豆，成为半乳甘露聚糖生产的重要战略原料提供了理论指导和实验依据（申报国家发明专利 2 项）。

（4）桑白皮脂肪油组分具有降糖、利尿、降压、止咳祛痰平喘等活性的发现和研究。一直以来，桑白皮的脂肪油被作为无效成分而废弃。本项目研究首次发现桑白皮脂肪油组分能够显著改善糖尿病小鼠"三多一少"症状，降低空腹血糖水平，其作用机制可能与调节糖脂代谢紊乱、改善肝损伤、提高氧化磷酸化水平、调节能量代谢紊乱有关；能增加 SHR 大鼠尿量，降低血压，其降压机制可能与影响钠氯转化，下调尿液渗透压，降低肾脏 Na^+-K^+-ATP 酶活性有关；能延长咳嗽潜伏期，增加小鼠气管酚红排泌量，明显延长豚鼠哮喘反应潜伏期；能改善肾阴虚水肿模型大鼠环核苷酸系统、下丘脑 – 垂体 – 靶腺轴（肾上腺轴、甲状腺轴、性腺轴）的紊乱，有望被开发成治疗肾阴虚水肿、脾虚水湿不化、急性肺损伤、降糖、利尿降压药（申报国家发明专利 4 项，已获授权专利 1 项）。

（5）桑白皮改善急性肺损伤的有效单体的发现。采用 LPS 诱导的 HPAEC 细胞损伤模型，筛选出桑白皮改善 ALI 的药效物质基础为丁香酸（SP-5）、对羟基苯丙酸（SP-6）、桑辛素 M-3'-O-β-D-葡萄糖苷（SP-19）、桑辛素 M-6-O-β-D-葡萄糖苷（SP-19-1），均能显著改善 HPAEC 细胞内皮损伤，降低炎症反应，激活 AMPK/NF-κB 信号通路，加入 AMPK 拮抗剂 Compound C 后改善作用消失，初步确认了桑白皮改善急性肺损伤的药效物质基础及作用机制，这些单体成分有望被开发成治疗急性肺损伤的药物（申请国家发明专利 4 项）。

（三）学术影响

阐明了 16 味具有利水功效中药的性味科学内涵和各中药性味的内部精细结构，丰富了对利水功效中药性味的认识，并通过中药炮制研究和对药对、方剂的可组合性研究，进一步证实了中药一味一性（气），一药内部 X 味 Y 性（Y ≤ X）。药性（气）具有非线性加和性。中药性味的物质基础是可拆分、可组合的，具有重大的科学意义，对中药的资源生产、品质评价、中药炮制、制剂生产、新药研发以及临床应用具有重要的指导作用。

以肺脾肾三脏为切入点，采用不同中医证候三焦水肿模型 [上焦水饮内停、脾虚水湿不化、肾阴（阳）虚证肾源性水肿] 对中药的利水功效进行评价，探讨了中药归经与功效之间的关系，初步揭示了利水中药归经的规律和科学内涵，揭示中医临床应用不同归经中药的利水功效进行"异病（不同脏腑经络）同治"与应用利水功效中药的不同归经进行"同病（水湿病因）异治"的科学性，为临床遣药组方、提高中医临床疗效提供理论和实验研究基础。

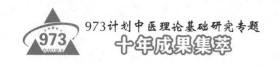

发现并证明对不同中医证候水肿模型具有治疗或改善作用的各中药性味拆分组分，不仅为深入阐明各中药的性味功效物质基础，也为今后对这些性味功效拆分组分开展更为广泛的科学研究与开发利用提供了重要的基础和依据。发现的一批具有重要功效和应用价值的中药性味拆分组分，为研制出保持中医药特色的创新药物奠定基础，具有重要的应用价值。

第三节　针灸理论研究成果

一、经穴特异性的客观证实、经穴效应循经特异性规律及关键影响因素的新发现

【摘要】①综合运用文献挖掘、临床评价、神经影像学、代谢组学和分子生物学等多学科方法技术，率先系统证实了经穴效应存在特异性，即本经特定穴＞本经非特定穴＞他经穴＞非经非穴。有力地回答了国际学术界的质疑。②经穴特异性具有相对性、持续性、循经性等规律，首次发现循经性是经穴效应最基本的规律。相对性指经穴特异性疗效的产生需要针对相对特异的病种，选取相对特异的穴位以获得相对较好的疗效；持续性指经穴特异性效应比安慰效应维持时间更长，越到后期特异性效应越为明显；循经性指经穴特异性是以经脉循行为基础，循经取穴尤其是循本经取穴效应优于非循经取穴的治疗效果。③明确了经穴效应特异性影响因素，穴位配伍、针刺手法和得气是经穴效应循经特异性的关键影响因素。

【成果来源】项目四：基于临床的经穴特异性基础研究（2006）；项目二十三：经穴效应循经特异性规律及关键影响因素基础研究（2012）

（一）理论内涵

1. 证实了经穴特异性的客观存在

围绕经穴效应是否存在特异性关键科学问题，提出了经穴效应的特异性与经脉循行和经气汇聚相关科学假说，开创性地提出了融合文献挖掘、临床评价、神经影像学、代谢组学和分子生物学的系统研究模式，对经穴效应特异性开展全面研究。以经络病代表偏头痛、脏腑病代表功能性消化不良（FD）为研究载体，系统地证实了穴位治疗效应存在本经特定穴＞本经非特定穴＞他经穴＞非经非穴，为穴位与非穴位、不同经穴间疗效有无差异的国际性学术争议提供了客观证据。证实了经穴特异性的存在，有力地回答了国际学术界的质疑。

（1）文献研究：通过系统评价和 Meta 分析，发现迫切需要高质量的临床研究进一步证实针灸经穴治疗偏头痛和功能性消化不良的临床疗效。对古代和现代文献进行采集、整理、存储、评价和挖掘研究，发现古代、现代针灸治疗偏头痛和功能性消化不良临床选经取穴均以循经取穴和特定穴应用为主，为优化临床研究方案奠定基础。

（2）临床研究：通过实施 2670 例多中心大样本随机对照试验，发现对偏头痛和功能性消化不良，

针刺经穴临床疗效优于非经非穴，针刺本经穴疗效优于他经穴，针刺本经特定穴疗效优于本经非特定穴，从三个层次比较，系统证实了经穴效应特异性的存在。

（3）神经影像学研究：综合运用 PET/CT、fMRI 等多模态神经影像技术进行交叉验证，证实了本经特定穴、本经非特定穴、他经穴和非经非穴中枢响应特征的差异，发现与非经非穴相比，经穴的中枢整合以疾病中枢靶向性调节为特征，且本经特定穴调节效应最为显著。

（4）代谢组学研究：首次将基于核磁共振氢谱（1H-NMR）和液质联用（LC-MS）技术的非靶标和靶标代谢组学研究方法引入针灸领域，发现本经特定穴对疾病关键代谢产物的调整效应最大、针对性最强，本经非特定穴次之，他经穴再次之，非经非穴的调整效应最弱、调整范围最窄。

（5）经穴循经效应局部启动机制研究：通过多种动物模型研究、大量实验数据挖掘分析和严格数学模型分析，证实了穴位与非穴位在元素含量、肥大细胞分布、胶原形态等存在显著差异。

2. 总结了经穴特异性的基本规律——循经性

（1）经穴特异性具有相对性、持续性、循经性等规律，首次发现循经性是经穴效应最基本的规律。临床研究以偏头痛、功能性消化不良为研究对象，通过实施 2670 例多中心大样本随机对照试验，相对性指经穴特异性疗效的产生需要针对相对特异的病种，选取相对特异的穴位以获得相对较好的疗效；持续性指经穴特异性效应比安慰效应维持时间更长，越到后期特异性效应越为明显；循经性指经穴特异性是以经脉循行为基础，循经取穴尤其是循本经取穴效应优于非循经取穴的治疗效果。其中循经性是经穴效应最基本的规律。

（2）经穴循经效应特异性具有条件性、持续性和疾病相关性规律，即疾病载体不同，其持续性效应表现的规律各异，准确辨证是基础，合理选穴是关键。以中医针灸理论为指导，结合针灸临床实际，构建了辨位循经取穴和辨证归经取穴的针灸治疗选穴原则和方法，以偏头痛、功能性消化不良、慢性稳定性心绞痛、原发性高血压为研究对象，通过 1281 例多中心大样本随机对照试验，进行经穴循经效应特异性临床研究。证实了经络、脏腑疾病采用辨位循经取穴和辨证归经取穴治疗，均可有效提升针灸临床疗效，并发现经穴循经效应特异性具有条件性、持续性和疾病相关性规律，即疾病载体不同，其持续性效应表现的规律各异，准确辨证是基础，合理选穴是关键。

（3）深入阐释了经穴效应循经特异性生物学机制。通过基础研究和神经影像学研究，初步明确针刺经穴信息的启动和传递过程：经穴刺激—钙离子动力学改变—肥大细胞脱颗粒—神经纤维激发并传导冲动—靶向调节效应；初步发现经穴效应循经特异性在中枢具有靶向性、网络性和动态性响应特征；系统、深入揭示了经穴效应循经特异性靶器官血流动力、离子通道、受体、分子等多靶点响应模式，对阐明穴位的科学基础具有重要的意义。

3. 明确了经穴效应特异性影响因素，穴位配伍、针刺手法和得气是经穴效应循经特异性的关键影响因素

通过文献评价研究、临床评价研究和动物实验，证实了循经配伍、辨证配穴对经穴效应具有非叠加的增效作用；证实了针刺捻转频率是经穴效应的重要影响因素，不同捻转频率激发不同经穴的治疗效应不同；证实了针刺得气对经穴效应循经特异性具有增强作用，得气越好经穴效应循经特异性疗效越佳，对指导针灸临床、提高针灸临床疗效意义重大。

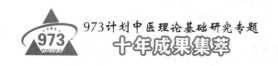

综合临床、动物评价和神经影像学研究，证实了穴位配伍的效应是建立在单穴效应基础上的，而且经穴配伍较单穴有协同作用，经穴配伍不是单纯的1+1=2的叠加效应，通过中枢整合，存在1+1＞2的治疗效应，其中同名经循经配穴和辨证循经配穴的非叠加性增效作用最为明显，揭示了穴位配伍的增效作用与循经、辨证配穴高度相关。边缘系统（纹状体、压后皮质）、联合皮层等脑区可能参与经穴配伍效应中枢整合。

以循经取穴治疗高血压为研究载体，综合临床研究和动物实验，证实了针刺捻转频率是经穴效应的重要影响因素，不同捻转频率激发不同经穴的治疗效应不同。譬如高频率的捻转手法作用于人迎穴为代表的足阳明经对血压指标的改善相对全面和起效快，而低频率手法作用于太冲穴为代表的足厥阴经可较全面改善血压水平，并有改善血压平稳性的趋势。不同频率捻转手法降压的作用机制存在异同：经穴捻转手法降压与调控RAAS系统密切相关，也与调控延髓神经脱髓鞘损伤、线粒体功能障碍、氧化应激亢进、Rho信号通路异常等高血压病理机制密切相关；中频率捻转手法针刺人迎穴的延髓差异表达蛋白多属于神经调节蛋白，而低频率捻转手法针刺太冲穴在血压调节机制上与线粒体功能障碍、氧化应激亢进相关性更强，两组差异表达蛋白均在Rho信号通路上富集，但在同一通路的富集途径也有差异。

以循经取穴治疗原发性痛经为研究载体，结合数据挖掘、系统评价/Meta分析、临床试验、动物实验研究结果，证实了得气对经穴循经效应特异性具有增强作用，得气越好，疗效越佳。得气影响经穴效应循经特异性的机制可能是通过更明显地激活外周和中枢各调节系统的生物活性物质，从而发挥更强的治疗效应科学证据。

（二）科学证据

1. 证实了经穴特异性的客观存在

（1）文献研究证据

①研究方法：率先提出了循证针灸证据质量评价标准、证据强度及推荐等级标准，全面收集并整理针灸治疗偏头痛、功能性消化不良的古代和现代临床文献，依据标准对文献证据进行质量评价和筛选，构建了针灸经穴效应信息数据库；采用数据仓库技术、计算机预处理技术，研制了针灸数据挖掘系统V1.0（计算机软件著作权号2009SR014647）；以针灸处方为核心提取经穴效应相关信息，通过数据表设计、数据模型设计、数据预处理、数据集成等信息处理过程，挖掘分析古代和现代针灸治疗的选经、选穴规律。

（2）临床研究证据

①针刺治疗急性偏头痛的经穴效应特异性临床研究

A.研究方法：以急性期偏头痛为研究对象，采用多中心RCT设计，将175例急性期偏头痛患者分为本经特定穴组（A组）、非经非穴1组（B组）和非经非穴2组（C组），针刺后采用视觉模拟量表评分（Visual analogue scale, VAS）、针刺起效时间、24小时头痛复发率、药物使用情况、患者的总体疗效评价（5分法评分）评价治疗效果。

B.研究结果：治疗后1小时、2小时和4小时三组患者的VAS评分持续下降，A组与B、C组比较差异有统计学意义（$P < 0.05$），且在治疗后 2 小时有显著差异，具有统计学意义（$P < 0.01$）。

（3）神经影像学研究证据

①针刺治疗偏头痛的经穴效应特异性中枢整合机制研究

A. 研究方法：运用 18F-FDG PET-CT 技术和 fMRI 技术，观察针刺本经穴（少阳经穴）、他经穴（阳明经穴）与非经非穴对偏头痛患者脑葡萄糖代谢和脑功能活动的影响。

B. 研究结果：与非经非穴、他经取穴相比，针刺本经穴对偏头痛患者脑功能活动的影响更具有靶向性，针刺本经穴对偏头痛患者脑功能尤其是对 MCC、PCC、脑岛、海马、旁海马等与疼痛相关脑区的影响更为显著。与非经非穴、他经取穴相比，针刺本经穴对偏头痛患者脑功能的调节呈现网络性特征，针刺少阳经穴的中枢整合可能与对内外侧痛觉传导系统分别实施交互调节有关，针刺阳明经穴的中枢整合可能与对内外侧痛觉传导系统的间接调节有关，而非经非穴针刺效应是通过对内侧痛觉传导系统的间接调节实现。

②针刺治疗功能性消化不良的经穴效应特异性中枢整合机制研究

A. 研究方法：运用 18F-FDGPET-CT 技术和 fMRI 技术，观察针刺本经穴（足阳明胃经穴）、他经穴（足少阳胆经穴）与非经非穴对功能性消化不良患者脑葡萄糖代谢和脑功能活动的影响。

B. 研究结果：针刺本经、他经和非经非穴对功能性消化不良患者脑葡萄糖代谢和脑功能活动的影响均存在显著差别。针刺胃经穴能显著降低功能性消化不良患者异常增高的脑葡萄糖代谢，且对脑岛、ACC、丘脑等病情相关脑区的显著调节与针刺治疗效应密切相关；胃经穴和胆经穴都能显著降低患者脑干、丘脑、ACC 和小脑异常增高的葡萄糖代谢，但 MFC 和 OFC 葡萄糖代谢的降低仅见于胃经穴组，PCC 葡萄糖代谢的降低仅见于胆经穴组。以上提示，针刺本经穴对功能性消化不良患者脑功能活动的影响具有靶向性的特点。

③针刺治疗慢性稳定性心绞痛的经穴循经效应特异性中枢整合机制研究

A. 研究方法：运用 fMRI 技术和 fALFF、FC 分析方法，观察循经取穴针刺治疗对慢性稳定型心绞痛患者脑岛功能网络连接的影响。

B. 研究结果：循经取穴、非循经取穴刺对慢性稳定型心绞痛患者大脑功能活动的中枢整合模式存在差异。循经针刺组的患者全脑左侧前脑岛与内侧前额叶连接减弱，与小脑的连接度增强；非循经针刺组的患者全脑左侧前脑岛与额叶连接减弱，循经取穴针刺对慢性稳定型心绞痛患者大脑功能活动的中枢整合具有靶向性与网络性特点。以上提示，循经取穴针刺对慢性稳定型心绞痛患者大脑功能活动的中枢整合具有靶向性与网络性特点。

（4）代谢组学研究证据

①针刺治疗偏头痛的经穴效应特异性代谢组学研究

A. 研究方法：采用 1H-NMR 及多反应监测 – 质谱（MRM-MS）技术和超快速液相 – 串联质谱联用（UFLC-MS）代谢组学检测技术构建针灸非靶标代谢组学方法和针灸靶标代谢组学方法，以偏头痛、功能性消化不良、慢性稳定性心绞痛、原发性高血压为研究对象进行检测分析，并引入 Metabo Analyst 工具、多目标线性规划（LPIMO）等算法对经穴效应特异性的代谢组学分子机制进行挖掘。

B. 研究结果：与健康人比较，偏头痛患者血浆 Glu/Gln、Ala（丙氨酸）、UFA（不饱和脂肪酸）、

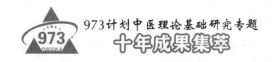

Cho（胆碱）、VLDL/LDL 含量升高，Lac、Glucose、Nac 含量降低；针刺少阳经特定穴治疗后，偏头痛患者血浆 Glu/Gln、Nac、Oac、Ala 等物质含量均向对照组靠近，显示少阳经特定穴针刺对无先兆偏头痛患者体内的物质代谢具有良性调整作用。

②针刺治疗功能性消化不良的经穴效应特异性代谢组学研究

研究结果：一系列代谢物偏离常态是功能性消化不良患者血浆代谢的共同特点，其中血浆磷脂酰胆碱和亮氨酸/异亮氨酸与 NDI 症状积分相关，是潜在的生物标志物；阳明经特定穴对功能性消化不良潜在生物标志物和一系列偏离常态的关键代谢物均有调整作用，且调整效应最大，针对性最强，系列组合优势更明显；非经非穴对功能性消化不良潜在生物标志物也有调整效应，但作用强度最弱，对其他关键代谢物的调整范围较窄，延续效应较弱。

2. 总结了经穴特异性的基本规律——循经性

通过多中心大样本临床随机对照研究，首次发现循经性是经穴效应最基本的规律，即经穴特异性是以经脉循行为基础，循经取穴尤其是循本经取穴效应优于非循经取穴，而经穴循经效应特异性又具有条件性、持续性和疾病相关性规律，为针灸临床循经取穴提供了科学依据。

首次利用多种动物和细胞实验平台，揭示了经穴效应特异性局部启动和传入机制。穴区肥大细胞膜上敏感性蛋白 TRPV2 等响应针刺机械力刺激，通道开放后细胞外 Ca^{2+} 流入胞内，肥大细胞激活脱颗粒，信号分子组胺、ATP 等大量释放，作用于外周神经感受器，引起感受器兴奋的神经电信号通过神经纤维网络向中枢传递，最终产生循经靶器官调节效应。该过程经分子动力学与数学建模验证可靠。

3. 得气、神经心理、刺激参数、针刺时机、针刺手法、穴位组织结构等经穴效应特异性影响因素研究证据

（1）得气、心理因素对经穴效应特异性的影响

①得气对经穴效应特异性的影响：研究结果显示，穴位与非穴位比较，经穴组织对针体压力和经穴温度显著性地高于非穴位的压力和温度；穴位处的平均组织位移明显大于旁开对照点（$P < 0.05$）；得气后穴位处平均组织位移均明显大于得气前（$P < 0.001$）；针刺得气后足三里穴位局部组织位移高于得气前（$P < 0.05$）；针刺穴位得气时的微循环血流量明显高于非得气，两组之间有显著差异（$P < 0.01$）；针刺穴位得气前后血流（PU）比较在统计学上有显著性差异；针刺效应随着时间的累加更加明显；针刺足三里穴位针刺深度在 20mm 以上得气前后局部血流较深度在 20mm 以下时效应更强；针刺合谷穴位、足三里穴位时，外向性格的人明显和内向性格的人针刺效应明显不同；情绪稳定的人明显和情绪不稳定的人针刺效应明显不同。

针刺得气前后足三里、三阴交局部微循环血流量发生显著性改变（$P < 0.01$）。

②得气、心理因素对经穴效应特异性影响：对 120 例原发性痛经患者按照完全随机的方法分成针刺手法组和针刺非手法组。治疗后，两组疼痛程度分级人数构成比差异有统计学意义（$P < 0.001$）；疼痛程度分值、疼痛持续时间均有显著性差异（$P < 0.001$），且手法组疼痛程度减轻值、疼痛持续时间减少值显著大于非手法组（$P < 0.001$）；手法组总得气程度、总得气穴位数与非手法组相比差异均有统计学意义（$P < 0.001$）；经典型相关分析，得气指标与痛经疗效指标的相关系数均较大，而心理因素与得气、疗效指标的相关系数均较小。

与心理因素相比，得气是针刺发挥治疗作用的主导因素。通过施行手法，可使患者的得气感增强，从而进一步提高针刺的疗效。

（2）刺激参数对经穴效应特异性的影响：从针灸最佳适应证之一脑梗死切入，按经络理论，以"醒脑开窍"5个主穴及1个非经非穴共6个单穴为研究对象，通过正交设计，以刺激频率、时间为因子，选定三个水平分别对大鼠大脑中动脉闭塞（MCAo）模型进行针刺提插手法干预，比较效应指标和机理指标的特征，研究9种不同参数刺激不同穴位后脑的特异性反应。研究结果提示：

①针刺参数是影响经穴效应的重要因素。

②不同刺激方法刺激经穴均可产生一定效应，但获得最佳效应需要最适方法，该方法并非一个固定参数，而是包含如针刺时间、频率、角度、深度等多种刺激因素的参数范围。不同的经穴获得最佳效应的参数不同；同一经穴取得不同效应的最适参数也不同。

③针刺时间和针刺频率的交互作用是影响经穴获得最佳效应的关键，即提高针刺频率可适当减少操作时间；延长操作时间可适度降低针刺频率。

（3）针刺时机对经穴效应特异性的影响：研究结果显示：

①电针穴位及非穴可缓解模型大鼠的类痛经反应。

②治疗时机不同，对模型大鼠类痛经反应的调节作用不同，即刻电针有更好的镇痛效应，且穴位不同，镇痛效应的程度不同。三阴交的效应最佳，其他穴与非穴间无明显差异。

③电针不同穴位可通过调节子宫平滑肌收缩、微循环舒缩、局部致痛物质、性腺轴、细胞损伤和保护因子以及中枢痛觉调制系统，起到缓解类痛经反应的作用。

④穴位不同，对产生和影响类痛经反应的各种因素的调节作用不同。在对各因素的调节中，三阴交穴的调节作用最广，效应最佳；其他两穴则各有侧重；非穴亦有一定的调节作用。

⑤治疗时机不同，对产生和影响类痛经反应的各种因素的调节作用不同。即刻电针可主要通过神经反射快速启动机体的内源性调节系统，对中枢和外周效应器官内的神经递质类的镇痛物质和子宫平滑肌的调节产生作用。而预先电针则可通过激活内源性痛调制系统、性腺轴、内分泌、子宫局部微循环、机体内源性保护机制，共同加强机体对随后疾病损伤的抵抗与耐受力，具有先期的、整体的调整作用。

（4）针刺手法对经穴效应特异性的影响：提插、捻转手法明显提高未经胶原酶预处理的完全弗氏佐剂关节炎大鼠模型（AA大鼠）痛阈，两种手法处理后肥大细胞脱颗粒率较正常组均明显提高。

（5）不同组织结构对经穴效应特异性的影响：从经穴部位分布因素、针刺刺激方法因素两个层次，研究经穴不同组织结构在决定和影响经穴效应特异性中的作用，为针灸临床针对病情选穴提供组织结构特征性参考依据。结果显示：①电针同一穴位不同组织在改善心动过速／心动过缓大鼠心率／血压方面、胃痉挛／胃张力低下大鼠胃内压／胃动频率方面存在效应差异。电针不同穴位的相同组织也存在效应的差异。②单一组织电针有可能取得全穴深度电针更好的效应，且具有组织与效应的相对特异性。③电针穴位与相同部位旁开的非穴位的效应的差异未呈现显著性意义，在进一步提示组织相同的穴位的效应类似的同时，还表明针灸研究过程中非穴的选择可能不能在穴位附近。

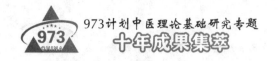

（三）学术影响

该成果不仅用翔实的证据证实了经穴效应循经特异性的存在，并进一步总结提炼出经穴效应循经特异性具有条件性、持续性、疾病相关性的基本规律，而且深入揭示了经穴效应特异性的局部启动靶向调节、中枢整合、靶器官响应的生物学基础，明确了穴位配伍、针刺手法和得气对经穴效应特异性的影响特点及部分机制，回答了关系针灸学科发展的重大关键科学问题，对推动针灸的现代化、国际化意义重大。

发表和发布系列高水平成果科研论文和论著，主办的一系列高水平学术会议，提升了针灸经穴效应研究国际影响力。国际上发布系列高水平论文，国际影响深远。2012年9月英国国家卫生医疗质量标准署（National Institute for Health and Clinical Excellence's）发布了最新的头痛指南，在指南中推荐使用针灸治疗和预防紧张性头痛和偏头痛。其推荐的依据是两篇Cochrane系统综述，而该综述将项目组发表在Headache的针刺经穴防治偏头痛临床试验结果作为重要参考依据。发表在*American Journal of Gastroenterology*（IF=9.213）、*CePhalalgia*（IF:6.052）、*Journal of Pain*（IF:5.836）等期刊上关于针刺治疗功能性消化不良和偏头痛的影像学研究结果，受到了*Lancet Neurology*（IF:23.468）、*Nature Reviews Gastroenterology & HePatology*（IF:10.807）、*Brain*（IF:10.103）、*Neurology*（IF:8.166）、*The Neuroscientist*（IF:7.295）等国际顶尖医学期刊的正面引用和评价，奠定了课题组在针刺神经影像研究领域的国际领先地位。此外，项目组在PLoS One发表了国际上第一篇针刺表观遗传学研究论文，得到国际上的广泛关注，先后得到*Science signaling*、*Carcinogenesis*、*Pharmacogenomics journal*等国际高水平专业期刊的认可和引用。

以经穴效应局部启动靶向调节研究为主体内容的Current Research in AcuPuncture一书由SPringer出版社出版，翌年即跃居其科学类书籍电子版销售的前25%，销量为23000册。与此同时，该书在国际上得到了诸多国内外专家的高度正面评价。提示该研究已获得国际学术界的广泛认可。

成功主办了多场高水平的国际国内学术会议，如第二届中德针灸学术会、广州国际针灸经络学术研讨会、中国针灸学会脑病专业委员会/循证医学专委会学术年会等，被特邀出席国际传统＆替代医学大会、世界针灸学会联合会针灸及结合医学大会、德国国际中医学会（SMS）年会、澳大利亚悉尼科技大学与澳洲新南威尔斯州中医药管理局中医药学术研讨会、中国针灸学会学术年会等并作大会演讲达82次，其中，国际特邀45次，国内特邀37次。

二、经穴针刺效应的局部启动、中枢整合、靶器官调整机制

【摘要】以多种疾病模型为研究载体，采用多学科方法技术，深入揭示了经穴效应特异性的生物学基础和科学内涵，发现并证实了经穴效应的局部启动与肥大细胞脱颗粒相关，与局部组胺、ATP、P物质等生物活性物质的聚集、释放有关；发现在明确疾病的中枢病理变化特征基础上，循经取穴针刺的中枢整合具有靶向性、网络性和动态性特征；发现循经取穴针刺对靶器官的功能调控具有多层次、多靶点、整体综合响应特点。

【成果来源】项目四：基于临床的经穴特异性基础研究（2006）；项目二十三：经穴效应循经特异性规律及关键影响因素基础研究（2012）

（一）理论内涵

1. 经穴循经效应局部启动机制研究

通过多种动物模型研究、大量实验数据挖掘分析和严格数学模型分析，证实了穴位与非穴位在元素含量、肥大细胞分布、胶原形态等存在显著差异，并证实针刺经穴信息的启动和过程传递，即针刺提插捻转或电针引起穴位处胶原纤维缠绕变形，产生的应力激活肥大细胞膜上的机械敏感性通道（如 TRPV2 通道），引起胞内 Ca^{2+} 信号的动力学改变，导致腺苷和组胺等物质释放，作用于外周神经末梢的相应受体（A_1、H_1 受体），激活膜电流引起神经电活动，向中枢传递针刺信息，引起脊髓背根神经节动作电位变化；同时，神经末梢释放 SP，组胺和 SP 可进一步激活邻近的肥大细胞，引起组织间隙中肥大细胞中的化学物质广泛释放。这样，针刺信号激活外周感受器经外周神经传入中枢，然后通过下行机制调节效应器官的功能产生针刺效应；同时肥大细胞和神经释放物在组织间隙扩散，影响局部组织微循环，并进一步激活邻近肥大细胞，形成正反馈效应，产生诸如循经感传等外周经络现象。

2. 经穴循经效应中枢整合机制研究

借助 fMRI 与 PET-CT 技术，以健康受试者、偏头痛、功能性消化不良和慢性稳定性心绞痛患者为研究对象，在明确疾病的中枢病理变化特征基础上，发现循经取穴针刺的中枢整合具有靶向性、网络性和动态性特征。靶向性是指具有疾病指向性，对于疾病相关脑区的靶向性调节作用更明显；网络性是指循经取穴对脑功能的调节并非局限在单一脑区，而是着重影响脑区之间功能连接网络；动态性是指经穴效应特异性的中枢整合模式并非静态不变，可随机体状态、治疗疗程以及穴位配伍的不同呈现相对的动态变化性。

3. 经穴循经效应靶器官调整机制研究

以多种慢性心肌缺血动物模型为研究载体，揭示了效应循经特异性多层次、多靶点、整体综合响应的靶器官调控模式及其生物学机制。在靶器官靶组织水平，循经取穴针刺可以明显改善心脏缺血区域的血流灌注，降低心肌梗死面积，改善心肌缺血所引起的心电图异常改变，降低血清心肌缺血坏死标志物的浓度。在靶器官受体响应上，可有效抑制心肌缺血引起的 β_1-AR 和 M_2 受体及信号转导通路的异常改变，并通过心肌细胞膜上代表交感和副交感神经活动交互抑制的两个靶受体的 cross-talk 实现对缺血心肌的保护作用；同时可显著抑制心脏腺苷 A2b 受体介导的缺血耐受通路，减轻过度代偿的无氧糖酵解过程，从而缓解心肌细胞炎症和进一步凋亡。在靶器官分子响应上，可上调心肌细胞保护因子 Bcl-2 的基因和蛋白表达水平，降低促细胞凋亡因子 Bad 基因和蛋白的表达水平，抑制心肌细胞凋亡；能够改善 Cx43 蛋白磷酸化的状态，抑制心肌组织内 Erk1/2 蛋白的过度表达，改善心肌细胞间的通讯，减少心肌纤维化的发生。

（二）科学证据

1. 经穴循经效应局部启动机制研究证据

（1）经穴特异性与肥大细胞分布及功能的相关性研究

①研究方法：通过动物实验测量针刺镇痛效应以及应用组织学方法对穴位与非穴位区的肥大细胞

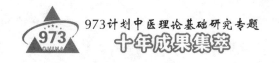

数量和脱颗粒率进行比较分析，采用组织形态学、分子生物学等方法，借助穴位局部阻断注射、膜片钳、激光扫描共聚焦显微镜等现代研究手段对肥大细胞在针刺信息传递过程中启动、传递的作用过程进行深入研究。

②研究结果：针刺后穴区肥大细胞脱颗粒现象显著增加，这些颗粒物质一方面刺激神经感受器，形成上行针刺镇痛信号；另一方面颗粒也在外周扩散和传输形成循经感传等经络现象。在色甘酸钠屏蔽穴位肥大细胞的脱颗粒功能后，针刺镇痛作用显著降低，且针刺后穴区肥大细胞脱颗粒现象也显著减少。穴区胶原纤维相互缠绕，交错排列，形成立体的网状组织；当在穴位处进行提插、捻转手法时，针体刺激到肌间膜和真皮致密层的结缔组织平面，引起穴区胶原纤维的形变，诱发穴区肥大细胞脱颗粒，当胶原纤维被破坏，捻转和提插等作用力无法对纤维引起牵拉，穴区局部肥大细胞不再脱颗粒，针刺镇痛效应也相应降低。足三里穴位处的组胺注射得到了与手针刺激相似的镇痛效果，但由于同时引起了肥大细胞脱颗粒，组胺作为肥大细胞的下一环节参与到了针刺镇痛的穴位机制中。穴位经过 H_1 组胺受体拮抗剂预处理，针刺刺激仍能引起肥大细胞大量脱颗粒，但模型大鼠上针刺镇痛效应被拮抗。

（2）循经取穴针刺与局部肥大细胞脱颗粒相关性研究

①研究方法：取急性心肌缺血家兔穴位皮肤经甲苯胺蓝及藏红 O 复合染色，在光镜下观察肥大细胞的变化。

②研究结果：针刺效应启动与肥大细胞脱颗粒相关且具有循经性，循经针刺可增加肥大细胞脱颗粒，其中以内关穴脱颗粒最为显著。

（3）循经取穴针刺效应启动与肥大细胞脱颗粒物质及脱颗粒后下游分子事件

①研究方法：采用目标点微透析法共收集电针前 60 分钟至电针前 30 分钟、电针前 30 分钟至电针前 0 分钟、电针 0 分钟至 30 分钟、电针后 30 分钟至 60 分钟和电针后 60 分钟至 90 分钟时间段的样品后使用高效液相方法测定腺苷浓度。

②研究结果：电针可即刻升高急性心肌缺血家兔模型手厥阴心包经穴位及同经非穴点短时腺苷浓度绝对值，且此效应可持续至电针后；局部注射腺苷 A_1 受体激动剂后发现，手厥阴心包经的内关穴、同经非穴点与非经非穴点均存在心率恢复效应，局部注射组胺 H_1 受体激动剂可促进心率恢复，而注射组胺 H_1 受体拮抗剂可抑制恢复心率作用。

（4）循经取穴针刺效应局部启动与传入的生物学机制

①研究方法：通过平行平板流动腔技术，施加切应力刺激，模拟循经组织液流动状态下的环境因素，使用荧光探针技术、膜片钳技术、钙荧光技术分别对肥大细胞内的钙离子浓度、肥大细胞全细胞电流及 DRG 神经元 $[Ca^{2+}]_i$ 进行测量。同时，采用 TRPV2 蛋白的拮抗剂（钌红、SKF96365）、肥大细胞稳定剂（色甘酸钠 DSCCG）、肥大细胞激活剂（compound 48/80）观察肥大细胞在切应力刺激下激活的分子基础。

②研究结果：切应力刺激机械敏感性 Cl^- 通道开放，Cl^- 进入细胞导致细胞膜电位向超极化相变化，进而为 Ca^{2+} 内流提供电场势能；通过促进肥大细胞内钙离子浓度升高，使 TRPV2 通道蛋白开放，引起肥大细胞脱颗粒；同时机械刺激引起 DRG 神经元内 $[Ca2+]_i$ 升高，产生动作电位，由此发挥对内脏的调节作用。

2. 经穴循经效应中枢整合机制研究证据

不同机体状态对针刺经穴循经效应特异性的影响：

①研究方法：运用 fMRI 技术，以偏头痛与功能性消化不良为载体，观察不同机体状态对经穴效应特异性的影响。

②研究结果：与健康受试者相比，针刺太冲穴后，偏头痛患者大脑区域几乎呈负激活状态，涉及小脑、额下回、缘上回、中央前回、顶下小叶；针刺丘墟穴后，偏头痛患者脑干（脑桥、PAG）、MCC 和丘脑的神经元活动 ReHo 值的特异性增高；功能性消化不良患者相较于健康受试者，右侧缘上回、右侧 OFC、右侧 ACC、右侧 MeFC 和左侧枕上回为脑功能活动降低，而右侧脑岛、缘上回和中央后回呈现出脑功能活动增强。以上提示，针刺经穴效应的中枢整合具有疾病指向性与治疗靶向性的特点。

（三）学术影响

首次以多种疾病动物模型为研究载体，采用多学科方法技术，深入揭示了经穴效应特异性的生物学基础和科学内涵。发现并证实了经穴效应的局部启动与肥大细胞脱颗粒相关、与局部组胺、ATP、P 物质等生物活性物质的聚集、释放有关；发现在明确疾病的中枢病理变化特征基础上，循经取穴针刺的中枢整合具有靶向性、网络性和动态性特征；发现循经取穴针刺对靶器官的功能调控具有多层次、多靶点、整体综合响应特点。

三、针药复合麻醉镇痛与机体保护机制发现

【摘要】针药复合麻醉具有镇痛、脏器功能保护和免疫保护的三大临床优势。镇痛机理与机体保护机制主要体现在：①中枢和核团层面，皮层环路作为整体参与以 PAG 为核心的下行抑制作用，在调节急性痛时，脑内的镇痛回路尤其是 ACC 起到了重要作用。②脑网络与脊髓层面，脑网络重在海马、杏仁核、扣带回，脊髓机制重在脊髓背角 GABA；针刺可调节多个脑区和脊髓背角形成的痛觉信息网络，调节阿片肽等多种神经系统内疼痛与镇痛物质。③基因层面，针刺能激活脑内新的基因表达产物，可能参与针药复合协同镇痛。④免疫机制，通过神经免疫等调节，调节免疫细胞数目及活性，调节血浆细胞因子，对机体肾、肝、心、胃等重要脏器具有保护作用。⑤通过调节脑血流量进而调整脑功能。另外，针刺麻醉的效果存在穴位特异性，针刺不同穴位脑内痛觉相关区域时间响应不同，选取特定经络特定穴位的针麻效果更佳。

【成果来源】项目八：基于临床的针麻镇痛的基础研究（2007）；项目二十七：基于临床的针麻镇痛与机体保护机制研究（2013）

（一）理论内涵

1. 证实了针药复合麻醉具有临床优势

（1）针药复合麻醉具有明确的镇痛效果：在临床上，针药复合麻醉的镇痛效果表现在手术中可减轻手术患者的疼痛反应，麻醉、镇痛、镇静药用的使用量显著减少，术中及术后唤醒时间缩短，术后 ICU 停留时间缩短，术后疼痛评分减少，恶心呕吐显著减轻，功能恢复加快，住院日有所减少等，对

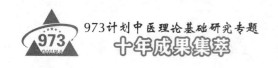

于部分需要术中保持清醒的手术具有不可替代性。

对于心脏和肺脏手术，能够明显改善患者的疼痛状态，减少镇痛不全的发生率和镇痛泵的按压次数；明显降低术后 72 小时静息 VAS 评分；减少术后 24 小时和 48 小时镇痛不全的发生率；有效降低肺脏手术患者术后 48 小时 VAS 评分，具有明显的镇痛效应。对于甲状腺切除术，能够减少局部和辅助用药量，减轻疼痛反应；减轻术后疼痛，减少术后镇痛药需求数。

在实验中，项目组建立了大鼠足底切口痛和福尔马林急性痛模型，足三里、三阴交双侧取穴，100Hz 1mA → 1.5mA → 2mA 递增强度电针刺激 30 分钟，观察到对福尔马林模型第一相和第二相都有镇痛效果，确定了针刺的镇痛作用。

（2）针麻对机体重要脏器具有保护作用：经皮穴位电刺激（TEAS）复合药物全麻行控制性降压对重要脏器具有保护效应。临床研究发现，TEAS 增强异氟醚镇痛效应，减少维持麻醉和控制性降压所需异氟醚吸入浓度，对循环动力学的影响要比单纯异氟醚控制性降压更为轻微，循环更加稳定；降低开颅手术控制性降压期间的应激反应，且术后麻醉苏醒迅速且平稳；对脑、肝、肾和胃等脏器具有一定的保护效应。

对于心脏和肺脏手术，能够改善患者术后的生活质量，减少肺脏手术后的并发症。能显著提高动态肺顺应性，提高单肺通气期间和术后 24 小时患者的氧合指数，改善患者围术期肺功能；有效降低肺脏手术患者术后 24 小时恶心发生率，提高其术后 4 周生活质量。对于甲状腺切除术，能够促进术后清醒，缩短气管插管拔管时间。

比格犬动物实验发现，TEAS 复合药物全麻行不同水平控制性降压，能有效减少术中失血量，缩短苏醒时间，并能增强术后机体抗自由基能力；在控压和血压回升期间不同程度地改善肝、肾、胃、心等重要脏器表面的血液供应；减少术后脏器的细胞凋亡；增强器官的抗自由基能力；降低尿素氮水平、增强胃动力、改善肝功能、增强心肌舒张功能等，不同程度地保护脏器功能；通过激活延髓内脏带胶质细胞，启动延髓中枢对机体脏器功能的调控机制，减少胶质细胞损伤。

通过经颅多普勒超声（TCD）观察缺血性脑血管病患者围术期脑血流量（CBF）的变化发现，围术期应用 EA 或 TEAS 复合局部或全身麻醉，能够避免缺血性脑血管病支架置入术患者术后 CBF 的一过性增加，降低了该人群术后高灌注综合征的发生，促进患者术后早期的神经功能恢复，而对远期（术后 3 个月）的神经功能没有影响，体现了针刺麻醉应用于 ERAS 环节的有效性。同时，进一步验证了，针刺对患者脑组织血液供应、CBF、血压等的双向调节作用。

（3）针麻手术具有较好的卫生经济学评价：卫生经济学指标上，针刺复合麻醉手术明显优于目前临床常用的全麻方法，针麻手术均具有较好的卫生经济学评价。这些卫生经济学指标体现在减少麻药使用量及由此产生的副作用，显著缩短呼吸机使用时间，缩短患者术后 ICU 停留时间，免于气管插管，缩短住院时间等。

2. 揭示了针麻镇痛机制

（1）阐明了针麻镇痛的中枢机制

①中枢镇痛回路和核团机制：脑内存在针刺镇痛的多个脑区参与的镇痛回路，皮层环路作为整体，参与以 PAG 为核心的下行抑制作用，针刺在调节急性痛时，脑内的镇痛回路尤其是 ACC 起到了重要

作用。

基于福尔马林急性痛模型大鼠发现，急性痛大鼠脑电功率谱在低、高频段均发生改变，集中在额顶叶部位，主要为扣带回、体感皮层和丘脑。皮层部位如前扣带回（ACC）、外侧眶额叶（VLO）、初级躯体感觉皮层（SI）之间存在广泛的痛觉信息交流，并激活和调节痛觉下行调质系统的腹外侧导水管周围灰质（vlPAG）。电针恢复了皮层不同部位之间信息耦合，使得皮层网络更协调，从而发挥对PAG的激活起到下行抑制作用。不同部位施加电针其镇痛机制不同，头侧前扣带回（rACC）在病灶对侧电针镇痛中有关键作用。

高、低频率 TEAS 镇痛中枢机制不同。PET 研究发现，2Hz TEAS 可以显著降低大鼠下丘脑的 μ 阿片受体可用度，提示 TEAS 能刺激内源性阿片肽释放；恒河猴脑内多个痛觉信息处理脑区的 μ 阿片受体可用度的增加是介导低频 TEAS 镇痛作用，而不参与高频电针的镇痛作用的直接证据。

②脑网络与脊髓机制：针刺调节多个脑区和脊髓背角形成的痛觉信息网络。脑网络重在海马、杏仁核、扣带回，脊髓机制重在脊髓背角 GABA。

对健康受试者，不同时长的电针（TEAS）的急性镇痛作用能够激活广泛的脑区，低高频 TEAS 激活的神经网络有重叠，但各有特异性。在足底切口痛模型大鼠，电针（TEAS）具有镇痛作用，电针主要增加脑电低频段功率谱功率，而降低高频段功率谱，从而调节脑神经网络。颈部切口手术痛模型大鼠，EA 上调脊髓背角 GABA、胶质细胞交流对话、下调炎性细胞因子水平，参与镇痛。腹部切口手术痛模型大鼠，脊髓背角 CX3CR1 参与足跖切口痛。

③基因组学机制：采用基因表达谱芯片技术，研究比较 2Hz 和 100Hz 电针刺激后中枢神经痛觉感受和镇痛相关区域（下丘脑弓状核，Arc；导水管周围灰质，PAG；和脊髓背角 L5、6 节段，DH）的基因表达变化发现，不同频率电针刺激既有共同的效应基因和中枢神经效应区域，又存在与频率密切相关的特异调节基因和中枢神经区域。急性阶段主要引起与相应中枢区域功能相关的基因发生调变，在 Arc 应激相关的基因表达上调，PAG 防御行为相关的基因表达上调，DH 多种神经递质和信号传导相关的基因上调；束缚固定结束后 24 小时引起三个区域免疫相关的基因发生调节。Arc 区域是低频电针的效应中枢；在 PAG-DH 区域，2Hz 和 100Hz 均能引起神经信号传递相关的基因发生改变，2Hz 特异调节差异神经可塑性相关，100Hz 特异调节与应激和免疫调节相关基因。提示针刺激活脑内新的基因表达产物，可能参与镇痛。

④针药复合麻醉：在足底切口痛模型大鼠和脑垂体瘤患者上，单纯麻醉剂引起多个频段脑电功率谱增强、同步性增强。针药复合麻醉时，针刺进一步增强低浓度麻醉剂引起的低频段脑电功率谱和同步性增强，但针刺抑制高浓度麻醉剂引起的高频段脑电功率谱增强和同步性。在腹部切口痛模型大鼠，针药复合麻醉电针通过 CX3CL1/CX3CR1 系统，缓解机械痛敏。

⑤核磁共振（fMRI）分析全身麻醉药与针刺穴位中枢相互作用机制：通过 fMRI 检查后比较电刺激穴位与非穴位、伍用镇静和镇痛药物与否脑内各个区域 fMRI 变化差异，描绘出网络联系。探讨循经取穴电刺激的镇痛机制，观察其是否通过特异性地激活中枢内某些神经核团或区域而发挥镇痛作用，将其镇痛机制及作用部位与镇痛药进行对比，并探讨伍用镇静和镇痛药物对脑内不同区域及核团的影响，试图描绘脑内功能核团的网络联系。结果显示，TEAS 刺激 30 分钟后，能导致众多与丘脑功能连

接的脑区功能发生变化，例如增强的脑区有双侧小脑、双侧岛叶、基底神经节、双侧额下回、左侧额叶眶回、左侧颞上回；减弱的脑区有双侧楔前叶、双侧顶上小叶、左侧颞下回、右侧颞中回、右侧额中回。而给予全身麻醉镇痛药舒芬太尼，也能够导致脑区功能的变化，例如与丘脑功能连接减弱的脑区包括双侧额叶直回、左侧额叶眶后回；与丘脑功能连接增强的脑区包括双侧小脑、右侧扣带回及左侧颞中回。结果证实，TEAS与麻醉性镇痛药中枢作用机制中，对脑组织的影响即相互交叉又有所不同。一方面证实了，针刺麻醉的可能镇痛机制；另一方面，也为针刺麻醉的双向调节作用提供了可能的中枢作用依据。

⑥脑磁图技术研究异丙酚、舒芬太尼与针刺穴位中枢相互作用机制：通过脑磁图的检查发现，电针刺激足三里引发大范围的大脑皮层、边缘系统和皮层下区域信号的持续增加；内关穴位处针刺主要引起在杏仁核、脑岛、S Ⅱ、S Ⅰ和运动前区皮层（M1）的显著的神经反应；时频分析结果阐明了针刺足三里穴位和旁开假穴引发的大脑振荡信号活动的不同变化模式。具体来说，针刺右腿足三里穴位后，位于大脑对侧半球的颞叶部位的MEG传感器记录下了delta频段能量的持续增强，而在大脑同侧半球的颞叶部位，MEG传感器记录到该频段能量的降低，在其他频段则没有引起显著的变化。该结果证实了不同穴位引发脑功能变化的特异性，为我们下一步揭示针刺的脑网络作用图谱提供思路。

（2）阐明了针麻镇痛的分子作用机制：针刺及针药结合对急性手术创伤痛等有明显的缓解作用，这种作用可能通过调节多种神经系统内疼痛与镇痛物质，如阿片肽、中枢神经肽Orexin、神经营养因子NT3、肾上腺素受体、细胞因子、CRF、兴奋性氨基酸受体、GABAB受体等表达而实现。

实验研究显示，扶突穴区和甲状腺区的传入神经在脊髓颈段C3～C5脊神经节重叠交汇；电针扶突、合谷、内关后，其穴区皮肤缝隙连接蛋白（Cx43）的表达明显上调。电针扶突、合谷-内关穴镇痛时，①下调颈段脊髓致痛物质SP、CGRP、Glu及其受体NK-1、NMDA NR2B、Glu1等基因及蛋白的表达；②下调颈段脊髓镇痛物质GABA、5-HT及其受体亚型GABA AR、GABA BR1和BR2基因，5-HT2R、5-HT3R基因/蛋白的表达；③调节颈段脊髓神经胶质原纤维酸性蛋白（GFAP）、脑源性神经生长因子（BDNF）及其受体TrkA、TrkB基因（下调）、胶质细胞源性神经生长因子（GDNF）及其受体GFRα-1基因（上调）的表达；④细胞膜上腺甘酸环化酶（AC）1、细胞内蛋白激酶PKA/CaMK Ⅱ-ERK-CREB通路参与电针扶突等穴区的镇痛效应。另外，颈段脊髓多种差异蛋白、差异基因、血液里多种小分子代谢物质参与电针扶突穴对大鼠颈部切口痛的镇痛效应。腹部切口手术痛模型大鼠实验显示，IL-10参与针药复合麻醉术后镇痛。

3. 发现了针麻机体保护机制

（1）针麻保护机体重要脏器的作用机制

①针刺（TEAS）复合药物全麻行控制性降压，能保护肾血流供应，减少肾小管上皮细胞凋亡，减少肝细胞凋亡，减少胃黏膜细胞凋亡。

②针刺心肌保护作用通过神经免疫调节机制。对于固有免疫系统，电针内关可使90%以上心肌固有肥大细胞脱颗粒，导致活性氧（ROS）释放增加，低氧诱导因子表达增加，从而抑制固有免疫系统的过度激活，产生心肌保护作用。对于神经系统，电针可通过激活自主神经系统，发挥其对固有免疫系统的调节作用。对于神经系统与固有免疫系统的关键连接点的高迁移速率蛋白（HMGB1），针刺通

过自主神经系统调控固有免疫系统过激反应的激发因素——HMGB1 的释放。

③针刺激可以引起局部脑血流量和功能连接度的变化。基于功能磁共振成像（fMRI）技术发现，经过 30 分钟的 TEAS 刺激，与对照组相比，编码疼痛、抉择、冲动密切相关的 S I、S II \insula 后侧、LPFC 血流量减弱，同时疼痛调节、奖赏、注意相关的脑区 ACC 和默认脑网络枢纽 PCC 之间的联系增强。2Hz TEAS 刺激 30 分钟及随后的静息状态全脑平均血流量较刺激前降低，血流量在刺激初始期有升高趋势；2Hz TEAS 组镇痛效应主要发生在针刺 30 分钟及随后的静息状态，镇痛效果在停止刺激后有消退趋势。证实了相对长时的针刺刺激比短时刺激有更好的镇痛疗效，同时伴有不同的脑功能变化，以全脑血流量降低为主要表现。

（2）针麻调节机体免疫的作用机制

①针刺可能通过调控中枢小胶质细胞的功能及细胞因子的表达改善手术创伤引起的免疫抑制。

针刺可能通过调控中枢 CRF 家族肽及其受体表达的改变改善手术创伤引起的内分泌紊乱。电针改善手术创伤大鼠的心功能这一作用与中枢核团 PVN、RVLM 区神经元的功能调制有关。针刺内关穴预处理的心肌保护作用与肥大细胞脱颗粒介导的 ROS-HIF 通路有关。

在腹部手术切口大鼠，TEAS 抑制创伤引起的下丘脑小胶质细胞内 miR-124 的降低，下调 VAMP3 蛋白表达，从而减轻创伤后的神经炎症。

②针刺能调节免疫细胞数目及活性，调节血浆细胞因子。

手术导致炎症性单核或巨噬细胞及活化 CD_4^+T 细胞升高；针药复合麻醉诱导了抑炎机制为单核细胞及活化 CD_4^+T 细胞数目减少；Treg 数目升高。手术明显导致了 CD_8^+T 细胞及 NK、NKT 细胞的损伤；针药复合麻醉保护了这些细胞。

动物实验显示，骨髓来源的抑制性细胞（MDSC）及 Treg 细胞水平明显升高；CD_4^+T 细胞活化能力下降，但抵抗细菌能力提高。

③针刺麻醉调节开颅手术患者的围术期免疫功能。

通过对开颅手术患者围术期免疫细胞数量的影响，发现麻醉和手术改变了免疫细胞的分布，其中，在麻醉诱导后早期表现为免疫功能的抑制，表现为中性粒细胞、单核细胞、淋巴细胞数的下降，辅助 T 细胞和杀伤 T 细胞的比值显著增加。而围术期 EA 或 TEAS 明显能够逆转免疫功能的抑制。同时，通过对 IL-6 等炎性因子变化的影响，发现 EA 和 TEAS 可以阻止免疫细胞的降低，即患者术中免疫力的降低。体现了围术期应用电针对患者免疫功能的调节作用。

4. 为针灸选穴的特异性提供了旁证

（1）针麻效果存在穴位特异性：针刺麻醉的效果存在穴位特异性现象，在不同部位的手术中，选取特定经络特定穴位的针麻效果要优于非经非穴部位的针刺。如需要镇痛/减少血压波动时，足三里、太冲为最佳组合。甲状腺手术中，扶突穴镇痛效果明确，有一定优势；合谷内关电针远离手术区，操作方便。心脏手术中内关、云门、列缺经穴针刺复合麻醉可减少镇痛药物用量。动物实验发现，电针可以降低 CFA 模型痛大鼠对侧舔足痛行为（即左病右治）。

针刺不同穴位脑内痛觉相关区域时间响应不同。针刺右侧足三里（ST36）激活导水管周围灰质和下丘脑等镇痛相关区域，并引发对侧颞叶 delta 频段（0.5～4Hz）能量的持续增强，而同侧颞叶该频段能量的降低；针刺左侧内关（PC6）激活旁中央皮层、脑岛和杏仁核的神经响应；针刺假穴（NAP）主要激活体感皮质和额颞叶皮质。

（2）中医症状学总结针药麻醉应用于神经外科开颅手术患者的穴位特异性和病机变化

①与健康人群相比，脑肿瘤患者的原穴穴位有特异性变化。健康人体左右两侧电阻抗的对称和平衡性，体现了其经络循行的低电阻特性。脑肿瘤患者，在术前各原穴左右两侧比较中，结果显示左右两侧腕骨、太白、太冲、冲阳均有显著性差异，提示小肠经、脾经、肝经、胃经四条经脉左右双侧导电量失衡。

②与健康人群相比，开颅手术患者手术前后有穴位电学特性变化。健康人穴位电学特性的特征提示了正常人体左右两侧电阻抗的对称和平衡性，及其经络循行的低电阻特性；开颅手术前后穴位电学特性的变化，提示颅脑手术患者病变区经脉不畅、手术创伤对经络、经筋、皮部，脏腑、精神心理等存在多层次的影响，术区相关经脉导电量的变化为临床针刺麻醉远端选穴提供有利佐证和重要参考。

③开颅手术患者手术前后有症状特点和病机变化。开颅手术前后症状的分布与变化反映了颅脑手术患者的症状特点和术后的病机变化趋势，同时，也提示针刺麻醉对术后部分症状有改善作用，远端取穴对术后身体的良性调整作用更为明显。

（二）科学证据

1. 针药复合麻醉应用于神经外科开颅手术患者的优势

（1）针药复合麻醉应用于神经外科手术的患者，对麻醉效能的影响。

①不同穴组电针复合七氟烷吸入全麻用于幕上肿瘤切除术患者，在麻醉维持期能够维持循环的稳定。其镇痛药用药总量无统计学差异。手术过程中所需的七氟烷浓度（呼气末）及MAC比较，针刺复合吸入全麻组（尤其是远端穴电针＋七氟烷组）在麻醉维持期所需用量、MAC值明显少于假电针组，平均节省七氟烷用量8.34%和9.62%。②苏醒期的结果表明，针刺辅助吸入全麻组所有患者苏醒时间、自主恢复时间、睁眼时间、拔管时间、出手术室时间均小于假手术组。证实附加针刺镇痛后由于减少了吸入全麻药七氟醚的用量，而加速了患者苏醒的速度，更有利于患者的恢复。③近端穴与远端穴比较，两组间各数值差异不大，均不具有统计学意义。是穴位的选择差异不大，还是各个穴位起到的作用相近，还有赖于进一步探讨。④B5组远端穴＋近端穴电针组、B6组远端穴＋近端穴HANS组均能够起到良好的辅助镇痛作用，减少围术期七氟烷（呼气末）浓度，显著降低MAC，提高麻醉后恢复质量。数据见表7-23。

表7-23　麻醉维持期三组间七氟烷呼气末浓度和节省百分数的比较（$\bar{x} \pm s$）

	假电针组	近端穴电针组			远端穴电针组		
	七氟烷呼气末浓度（%）	七氟烷呼气末浓度（%）	P值（与A组相比）	节省七氟烷百分数（与A组相比）	七氟烷呼气末浓度（%）	P值（与A组相比）	节省七氟烷百分数（与A组相比）
切皮开始	1.60±0.37	1.47±0.33	0.214	8.12	1.50±0.26	0.263	6.25
钻骨孔时	1.72±0.43	1.56±0.34	0.196	9.30	1.58±0.32	0.175	8.13

续表

	假电针组	近端穴电针组			远端穴电针组		
	七氟烷呼气末浓度（%）	七氟烷呼气末浓度（%）	P值（与A组相比）	节省七氟烷百分数（与A组相比）	七氟烷呼气末浓度（%）	P值（与A组相比）	节省七氟烷百分数（与A组相比）
钻骨孔后	1.74 ± 0.39	1.57 ± 0.36*	0.041	9.77	1.57 ± 0.31*	0.032	9.19
开骨瓣后	1.75 ± 0.39	1.60 ± 0.40	0.056	8.57	1.58 ± 0.30*	0.035	9.19
剪开硬膜	1.79 ± 0.43	1.60 ± 0.36*	0.022	10.61	1.58 ± 0.28*	0.014	11.73
颅内操作（10分钟）	1.78 ± 0.45	1.61 ± 0.32	0.057	9.55	1.56 ± 0.26*	0.010	12.35
颅内操作（20分钟）	1.76 ± 0.44	1.61 ± 0.31*	0.046	8.52	1.54 ± 0.26*	0.010	12.50
颅内操作（30分钟）	1.80 ± 0.44	1.67 ± 0.34*	0.037	7.22	1.59 ± 0.28*	0.022	11.66
缝皮	1.73 ± 0.37	1.66 ± 0.22	0.682	4.04	1.59 ± 0.23	0.620	8.09

注：*B组、C组与A组相比，$P < 0.05$.B组和C组相比，$P > 0.05$。

（2）针药复合麻醉对神经外科手术患者围术期术后恢复的影响

①针药复合麻醉应用于开颅手术的患者辅助术后镇痛，降低术后的麻醉药用量和VAS评分。②针药复合麻醉降低术后头胀、头痛的症候群，术后恢复质量佳。③针药复合麻醉应用于开颅手术的患者，促进手术后患者胃肠功能早期恢复及尽早进食。④针药复合麻醉应用于缺血性脑血管支架置入术手术的患者，促进患者术后的早期的神经功能恢复，加速患者康复，而对远期的神经功能没有影响。

2. 多角度揭示针刺麻醉的作用机理

（1）针刺镇痛时人脑痛觉相关脑区激活（fMRI，2Hz血流减少）：见图7-42。

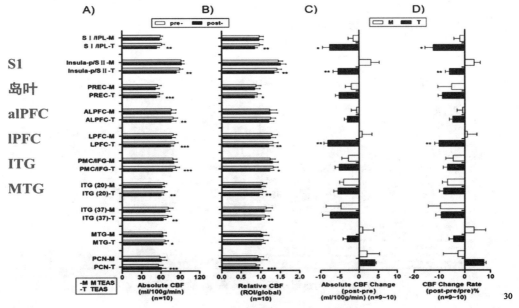

图7-42　针刺镇痛激活的人的脑区

（2）急性切口痛大鼠，电针前后 beta 与 gamma 频段发生改变的主要部位：见图7-43。

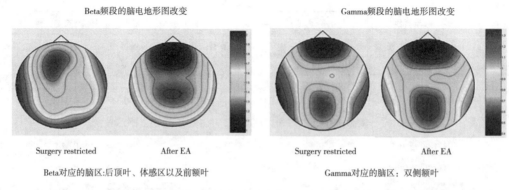

Beta频段的脑电地形图改变 　　　　　　　　　Gamma频段的脑电地形图改变

Surgery restricted　　　After EA　　　　　Surgery restricted　　　After EA

Beta对应的脑区:后顶叶、体感区以及前额叶　　　　Gamma对应的脑区：双侧额叶

图 7-43　急性切口痛大鼠，电针前后 beta 与 gamma 频段发生改变的主要部位

（3）针药复合麻醉对脑肿瘤患者围术期免疫细胞数量及免疫功能的影响的观察：麻醉诱导后中性粒细胞、单核细胞、淋巴细胞数下降 22%、36%、40%。辅助 T 细胞和杀伤 T 细胞的比值显著增加（24% ~ 44%）；IL-6 的水平也增加 69%。证实麻醉和手术改变了免疫细胞的分布，在麻醉诱导后早期表现为免疫功能的抑制。

（4）临床麻醉药物（异丙酚、舒芬太尼）与针刺穴位中枢相互作用机制的研究：共选择 24 例健康志愿者，采用随机、双盲、自身对照设计，将患者随机分为先给药后进行电针刺激组（先药组）或先进行电针刺激后给药组（先针组）。1 周后重复试验，但调换组别。进行 fMRI 检查后比较电刺激穴位与非穴位、伍用镇静和镇痛药物与否，脑内各个区域的 fMRI 变化差异，描绘出网络联系（见图 7-44）。探讨循经取穴电刺激的镇痛机制，观察其是否通过特异性地激活中枢内某些神经核团或区域而发挥镇痛作用，将其镇痛机制及作用部位与镇痛药进行对比，并探讨伍用镇静和镇痛药物对脑内不同区域及核团的影响，试图描绘脑内功能核团的网络联系。结果如下：

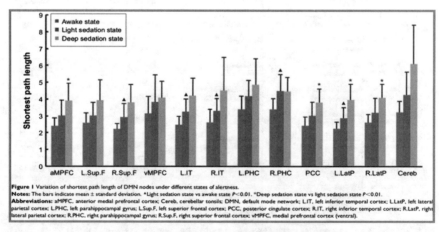

图 7-44　不同意识状态下脑区 fMRI 的信号变化

①经皮穴位电刺激对丘脑功能连接的影响：与基础阶段相较，经皮穴位电刺激 30 分钟后，与丘脑功能连接减弱的脑区——双侧楔前叶、双侧顶上小叶、左侧颞下回、右侧颞中回、右侧额中回，与丘

脑功能连接增强的脑区——双侧小脑、双侧岛叶、基底神经节、双侧额下回、左侧额叶眶回、左侧颞上回。见图 7-45。

②不同意识状态下脑功能变化的影响：丙泊酚导致的意识状态的变化与脑功能变化密切相关。研究发现，后扣带回皮质、内侧额前皮质和外侧顶叶皮质，都与镇静深度息息相关，且与丙泊酚导致的不同镇静深度有关。见图 7-46。

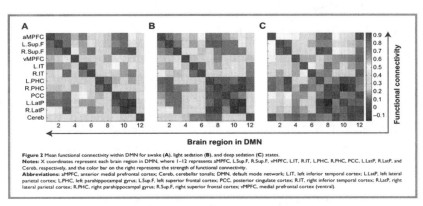

图 7-45　不同意识状态下脑区的功能连接

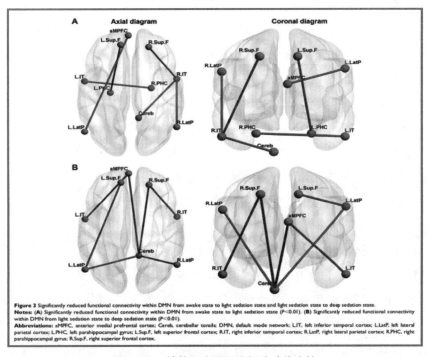

图 7-46　镇静深度明显降低脑功能连接

（5）首次利用脑磁图技术研究异丙酚、舒芬太尼与针刺穴位中枢相互作用机制：选用 64 例健康志愿者，分别参加内关穴、大陵穴、足三里穴及旁开非穴的脑磁图扫描实验。观察和数据分析的结果如下：①针刺刺激足三里穴前后，被试者的痛阈显著升高（$P < 0.01$），提示针刺足三里可引发镇痛效

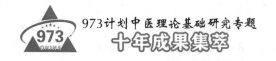

应。而此效应在针刺旁开假穴后不明显（虽然痛阈也有所提高，但并未无统计学意义），提示针刺旁开假穴并不会引发镇痛效应。②在足三里的针刺刺激引发了大范围的大脑皮层、边缘系统和皮层下区域信号的持续增加，比如前扣带回、海马旁回、丘脑下部、中脑导水管周围灰质（PAG）、次级躯体感受皮质区（SⅡ）、初级躯体感受皮质区（SⅠ）、旁中央皮层，运动辅助区（SMA）和额叶皮质。③和足三里穴位相比，内关穴位处针刺主要引起在杏仁核、脑岛、SⅡ、SⅠ和运动前区皮层（M1）有显著神经反应。相比在ST36处针刺，在14名被试中有11名被试在PC6处针刺，得到的响应在体觉和运动区域映射更集中。在非穴位点处的针刺引起在SⅠ、SⅡ和颞叶皮质的神经响应。但是，相比于在足三里和内关处针刺，针刺非穴位点所引起响应空间分布相对较小，信号变化较弱。④针感和痛阈测试数据分析结果：针感以组中每个人根据所给定感觉中自己的感觉所占的比例表示。其强烈程度以平均得分 ± 标准差表示。所有感觉出现的频率中，针刺穴位足三里出现的频率比针刺非穴位点出现的频率大。针刺穴位足三里时，刺激的平均强度（均值 ± 标准差）比针刺在非穴位点处强烈。⑤脑磁图（MEG）分析结果：时频分析结果阐明了针刺足三里穴位和旁开假穴引发的大脑振荡信号活动的不同变化模式。具体来说，针刺右腿足三里穴位后，位于大脑对侧半球的颞叶部位的MEG传感器记录下了delta频段能量的持续增强，而在大脑同侧半球的颞叶部位，MEG传感器记录到该频段能量的降低，在其他频段则没有引起显著的变化。

（6）利用经颅多普勒超声技术观察针刺麻醉对缺血性脑血管病患者围术期脑血流量的影响：这部分研究比较了电针、经皮穴位电刺激复合局部麻醉与单纯局麻相比，观察其对缺血性脑血管病患者围术期脑血流量和术后脑功能恢复的影响，研究发现：①术后30分钟的脑血流量：EA和TEAS组 V_m 明显小于对照组。术后30分钟对照组出现高灌注患者有7例（17%），明显高于EA组的1例（2%）和TEAS组的0例。②术后1周、1个月和3个月，EA和TEAS组NIHSS评分均明显低于对照组。术后1周EA和TEAS组GES评分明显好转人数均明显多于对照组。术后1天，EA和TEAS组在出现中等疼痛以上的例数均明显低于对照组。且EA和TEAS组患者的麻醉满意的患者明显高于对照组。③对缺血性脑血管病患者高灌注综合征的多因素分析结果显示，围手术期电针处理是术后早期高灌注综合征的影响因素，能够降低支架置入术患者术后早期（1日内）的高灌注的发生率（OR 0.042，CI 0.002 ～ 0.785）。

（7）针刺（TEAS）复合药物全麻行控制性降压保护肾血流供应：见图7-47。

（8）针刺（TEAS）复合药物全麻行控制性降压减少肝细胞凋亡：见图7-48。

（9）针麻手术创伤急性痛的免疫、内分泌调节与心脏保护：电针抑制创伤应激后的下丘脑TLR2、TLR4和炎性细胞因子合成，抑制小胶质细胞激活，电针后Fyn表达上调，逆转IL-1表达的升高，这些结果反映出电针对Toll样受体的调节作用。电针对内分泌功能也表现出调节作用，如电针使创伤大鼠血清ACTH升高、皮质激素水平降低、下丘脑CRF mRNA表达升高、Ucn1 mRNA下降。电针也表现出对心功能的保护，如电针降低心率，降低平均动脉压、左室压力最大上升速率、左室压力最大下降速率、心力环总面积术前术后变化率等。

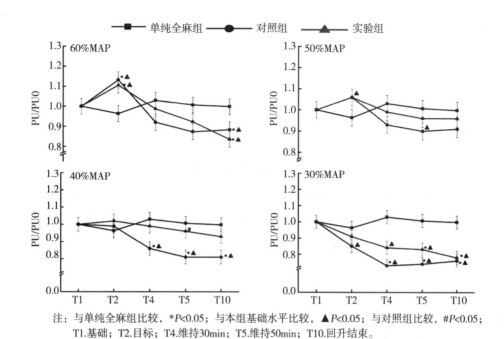

注：与单纯全麻组比较，*P<0.05；与本组基础水平比较，▲P<0.05；与对照组比较，#P<0.05；
T1.基础；T2.目标；T4.维持30min；T5.维持50min；T10.回升结束。

图 7-47　针刺（TEAS）复合药物全麻行控制性降压保护肾血流供应

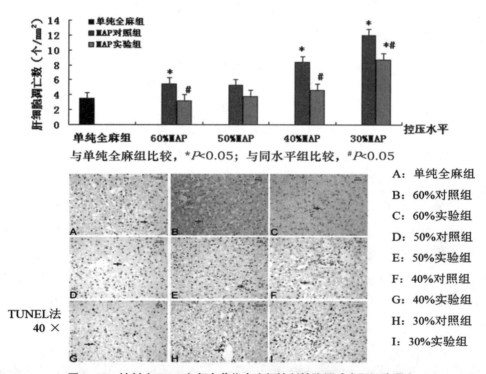

图 7-48　针刺（TEAS）复合药物全麻行控制性降压减少肝细胞凋亡

3. 针麻的穴位特异性

（1）需要降压和镇痛（针麻）时，足三里、太冲为最佳组合。

镇痛：正常血压状态，足三里、三阴交穴的镇痛效应优于其他三穴；高血压状态，足三里、太冲

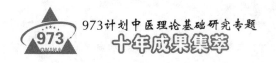

穴的镇痛效应优于其他三穴；低血压状态，足三里穴的镇痛效应优于其他四穴。

减少血压波动：正常血压大鼠，太冲穴干预血压波动优于其他四穴；高血压大鼠，五穴均有降压作用，以太冲穴最优，足三里次之；低血压大鼠，足三里有明显的升压作用，合谷穴影响最小。

（2）甲状腺手术中，扶突穴镇痛效果明确，有一定优势；合谷内关电针远离手术区，操作方便；合谷内关穴TEAS效果好，易于掌握。

（3）心脏手术中，与单纯全麻对照组相比，经穴针刺复合麻醉可减少镇痛药物用量18.9%（$P < 0.05$），其他经穴组和非经穴组镇痛药物用量无显著性差异，显示有经穴特异性。

（4）针刺不同穴位脑内痛觉相关区域时间响应不同：针刺右侧足三里（ST36）激活导水管周围灰质和下丘脑等镇痛相关区域，并引发对侧颞叶delta频段（0.5～4Hz）能量的持续增强，而同侧颞叶该频段能量的降低。

针刺左侧内关（PC6）激活旁中央皮层、脑岛和杏仁核的神经响应。

针刺假穴（NAP）主要激活体感皮质和额颞叶皮质。

（5）对健康人群和脑肿瘤患者原穴穴位特异性的比较

①健康组左、右侧原穴比较：健康人左右比较无显著性差异，且电阻明显低于脑瘤组，证实了人体左右两侧电阻抗的对称和平衡性，体现了其经络循行的低电阻特性。

②开颅手术脑瘤患者术前十二原穴左、右侧比较：在术前各原穴左右两侧比较中，结果显示左右两侧腕骨、太白、太冲、冲阳均有显著性差异（$P < 0.05$），提示小肠经、脾经、肝经、胃经四条经脉左右双侧导电量失衡。

③开颅手术脑瘤患者术后十二原穴左、右比较：在术后各原穴左右两侧比较中，结果显示左右两侧神门、腕骨、阳池、太白均有显著性差异（$P < 0.05$），提示心经、小肠经、三焦经、脾经四条经脉左右双侧导电量失衡。

（6）观察了针刺对开颅手术患者术后中医症状的影响，证实了针刺对术后症状改善作用

①健康人穴位电学特性的特征提示了正常人体左右两侧电阻抗的对称和平衡性，及其经络循行的低电阻特性；开颅手术前后穴位电学特性的变化，提示颅脑手术患者病变区经脉不畅、手术创伤对经络、经筋、皮部，脏腑、精神心理等存在多层次的影响，术区相关经脉导电量的变化为临床针刺麻醉远端选穴提供有利佐证和重要参考。

②开颅手术前后症状的分布与变化反映了颅脑手术患者的症状特点和术后的病机变化趋势，同时，也提示针刺麻醉对术后部分症状有改善作用，远端取穴对术后身体的良性调整作用更为明显。

（三）学术影响

1.对麻醉学科，明确了针刺作为非药物因素可以加强麻醉药物的作用；对疼痛的神经生物学，促进了痛觉生理的发展，特别是高级中枢对疼痛信息的控制；对针灸学科，明确了针刺的免疫保护作用和对脏器功能的保护作用，扩展了针刺研究的基础理论。

2.针刺麻醉是我国的原创成果，对针灸的传承创新是重要的领域，对国际学术产生了重大影响。

3.项目解决了国家重大需求。针灸麻醉是中国原创的科研成果，但长期以来广大医患对此心存疑

虑，无法广泛开展。原因在于过去有些资料科学性不强，难以重复（患者手术时仍然感到疼痛）。而最重要的是存在一个错误观念，认为只要扎针，就应该完全不痛。其实针刺或电针，只是减轻疼痛，不是使之消失。利用针刺的镇痛效果，少用麻醉药品，即可达到麻醉要求，使麻药副作用减轻，术后疼痛显著减轻，恶心呕吐等手术副作用减少，恢复加快，这就是实质性贡献。将此技术广泛应用于临床，所产生的经济效果和精神 – 人文效果是难以计量的。课题自完成以来，其结果在多家医院，包括首都医科大学附属北京天坛医院、首都医科大学附属北京友谊医院、首都医科大学三博脑科医院深入应用于临床。将针药复合麻醉应用于日常的手术术式，例如开颅手术脑肿瘤的切除、三叉神经减压术、椎管肿瘤的切除、缺血性脑血管病的支架植入术、颈动脉内膜剥脱术，每年实际应用于临床手术量不低于 1000 例。同时还将研究结果扩展到其他手术种类，例如普通外科的腹部手术、开胸手术等，进一步将针药复合麻醉的优势充分利用，并进一步深入研究。

四、"眼针八区十三穴络脑通脏腑"的理论及其应用

【摘要】"眼针八区十三穴络脑通脏腑"为眼针疗法的核心理论，首创在八区十三穴上用针刺等方法防治全身疾病。眼针临床优势病种为中风、疼痛、消化系统疾病，其共同途径为调节中枢信息响应部位"脑"的血流量，从而靶向调控靶器官"脏腑"的功能。眼针对中风患者增加梗塞灶周围脑血流量，调节患者血清中 ET–1、CGRP 平衡，改善血管舒缩功能，改善患者的临床症状；对于腹泻型肠易激综合征患者降低丘脑、额叶血流量，抑制 SP、VIP、5–HT 物质的分泌，从而改善肠道高敏感状态。

【成果来源】项目十：基于中医特色疗法的理论基础研究——基于"观眼识证"的眼针疗证、术、效关系及作用机制研究"（2007）

（一）理论内涵

眼针疗法是彭静山教授于 70 年代首创的一种特色疗法，基于八廓学说，将眼白睛及眼眶划分为八区十三穴，称为眼针穴区，穴区按脏腑名称命名。眼针进一步发展了八廓学说，调整了八廓学说与脏腑的配属，把古代八卦原理、八廓学说用于眼部穴区划分并改进了华佗的划分方法，舍去命门，保留五脏之络，并把三焦分成上中下三部分；将八廓学说八方配位由眼内延伸至眼眶上，由单纯观眼识证，发展到在眼眶上针刺治疗疾病。眼针八区十三穴与眼周腧穴不同：①眼针穴区与经穴分布规律不同，眼针穴区按八廓分布，经穴按经脉循行分布；②针刺方法不同，眼针是贯穿穴区起止的平刺，经穴按经脉循行方向；③功能主治不同，眼针穴区内和传统经络穴位有重叠的地方，但两者的功能主治不同。

眼针临床优势病种为中风、疼痛、消化系统疾病。根据"眼针八区十三穴络脑通脏腑"理论，辨证取穴法，中风取主穴上焦区、下焦区，以疏通经络，活血化瘀；根据中医辨证分型配穴，共奏平肝潜阳、滋补肝肾、通腑泄热、健脾益气等以调整脏腑功能。腹泻型肠易激综合征取主穴下焦区、大肠区、脾区，以健运脾胃，调整大肠传导功能，随证配穴以疏肝解郁，调畅气机，或健脾和胃，升清降浊。

效应途径：对于中风患者，眼针增加梗塞灶周围脑血流量，调节患者血清中 ET–1、CGRP 平衡，改善血管舒缩功能，从而改善患者的临床症状。对于腹泻型肠易激综合征患者，眼针降低丘脑、额叶

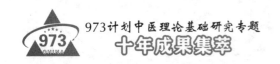
血流量，抑制 SP、VIP、5-HT 物质的分泌，从而改善肠道高敏感状态，调整脏腑功能。共同途径是调节中枢信息响应部位"脑"的血流量，从而靶向调控靶器官"脏腑"的功能。

（二）科学证据

1. 动物实验

动物实验主要采用脑缺血再灌注损伤（CIRI）和腹泻型肠易激综合征（D-IBS）模型大鼠为观测生物学信息载体。

（1）大脑中枢眼针效应信息响应部位和相关启动因子：对于 CIRI 大鼠模型，眼针效应信息响应部位在大脑皮层。眼针生物效应启动因子主要包括 BDNF、TNF-α、ICAM 及内皮素（ET-1）、降钙素基因相关肽（CGRP）等血管活性物质。眼针生物效应通过的主要信号途径是通过 TLR4/NF-κB 炎性反应信号转导途径对抗脑缺血组织坏死；通过 TNF-α/TNFR1 细胞凋亡信号转导途径抑制缺血组织细胞凋亡。

对于 D-IBS 大鼠模型，眼针效应信息响应部位为海马、下丘脑。眼针生物效应的启动因子和通联脏腑途径是 D-IBS 模型大鼠脑中枢海马、下丘脑响应信号启动同时，能够靶向性激动结肠组织中 SP、VIP 以及 5-HT 表达上调，水通道蛋白 8（AQP8）和 3（AQP3）表达下调。眼针作用海马、下丘脑中枢部位，靶向性下调结肠组织中 5-HT、SP、VIP 以及 NK-1、VIP-R1 的表达，而上调 AQP8、AQP3 的表达。海马和下丘脑信息因子释放与结肠功能活动存在明显的靶向性联动效应，提示"八区十三穴络脑通脏腑"的通路之一可能包括脑-肠轴途径。

（2）眼针干预 CIRI 模型大鼠和 D-IBS 模型大鼠生物学效应特征

①对于 CIRI：A. 在整体水平能够明显地改善症状与体征，降低 CIRI 模型大鼠神经功能缺损评分值；B. 在器官与组织水平能够增加大脑皮层血流量减小梗死灶体积，降低炎性细胞浸润和坏死，抑制细胞凋亡等；C. 在细胞分子水平能够上调脑皮层组织 BDNF 表达水平，而下调 TNF-α、ICAM、Fas/FasL 表达；D. 眼针并能够通过调整内环境内皮素（ET）、降钙素基因相关肽（CGRP）水平，改善脑皮层血流状态；E. 调节脑皮层组织细胞膜水通道蛋白表达，减轻脑缺血组织的水肿状态；F. 促进脑缺血组织中超氧化物歧化酶（SOD）水平，加快清除脑缺血组织氧自由基并降低脂质过氧化程度，对抗脑缺血组织损伤的进展以保护脑细胞。

②对于 D-IBS：A. 在整体水平眼针能够增加 D-IBS 模型大鼠体重、减少腹泻频次；B. 在系统与器官水平，眼针能够缓解结肠平滑肌运动亢进、降低结肠敏感性等；C. 在细胞和分子水平能够降低海马、下丘脑、结肠组织及血中 5-HT、SP、VIP 含量及表达；下调 NK-1、VIP-R 的表达；增强结肠组织 AQP3、AQP8、NOS 的表达水平；D. 降低血中 Ach、MLD、CCK 水平等。

（3）眼针八区十三穴的生物学效应相对特异性：在大鼠眼眶穴区范围内皮肤电阻明显低于穴区外侧。将眼眶相邻穴区全部连接可构成眼眶周约 2mm 宽环状低电阻"穴区带"。检测人眼眶周眼针各穴区皮肤表面电阻，得到的结果与大鼠相同。

眼针、体针、穴区外分别干预 CIRI 模型大鼠结果显示，眼针改善 CIRI 大鼠神经功能缺损评分和血中 BDNF 水平，优于体针和穴区外；眼针增加 CIRI 大鼠模型皮层血流量和流速明显优于体针，提示眼针与体针对皮层血流影响可能是通过各自不同的作用途径实现的，表明眼针具有相对生物效应的特异性。

眼针、体针、穴区外分别干预 D-IBS 模型大鼠结果显示，效应中枢机制可能特异性激活海马 SP 信号系统和下丘脑 5-HT 信号系统，优于体针和穴区外；下丘脑 SP 系统可能是眼针、体针和穴区外对结肠功能影响的共同中枢途径；眼针干预 D-IBS 效应优于体针机制，可能与激活海马 SP 和下丘脑 5-HT 两个信号系统共同对结肠功能进行调控。

（4）眼针对于 CIRI 模型大鼠有明显的改善作用，可以改善模型大鼠的行为学障碍，并能缩小模型大鼠的脑梗死灶体积，同时由于缺血再灌注损伤引起的脑组织神经细胞数量减少，出现筛网状坏死灶，坏死灶周围部分区域胞体增大，染色变淡，细胞周围水肿明显，组织结构疏松，可见中性粒细胞浸润等变化，眼针治疗后可使缺血神经元数目减少，组织结构水肿减轻，中性粒细胞浸润较模型组减少。眼针疗法可通过减少大鼠血清中 TNF-α 的含量、脑梗死区周围脑组织 TNF-α 蛋白和基因表达，减轻受损脑组织的炎症反应，改善大鼠神经功能缺损的症状。

（5）眼针具有改善 CIRI 模型大鼠脑皮层血流量和血流速度作用，比体针和非眼针穴区作用均明显。眼针对 CIRI 模型大鼠脑皮层血流量与血流速度影响具有针刺时间–效果依赖性关系。与体针和穴区外针刺比较，眼针穴区刺激对脑皮层血流量和血流速度具有独特的生物学效应。眼针影响 CIRI 模型大鼠机制可能与下调脑组织 TNF-α、ICAM-1、AQP4、Fas/FasL 的表达、上调脑组织 BDNF 表达、清除氧自由基作用、调节 CGRP/ET 之间平衡有关。

（6）眼针刺激穴区组和体针组均能够改善 IBS 模型大鼠的肠道运动功能和一般状态。针刺穴区外组能部分改善肠道运动功能（束缚 1 小时黑便排出时间），但是对于大鼠的一般状态，如体重等无明显改善作用。穴区组、体针组都能调控乙酰胆碱、胃动素和胆囊收缩素的含量，但是体针组对乙酰胆碱含量的降低作用没有穴区组明显，差异有显著性；而穴区外组只对乙酰胆碱、胃动素的含量有调控作用，并且和穴区组比较有明显差异。穴区组、体针组和穴区外组均能升高下丘脑 SP 的表达水平，但是穴区组在转录水平的调控作用大于体针组合穴区外组。穴区组和穴区外组能够升高下丘脑 NK1 的表达水平，而且穴区组比穴区外组作用强，但是体针组无此作用。穴区组能够升高海马 SP 和 NK1 的蛋白表达水平，而体针组和穴区外组无此作用。穴区组和穴区外组能够升高结肠组织一氧化氮合酶的表达水平，而体针组无此作用。穴区组、体针组和穴区外组均能升高下丘脑一氧化氮合酶的表达水平；穴区组和穴区外组能升高海马一氧化氮合酶的表达水平，而体针组无此作用。

穴区组、体针组和穴区外组肠道敏感性降低，但是穴区组最明显，体针其次，然后是穴区外组。穴区组、体针组均能降低结肠 5-HT 的表达，而穴区外组无作用。穴区组、体针组和穴区外组均能升高海马 5-HT 的表达，但是穴区外组作用较低。穴区组、体针组均能升高下丘脑 5-HT 的表达，但是体针作用降低，穴区外组无此作用。

穴区组能够降低结肠 VIP 的表达水平，而体针组和眼针组差异无显著性。穴区组和穴区外组能够降低结肠 VIPR 的 mRNA 表达水平，但穴区外组作用较低，体针组无此作用。穴区组、体针组和穴区外组均能够降低结肠 VIPR 的蛋白表达水平，但穴区外组作用降低。穴区组和体针组能够降低下丘脑 VIP 的 mRNA 表达水平，穴区外组无此作用。穴区组、体针组和穴区外组均能够降低下丘脑 VIP 的蛋白表达水平。穴区组能够降低下丘脑 VIPR 的表达水平，而体针组和穴区外组无此作用。穴区组能够降低海马 VIP 的表达水平，而体针组和穴区外组无此作用。穴区组能够降低升高 AQP3 的 mRNA 表达，体针组和穴区外组无此作用，穴区组、体针组和穴区外组能够降低 AQP3 的蛋白表达水平。穴区组和体针组能够升高 AQP8 的 mRNA 表达水平，穴区外组无此作用，穴区组能够升高 AQP8 的蛋白表达水平，穴区外组和体针组无此作用。

2. 临床研究

（1）眼针治疗缺血性中风：纳入缺血性中风患者 120 例，试验组与对照组各 60 例，开展随机、平行对照、多中心临床试验。试验组：眼针主穴取上焦区、下焦区。风痰火亢型加肝区、肾区、脾区；风痰瘀阻型加肝区、脾区；痰热腑实型加胃区、大肠区；气虚血瘀型加心区、脾区；阴虚风动型加肝区、肾区。每日一次。配合药物治疗，同对照组。对照组：0.9% 生理盐水 250mL，丹奥（奥扎格雷钠）80mg，日 2 次，静点；0.9% 生理盐水 250mL，胞二磷胆碱 1.0g，日 1 次，静点；小剂量阿斯匹林 100mg，日 1 次，口服。以上各组 2 周为一疗程。观察 1 个疗程。研究结果显示，眼针组愈显率、中医证候疗效、日常生活活动能力与对照组比较差异有统计学意义（$P < 0.05$）。

（2）眼针治疗腹泻型肠易激综合征：纳入腹泻型肠易激综合征（D–IBS）患者 120 例，试验组与对照组各 60 例，进行分层随机、平行对照、多中心试验研究。①试验组采用眼针治疗，主穴取下焦区、大肠区、脾区；肝气乘脾证加肝区；脾胃虚弱证加胃区。每周 5 次，疗程 4 周。对照组选用药物为匹维溴铵（得舒特），每次 50mg，每日 3 次，疗程 4 周。

研究结果显示临床疗效痊愈率眼针组为 40.35%，西药组为 25.86%；愈显率眼针组为 63.16%，西药组为 41.38%，总有效率眼针组为 91.23%，西药组为 75.86%；等级资料两组比较差异有统计学意义（$P < 0.05$）。临床症状总积分变化，眼针组降低 14.79 ± 6.14，西药组降低 10.74 ± 5.50，两组比较差异有统计学意义（$P < 0.05$）。肠易激特异生活质量量表变化，眼针组升高 194.77 ± 75.76，西药组升高 154.11 ± 119.5，两组治疗后差值比较差异有统计学意义（$P < 0.05$）。

（三）学术影响

以成果相关工作为基础形成了《GB/T 21709.15–2009 针灸技术操作规范 第 15 部分 眼针》的主要技术内容。制定了《大鼠眼针技术操作规范》，研制了大鼠眼针取穴仪，已申请专利，为以大鼠为研究载体的动物实验提供技术支撑。编辑出版专著《中华眼针》。课题组在中医药临床教育国际合作论坛、海峡两岸特种针法学术交流会、美国加州中医针灸学术交流会、第 23 届生理学会会员代表大会及学术会议上进行了相关学术报告，举办国家级继续教育项目《全国眼针疗法继续教育学习班》4 次，进行广泛交流。

五、基于临床的灸法作用机理与应用规律

【摘要】明确了灸材及其燃烧生成物的成分及安全性，证实了艾灸的临床有效性。从局部启动、中枢整合、靶器官效应初步明确了灸法效应的内源性调节、修复和保护机制；揭示灸法、针刺效应机制的异同。证实灸材、灸温、得气（灸感）是影响灸效的关键因素并揭示其生物学机制。丰富创新了

中医理论，提高了灸法临床应用和研究水平。

【成果来源】项目十三：灸法作用的基本原理与应用规律研究（2009）；项目三十四：基于临床的灸法作用机理研究（2015）

（一）理论内涵

1. 肯定了艾灸临床应用的安全性和有效性

明确了艾叶含有桉叶油醇等九种挥发成分（桉叶油醇、侧柏酮、菊槐酮、樟脑、龙脑、4- 萜烯醇、石竹烯、石竹素、刺柏脑）。明确了艾燃烧生成物主要包括含呋喃结构的化合物、芳香族化合物（多为小分子芳香烃类）及一些酯类、烃类和含羟基类的化合物，并有极少量挥发油成分；初步证明艾灸在普通临床施灸环境下是安全的，一定浓度下，艾烟对机体各系统无损害。陈艾较新艾在临床应用上具有一定优势。

证实艾灸治疗溃疡性结肠炎、肠易激综合征、高脂血症、类风湿关节炎、膝骨性关节炎、腰椎间盘突出症等临床有效。

2. 从局部启动、中枢整合、靶器官效应初步明确了灸法效应的内源性调节、修复和保护机制

（1）揭示了温和灸效应的穴位局部启动机制及其影响因素：发现温度敏感通道蛋白家族中 TRPV1、TRPV3 均可能参与对艾灸刺激的响应，其中 TRPV1 可能是参与艾灸穴位局部始动的关键温度感受器。

P2X3 受体介导艾灸抑制内脏痛效应的穴区启动机制，TRPV1–P2X3 可能是艾灸缓解内脏痛穴区启动的重要机制之一。

DNA 甲基化修饰参与艾灸效应的穴位局部始动。

穴位局部蛋白琥珀酰化修饰参与艾灸穴位局部始动，明确了穴位局部 NDUFA5K40、KYAT3K117 琥珀酰化修饰参与了艾灸效应的始动。

皮肤 HPA 轴参与介导艾灸穴位的局部始动机制，艾灸可以引起足三里穴位局部 GC、CRHR1、CRHR2、POMC 受体的表达增加，揭示了艾灸通过影响穴区皮肤 HPA 轴相关激素发挥传导作用。

（2）初步阐释了灸法内源性调节作用的中枢机制：灸法内源性调节的低位中枢是脊髓，高位中枢是脑网络整合和分子整合。温和灸可能通过影响 IBS–D 患者脑岛 – 感觉运动网络和脑岛 – 默认模式网络静息态功能连接度达到治疗 IBS–D 的临床效应。温和灸可降低 IBS–D 患者 P300 平均波幅，抑制正性刺激诱发的 γ 波活动，调节 IBS–D 患者的情绪认知功能及内脏痛。皮层和皮层下脑区间耦联增强是艾灸和电针疗法治疗缓解期 CD 患者中枢响应特征的"共性"。同时发现以稳态传入处理网络为主的全脑调控是电针疗法治疗缓解期 CD 患者的中枢响应特征的"个性"，以默认模式网络为主的全脑调控是艾灸疗法治疗缓解期 CD 患者的中枢响应特征的"个性"。并发现了针灸治疗活动期 CD 的脑神经响应特点：以脑岛 – 默认模式网络 / 感觉运动网络和脑岛 – 边缘系统静息态功能连接的响应为主。

（3）揭示了艾灸内源性调节途径的靶器官效应及其机制：艾灸具有良好的肠黏膜修复、保护等内源性调节效应。艾灸通过内源性调节免疫炎症相关通路（T 细胞免疫、细胞因子相互作用等）的基因、蛋白、炎症细胞因子、菌群（拟杆菌、普氏菌）产生肠黏膜保护与修复效应。艾灸通过调节肠道靶器

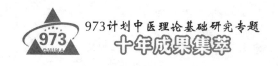

官自噬发挥肠黏膜保护与修复作用。艾灸通过调节黏膜 H3k4me2 表观遗传修饰实现肠黏膜保护与修复作用。

3. 揭示了灸法与针刺作用的异同及其生物学基础

艾灸与针刺的共同点：同以体表刺激为特点，同以病理状态为条件，同以明症审穴为指导，同以标本兼顾为原则，同以攻补兼施为手段，同以疏通经脉为根本，同以调和气血为关键，同以平衡阴阳为目的。

不同点：干预器具不同，作用特点不同，机体反应形式不同，起效关键环节不同，施术手法有差异，适宜病证有不同。

艾灸与针刺作用特点、效应响应异同的生物学基础：

（1）艾灸与针刺局部作用特点主要差异：①针刺和艾灸胃俞均能使胃俞血流显著升高，而艾灸的作用明显强于针刺。②对血流时间序列进行小波分析，在各个频段，艾灸的作用均显著强于针刺。③不同刺激对循经血流的任何成分均无显著性影响。④特定频段内，针刺和艾灸对这两点血流的coherence 值的影响具有显著性。

（2）艾灸与针刺局部始动机制的关键环节：阐明了艾灸与针刺对局部穴区组织免疫细胞的调节差异，艾灸与针刺的共性调节为促进了局部穴区组织免疫细胞的聚集，异性调节为艾灸作用强于针刺，这种差异和机体的疾病状态无关。

发现了艾灸与针刺对局部穴区组织神经－内分泌－免疫结构及功能调节存在差异，这种差异和机体的疾病状态相关。生理状态下艾灸与针刺的共性为促进了局部穴区组织炎症状态的发生，异性为促炎作用途径不同。病理状态下艾灸与针刺的共性为调节了局部穴区组织的炎症状态，差异在于艾灸为促炎反应，针刺倾向于炎症抑制作用。

发现艾灸与针刺对局部穴区组织代谢的调节存在差异，这种差异和机体的疾病状态有关。生理状态下艾灸与针刺的共性为代谢状态的活跃，异性为生物学效应差异，艾灸倾向于促进局部组织细胞的凋亡，针刺倾向于神经递质的调控。病理状态下艾灸与针刺的共性为代谢状态的调控，异性为生物学效应差异，艾灸对局部穴区组织中紊乱的神经递质及能量代谢有调控作用，而针刺主要调控了局部穴区组织中紊乱的神经递质。

（3）揭示了艾灸与针刺作用途径及中枢响应的异同

5-HT、HA 表达检测结果显示，①针刺与热灸均可导致增多，热灸组多于针刺组；②针刺与热灸后 TRPV1 基因敲除小鼠明显低于 C57BL/6 野生小鼠。

CGRP/SP 表达检测结果显示，①针刺与热灸均可促使表达升高；针刺组多于热灸组；②针刺与热灸后 TRPV1 基因敲除小鼠含量低于 C57BL/6 小鼠。

VR1 表达检测结果显示：①针刺与热灸后表达增多，热灸组多于针刺组。②针刺与热灸后 TRPV1 基因敲除小鼠含量明显低于 C57BL/6 小鼠。

GHSR、5-HT 检测结果显示：针刺可降低 GHSR、5-HT3、5-HT2C、5-HT1A、5-HT7 表达量；艾灸可降低 GHSR、5-HT3、5-HT1 表达量；TRPV1 敲除后针灸对 GHSR、5-HT3、5-HT2C、5-HT7 表达量无影响。

研究发现 TRPV1 共同介导了针灸的中枢响应过程。针、灸激活脑肠肽受体和 5-HT3 来实现胃运动的调节；针刺激活 5-HT2C 和 5-HT7 来调控胃平滑肌的收缩。

（4）艾灸与针刺内源性保护效应靶器官响应的异同：内源性保护效应研究发现，艾灸与针刺均可明显升高 CAG 大鼠胃组织 EGF、TGF-α、PGE2 的含量；艾灸对升高 PGE2 含量的作用更明显；艾灸与针刺对 EGF、TGF-α 表达的影响未体现出明显的差异。CAG 大鼠模型胃组织存在胃黏膜细胞膜受损，黏膜细胞凋亡，神经递质发生紊乱，对大鼠神经系统造成一定的影响，机体免疫力降低，同时伴有能量代谢的异常。艾灸与针刺对 CAG 大鼠胃组织代谢存在差异，艾灸调节有利于 CAG 大鼠胃黏膜的修复和免疫力的提高。

4. 灸材、灸温、得气是影响灸效的关键因素

（1）施灸材料是影响灸效的关键因素之一：从燃烧学角度证实了艾绒是最佳施灸材料。艾绒这一特殊的灸材较一般木本或草本物质，具有较好的易燃性、燃烧缓慢性和良好的持久性的特征，艾绒在燃烧过程中释放的热量比许多其他物质都高，能提供稳定充足热量，其释放热量的持续时间长，是最佳施灸材料。道地灸材有一定的优效性，灸材较佳的存储年限是 3 ～ 5 年。

（2）灸温是艾灸效应的重要影响因素：基于不同灸温艾灸对炎性疼痛模型和神经病理痛模型的镇痛效应的研究发现：①在一定时间范围内（2.5 小时），艾灸后穴位局部温度越高，镇痛效应持续时间越长；②艾灸适宜温度范围内（42 ～ 47℃），艾灸后穴位局部温度越高，镇痛效应越好，且镇痛后效应越明显，但临床实际应用应考虑患者耐受温度及病情需要。艾灸镇痛的有效光学谱段主要是远红外。

（3）艾灸得气是影响灸效的关键因素之一：艾灸得气的表现是指一组与疗效相关的透热、扩热、传热等心身感应。筛查出热敏灸感条目 25 项：透热、表面不热（或微热）深部热、传热、扩热、局部不热（或微热）远部热、酸感、胀感、痛感（非施灸局部灼痛感）、风吹感、流水感、痒感、锥入感、压感、麻感、发凉感、重感、蚁行感、电掣感、皮肤扩散性潮红、面红、额汗出、胃肠蠕动反应、肢端热、身烘热、喜热。

围绕艾灸得气等关键参数（得气持续时间、得气强度），发现艾灸得气与临床疗效的量学关系：①消敏灸量优于传统固定灸量，在艾灸得气消退基础上继续施灸没有改善痛经症状，得气时间与灸效有关。②得气程度越强效果越好，临床治疗时应选取得气强度最强的穴位施灸。即艾灸得气的持续时间是影响灸效的关键因子之一，而不是施灸时间。艾灸得气消退后继续施灸对临床疗效没有作用，以艾灸得气消失为度的个体化消敏灸量优于现行的固定灸量的灸疗疗效。③不同的激发温度，热敏灸感出现的潜伏期、效应期时间不同，42℃为临床最佳激发温度。

初步揭示了艾灸得气的生物学基础，发现了艾灸 MCAO 大鼠能成功诱发热敏现象，谷氨酸和脑源性神经营养因子可能参与这个过程。病理状态可能已经激发了突触重塑，建立了新的连接，热敏现象发生。艾灸热敏现象伴随觉醒现象及广泛脑电信号改变，尤以前额叶皮层的功能变化最明显；艾灸对内侧隔核、海马及前额叶皮层活动的调控可能是其发挥镇痛作用的重要机制之一。

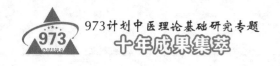
（二）科学证据

1. 肯定了艾灸临床应用的安全性和有效性

（1）明确了灸材及其燃烧生成物的成分及安全性

①明确了艾叶的成分：采集全国 20 个不同产地的艾叶，进行艾叶及艾绒的质量标准研究，表明植物性状、显微鉴定和指纹图谱可鉴别艾叶真伪，并在此基础上形成了艾叶质量标准草案。对各正品艾叶样品进行化学成分研究，检测出九种主要挥发性成分（桉叶油醇、侧柏酮、菊槐酮、樟脑、龙脑、4-萜烯醇、石竹烯、石竹素、刺柏脑）。不同年份、不同比例艾绒挥发油含量变化趋势显示，艾叶制成 3∶1 艾绒后多种挥发性成分含量明显降低，此后各比例艾绒挥发油含量趋于稳定。认为 3∶1 为艾绒加工的基础比例。

明确了艾燃烧生成物的成分：明确了艾燃烧生成物主要是烟气，其灰烬所含有机化合物极少。建立了固相微萃取 – 气相色谱 – 质谱联用技术测定艾烟的方法，分离出 61 个峰，鉴定出 26 种成分。烟气的化学成分主要包括含呋喃结构的化合物、芳香族化合物（多为小分子芳香烃类）及一些酯类、烃类和含羟基类的化合物，并有极少量挥发油成分。与其他材料，如香烟、棉花等燃烧烟气成分比较，艾烟有显著差异，艾烟中含有大量小分子芳香烃类物质。形成了艾烟的指纹图谱和数字特征图谱，建立了艾燃烧生成物的化学评价与控制模型。

通过系统的毒理学研究，表明在临床环境下，艾烟对各系统无损害，艾灸在普通临床施灸环境下是安全的。基于实验结果并结合艾灸烟雾的理化特性、艾灸诊室的临床实际，提出了艾灸诊室内艾烟的建议控制浓度，建议艾灸诊室的浓度控制在 2.7mg/m³ 以内。

陈艾较新艾主要成分的相对含量变化，在临床应用上具有一定优势：研究发现，年份越久的艾中含有的易挥发的成分（分子量小）相对含量越少，如桉叶油醇、侧柏酮等；难挥发的成分（分子量大）相对含量较高，如刺柏脑、石竹烯、石竹素等。1 年、3 年储存期艾绒隔药饼灸治疗腹泻型肠易激综合征均有效，但在腹泻型肠易激综合征相关症状发作频率的改善方面，3 年储存期艾绒隔药饼灸优于 1 年储存期艾绒隔药饼灸。

（2）通过多中心、随机、对照临床研究证实，艾灸治疗溃疡性结肠炎、肠易激综合征、高脂血症、类风湿关节炎、膝骨性关节炎、腰椎间盘突出症，具有可靠的临床疗效。

对脾胃虚弱型中、轻度溃疡性结肠炎患者 180 例进行治疗前后疗效观察，发现隔药灸治疗总有效率为 91.7%，显著优于对照组，在黏液便、里急后重、畏寒、纳差症状的改善方面，隔药灸组显著优于对照组。进一步进行机制研究发现，有效降低溃疡性结肠炎患者结肠黏膜 IL-8、ICAM-1 蛋白及其 mRNA 表达，抑制溃疡性结肠炎患者结肠 TNF-α 的表达，减少 COX-2 的产生，是隔药灸治疗溃疡性结肠炎发挥免疫调节作用的重要机制。

对腹泻型肠易激综合征患者 227 例进行临床研究，结果发现温和灸、隔药灸治疗腹泻型肠易激综合征，总有效率分别为 88.70%、88.39%；随访半年，温和灸组总有效率为 59.13%，隔药灸组总有效率为 60.56%，两组疗效比较无统计学差异。

采用多中心、随机、对照的方法，完成了艾灸 180 例类风湿关节炎（痹症）患者的治疗，发现隔姜灸、温和灸治疗类风湿关节炎（痹症）疗效确切，总有效率分别为92.99%、93.11%；温和灸、隔姜灸治疗后，类风湿关节炎患者关节肿胀、疼痛及晨僵时间比治疗前均下降，且隔姜灸对肿胀、疼痛、晨僵等症状的改善优于温和灸。

采用随机、对照的方法完成264例高脂血症（痰瘀阻滞型）患者的治疗，发现艾灸能显著改善原发性高脂血症（痰瘀阻滞）患者的症状和体征，具有确切调节血脂的临床效应。

以腰椎间盘突出症、膝关节骨性关节炎为载体，采用大样本、多中心、中央随机对照试验方法，以传统选穴施灸和常规治疗为对照组，分析热敏腧穴与非热敏腧穴的疗效差异。共完成腰椎间盘突出症456例、膝关节骨性关节炎432例，结果表明热敏态腧穴施灸治疗腰椎间盘突出症（急性期）的愈显率为82.29%；热敏态腧穴施灸治疗膝关节骨性关节炎（肿胀期）的愈显率为69.44%；均优于传统选穴施灸和常规治疗。

2. 从局部启动、中枢整合、靶器官效应初步明确了灸法效应的内源性调节、修复和保护机制

（1）揭示了温和灸效应的穴位局部启动机制及其影响因素

①明确了穴区TRPV1是艾灸效应的关键启动分子靶点：采用红外热像仪记录小鼠艾灸过程中穴区温度变化，构建穴区温度－时间曲线，发现在距离足三里穴区皮肤2.5cm处艾灸，70%的艾灸时间内，足三里穴区平均温度＞42℃（TRPV1激活温度）。并基于此穴区温度－时间曲线，对艾灸局部始动的TRPV参与分子进行挖掘，发现了温度敏感通道蛋白家族中TRPV1、TRPV3均可能参与对艾灸刺激的响应。结合艾灸临床效应与时间温度曲线特征，发现了TRPV1可能是参与艾灸穴位局部始动的关键温度感受器。在采用CPZ或SNL，以及RTX阻断穴区TRPV1的进一步反向验证过程中发现，阻断TRPV1后，温和灸对慢性内脏痛模型小鼠的镇痛效应显著降低，对穴区局部、背根神经节、脊髓nTRPV1表达的影响作用均显著降低。

②嘌呤P2X3受体介导艾灸抑制内脏痛效应的穴区启动机制，TRPV1–P2X3可能是艾灸缓解内脏痛穴区启动的重要机制之一。

发现艾灸可以抑制穴区皮肤、DRG、结肠组织P2X3受体活性，缓解IBS大鼠内脏痛，揭示了抑制穴区皮肤嘌呤P2X3表达可能是温和灸效应的启动因素之一。采用基因敲除技术、分子生物学技术等，发现小鼠TRPV1基因敲除后，艾灸对IBS内脏痛模型小鼠脊髓、VPL、ACC中P2X3受体表达的影响降低，进一步揭示了TRPV1–P2X3可能是灸法缓解内脏痛穴区启动的重要机制之一。

③DNA甲基化修饰参与艾灸效应的穴位局部始动：研究发现艾灸后，多部位（皮层、下丘脑、海马、嗅球）的表观遗传调控相关基因发生显著变化，以施灸局部最为显著，且主要是去甲基化，证明了DNA甲基化修饰参与艾灸效应的穴位局部始动。采用DMR分析，对DNA甲基化相关差异基因筛选，发现了磷脂酰肌醇信号系统是低甲基化相关基因富集的信号通路。

④发现穴位局部蛋白琥珀酰化修饰参与艾灸穴位局部始动，明确了穴位局部NDUFA5K40、KYAT3K117琥珀酰化修饰参与了艾灸效应的始动。

⑤皮肤HPA轴参与介导艾灸穴位的局部始动机制：艾灸可以引起足三里穴位局部GC激素升高，CRHR1、CRHR2、POMC受体的表达增加，揭示了艾灸通过影响穴区皮肤HPA轴相关激素发挥传导作用。

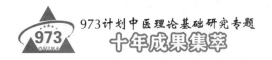

（2）初步阐释了灸法内源性调节作用的中枢机制

①初步揭示灸法内源性调节的低位中枢（脊髓）机制：在大鼠慢性内脏痛模型中发现，内脏痛大鼠脊髓背角 WDR 神经元因 CRD 刺激诱发放电数量和频率增加，而艾灸可以降低放电数量和频率。脊髓背角、骶髓后联合核（SDCN）中 P2X3 受体参与了艾灸缓解 IBS 内脏痛敏的低位中枢响应机制。

②明确了灸法内源性调节的高位中枢（脑）网络整合模式：研究发现温和灸可能通过影响 IBS-D 患者脑岛 - 感觉运动网络和脑岛 - 默认模式网络静息态功能连接度达到治疗 IBS-D 的临床效应。温和灸可降低 IBS-D 患者 P300 平均波幅，抑制正性刺激诱发的 γ 波活动，调节 IBS-D 患者的情绪认知功能及内脏痛。皮层和皮层下脑区间耦联增强是艾灸和电针疗法治疗缓解期 CD 患者中枢响应特征的"共性"。同时发现以稳态传入处理网络为主的全脑调控是电针疗法治疗缓解期 CD 患者的中枢响应特征的"个性"，以默认模式网络为主的全脑调控是艾灸疗法治疗缓解期 CD 患者中枢响应特征的"个性"。并发现了针灸治疗活动期 CD 的脑神经响应特点：以脑岛 - 默认模式网络 / 感觉运动网络和脑岛 - 边缘系统静息态功能连接的响应为主。

（3）揭示了艾灸内源性调节途径的靶器官效应及其机制

①艾灸具有良好的肠黏膜修复、保护等内源性调节效应：见图 7-49。

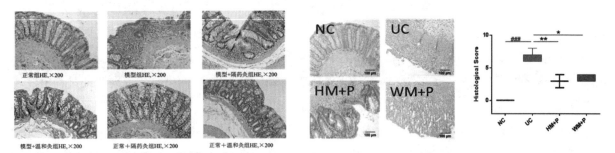

艾灸可有效改善UC大鼠肠黏膜组织形态　　　艾灸预处理可有效改善UC大鼠肠黏膜组织形态

图 7-49　艾灸、艾灸预处理对肠黏膜屏障的作用

②艾灸通过内源性调节免疫炎症相关通路（T 细胞免疫、细胞因子相互作用等）的基因、蛋白、炎症细胞因子、菌群（拟杆菌、普氏菌）产生肠黏膜保护与修复效应。

艾灸可升高 UC 大鼠肠黏膜机械屏障中 Occludin 蛋白表达量、升高化学屏障 MUC2 蛋白的表达量、调节 UC 大鼠结肠 TNF-α、TGF-β1、E-cadherin、FN、SNAIL1 表达，并调节肠神经系统 S-100 的表达。艾灸预处理可调控 TLR/TRIF 信号通路肠黏膜关键免疫分子 TLR3、TLR4、TRAF-6、TRIF、IRF3、IKK 及 NF-κB p65、IFN-γ、IL-1β、IL-21、EPAS1、TWEAK、FN14 表达；艾灸预处理可调节肠黏膜屏障 Occludin、JAM1、ZO-1、MUC2、E-cadherin、FN、SNAIL1 表达。

通过肠道菌群分析发现，与 UC 比较，艾灸后大鼠肠道微生物多样性增高，其中变形菌门、Saccharibacteria、放线菌纲、α - 变形菌纲、鞘脂单胞菌目、紫单胞菌科、鞘脂单胞菌科、Saccharibacteria genera incertae sedis、Lactobacillus murinus 和 Prevotella sp CAG1031 等的相对丰度均降低，厚壁菌门、梭菌纲、梭菌目、乳杆菌目、毛螺菌科、瘤胃菌科、乳酸杆菌属、Clostridium ⅩⅣa 和瘤胃球菌属的相对丰度升高。

③艾灸通过调节肠道靶器官自噬发挥肠黏膜保护与修复作用：RNA-seq高通量测序结果显示，自噬相关基因Nod2、Atg9b可能是隔药灸治疗CD的靶点。而分子生物学检测结果也证实了隔药灸可抑制CD大鼠结肠组织Nod2、P62、Beclin1、LC3Ⅱ、Atg16L1、IRGM、IL-1β、IL-17、TNF-α等自噬与相关炎症因子的表达，抑制其炎症的发生。

④艾灸通过调节黏膜H3k4me2表观遗传修饰实现肠黏膜保护与修复作用：基于染色质免疫共沉淀（ChIP）高通量测序结果，发现组蛋白修饰H3K4me2在各组相关免疫因子上的富集不同，隔药灸组UC大鼠结肠组织抑炎症因子IL-10的启动子区域H3K4me2富集明显，而H3K4me2具有激活基因转录的作用，即在隔药灸组H3K4me2可能促进了抑炎症因子IL-10的转录。

3. 揭示了艾灸起效的关键因素

明确了温热刺激是艾灸起效的主要因素。通过热、烟分离的研究证明，艾灸产生的温热刺激为艾灸效应启动的主要因素，穴位对艾灸的温热刺激及其生成物的反应是灸效的科学基础。

提出了腧穴热敏是艾灸起效的重要环节。采用灸感与红外联合法对颈椎病、腰椎间盘突出症、骨性关节炎、过敏性鼻炎、支气管哮喘、肠易激综合征、周围性面瘫、痛经8种病症进行了临床研究（样本含量共计720例），并与健康受试者进行对照，结果表明，穴位对艾灸温热刺激的反应呈现热敏现象；穴位热敏现象的出现率均在88.8%至65.0%，腧穴热敏态的存在具有普遍性。提示穴位热敏可能是艾灸起效的重要环节。

隔物灸温热刺激中红外辐射发挥了重要作用，穴位对隔物灸的红外辐射共振是隔物灸起效的重要因素。传统隔物灸（隔姜灸、隔蒜灸和隔附子饼灸）和穴位红外辐射光谱十分相似，可引起共振而产生疗效。

4. 初步阐释了艾灸穴位局部感受机制与靶器官调节效应机制

（1）艾灸温热刺激的穴位局部感受机制：艾灸温热刺激可通过穴位局部感受机制及信号转导来启动艾灸效应，穴位局部感受器、微循环、免疫、氧化磷酸化等参与艾灸温热刺激局部感受环节，为艾灸起效的穴位局部始动机制。

（2）艾灸温热刺激对靶器官的调节效应及机制

①抗炎免疫调节效应及机制：以炎症性肠病（克罗恩病、溃疡性结肠炎）为载体，研究艾灸的抗炎免疫调节效应及机制。对克罗恩病大鼠的研究发现，艾灸能修复克罗恩病大鼠结肠上皮超微结构、下调结肠上皮细胞凋亡，修复细胞间紧密连接及增加跨上皮电阻值，从而改善结肠上皮屏障结构和功能。艾灸可能通过下调克罗恩病大鼠TNF-α蛋白和mRNA表达、降低TNFR1含量，从而抑制结肠上皮细胞凋亡，达到保护克罗恩病大鼠结肠上皮屏障的目的。对溃疡性结肠炎大鼠的研究发现，隔药灸能降低溃疡性结肠炎大鼠结肠黏膜中异常增高的IL-1β、IL-1Rrp2、Fas、FasL水平；隔药灸改善大鼠溃疡性结肠炎结肠黏膜损伤可能与其有效调节多个异常变化的细胞因子有关，双向调节Toll样受体信号转导通路，下调Fc epsilon RI信号通路、IgA产生的肠道免疫网络、白细胞经内皮迁移、趋化因子信号通路、T细胞受体信号通路、NOD样受体信号转导通路、自然杀伤细胞介导的细胞毒作用、胞浆DNA感应通路，从而发挥抗炎免疫调节作用。

②镇痛效应及机制：研究结果表明艾灸能提高IBS慢性内脏高敏感大鼠的痛阈，具有镇痛效

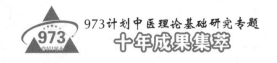

应。艾灸能降低 IBS 慢性内脏高敏感大鼠模型下丘脑 CRF 和 CRFR1 mRNA 及蛋白表达，提高下丘脑 CRFR2 mRNA 及蛋白表达，调节脊髓强啡肽、内吗啡肽、脑啡肽含量，下调结肠与脊髓异常增高的 PK1、PK1R mRNA 及蛋白表达，降低结肠中 5-HT、5-HT3R 的含量，该作用可能是其降低 IBS 大鼠内脏高敏感状态，抑制 IBS 大鼠疼痛感受，治疗 IBS 慢性内脏高敏感的重要机制。此外，临床研究中应用 fMRI 方法检测 IBS 内脏高敏相关脑区，发现隔药灸能够降低 D-IBS 患者额前皮质、扣带皮质在 100mL 直肠气囊刺激时的兴奋性，该作用可能是隔附子灸温养脾胃治疗 D-IBS 能有效缓解患者腹痛、腹胀或腹部不适的神经生物学机制之一。

5. 揭示了灸法与针刺作用的异同及其生物学基础

（1）总结了古今文献中艾灸与针刺作用特点、效应响应的异同

艾灸与针刺的共同点：①同以体表刺激为特点；②同以病理状态为条件；③同以明症审穴为指导；④同以标本兼顾为原则；⑤同以攻补兼施为手段；⑥同以疏通经脉为根本；⑦同以调和气血为关键；⑧同以平衡阴阳为目的。

不同点：①干预器具不同；②作用特点不同；③机体反应形式不同；④起效关键环节不同；⑤施术手法有差异；⑥适宜病证有不同。

（2）基于临床阐释了艾灸与针刺作用特点、效应响应的异同

①针灸治疗慢性萎缩性胃炎随机对照研究：以萎缩性胃炎脾胃虚寒证、肝胃不和证为研究载体，运用多中心 RCT 的临床试验方法，以病理组织学评价、胃镜评价、症状评价及生存质量量表测评为主要观察指标，系统评价艾灸（温和灸）与针刺治疗萎缩性胃炎的临床效应。发现 a. 针刺、艾灸和药物对慢性萎缩性胃炎均有明显临床疗效，且能有效减轻 CAG 患者胃黏膜损伤，针刺组与艾灸组和针刺组与药物组改善临床症状和生活质量方面无显著统计学意义，但艾灸组比药物组更具优势。b. 经艾灸、针刺、药物治疗后脾胃虚寒型患者的症状积分比治疗前均下降，但艾灸组对患者的远期疗效优于针刺组与药物组，提示艾灸组对脾胃虚寒型 CAG 更具优势。c. 经艾灸、针刺、药物治疗后肝胃不和型患者的症状积分比治疗前均下降，但针刺组对患者的远期疗效优于艾灸组与药物组，提示针刺组对肝胃不和型 CAG 更具优势。

②针灸对慢性萎缩性胃炎患者脑功能活动的影响：以 CAG 脾胃虚寒证、肝胃不和证为研究载体，运用多中心 RCT 的临床试验方法，以病理组织学评价、胃镜评价、症状评价及生存质量量表测评、磁共振观察为主要观察指标，系统评价艾灸（温和灸）与针刺对慢性萎缩性胃炎患者脑功能活动的影响。发现，a. 针刺时主要影响与 CAG 心理、环境等因素相关脑区；b. 艾灸时主要调节与胃疼痛、饱胀感相关的脑区功能活动；c. 针刺后效应主要影响胃动力和胃疼痛相关的脑区；d. 艾灸后效应主要是对 CAG 精神、心理相关脑区功能活动的调节。

（3）阐明了艾灸与针刺作用特点、效应响应异同的生物学基础

①揭示了艾灸与针刺局部作用特点的异同：发现艾灸时热量具有循经感传性，以及艾灸过程中热量在人体表面传递具有区域特征和距离特征。利用有限元软件得出了艾灸时组织在 0～2 分钟内的三维仿真动画，通过动画更直观地观察组织温度的变化情况，阐释了艾灸时传热（从近至远）、扩热（由中散边）、透热（由浅入深）的作用特点。而针刺入穴区组织，以压力、摩擦、牵拉等形式，对组织产

生机械刺激，激活局部穴区，产生生物学效应。艾灸与针刺的局部作用特点主要差异为：

a. 针刺和艾灸胃俞均能使胃俞血流显著升高，而艾灸的作用明显强于针刺。

b. 对血流时间序列进行小波分析，在各个频段，艾灸的作用均显著强于针刺。

c. 不同刺激对循经血流的任何成分均无显著性影响。

d. 特定频段内，针刺和艾灸对这两点血流的 coherence 值的影响具有显著性。

②揭示了艾灸与针刺局部始动机制的关键环节：阐明了艾灸与针刺对局部穴区组织免疫细胞的调节差异，艾灸与针刺的共性调节为促进了局部穴区组织免疫细胞的聚集，异性调节为艾灸作用强于针刺，这种差异和机体的疾病状态无关。

发现了艾灸与针刺对局部穴区组织神经 - 内分泌 - 免疫结构及功能基础的调节存在差异，这种差异和机体的疾病状态相关。生理状态下艾灸与针刺的共性为促进了局部穴区组织炎症状态的发生，异性为促炎作用途径不同。病理状态下艾灸与针刺的共性为调节了局部穴区组织的炎症状态，不同在于艾灸为促炎反应，针刺倾向于炎症抑制作用。

发现艾灸与针刺对局部穴区组织代谢的调节存在差异，这种差异和机体的疾病状态有关。生理状态下艾灸与针刺的共性为代谢状态的活跃，不同在于生物学效应差异，艾灸倾向于促进局部组织细胞的凋亡，针刺倾向于神经递质的调控。病理状态下艾灸与针刺的共性为代谢状态的调控，不同在于生物学效应差异，艾灸对局部穴区组织中紊乱的神经递质及能量代谢有调控作用，而针刺主要调控了局部穴区组织中紊乱的神经递质。

CAG 病理状态下，针刺对局部穴区组织代谢物的影响，有 5 种组织代谢物降低，6 种组织代谢物升高。艾灸对局部穴区组织代谢物的影响，有 17 种组织代谢物降低，2 种组织代谢物升高。针刺、艾灸干预后浓度出现同向变化的代谢物有 5 个——腺苷、苏氨酸、磷酸胆碱、甘磷酸胆碱、二磷酸腺苷；针刺、艾灸干预后浓度出现反向变化的代谢物有 2 个——三磷酸腺苷、甲基甘氨酸。证明了肥大细胞激活后的级联反应呈现的代谢状态是艾灸与针刺局部作用特点的宏观表现。

③揭示了艾灸与针刺作用途径及中枢响应的异同：5-HT、HA 表达检测结果显示：a. 针刺与热灸均可导致 5-HT、HA 表达增多，热灸组多于针刺组；b. 针刺与热灸后 TRPV1 基因敲除小鼠，5-HT、HA 表达明显低于 C57BL/6 野生小鼠。CGRP/SP 表达检测结果显示：a. 针刺与热灸均可促使 CGRP/SP 表达升高，针刺组多于热灸组；b. 针刺与热灸后 TRPV1 基因敲除小鼠 CGRP/SP 含量低于 C57BL/6 小鼠。VR1 表达检测结果显示：a. 针刺与热灸后 VR1 表达增多，热灸组多于针刺组。b. 针刺与热灸后 TRPV1 基因敲除小鼠 VR1 含量明显低于 C57BL/6 小鼠。GHSR、5-HT 检测结果显示：a. 针刺可降低 GHSR、5-HT3、5-HT2C、5-HT1A、5-HT7 表达量；艾灸可降低 GHSR、5-HT3、5-HT1 表达量；b.TRPV1 敲除后针灸对 GHSR、5-HT3、5-HT2C、5-HT7 表达量无影响。研究发现 TRPV1 共同介导了针灸的中枢响应过程。针、灸激活脑肠肽受体和 5-HT3 来实现胃运动的调节；针刺激活 5-HT2C 和 5-HT7 来调控胃平滑肌的收缩。

④艾灸与针刺内源性保护效应靶器官响应的异同：内源性保护效应研究发现，艾灸与针刺均可明显升高 CAG 大鼠胃组织 EGF、TGF-α、PGE$_2$ 的含量；艾灸对升高 PGE$_2$ 含量的作用更明显；艾灸与针刺对 EGF、TGF-α 表达的影响未体现出明显的差异。CAG 大鼠模型胃组织存在胃黏膜细胞膜受损，

黏膜细胞凋亡，神经递质发生紊乱，对大鼠神经系统造成一定的影响，机体免疫力降低，同时伴有能量代谢的异常。艾灸与针刺对 CAG 大鼠胃组织代谢存在差异，艾灸调节有利于 CAG 大鼠胃黏膜的修复和免疫力的提高。

6. 灸材、灸温、得气是影响灸效的关键因素

（1）施灸材料是影响灸效的关键因素之一

①从燃烧学角度证实了艾绒是最佳施灸材料：首次揭示了艾绒燃烧的热解特性，艾绒热解分为干燥失重、氧化 / 炭化燃烧、燃尽三个阶段；在燃烧热解的氧化和炭化段的热分析数据，能综合反映灸材燃烧释热的本质。明确了艾绒这一特殊的灸材较一般的木本或草本生物质的燃烧特性具有较好的易燃性、燃烧缓慢性和良好的持久性的特征，介于草本和木本之间。发现艾绒的木素在17.1% ～ 20.45%，接近于阔叶木和禾本科植物，其所含的纤维素含量达 53% ～ 62%，高含量的纤维素，是艾绒在燃烧过程中释放的热量比许多其他许多生物质都高的重要原因，也是其能提供稳定充足热量的保障。艾绒在 200 ～ 500℃ 之间是连续不断释放热量的过程，与其他生物质比较，其释放热量的持续时间要长，其过程更接近木本植物。这些特征是艾作为最佳施灸材料的重要依据，可作为灸材质量评价的重要判断依据之一。

②不同品质的灸材是影响灸效的关键因素之一；道地灸材有一定的优效性，灸材较佳的存储年限是 3 ～ 5 年。

明确了不同产地灸材在中重度膝骨性关节炎临床疗效上存在差异。将符合纳入标准的受试者均通过中央随机系统，按照 2 : 2 : 1 的分配比例随机分为治疗 1 组（蕲春组，140 例）、治疗 2 组（南阳组，140 例）和安慰对照组（茵陈组，70 例）。三组均采用特定的灸条进行悬灸治疗。临床观测指标分别在入组时、治疗 2 周后、治疗结束后 4 周进行评价。结果显示应用蕲春、南阳、茵陈的艾条悬灸均能够缓解膝骨关节炎病患者的疼痛、僵硬症状，改善膝关节功能活动。在改善膝骨关节炎病患者的疼痛和功能活动方面，蕲春能够达到最小临床重要差异值，一定程度上说明了道地药材有一定的优效性。

不同产地灸材燃烧热解结果表明，蕲艾燃烧发热量最大（11713J/g，高于其他产地 4% ～ 24%），蕲艾燃烧指数最好（为 27.9574，其他产地为 9.2 ～ 16.3）；蕲艾燃尽指数最高（为 25.7263，其他产地为 9.5 ～ 13.6）；蕲艾燃烧峰值效能数据分别为 21.93w/g（氧化区）、32.50w/g（炭化区），均大于其他产地艾绒。而红外辐射光谱方面，相同规格、不同产地的艾条燃烧时的红外光谱形态总体一致，蕲春艾条在 1.5 ～ 5μm，5.25 ～ 7.5μm，9 ～ 12μm，13 ～ 15μm 波长波段的红外光谱均高于南阳和汤阴艾条。

不同年份的灸材疗效上，1 年和 3 年陈蕲艾在临床疗效上没有显著差异，但动物实验显示，不同储存时间的灸材存在效应差异。5 年陈蕲艾优于 3 年陈蕲艾，而 3 年陈蕲艾优于 1 年陈蕲艾。TG/DTG、TG/DSC 结果也提示，陈艾随着储藏年限的增长，其蕴藏热量逐渐降低，其易燃、温和的特性更适合临床灸疗，红外光辐射分析结果也提示，不同品质灸材的红外光辐射强度不同，3 年陈蕲艾和5 年陈蕲艾的红外光辐射强度整体优于 7 年陈蕲艾。发现了灸材较佳的存储年限是 3 ～ 5 年。此外，10 : 1 的叶绒比是能效最佳的灸材比例。

③建立了基于疗效的灸材热解特征的质量评价体系：建立了一种灸材质量评价的新方法，采用燃烧特性（S 值）、燃烧性能（Db 值）、燃烧发热量（J 值）、燃烧峰值效能数据（W 值）等燃烧热解参

数进行评价。一方面可鉴定灸材质量优劣，另一方面可作灸材制品真伪掺假的鉴别参考。通过扩大参考数值的数据样本量，建立相关数据库，可进一步完善评价体系的准确性。

（2）阐释了艾灸热（温度）、光、烟效应及其科学基础，明确了灸温是艾灸效应的重要影响因素

①阐明了艾烟的安全性问题：分别从模拟诊室、临床诊室、动物在不同浓度艾烟环境下的反应等角度，确定了常规诊室环境下艾烟是安全的。并提示良好的排气通风条件，有利于将艾灸室中 CO、NO_2、PM10、PM2.5 的浓度控制在安全范围内。艾烟对机体除呼吸功能有较小影响以外，无不良反应。并以 PM2.5 浓度作为基础指标，明确艾烟不同浓度对实验大鼠机能的影响，初步建立了不同浓度艾烟实验的方案。

首次通过建立定量数学模型，预测并回答艾烟对针灸师呼吸系统症状与疾病的影响。显示艾烟因素对于针灸师呼吸系统健康影响权重较低，明显低于自身呼吸疾病史、家族呼吸疾病史、性别、吸烟等因素，提示艾灸的长起临床应用对针灸师的健康影响有限。

②明确了温度是艾灸镇痛效应的重要影响因素：基于不同灸温，艾灸对炎性疼痛模型和神经病理痛模型的镇痛效应的研究发现，在一定时间范围内（2.5 小时），艾灸后穴位局部温度越高，镇痛效应持续时间越长；艾灸适宜温度范围内（42 ～ 47℃），艾灸后穴位局部温度越高，镇痛效应越好，且镇痛后效应越明显，但临床实际应用应考虑到患者耐受温度及病情需要。

③明确了艾灸镇痛的有效光学谱段主要是远红外：实现了艾灸降温和遮光装置的设计。通过研究发现，艾灸光与热均对 KOA 有治疗作用，能够有效减轻患者疼痛，改善膝关节的僵直和功能活动。艾灸热在减轻患者疼痛，改善膝关节的功能活动优于艾灸光的作用。发现艾灸燃烧光谱中可见光艾灸镇痛效应不明显，近红外和远红外均有一定的镇痛效应，且远红外的镇痛效应强于近红外。

（3）艾灸得气是影响灸效的关键因素之一

①提出了"艾灸得气"新概念，研制了艾灸得气量表：艾灸得气的表现是指一组与疗效相关的透热、扩热、传热等心身感应。这个新概念的提出填补了灸疗学空白，对提高灸疗疗效具有重大意义。在艾灸得气假说和热敏灸感的出现规律指导下建立量表的理论框架，采用量表研制工作组与专家评议相结合的方法建立艾灸得气量表的初表，然后选取艾灸的适应证小样本受试者进行项目考评，以确定量表条目的内容，最后扩大受试者样本量，进一步评价量表的效度、信度和反应度。筛查出热敏灸感条目 25 项，即透热、表面不热（或微热）深部热、传热、扩热、局部不热（或微热）远部热、酸感、胀感、痛感（非施灸局部灼痛感）、风吹感、流水感、痒感、锥入感、压感、麻感、发凉感、重感、蚁行感、电掣感、皮肤扩散性潮红、面红、额汗出、胃肠蠕动反应、肢端热、身烘热、喜热。并研制艾灸得气灸感量表，进行了初步评价。

②明确"艾灸得气"是影响灸效的关键因素，揭示了艾灸得气的量效新规律：围绕艾灸得气等关键参数（得气持续时间、得气强度），以膝关节骨性关节炎、原发性痛经患者为研究对象，采用多中心随机对照试验设计方法，研究艾灸得气与临床疗效的量学关系。发现：a. 消敏灸量优于传统固定灸量，在艾灸得气消退基础上继续施灸对痛经症状的改善没有增加，得气时间与灸效有关。b. 得气程度越强效果越好，临床治疗时应选取得气强度最强的穴位施灸。即艾灸得气的持续时间是影响灸效的关键因子之一，而不是施灸时间。艾灸得气消退后继续施灸对临床疗效没有作用，以艾灸得气消失为度的个

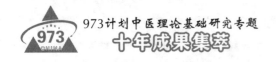
体化消敏灸量优于现行的固定灸量的灸疗疗效。

③建立了一套艾灸得气的检测、激发、自优化施灸新技术：采用红外热断层联合温度阈值法、高密度脑电与神经计算技术等检测方法，探讨艾灸得气客观显示的可能性。结果显示：a. 红外热断层法与温度阈值法联合应用，可以显著提高检测艾灸得气的敏感性、特异性、准确性，为建立临床热敏态腧穴客观检测新方案提供了科学依据。b. 不同的激发温度，热敏灸感出现的潜伏期、效应期时间不同，42℃为临床最佳激发温度。

艾灸不同功能态伴随广泛的功率谱密度、相位同步化活动、脑网络功能连接等脑电特性改变，表明艾灸得气态客观存在，脑电特征可成为艾灸得气的相对客观指标，进而建立艾灸的客观检测与预测技术。此外，围绕两个艾灸得气的关键参数动灸速率与静灸艾热强度，灸疗如何标准化、精准化、长时程不疲劳施灸，开展了热敏灸协作机器人技术研究，研发了热敏灸协作机器人设备。

④初步揭示了艾灸得气的生物学基础：发现了艾灸 MCAO 大鼠能成功诱发热敏现象，谷氨酸和脑源性神经营养因子可能参与这个过程。围绕艾灸得气热敏现象与前额叶 LTP 突触可塑性有无联系的关键问题，应用激光扫描共聚焦显微技术，观察大鼠前额叶（Cg、PrL、IL）LTP 相关性突触可塑性关键分子蛋白 Cofilin-pCofilin-PSD95 的表达变化，发现 tMCAO 大鼠较 Normal（和 / 或 Sham）大鼠更容易出现尾热增高 > 1℃（平均升高 3℃）的热敏现象，而 Normal、Sham、Non-TTI 组大鼠尾温增高幅度均值小于 1℃。当单标 pCofilin 时，在前额叶（Cg、PrL、IL）区，pCofilin 阳性表达的突触数量，tMCAO 组较 Normal 组（和 / 或 Sham 组）明显增加，tMCAO 组和 Non-TTI 组则没有明显差异；单标 PSD95 时，PSD95 阳性表达的突触数量在各组均没有差异。双标 pCofilin 和 PSD95 时，pCof+PSDs 的数量 tMCAO 组较 Normal 组（和 / 或 Sham 组）明显增加。提示病理状态（如 tMCAO）本身就能增加前额叶 pCofilin 阳性表达的数量，热敏现象发生时，前额叶某些区域，如前扣带回区域，pCofilin 阳性表达的数量较病理模型更多。证明病理状态可能已经激发了突触重塑，建立了新的连接，热敏现象发生。

此外，研究还发现，艾灸热敏现象伴随觉醒现象及广泛脑电信号改变，尤以前额叶皮层的功能变化最明显；艾灸对内侧隔核、海马及前额叶皮层活动的调控可能是其发挥镇痛作用的重要机制之一。

（三）学术影响

1. 总结与提升了中医灸法学术理论

提出"艾灸温调脏腑、以温促调"的新理论；提出"艾灸得气"的新概念，总结出艾灸得气量效关系的新规律，对丰富和发展艾灸理论起到积极的促进作用。凝练了艾灸与针刺的临床应用规律，阐明了艾灸与针刺局部作用特点，提炼出"灸法主要通过温热刺激机体发挥内源性调节、修复和保护作用；得气、灸温、灸材是影响灸效的关键因素；艾灸与针刺的作用有其相同点和不同点"之学术观点，是灸法创新发展的新理论和新方向。

2. 促进了灸疗临床的发展

项目研究有力推动了灸法的临床应用和传播，促进了全国灸疗临床的发展。通过项目研究，揭示了艾灸得气量效关系的新规律，明确了艾灸与针刺的临床应用规律和作用特点，揭示了艾灸作用的内源性调节机制，阐明了影响灸效的关键因素，回答了艾灸热、光、烟与临床效应的关系，并深入阐释艾灸热、光、烟产生临床效应的生物学基础，这些成果指导临床提高了灸法疗效，有助于促进灸法的传播与推广。在项目的带动下，成立了中国针灸学会灸疗分会，项目首席科学家吴焕淦当选灸疗分会主任委员；成立了中国针灸学会艾灸产学研创新联盟，项目首席科学家吴焕淦当选副理事长；成立了世界中医药联合会国际中医药临床标准工作委员会，项目首席科学家吴焕淦当选副会长；成立了世界中医药学会联合会热敏灸专业委员会，课题负责人陈日新当选热敏灸专业委员会会长。以这些新的灸法学会组织为媒介，通过会议交流、培训学习、技术合作等多种方式促进更多临床医务人员应用灸法、研究灸法，推动了灸法的临床应用和创新发展。在湖南郴州临武县建成了福布施万亩艾叶种植基地——国家灸法研究 973 计划项目扶持基地。获批国家中医药管理局多个重点研究室、三级实验室、中医临床研究基地；获批多项省级重点实验室、重点学科等，为灸法的临床及机理研究提供了多个高水平的研究平台。

3. 促进灸法知识的科学普及

依托 973 计划项目课题，项目首席科学家与各课题组专家多次通过网站、微信公众号、电视、广播、报纸等媒体平台，发表科普文章，解答民众、企业对艾灸疗法和艾灸行业关心的热点问题，普及灸法基础知识，并宣传 973 计划项目研究成果，推动灸疗技术走入社区家庭，为艾灸疗法的科普和推广起到了积极的推动作用。

六、腧穴的本质、效应——热敏规律和机制创新

【摘要】腧穴存在敏化态与静息态两种功能态，在疾病状态下体表腧穴发生热敏化，灸疗热敏与针刺得气有临床类同性，"一组与疗效相关的、舒适的透热、扩热、传热等心身感应"，即艾灸得气。揭示了辨敏选穴明显优于辨证选穴、消敏灸量是个体化充足灸量的临床应用新规律，并初步揭示其生物学基础可能与 5-HT、P 物质、CGRP、TRPV-1、HA 与 BK 受体等物质基础相关。

【成果来源】项目十三：灸法作用的基本原理与应用规律研究（2009）——灸疗的热敏规律及其科学基础研究；项目三十四：基于临床的灸法作用机理研究（2015）——艾灸得气影响灸效的临床及生物学基础研究

（一）理论内涵

陈日新、陈明人带领科研团队，基于历经 30 余年的科研成果，提出腧穴热敏化、艾灸得气的概念，源于经典、基于临床创制热敏灸疗法。

1. 腧穴的热敏化

腧穴存在敏化态与静息态两种功能态，在疾病状态下体表腧穴发生敏化，敏化的类型多种多样，而腧穴热敏化是腧穴敏化的一种新类型，处在敏化态的腧穴对外界相关刺激呈现腧穴特异性的"小刺激大反应"。

穴位热敏化的探查可采用灸感与红外联合检测法。用点燃的清艾条，手持调控，在距离选定经穴皮肤表面 3cm 左右高度施行温和灸。当患者感受到艾热发生透热（艾热从经穴皮肤表面直接向深部组

织穿透）、扩热（以施灸点为中心向周围扩散）或 / 和传热（灸热从施灸点开始循经脉路线向远部传导，甚至达病所）感觉，此时经穴即为热敏化。

腧穴热敏现象在人群中有普遍性、动态性、与疾病状态高度相关。普遍性是指腧穴热敏现象在临床上非常常见，出现率可高达 70% 以上；动态性是指同一腧穴的腧穴状态在不同个体或同一个体但不同疾病阶段呈现不同的敏感性（即反应性）；与疾病状态的相关性是指腧穴热敏现象在健康人群出现率较低，但在疾病状态下出现率明显增高（可高达 70% 以上）；热敏穴位的高发区是指相关病症的热敏现象在这些穴区出现概率最高。

2. 艾灸得气

课题组系统研究灸疗热敏现象，探索灸疗热敏现象与针刺得气现象的临床类同性，提出了艾灸得气是指一组与疗效相关的、舒适的透热、扩热、传热等心身感应，而不是长期以来"皮肤温热而无灼痛，皮肤红晕为度"的认识。

（1）证实了艾灸热敏腧穴能够激发《内经》原始定义的"得气"：在过去 30 余年的临床灸疗实践中，科研团队发现人体在疾病状态下，相关腧穴会发生敏化，敏化的腧穴对针灸刺激产生"小刺激、大反应"。热敏化是腧穴敏化的一种新类型，热敏化腧穴对艾热非常敏感，产生透热、扩热和传热等非局部、非表面的热感，被称为热敏灸感。而其他非敏化腧穴对艾热仅产生局部和表面的热感。科研团队进一步以膝关节骨性关节炎、肌筋膜疼痛综合征、支气管哮喘（慢性持续期）患者为研究对象，通过悬灸患者体表热敏腧穴，同时以邻近压痛点、经穴进行悬灸为对照，观察比较其舒适情感体验的出现率。结果显示艾灸热敏腧穴能够有效激发人体产生舒适、愉悦的心身情感体验。采用神庭、大椎悬灸治疗椎动脉型颈椎病时发现，得气（有热敏灸感）组的总分项、眩晕项、颈肩痛项的评分明显优于无得气（无热敏灸感）组（均 $P < 0.05$）。采用大样本、多中心、中央随机对照临床研究方法，将膝关节骨性关节炎患者根据得气的有无分为得气（有热敏灸感）组和无得气（无热敏灸感）组，结果显示，前者疗效显著优于后者。艾灸治疗腰椎间盘突出症的大样本、多中心、中央随机对照临床研究也显示，得气（出现热敏灸感）组的疗效更佳。综上研究结果，可见艾灸热敏腧穴能够激发《内经》原始定义的"得气"，符合《内经》"得气"概念三特征，即透热、扩热、传热等躯体感应，舒适、愉悦、喜热的心神感应及显著提高灸疗疗效。

（2）总结了艾灸激发"得气"的技术要领：调定灸态，灸准穴位，施足灸量，用对手法。

①调定灸态：灸态就是艾灸时的状态，它包括环境、患者和医生三方面。调整好灸态是激发"得气"的前提，概括来说就是静、松、匀、守四个字。

静：静是指环境安静，心神安静。患者和医生都必须保持心神的安定宁静，同时环境保持安静，才能最大限度的激发"得气"感应。

松：松是指患者肌肉的放松。机体处于自然放松的状态，因为局部紧张的肌肉不利于"得气"感应的激发。

匀：匀是指患者呼吸平静均匀。平静均匀的呼吸有利于调整机体内环境，有利于增加机体反应的敏感性。

守：守即是意守施灸位点。包括两方面：一是指患者应意守施灸位点以体验"得气"感应，二是指医者必须意守施灸位点以保持施灸热度的稳定性和施灸位点的准确性。

②灸准穴位：热敏腧穴是灸疗的特异性穴位，选择热敏腧穴施灸是高效激发"得气"的关键。临床研究表明，采用二步定位法能够精准确定热敏腧穴位置。首先进行热敏穴位粗定位，即应用体表标志法、骨度折量法、指寸法、简便取穴法等，确定在疾病状态下相关穴位发生热敏化的高概率区域。穴位发生热敏化是有规律的，即有其高发部位。例如过敏性鼻炎的热敏穴位高发区在上印堂穴区域，上印堂穴区可通过体表标志法定出其位于人体的面部，两眉头连线中点上 1 寸。接着进行热敏穴位细定位，即在上述热敏穴位高发区域内进行悬灸查找（距离皮肤 3cm 左右，使患者局部感觉温热而无灼痛感），当艾热移到某处，患者感到艾热向深部渗热，或向远部传导，或向四周扩散，或产生酸、麻、胀、紧压等非热感觉的灸感时，出现一种或一种以上上述灸感，就表明该部位已发生热敏化，该部位即为热敏穴位的准确位置。

③施足灸量：施足灸量是产生"得气"的保证。正如古人所说："火足气到，始能求愈"，足够的灸量才能激发热敏腧穴产生"得气"。

课题团队对灸疗过程中灸时与灸感的相关性进行了大样本、多中心临床研究，揭示了灸时–灸感发生发展呈现三个时相变化，即经气激发潜伏期、经气传导期、经气消退期。经气激发潜伏期为 10～15 分钟，这一时期灸感还未出现，灸疗疗效尚未充分发挥。在潜伏期之后伴随经气传导的灸疗时间是经气传导期，才是灸疗疗效的充分发挥期，达到这个施灸时间，艾灸疗效明显提高。其后是经气消退期，这段时间继续施灸，疗效也无明显增加。传统艾灸施灸时间 10～15 分钟，处在经气激发潜伏期，这时停止施灸，难以激发腧穴产生"得气"感应。临床施灸时应当施足灸量，充分激发得气，施灸至"得气"感应消失，才能充分发挥灸疗疗效。

④用对手法：采用适宜的施灸手法是快速有效激发热敏腧穴产生"得气"的必要条件。常用施灸手法有回旋灸、雀啄灸、温和灸、接力灸及其组合手法。

回旋灸能帮助温热施灸部位的气血，升高皮温，促进热敏穴位显现。雀啄灸有利于对施灸部位进行温热脉冲刺激，加强敏化，从而为局部经气激发奠定基础。温和灸可促进施灸部位进一步激发经气，积累能量，发动传导。接力温和灸，如果经气传导中途停顿，在上述温和灸基础上，可以在经气传导路线上的端点再加一单点温和灸，即双点温和灸，这样可以接力延长经气传导的距离，促进气至病所。临床上常常是根据施灸具体情况，进行上述单式手法的有序组合。

3. 初步揭示灸疗热敏的生物学基础

采用红外热断层扫描成像（TTM）技术，显示了腧穴热敏化功能态的红外辐射特征，使得腧穴热敏现象得到客观显示；采用 fMRI 技术检测艾灸不同状态的同一腧穴，证实了灸法对大脑网络动力学有完全不同的效应差异，表明了腧穴热敏态的客观存在；采用 EGI 128 导高密度脑电技术，显示了热敏灸感的出现伴随脑电相关频段功率谱密度及相位同步等各项参数明显变化，表明了热敏腧穴具有强大的放大效应；采用热觉定量测定技术及生化与组化技术，显示了热敏腧穴与非热敏腧穴完全不同的温度觉特性，发现了 5–HT、P 物质、CGRP、TRPV–1、HA 与 BK 受体等具有高分布特征，提示这些物质可能是导致穴位热敏的外周穴区的物质基础之一。

通过线栓法制备大鼠脑缺血再灌注损伤模型，证实了热敏现象能在大鼠中出现，表现出与临床相似的特征，表明热敏灸动物模型建立成功，突破了热敏灸机制研究的瓶颈；在此基础上，采用NMDA与AMPA受体阻断剂阻断谷氨酸能神经元的功能，显示大鼠热敏现象出现率明显下降。表明了谷氨酸能神经的激活是产生卒中大鼠热敏现象的中枢机制之一。上述研究结果首次初步揭示了灸疗热敏的生物学基础。

（二）科学证据

1. 腧穴的热敏化现象和机制

（1）以腧穴热敏化反应特征为指标，采用灸感与红外联合法对颈椎病（颈型）、腰椎间盘突出症（急性期）、骨性膝关节炎（合并关节肿大）、过敏性鼻炎（发作期）、支气管哮喘（中轻度持续期）、肠易激综合征（腹泻型）、周围性面瘫（急性期）、痛经（经前1～2天），8种病症各80例，共计640例患者，另选取健康对照组80例，进行了临床研究，以探索腧穴热敏现象的普遍性与疾病状态的相关性。结果显示，对健康人，腧穴热敏现象出现率约15%；在疾病状态下出现率上升为70%左右；疾病好转后腧穴热敏出现率又明显下降。

（2）选择颈椎病、腰椎间盘突出症、骨性膝关节炎、过敏性鼻炎、支气管哮喘、肠易激综合征、面瘫、痛经、面肌痉挛、三叉神经痛、失眠症、偏头痛、脑梗塞、肩周炎、腰肌劳损、肌筋膜疼痛综合征、慢性支气管炎、非溃疡性消化不良、消化性溃疡、慢性盆腔炎、冠心病共21个病症，1330例患者被纳入，进行腧穴热敏化高发区分布规律的研究。结果显示，不同病症有其腧穴热敏高发区，如过敏性鼻炎的热敏穴位高发部位在上印堂穴区域；支气管哮喘的热敏穴位高发部位在肺俞穴区域；慢性腹泻的热敏穴位高发部位在关元穴区域；功能性便秘的热敏穴位高发部位在大肠俞穴区域。

（3）纳入合格受试者热敏化腧穴54个，男性36人次，女性18人次；艾灸反应163例次，分为热敏化艾灸组、非热敏化艾灸对照组和空白组。研究结果显示，热敏化腧穴的平均温度为31.15℃，ΔF平均为0.96，热敏化穴区的最高温度平均为31.47℃，最低温度平均为30.89℃。热敏化腧穴的平均温度与其所在部位的整体平均温度比较，差异有显著性意义（$P < 0.05$）。说明热敏化腧穴比其所在部位的整体平均温度要高。不同艾灸时点间反应区域的平均温度和ΔF比较，差异均有显著性意义（$P < 0.01$），说明在对热敏化腧穴进行艾灸的过程中，反应区域的红外辐射强度逐步升高，各类型反应区域的升温过程基本一致。艾灸前反应区域的平均温度和ΔF分别与艾灸5分钟、艾灸30分钟时比较差异存在显著性意义（$P < 0.01$），艾灸5分钟与艾灸30分钟间比较平均温度差异存在显著性意义（$P < 0.01$）。说明对热敏化腧穴开始艾灸后，反应区域的平均温度升高，与其所在部位整体相比升温幅度更大；随着艾灸时间的延长，反应区域的温度持续上升，但反应区域所在部位整体的温度同时也逐渐升高，与反应区域的红外辐射强度处于相对平衡状态。

（4）选择30例腰椎间盘突出症住院或门诊患者，采用温度觉定量测定与灸感法腧穴热敏态检测技术，通过对腰椎间盘突出症受试者热敏态腰阳关、关元俞、腰俞穴的热觉阈、热痛阈、热耐痛阈、冷觉阈、冷痛阈等特征参数值的测定和统计。研究结果显示，腰阳关、腰俞和关元俞热敏穴组较对照组温度觉阈值与热耐痛阈值增高，但接受灸疗以后两组热痛阈值与热耐痛阈值无显著差异。

选择30例膝关节骨性关节炎住院或门诊患者。根据腧穴的热敏状态将受试者自然分配到热敏穴组与对照组，即膝眼热敏穴组（n=17）、膝眼非热敏对照组（n=13）。研究结果发现，热敏穴组较对照组热觉阈值与热耐通阈值增高，但接受灸疗以后两组热痛阈值与热耐痛阈值无显著差异。

（5）在腰椎间盘突出症患者热敏试验所确定的敏化穴位采用皮肤打孔取材（约直径1mm；非敏化部位取同一受试者的对侧穴位），用10%福尔马林固定后组织脱水，冰冻切片，进行免疫荧光标记同时用荧光素DAPI标记细胞核，观察到在敏化部位这些活性物质的表达分布。观察到在敏化穴位5-HT、HA和SP主要表达在毛囊周围的神经纤维，TRPV1大多表达于表皮和毛囊周围角质细胞的胞膜，在毛囊周围也有分布。这些物质的表达在敏化穴位均较非敏化穴位有所增强。

（6）以乳鼠结肠扩张诱导成年鼠慢性内脏痛敏模型，研究发现，热敏态大肠俞穴区表达量相对小于非热敏穴区TRPV1表达量，提示热敏穴区可能有TRPV1表达变化。热敏穴位HSP70表达高于非热敏穴位表达，艾灸穴位明显增加HSP70表达，穴区HSP70表达量与CRD扩张内脏痛阈、镇痛效果成正相关。局部HSP70表达明显增加，而TRPV1表达减少可能是热敏穴的物质基础之一。

（7）150只大鼠随机分配至3组，正常大鼠（n=50）；假手术组（sham，n=50）；模型组（MCAO，n=50），模型组使用腔内线栓法实现大脑中动脉闭塞。3天悬灸过程中，正常大鼠组热敏出现率无变化，假手术组和MCAO组的热敏出现率有升高趋势，而后者升高幅度明显强于前者。正常大鼠的热敏出现率稳定在20%；假手术组大鼠的热敏出现率稳定在24%；模型组大鼠的热敏出现率稳定在77.75%。

38只TTI阳性大鼠随机分配至四组，分别为生理盐水对照组（n=9），NMDA、AMPA受体拮抗剂腹腔注射组（CPP+NBQX，n=10），NMDA受体拮抗剂腹腔注射组（CPP，n=10），AMPA受体拮抗剂腹腔注射组（NBQX，n=9）。

生理盐水对照组仍全部出现TTI表现，热敏出现率为100%；CPP+NBQX、CPP和NBQX组于前2次悬灸时，均未表现出TTI，热敏出现率为0%，提示任何一种谷氨酸受体拮抗剂均能抑制热敏现象的出现；第3次悬灸后，CPP组仅1只大鼠表现出TTI，余2组热敏出现率仍为0%，提示CPP阻断较NBQX易恢复。提示灸疗热敏现象的产生与中枢谷氨酸能神经元的激活有关。

2. 艾灸得气的量表研制与生物学机制

（1）艾灸得气的量表研制

①方法：流程图见图7-50。

A. 热敏得气灸感备选条目池的形成：初步

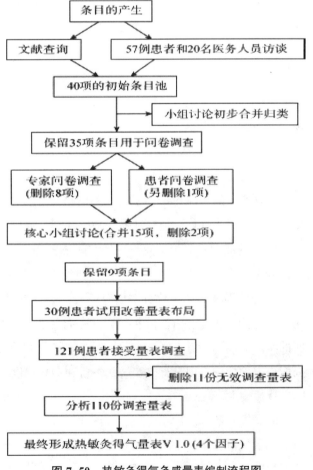

图7-50　热敏灸得气灸感量表编制流程图

（流程图内容）
条目的产生
文献查询　57例患者和20名医务人员访谈
40项的初始条目池
小组讨论初步合并归类
保留35项条目用于问卷调查
专家问卷调查（删除8项）　患者问卷调查（另删除1项）
核心小组讨论（合并15项，删除2项）
保留9项条目
30例患者试用改善量表布局
121例患者接受量表调查
删除11份无效调查量表
分析110份调查量表
最终形成热敏灸得气量表V1.0（4个因子）

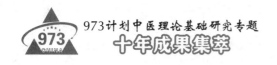

建立的条目池要求条目尽量全面, 研究方法包括:

a. 文献法: 以"艾灸""moxibustion"为关键词查阅中国期刊全文数据库(CNKI)和 PubMed 上的相关文献; 查阅《黄帝内经》《针灸大成》《医宗金鉴》《备急灸法》《扁鹊心书》《灸绳》的相关章节及现代热敏灸系列专著。将文献中报道的与书籍中记载的关于灸感的所有描述纳入条目池。

b. 访谈法: 采用半结构化深度访谈, 从患者艾灸过程中灸感与医生问询和观察两个方面的描述进行收集。抽取 57 例在江西中医药大学附属医院就诊的门诊和病房患者为访谈对象, 其中包括 10 例膝骨性关节炎、10 例腰椎间盘突出症、10 例原发性痛经、12 例支气管哮喘和 15 例变应性鼻炎患者, 被访谈者年龄 18 ～ 75 岁, 理解、表达正常, 每次访谈时间最短 20 分钟, 最长 1 小时, 主要在门诊和病房进行; 而医生访谈共涉及 20 名针灸科医生。结合临床实际, 经核心小组反复逐条讨论, 形成热敏灸得气灸感量表备选条目池。

B. 条目筛选

a. 专家问卷

调查对象: 遴选长期从事中医针灸专业、具有中级以上职称、经验丰富的临床医师; 遴选专家分布于东北、华北、华东、中南、西北, 具有广泛的地域代表性。

调查内容: 专家问卷为自填方式, 采用半封闭型, 请专家对上述条目在施灸过程中的疗效贡献性做出判断。分为 3 个等级——不重要、重要、非常重要, 对应分值为 1、2、3 分。问卷设计附加栏, 让专家充分发表自己的意见和提出建议。

b. 患者问卷

调查对象: 患者来自针灸康复科门诊及病房, 患者能理解并回答问题, 可表达自主意愿, 具备一定文字阅读能力; 患者知情同意并自愿参加本研究。

调查内容: 参照心理测量学研究方法, 设计半开放式问卷, 请患者对相关灸感的出现频率做出判断。分为 3 个等级——没有、有时、经常, 对应分值为 1、2、3 分。问卷设计附加栏, 让患者充分发表自己的意见。

c. 核心小组专家讨论: 根据量表条目设定要求, 参考患者和专家反馈意见, 将条目归类、合并和删除, 使之代表性好、独立性强、敏感性高、通俗易懂, 便于理解和操作, 形成条目池初稿。

C. 量化条目: 采用灸感出现的空间位置和灸感强度相结合的综合量化方法, 条目无空间位置内容的, 则单纯考察灸感强度。空间位置和灸感强度所赋分值的乘积或单纯的灸感强度分值即该指标的积分值。灸感强度具体量化方法借鉴已有的公认标准并结合实际, 采取 4 点分级, 即无、轻度、中度、明显。空间位置量化方法除扩热以艾条直径为参考标准外, 其他则均以悬灸位点为起点, 灸感趋向病所的实际距离为参考。经语言调试后, 把量化的量表分发给 30 例患者及其经治医生试用, 以便改善布局而更方便使用, 但没有改变这些条目和量化尺度, 从而整理形成《热敏灸得气灸感量表 V1.0》。

D. 量表预调查

a. 调查对象

纳入标准: 年龄 18 ～ 75 岁患者。

排除标准: 重度认知功能受损、无法通过书写或语言交流、严重精神障碍性疾病、严重基础疾病以致无法完成本研究、其他原因导致受试者不愿或不能参与本研究。在调查前对所有受试者说明该研究的目的和意义，保证对资料保密，并签署知情同意书。

b. 样本量：根据量表设计原则，量表中样本量为条目数的 5 ～ 10 倍才符合样本需求。

c. 调查时间：2016 年 3 月至 2016 年 5 月。

d. 调查地点：江西中医药大学附属医院、陕西省中医医院、柳州市中医医院门诊及住院患者。

e. 调查内容：采用热敏悬灸过程中，由悬灸治疗医生询问受试患者，并根据回答进行评分。悬灸治疗医生均经过统一培训，培训完成后对悬灸治疗医生进行考核，考核合格的治疗师方可参加调查。

E. 数据分析：使用 SPSS15.0 进行数据分析。条目筛选采用主观评价法，并计算条目重要性的肯德尔总协同系数，采用探索性因子分析（主要成分）检测量表的结构效度，使用克朗巴赫系数评估量表的内部一致性。

②结果

A. 备选条目池结果：通过文献分析和访谈，所得灸感初始条目为 40 条，其中透热指热流从施灸部位或穴位向深部组织渗透；扩热指热感由艾灸部位或穴位向周围扩散。

B. 用于问卷调查条目：经初步讨论后，删除通透感、中空感、内陷感、上提感、肌肉跳动 5 项，剩余以下 35 项条目用于问卷调查。

C. 筛选结果

a. 专家问卷调查结果

一般情况：共发放问卷 100 份，回收 84 份，其中合格问卷 72 份。72 位专家涉及 8 个省，平均年龄（45±8）岁，副主任医师以上职称 55 位；

条目筛选情况：条目得分均数＜ 2，将该指标删除，包括木感、电掣感、灼热或灼痛走窜、芒刺感、局部皮肤表面温热感、局部红晕、局部皮肤花斑、肢体晃动 8 项；

条目的重要性评估：专家对所有条目重要性评分的总协同系数为 0.71，$P=0.00$，说明专家意见具有较好的一致性。

b. 患者问卷调查结果

一般情况：共发放问卷 100 份，回收 95 份，其中合格问卷 88 份。88 位患者中，男 38 例、女 50 例，年龄 18 ～ 75 岁；

条目筛选情况：条目均数＜ 2，则将该指标删除，包括电掣感、灼热或灼痛走窜、芒刺感、肌肉抽动感 4 项，其中前 3 项与专家问卷调查删除项目相同。

c. 核心小组专家讨论：根据专家、患者问卷调查结果，共删除 9 项条目（木感、电掣感、灼热或灼痛走窜、芒刺感、局部皮肤表面温热感、局部红晕、局部皮肤花斑、肢体晃动、肌肉抽动感），剩余 26 项。基于专家共识并结合临床经验，参考患者反馈意见，经议题小组综合、分析、讨论，26 项条目再次优化如下：

修改及合并条目：表面不热（或微热）深部热可认为是透热的一种形式，只是表面热感与深部热感差异较大，应统一归类为透热；局部不热（或微热）远部热为施灸局部热感与远部热感差异较大，可视为传热的特殊表现形式，也归类为传热；此外，扩热（热感由艾灸部位或穴位向周围扩散）和传热，临床上医生和患者有时对扩热感和传热感二者难以区分，故把二者归类为"扩传热"这一单独的条目，在临床使用时更为实用；由于酸感、胀感、痛感（非施灸局部灼痛感）、风吹感、流水感、瘙痒感、锥入感、压感、麻感、发凉感、沉重感、蚁行感，这12种感觉为人体热主观感觉外的非热主观感觉，可归类为非热觉；面红、额汗出都是头面部自主神经功能反应，可合并为面红（或额汗出）。

删除条目：局部热感盘旋容易受悬灸手法误导，全身汗出容易受环境温度及患者自发出汗影响，二者应予以删除。经上述步骤，量表条目剩余9项，即透热、扩传热、非热觉、皮肤扩散性潮红、面红（或额汗出）、胃肠蠕动反应、肢端热、身烘热、喜热。其中透热是指热流从施灸部位或穴位向深部组织渗透；扩传热是指热感由艾灸部位或穴位向周围扩散、或沿一条或多条经脉或偏离经脉空间的传导；非热觉包括酸感、胀感、痛感（非灼痛感）、风吹感、流水感、瘙痒感、锥入感、压感、麻感、发凉感、沉重感、蚁行感等。

D. 因子分析及内在一致性系数结果：《热敏灸得气灸感量表V1.0》条目数为9项，所以至少需要45例患者纳入调查，此次预调查中，纳入膝关节骨性关节炎18例、腰椎间盘突出症25例、原发性痛经20例、支气管哮喘21例、变应性鼻炎18例、胃肠功能紊乱19例，共计121例。其中，回收有效量表110份，分别为膝关节骨性关节炎15例、腰椎间盘突出症25例、原发性痛经19例、支气管哮喘21例、变应性鼻炎15例、胃肠功能紊乱15例，共计110例，超过条目数的5倍，符合样本要求。此外，计算KMO值=0.679，Bartlett球形度检验值为229.478，自由度为36，$P=0.00$，说明适合进行因子分析。采用探索性因子分析（主要成分）检测量表的结构效度，经最大变异法转轴后，提取4个公因子，其累积方差贡献率为73.924%，陡坡图也显示提取4个公因子可以采纳，条目的因子负荷量大于0.4被认为具有这一因子的特征。肢端热、身烘热、喜热为因子1，为涉及全身舒适情感体验；皮肤扩散性潮红、面红（或额汗出）、胃肠蠕动反应为因子2，为自主神经反应；透热、扩传热为因子3，为热敏灸感的热感传；非热觉不归类为前三者任何一因子，而单独为因子4，是除热觉外的其他感觉。前3个维度的内在一致性系数均大于0.6，分别为全身舒适情感体验0.773，自主神经反应0.665，热感传0.677。这说明各因子内部一致性较好，信度可以接受，量表可靠。

E. 热敏灸得气灸感量表V1.0的内容：热敏灸得气灸感量表分为a、b、c3个部分计分。

a部分包括透热、传热、非热觉3项，每项计分均由灸感出现的空间位置与灸感强度的乘积所得。灸感出现的空间位置分为4个等级，即无（0）；指向病所但未超过一半（1）；指向病所超过一半，但未到达病所（2）；到达病所（3）。灸感强度也分为4个等级，即无（0），轻度（1），中度（2），明显（3）。

b部分为扩热，计分同样是由灸感出现的空间位置与灸感强度的乘积所得，但灸感出现的空间位置是由4个等级组成：灸感长径<2.5倍艾条直径（0）、灸感长径≥2.5倍且<5倍艾条直径（1）、灸感长径≥5倍且<10倍艾条直径（2）、灸感长径≥10倍艾条直径（3），灸感强度分级与A部分相同。

c部分包括喜热、身烘热、面红（或额汗出）、肢端热、胃肠蠕动反应、皮肤扩散性潮红6项，由于这6项无空间位置的变化，故只计算灸感强度，4个等级，即无（0），轻度（1），中度（2），明显（3）。量表按照A、B、C的顺序计分，若A中传热项为0，可进入B计分，若A中传热项不为0，则直接跳至 C 计分。A、B、C 得分之和即为量表总分。

③结论：依据上述结果，制定得气量表如下：

表 7-24　热敏灸得气灸感量表 V1.0

A 表								
A 表项	灸感出现的空间位置（X）				灸感强度（Y）			
	无（0）	指向病所，但未超过一半（1）	指向病所，超过一半，但未到达病所（2）	到达病所（3）	无（0）	轻度（1）	中度（2）	明显（3）
透热 $T=X \times Y$								
传热 $C=X \times Y$								
非热觉 $F=X \times Y$								
A 总分 $=T+C+F$								

B 表								
B 表项	灸感出现的空间位置（X）				灸感强度（Y）			
	灸感长径＜2.5 倍艾条直径（0）	灸感长径≥2.5 倍且＜5 倍艾条直径（1）	灸感长径≥5 倍且＜10 倍艾条直径（2）	灸感长径≥10 倍艾条直径（3）	无（0）	轻度（1）	中度（2）	明显（3）
扩热 $K=X \times Y$								
B 总分 $=K$								

C 表				
C 表项	计分等级			
	无（0）	轻度（1）	中度（2）	明显（3）
舒适感 $S1$				
身烘热 $S2$				
面红（额汗出）M				
肢端热 Z				
胃肠蠕动反应 W				
皮肤扩散性潮红 P				
C 总分 $=S1+S2+M+Z+W+P$				
量表总分 $W=A+B+C$				

使用说明：

1、本表按照 A、B、C 表的顺序计分，若 A 表中传热项为 0，可进入 B 项计分，若 A 表中传热项不为 0，则直接跳至 C 计分。

2、本表仅适用于热敏穴位。

（2）艾灸得气的客观预测与脑功能网络动力学机制研究——艾灸热敏现象的脑电特征：脑电技术具有无创、廉价、高时间分辨率等特点。头皮脑电信号的振荡样和同步化活动可以反映脑区内和脑区间信息交流，与多种生理和病理活动密切相关。获得 EEG 信号后，通过神经计算技术对之进行分析，研究不同导联或核团间连接度，同步化等参数，分析动态功能神经网络特征。本课题计划以上技术为核心，以慢性腰背痛患者为对象，研究艾灸得气感的中枢神经生物学机制及其临床相关性，初步热敏点中枢神经网络动力学特征，热敏诱发的中枢神经网络动力学改变与悬灸疗法可能生物学机制，为此，我们在慢性腰背痛患者上，分别于灸前、中、后时段记录128导高密度脑电并进行信号分析。

①研究方案：慢性腰背痛患者25名→于腰阳关进行悬灸，灸前、中、后分别行128导高密度脑电记录→根据患者主诉分别分为热敏阳性和阴性组→数据分析：功率谱密度，相位同步化，sLORETA溯源→明确热敏和非热敏患者脑电动力学异同。

②结果：研究提示，接受艾灸的25位患者中12位出现明显热敏现象。艾灸热敏现象伴随theta、alpha和beta频段功率谱密度（PSD）变化。非热敏组各频段没有显著性差异，而热敏组灸中theta、alpha1和beta频段功率谱密度与灸前相比显著增高，beta频段的变化延续至灸后。脑电地形图提示theta和beta频段PSD变化以额顶区为主，而alpha频段则为广泛性变化（图7-51）。此外，热敏现象伴随theta和beta频段相位一致性增强（图7-52）。而未出现热敏现象的患者以上变化不明显。

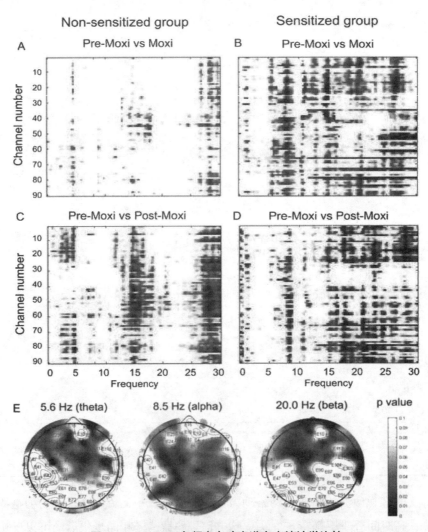

图7-51 0~30Hz各频率点功率谱密度统计学比较

以颜色深浅代表灸前和灸中非热敏组（A）和热敏组（B），及灸前和灸后非热敏组（C）和热敏组（D）功率谱密度统计学差异。E为热敏组灸前与灸中5.6Hz（theta）、8.5Hz（alpha）和20.0Hz（beta）功率谱密度差异的脑电地形图

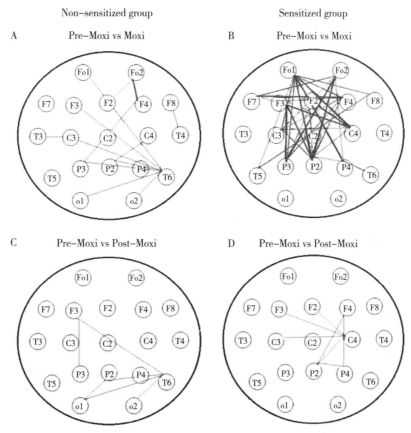

图 7-52　非热敏（A、C）和热敏组（B、D）theta 频段相位同步化

热敏组灸前和灸中相位同步化明显增强。蓝色线表示同步化降低，红色线表示同步
化增高。粗细度表示统计学力度（细线 $P < 0.05$，粗线 $P < 0.01$）。

溯源研究提示，右侧岛叶 alpha 频段电流密度显著增强，而初级及次级感觉皮层、扣带回及前额叶 beta 频段电流密度显著减弱。这些脑区均是痛觉及其调制的关键脑区。

图论分析显示非热敏患者灸前 delta、theta 和 beta 频段基于同步似然性的小世界网络连接度显著高于热敏患者，其典型路径长度、集群系数和全局效率差异以额顶叶为著。这一结果提示脑连接度可能影响热敏现象的出现。

③结论：研究结果提示，艾灸热敏现象伴随广泛脑电信号改变，这些参数有可能成为艾灸热敏现象的相对客观指标。热敏现象伴随的觉醒现象及痛相关脑区活动变化，尤其是前额叶皮层的功能变化，可能是其发挥疗效的重要机制之一。

（3）艾灸得气热敏现象的神经突触可塑性机制——艾灸得气热敏现象与前额叶 LTP 突触可塑性关系研究：艾灸伴随的热敏现象在生理情况下很少发生（< 10%），但在病理情况下出现率较高（> 70%），并且可被大脑感知，其产生机理必然需要中枢神经的参与，但经典的神经传导通路不足以解释该现象，必然有非常规的通路开放才能产生热敏得气灸感。神经突触的可塑性为新通路的开放提供了可能。我们推测热敏现象的发生是病理状态下神经可塑性变化，通过体表物理刺激后激发的外在表现形式。由于前期已建立大鼠 tMCAO 艾灸热敏模型，且研究提示艾灸热敏现象伴有明显额叶区脑活动

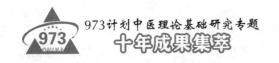

变化，本研究围绕突触可塑性的主要表现形式之一——长时程增强（LTP），以 tMCAO 大鼠接受艾灸治疗并出现热敏现象为研究对象，观察前额叶是否发生以 LTP 为特征的神经突触变化。

①方法：分为艾灸正常组（Normal）、假手术组（Sham）、模型组（MCAO）、艾灸非热敏组（Non-TTI）、艾灸热敏组大椎穴（TTI），艾灸 30 分钟，通过测量大鼠尾温的变化鉴别实验大鼠是否发生热敏现象，应用激光扫描共聚焦显微技术观察大鼠前额叶（Cg、PrL、IL）LTP 相关性突触可塑性关键分子蛋白 Cofilin-pCofilin-PSD95 的表达变化。

注：Cofilin 蛋白酶的功能是从生长 action 的末端移除 action 单体，调节突触结构和大小。当 Cofilin 磷酸化后，即 pCofilin 形成时，这一过程被终止，从而创造有利于细胞骨架装配的条件。LTP 发生时，Cofilin 则更多的发生磷酸化。Cofilin 的磷酸化可作为 LTP 发生的标志物。

②结果：tMCAO 大鼠较 Normal(和 / 或 Sham）大鼠更容易出现尾热增高（> 1℃，平均升高 3℃）的热敏现象，而 Normal、Sham、Non-TTI 组大鼠尾温增高幅度均值小于 1℃。与前期实验结果一致。

单标 pCofilin 时，在前额叶（Cg、PrL、IL）区，pCofilin 阳性表达的突触数量，tMCAO 组较 Normal 组（和 / 或 Sham 组）明显增加（$n=10$，$P < 0.001$）。tMCAO 组和 Non-TTI 组则没有明显差异。此外，pCofilin 阳性表达的突触数量在前额叶 Cg 区，TTI 组较 Non-TTI 和 tMCAO 组都增高（$n=10$，$P < 0.005$）。见图 179 和图 180。单标 PSD95 时，PSD95 阳性表达的突触数量在各组均没有差异。见图 181。

双标 pCofilin 和 PSD95 时，pCof+PSDs 的数量 tMCAO 组较 Normal 组（和 / 或 Sham 组）明显增加（$n=10$，$P < 0.001$）。tMCAO 组和 Non-TTI 组则没有明显差异。此外，pCof+PSDs 的数量在 TTI 组较 Non-TTI 和 tMCAO 组都增高（$n=10$，$P < 0.01$）

共聚焦扫描三维测量 PSDs 的大小显示，各组 pCofilin + 共表达的 PSD95 突触较 pCofilin – 的 PSD95 突触更大。

③结论：病理状态（如 tMCAO）本身就能增加前额叶 pCofilin 阳性表达的数量，热敏现象发生时，前额叶某些区域，如前扣带回区域的 pCofilin 阳性表达的数量较病理模型相同脑区的表达更多。提示病理状态可能已经激发了突触重塑，建立了新的连接，热敏现象发生时，在某些脑区会加强这一连接。

（三）学术影响

1. 形成了基于临床、源于经典、提高疗效、阐明机制、回到临床的符合中医自身发展规律的灸疗创新研究新模式

本研究紧扣课题灸疗得气这一全新的关键科学问题，从《内经》经典中挖掘出有关得气论述的文献记载，通过在临床上肯定现象、探索规律、提高疗效，建立符合临床特征的得气条目，综合运用多学科交叉的研究手段进行其临床评价研究，其研究结果又用于指导临床，提高疗效，从而形成了源于经典、基于临床、提高疗效、阐明机制、回到临床的符合中医自身发展规律的灸疗创新研究新模式，为针灸研究做出了示范。

2. 建设了一批高水平针灸研究平台，培养了一支多学科结合的热敏灸研究团队

课题组不断加强新技术引进、方法学建立、人才培育，已经建立了艾灸得气、热敏灸脑科学等研究平台及形成了稳定的研究方向。依托单位目前承担着以下针灸平台的建设：①卫生部针灸重点专科；②教育部针灸推拿特色专业；③国家中医药管理局腧穴敏化三级实验室；④国家中医药管理局热敏灸重点研究室；⑤国家中医药管理局针灸重点学科；⑥国家中医药管理局针灸重点专科；⑦灸疗推广国家基地；⑧国家中医药管理局中医临床研究基地；⑨江西省热敏灸医学研究中心；⑩江西省优势创新团队。在建设上述科研平台的过程中，课题组集合了中国中医科学院、北大神经科学研究所、陕西省中医医院、广东省中医院、华中科技大学等单位的研究力量，综合运用了生物物理学、神经生理学、神经影像学、生化组化学及循证医学等多学科研究手段，围绕灸疗得气规律研究，形成了一支结构合理、多学科交叉、优势互补，知识结构开放，学术体系开放，创新性强的灸疗研究团队。

七、"面口合谷收"的经脉体表特异性联系的生物学机制

【摘要】本研究以确有临床疗效的经络现象"面口合谷收"为切入点，明确"面口合谷收"所蕴含的经脉体表与体表特异性联系的经络现象是否客观存在，研究其特异性联系规律，探讨生物学机制，最后回归临床指导临床实践。证实：①"面口合谷收"所蕴含的体表与体表特异性联系的经络现象是客观存在的，同时具有单向联系的特点；②合谷穴区和面口部感觉信息在颈髓背角、丘脑基底核和大脑感觉皮层的汇集是"面口合谷收"的生理学基础；③病理状况下大脑躯体感觉和运动皮层合谷穴区和面区的脑可塑性（功能重组）是"面口合谷收"的生物学机制。其临床应用的结果表明，针刺合谷治疗周围性面瘫患者 3 个月和 4 个月时康复率达到 73.75% 和 79.43%，明显优于常规西药治疗组和不治疗组。

【成果来源】项目十六：经脉体表特异性联系的生物学机制及针刺手法量效关系的研究（2010）

（一）理论内涵

1. "面口合谷收"的经脉体表之间的特异性联系规律：①首次验证合谷穴区与面口部的特异性联系存在着与神经系统的发育、成熟、退化过程中的可塑性特征相符的联系规律。②表现为针刺合谷对面口部的感觉和运动有影响，而针刺面口部穴位对合谷穴无明显作用，表明了具有单向联系的特点。③针刺合谷穴区和面口部穴区存在特异性的相互运动联系，其所激活的脑区在空间分布上存在重叠及毗邻关系。

2. "面口合谷收"的经脉体表 – 体表特异性联系途径：合谷穴区和面口部感觉信息在颈髓背角、丘脑基底核和大脑感觉皮层的汇集"面口合谷收"的生理学基础。

3. "面口合谷收"的经脉体表 – 体表间的结构 – 功能联系的生物学机制：病理状况下大脑躯体感觉和运动皮层合谷穴区和面区的脑可塑性（功能重组）是"面口合谷收"的生物学机制。

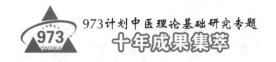

（二）科学证据

1. 合谷穴区与面口部的特异性研究

（1）通过比较观察 763 例不同年龄段健康人群的掌颏反射引出率，发现阳性率呈现"U"形曲线变化趋势，即随年龄呈现高低高的变化，可能与幼儿神经系统发育不完全或老年人神经系统退化有关。首次验证合谷穴区与面口部存在与神经系统的发育、成熟、退化过程中的可塑性特征相符的联系规律。见图 7-53。

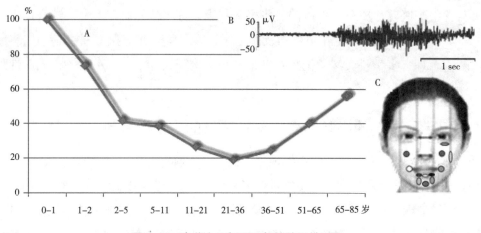

图 7-53 合谷穴区与面口部的特异性研究

A.763 位受试者不同年龄段掌–颏反射出现率；B.揉压合谷在下颌颏肌记录到的肌电；C.按压左侧合谷引发口面部肌肉收缩常出现部位。

②通过观察针刺合谷穴/面部穴位对猕猴肌电的变化，以及针刺对健康志愿者感觉、痛阈、唾液腺分泌功能的影响，发现合谷穴区与恒河猴和人体面口部的感觉、运动、腺体分泌等具有相对特异性联系，表现为针刺合谷对面口部的感觉和运动有影响，而针刺面口部穴位对合谷穴无明显作用，表明了具有单向联系的特点。

③通过对健康志愿者的 fMRI 检测、经颅磁刺激检测，发现针刺合谷穴区和面口部穴区存在特异性的相互运动联系，其所激活的脑区在空间分布上存在重叠及毗邻关系。

2. 生理状况下大脑躯体感觉和运动皮层合谷穴区和面区的脑可塑性

（1）通过动物实验，观察恒河猴合谷穴区和面口部的感受野触觉、针刺的感觉传入信息在颈髓背角、丘脑基底核和大脑感觉皮层的汇集。

（2）应用微电极阵列在体电生理记录技术，不同手法作用于合谷穴所产生的针刺信息在感觉传入的二级神经元（颈髓背角）、三级神经元（丘脑基底核）以及高级中枢（大脑皮层）的信息编码特性。

结果表明，合谷穴与面口部的感觉传入可以投射到躯体感觉传入的各级中枢（脊髓背角、丘脑基底核和大脑皮层 3b 区）。尤其在大脑皮层，面区（支配口唇和口角）和手区（支配拇食指）相互毗邻，并存在同时对合谷穴和面口部刺激发生激活反应的汇聚神经元。由此看来，在生理状况下合谷穴区与面口部的躯体感觉传入大脑神经元的毗邻、汇聚及整合是"面口合谷收"的生理学基础。

3. 病理状况下大脑躯体感觉和运动皮层合谷穴区和面区之间的脑可塑性（功能重组）是"面口合谷收"的生物学机制

（1）动物实验中，通过外周损伤（合谷穴区肌肉萎缩）和中枢损伤（支配合谷穴区的感觉皮层和运动皮层的切除）造成 3 种不同的病理模型。研究中发现，造模后 3 个月，支配合谷穴区运动皮层的损伤可导致手区向面区的入侵，其引发的可塑性变化是渐进性的，且有较明显的趋向性；同样，合谷穴区去感觉传入，应用阵列电极观察大脑感觉皮层面区和合谷穴区之间的功能重组变化，发现切除后 3 个月，原感觉皮层合谷穴区的神经元对面口部的刺激发生激活反应，感觉皮层面区的区域则明显扩大，逐步入侵至合谷穴区，两者之间发生了明显的功能重组。

（2）人体试验中，通过对 15 例健康志愿者观察，给予 220～250mmHg 的压力，使手部运动暂时性完全丧失，造成合谷穴区去运动传出模型。应用经颅磁刺激检测合谷穴区的第一骨间背侧肌（FDI）和眼轮匝肌（OO）的运动诱发电位（MEPs）变化，发现合谷穴区去运动传出后，面区逐步向合谷穴区扩展，直至出现互相重叠的区域，提示两者之间发生了明显的功能重组。

①合谷穴区去感觉传入导致感觉皮层手面区之间的功能重组：结扎恒河猴腕部正中神经和桡神经 24 小时后，刺激合谷穴，感觉皮层合谷穴区域（拇食指区域）不发生任何反应，口面部的刺激引起的皮层神经元反应仍然维持正常反应状态。结扎神经后 3 个月，口面部的刺激可明显激活原来的合谷穴脑区，提示感觉皮层面区和合谷穴脑区之间发生功能重组。

②电针治疗周围性面瘫后遗症患者大脑感觉和运动皮层的功能重组机制研究：通过对比观察面瘫患者治疗前后及正常人大脑对针刺的反应，发现面瘫患者在疾病发生、发展过程中发生了一系列皮层功能重组，这种皮层功能重组可能与疾病的针刺治疗有关；面瘫患者不同病理阶段，大脑对针刺的反应不同，面瘫早期减弱，后期增强，康复后与正常组没有差异，提示不同病理阶段的针刺治疗可能发挥不同的作用；针刺面口部穴位可以改善周围性面瘫后遗症期患者的临床症状，同时调节运动皮层手面区之间的非适应性可塑性，使面瘫对侧运动皮层面区的皮层兴奋性升高、面积增大，同时手区的兴奋性下降、面积缩小。

③针刺治疗面肌痉挛患者的功能重组机制研究：针刺合谷和鱼际穴可改善面肌痉挛的临床症状，且与针刺调节面肌痉挛患者的非适应性脑可塑性（兴奋运动皮层手区，同时抑制运动皮层面区）密切相关；相反，针刺患侧面部的四白和太阳穴则进一步兴奋运动皮层面区，使症状加重。

（三）学术影响

本成果以确有临床疗效的经络现象"面口合谷收"为切入点，从脑可塑性角度揭示了经脉体表与体表特异性联系的规律、途径和机制，再回归临床指导实践，具有相当广阔的研究前景，是经络研究思路的一次突破。该研究首次将灵长类动物在体多通道记录和经颅磁刺激等当前脑可塑性研究的前沿技术引入针灸研究，是针灸研究方法学的大胆尝试和创新。研究成果解决了多年来始终困扰针灸临床工作者对"经脉所过、主治所及"科学性的认识问题，对针灸临床循经取穴这一针灸基本治疗原则提供了翔实的科学依据，对提高针灸临床疗效具有重要的指导意义。同时，极大地增进了对经络学说的认识和理解，对今后经络研究有了较为清晰的总体布局和研究思路，为最终回答"经络是什么"这一

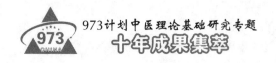

针灸学的核心问题指明了方向。

八、针刺手法要素间的交互作用存在量效关系

【摘要】首次明确提出针刺手法要素间的交互作用是影响针刺疗效的关键因素；确定针刺量的科学内涵是包含针刺穴位、针刺时间、频率、方向等众多手法要素及各个要素间交互作用在内的综合量；证实了行针时间、捻转频率、针刺方向等针刺要素间的交互作用是影响针刺疗效的关键因素。以针刺优势病种为载体，选择临床已经证明有效的成熟治疗模式（包括明确量化的操作规范、有效经穴）：合谷穴治疗中枢性面瘫、内关穴治疗缺血性中风、风池穴治疗椎基底动脉供血不足，探讨由行针时间、捻转频率、针刺方向等手法要素构成的针刺手法的量效关系，应用液相色谱－质谱联用和基因芯片技术从代谢组学、基因组学探究其生物学机制，证实了行针时间、捻转频率、针刺方向等针刺要素间的交互作用是影响针刺疗效的关键因素。不同针刺手法的量对于机体众多功能基因、生物过程、代谢通路等的调控状况不同，是其取得不同针刺疗效的生物学机制所在。

【成果来源】项目十六：经脉体表特异性联系的生物学机制及针刺手法量效关系的研究（2010）

（一）理论内涵

1. 首次明确提出针刺手法要素间的交互作用是影响针刺疗效的关键因素；确定针刺量的科学内涵是包含针刺穴位、针刺时间、频率、方向等众多手法要素及各个要素间交互作用在内的综合量；筛选出不同疾病（针刺合谷穴治疗中枢性面瘫、针刺风池穴治疗椎基底动脉供血不足）针刺最优手法参数组合，成果可直接应用于临床以提高疗效。

证实了行针时间、捻转频率、针刺方向等针刺要素间的交互作用是影响针刺疗效的关键因素，针刺合谷穴"逆经脉斜刺，行针5秒"治疗中枢性面瘫，针刺内关穴以"行针时间60秒，捻转频率180次/分"治疗缺血性中风、针刺风池穴"针尖向对侧眼外角，捻转频率120次/分"治疗椎基底动脉供血不足可取得最佳疗效。

2. 不同针刺手法的量对于机体众多功能基因、生物过程、代谢通路等的调控状况不同，是其取得不同针刺疗效的生物学机制所在。

（二）科学证据

研究涉及行针时间、捻转频率及针刺方向三个手法量学要素，以针刺合谷穴治疗中枢性面瘫研究时间和方向要素对针刺疗效的影响，以针刺内关穴治疗缺血性中风研究频率和时间要素对针刺疗效的影响，以针刺风池穴治疗椎基底动脉供血不足研究方向和频率要素对针刺疗效的影响，结果显示：三种手法要素量的改变及不同组合变化均可影响针刺疗效，针刺手法要素间的交互作用是影响疗效的关键因素，揭示了针刺手法及其量学要求在临床实践中的重要性，需给予充分的重视。

1. 针刺有效经穴治疗特定病种的量效关系及最优手法参数组合

（1）不同时间和方向要素下针刺合谷穴治疗中枢性面瘫的量效关系

①不同手法参数组合针刺合谷穴治疗中枢性面瘫的研究证实，时间和方向要素的交互作用是影响

针刺疗效的主导因素。

②通过对临床症状评价量表的分析，发现方向和时间要素之间存在最优搭配方案，即以"逆经脉斜刺，行针5秒"的手法参数组合针刺合谷穴治疗中枢性面瘫的疗效最优。

（2）不同时间及频率要素下针刺内关穴治疗缺血性中风的量效关系

①在针刺内关治疗缺血性中风模型大鼠的研究中，发现时间与频率的交互作用在MCAo大鼠神经功能缺损评分指标上占主要影响，而神经功能缺损评分是疗效的最终体现，因此时间与频率二者的交互作用是影响针刺疗效的主导因素。同时，时间要素在脑血流量和脑梗死率两项指标上占主导作用，提示在充分考虑时间与频率要素的交互作用基础上，针刺手法需首先保证恰当的行针时间，进而选取合适的捻转频率。

②以时间与频率要素各自三水平搭配形成9种不同的手法参数组合，针刺内关穴治疗缺血性中风模型大鼠，通过因子分析判定针刺的综合疗效，结果显示时间与频率之间存在最优搭配方案，即以"行针时间60秒，捻转频率180次/分"参数组合的疗效最优。见图7-54。

（3）不同方向和频率要素下针刺风池穴治疗椎基底动脉供血不足的量效关系

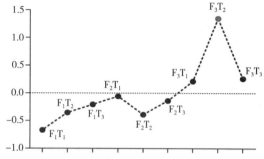

图7-54　中风因子得分示意图（不同手法针刺内关穴参数组合治疗缺血性中风）

①不同手法参数组合针刺风池穴治疗椎基底动脉供血不足的研究证实，频率和方向要素的交互作用是影响针刺疗效的主导因素。

②通过对临床症状指标的综合分析，发现方向和频率要素之间存在最优搭配方案，即以"针尖向对侧眼外角，捻转频率120次/分"的手法参数组合针刺风池穴治疗椎基底动脉供血不足的疗效最优。见图7-55。

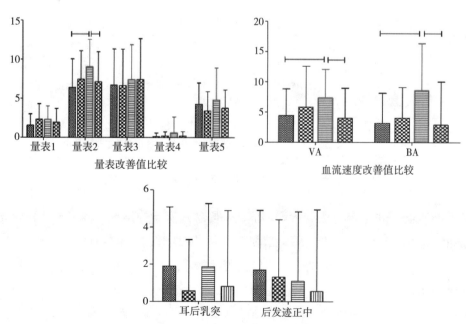

图7-55　针刺风池穴治疗椎基底动脉供血不足的量效关系

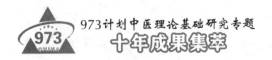

2. 针刺手法量效关系的生物学机制

（1）基因芯片表达谱分析针刺内关穴治疗缺血性中风量效关系的生物学机制

①不同时间及频率要素下针刺各自调控的差异表达基因及生物学途径见表 7-25 所示。

表 7-25　不同时间及频率要素下针刺各自调控的差异基因及生物学途径

时间及频率	差异基因	生物学途径
5 秒	Zkscan5、Itpa、Ift81、Dpysl3、Slc6a5、Faf1、Loc292449、Mrgprb4、Loc294497、Eif4g3 等	蛋白泛素化、内皮细胞的迁移、剪接复合体、转化生长因子 β 受体信号通路、磷脂酰肌醇信号系统、泛酸和辅酶 A 生物合成、高尔基体介导的泡运输、鞘脂类代谢、新陈代谢等
60 秒	Loc292449、Mical3、Usf2、Srsf4、Slc25a1、Vof16、Sh2d4a、Tgfa、Golga5、Cpg1 等	蛋白泛素化、果糖和甘露糖代谢、泛酸钙和辅酶 A 的合成、磷脂酰肌醇信号系统、血管通透性的正向调节、蛋白在胞内运输、GPI 锚定的生物合成过程、蛋白四聚反应、负向调控胺的运输等
180 秒	Kpna4、Cnot2、Jak1、Rbbp6、Phf11l、Plac9、Guca2b、MGC94335、Hiat1、Faf1 等	调节凋亡信号转导通路、NK 细胞介导的细胞毒作用、剪接 TGF-β 信号转导通路、T 细胞受体信号转导通路、蛋白泛素化、果糖和甘露糖代谢、去甲基化、细胞内吞作用、Wnt 信号通路等
60 次 / 分	Loc292449、Rgd1566373、Apobec2、Zc3h12c、Rexo1、Rgd1311406、Loc680168、Olr567、Gnal、Faf1 等	血管内皮细胞迁移的调节、蛋白四聚化、内皮细胞迁移的正调节、蛋白泛素化、泛酸盐和 CoA 的生物合成、剪切复合体、赖氨酸降解、果糖和甘露糖的代谢、SNARE 在膜泡运输中的相互作用、Wnt 信号通路等
120 次 / 分	Itpa、Jmjd1c、Rab14、Bckdhb、Faf1、Ift81、Cnot2、Jak1、Fam21c、Loc690183 等	核转录 mRNA 的降解、高尔基体介导运输、调节上皮细胞迁移、T 细胞受体信号通路、外来细胞凋亡信号通路的调节、新陈代谢、蛋白泛素化、泛酸盐和 CoA 生物合成、脂肪细胞因子信号转导、鞘脂类代谢、剪接复合体、TGF-beta 信号通路等
180 次 / 分	Bfar、Kpna4、Cnot2、Jak1、Igf2bp2、Ppap2b、Snx4、Fech、Ccdc94、Loc363326 等	蛋白泛素化、蛋白质自身磷酸化、干细胞发育、胞内运输、细胞周期的正调控、肽酶活性的正调节、Fcepsilon RI 信号通路、NK 细胞介导的细胞毒性反应、内质网中蛋白质加工、甘油酸酯代谢、剪接复合体等

②不同时间及频率要素下针刺共同调控的差异表达基因及生物学途径，如表 7-26 所示。

表 7-26 不同时间及频率要素下针刺共同调控的差异基因及生物学途径

时间及频率	差异基因	生物学途径
5、60、180 秒共同调控	Loc679536、Lrrc16a、Insig1、Tnfrsf19、Mrps9、Atp6v1g1、Rgd1311406、Pcm1、Tgfa、Sdha 等	蛋白泛素化、基因表达的转录后调控、跨膜运输的调控蛋白质四聚化、调节蛋白定位、剪接复合体代谢、胞内运输、细胞内脂质的代谢过程等
60、120、180 次 / 分共同调控	Loc679536、Pcm1、Fbxo8、Rgd1565283、Slc25a5、Gtf3c6、Rbbp6、Eif4g3、Jmjd1c、Rgd1304580 等	蛋白泛素化、剪切复合体、细胞大分子的生物过程、细胞的蛋白质定位、细胞成分组装、主要的代谢等
二者共同调控	Loc679536 等	蛋白泛素化、剪切复合体细胞的蛋白质定位、主要的代谢等

③基于 RT-PCR 方法的差异基因的验证。根据基因芯片实验的结果，挑选了部分差异表达基因，如泛素蛋白化相关基因 Ubr5、炎症与血管调节相关基因 Ccl11 等进行 RT-PCR 实验的验证，结果与基因芯片实验的结果基本一致，证实了基因芯片信息的可靠性，进一步确保了针刺手法量效关系的生物学机制研究结果的准确性。

（2）代谢组学分析针刺风池穴治疗椎基底动脉供血不足量效关系的生物学机制：对针刺风池穴治

疗椎基底动脉供血不足取得最佳临床疗效的手法参数组合进行了代谢组学研究，建立了基于快速高分离液相色谱 / 四级杆串联飞行时间质谱（RRLC/Q-TOF-MS）检测样本的分析方法，在挑选出的 680 个特征代谢物中，筛选出 VIP 值大于 1，变化显著的代谢物 280 个，鉴定了其中 15 个与椎基底动脉供血不足密切相关的代谢物，分别为甘氨酸、肌氨酸酐、哌啶酸、谷氨酰胺、降植烷酸、犬尿喹啉酸、泛酰硫基乙胺、茉莉酸甲酯、辛甘氨酸、己酰甘氨酸、L-Octanoylcarnitine、3,4,5 – 三甲氧基肉桂酸、尿苷、次黄嘌呤、泛酸，主要涉及泛酸和 CoA 合成、D– 谷氨酰胺和 D– 谷氨酸代谢、丙氨酸，天门冬氨酸和谷氨酸代谢等 8 条代谢通路。

同时也观察了 120 次 / 分捻转频率下不同方向针刺风池穴生物标记物含量的变化，发现不同针刺方向的各组别之间具有显著的差异，其中泛酸、己酰甘氨酸、3,4,5– 三甲氧基肉桂酸的含量变化比较明显，两组代谢物含量均向健康组回调，且"向对侧眼外角，捻转频率 120 次 / 分"参数组回调后更接近健康组的数值，与临床研究结果相符。

（三）学术影响

研究结果证实并强调提高针刺疗效必须重视针刺手法，离开针刺手法的针刺治疗将沦为一种简单随意的生理刺激，背离针刺疗法本质；强调科学规范地界定针刺手法要素在评价针刺疗效、获得客观评价结果时的重要性。应用基因芯片、代谢组学等方法探讨针刺手法量效关系的生物学机制，促进揭示针刺治疗作用及手法量效关系的科学内涵。

九、配穴优于单穴的证实及配伍规律作用机制的发现

【摘要】首次厘定了腧穴配伍理论的内涵与外延，以及腧穴配伍与配穴的异同，提出了"同功穴"新概念，为腧穴配伍"共性"研究提供新思路，归纳总结出"腧穴配伍使用率高，应用广泛、单穴使用局限、用于单一病症或急性病症"的规律，明确了选穴是影响腧穴配伍的关键因素，证实了针对同一病症，选取"同功穴"配伍可以加强"效值"和扩大"效域"的腧穴配伍增效机制。总结了"主症选主穴，辨证选配穴，随症加减穴，善用效验穴"的选穴规律和"腧穴配伍，局远为主，增效协同，运用同功"的配伍规律。

【成果来源】项目三十一：腧穴配伍方案的优选及效应影响因素的研究"项目（2014）

（一）理论内涵

1. 证实了"腧穴配伍优于单穴"并提出了选穴要诀与配伍规律

本项目从理论、文献、临床、实验等方面阐释了腧穴配伍理论及其临床应用。理论研究方面，明确了腧穴配伍的内涵与外延，分析了腧穴配伍与配穴的异同，总结了选穴是影响腧穴配伍的关键因素。文献研究方面，基于古代文献、现代文献及专家调查问卷，采用数据挖掘技术，建立了原发性失眠和糖尿病胃轻瘫的选穴及配伍规律；基于现代文献建立了其他 40 余种病症的选穴规律谱；总结了"脏腑病以按部选穴为主，经络病以按经选穴为主"的选穴规律，以及"腧穴配伍使用率高，应用广泛，单穴局限"的应用规律。临床研究方面，通过多中心、大样本 RCT 研究，验证了原发性失眠和糖尿病胃

轻瘫的"腧穴配伍优于单穴"这一科学假说，并为腧穴配伍临床研究的诊疗规范奠定了基础。实验研究方面，通过神经电生理实验、行为学实验、分子生物学实验、病理学实验及影像学实验等，多角度证实"腧穴配伍优于单穴"及其作用机制。项目组首次提出"主症选主穴，辨证选配穴，随症加减穴，善用效验穴"的选穴要诀，以及"腧穴配伍，局远为主，增效协同，运用同功"的配伍规律。基于上述研究成果，项目组开发了"选穴及腧穴配伍规律谱"智能系统，为今后腧穴配伍应用研究提供了数据平台。

（1）选穴要诀

①主症选主穴：针灸临床中往往特别注重针对主症的治疗，如失眠患者选四神聪、神门等，胃脘痛患者选中脘、足三里等。在古代针灸医籍中，腧穴的论述也均以症状而言，如《针灸甲乙经·六经受病发伤寒热病第一》："热病汗不出，天柱及风池、商阳、关冲、液门主之。"

②辨证选配穴：在确定了主穴之后，通过对证候类型及特点的分析来确定配穴，配穴用以增强主穴的治疗作用，或协助主穴治疗伴发的症状。如项强可分风寒、风湿、热病、瘀血等证候，主穴可以取风池、天柱、大椎、后溪、颈部夹脊穴，风寒项强可取配穴风府、风门；风湿项强可加阴陵泉、丰隆、太冲；热病可取肝俞、合谷、列缺；瘀血加膈俞、血海等。

③随症加减穴：在疾病的整个过程中，随着主症的进一步发展还可能会出现一些伴随症状，治疗时应该根据实际情况灵活加减穴位，一方面配合主穴、配穴来巩固对主症治疗的效果，以及证候症状群的调理，另一方面，还可以对兼症进行有针对性的治疗。如针刺治疗湿热型痢疾，根据主症，常选取天枢、上巨虚、关元、合谷穴，选取配穴曲池、内庭来调理湿热型痢疾出现的下痢赤白相杂，肛门灼热，小便短赤，或恶寒发热，心烦口渴等湿热证候引起的症状，同时可能还出现腹痛、胀满等兼症，可加太白、脾俞等加减治疗。

④善用效验穴：从腧穴起源看，穴位多源于实践经验的积累。这些经验穴更是通过临床经验而来，如癫痫取腰奇，小儿疳积刺四缝，胎位不正用三阴交等等，这些经验效穴从古代沿用至今，并被大范围应用于临床，成为临床选穴的重要依据之一。

（2）配伍规律

①腧穴配伍的规律主要以局远配伍的方式为主。通过文献研究、临床研究和实验研究的结果分析，针对胃轻瘫和失眠两种病症，腧穴配伍以局远配穴为主，从使用频次、作用效应、临床疗效来看，均得出局远配伍效应要优于单穴和其他配伍方式，因此，在进行腧穴配伍时，应该根据发病的部位及病情的相关性质，选择局部腧穴和远部腧穴相配伍，提高配伍的效应。

②腧穴配伍增效的关键是选择合理的"同功穴"配伍。"同功穴"是针对同一病症具有相关主治作用的腧穴，腧穴配伍应该选择针对这一病症的"同功穴"进行配伍，又要根据不同"同功穴"的效应特点，结合"同功穴"所在的部位和所属经脉进行选穴，配伍的目的是提高腧穴治疗效应的"效值"和"效域"，从而起到增效的目的。

2. 选取"同功穴"配伍是增效的关键，按部选穴与按经选穴是腧穴配伍的基本方式

通过文献、临床、基础研究，全面阐释了腧穴"同功穴"配伍优效性理论，进而验证了选穴是影响腧穴配伍效应的主要影响因素。

（1）文献研究方面：以胃轻瘫、失眠为疾病载体，运用大数据技术与循证医学理念，以古代和现代针灸临床文献为研究对象，以针灸处方信息数据分析为切入点，进行文献采集、整理、存储、评价和挖掘研究，分析针灸治疗胃轻瘫和失眠的腧穴运用规律，进而评价腧穴配伍选穴的表现方式，总结了腧穴配伍的目的是增效，选取"同功穴"配伍是增效的关键；选穴为腧穴配伍效应的主要影响因素，按部选穴与按经选穴是腧穴配伍的基本方式。

（2）临床研究方面：通过多中心随机对照试验（RCT），验证了"选穴是腧穴配伍效应的影响因素"这一科学假说，为针灸选穴基本规律的临床评价研究提供参考。

（3）实验研究方面：通过时定量荧光 PCR 技术、Western blot 检测、酶联免疫吸附测定（ELISA）检测、免疫组化等技术，从行为学、分子生物学等方面，肯定了针刺治疗胃轻瘫及失眠的疗效确切，证实了"选穴是腧穴配伍效应的影响因素"。

3. 腧穴配伍的优势体现在"效值"和"效域"两个方面

为阐明"不同单穴与腧穴配伍的效应差异机制"这一问题，选取了原发性失眠和胃轻瘫两个病种，应用神经电生理、分子生物学、病理学和影像学等技术进行相关检测，对动物模型和临床患者从多层次、多角度研究。结果显示，单穴与腧穴配伍比较，对睡眠结构构成、睡眠/觉醒相关因子表达、脑区神经细胞增殖、葡萄糖代谢和 BOLD 信号激活等失眠相关调节作用均存在差异，不仅在胃运动相关脑区的葡萄糖代谢、神经核放电等中枢效应机制方面存在差异，而且在胃运动相关自主神经放电、胃排空、胃局部组织细胞相关因子表达等胃轻瘫治疗外周效应机制方面也存在差异。从中枢及外周角度阐释了"针对同一疾病，具有相同主治作用的'同功穴'配伍可以增效，体现在增强效值和扩大效域两个方面"的生物学机制，为腧穴配伍理论研究提供了新的思路、方法和数据支撑。

（二）科学证据

1. 失眠和胃轻瘫两个病种腧穴配伍效应优于单穴

（1）原发性失眠临床研究结果显示腧穴配伍疗效优于单穴：333 例原发性失眠患者随机分为三组，单穴组（神门）、配伍组（神门+百会+三阴交）、非经非穴组（三角肌和肱二头肌交点），每组 111 例，以主要疗效观察指标匹兹堡睡眠指数（PSQI）及次要疗效观察指标阿森斯失眠量表（AIS）总分为观察指标。结果显示，腧穴配伍疗效优于单穴。

（2）糖尿病胃轻瘫临床研究结果显示腧穴配伍优于单穴：99 例糖尿病胃轻瘫患者随机分为三组，单穴组（中脘）、配伍组（中脘+足三里）、非经非穴组（三角肌和肱二头肌交点），每组 33 例。以 GCSI 积分为主要疗效观察指标。48 例糖尿病胃轻瘫患者随机分为两组，单穴组（中脘）、配伍组（中脘+足三里），每组 24 例，以 180 分钟胃残留率为疗效观察指标。结果显示：腧穴配伍疗效优于单穴。

2. 揭示了选穴是影响腧穴配伍效应的重要因素

（1）文献研究显示按经选穴和按部选穴是腧穴配伍的影响因素：经古代及现代针灸文献研究显示，针灸治疗失眠使用频次排在前五名的腧穴依次是神门（640 次）、三阴交（555 次）、百会（488 次）、内关（392 次）及四神聪（354 次），最常使用的治疗部位是头颈部、下肢部和上肢部，最常使用的经

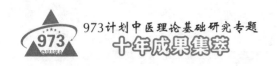

脉是督脉、足太阴脾经和手少阴心经。常用的腧穴组合有神门－三阴交，神门－百会，神门－内关，百会－三阴交，内关－三阴交，神门－四神聪，神门－百会－三阴交，内关－百会，神门－安眠，神门－内关－三阴交。对腧穴及配伍频次的整理，可以看出按经选穴、局远配伍是失眠选穴配伍的主要方式。

（2）按经选穴影响腧穴配伍的效应

①临床研究显示，按经选穴配伍对原发性失眠睡眠质量的改善效果明显。

以333例原发性失眠患者原发性失眠为研究对象，分为神门＋百会组、三阴交＋百会组、非经非穴＋百会组，以匹兹堡睡眠指数总分（PSQI）为主要疗效观察指标，以阿森斯量表为次要疗效观察指标，观察按经选穴配伍与其他选穴配伍方式治疗原发性失眠的临床疗效差异。

结果显示在改善睡眠质量、入睡时间、睡眠时间、睡眠效率、睡眠障碍等方面，以按经选穴配伍方式的百会配神门疗效优于其他配伍方式。

②实验研究显示，按经选穴对失眠动物模型的相关因子调节效果明显。

建立失眠模型大鼠，按经选穴（空白组、模型组、神门＋百会组、三阴交＋百会组、非经非穴＋百会组），观察不同选穴配伍方式对大鼠睡眠潜伏期及睡眠时间的影响。结果显示，按经选穴针刺失眠大鼠模型潜伏期缩短，睡眠时间延长。

（3）按部选穴影响腧穴配伍的效应

①临床研究显示，按部选穴配伍对治疗胃轻瘫方面疗效显著。

以胃轻瘫为研究对象，将99个胃轻瘫患者，随机分为三组，中脘＋足三里组、内关＋足三里组、非经非穴＋足三里组，以胃轻瘫主要症状指数量表（GCSI）为主要指标；以胃轻瘫主要症状指数为次要指标。结果显示，按部选穴以中脘＋足三里组对GCSI量表总分改善情况最好，近期及远期疗效均显著；在改善胃轻瘫症状（如早饱，胃胀，食后饱胀感，恶心，呕吐，食欲不振）方面与其他组均有显著差异，但在食少、胃胀气及腹部症状方面与其他组没有显著差异。

②实验研究显示，按部选穴配伍对胃轻瘫动物模型的干预效应显著。

建立糖尿病胃轻瘫模型，随机分为模型组、中脘＋足三里、内关＋足三里、非经非穴＋足三里，观察相关指标。结果显示，按部选穴可显著降低DGP大鼠胃底组织、下丘脑Ghrelin mRNA、GHSR mRNA表达，对DGP大鼠胃窦平滑肌RhoA/ROCK1信号通路调节效应明显。

3. 腧穴配伍与单穴比较可增强效值、扩大效域

针对某一病症，具有相同主治作用的"同功穴"是通过不同的机制发挥其特定效应，反映出腧穴存在固有生物学属性；腧穴配伍可增强"效值"或扩大"效域"，说明了"同功穴"是通过多种机制发挥了增效作用。

（1）与单穴比较，腧穴配伍增强了对糖尿病胃轻瘫模型大鼠胃组织的保护作用。

SD大鼠STZ诱导成模后针刺治疗，分为中脘组、足三里组、中脘＋足三里组。结果显示，腧穴配伍组可调整糖尿病胃轻瘫大鼠胃部组织nNOS、HO-1的表达，改善程度较单穴组具有显著性差异。

（2）不同单穴及配伍对糖尿病胃轻瘫大鼠胃运动影响存在差异，中脘主要是增加胃的容受性，足三里主要是促进胃动力，配伍体现了调节效应的多样性。

将30只SD大鼠，分别分为正常组、模型组、足三里组、中脘组、足三里＋中脘组，运用STZ法诱导造模形成糖尿病胃轻瘫大鼠，使用1.5mci^{99m}TC–DTPA标记的生理盐水1.5mL，对糖尿病大鼠进行灌胃，并运用SPECT/CT扫描仪观察大鼠胃运动的情况，以胃为感兴趣区域（ROI），对区域内帧数据进行分析，对胃内核素活度进行比较。结果显示，针刺远端腧穴，胃内放射性核素残留量均有不同程度的减少，对胃运动起促进作用；针刺局部腧穴，胃内核素活度较模型组均有不同程度增加，对胃运动起抑制作用；针刺局部及远端腧穴的配伍时，胃内核素残留活度较模型组增多，但略少于中脘组，仍以抑制作用为主。

（三）学术影响

1. 提升腧穴配伍理论

腧穴配伍理论是针灸学的核心理论之一，腧穴配伍的效应机制是针灸学急待解决的重大科学问题。本项目通过对腧穴配伍理论的深入研究，围绕"针对同一病症，选取具有相同主治作用的腧穴配伍可以增效"这一科学假说，总结了选穴与配伍规律，证实了针对同一病症选取"同功穴"配伍可以增强"效值"和扩大"效域"的腧穴配伍增效机制，以中脘配伍足三里治疗胃轻瘫为例，中脘和足三里同为治疗胃轻瘫的"同功穴"，中脘能使胃容受性扩张，具有和胃功能，足三里能够促进胃运动，具有健胃功能，两穴配伍治疗胃轻瘫，可以增强"效值"和扩大"效域"，起到增效的目的；明确了选穴是影响腧穴配伍的关键因素。回答了"腧穴配伍是否优于单穴""腧穴配伍的关键影响因素""腧穴配伍增效的机制"等关键科学问题，并开发了"选穴及腧穴配伍规律谱"智能系统，对腧穴配伍效应进行客观评价，为广大临床医生诊治疾病提供了参考依据，对于推进针灸选穴配伍规律化，提高临床疗效起到了重大的推进作用。

2. 开展科普宣传和成果推广

依托本项目，项目组专家百余次通过电视、广播、报纸等媒体平台，接受采访，发表科普文章，对973项目研究成果进行推广和宣传，为推广针灸促进针灸发展起到了积极地推动作用。

3. 搭建了腧穴配伍研究平台

项目组分别在长春中医药大学附属医院、长春中医药大学附属经开医院、山东中医药大学齐鲁医院和吉林大学建立了临床研究平台；与中国中医科学院计算机技术研究所合作，共同完成针灸选穴与配伍规律图谱的研发，建立文献数据研究平台；获得了吉林省中医药管理局及吉林省教育厅的批准，成立了腧穴配伍重点研究室，搭建了高水平实验研究平台。

十、腧穴配伍效应规律及神经生物学机制的发现

【摘要】明确了针灸单穴以治标为主，多治疗急症和单一症状；配穴标本兼治，多治疗慢性病和复杂病症；全身性疾病、脏腑疾病多选择远近配穴，肢体经络病、局部病症多用局部配穴；初步明确了针灸远近配穴（局部和远端配穴）的协同效应特点，其机制可能通过强化"大脑多点激活"及协同调控下行调制系统发挥腧穴配伍效应。为针刺麻醉过程中穴位配伍效应研究做出了重要贡献。提出"针药平衡麻醉"新概念，实施精准麻醉，阐明其重要的分子机制，创建脏器保护与术后镇痛新措施。

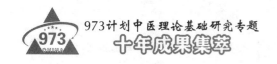

【成果来源】项目三十二：腧穴配伍效应规律及神经生物学机制研究（2014）

（一）理论内涵

1. 阐明单穴和配穴的临床效应规律

首次阐明单穴和配穴的临床效应及规律：配不配，看病症；单穴以治标为主，多治疗急症和单一症状；配穴标本兼治，多治疗慢性病和复杂病症，即"甚者独行，间者并行"。

项目组在针刺麻醉和针刺止吐项目上比较了单穴和双穴的临床效应，发现在降低乳腺癌根治术中，减少镇痛药瑞芬太尼用量方面，双穴优于单穴，而在降低肿瘤患者化疗后恶心方面，单穴优于双穴；此外，电针单穴并不能降低老龄患者胃肠道术后呼吸系统并发症，而双穴电针则有效降低老龄患者胃肠道术后呼吸系统并发症。此外，通过古代文献、现代文献、专家经验"三证合一"研究发现，单穴主要治疗急症、单一症状，配穴主要治疗慢性、复杂症状，且腧穴配伍经历了由单穴向配穴的发展过程。

2. 阐明远近配穴和局部配穴临床效应规律

首次阐明远近配穴和局部配穴临床效应及规律：全身性疾病、脏腑病多用远近配穴；局部病症多用局部配穴；远近配穴已逐渐成为临床常用腧穴配伍方法。

项目组在针刺麻醉和针刺止吐平台上比较了远近配穴和局部配穴的临床效应，发现远近配穴较局部配穴可显著降低非体外循环冠状动脉旁路移植术中的舒芬太尼用量；远近配穴与局部配穴治疗肿瘤患者化疗后的恶心呕吐并无显著差异，但温针灸远近配穴治疗乳腺癌术后慢性上肢淋巴水肿的疗效显著优于温针灸局部配穴。此外，项目组通过对古今中外文献系统挖掘和分析，得出以下腧穴配伍规律：全身性疾病、脏腑病多用远近配穴；局部病症多用局部配穴；远近配穴已逐渐成为临床常用腧穴配伍方法。全身性疾病、脏腑病多用远近配穴；局部病症多用局部配穴；远近配穴已逐渐成为临床常用腧穴配伍方法。

3. 研究腧穴配伍效应差异的神经生物学机制

首次提出"大脑多点激活→高级中枢会聚→调控下行易化–抑制系统"理论假说研究腧穴配伍效应差异的神经生物学机制。

项目组在前期大量临床和文献研究中发现，单穴多治疗急症（甚者独行），配穴多治疗慢病（间者并行）。为了明确"甚者独行，间者并行"的腧穴配伍效应差异的神经生物学机制，我们首先在健康志愿者身上构建了晕动模型（单一急症），发现单穴相比于配穴更能减少胃动频率，且该疗效与单穴激活的大脑区域密切相关。那么，"间者并行"是否也与大脑多点激活有关呢？我们以偏头痛作为复杂慢病载体（临床研究），发现以HIT-6（头痛影响测试问卷）为疗效指标，配穴优于单穴，同时明确了慢病配穴针刺优势在于通过强化大脑多靶点激活发挥效应，其中包括下行调制系统调控慢性痛的重要脑区——PAG。在通过脑功能影像分析明确重要核团后，我们利用CCI（慢性坐骨神经压迫损伤）和偏头痛的动物模型进一步研究针刺配穴在以PAG为核心的下行调制系统中的关键分子和下行分子通路，发现以痛阈为疗效评价指标，配穴优于单穴，并明确了配穴通过下调高级皮层活动，以PAG-RVM-

TNC 等关键核团双向调控的下行调制系统，易化以 CB1、5–HT1B、5–HT1D、5–HT1F 等为代表的抑制型受体，抑制以 5–HT7、5–HT1A、P2X3 等为代表的易化型受体发挥效应。在这三个慢病的研究中，我们发现了针刺配穴在脑功能影像和神经分子生物学中的关键靶点——强化大脑多点激活和双向调控下行调制系统。这些研究结果为阐释腧穴配伍效应的神经生物学机制打下坚实的研究基础。

（二）科学证据

1. 单穴主要治疗急症、单一症状，配穴主要治疗慢性、复杂症状。

（1）针刺麻醉单穴和双穴在乳腺癌术中的镇痛效应比较研究：单中心试验说明对于择期手术的患者，不论是单穴还是双穴，穴位刺激都能降低患者术中镇痛药物的使用剂量，相对于单穴刺激，双穴刺激不仅能更有效地降低术中镇痛药物的使用剂量，并且能提高患者的满意度评分。

（2）电针治疗化疗后恶心呕吐效应的临床研究：对于化疗后恶心呕吐患者，电针治疗可控制患者恶心呕吐的发生，缓解其严重程度；单穴（中脘）较双穴能更好的降低延迟期恶心的发生，双穴（内关＋中脘）可能对缓解在院患者焦虑抑郁情绪有疗效，需进一步验证。

（3）针刺对老龄患者胃肠道手术后并发症的效应研究：与术后 7 日相比，老年患者消化道手术术后 30 日无新发并发症，而术后 30 日呼吸系统并发症和全身炎症反应（SIRS）的发生率在三组间有明显差异（术后 30 日呼吸系统并发症组间 $P=0.022$，非穴位组与对照组相比，$P=0.005$，穴位组对照组相比，$P=0.253$，全身炎症反应（SIRS），各组间 $P=0.200$，非穴位组与对照组相比 $P=0.096$，穴位组与对照组相比 $P=0.096$。

（4）针刺配穴对老龄患者胃肠道手术后并发症的效应研究多中心试验：电针可有效治疗化疗后恶心呕吐，其中单穴（中脘）能更好地降低延迟期恶心的发生，配穴在改善患者生活质量和在院不良情绪上可能优于单穴，但需要进一步验证；穴位电刺激可以显著降低患者术中镇痛药物的使用剂量，双穴较单穴不仅能更有效地降低术中镇痛药物的使用剂量，并且患者满意度更高；足三里配中府可显著降低老龄患者胃肠道手术后部分并发症的发生率。说明针刺双穴具有更好的器官保护作用，重在整体调节，标本兼治；针刺单穴则对急且单一的症状有更好的缓解作用。

2. 全身疾远近配穴，局部病症局部配穴

（1）针刺麻醉远近配穴与局部配穴在非体外循环冠状动脉旁路移植术中的效应研究（双中心、随机、双盲、对照研究）：从离断乳内动脉结束到手术结束过程中，经皮电刺激远近配穴（膻中和合谷），能显著降低舒芬太尼效应室浓度需要值，显著减少择期或限期的非体外循环冠状动脉旁路移植术中舒芬太尼的总需求量。研究结果为在麻醉中选用远近配穴提供依据，也为针药平衡麻醉在非体外循环冠状动脉旁路移植术中的应用提供新的穴位组合依据。

（2）温针灸远近配穴与局部配穴对乳腺癌术后患者上肢慢性淋巴水肿的疗效差异比较研究的多中心试验（多中心、前瞻、随机、双盲、对照研究）：温针灸远近配穴法可有效治疗乳腺癌术后慢性上肢淋巴水肿，缓解水肿症状、减轻皮肤纤维化症状并提高上肢功能，其疗效优于温针灸局部配穴法。

（3）腧穴配伍 Meta 分析：见图 7–56。

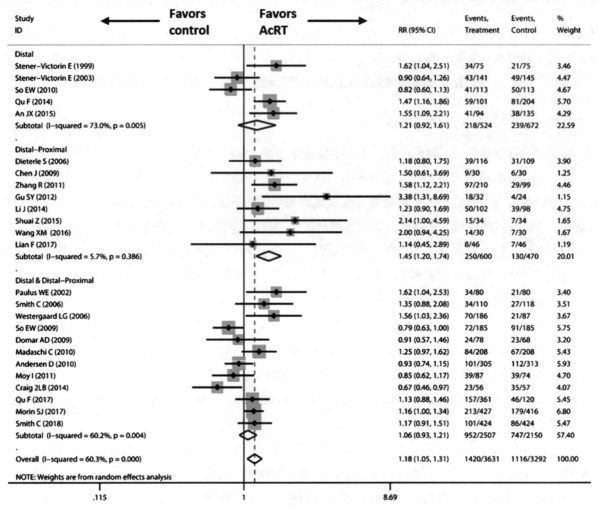

图7-56　远近配穴对于人工辅助生殖妊娠率优于其他取穴方法

（4）古代文献、现代文献、专家经验"三证合一"研究

①古代文献研究发现，局部配穴多治疗局部病症、单一症状；远近配穴多治疗全身性或复杂症状。见表7-27。

表7-27　远近配穴／局部配穴治疗疾病及系统

疾病系统	远近配穴	局部配穴
脑系病证	痫病、中风	中风
心系病证	癫狂	无
肺系病证	喘症、咽痛	无
肾膀胱病证	水肿	无
脾胃病证	无	泄泻、噎膈
肝胆病证	无	前阴骚臭
肢体经络病证	痹证、腰痛、痿证	痹证、头痛

续表

疾病系统	远近配穴	局部配穴
气血津液病证	梅核气、厥证、瘀块	无
皮外伤科病证	丹毒、颈痈	痈疽疮疡
五官科病证	风热目赤、目瘤、耳痈	目瘤、牙痛、暴盲
妇产科病证	无	堕胎

②现代文献分析发现，局部配穴与远近配穴适用于不同病症，全身性疾病、脏腑病多用远近配穴，局部病症多用局部配穴，见图 7-57。

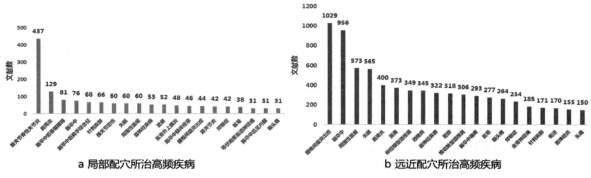

图 7-57　局部配穴/远近配穴所治高频疾病图

③专家经验认为辨病症是影响远近配穴法的主要因素，远近配穴法多治疗脏腑病和全身性疾病，专家研讨会上专家普遍认为远近配穴法更多用。分布见图 7-58。

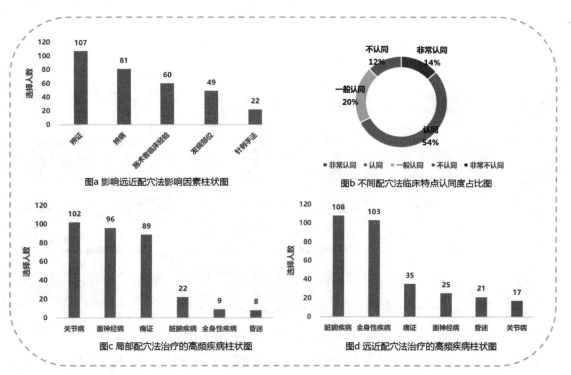

图 7-58　专家调研配穴方法临床使用情况

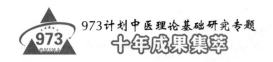

研究结论：全身性疾病、脏腑病多用远近配穴，局部病症多用局部配穴。

④从古代文献看，远近配穴法渐趋指导临证腧穴配伍：在所有使用配穴的45则古代医案中，使用远近配穴法的医案占比62%。远近配穴法在《黄帝内经》中占21.43%，《针灸甲乙经》中占42%，《针灸大成》中占47%。可见，远近配穴法渐趋指导临证腧穴配伍，是临床常用配穴方法之一。

⑤从针灸优势病症及大数据分析，远近配穴法比局部配穴法临床更常用：对13个针灸优势病种分析可见，局部配穴文献603篇，远近配穴文献2472篇，远近配穴总占比71%。针灸大数据研究结果中，局部配穴文献3030篇，远近配穴文献17750篇，可见与局部配穴比，远近配穴法是临床常用配穴方法。

⑥专家共识认为远近配穴法是临床最常用的配穴方法：对"相较于局部配穴法，远近配穴法是临床最常用的配穴方法"命题的总认同率高达78%，说明远近配穴法是临床常用配穴方法。

⑦远近配穴法是针刺核心处方的主要组方原则：远近配穴法是针灸核心处方的主要组方原则，并通过辨病症或病位选取相应腧穴，组成针灸基本处方。

通过对复杂网络进行K-core滤波值设定（滤波值为复杂网络模型节点的平均度值），得到了九个优势病种的核心腧穴网络图（见图7-59）及核心处方。对核心腧穴处方分析发现，均为远近配穴法，且主要依据中医辨病辨证思维进行临床选穴配伍。

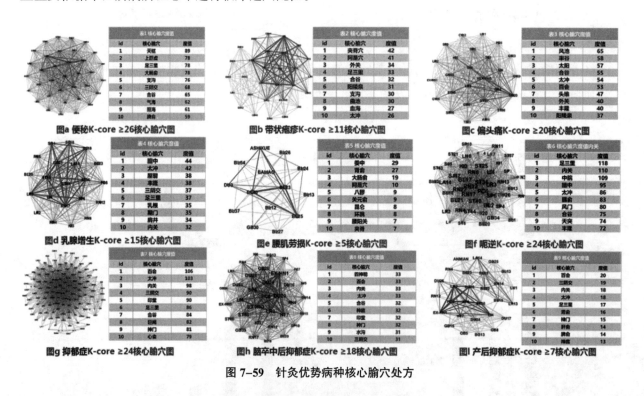

图7-59 针灸优势病种核心腧穴处方

研究结论：远近配穴已逐渐成为临床常用腧穴配伍方法。

⑧近五年高质量针刺相关RCT文献研究：分析流程图见图7-60。

A.远近配穴是近五年RCT研究的主要配穴方法，研究数量及阳性结果数见表7-28。

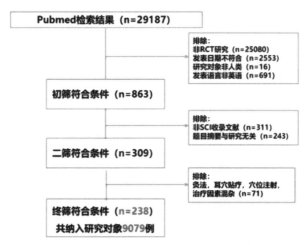

图 7-60　近五年高质量针刺相关 RCT 文献筛选流程图

表 7-28　远近配穴近五年 RCT 研究数量及阳性结果数

选穴方式	项目数量	阳性结果项目数	选穴方式	项目数量	阳性结果项目数
远近配穴	139	120	远端取穴	27	24
远远配穴	8	8	局部取穴	24	23
局部配穴	6	5	总计	204	180

　　B. 阳性结果项目多选用远近配穴。所研究文献中，66.7% 应用远近配穴，13.3% 应用远端取穴，12.8% 应用局部取穴，4.4% 应用远远配穴，2.8% 应用局部配穴。

　　C. 远近配穴是全身性疾病、脏腑病、肢体经络、局部病中使用最多的配穴方法，应用比例见图 7-61。

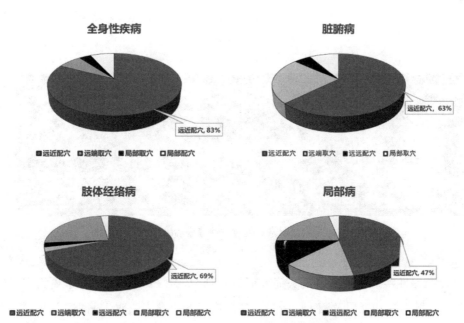

图 7-61　远近配穴在四种疾病中的应用比例

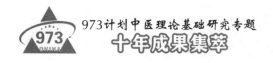

（5）针刺配伍在麻醉与围手术期的应用：多为远近配穴，数据见表7-29。

表 7-29　麻醉与围手术期针刺的选穴及配伍

	镇痛镇静	恶心呕吐	术后康复
远近配穴研究数及有效率	7（100.00%）	NA	7（71.43%）
局部配穴研究数及有效率	NA	NA	NA
远远配穴研究数及有效率	1（100%）	1（100%）	NA
远端取穴研究数及有效率	3（66.67%）	5（80.00%）	1（100.00%）
局部取穴研究数及有效率	3（66.67%）	NA	NA
阳性结果常用腧穴方式	远近配穴（7/12）	远端取单穴（4/5）	远近配穴（5/6）

3. 腧穴配伍效应差异的神经生物学机制

（1）通过构建单一急症载体——晕动病模型，证实针刺单穴与针刺配穴后的脑激活模式无论是在全脑水平上，还是在局部脑干分析层面上都存在明显差异，见图7-63，且单穴相比于配穴更能减少胃动频率，针刺单穴和针刺配穴对晕动模型恶心打分及胃电的调节比较见图7-62，该疗效与单穴激活的大脑区域密切相关。单穴与配穴对晕动被试者延髓与全脑功能连接的差异效应见图7-64。

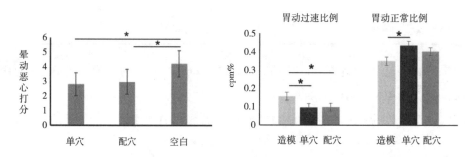

图 7-62　针刺单穴和针刺配穴对晕动模型恶心打分及胃电的调节

（*P < 0.05）

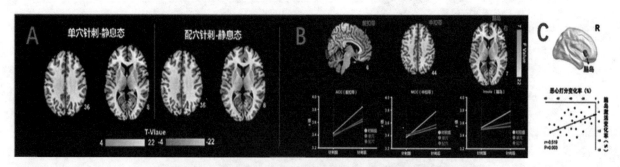

图 7-63　单穴与配穴针刺对晕动造模后大脑网络的影响

A. 激活；B、C. 被试大脑的响应变化

（2）借助复杂慢性疾病载体——偏头痛，证实针刺配穴比针刺单穴引起了更为广泛的大脑变化，包括局部脑功能、脑网络功能以及脑干区域特异功能连接变化。表明对于偏头痛这样的复杂慢性疾病，针刺配穴可能通过大脑多靶点激活发挥效应。图7-65分别为以PAG和额极作为种子点，全脑功能连

接在针刺单穴和配穴后的变化；针刺单穴与针刺配穴对偏头痛患者脑干 PAG 和额极的全脑功能连接调节见图 7-66。

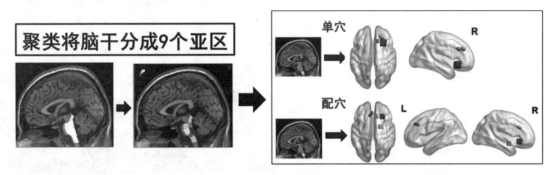

图 7-64 单穴与配穴对晕动被试者延髓与全脑功能连接的差异效应

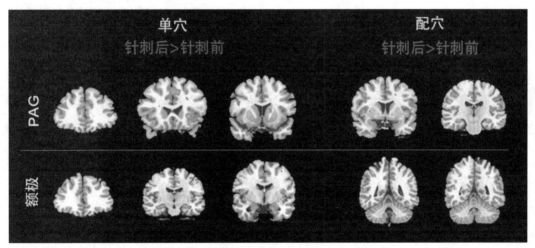

图 7-65 以 PAG 和额极作为种子点全脑功能连接在针刺单穴和配穴后的变化

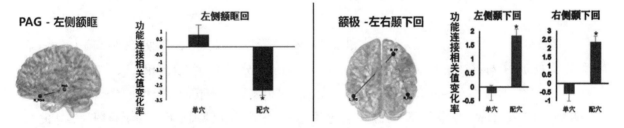

图 7-66 针刺单穴与针刺配穴对偏头痛患者脑干 PAG 和额极的全脑功能连接调节

针对偏头痛患者，采用 ICA 方法分出的 10 个脑网络。额顶网络（IN 1 和 IN 2）、默认网络（IN3、IN4 和 IN5）、顶叶网络（IN6）、听觉网络（IN7）、视觉网络（IN8）、小脑（IN9）、感觉运动网络（IN 10），对偏头痛患者针刺单穴与配穴，研究额顶网络（N1 和 N2 网络）和默认网络（N4 网络）的激活，以及额顶网络内额眶区域在针刺前后的激活差异，发现配穴引起额顶网络与默认网络更广泛的激活，显示"多靶点效应"。见图 7-67。

（3）建立慢性神经病理性痛模型，明确配穴通过作用于下行易化抑制系统谷氨酸能神经元突触前膜 CB1 受体，抑制钙内流，导致突触前神经元释放谷氨酸递质减少，作用于突触后的 NMDA 受体的递质减少，从而产生镇痛作用。

针刺激活的头侧腹外侧中脑导水管周围灰质（R-VLPAG）神经元受来自皮质谷氨酸能神经元投射末端突触前膜 CB1 受体调节，针刺上调了野生型小鼠 PAG 内源性大麻素含量，诱导了 R-VLPAG 区域 c-fos 表达增加，且该上升的 c-fos 表达在 Glu-CB1-KO 小鼠消失。

顺行示踪剂 BDA 标记的前边缘皮层（PrL）→ PAG 投射神经元，CB1 受体表达于 PrL → PAG 谷氨酸能投射神经元末梢，vlPAG 区域存在 CB1、VgluT1 和 BDA 三种免疫信号的共表达。从 PrL 到 VLPAG 的谷氨酸能投射末端表达有 CB1 受体，通过使用 DREADD 操纵 RPL 主要神经元的谷氨酸能传递。通过 PrL 内注射分别在 Camk2 启动子控制下表达 hM3D、hM4D 或对照增强型绿色荧光蛋白（eGFP）的 AAV 载体获得 PrL-DREADD 小鼠。我们应用化学遗传的方法发现，激活 PrL 投射神经元能够抑制针刺镇痛效应，而抑制 PrL 投射神经元则能够模拟针刺镇痛效应。

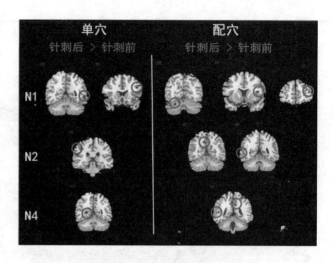

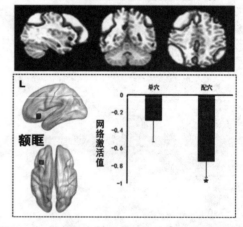

图 7-67　针刺单穴与配穴对偏头痛患者额顶网络（N1 和 N2 网络）和默认网络（N4 网络）的激活（左图）以及额顶网络内额眶区域在针刺前后的激活差异（$^*P < 0.05$）

（4）通过分析单穴与配穴干预偏头痛大鼠模型的效应，发现针刺单穴与配穴在改善偏头痛大鼠行为学和分子生物学指标存在差异，配穴对行为学的优势效应与分子生物学改善相一致。

①下行易化／抑制系统 c-FOS 表达：本研究发现反复电刺激硬脑膜能显著增加 Fos 阳性神经元在 PAG、RMg 和 TNC 的表达，提示下行抑制／易化系统参与偏头痛；针刺干预后以上核团高表达的 Fos 阳性神经元被明显抑制，提示针刺风池穴可通过调控下行抑制／易化系统治疗偏头痛，该调控作用或许是平衡了抑制／易化间的失衡（增强抑制／减弱易化）。

②针刺单穴和配穴对在体细胞外电生理的调节：脑干中枢内源性痛觉调制系统（endogenous pain modulatory system）是以脑干中线结构为中心组成，包括内源性下行抑制系统和下行易化系统，是三叉神经血管痛觉通路的重要组成部分。目前的研究认为下行易化／抑制系统是一个主要由 PAG、延髓头端腹内侧核群（rostral ventromedial medulla, RVM）和一部分脑桥背外侧网状结构的神经元组成的神经网络结构，经脊髓背外侧束（dorsolateral funiculus, DLF）和腹外侧束（ventrolateral funiculus,

VLF）下行至延髓和脊髓背角浅层，对脊髓背角和三叉神经颈复合体（Trigeminal cervical complex，TCC）的伤害性感受进行双向调节，两大系统间的平衡协调参与对包括偏头痛在内的各种疼痛的调控。

作为下行调控的接替站，RVM 主要由中缝核簇和位于网状巨细胞核腹侧的邻近网状结构组成。在电刺激硬脑膜致偏头痛大鼠模型的研究中发现，PAG-RVM 通路是下行调控系统中参与偏头痛病理生理机制主要通路的关键核团，PAG-RVM 再投射至 TCC，易化 / 抑制外周伤害性信息向中枢的传递。

③针刺单穴和配穴对下行调制系统的调节：对于慢性复杂疾病偏头痛模型，配穴较单穴的差异是对下行调制系统疼痛相关受体的协同增强或协同抑制的双向调控效应，具体表现为配穴协同增加抑制型受体（5-HT1B 受体、5-HT1D 受体、5-HT1F 受体）的表达，配穴协同抑制易化型受体（5-HT1A 受体、P2X3 受体、5-HT7 受体）的表达，且进一步协同抑制 5-HT7/PKC/CREB 通路及 P2X3/PKA/ERK 通路。

（5）基于脑功能影像的针刺预测研究发现，针刺治疗前的脑结构可以对针刺治疗的效果进行预测，并且个体自身的遗传学因素也会影响大脑对针刺的响应模式。基于脑灰质密度对针刺治疗后偏头痛相关症状变化的预测结果见图 7-68。

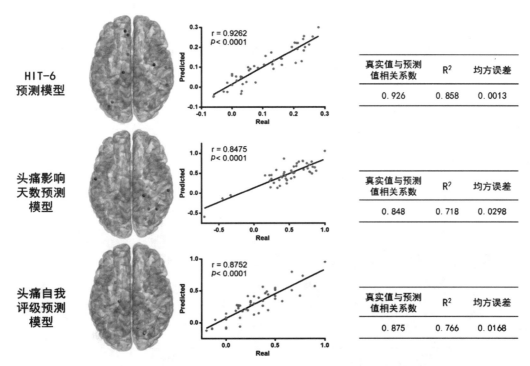

图 7-68　基于脑灰质密度对针刺治疗后偏头痛相关症状变化的预测

（6）借助单穴和配穴（内关 - 中脘、足三里 - 中脘）对胃功能作用差异的研究，发现单穴和配穴对健康人体胃电频率、胃运动幅度都有一定的促进作用，虽然单穴与配穴效应存在一定的差异，但未呈现规律性；内关、中脘单穴及配伍应用均可抑制化疗后恶心呕吐患者的胃动过速，且呈现双穴作用优于单穴的趋势。足三里、中脘单穴与配伍应用在化疗期间对胃电均无显著影响。随访期间，单穴应用与配伍使用对胃电的影响趋势不同，单穴呈现抑制胃电频率，配穴呈现一定的升高作用；内关、中脘单穴与配伍应用对中央后回血氧代谢影响不同。结果见图 7-69 ～ 72。

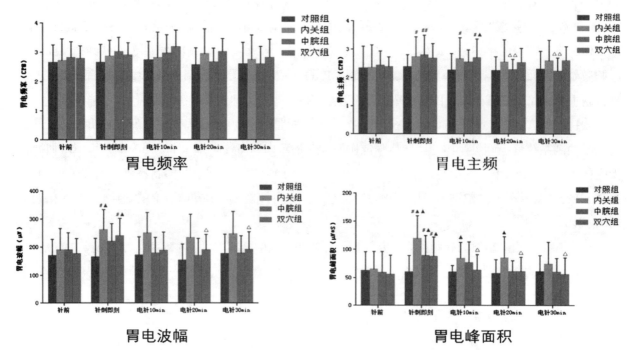

图 7-69　内关、中脘单穴刺激与配伍应用对健康人体胃电的影响

与同组针刺前相比，$^{\#}P < 0.05$，$^{\#\#}P < 0.01$；与同组针刺即刻相比，$^{\triangle}P < 0.05$；与同时段对照组相比，

$^{\blacktriangle}P < 0.05$，$^{\blacktriangle\blacktriangle}P < 0.01$。

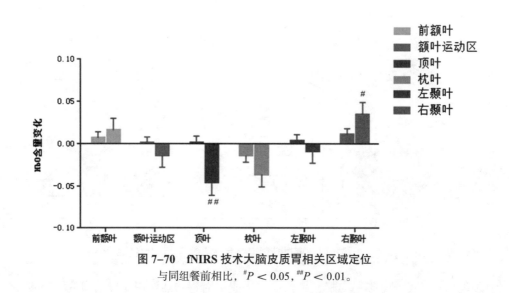

图 7-70　fNIRS 技术大脑皮质胃相关区域定位

与同组餐前相比，$^{\#}P < 0.05$，$^{\#\#}P < 0.01$。

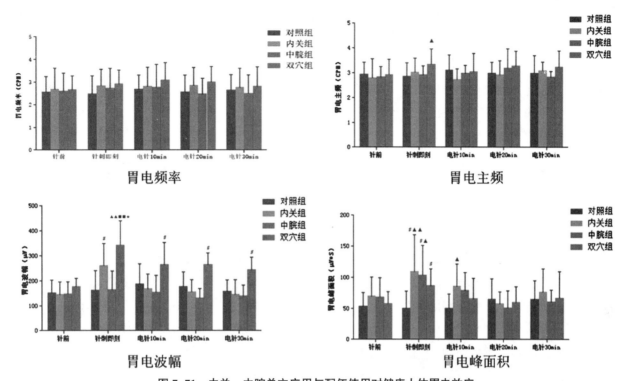

图 7-71　内关、中脘单穴应用与配伍使用对健康人体胃电效应

与对照组相比，▲$P < 0.05$，#$P < 0.05$，与同组针前相比，##$P < 0.05$，与同时段中脘组相比，■$P < 0.05$，■■$P < 0.01$；与同时段内关组相比，★$P < 0.05$。

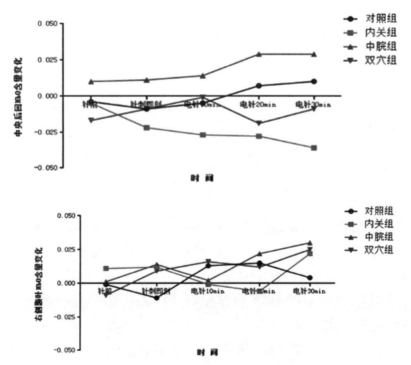

图 7-72　内关、中脘单穴应用与配伍使用对大脑皮质血氧代谢的影响

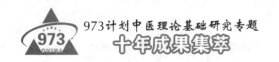
（7）通过分析不同频率刺激电针干预急性热痛的效应，发现高频电针干预与低频电针干预在改善急性热痛模型行为学指标存在差异，明确低频电针镇痛的作用机制。

通过两个剂量依赖实验确定了不会产生镇痛作用且对电针镇痛效应无影响的 MK-801 最大无效剂量为 0.003mg/kg，并将该剂量应用于 CB1-KO 小鼠和 Glu-CB1-KO 小鼠，恢复了低频电针诱导的镇痛效应。这表明 CB1 受体依赖性兴奋性谷氨酸传递的快速抑制是谷氨酸能神经元 CB1 受体介导低频电针镇痛效应的下游机制。

（三）学术影响

1. 证实针刺可提高麻醉手术后患者的舒适度、加快术后康复，为后续针刺在麻醉与围手术期的应用奠定了坚实的基础，同时也为麻醉医生提供了新的临床实践视角

2. 完成电针防治化疗后恶心呕吐的 RCT 研究，明确电针对化疗后恶心呕吐的疗效，发现中脘可有效控制化疗后恶心的发生、减轻症状，对电针进入国际临床实践指南推荐方法有重要意义。

3. 创新性提出"针药平衡麻醉"概念，研发"西京"TENS 电子针刺麻醉仪，证实该麻醉仪在麻醉与围手术期的有效性和安全性，极大地降低了西医背景的麻醉医生在使用针刺麻醉时的难度，大大推动了针刺在临床的实践

4. 应用"透射式"电极实现"内关透刺外关"效果的腕式止吐仪，为有恶心呕吐风险或症状患者的提供简便有效的干预措施，为促进针灸在肿瘤临床中的使用提供设备上的便利。

十一、针刺对功能性肠病的双向调节效应

【摘要】便秘和腹泻是肠道传输功能低下和亢进所出现的两种病变过程；前者是由于交感神经紧张、副交感神经兴奋状态降低，导致肠道传输功能低下引起；后者是由于副交感神经兴奋亢进，导致肠道传输功能过强引起。天枢穴具有抑制胃、小肠运动和促进直结肠运动的双向调节效应，故在临床上天枢具有治疗以小肠运动加快的功能性腹泻和结肠传输减慢的功能性便秘功效，表现出天枢穴的双向治疗效应。

【成果来源】项目十九：针刺对功能性肠病的双向调节效应及其机制（2011）

（一）理论内涵

1. 针灸对脏腑病变具有恢复稳态平衡的双向调节效应，腧穴与相同节段神经支配的内脏器官在交感神经控制下组成一个相对紧密联系的结构 - 功能性单元；围绕这种结构 - 功能性单元的异节段神经支配区域经穴形成一个可能通过副交感神经通路发挥相悖效应的功能性集元。单元经穴和集元经穴共同构建躯体传入信息调整和平衡内脏功能的稳态系统。副交感神经活动偏亢的病症主要取单元穴位，交感神经活动偏亢的病症主要取集元穴位。

2. 便秘和腹泻是肠道传输功能低下和亢进所出现的两种病变过程。前者是由于交感神经紧张、副交感神经兴奋状态降低，导致肠道传输功能低下引起；后者是由于副交感神经兴奋亢进，导致肠道传输功能过强引起。相应的功能性集元穴位（合穴：曲池、上巨虚，俞募配穴：天枢、上巨虚，合俞募

穴：以上4个穴位）可加强副交感神经兴奋，具有促进肠传输的功能，达到治疗功能性便秘的目的；功能性单元穴位（天枢、大肠俞）可兴奋节段性交感神经，抑制副交感神经，具有降低肠传输的功能，达到治疗功能性腹泻的作用。

3. 对于胃和小肠来说，天枢是单元穴位，曲池和上巨虚是集元穴位；而对于大肠来说，上巨虚、曲池和天枢都是集元穴位。单元穴位在交感神经参与下对胃肠运动发挥抑制作用（故天枢作为胃和小肠的单元穴发挥抑制作用）；而集元穴在副交感神经参与下对胃肠运动发挥促进作用（故曲池和上巨虚作为胃和小肠的集元穴发挥激活作用）。对于直结肠而言，天枢、曲池和上巨虚都是集元穴位，在副交感神经参与下对胃肠运动发挥促进作用，故除了曲池和上巨虚外，天枢也作为胃和小肠的集元穴发挥激活作用，因此天枢穴具有抑制胃和小肠运动和促进直结肠运动的双向调节效应，故在临床上天枢具有治疗以小肠运动加快的功能性腹泻（抑制小肠运动）和结肠传输减慢的功能性便秘（促进结肠运动）功效，表现出天枢穴的双向治疗效应。

（二）科学证据

1. 针刺不同穴位对功能性肠病双向调节的临床效应

（1）采用RCT设计开展针刺治疗功能性便秘的研究，纳入患者675人，其中合穴配穴组172例、俞募配穴组168例、合俞募配穴组165例、莫沙比利组（药物组）170例。主要结局指标周自主排便次数明显增加。入组时、第2周和第4周时，四组比较无显著性差异；入组8周时俞募穴组和合募俞组对药物组有显著性差异，说明针刺对肠道的促进作用较药物可持续更长时间。作为入组次要结局指标的便性状bristol评价，治疗在四组间有显著性差异（χ^2=15.66，P=0.0013），结果表明，在4周时合穴组和俞募组与药物组相比，有显著性差异（P=0.003，0.0024）。其余各组、各时间段比较无显著性差异。没有明显的不良事件发生。

结论：针刺合穴组、合募俞组、俞募配穴组增加慢性便秘患者周自主排便次数、改善粪便性状和排便困难程度与莫沙必利治疗一样有效，但针刺疗效可持续4周，有一定远期效应。

（2）采用RCT设计开展针刺治疗功能性腹泻的研究，共纳入427例，其中合穴配穴组110例、俞募配穴组104例、合俞募配穴组107例、药物洛哌丁胺胶囊组（药物组）106例。主要结局指标周自主排便次数明显减少，四组间比较无显著性差异。但在周排便次数改善值方面，治疗8周时，俞募取穴组的改善值显著优于药物组（P=0.032），而其他组间比较无显著性差异，说明针刺俞募穴组疗效更好。作为入组次要结局指标的便性状Bristol评价，治疗在四组间无显著性差异（χ^2=1.9099，P=0.5913）；但在8周时，俞募组显著优于药物组（P=0.0088），其余组间比较无显著性差异。没有明显的不良事件发生。

结论：针刺合穴组、合募俞组、俞募配穴组对功能性腹泻和肠易激惹综合征（腹泻型）在减少周排便次数、改善粪便性状和维持正常排便时间上与洛哌丁胺疗效相当，俞募配穴组4周随访效果优于洛哌丁胺，针刺俞募穴治疗腹泻远期疗效可能更好。

（3）针刺敏化穴治疗功能性肠的临床疗效观察完成针刺敏化穴治疗功能性便秘临床观察61例；功能性腹泻临床观察73例。功能性腹泻敏化穴位多出现在腹部、腰背部，有时见于四肢，便秘患者敏化

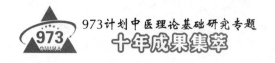

穴位多分布在腰骶部和下巨虚附近；各取4个相对敏化点做针刺治疗。

功能性便秘共纳入患者61例，主要疗效指标周自主排便次数均明显增加，经符号秩检验，敏化穴位针刺治疗的第4周和第8周平均周排便次数增加，存在显著统计学差异，次要结局指标粪便性状Bristol评分在治疗后的第2周、第4周、第8周与基线相比也有显著统计学差异。

针刺敏化点治疗功能性腹泻患者共73例，主要结局指标周排便次数明显减少，经符号秩检验，第2周、第4周和第8周与基线的平均排便次数减少存在显著统计学差异。次要结局指标粪便性状Bristol评分在治疗后的第2周、第4周、第8周与基线相比也有显著统计学差异。

2. 针刺对功能性肠病双向调节的量－效关系

（1）观察功能性便秘患者不同电针强度（分别采用约0.8倍阈值R Ⅲ反射和引起R Ⅲ反射的阈值电流作穴位电刺激；前者仅激活粗传入纤维，后者能激活细的传入纤维）刺激功能性单元穴位（天枢、大肠俞）治疗效应、效应强度与药物治疗效应、强度的比较，量化针刺所产生的临床疗效。

结果表明，两种强度电针组与药物组在各时间段均能显著提高便秘患者周自主排便次数和改善大便形状，差异有显著统计学意义；在各时间段，三组组间比较，无显著性差异，但强电针组疗效更好。在改善便秘患者相关健康生活质量（PAC-QOL）方面，强电针组在PAC-QOL总分、躯体不适、担心焦虑、满意度改善程度上均优于药物组，在满意度方面优于低强度组，差异具有统计学意义。在健康调查问卷（SF-36）中，强电针组在总分、躯体疼痛和社会功能方面改善优于莫沙比利和低强度电针组，差异有统计学意义。

（2）观察功能性腹泻患者0.8倍阈值R Ⅲ反射和引起R Ⅲ反射的阈值电流的电针刺激功能性集元穴位（曲池、上巨虚）治疗效应、效应强度与药物治疗效应强度的比较，量化针刺所产生的临床疗效。

结果表明，两种强度电针组与药物组在各时间段均能显著减少腹泻患者周自主排便次数和改善大便形状，差异有显著统计学意义；但低强度电针组在第6周减少周自主排便次数显著优于洛哌丁胺组，差异有统计学意义，表明低强度电针的远期疗效明显。在改善功能性腹泻患者相关健康生活质量（SF-36）方面，低强度电针组在总分、总体健康、精力、精神健康方面可有效改善患者的生活质量，差异有统计学意义，低强度电针组优于药物组，持续效应更好。

（3）在实验动物分别研究了针刺功能性单元穴位（天枢、大肠俞）对肠道运动的抑制作用，与不同剂量的阿托品抑制肠道运动的效应比较，量化针刺强度等同于多大的药物剂量。观察到，静脉持续给予阻断M胆碱受体的抗胆碱药阿托品能明显抑制胃肠运动，抑制率达21.96%+2.07%，而天枢穴电针能抑制16.48%+2.26%的胃肠运动；正常状态下电针天枢相当于40μg/（min·kg）阿托品效应的75%，即相当于30μg/（min·kg）的阿托品剂量。电针大肠俞对胃肠运动亦有7.99%+1.94%的轻微抑制作用，相当于40μg/（min·kg）阿托品效应的36%，即相当于14.55μg/（min·kg）的阿托品剂量。经计算，正常状态下电针天枢穴等同于30μg阿托品的作用，电针大肠俞穴等同于14.55μg阿托品的作用。

分别了研究针刺实验动物功能性集元穴位（曲池、上巨虚）对肠道运动的促进作用，与不同剂量的乙酰胆碱促进肠道运动的效应比较，量化针刺强度等同于多大的药物剂量。静脉持续给予乙酰胆碱能明显促进胃肠运动，促进效应达25.31%+4.29%，而上巨虚穴电针能促进9.16%+2.87%的胃肠运动；

正常状态下电针上巨虚相当于 20μg/（min·kg）乙酰胆碱效应的 75%，即相当于 7.24μg/（min·kg）的乙酰胆碱剂量。电针曲池穴对胃肠运动亦有 10.13%+3.85% 的促进作用，相当于 20μg/（min·kg）乙酰胆碱效应的 40.02%，即相当于 8.01μg/（min·kg）乙酰胆碱剂量。经计算，正常状态下电针上巨虚穴等同于 7.24μg 乙酰胆碱的作用，电针曲池穴等同于 8.01μg 乙酰胆碱的作用。

在确定药物浓度下，不同刺激量电针天枢穴调节空肠运动的量效关系提示，单位电针效应量对应的药物量随电针刺激量的增加而增加，但增加的幅度不是线性关系。为了明确规定针刺效应量的规律，选择不同刺激量（1、3、5、7、9mA）电针刺激天枢穴，观察给予不同药物背景下，单位电针刺激量与药物剂量的关系。

结果表明，随着刺激量的增加，单位电针刺激量相对于药物的量增加，尽管两个药物组增加的绝对量（变化百分率）不相同，乙酰胆碱组增加量大于阿托品组，但增加的倍数相近，而在正常组增加的倍数最小。提示在非正常情况下，电针刺激量的变化更能产生干预效应。将电针效应量转化为药物的剂的结果可以发现，不同刺激量下，单位电针刺激量对应的药物量并不一致，提示刺激量不同单位效应量亦可能不同，不存在简单的线性电针效应量与药物剂量的关系。

3. 针刺不同穴位对功能性肠病的双向调节作用及机制

针刺正常大鼠曲池、上巨虚均能促进空肠运动，天枢、大肠俞抑制空肠运动，以针刺天枢穴对空肠运动的抑制效果最为明显；而这 4 个穴位都能促进结肠运动。对腹泻和便秘大鼠模型，针刺所产生的效应与正常大鼠相似，仅有反应强度不同。针刺天枢穴可明显抑制胃肠运动；与此同时，增加胃交感神经的活动，而对胃迷走神经活动影响不明显或轻微抑制。当针刺上巨虚穴时能增强胃肠运动，胃迷走神经活动显著增加，而对交感神经活动的影响不明显。切断支配胃的内脏大神经废除针刺腹部穴位（如天枢、中脘）抑制胃运动的效应，但不影响针刺后肢穴位（如上巨虚和足三里）促进胃运动的作用；相反，切断胃迷走神经废除针刺后肢穴位刺激胃运动的效应，但腹部的针刺效应仍然保留。针刺急性脊髓化动物天枢等腹部穴位，抑制胃运动的效应可以保留，但上巨虚等后肢穴位促进胃肠运动的作用不复存在。

针刺通过中枢及肠神经系统，调节"脑肠肽"的释放，由此介导了针刺对胃肠道的调节作用。天枢 – 大肠俞在抑制胃肠运动的同时，组织中的抑制性脑肠肽分泌是增加的，但兴奋性脑肠肽降低。而曲池 – 上巨虚在促进胃肠运动时，组织中的兴奋性脑肠肽分泌是增加的，而抑制性脑肠肽降低。

针刺集元穴曲池、上巨虚均能增加空肠运动幅值，促进肠运动；针刺单元穴天枢、大肠俞减少肠运动幅值，抑制肠运动。针刺天枢、大肠俞和曲池、上巨虚穴都能增加直结肠运动幅值，促进直结肠运动。针刺腹泻模型动物单元、集元穴能抑制空肠运动，以天枢穴对空肠运动的抑制作用尤为明显；但都能减少空肠的运动幅值。针刺同样模型动物单元、集元穴都有轻度提高结肠运动的作用。针刺便秘模型动物集元穴能促进空肠运动，大肠俞，特别是天枢穴对空肠运动有抑制作用；与此同时，针刺天枢、大肠俞和曲池、上巨虚穴都能增加结肠运动幅值，促进结肠运动。

4. 针刺不同穴位组合对功能性肠病患者肠道运动有明显促进作用

功能性便秘患者针刺前后比较，针刺曲池 + 上巨虚组餐前升结肠和直肠的正常慢波百分比升高（$P < 0.05$），餐后升结肠的胃肠电节律紊乱率降低，直肠正常慢波百分比升高（$P < 0.05$）；针刺天

枢+大肠俞组餐前升结肠和直肠的平均幅值、平均频率和反应面积较针刺前增加（$P < 0.05$）；针刺天枢+大肠俞+曲池+上巨虚组餐前升结肠胃肠节律紊乱率下降，横结肠正常慢波百分比升高（$P < 0.05$）；餐后横结肠和降结肠的正常慢波百分比升高（$P < 0.05$）。

功能性腹泻患者针刺前后比较，针刺曲池+上巨虚组餐前升结肠段、降结肠段、直肠段的正常慢波百分比降低（$P < 0.05$），针刺天枢+大肠俞组，升结肠段餐前的反应面积增加、正常慢波百分比降低（$P < 0.05$），直肠段餐前的胃肠电节律紊乱率降低（$P < 0.05$），餐后的正常慢波百分比降低（$P < 0.05$）。

5. 针刺对功能性肠病双向调节与自主神经功能的关系

（1）破坏穴位组织的C-纤维能够阻断针刺调节胃肠运动的效应：正常状态下针刺小鼠上巨虚可以增加空肠运动的幅值和运动积分，激活了空肠的运动，采用蛇毒溶解A-纤维髓鞘后，针刺上巨虚对空肠运动仍有促进作用。但是采用2%辣椒素选择性破坏C-纤维后，针刺上巨虚对空肠的运动频率、运动幅值和积分等明显下降，表明C-类纤维是影响针刺效应的主要传入神经纤维。进一步采用酸敏感性离子通道敲除小鼠和香草酸瞬时受体亚型1基因敲除小鼠，和其同源野生鼠C57BL/6为对照，观察针刺天枢、上巨虚、曲池、大肠俞对胃运动的影响。结果观察到1mA电针异节段集元穴位（上巨虚、曲池）均引起三组小鼠胃内压及胃蠕动波幅的升高。与C57和ASIC3-/-小鼠相比，电针对TRPV1-/-小鼠胃运动的促进作用减弱。

（2）敲除肾上腺素能-β1&2-/-受体基因小鼠减弱针刺对胃肠运动的抑制效应：采用Beta1&2-/-小鼠和其同源野生型小鼠C57BL/6，以肠内压和肠蠕动波幅为指标。观察手针上巨虚、曲池、天枢、大肠俞30秒钟对C57BL/6和Beta1&2-/-小鼠胃、空肠和直结肠运动的影响。肾上腺素能β受体敲除后，同节段单元穴位（天枢和大肠俞）对胃、空肠和直结肠的抑制效应明显减弱，而异节段集元穴位（上巨虚和曲池）的促进效应未发生明显改变，提示β_1和β_2受体是影响针刺同节段穴位（天枢和大肠俞）对空肠和直结肠抑制效应的重要环节之一。

（3）针刺副交感神经胆碱能M_2、M_3受体基因敲除小鼠可减弱对胃肠运动的促进效应。由于损伤了迷走传出神经的部分功能，从而削弱了针刺后肢上巨虚穴对胃、空肠运动的促进作用，但并不影响针刺腹部天枢穴抑制胃、空肠运动的作用。

（4）脊髓侧角介导了针刺对胃肠运动的调节：以IMM和IML（打开T9椎体，记录T8～10节段脊髓侧角）的神经元放电为观察指标，采用细胞外记录方法，比较不同穴位（足三里、上巨虚、曲池、天枢、大肠俞）针刺对脊髓侧角交感神经元活动的影响，以研究交感神经初级中枢在针刺调节胃肠功能中的作用。

结果表明：针刺时不同穴位均有交感信号传入与传出；腹背部穴位交感信号有效传入与传出均强于四肢部穴位。针刺相同穴位，交感中枢信号传入在针刺后6分钟内与针刺即时效应相近；在传出信号方面，相对于四肢部腧穴，腹部腧穴天枢对交感传出中枢影响持续时间为短。

（三）学术影响

研究成果首次系统探讨针刺双向调节效应的规律及其相关的生物学机制。采用RCT临床研究设计，系统观察了不同穴位对功能性肠病的治疗，明确了针刺治疗功能性肠病具有优势，为现代针灸临床学和体表医学的发展奠定基础，促进了针灸临床的发展。基于本项研究成果，课题组出版了专著《系统针灸学》，与韩国、奥地利、澳大利亚和美国等相关机构在针灸研究领域建立了合作。

十二、功能性肠病的穴位敏化规律和机制

【摘要】腧穴存在敏化态与静息态两种功能态，在疾病状态下体表腧穴发生敏化。在肠道病变时体表会出现以压痛为主的敏化点，如患功能性肠病时，足三里、上巨虚、下巨虚、阴陵泉、三阴交、内关等穴区敏化比例较高，功能性腹泻的敏化部位以脐周和天枢穴为中心，功能性便秘患者的敏化部位以左天枢为中心密集分布，这种腧穴敏化现象的发现将对针灸治疗的选穴起到一定的指导作用。

【成果来源】项目十九：针刺对功能性肠病的双向调节效应及其机制（2011）

（一）理论内涵

1. 穴位的功能和机体的机能状态密切相关，在肠道病变时体表会出现以压痛为主的敏化点，这些敏化点与相关穴位及疾病之间存在明确的相关关系。穴位从生理状态的相对"沉寂"向病理状态的相对"激活"过程中，其穴区大小、敏感度和功能强弱都可发生一定的变化；这些变化与病变的强弱、病变的迁延有对应关系，随着病变的减轻，敏化现象也逐渐隐逸。敏化点区微理化环境发生了明确改变，出现了"穴位敏化池"。池中细胞和神经纤维的敏化物质如组织胺、5-HT、P物质、CGRP和TRPV-1等呈强阳性表达。敏化穴位的刺激能够引起脊髓背角、延髓DCN、SRD和丘脑VPL神经元的明显激活。

2. 功能性腹泻的敏化部位以脐周和天枢穴为中心，功能性便秘患者的敏化部位以左天枢为中心密集分布，两者之间有交叉。患功能性肠病者，足三里、上巨虚、下巨虚、阴陵泉、三阴交、内关等穴区敏化比例较高，范围可扩大到穴位旁开 1 ～ 3cm。穴位敏化现象多出现在病变内脏传入神经节段相对应的体表躯体传入相同或相邻节段的皮节区域，而分布在相应皮节的常用穴位出现敏化现象的几率更高。

3. 穴位的大小和功能是随内脏功能活动的变化而变化的，内脏功能正常时，腧穴处于相对静寂的状态；而当内脏受损、功能发生变化时，相应的腧穴也就变得敏化而更加活跃，这种腧穴敏化现象的发现将对针灸治疗的选穴起到一定的指导作用；也为穴位从静寂到激活的敏化过程提供了科学依据。

（二）科学证据

1. 通过在受试者机械疼痛敏感试验和热敏试验所确定的敏化穴位，采用皮肤打孔取材（约直径1mm；非敏化部位取同一受试者的对侧穴位），用 10% 福尔马林固定后组织脱水，冰冻切片，进行免疫荧光标记同时用荧光素 DAPI 标记细胞核，观察到在敏化部位，这些活性物质的表达分布。发现在敏化穴位 5-HT、HA 和 SP 主要表达在毛囊周围的神经纤维，TRPV1 大多表达于表皮和毛囊周围角质细胞的胞膜，在毛囊周围也有分布。这些物质的表达在敏化穴位均较非敏化穴位有所增强。

2. 向 23 只大鼠导入不同剂量的芥子油（2 ～ 20μL）后，随着剂量的增加，其体表 EB 渗出点也随

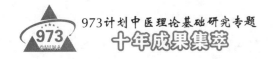

之增加，说明皮肤渗出点与器官的病变程度成正比。在 11 只大鼠的 L2 节段记录了 11 个脊髓背角广动力神经元活动，正常情况下这类神经元的外周感受野相对较小，为 $0.61\pm0.17cm^2$，直肠注射 5μL 芥子油后感受野增加到 $0.73\pm0.21cm^2$，在此基础上将芥子油注射量增加至 10μL，该神经元可探察的感受野面积进一步增加到 $0.78\pm0.27cm^2$，意味着"穴位"已从正常状态下的面积相对较小进入病理状态下的穴位扩大。

3. 对急性胃肠黏膜损伤后体表神经源性炎症反应点的研究表明，这些反应点呈现致痛物质增高现象，5–HT、P 物质（SP）、降钙素基因相关肽（CGRP）、香草素受体 –1（TRPV–1）、组织胺（HA）以及缓激肽（BK）受体等具有高分布特征，其中 5–HT 分布于毛囊周围，SP 分布于皮下，缓激肽 –1/2 受体也分布于毛囊周围，这可能是内脏病变导致体表痛敏的物质基础，也是导致穴位敏化的物质基础。在此基础上，进一步采用 Western Blot 定量测定了急性胃损伤引起的皮肤敏化点的 SP、BK–1 受体、HA 的含量，结果与组织化学的研究结果一致。敏化穴位处出现肥大细胞聚集和脱颗粒现象，而其周围的肥大细胞减少，说明由于敏化穴位处的神经源性炎症导致肥大细胞游走、聚集和脱颗粒现象，进一步导致生物活性物质的释放。

4. 在 C57 小鼠胃内灌入 0.5 当量的稀盐酸（0.5N HCl）造成胃肠黏膜急性损伤，40% 的动物腹背部出现依文思蓝渗出点；在 ASIC3$^{-/-}$ 动物，有 33% 动物腹背部出现依文思蓝渗出点；而在 TRPV1–/– 的动物，未发现 1 例动物腹背部出现依文思蓝渗出点。可见，辣椒素受体的存在与否是影响穴位敏化的关键因素。

5. 采用蛇毒破坏 A– 类纤维后，针刺上巨虚增加了空肠运动的幅值和运动积分的效应并不受 A 纤维破坏的影响，仍有促进肠运动的作用。提示 A– 类传入纤维不是传递针刺信号的主要神经。而采用辣椒素破坏 C– 类纤维后针刺上巨虚对空肠运动的促进效应与正常状态相比明显下降；表明针刺上巨虚促进空肠运动的效应与 C– 类纤维有关。同样，采用酸敏感性离子通道敲除小鼠（影响机械感受器的敏感性）和香草酸瞬时受体亚型 1 基因敲除小鼠（影响痛温觉感受器敏感性），和其同源野生鼠 C57BL/6 为对照，观察针刺天枢、上巨虚、曲池、大肠俞对胃运动的影响。1mA 电针同节段穴位（天枢、大肠俞）均引起三组小鼠胃内压及胃蠕动波幅降低。与 C57 和 ASIC3$^{-/-}$ 小鼠相比，电针对 TRPV1$^{-/-}$ 小鼠胃运动的抑制效应减弱。电针对 C57 和 ASIC3$^{-/-}$ 小鼠胃运动的作用差异不明显。从已得到的数据来看，异节段穴位对胃蠕动频率的促进作用不明显，而同节段穴位对胃蠕动频率的抑制效应较明显。

6. 研究在直结肠扩张的伤害性刺激（CRD）情况下，脊髓背角（WDR 神经元）、低位延髓楔束核（DCN 神经元）、延髓 – 中脑部的背侧网状亚核（SRD 神经元）和丘脑腹后外侧核（VPL 神经元）对穴位传入的敏化反应。体表穴位的触压刺激和针灸刺激可以激活这些中枢核团神经元的反应，在此基础上给予 CRD 刺激后，这些神经元对同样的穴位刺激发生了更为明显的激活反应，从而证明内脏的病理性传入能明显易化了来自穴位的传入反应，说明穴位已经发生敏化。

在不同中枢水平出现躯体痛觉敏化。在脊髓，伤害性内脏扩张刺激可以敏化脊髓背角的 WDR 神经元，使其对来自体表同节段腧穴的电针传入产生更强烈的反应，脊髓背角 WDR 神经元在内脏伤害性损伤后功能易化导致了腧穴功能敏化的动态变化，这可能是腧穴敏化的脊髓中枢机制。在颈髓，

DCN 神经元在 80mmHg 的 CRD 刺激后对皮肤的反应呈易化现象。内脏痛刺激之后对皮肤感受野或穴区对触觉刺激发生敏化反应。在延髓，伤害性内脏扩张刺激也可以敏化延髓的 SRD 神经元，被敏化的 SRD 神经元表现为被电针激活的阈值下降。原本不能激活该神经元的非伤害性电针刺激在给予伤害性内脏扩张刺激后可以激活该神经元；而原本可以激活该神经元的伤害性强度的电针刺激在给予伤害性内脏扩张刺激后对该神经元的激活反应明显增强。说明脊髓上中枢 – 延髓背侧网状亚核也参与了腧穴敏化的动态变化过程。在丘脑，反复的内脏痛性刺激可使 VPL 对皮肤刺激反应逐步加强，表现为背景自发放电增多、阈值降低、刺激放电数增加，甚至波及刺激后放电。这种对正常刺激的异常强反应现象可能与内脏病变时皮肤出现敏化的程度有关。

（三）学术影响

穴位敏化概念的提出是基于传统中医理论的原始性创新。穴位具有可塑性，会因内脏功能状态的变化而改变"开 / 合"状态和功能强弱。在内脏病变时体表会出现以压痛为主的敏感点，这些敏感点与相关穴位及疾病之间存在明确的关系，从生理状态的相对"沉寂"向病理状态的相对"激活"过程中，其穴区大小、敏感度和功能强弱都可发生相应改变，并随着病变逆转。这些内容首次系统阐明穴位的本态特征，指出"穴位"是机体在病理状态下能与相应靶器官（如深部组织或内脏）通过"单元"或"集元"的结构联系发生交互对话（cross–talk），发挥"个性"和 / 或"共性"效应的体表位域，深化了现代腧穴认识。

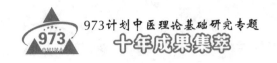

第八章 临床类研究成果

第一节 中医临床研究成果

一、通心络胶囊对心血管和颈动脉疾病的治疗作用

【摘要】通心络胶囊是以脉络学说为指导的通络代表药物，主要用于冠心病心绞痛属心气虚乏、血瘀络阻证，亦用于气虚血瘀络阻型中风病。通心络胶囊干预急性心梗 PCI 术后、颈动脉斑块的前瞻性、随机、双盲、安慰剂对照、多中心临床研究，为通络药物治疗和预防心脑血管疾病提供了可靠的循证研究依据，有力地推动了以通心络胶囊为代表的中医药进入心脑血管疾病领域权威指南 / 共识。

【成果来源】项目一：脉络学说指导血管病变防治基础研究（2005）；项目二十四：基于心脑血管病变的脉络学说理论研究（2012）

（一）技术方案

通心络胶囊是已上市药物，主要组成成分为人参、水蛭、全蝎、赤芍、蝉蜕、土鳖虫、蜈蚣、檀香、降香、乳香（制）、酸枣仁（炒）、冰片。

使用方法：口服。一次 2～4 粒，一日 3 次。

（二）适应证

通心络胶囊主要功效为益气活血，通络止痛。用于冠心病心绞痛属心气虚乏，血瘀络阻证，症见胸部憋闷，刺痛，绞痛，固定不移，心悸自汗，气短乏力，舌质紫黯或有瘀斑，脉细涩或结代。亦用于气虚血瘀络阻型中风病，症见半身不遂或偏身麻木，口舌歪斜，言语不利。

（三）科学证据

1. 口服通心络胶囊减少急性心梗 PCI 术后心肌无复流

（1）方案设计：北京阜外医院、复旦大学附属中山医院、第二军医大学长征医院、中国医科大学等 9 家单位，采用随机、双盲、安慰剂平行对照、多中心研究设计方法，于 2007 年 1 月至 2009 年 5

月共录入 219 名急性 ST 段抬高心肌梗死（STEMI）并行急诊介入治疗的患者，随机分为通心络试验组和安慰剂对照组，通心络或安慰剂在患者行急诊介入治疗前给予一次负荷量（2.08g），同阿司匹林（300mg）和氯吡格雷（300mg）一起顿服，第 2 天起常规每日 3 次，每次 1.04g，持续 6 个月。于入院时、冠脉球囊扩张后 1 小时、2 小时、6 小时、12 小时、24 小时记录患者心电图 ST 段抬高幅度变化，评价 AMI 再灌注治疗后心肌无再流变化；于 AMI 后第 7 日、180 日行静态核素单光子发射计算机断层显像（SPECT），计算 17 节段心肌充盈指数，评价心肌梗死面积大小，同时进行血常规、尿常规、肝肾功能检查，记录研究过程中发生的不良事件，进行安全性评估。

（2）研究数据：通心络治疗组（*n*=108）与安慰剂对照组（*n*=111）患者在性别、年龄、胸痛持续时间、心功能 Killip 分级、基线心电图 ST 段抬高幅度、冠脉靶血管介入前后 TIMI 血流分级等基线指标均无显著性差异。两组患者阿司匹林、氯吡格雷、他汀、β 受体阻滞剂、血管紧张素转换酶抑制剂（ACEI）或血管紧张素 Ⅱ 受体拮抗剂（ARB）的西药治疗无显著性差异。

①通心络明显改善 PCI 术后心电图 ST 段回落幅度和完全回落率：自术后 6 小时起 ST 段回落幅度，通心络组（治疗组）即明显优于安慰剂组（对照组），$P < 0.05$，24 小时时 $P < 0.01$；24 小时 ST 段完全回落率 65.74%，明显优于对照组 45.95%，$P < 0.01$，提示心肌无复流明显减少。

②核素扫描显示通心络明显增加心肌血流灌注：核素扫描心肌灌注缺损范围指数，7 天、180 天通心络组优于安慰剂组，$P < 0.05$。

③心肌声学造影显示通心络明显增加心肌微循环血流灌注：声学造影心肌血流灌注值，7 天、180 天通心络组优于安慰剂组，$P < 0.05$。

④超声心动图显示明显改善心脏收缩功能：180 天超声心动室壁运动评分指数，通心络组明显优于安慰剂组，$P < 0.01$。

（3）研究结果：通心络组再灌注后 6 小时、12 小时、24 小时的心电图 ST 段相对基线回落幅度显著优于安慰剂组；并且至再灌注后 24 小时，心电图无再流发生率显著降低。通心络组冠脉再通后 7 天和 180 天的 SPECT 17 节段心肌充盈指数均显著优于安慰剂组。两组间不良事件发生率无显著性差异。通心络同安慰剂相比能够显著降低 AMI 急诊介入治疗后心肌无再流、缩小心肌梗死面积，并具有良好的安全性。

2. 通心络胶囊对颈动脉斑块的作用

（1）方案设计：由山东大学齐鲁医院张运院士、张梅教授作为主研人，试验单位包括山东大学齐鲁医院、中国医学科学院阜外医院在内的全国 35 家三甲医院。纳入颈动脉超声检查存在非钙化性颈动脉斑块者 1212 例，即超声显示任意一侧颈总动脉或颈内动脉管壁内中膜回声的局限性增厚 ≥ 1.2mm 和 < 3.5mm 的非钙化性颈动脉斑块患者。在原基础用药不变的情况下，随机分为对照组（安慰剂，6 粒 / 次，2 次 / 日）和治疗组（通心络胶囊，6 粒 / 次，2 次 / 日），口服，疗程 24 个月。采用双侧颈动脉前后壁 12 个部位的最大颈动脉内膜 – 中层厚度（IMT）的平均值为主要疗效指标，以双侧颈总动脉最大斑块面积、血管重构指数、主要心血管临床事件发生率等为次要疗效指标。

（2）研究数据

①颈动脉内膜中层厚度（LS）：24 个月时，通心络组和安慰剂组的平均内中膜厚度分别为

0.952±0.151mm 和 0.970±0.149mm。12 个 月 时， 通 心 络 组 LS 平 均 IMT 降 低 0.0001（95%CI：
–0.0049～0.0048），安慰剂组 LS 平均 IMT 增加 0.0149（95%CI：0.0101～0.0197）；24 个月时，通
心络组 LS 平均 IMT 降低 0.0018（95%CI：–0.0066～0.0031），安慰剂组 LS 平均 IMT 增加 0.0307
（95%CI：0.0259～0.0355）。通心络组和安慰剂组的平均 IMT 年变化值分别为 –0.00095mm（95%CI：
–0.00330～–0.00141）和 0.01312 mm（95%CI：0.01076～0.01548），两组间差异有显著性，–0.01407
（95%CI：–0.01740～–0.01073，$P < 0.001$）。

②重大心血管事件：通心络组比安慰剂组第一次主要心血管事件发生的时间更晚，事件发生率更
低。通心络组有 47 名患者（7.7%）发生心血管事件，安慰剂组有 80 名患者（13.2%）发生心血管事
件（P=0.002），特别是通心络组不稳定心绞痛的发生率低于安慰剂组（P=0.005）

③超声测量的重复性：中膜厚度、长轴切面斑块面积、短轴切面斑块面积与 RI 的观察者内变异系
数分别为 0.982、0.915、0.906、0.905（P 均< 0.001），IMT、长轴切面、短轴切面斑块面积与 RI 的观
察者间变异系数分别为 0.963、0.911、0.890、0.804（均 $P < 0.001$）。

（3）研究结果：与安慰剂相比较，通心络组的斑块面积、血管重构指数和首发主要心血管事件显
著减少。证实通心络治疗延缓了颈动脉平均 IMT、斑块面积和血管重构指数的进展且安全性良好。

3. 通心络胶囊治疗缺血性脑卒中

（1）方案设计：由首都医科大学附属天坛医院王拥军教授作为主研人，试验单位包括天坛医院、
首都医科大学附属朝阳医院在内的全国 65 家三甲医院共同参与。纳入发病时间在 72 小时以内的缺血
性脑卒中患者 2007 例，随机分为治疗组（基础治疗 + 通心络胶囊，4 粒 / 次，3 次 / 日）和对照组（基
础治疗 + 安慰剂，4 粒 / 次，3 次 / 日），口服，疗程 90 天。以患者生活自理能力改善程度为主要疗效
指标，以患者神经功能缺损改善程度、日常生活能力改善程度、生活自理能力改善程度、缺血性脑卒
中的再发率、血管事件的发生率为次要疗效指标。

（2）研究结果：目前已经完成全部病例入选和观察，即将揭盲。

（四）应用情况

介入治疗可使冠状动脉血运重建，但梗死区再灌注损伤、微血管痉挛、栓塞以及炎症使缺血区心
肌难以实现细胞水平的有效再灌注，称之为"无复流"现象，即"心肌组织水平无复流"，临床发生率
高达 37%～43%，成为当今急性心肌梗死（AMI）再灌注治疗时代不能实现心肌"有效再灌注"的主
要原因和障碍，也是当今国际心血管界的一大难题和研究热点。近年国际上对预防 AMI 无复流研究尚
无突破性进展，正如《欧洲心脏病杂志》指出的"无复流仍是 ST 段抬高型急性心肌梗死治疗的巨大
挑战"。无复流的病理生理机制主要包括冠脉微循环栓塞、微血管痉挛、缺血再灌注损伤及微血管结构
破坏等，它们单独或相互作用造成 AMI 时的微循环功能障碍，引起慢血流或无复流现象，因而心肌微
血管内皮功能和结构受损是无复流产生的关键机制，保护微血管结构与功能完整性，减少心肌无复流
成为改善急性心肌梗死患者心功能及长期预后的关键问题，但至今尚无针对心肌微血管结构完整性有
保护作用的特效药物。研究结果显示通心络在急性心肌梗死再灌注后无复流这一重大疾病治疗中显示
出极高的临床应用价值，为心肌再灌注的有效防治提供了有力的科学依据。相关研究结果已写入通心

络药品说明书。

通心络胶囊已被列入中华医学会心血管病分会发布的《冠状动脉痉挛综合征诊断与治疗中国专家共识2015》《冠状动脉微血管疾病诊断和治疗的中国专家共识2017》、中华医学会老年病分会《高龄老年冠心病诊治中国专家共识2016》、中国中西医结合学会心血管病专业委员会发布的《急性心肌梗死中医临床诊疗指南2016》、世界中医药学会联合会介入心脏病专业委员会《经皮冠状动脉介入治疗围手术期心肌损伤中医诊疗专家共识2017》等权威指南及共识。通心络因科技含量提升，已进入国家医保目录，列入国家基本药物目录，促进相关产业发展，5年新增产值47亿，上缴税收12.5亿。

二、参松养心胶囊"快慢兼治，整合调节"心律失常

【摘要】参松养心胶囊是以脉络学说为指导的代表性通络药物，主要用于治疗气阴两虚，心络瘀阻引起的冠心病室性早搏。参松养心胶囊治疗轻中度收缩性心功能不全伴室性早搏，以及窦性心动过缓伴室性早搏的随机、双盲、安慰剂对照、多中心临床研究，客观评价通络药物在治疗室性早搏这一临床难题中的确切疗效，证实了参松养心胶囊既可用于快速型心律失常，又可用于缓慢型心律失常，显示出快慢兼治心律失常的"系统效应"，为临床应用通络药物治疗该类疾病提供客观依据。

【成果来源】项目一：脉络学说指导血管病变防治基础研究（2005）；项目二十四：基于心脑血管病变的脉络学说理论研究（2012）

（一）技术方案

参松养心胶囊为已上市药物，其主要组成成分为人参、麦冬、山茱萸、丹参、炒酸枣仁、桑寄生、赤芍、土鳖虫、甘松、黄连、南五味子、龙骨。

使用方法：口服。一次2～4粒，一日3次。

（二）适应证

参松养心胶囊功能益气养阴，活血通络，清心安神。用于治疗气阴两虚，心络瘀阻引起的冠心病室性早搏，症见心悸不安，气短乏力，动则加剧，胸部闷痛，失眠多梦，盗汗，神倦懒言。

（三）科学证据

1. 参松养心治疗轻中度收缩性心功能不全伴室性早搏

（1）方案设计：由中华医学会心电生理与起搏分会主任委员黄从新教授担任主研人，试验单位包括武汉大学人民医院在内的全国30家三甲医院共同参与。纳入轻中度收缩性心功能不全伴室性早搏患者465例，随机分为治疗组（慢性心衰标准化治疗＋参松养心胶囊，4粒/次，3次/日）和对照组（慢性心衰标准化治疗＋参松养心胶囊安慰剂，4粒/次，3次/日），口服，疗程12周。以24小时动态心电图室早下降率和下降次数作为主要疗效评价指标，以超声心动图、氨基末端B型利钠肽前体（NT-proBNP）变化、明尼苏达生活质量量表等作为次要疗效评价指标。本项研究在美国Clinical Trials.gov平台注册，注册号NCT01612260。

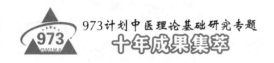

（2）研究数据：①24小时动态心电图室早下降率，治疗组为51%，对照组为22%，$P < 0.001$。②24小时动态心电图室早下降次数：治疗组为2145次/人，对照组为841次/人，$P < 0.001$。③超声心动图射血分数提高值，治疗组4.75%，对照组3.30%，$P < 0.05$。④NT-proBNP下降超过30%比例，治疗组45.5%，对照组35.5%，$P < 0.05$。⑤明尼苏达生活质量量表，治疗组下降10.6分，对照组下降4.83分，$P < 0.05$。

（3）研究结果：研究结果显示治疗组患者24小时动态心电图中室早次数下降率和下降次数与对照组相比有显著差异，治疗组显著改善心功能，增加左室射血分数。

2. 参松养心胶囊治疗窦性心动过缓伴室性早搏

（1）方案设计：由中华医学会心电生理与起搏分会副主任委员曹克将教授作为主研人，试验单位包括南京医科大学第一附属医院在内的全国30家三甲医院。纳入窦性心动过缓伴室性早搏患者333例，随机分为治疗组（参松养心胶囊，4粒/次，3次/日）和对照组（安慰剂，4粒/次，3次/日），口服，疗程8周。以早搏下降百分率、平均心室率提高百分率为主要疗效指标，以临床症状总积分为次要疗效指标。本项研究在中国循证医学注册中心注册，注册号ChiCTR-TRC-12002504。

（2）研究数据：参松养心使室性早搏数下降68.2%（$P < 0.001$），窦性心率增加10.9%（$P < 0.001$），而安慰剂组分别为32.2%和4.7%。参松养心组症状改善更大（$P < 0.001$）。

（3）研究结果：结果证实参松养心胶囊有效治疗早搏，提高缓慢心率，与对照组比较具有显著差异，证实该药治疗窦性心动过缓伴室性早搏临床疗效确切。

（四）应用情况

参松养心胶囊改善心肌缺血与心功能，既可用于快速型心律失常，又可用于缓慢型心律失常，显示出快慢兼治心律失常"系统效应"。参松养心胶囊临床研究结果，有力地推动了中医药进入权威指南/共识。目前，参松养心胶囊被列入中华医学会心电生理和起搏分会、中国医师协会心律学专委会《室性心律失常中国专家共识2020》《心房颤动：目前的认识和治疗建议2018》、《室性心律失常中国专家共识2016》、国家卫健委《心律失常合理用药指南2016》、《房颤治疗——中国专家共识2015》等指南/共识。

三、芪苈强心胶囊改善慢性心衰

【摘要】参松养心胶囊是以脉络学说为指导的代表性通络药物，主要用于冠心病、高血压病所致轻、中度充血性心力衰竭证属阳气虚乏，络瘀水停者。芪苈强心胶囊治疗慢性心力衰竭随机、双盲、安慰剂对照、多中心临床研究，以体现心衰严重程度的血清氨基末端B型利钠肽前体（NT-proBNP）水平及其下降超过30%的比例作为主要疗效指标，评价通络药物的临床疗效。研究证实芪苈强心胶囊治疗慢性心衰疗效确切，受国际医学界广泛关注和高度认可。

【成果来源】项目一：脉络学说指导血管病变防治基础研究（2005）；项目二十四：基于心脑血管病变的脉络学说理论研究（2012）

（一）技术方案

芪苈强心胶囊为已上市药物，主要组成成分为黄芪、人参、附子、丹参、葶苈子、泽泻、玉竹、桂枝、红花、香加皮、陈皮。

使用方法：口服，一次 4 粒，一日 3 次。

（二）适应证

芪苈强心胶囊功效为益气温阳，活血通络，利水消肿。用于冠心病、高血压病所致轻、中度充血性心力衰竭证属阳气虚乏，络瘀水停者，症见心慌气短，动则加剧，夜间不能平卧，下肢浮肿，倦怠乏力，小便短少，口唇青紫，畏寒肢冷，咳吐稀白痰。

（三）科学证据

1. 方案设计

由中华医学会心血管病分会心衰学组组长黄峻教授、李新立教授、张健教授作为主研人，试验单位包括南京医科大学第一附属医院、中国医学科学院阜外医院在内的全国 23 家三甲医院。纳入心功能 Ⅱ～Ⅳ 级慢性心衰患者 512 例，随机分为治疗组（西医标准化治疗＋芪苈强心胶囊，4 粒／次，3 次／日）和对照组（西医标准化治疗＋安慰剂，4 粒／次，3 次／日），口服，疗程 12 周。以 NT-proBNP 水平和下降比例为主要疗效指标，以明尼苏达生活质量评分、左室射血分数、6 分钟步行距离、复合终点事件发生率为次要疗效指标。

2. 研究数据

结果显示治疗组血清 NT-proBNP 水平有效降低（$P < 0.01$），血清 NT-proBNP 下降超过 30% 的比例优于对照组，治疗组为 47.95%，对照组为 31.98%（$P < 0.01$）。治疗组明尼苏达生活质量评分显著降低（$P < 0.01$），治疗组降低 12.53 分，对照组降低 4.7 分。显著改善患者下肢浮肿、夜间睡眠、气喘、乏力疲劳、日常活动等症状。改善美国纽约心脏病学会（NYHA）心功能分级，提高左室射血分数，治疗组射血分数提高了 6.33%，对照组提高了 3.89%；增加心衰患者 6 分钟步行距离，治疗组增加 39.95m，对照组仅增加 17.23m（$P < 0.01$），终点事件发生率治疗组较对照组显著降低，治疗组为 4.51%，对照组为 10.93%（$P < 0.01$）。

3. 研究结果

芪苈强心胶囊能够降低血清氨基末端 B 型利钠肽前体（NT-proBNP）水平，改善明尼苏达生活质量评分和心功能提高左室射血分数，增加心衰患者 6 分钟步行距离、减少复合终点事件发生率。研究数据进一步佐证了芪苈强心胶囊标本兼治慢性心衰，发挥"系统效应"的作用。

（四）应用情况

芪苈强心胶囊治疗慢性心衰的临床研究结果发表在美国心脏病学会杂志（JACC，影响因子 17.759 分），被列入 JACC2013 年度学术亮点，英国 The Heart.org、《美国今日医学要闻》等多家媒体予以报

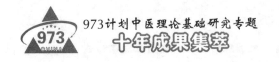

道。芪苈强心胶囊先后列入《国家基本医疗保险、工伤保险和生育保险药品目录》（2019年）、《国家基本药物目录》（2018年），2019年国家卫生健康委员会《心力衰竭合理用药指南（第2版）》，中华医学会、中国中西医结合学会《中国心力衰竭诊断和治疗指南》（2014、2018）、《中国扩张型心肌病诊断和治疗指南》（2018年）、《慢性心力衰竭中西医结合诊疗专家共识》（2014年）等权威指南／共识。

四、凉血通瘀方治疗出血性中风急性期

【摘要】周仲瑛教授临床常采用凉血化瘀法辨治多种外感内伤急难重症，如针对出血性中风急性期的中心病理环节"瘀热阻窍"创制了凉血通瘀方。临床研究表明，凉血通瘀方有助于改善脑出血患者神经系统症状、体征，减轻病情严重程度，改善预后及实验室相关指标，总体疗效优于单纯西医常规治疗。

【成果来源】

项目七：中医病因病机理论继承与创新研究（2006）——"瘀热"病因在内科难治病发病中的机制及其分子基础研究（课题负责人吴勉华教授）

（一）技术方案

"凉血通瘀方"主要成分为水牛角片、大黄、赤芍、丹皮、生地黄、地龙、三七、石菖蒲等八味药物。以上各药水煎两次，混合，浓煎成300mL，分早晚两次口服或鼻饲，2～3周为一疗程。

方中以水牛角、大黄为君药，其中水牛角性咸寒，功类犀角，长于清热解毒，凉血散瘀止血；大黄苦寒，擅长清热泻火，凉血化瘀，通腑泄热。两药相合互补，更能加强凉血化瘀作用；臣药包括生地黄滋阴养血、凉血清热，赤芍、丹皮凉血活血散瘀，地龙清热活血利水，四药配伍既可阻断血中之热煎熬成瘀，又可防瘀热生风，增强君药之功；佐药为三七，功在活血止血通络；使药为石菖蒲，芳香走窜，开窍醒神，引药上行以达颠顶。诸药配伍具有凉血化瘀，通腑泄热之功。

（二）适应证

"凉血通瘀方"功能主治为凉血化瘀，通腑泄热。用于出血性中风急性期瘀热阻窍证，主要症状包括：①神昏，躁扰不宁，或昏蒙不语，或神志恍惚欠清；②半身不遂，肢体强痉拘急，口舌歪斜，舌强语謇；③腹胀硬满，便干便秘；④身热；⑤面色红或深紫；⑥舌质深绛或紫黯，苔黄；⑦脉弦滑数或结。凡具备上述7项中的4项以上症状者即可诊断为瘀热阻窍证。本证可兼风、火、痰，但不包括内闭外脱、脱证。缺血性中风急性期见有此证者也可应用。

（三）科学证据

1. 研究设计

针对出血性中风急性期瘀热阻窍的中心病理环节，运用周仲瑛教授拟定的凉血通瘀方治疗出血性中风急性期168例（治疗组），并与西医常规治疗的169例（对照组）比较。采用多中心、随机、平行对照临床试验，评价药物在减轻病情、改善神经系统症状体征，促进脑血肿吸收，减轻脑水肿程度，

改善预后及相关实验室指标等方面的疗效。

2. 研究数据

（1）中风病类诊断评分比较：两组治疗后中风病类诊断评分均有明显下降，神识、语言、面瘫、眼征、上肢瘫、指瘫、下肢瘫、趾瘫等神经系统主要症状体征明显改善，且治疗组改善程度优于对照组（$P < 0.01$）。结果见表 8-1。

表 8-1 两组中风病类诊断评分比较（$\bar{x} \pm s$，分）

组别	例数	时间	中风病类诊断评分	治疗前后差值
治疗组	168	治疗前	18.29 + 12.28	8.68+7.11##
		治疗后	9.60 + 9.52**	
对照组	169	治疗前	18.38 + 13.27	6.05+7.12
		治疗后	12.34 + 12.54**	

注：与同组治疗前比较，*$P < 0.01$；两组间比较，##$P < 0.01$。

（2）综合疗效比较：治疗组显效率（基本恢复＋显著进步）48.8%，对照组34.3%；治疗组总有效率88%，对照组77.5%。治疗组基本恢复率、显效率及总有效率均明显优于对照组（$P < 0.05$，$P < 0.01$）。结果见表 8-2。

表 8-2 两组综合疗效比较［例（%）］

组别	例数	基本恢复	显著进步	进步	稍进步	无变化	恶化	显效率	总有效率
治疗	168	39（23.2）#	43（25.6）	33（19.6）	33（19.6）	19（11.3）	1（0.6）	48.8##	88.0#
对照	169	25（14.8）	33（19.5）	30（17.8）	43（25.4）	31（18.3）	7（4.1）	34.3	77.5

注：组间比较，#$P < 0.05$；##$P < 0.01$。

（3）预后情况比较：两组治疗后 GOS 评分明显改善（$P < 0.01$）；两组组间治疗后评分及治疗前后差值比较均有统计学意义（$P < 0.05$，$P < 0.01$），治疗组优于对照组。提示凉血通瘀方减轻神经功能缺损症状、体征，提高生活能力，改善预后的效果优于对照组。结果见表 8-3。

表 8-3 两组患者治疗前后 GOS 评分比较（$\bar{x} \pm s$，分）

组别	例数	治疗前	治疗后	治疗前后差值
治疗组	143	2.55±0.66	1.69±0.69**#	0.86±0.66##
对照组	144	2.53±0.70	1.91±0.84**	0.62±0.65

注：同组治疗前后比较，**$P < 0.01$；两组间比较，#$P < 0.05$，##$P < 0.01$。

（4）治疗前后实验室指标比较：治疗后21天，两组患者脑CT所测定的出血量明显减少，脑水肿分级明显减轻，与治疗前比较，有显著性差异（$P < 0.01$），但两组间比较无明显差异（$P > 0.05$），可能与本研究纳入病例的血肿为轻、中度有关，且出血量小的血肿4周内基本可以自行吸收，不能体现凉血通瘀方对血肿的明显吸收作用。两组治疗后血液流变学、凝血、血脂部分指标有改善作用。治疗组用药后各指标数值均有下降趋势。

（5）安全性观察：治疗组、对照组治疗前后血常规、肝肾功能及电解质正常、异常的病例数分布比进行统计学处理，结果表明服用凉血通瘀方治疗后各项实验室指标的异常病例数未见明显增多。在临床不良事件统计中，治疗组 168 例患者中有 7 例患者出现不良事件，1 例表现为浑身瘙痒，大腿见红疹，未停用凉血通瘀方，经抗过敏治疗后恢复正常，与凉血通瘀方相关性无法评估；5 例出现呕吐、大便溏烂等消化道症状，未停用凉血通瘀方，也未经其他药物处理而恢复正常，与凉血通瘀方可能有一定的相关性；1 例出现消化道出血，持续 3 天，未停用凉血通瘀方，经对症处理后恢复正常，与凉血通瘀方无明显相关性。

3. 研究结果

研究表明凉血通瘀方有助于改善脑出血患者神经系统症状、体征，减轻病情严重程度，改善预后及实验室相关指标；凉血通瘀方总体疗效优于单纯西医常规治疗。

（四）应用情况

以周仲瑛教授"凉血化瘀法"为基础，研制了《瘀热相搏证中医临床辨治指南》，使瘀热理论系统化，为中医药防治难治性疾病提供新的思路与方法。出版了《瘀热论——瘀热相搏证的系列研究》《从瘀热论治内科难治病》《凉血化瘀方治疗急难症医案选——国医大师周仲瑛瘀热新论实践经验录》三部专著。在全国、省级学术研讨会上多次进行了"瘀热论""中风证候学及其病机证素诊断方法学研究"专题学术报告。以此为核心内容的"从瘀热论治内科难治病的系列研究"2008 年获江苏省科技进步奖三等奖。课题组与北京大学、美国哈佛大学（博士后）、美国加州大学洛杉矶分校合作开展了瘀热辨治规律的统计学预测模型、瘀热病机分子基础及凉血化瘀方药的作用机制等方面的研究。

五、消痈溃得康颗粒治疗毒热型活动期胃溃疡

【摘要】国家名中医周学文教授创立了胃癌前状态疾病"毒热"病因学说，治疗上以痈论治，清热解毒，消痈生肌，应用以黄连、黄芪、丹参、苦参为主要药物的消痈溃得康颗粒治疗郁热型活动期胃溃疡。临床研究显示消痈溃得康颗粒可明显改善胃溃疡活动期胃毒热证患者的临床症状体征、Hp 症状分级量化评分、胆汁返流积分，具有可靠的疗效。

【成果来源】项目七：中医病因病机理论继承与创新研究（2006）——基于"以痈论治"胃癌前状态性疾病（活动期）"毒热"病因创新研究（负责人周学文教授）。

（一）技术方案

消痈溃得康颗粒主要成分为黄连、蒲公英、苦参、砂仁、豆蔻、黄芪、浙贝母、海螵蛸、三七、白及、白蔹、甘草。使用时空腹口服。

使用方法：一次 10g，一日 2 次。6 周为一疗程。服用时饮食宜清淡，忌食辛辣、生冷、油腻食物。忌情绪激动及生闷气。不宜在服药期间同时服用滋补性中药。服用时部分患者可出现消化道反应，继续服药后上述症状消失。

方中黄连泻肠、胃、脾三家之湿热，解诸般热毒秽毒及疮疡肿毒，还可调胃厚肠，长肉止血，为

治疗"毒热"疮疡的要药。苦参解热毒，消肿毒，消痰毒，消痈解毒，配合黄连，以治"毒热"之疮疡。配合上述二味中药，黄芪补气血，壮脾胃，生血生肌，排脓止痛，则是疮疡长久不愈的治疗要药。

（二）适应证

消痈溃得康颗粒功能为清热和胃，制酸止痛。用于胃脘痛毒热证，症见胃脘痛，有灼热感，返酸，嗳气，便秘。孕妇禁用；糖尿病患者禁服。胃寒痛者不适用，主要表现为遇寒凉则胃痛发作或加重，得温暖则胃痛减轻、喜热饮食。有高血压、心脏病、糖尿病、肝病、肾病等慢性病严重者应在医师指导下服用。儿童、年老体弱者应在医师指导下服用。对本品过敏者禁用，过敏体质者慎用。

（三）科学证据

1. 研究设计

采用随机、双盲、双模拟、对照、多中心临床试验设计方法。病例来源于 2007 年 8 月～ 2010 年 3 月就诊于辽宁中医药大学附属医院、天津中医药大学附属二院、武汉市中西医结合医院、抚顺市中心医院、大连大学附属中山医院门诊及住院患者胃溃疡活动期符合中医胃毒热证 300 例，按 1 : 1 比例随机分为两组。

为保障双盲试验的进行，将试验药品和对照药品统一编号。试验组应用消痈溃得康颗粒 + 溃疡胶囊模拟剂，颗粒剂 1 袋，2 次 / 日，口服；胶囊 2 粒，3 次 / 日，口服。对照组应用溃疡胶囊 + 消痈溃得康颗粒模拟剂，颗粒剂 1 袋，2 次 / 日，口服。胶囊 2 粒，3 次 / 日，口服。疗程 6 周。试验期间不得合并应用相关治疗本病的中西药物。

2. 研究数据

（1）中医证候疗效：试验组临床痊愈的病例占 45.07%，显效占 41.55%，有效占 12.68%，无效占 0.7%，与对照组（6.94%，26.39%，57.64%，9.03%）比较，$P < 0.01$，有显著统计学差异。中医证候愈显率可达 86.62%，优于溃疡胶囊（33.33%）。

在第 14 天末访视试验组中医证候积分为（5.486 ± 2.84）分，与对照组 [（6.326 ± 3.15）分] 比较，$P < 0.05$，有统计学差异；两组第 14 天末与基线的差值比较，$P < 0.01$，有显著统计学差异。

（2）胃镜疗效评价：试验组临床痊愈病例占 72.26%，显效占 8.03%，有效占 11.68%，无效占 8.03%，与对照组（45.11%，14.29%，14.29%，26.32%）比较，$P < 0.01$，有显著统计学差异。疗后试验组 A1 期占 1.46%，A2 期占 6.57%，H1 期占 11.68%，H2 期占 8.03%，S1 期 25.55%，S2 期 46.72%，与对照组比较，$P < 0.01$。

（3）单项症状疗效评价：消痈溃得康颗粒可明显改善胃溃疡活动期胃毒热证患者胃脘灼痛、泛酸、急躁易怒、嘈杂、口干、口苦及舌苔的表现，降低积分等级。胃脘灼痛总有效率（PPS）达 97.54%，泛酸达 95.65%，急躁易怒达 87.62%，嘈杂达 87.39%，口干达 91.89%，口苦达 93.75%，舌苔达 96.61%，优于溃疡胶囊对照组。在用药 14 天末两组胃脘灼痛积分即有明显差别（$P < 0.01$），用药 28 天末两组急躁易怒、嘈杂、口干、口苦积分即有明显差别（$P < 0.01$），用药 42 天末两组泛酸、舌苔的积分有明显差别（$P < 0.01$）。

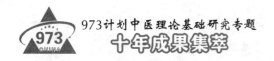

（4）Hp 与胆汁反流：试验组治疗前 Hp 感染率 93.66%，胆汁反流占 64.08%，治疗后 Hp 感染率 54.23%，胆汁反流占 14.79%。对照组治疗前 Hp 感染率 94.75%，胆汁反流占 61.11%，治疗后 Hp 感染率 62.53%，胆汁反流占 29.17%。两组治疗后比较 $P < 0.01$。通过中药干预后，Hp 及胆汁反流症状分级量化评分下降，且消痈溃得康颗粒作用优于溃得康胶囊。

（5）胃黏膜活组织病理检查评分：两组疗后中性粒细胞渗出、凝固性坏死、修复性肉芽组织、急性炎症比较，$P < 0.01$。表明消痈溃得康颗粒可明显减少中性粒细胞渗出，减轻胃黏膜炎症反应，促进黏膜修复，作用优于溃得康胶囊。

3. 研究结果

"以痈论治"之消痈溃得康颗粒可明显改善胃溃疡活动期胃毒热证患者的临床症状体征、Hp 症状分级量化评分、胆汁反流积分，优于溃得康胶囊对照组。

（四）应用情况

消痈溃得康颗粒以"溃得康颗粒"的名称获得国家中药新药证书（国药准字 Z10970079），并收录在《中华人民共和国药典·临床用药须知·中药成方制剂卷》（2015 版），现在由大连水产药业有限公司生产并投放市场，在全国多家三级甲等医院及基层医院应用，产生了良好的经济效益和社会效益。

周学文教授根据中医学"异病同治"，"以痈论治"活动期胃溃疡思想，推广至溃疡性结肠炎、糜烂性胃炎、慢性萎缩性胃炎、胃息肉、腹泻型肠易激综合征等病的治疗，疗效显著。周学文教授 2017 年被评为第三届"国医大师"，其学术思想及临床经验，在全国推广应用，产生广泛的学术影响。

六、温阳活血方防治 PCI 术后再狭窄

【摘要】颜德馨教授认为 PCI 术后出现再狭窄，其基本病机为阳虚血瘀，并基于此创制了温阳活血方用于防治 PCI 术后再狭窄，有温补心阳、活血开窍之功。临床研究显示温阳活血方能改善心绞痛、血瘀证、胸痹证症状，降低心血管事件发生率，对预防 PCI 术后（阳虚血瘀型）再狭窄有一定效果，且具有较好的安全性。

【成果来源】项目七：中医病因病机理论继承与创新研究（2006）——气血学说继承与创新的研究（负责人颜德馨教授）

（一）技术方案

温阳活血方由熟附子 5g，当归 10g，生蒲黄（包煎）9g，赤白芍（各）15g，枳壳 6g，桔梗 6g，炙甘草 5g 组成。

使用方法：每日 1 剂，水煎服，浓煎 250mL，每次 125mL，一日 2 次，口服。服药期间，忌高脂饮食，忌服其他预防药物或采用其他预防方法。全方附子为君，当归、赤白芍、生蒲黄为臣，共行温阳活血之功效；佐以枳壳、桔梗兼顾气分，开宣气机，取"气行则血行"之意；伍炙甘草调和诸药，同时可制附子之毒。全方共奏温阳活血，理气化瘀之功。

（二）适应证

温阳活血方用于防治 PCI 术后再狭窄，有温补心阳、活血开窍之功。临床用于 PCI 术后患者证属阳虚血瘀者，症见胸闷，时伴胸痛，气短，乏力，心悸怔忡，动则大汗淋漓，畏寒肢冷，面色㿠白，口唇青紫或紫暗，舌暗红有紫气，甚则有瘀斑瘀点，脉沉细或细涩等。

禁忌：妊娠及哺乳期妇女忌用，过敏体质者；对本品过敏者禁用，过敏体质者慎用；严重的心力衰竭患者 [射血分数（EF）< 35%]、严重的高血压未控制的患者、重度的心律失常（快速房颤、房扑、阵发性室速等）患者、年老伴多种合并症者、胰岛素依赖性糖尿病患者、严重的肝肾功能损害及造血系统严重的原发病、精神病患者，需在本方的基础上辨证加减治疗。

（三）科学证据

1. 研究设计

收集了 2007 年 6 月到 2009 年 5 月同济大学附属第十人民医院、同济大学附属东方医院、广东省中医院、上海中医药大学附属曙光医院四所医院心内科两周内行 PCI 术后成功的患者 200 例。按随机、对照原则分为治疗组 100 例和对照组 100 例。对照组：PCI 术后第一天开始采用常规西药治疗，包括拜阿司匹林 0.1g，每晚 1 次，口服；波立维 75mg，一天 1 次，口服；辛伐他汀 20mg，一天 1 次，口服。治疗组：在上述对照组治疗基础上口服中药温阳活血方，一天 2 次。服药期间，忌高脂饮食，忌服其他预防药物或采用其他预防方法。

追踪观察各组患者在治疗前、治疗后 1 周、治疗后 2 周、治疗后 3 周、治疗后 4 周及治疗后 12 周的心绞痛、血瘀证、胸痹证情况，并进行这三大证候的量化评分及证候疗效评定；同时测定两组患者服药前后的三大常规、肝肾功能、血糖、血脂、心肌损伤标志物包括 CK-MB、肌钙蛋白、肌红蛋白、超敏 C 反应蛋白等安全性指标，并随访术后 6 个月内心血管事件发生情况。

2. 研究数据

（1）心绞痛症状比较：对照组显效 23 例，有效 34 例，有效率占 57%；治疗组显效 69 例，有效 22 例，总有效率占 91%，两组间比较，差别有统计学意义（$P < 0.05$）。治疗组与对照组相比，心绞痛疼痛程度于治疗后 2 周开始有差异显著（$P < 0.01$），其余症状治疗后 1 周开始与对照组有显著差异（$P < 0.05$ 或 $P < 0.01$）。从积分及分级方面，治疗后 1 周开始，两组间有显著差异（$P < 0.01$），说明治疗组心绞痛症状的整体缓解程度明显优于对照组。

（2）血瘀证症状比较：对照组显效 25 例，有效 37 例，总有效率占 62%；治疗组显效 74 例，有效 18 例，总有效率 92%，两组间比较，差异有统计学意义（$P < 0.05$）。两组相比，除脉象外，其余各症状自治疗后 1 到 3 周开始有明显差异（$P < 0.05$ 或 $P < 0.01$），治疗后 3 周开始差异显著（$P < 0.01$）。分级、积分来看，两组间比较也有显著差异（$P < 0.05$ 或 $P < 0.01$），说明治疗组血瘀证症状的整体缓解程度明显优于对照组。

（3）胸痹证症状比较：对照组显效 25 例，有效 29 例，总有效率为 64%，治疗组显效 78 例，有效 18 例，总有效率为 96%，两组间比较，差别有统计学意义（$P < 0.05$）。提示治疗组在缓解心绞痛、

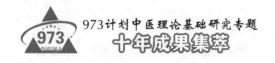

血瘀证、胸痹证症状方面明显优于对照组。治疗组与对照组相比，心悸症状疗后1周开始有显著差异（$P < 0.01$），畏寒肢冷症状疗后2周开始开始有显著差异（$P < 0.01$），其余症状与治疗后3周开始有不同程度的差异（$P < 0.01$）。积分、分级方面，组间相比，治疗后1周开始有显著差异（$P < 0.01$），说明治疗组胸痹证症状的整体缓解程度明显优于对照组。

（4）随访心血管事件比较：患者PCI术后6个月临床随访数据显示，心绞痛再发仍占一定比率，治疗组7例心绞痛再发，对照组43例；治疗组心梗再发有1例，对照组有3例，两组无死亡病例，治疗组防治心血管事件的疗效优于对照组。

（5）安全性及不良事件评价

①对照组安全性检查：肝肾功能及空腹血糖中，治疗前后谷丙转氨酶（ALT）、谷草转氨酶（AST）、碱性磷酸酶（ALP）、乳酸脱氢酶（LDH）、血肌酐（Cr）、空腹血糖（FBG）有显著差异（$P < 0.05$），有统计学意义；血脂方面，对照组治疗前后的总胆固醇、低密度脂蛋白有显著差异（$P < 0.05$）；心肌功能方面，对照组治疗前后肌酸激酶同工酶（CK–MB）、肌红蛋白（Mb）、肌钙蛋白（Tn）、超敏C反应蛋白（hs–CRP）有显著差异（$P < 0.05$），其余指标治疗前后无明显差异（$P > 0.05$）。

②治疗组安全性检查：前后血常规、尿粪常规三大常规均未出现明显异常。肝肾功能及空腹血糖中，治疗组治疗前后的ALT、AST、LDH、Cr有显著差异，差异有统计学意义（$P < 0.05$）；血脂方面，治疗组治疗前后的高密度脂蛋白、低密度脂蛋白有显著差异（$P < 0.05$）；心肌功能方面，治疗组治疗前后CK–MB、Mb、Tn、hs–CRP有显著差异（$P < 0.05$），其余指标治疗前后无明显差异（$P > 0.05$），与对照组相比，这些指标的改善无明显差异（$P > 0.05$）。

3. 研究结果

治疗组对心绞痛、血瘀证、胸痹证症状的改善程度明显优于对照组，尤其于疗后3周开始有明显差异性（$P < 0.01$）；同时心血管事件发生率亦低于对照组（$P < 0.05$），两组治疗前后的血脂、心肌损伤标志物等指标有明显差异（$P < 0.05$），但治疗组与对照组相比，差异无统计学意义（$P > 0.05$）。其余安全性指标均无明显异常（$P > 0.05$）。温阳活血方在预防PCI术后（阳虚血瘀型）再狭窄有一定效果，且无不良反应及副作用。

（四）应用情况

气血失衡、阳虚血瘀病机理论在专著《颜德馨中医心脑病诊治精粹》中进行了系统论述，课题组目前正在积极与相关企业合作，进行防治冠心病介入术后再狭窄的温阳活血方的临床新药开发。

颜德馨教授提倡并创新气血病因病机理论，整理并完善气血学说辨证体系，并将气血理论应用于临床常见病及疑难病的诊治中，提出基本病机及病机演变规律，提出"气血失衡是众多心脑血管病的基本病机""阳虚血瘀乃冠心病介入术后再狭窄的基本病机"，并创立防治冠心病介入术后再狭窄的温阳活血方。据此，课题组于2009年由人民卫生出版社出版专著《颜德馨中医心脑病诊治精粹》，2010年由中国中医药出版社出版专著《颜德馨临床医学丛书》（共8本），2011年由科学出版社出版专著《颜德馨心脑血管病医论医案选》，2011年由中国中医药出版社出版专著《国医大师颜德馨》，2015年由中国中医药出版社出版专著《中医气血证治学》，2015年由科学技术出版社出版专著《颜德馨疑难病临证经验选》《颜德馨中医气血理论与临床实践》。以此为核心内容的"中医气血学说论治心脑血管病体系的构建与应用"获2014年中华人民共和国教育部科学技术进步奖二等奖；"气血论治心脑血管病体系的建立与应用"获2014年上海市科学技术奖。此外，近年来"颜氏内科"继承人们在国家级、省市级学术研讨会、继续教育学术会议上多次进行了"温阳活血法诊治冠心病介入术后再狭窄的经验""温阳活血法诊治心脑血管疾病的经验""温阳活血法诊治心律失常的经验""颜氏气血学说诊治心脑血管病经验""颜氏内科对气血病证治疗原则的研究"等专题学术报告。

七、脊柱微调手法治疗颈椎病和腰椎间盘突出

【摘要】脊柱微调手法是在"调筋为先，筋骨同治"手法调衡新策略的指导下，通过研究"脊柱病变的共性发病机制与共性病理环节"，总结出的特异性手法。多中心随机对照临床试验显示，脊柱微调手法能缓解颈椎病引起的疼痛、恢复颈部活动，有效地减轻腰椎间盘突出症患者疼痛症状并改善功能，治疗效果优于临床常用的牵引治疗方法，显示出独特的临床价值。

【成果来源】项目十：基于中医特色疗法的理论基础研究（2007）——中医特异性手法治疗脊柱病"经筋"和"骨错缝"理论基础研究（负责人：房敏）

（一）技术方案

1. 颈椎调整手法

（1）患者侧卧位。重点纠正颈椎突出节段的矢状轴位移和旋转位移，以侧卧位前后交错旋转微调手法为主。患者侧卧位，棘突偏凸侧朝上，颈部肌肉放松。术者站于其头端，以一侧拇指自前向后顶住患者错位颈椎凸起之横突前结节，另一手拇指自后向前顶推下一椎（上一椎亦可）之同侧横突后结节，两拇指成前后相对剪切交错关系。术者先以两拇指分别顶推组成同一活动节段的相邻颈椎横突，使错位节段被动旋转5°左右；患者颈部肌肉放松，与术者手法操作协调的前提下，再突然加大拇指顶推力量，扩大椎骨旋转运动幅度3～5°即可。

（2）患者仰卧位。重点纠正颈椎反曲及前后滑脱，以颈椎拔伸下旋转微调手法为主。患者仰卧于治疗床上，颈部肌肉放松。术者站于其头端，掌心向上，以与患者同侧之拇指顶住患者错位颈椎凸起之横突外侧，食指顶托患椎棘突；对侧手掌扶托对侧颈枕部，食指顶托患椎棘突。术者两手协调，先将患者头颈纵向拔伸片刻并慢慢前屈至15°左右，同时向患侧旋转15°左右，觉患者颈部肌肉放松，突然增大头颈前屈和旋转运动幅度3～5°，同时拇指向后顶推颈椎横突即可。

2. 腰椎调整手法

（1）主要推拿手法：㨰法、弹拨法、掌揉法、擦法、脊柱调整手法。

（2）关键刺激穴位：夹脊穴、背俞穴、腰椎横突、第十一、十二肋骨下缘、髂嵴上缘、臀上皮神经区域、环跳穴、下肢膀胱经路线。

（3）推拿操作常规

①松解手法：患者取俯卧位，躯体肌肉尽量放松。医者先用㨰法在腰臀部操作，上下往返移动，

擦法刺激范围为竖脊肌、臀中肌、臀大肌所覆盖的区域，使肌肉初步放松。当患者腰臀部肌肉初步放松之后，将擦法与弹拨法两种不同刺激特性的手法互相交替操作刺激腰臀部。弹拨法的关键刺激路线为：自腰肋角起，沿第十二、十一肋骨下缘到京骨；自腰肋角起，沿第二、三、四腰椎横突到髂嵴；自髂腰角起，沿髂嵴上缘到髂前上棘；自髂嵴最高点起，沿臀上皮神经走向到臀部外上方；自髂后上棘起，沿紧张隆起的臀中肌纤维走向臀中部；沿骶髂关节起，沿紧张的梨状肌纤维方向到股骨大粗隆尖端。使腰臀部肌肉进一步放松。

随后医者以一手施擦法于腰部，另一手将对象下肢膝部抬起，边擦边将腰部后伸至紧张限制位，突发有控制地加大腰后伸幅度 3～5°后，随即放松。一侧下肢后伸扳动操作，重复 5～7 次后对对侧下肢进行同样的操作。然后改为一手施法刺激于臀部，另一手握住下肢踝部，将其膝关节屈曲约 90°，边擦边将踝部向内扳转（髋外旋）至紧张限制位，突发有控制地加大髋外旋幅度 3～5°后，随即放松。再边擦边将踝部向外扳转（髋内旋）至紧张限制位，突发有控制地将髋关节外旋 3～5°后，随即放松。擦法下配合髋关节内旋、外旋扳动操作可连续作 5～7 遍。

经以上步骤操作，患者腰臀部肌肉已基本放松。可进行脊柱调整手法，以改变椎间盘突出物与神经根之间的位置关系，减小神经根的压力和张力，为神经功能康复创造条件。

（2）脊柱调整手法：患者侧卧位，身体尽可能放松。术者先用一侧肘臂稳定患者的骨盆，手的食中指分开触于错位椎骨棘突的上下间隙，另一手则拉住患者下侧肩膀慢慢前移，使脊柱的上段逐渐前屈，至触于错位椎骨棘突上一间隙的食指刚刚感到其上一棘突随着脊柱的前屈而发生上移，棘突间隙增宽时，立即停止肩膀前移。然后用拉肩膀之肘臂稳定患者上侧肩部，手的食中指分开，置于错位椎骨棘突上下间隙，另一手拉患者下侧下肢慢慢前移，使髋关节逐渐屈曲，并带动骨盆后倾、腰椎前屈，至触于错位椎骨棘突下一间隙的食指刚刚感到其下一棘突下移，棘突间隙增宽时，立即停止前移下肢并用肘臂稳定骨盆，保持脊柱下段的前屈幅度。再将食中指抵住错位偏凸的椎骨棘突，然后按斜扳法操作要领并在加力推冲同时以食中指顶推棘突，予以整复。

（二）适应证

脊柱微调手法适用于突出物未对脊髓或神经根造成严重压迫的情况，即患者未出现上下肢不完全性瘫痪或完全性瘫痪、足下踩棉花感、大小便失禁等病症。

（三）科学证据

1. 脊柱微调手法治疗颈椎病

（1）研究设计：由上海中医药大学附属岳阳医院、上海中医药大学附属曙光医院、上海中医药大学附属龙华医院 3 家单位，通过多中心大样本随机对照的临床试验研究，观察脊柱微调手法治疗颈椎病引起的疼痛、恢复颈部功能活动的临床疗效。研究将 264 例患者按 3:1 的比例随机分为脊柱微调组和牵引组。牵引方法参照中华医学会临床技术操作规范。初始牵引力量为 6 公斤，以后逐步达到患者的十分之一体重，牵引时间每次 20 分钟。治疗每天一次，持续两周。主要评价简式 MPQ 疼痛问卷评分、颈椎功能障碍指数（NDI）、椎曲度、椎间盘与椎体的高度比值等。

（2）研究数据：治疗四周后，简式 MPQ 疼痛问卷评分，脊柱微调组为 8.81±6.04，优于牵引组的 11.76±9.11（$P=0.032$）；颈椎功能障碍指数（NDI），脊柱微调组为 7.43±4.36，优于牵引组的 8.73±4.23（$P=0.037$）。客观评定方面，椎间盘／椎体比值分析脊柱微调组为 2.04±2.55，优于牵引组的 6.13±8.18（$P < 0.001$）；齿突偏歪测量值脊柱微调组为 0.78±1.16，优于牵引组的 1.31±1.35（$P=0.003$）。椎间孔实测值的组间比较也显示了脊柱微调组较优的显著差异。

（3）研究结果：通过多中心大样本随机对照的临床试验研究，发现脊柱微调手法能缓解颈椎病引起的疼痛、恢复颈部活动，在镇痛方面起效快，在功能活动 NDI 上也显示出了优势。此外，微调手法对于部分影像学改变，如齿突偏歪、椎间盘／椎体比值、椎间孔等改变，脊柱微调手法组亦优于牵引组。

2. 脊柱微调手法治疗腰椎间盘突出症

（1）研究设计：由上海中医药大学附属岳阳医院、上海中医药大学附属曙光医院、上海中医药大学附属龙华医院 3 家单位通过多中心大样本随机对照的临床试验研究，观察脊柱微调手法治疗腰椎间盘突出症引起的疼痛、恢复腰部功能活动及影像学相关改变的临床疗效。研究将 259 例患者按 3∶1 的比例随机分为脊柱微调组和脊柱调整手法组。主要评价 McGill 疼痛问卷（MPQ）、Oswestry 功能障碍指数（ODI）问卷。腰椎影像学测量指标包括腰椎椎体角（度）、腰椎曲度、椎体角度位移（度）等。

（2）研究数据：治疗四周后，MPQ 疼痛评分脊柱微调组为 11.99±9.49，优于脊柱调整手法组的 19.15±20.61（$P=0.008$），ODI 实测值脊柱微调组为 6.93±3.53 优于脊柱调整手法组的 8.71±5.23（$P=0.012$）。但在腰椎影像学测量指标方面未见组间显著差异。

（3）研究结果：脊柱微调手法能缓解腰椎间盘突出症引起的疼痛，恢复腰部活动，在镇痛方面起效快，与脊柱调整手法相比具有明显的优势。

（四）应用情况

项目创立的脊柱微调手法入选国家中医药管理局、上海市卫生局适宜技术推广项目，已在北京按摩医院、宁夏医科大学总医院等 30 余家医院推广应用，培训进修医师 2000 余人，几乎涵盖国内三级医院推拿科主任，取得了良好的经济效益和社会效益，受益人群约上百万人。

研究成果带动所在单位推拿科成为全国推拿医疗中心、国家中医药管理局重点专科及"十一五"推拿重点专科协作组组长单位等，并通过全国推拿重点专科协作网络在全国推广应用；围绕研究成果主办国家级继续教育项目 12 次，培训 1000 余人，并 8 次在国家和省市级学术会议中进行报告。

本成果相关专利申请 7 项，已授权专利 4 项，部分研究成果已编入"十五""十一五"国家级规划教材《推拿学》。

八、"肺肠同治，远近配穴"法治疗哮喘

【摘要】基于"肺与大肠相表里"理论针刺治疗哮喘，对支气管哮喘慢性持续期中度患者有较确切的调治作用，能有效控制哮喘症状，缓解气道阻塞情况，改善肺功能，提高患者生命质量，尤以肺肠合治组疗效最佳，为哮喘的针灸治疗提供了治疗思路。

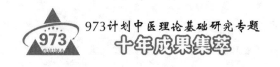

【成果来源】项目十一："肺与大肠相表里"脏腑相关理论的应用基础研究（2009）——基于表里经穴互治的肺与大肠络属关系研究（负责人：赵吉平）

（一）技术方案

1. 治疗取穴及用药方案

主穴：尺泽、孔最、列缺、肺俞。

配穴：曲池、合谷、天枢、上巨虚。

合并用药：根据哮喘病情加重情况，按需吸入万托林。

2. 针刺操作

患者先取仰卧位，针刺胸腹部腧穴，留针15分钟，留针过程中，行针1次；再取俯卧位，针刺腰背部腧穴，留针15分钟，留针过程中，行针1次。每次行针提插捻转约10秒钟，以促使再次得气，或使针感得到加强。

3. 疗程

隔日针刺1次，每周针刺3次。4周为1个疗程，共针刺12次。结束治疗后，可根据其意愿，接受针刺治疗。

（二）适应证

1. 诊断为支气管哮喘，根据支气管哮喘慢性持续期病情严重程度分级，病情属于中度者。

2. 反复发作的喘息、气急、胸闷或咳嗽，且哮喘症状持续6个月以上，30年以内者。

3. 支气管舒张试验阳性：FEV_1 增加 > 12%，且 FEV_1 增加绝对值 > 200mL。

4. 年龄：18 ～ 70 岁。

（三）科学证据

多中心随机对照临床研究进行了300例哮喘慢性持续期中度患者的疗效观察，以"肺肠同治，远近配穴"为法，研究分为肺穴组（主穴：尺泽、孔最、列缺、肺俞，配穴：太渊、鱼际、中府）、大肠穴组（主穴：曲池、合谷、天枢、上巨虚，配穴：偏历、温溜、大肠俞）、肺大肠穴组（同前技术方案）和对照组4组，各组比例为1:1:1:1，各组75例，其中脱落、剔除合计42例，实际完成258例，疗程3个月。

1. 从肺论治、从肠论治以及肺肠合治均可不同程度缓解哮喘患者大小气道的阻塞情况，改善肺功能，提高患者生命质量。结果见表8-4、8-5、8-6。

表8-4　患者治疗前后肺功能比较（$\bar{x} \pm s$）

观察指标		肺经穴组（63例）	大肠穴组（65例）	肺肠同治组（63例）	对照组（67例）
FEV1	治疗前	69.61±5.87	69.78±5.66	69.34±6.22	69.03±6.37
	治疗后	72.86±4.07[1]	72.68±3.96[1]	76.96±3.29[2]	70.27±5.63

续表

观察指标		肺经穴组（63例）	大肠穴组（65例）	肺肠同治组（63例）	对照组（67例）
PEF	治疗前	71.40±6.35	69.71±5.67	69.65±5.78	70.66±5.85
	治疗后	73.30±3.64[1]	71.59±2.90[1]	76.54±2.93[2]	69.87±5.47
1秒率	治疗前	74.94±2.86	74.75±3.09	74.86±2.82	75.68±2.63
	治疗后	76.37±3.47[1]	76.63±3.29[1]	73.34±4.11[1]	71.5±4.59[2]
FEF50	治疗前	35.82±10.21	35.13±10.42	37.52±11.32	36.51±10.29
	治疗后	37.1±10.66[1]	36.1±10.51[1]	41.5±13.36[1]	28.±10.76[2]

注：与本组治疗前比较，[1] $P < 0.05$；[2] $P < 0.01$。

表 8-5　患者治疗前后哮喘量表分值比较

相关量表		肺经穴组（63例）	大肠穴组（65例）	肺肠同治组（63例）	对照组（67例）
哮喘控制问卷（ACQ）	治疗前	15.42±4.38	14.17±4.36	15.13±4.27	16.06±4.60
	治疗后	9.20±3.93[2]	9.66±5.13[2]	8.19±4.40[2]	15.62±4.23
哮喘控制测试（ACT）	治疗前	16.05±3.02	16.14±3.67	15.32±3.30	15.82±3.49
	治疗后	20.98±2.90[2]	21.11±3.61[2]	22.31±2.73[2]	17.3±3.28[1]
AQLQ 总分	治疗前	145.5±32.54	147.7±28.33	146.6±25.76	145.5±30.18
	治疗后	173.±28.76[2]	172.±25.55[2]	177.±23.00[2]	144.6±25.56

注：与本组治疗前比较，[1] $P < 0.05$；[2] $P < 0.01$。

表 8-6　治疗前后 AQLQ 四个能区分值比较

AQLQ		肺经穴组（63例）	大肠穴组（65例）	肺肠同治组（63例）	对照组（67例）
环境刺激能区	治疗前	16.95±5.32	16.75±4.04	16.50±4.89	15.72±5.98
	治疗后	19.49±5.20[2]	19.21±4.89[1]	19.48±4.85[2]	15.76±5.40
情感能区	治疗前	22.79±6.99	24.12±5.66	24.14±5.43	23.95±5.64
	治疗后	27.46±5.94[2]	28.81±4.43[2]	24.95±5.26	24±5.58
症状能区	治疗前	57.21±12.87	59.29±12.58	57.80±10.05	57.69±11.38
	治疗后	67.25±9.47[2]	67.01±9.74[2]	71.74±9.13[2]	56.75±9.68
活动能区	治疗前	48.56±12.94	47.61±12.05	48.19±11.91	48.19±12.90
	治疗后	58.9±12.09[2]	57.8±10.88[1]	61.6±10.12[2]	48.15±12.57

注：与本组治疗前比较，[1] $P < 0.05$；[2] $P < 0.01$。

2. 从肺论治、从肠论治以及肺肠合治均可使哮喘患者的肺系证候以及大肠系证候积分得到改善。各针刺组肺、肠系统证候总分治疗后较治疗前均降低，有显著性差异，哮喘患者肺、肠系统证候总分的变化呈正相关。见表 8-7。

表 8-7　患者治疗前后肺肠证候比较（$\bar{x}\pm s$）

分组	N	肺症状治疗前	治疗后	肠症状治疗前	治疗后
肺经穴组	63	13.97±5.42	7.2±3.77[2]	7.02±4.54	4±3.37[2]
大肠穴组	65	13.98±6.52	6.2±4.72[2]	6.24±3.75	3.2±2.84[2]
肺肠同治组	63	14.41±5.18	4.6±3.77[2]	5.94±4.08	2.5±2.66[2]
对照组	67	14.86±5.71	14.26±5.30	6.20±4.06	5.0±3.56[1]

注：与本组治疗前比较，[1]$P < 0.05$；[2]$P < 0.01$。

3. 小结

研究结果表明：基于"肺与大肠相表里"理论选穴处方针刺治疗哮喘，对支气管哮喘慢性持续期中度患者有较确切的调治作用，从肺论治、从肠论治以及肺肠合治均能有效控制哮喘症状，缓解气道阻塞情况，改善肺功能，提高患者生命质量，尤以肺肠合治组疗效最佳，改善的指标最多，改善趋势最明显，从临床疗效角度初步说明大肠经穴对肺疾之哮喘具有一定的治疗及协同治疗作用。

（四）应用情况

项目提出的治疗哮喘依据"肺肠合治，远近配穴"进行选穴处方，临床实用而有效，对丰富脏腑经络理论、丰富针灸治疗哮喘的取穴思路有积极意义。

研究成果带动所在医院针灸科成为国家中医药管理局重点专科，成为所在医院的变态反应疾病中心并带动 4 个科室，成为所在大学的变态反应疾病专病联盟并带动 5 个医院，研究成果进行了较好的推广。围绕研究成果主办国家、省、市级继续教育项目 8 次，培养 700 余人，4 次在省市级学术会议中进行报告。

部分研究成果被编入"十三五"国家级规划教材《针灸临床研究》（研究生教材）。培养博士、硕士 10 余人。

九、"通腑泻肺方"治疗急性肺损伤/急性呼吸窘迫综合征（ALI/ARDS）

【摘要】通腑泻肺方能截断 ALI/ARDS 肺与大肠之间的病理关联，恢复肺肠升降协调，是防止病情蔓延，多脏腑同病导致本病复杂难治的重要方法。

【成果来源】项目十一：2009 年"肺与大肠相表里"脏腑相关理论的应用基础研究（2009）——通腑泻肺治疗 ALI/ARDS 的大肠证候演变机制研究（负责人：刘恩顺）

（一）技术方案

1. 药物组成

通腑泻肺方（宣白承气汤加减）：生石膏 40g，生大黄 10g，杏仁 9g，全栝楼 30g，黄芩 15g，葶苈子 20g，枳实 15g。

2. 用法用量

日一剂，灌服。

3. 疗程

疗程 7 天，随访 14 天。

（二）适应证

急性肺损伤 / 急性呼吸窘迫综合征肺热腑实证者。

（三）科学证据

采用随机对照试验纳入 70 例肺热腑实患者，随机分为两组，通腑泻肺干预 29 例，西医常规治疗 41 例。试验显示，治疗第 3 天，与西医常规治疗比较，通腑泻肺治疗组咳嗽、便质、腹胀改善程度优于单纯常规治疗组，为"肺病治肠"和"肺肠同治"提供了疗效证据。了疗效比较见表 8-8

表 8-8　西医常规治疗与加用中药治疗的疗效比较

	组别	N	Mean	Z	P
咳嗽	常规治疗组	41	39.32	−2.026	0.043
	加用中药组	29	30.10		
痰量	常规治疗组	41	38.30	−1.461	0.144
	加用中药组	29	31.53		
便秘	常规治疗组	41	38.04	−1.283	0.199
	加用中药组	29	31.91		
便质	常规治疗组	41	41.16	−2.960	0.003
	加用中药组	29	27.50		
腹胀	常规治疗组	41	39.65	−2.188	0.029
	加用中药组	29	29.64		

呼吸困难方面，两组组内比较均 $P < 0.05$，证明两组治疗前后呼吸困难改善均有统计学意义。大便难方面，治疗组组内比较均 $P < 0.05$，证明治疗组前后大便难改善有统计学意义。而对照组组内比较 $P=0.05$，尚不能证明常规治疗组在改善大便难方面无意义。呼吸困难、大便难两组间比较均 $P < 0.05$，证明两组间疗效差异有统计学意义。氧合指数、白细胞计数（WBC）和中性粒细胞（Neu）百分比为计量资料，组内比较用单因素方差分析方法，组间分别比较不同时间的观察指标用两独立样本的 t 检验。氧合指数、白细胞计数、中性粒细胞百分比与同组治疗前相比均差异有统计学意义（$P < 0.05$），而比较两组间则各指标均差异无统计学意义（$P > 0.05$）。结果见表 8-9。

表 8-9　两组治疗前后症状、体征及实验室指标改善情况比较（$\bar{x} \pm s$）

组别	时间	呼吸困难（例）	大便难（例）	氧合指数（mmHg）	WBC（10^9/L）	Neu（%）
常规治疗组	入院时	41	41	182.4±17.3	15.85±4.09	85.09±7.85
	第 3 天	19	17	241.2±19.5	10.98±4.74	84.56±8.02
	第 7 天	11	8	291.4±22.1	6.47±4.78	75.54±7.01

续表

组别	时间	呼吸困难（例）	大便难（例）	氧合指数（mmHg）	WBC（10^9/L）	Neu（%）
加用中药组	入院时	29	29	189.3±17.2	15.91±4.28	87.65±7.28
	第3天	13	10	252.7±16.9	10.79±4.35	83.34±7.56
	第7天	2	0	284.3±16.2	6.38±4.032	74.04±7.21

（四）应用情况

研究发现，以"痰热壅盛与肠热腑实相关"为代表的肺肠相关病机在 ALI/ARDS 多脏腑病机演变中起关键及核心作用，采用通腑泻肺方药截断 ALI/ARDS 肺与大肠之间的病理关联，恢复肺肠升降协调是防止病情蔓延，多脏腑同病而复杂难治的重要手段。

十、清肺承气颗粒治疗大肠腑实证腹部疾患所致急性肺损伤

【摘要】大肠腑实证腹部疾患能够导致急性肺损伤，其中以重症急性胰腺炎最为多见。采用"通里攻下"为主的清肺承气颗粒治疗，能显著提高大肠腑实肠黏膜破坏所致急性肺损伤 / 急性呼吸窘迫综合征患者的病情改善速度，在治疗重症急性胰腺炎、梗阻化脓性胆管炎、腹膜炎等严重腹部外科疾病时具有显著的治疗效果。

【成果来源】项目十一："肺与大肠相表里"脏腑相关理论的应用基础研究（2009）——基于大肠腑实肠黏膜屏障破坏与 ALI/ARDS 发生相关性的肺与大肠表里相关研究（负责人：傅强）

（一）技术方案

1. 药物组成

清肺承气颗粒，依据《伤寒论》小承气汤合小陷胸汤研制而成。组成包括大黄、枳实、厚朴、黄连、半夏、瓜蒌，中药颗粒各 3g。

2. 用法用量

口服或胃管注入或灌肠，每天 2 次。连续用药 10 天。

（二）适应证

大肠腑实证腹部疾患所致急性肺损伤。

1. 大肠腑实证诊断标准（参照卫生部 1993 年《中药新药临床研究指导原则》）

身热（体温 37.4℃以上）或潮热，汗少或无汗或手足骤然汗出，不恶寒，口干，大便干结难行或热结旁流，腹胀满或腹痛拒按或绕脐痛，舌红苔黄而干或舌红焦黑起刺，脉沉实有力或沉数或滑数。其病机为阳明燥热与糟粕互结。

2. 急性肺损伤诊断标准（参照 1992 年欧美联席会议推荐的诊断标准）

①急性起病。

②低氧血症，PaO$_2$/FiO$_2$ ≤ 300mmHg。

③胸片显示双肺浸润阴影。

④肺动脉嵌入压（PAWP）≤ 18mmHg，或临床除外心源性因素。

（三）科学证据

临床研究以大肠腑实证的肠黏膜屏障损伤合并急性肺损伤患者 207 例为研究对象，进行随机双盲对照研究。随机分为西医常规治疗对照组、通里攻下治疗组。对照组给予西医常规综合治疗，通里攻下治疗组在对照组基础上加用通里攻下药物。治疗药用清肺承气颗粒。对照药采用形态相近的无药效作用的颗粒剂。

研究中纳入的阳明腑实证肠黏膜屏障破坏所致急性肺损伤／急性呼吸窘迫综合征患者的平均年龄为 50.82±10.44 岁，以中老年患者居多，其中男性 128 例，女性 79 例，基本符合阳明腑实证的发病规律。从病种来看，本研究纳入病例以急性重症胰腺炎居多，占据总病例数的一半以上，说明以重症急性胰腺炎为原发病的阳明腑实证最易导致肺损害。

入组时，两组患者 APACHE- Ⅱ 评分无显著差异。入组后，经治疗两组患者总体病情严重程度均呈下降趋势，但治疗组患者下降速度显著高于对照组。

1. 治疗组患者从第 3 天开始，APACHE- Ⅱ 评分显著低于对照组。结果见表 8-10。

表 8-10　两组患者 APACHE- Ⅱ 评分的比较

分组	例数	第 1 天	第 3 天	第 7 天	第 14 天
对照组	104	13.95±7.06	13.23±6.55	11.23±7.62	8.16±7.08
治疗组	103	13.70±9.25	9.97±6.26[*]	6.70±5.74[**]	4.09±6.17[**]

注：[*] 与对照组比较，$P < 0.05$，[**] 与对照组比较，$P < 0.01$。

2. 中医积分和兼杂证分析，发现阳明腑实证患者肠系证候积分与肺系证候积分呈正相关，同时经清肺承气汤治疗组的患者肠系证候与肺系证候积分下降均较对照组明显。结果见表 8-11。

表 8-11　两组患者肠系证候与肺系证候积分分析

分组	例数	第 1 天	第 3 天	第 7 天
治疗组	103	10.606±3.26	4.156±2.45	1.331±1.54
对照组	104	10.313±3.32	6.37±2.95	4.056±2.35

3. 纳入后治疗组患者的病死率、住院时间、ICU 住院时间、住院费用等均显著低于对照组，结果见表 8-12。此外，治疗组血液净化平均 0.80±1.843 次，呼吸机使用 4.01±8.291 天，手术 0.33±0.581 次，升压药使用 1.43±3.695 天，抗生素使用 16.37±10.808 天。对照组血液净化 1.20±2.184 次，呼吸机使用 3.91±8.640 天，手术 0.51±0.812 次，升压药使用 0.81±2.487 天，抗生素使用 18.60±15.833 天。血液净化次数，手术次数对照组显著高于治疗组，余均无差异。

表 8-12　两组患者的预后分析

组别	n	累及脏器数	病死率（n，%）	住院天数（天）	住院费用（万元）
对照组	104	2.68±1.01	13,12.5	26.90±12.01	8.16±3.07
治疗组	103	2.75±1.03	8,5.78	23.97±10.79[*]	6.62±2.12[a]

注：[*]与对照组比较 $P < 0.05$。

4. 为了避免相关因素对治疗作用的干扰，比较了两组患者主要相关因素的差异，经比较发现，入组时治疗组和对照组年龄、性别、并发症状况、OI 值、A-Ⅱ值（病情严重程度）、血糖值、ICU 天数、抗生素使用天数无显著差别。治疗组升压药平均使用天数高于对照组，差异有统计学意义。

5. 经多因素调整，清肺承气颗粒和抗生素使用天数对患者 28 天生存及 90 天生存均有保护性作用。28 天生存：清肺承气颗粒 HR 0.17 [95%CI 为 0.03 ~ 0.99]；抗生素使用天数 HR0.61[95%CI 为 0.43 ~ 0.85]；90 天生存：清肺承气颗粒 HR0.20[95%CI：0.05-0.83]；抗生素使用天数 HR0.67 [95%CI 为 0.54 ~ 0.82]。A-Ⅱ值与患者生存时间呈显著负相关。

研究结果表明，以"通里攻下法"为主的中药方剂治疗具有大肠腑实证表现的腹部疾患所致的急性肺损伤患者，对其肺功能、肠功能、病情严重程度，以及预后均有显著改善作用，优于常规治疗组。

（四）应用情况

临床研究证实了以重症急性胰腺炎为原发病的大肠腑实证最易导致肺损伤，采用"通里攻下"为主的中药治疗后显著提高了大肠腑实肠黏膜破坏所致急性肺损伤 / 急性呼吸窘迫综合征患者的病情改善速度。

研究成果已广泛应用于临床实践中，不仅在一定程度上阐述大肠腑实证所及急性肺损害的机制，而且本研究所提供的治疗方法在治疗重症急性胰腺炎、梗阻化脓性胆管炎、腹膜炎等严重腹部外科疾病时具有显著的治疗效果。这种治疗可以降低死亡率、住院时间和住院费用，节约了医疗资源，降低了社会负担和经济负担，社会作用十分显著。

十一、宣白承气汤治疗 COPD 急性加重痰热壅肺证

【摘要】COPD 急性加重痰热壅肺证治疗可采用"从肠论治"，应用宣白承气汤作为治疗药物，肺肠同治治疗确有疗效，可减轻患者肠道和肺部症状、改善通气功能障碍，提高生活质量，促进恢复，改善预后。

【成果来源】项目十一："肺与大肠相表里"脏腑相关理论的应用基础研究（2009）——基于 COPD "从肠论治"的肺 - 肠联络机制研究（负责人：李宇航）

（一）技术方案

宣白承气汤

组成：生石膏 15g，苦杏仁 6g，瓜蒌皮 4.5g，大黄 9g。

用法用量：早饭、晚饭后 150mL，温开水服，一日 2 次。

疗程：10 天。

（二）适应证

1. 符合西医慢性阻塞性肺疾病急性加重诊断标准者；

2. 中医辨证属痰热壅肺证，且临床表现无明显腹泻（大便次数 > 3 次 / 天）者；

3. 急性发作在 5 天以内。

（三）科学证据

临床研究采用多中心、随机双盲对照研究方法，将 528 例 AECOPD 患者随机分为对照组、治肠组、治肺组、肺肠同治组，在西医基础治疗基础上，以宣白承气汤拆方作为治肠组、治肺组、肺肠同治组的中医治疗方案（对照组给予安慰剂），对照组为西医基础治疗 + 安慰剂，治肠组为西医基础治疗 + 治肠药（生大黄 9g），治肺组为西医基础治疗 + 治肺药（生石膏 15g，苦杏仁 6g，瓜蒌皮 4.5g），肺肠同治组为西医基础治疗 + 肺肠同治药（生石膏 15g，苦杏仁 6g，瓜蒌皮 4.5g，大黄 9g），中药及安慰剂一日 2 次，疗程 10 天，评价从肠论治 AECOPD 痰热壅肺证的临床疗效。

结果显示：西医基础治疗基础上，治肠可明显改善 AECOPD 患者肠道症状（腹胀、大便干）、肺部症状（咳嗽、咯痰、喘息、胸闷）积分和痰热壅肺证证候积分，增加肺部症状（喘息、胸闷）消失率、改善肺功能、增加血氧含量，在治肺基础上增加治肠可增加对临床症状、肺功能、动脉血气、病情严重程度以及预后的改善程度。见图 8-1 ～ 8-6。

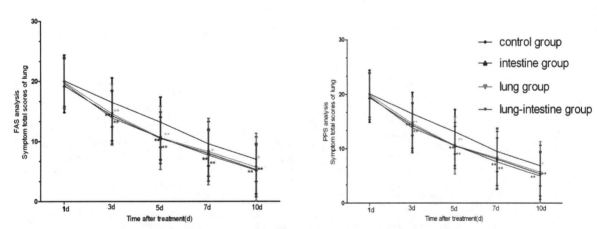

图 8-1　AECOPD 痰热壅肺证患者治疗前后肺部症状总积分（咳嗽、咯痰、喘息、胸闷）比较（与对照组相比，*P < 0.05， P < 0.01）**

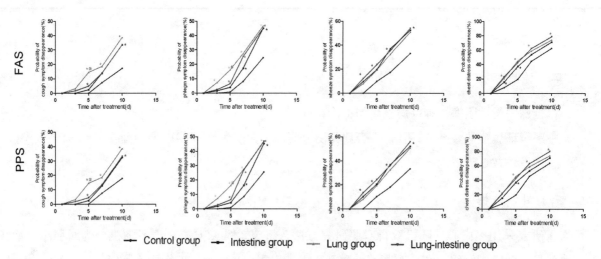

图8-2　AECOPD痰热壅肺证患者治疗前后肺部症状（咳嗽、咯痰、喘息、胸闷）消失率比较（与对照组相比，*$P < 0.05$，#$P < 0.01$）

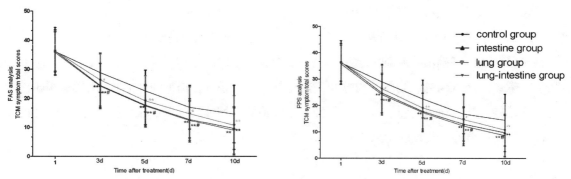

图8-3　AECOPD痰热壅肺证患者中医证候积分分析（与对照组相比，*$P < 0.05$，**$P < 0.01$，与治肺组相比，#$P < 0.05$）

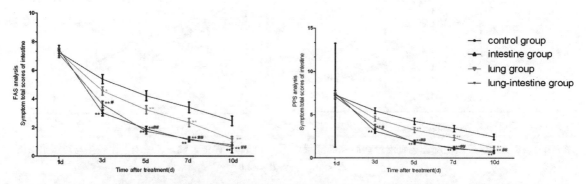

图8-4　AECOPD痰热壅肺证患者肠道症状总积分（腹胀和便秘）分析（与对照组相比，*$P < 0.05$，**$P < 0.01$，与治肺组相比，#$P < 0.05$，#$P < 0.01$）

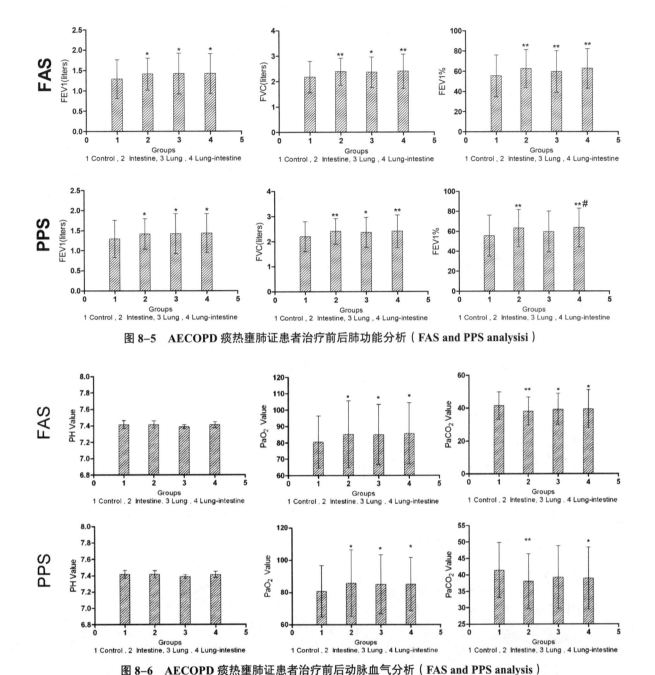

图 8-5　AECOPD 痰热壅肺证患者治疗前后肺功能分析（FAS and PPS analysisi）

图 8-6　AECOPD 痰热壅肺证患者治疗前后动脉血气分析（FAS and PPS analysis）

（四）应用情况

通过多中心、随机、双盲对照临床研究，形成了由北京、上海、安徽、辽宁、河北、河南 6 省市、8 家三级甲等中医院，呼吸内科、急诊科及相关功能科室中青年骨干构成的医疗协作网络。强调在 COPD 防治中应重视改善患者肠道功能，创新性提出肺肠同治辨治慢性阻塞性肺疾病有助于减轻症状、改善生活质量，提高临床疗效，降低难治性肺疾病的医疗成本。并结合实验研究提出并证实了"肺与大肠相表里"理论肺肠之间特异性联络的神经肽 - 受体调节途径，部分揭示了"肺与大肠相表里"的

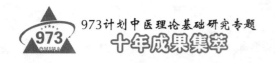

内在联络机制。

课题组先后发表学术论文 55 篇，其中 SCI 收录 7 篇。获授权发明专利 2 项、中华中医药学会科学技术二等奖 1 项。有 53 名研究生参加本课题研究工作，以本课题研究内容作为毕业论文的硕、博士研究生共 19 名，获中华中医药学会全国中医药博士生优秀论文 6 篇。培养中青年临床及科研骨干 32 名。

围绕研究成果多次主办国家级继续教育项目，并通过国内外学术会议开展推广交流活动，如 2013 年前往美国新墨西哥州出席 Keystone symposia "Pathogenic Processes in Asthma and COPD" 国际学术会议，开展推广交流等。部分研究成果已编入全国中医药行业高等教育"十二五"研究生规划教材《伤寒论研读》。

十二、甘蔗渣纤维素片治疗 COPD 稳定期

【摘要】"从肠论治"COPD 稳定期可应用通利大肠的甘蔗渣纤维素片作为治疗药物，可减轻患者肠道和肺部症状，提高生活质量。

【成果来源】项目十一：年"肺与大肠相表里"脏腑相关理论的应用基础研究（2009）——基于 COPD"从肠论治"的肺 – 肠联络机制研究（负责人：李宇航）

（一）技术方案

1. 药物　在西医基础治疗的基础上，应用甘蔗渣纤维素片。

2. 用量　12g/d（其中含甘蔗渣纤维素 6g/d）。

3. 疗程　连续用药 30 天。

4. 注意事项　在用药过程中，若患者出现明显大便溏泻（＞3 次 / 日），伴有头晕、乏力等不适，可根据患者病情减量或停用或逐渐恢复服用。

（二）适应证

1. 慢性阻塞性肺疾病（COPD）稳定期；

2. 年龄 18 ～ 80 岁。

（三）科学证据

临床研究采用多中心、随机、双盲安慰剂对照研究方案，将 196 例病例随机分为对照组（西医基础治疗 + 安慰剂）和治疗组（西医基础治疗 + 甘蔗渣纤维素），评价从肠论治 COPD 稳定期的临床疗效。结果见表 8–12 ～ 8–15。

结果显示：西医基础治疗基础上，治肠可明显降低 COPD 患者肠道症状（腹胀、大便干）、肺部症状（咳嗽、咯痰、喘息、胸闷）积分、圣乔治呼吸调查问卷（SGRQ）评分、mMRC 呼吸困难等级评分。应用甘蔗渣纤维素从肠干预 COPD 稳定期，虽不能明显提高肺功能，但可明显减轻患者的肺部症状（咳嗽、咯痰、喘息、胸闷），提高生活质量。

表 8-12　COPD 稳定期两组患者治疗前后肺部症状积分分析（mean ± Std）

症状积分		FAS			PPS		
		治疗组（n=96）	对照组（n=95）	P 值	治疗组（n=89）	对照组（n=89）	P 值
肺部症状总积分							
	治疗前	10.85±4.48	11.26±4.17	0.515	10.97±4.52	11.33±4.29	0.587
	治疗后	4.92±3.78	6.16±4.04*	0.030	4.90±3.73	6.24±4.11*	0.024
肠道症状总积分							
	治疗前	3.06±3.65	3.34±3.12	0.577	2.97±3.65	3.18±3.13	0.509
	治疗后	0.46±1.17	0.88±1.69*	0.045	0.40±1.14	0.81±1.67	0.061

注：肺部症状总积分为咳嗽、咯痰量、喘息、胸闷症状积分和；肠道症状总积分为腹胀、便秘症状总积分。与对照组相比，*P < 0.05。

表 8-13　COPD 稳定期两组患者治疗前后圣乔治呼吸调查问卷评分比较（mean ± Std）

SGRQ		FAS			PPS		
		治疗组（n=96）	对照组（n=95）	P 值	治疗组（n=89）	对照组（n=89）	P 值
症状部分	治疗前	57.30±23.01	55.84±21.24	0.652	56.69±22.95	54.99±21.44	0.610
	治疗后	36.88±22.18	47.41±20.67	0.001*	36.76±22.07	46.84±20.47	0.002*
活动部分	治疗前	47.66±20.27	48.79±21.70	0.712	47.67±20.39	48.54±22.24	0.787
	治疗后	29.03±17.83	41.98±22.28	0.000*	29.15±18.11	41.30±22.21	0.000*
影响部分	治疗前	37.48±22.03	39.62±21.34	0.498	37.60±22.29	39.30±21.48	0.606
	治疗后	18.55±15.53	28.70±21.05	0.000*	18.09±15.37	28.06±20.67	0.000*
总评分	治疗前	44.44±19.34	45.23±18.92	0.776	43.81±19.60	44.87±19.17	0.717
	治疗后	25.42±15.62	35.74±19.87	0.000*	24.48±14.99	35.10±19.56	0.000*

注：与对照组相比，*P < 0.01。

表 8-14　COPD 稳定期两组患者治疗前后 mMRC 呼吸困难分级比较 χ

mMRC 呼吸困难评分分级	FAS 数据集				PPS 数据集			
	治疗组（n=96）	对照组（n=95）	χ^2	P 值	治疗组（n=89）	对照组（n=89）	χ^2	P 值
治疗前 n（%）			−0.620	0.553			−0.514	0.607
1	19（19.79%）	18（18.95）			18（20.22%）	17（19.10%）		
2	47（48.96）	43（45.26）			44（49.44%）	42（47.19%）		
3	24（25.00%）	25（26.32%）			21（23.60%）	21（23.60%）		
4	5（5.21%）	9（9.47%）			5（5.62%）	9（10.11%）		
5	1（1.04%）	0（0%）			1（1.12%）	0（0%）		

续表

mMRC 呼吸困难评分分级	FAS 数据集				PPS 数据集			
	治疗组（n=96）	对照组（n=95）	χ^2	P 值	治疗组（n=89）	对照组（n=89）	χ^2	P 值
治疗后 n（%）			−2.244	0.025			−2.387	0.017
1	40（41.67%）	29（30.53%）			37（41.57%）	27（30.34%）		
2	42（43.75%）	40（42.11%）			41（46.07%）	37（41.57%）		
3	10（10.42%）	14（14.74%）			7（7.87%）	13（14.61%）		
4	3（3.13%）	12（12.63%）			3（3.37%）	12（13.48%）		
5	1（1.04%）	0（0%）			1（1.12%）	0（0%）		
χ^2	−3.601	−1.555			−3.565	−1.257		
P 值	0.000	0.120			0.000	0.209		

注：①采用英国医学研究委员会 mMRC 对所有入选患者治疗前后呼吸困难程度进行评价。mMRC 呼吸困难评分标：0 分—仅在用力运动时出现呼吸困难；1 分—平地快步行走或步行爬小坡时出现气短；3 分—在平地行走 100 米左右或数分钟后需要停下来喘气；4 分—因严重呼吸困难以至于不能离开家，或在穿衣服、脱衣服时出现呼吸困难。②统计学描述：与对照组相比，* $P < 0.05$。

表 8–15　COPD 稳定期两组患者治疗前后肺功能比较分析（mean ± Std）

肺功能		FAS			PPS		
		治疗组（n=96）	对照组（n=95）	P 值	治疗组（n=89）	对照组（n=89）	P 值
FEV1	治疗前	1.48±0.49	1.45±0.68	0.867	1.47±0.49	1.45±0.64	0.852
	治疗后	1.60±0.53	1.51±0.49	0.473	1.65±0.52	1.51±0.49	0.282
FVC	治疗前	2.77±0.80	2.69±0.99	0.721	2.77±0.81	2.73±0.93	0.827
	治疗后	2.92±0.80	2.72±0.80	0.323	3.00±0.77	2.72±0.80	0.178
FVE1%	治疗前	57.93±16.70	57.15±17.95	0.757	58.48±16.50	57.46±17.85	0.691
	治疗后	63.20±17.61	61.78±14.89	0.554	63.74±17.66	62.25±14.86	0.542

注：与对照组相比，* $P < 0.05$。

（四）应用价值

腹胀和便秘是 COPD 临床常见的消化系统并发症，并可对患者肺部临床症状、急性加重发作和健康相关生活质量产生不利影响。西医基础治疗联合应用生大黄或甘蔗渣纤维素，通利大肠，可减轻肺部症状、改善通气功能，有利于病情改善和患者生活质量的提高；治肺加上通利大肠（即肺肠同治）更具有疗效优势。

十三、补肾益气方防治多种炎症性疾病

【摘要】基于循证医学的原则，采用病证结合的方法，科学评价补肾益气方药异病同治干预肺肾气虚型哮喘、COPD、特应性皮炎的有效性与安全性；阐释补肾益气方药异病同治的作用机理和物质基础；结合神经 – 内分泌 – 免疫网络和机体致炎/抑炎平衡调控机制等现代医学理论阐释"发时治肺兼顾肾，平时治肾兼顾肺""以肺治肾，以肾治肺"等中医理论的内涵，为提高中医药现代化和国际认

同度奠定基础。

【成果来源】项目十四：若干中药成方的现代临床与实验研究（2009）

（一）技术方案

组成：淫羊藿、黄芪、生地黄颗粒配方。

功效：补肾益气

用法用量：每日 2 次，每次将 3 包颗粒剂倒出，加热水 100mL 搅拌均匀冲服或遵医嘱。

组方理论多角度解析：

补肾益气方有淫羊藿、黄芪、生地黄三味药组成，从古典中医理论角度出发，其方义缘自张景岳的"阴阳互根"观点，自明代张景岳、赵献可从肾创命门学说，将肾阴肾阳比作水火关系：五脏六腑的阴，都是由肾水（肾阴）来供给；五脏六腑的阳都是由命门之火（肾阳）来温养。尤其是张景岳在调节阴阳方面提出了"阴阳互根"的观点，《景岳全书·传忠录》阴阳篇："阴阳原同一气，火为水之主，水即火之源，水火原不相离也"，阐明了肾阴肾阳的关系。三味药之方解，首推淫羊藿（又名淫羊藿），《日华子本草》："淫羊藿疗男子绝阳，女子绝阴，则谓入命门，补真阳者是也……此为入肾而助元阳，即时补肾气"。《本草正义》："淫羊藿，禀性辛温，专壮肾阳…益气力、强志、坚筋骨，皆元阳振作之功"，故此之为君药。次论黄芪，《汤液本草》："黄芪，治气虚盗汗并自汗，即皮表之药。又治咳血，柔脾胃，是为中州药也。又治伤寒尺脉不至，又补肾脏元气，为里药。是上中下内外三焦之药"。《本草求真》："黄者入肺补气，入表实卫，为补气药诸药之最，是以有'耆'之称"。作为补肾益气，黄芪可以为臣药。末为生地黄，《本草纲目》："生地黄，补五脏内伤不足，通血脉，益气力，利耳目，凉血生血，补肾水真阴"。《本草经疏》："干地黄，乃补肾家之要药，益阴血之上品"，故生地黄可为佐药。淫羊藿为补肾壮阳之要药，黄芪亦为培补元气之要药，两药相配固为补肾益气之最佳配伍，但两药均为温性，合用久用必有所偏，而成弊端。《景岳全书·新方八略》："善补阳者必于阴中求阳，则阳得阴助而生化无；善补阴者必于阳中求阴，而阴得阳升而泉源不竭"，此处以滋肾阴，除内热的生地黄配合两味温肾益气药，是有阳得阴助而生化无穷之妙。

从现代生命科学角度出发，发现补肾药及其主要组分侧重于对 HPA 轴功能的保护和调节，同时发挥抗炎作用；益气药及其主要组分侧重于对免疫若干环节的调节，进而发挥抗炎作用；补肾益气药作用整合则能重塑致炎/抑炎调控机制的平衡。补肾中药淫羊藿与益气中药黄芪相比较，两者均可显著改善哮喘气道高反应性，抑制气道炎症，但淫羊藿尚有提高 GRmRNA 水平的趋势，从而改善 HPA 轴作用，而黄芪尚能增加调节性 T 细胞数量。总体上来说，补肾中药淫羊藿具有调节免疫和 HPA 轴的双重作用，而益气中药黄芪的免疫调节作用更为突出。补肾益气治疗（补肾益气方）与单纯补肾治疗（补肾防喘片）在临床试验中的疗效是有明显差异的。补肾防喘片由多种补肾阴、肾阳药物组方，动物研究发现补肾治疗可以促进试验大鼠肾上腺的重量增加，血浆 ACTH、皮质酮水平增高。体外研究结果显示，淫羊藿主要组分淫羊藿苷对皮质酮所致的海马和下丘脑神经元损伤有显著的保护作用，并且在损伤的最初就显示了良好的保护作用。其作用可能与抑制神经元凋亡、降低神经元胞内钙超载有关，但与神经元的氧化应激无关。淫羊藿苷对神经元损伤保护作用的信号转导机制与 MAPK 和 PI3K/Akt

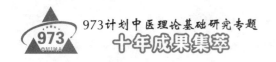

有关，从而抑制神经元的凋亡。淫羊藿及其主要组分可能同时对海马和下丘脑都有保护作用，而黄芪及其主要组分黄芪甲苷对皮质酮诱导的神经元损伤无保护作用，这就从另一个角度再次验证了补肾药主要作用于 HPA 轴，益气药主要作用于免疫系统的推论。在哮喘预防的研究中，补肾防喘片治疗组的哮喘患者 HPA 轴改善的程度较补肾益气方组明显增强，内源性糖皮质激素水平增加，免疫抑制作用增强，从而发挥抗炎作用，以上结果说明补肾药物主要作用的靶器官是内分泌器官 – HPA 轴。

补肾益气方主要由补肾药物淫羊藿、生地加益气药物黄芪按照 4∶3∶6 的比例组方，在 RCT 临床研究中证实补肾 + 益气药通过改善 HPA 轴功能，抑制促炎因子的分泌及调节 Th1/Th2、Th17/Treg 平衡，使哮喘患者的致炎 / 抑炎平衡调控机制得到改善。补肾益气方免疫调节作用的增强与益气药物黄芪的免疫调节作用有关。以上结果说明益气药物作用的主要靶器官是免疫系统，特别是对适应性免疫应答的调节作用。补肾益气方与补肾防喘片的药物组分研究发现，补肾益气方质谱图中主要组分检测到 16 种，补肾防喘片检测到 12 种，补肾益气方中除了含有淫羊藿苷，朝藿定 A，B，C 等补肾防喘片中的主要组分外，还有黄芪甲苷，黄芪皂苷 I、II 等黄芪中的多糖成分。补肾防喘片中另外还含有补骨脂苷、异补骨脂苷及补骨脂素等组分，所以药物组分的不同决定了药效的不同。

从微观角度而言，我们的研究结果显示淫羊藿苷能够显著降低哮喘小鼠的气道阻力，减轻气道炎症，进一步上调哮喘小鼠肺组织 Foxp3 蛋白表达量，提高外周血 IL–10 水平。淫羊藿苷能够显著降低哮喘大鼠肺组织和脾淋巴细胞 T-bet 和 GATA–3 mRNA 水平，淫羊藿苷高剂量能够显著降低哮喘大鼠肺组织 GATA–3 蛋白表达，但对 T-bet 蛋白表达水平的作用与哮喘组没有差异，淫羊藿苷低、高剂量能够显著降低哮喘大鼠肺组织 IL–4 表达，淫羊藿苷高剂量能够降低总 NF–κB p65 蛋白表达，增加胞浆 NF–κB p65 蛋白表达，提示淫羊藿苷能够调节哮喘状态下 Th1/Th2 细胞因子失衡及相关的转录因子表达水平，同时淫羊藿苷能够激活 PI3K/AKT 信号通路，从而发挥抗炎作用。淫羊藿苷能够明显促进哮喘小鼠肺内 EOS 凋亡，降低抑凋亡基因 Bcl–2 表达，增加促凋亡基因 Bax 表达。补肾中药淫羊藿能够改善哮喘 Th1/Th2 细胞失衡，显著降低哮喘大鼠肺组织 RANRES、MCP–3 mRNA 表达，降低 TNF–α 水平，中、高剂量淫羊藿能够显著降低 IL–4 水平，高剂量淫羊藿能够显著降低 IL–5 表达水平。淫羊藿高剂量能够显著抑制嗜酸性粒细胞趋化因子 eotaxin 及其受体 CCR3 mRNA 转录，降低 BALF 中 IL–4、IL–5 水平。淫羊藿和黄芪能够有效减少哮喘大鼠血清 TNF–α 的生成，抑制肺组织 NF–κB 的活性。黄芪高剂量能够降低哮喘大鼠血清 IL–4 和 IL–6 的浓度，淫羊藿中剂量能够升高哮喘大鼠血清 IFN–γ 的浓度。黄芪高剂量能够显著降低哮喘大鼠血清 IL–4 和 IL–6 含量。我们课题组的研究结果还显示淫羊藿苷、黄芩苷等单体及中药对哮喘性炎症具有显著的抑制作用，该作用可能与调节 Th1/Th2、Th17/Treg 失衡相关。

淫羊藿苷和高剂量的黄芩苷能够明显改善 COPD 大鼠模型肺功能，减轻炎症，改善 HPA 轴的功能减退。同时对香烟烟雾提取物刺激体外培养的大鼠肺泡 II 型上皮细胞的促炎细胞因子的表达、NF–κB 活化 p65 磷酸化、IκB–α 降解和 NF–κB 的 DNA 结合活力有抑制作用，对抑炎细胞因子的表达有促进作用。黄芩苷对香烟烟雾暴露所致 COPD 小鼠的肺功能有保护作用，对肺部炎症细胞的浸润、细胞因子的表达有抑制作用；淫羊藿苷、生地梓醇及黄芪甲苷对肺部炎症细胞的浸润、细胞因子的表达皆有抑制作用，但黄芪甲苷效果不如另外三药。四药对肺组织 HDAC2 活性有保护作用，但黄芩苷和黄芪甲苷效果较淫羊藿苷及生地梓醇明显。进一步研究发现，四种中药单体均具有一定的抗炎、抗氧化、抗纤维化的作用，能改善 COPD 大鼠的肺功能及抑制气道重构，且复方组较单一用药组作用增强；四种中药单体可能通过 Nrf2-Keap1-ARE 途径增强了 COPD 大鼠的抗氧化酶的表达，从而减轻了氧化应激反应，减轻了气道炎症，抑制了气道重构。

（二）适应证

肺肾两虚型支气管哮喘、慢性阻塞性肺疾病、间质性肺疾病症见咳嗽、动则气喘、乏力、腰酸等，以及特应性皮炎辨证属肾气虚的患者

（三）科学证据

1. 补肾益气方防治多种炎症性疾病的有效性与安全性

四个随机、双盲、安慰剂平行对照、多中心临床试验（1 级循证医学证据）结果表明，补肾益气方与补肾防喘片可改善哮喘的控制水平，减少日间哮喘症状，改善肺功能；提高哮喘患者的生活质量，改善肺肾气（阳）虚的中医证候。补肾益气方与补肾防喘片可减少 COPD 患者急性加重次数，改善肺功能、降低圣乔治评分，改善肺肾气（阳）虚的中医证候。补肾益气方可降低特应性皮炎患者 SCORD 评分，减轻瘙痒症状，改善肺肾气（阳）虚的中医证候。补肾益气方及其对照方未见明显不良反应。

2. 补肾益气方作用机理研究

肺肾两虚证型的哮喘、COPD 等动物模型，都有 HPA 轴系统多水平、多环节的功能紊乱；都存在致炎 / 抑炎平衡调控机制的失衡，这种紊乱表现在多个水平和环节，比如细胞水平、细胞因子水平、信号通道水平和表观遗传学等水平和方面。补肾益气方药干预以后，哮喘、COPD 和 AD 等各种病理生理改变都得到了改善，其中有些变化是现代医学目前暂不能企及的，比如对 HPA 轴的调控、对致炎 / 抑炎平衡调控机制的作用、对气道重塑的拮抗等。以药测证，发现补肾益气中药在多个水平都能对此产生调节作用，比如成方水平、单药饮片水平、组分水平等，且其效果具有一致性。研究发现，补肾组分主要影响 HPA 轴多个环节；益气组分主要影响炎性免疫若干环节，其中淫羊藿苷等组分对 NF-κB、MAPK、PI3K/Akt 等产生作用，黄芪甲苷对 IL-2、IL-4 和 INF-γ 等产生调节，从而对机体致炎 / 抑炎平衡调控机制的诸多环节产生协同与整合作用。补肾益气方药可能通过 Keap1-Nrf2-ARE 信号通路减轻了 COPD 大鼠的氧化应激和气道重构，表现为上调 Nrf2 及其下游抗氧化酶和 II 相解毒酶蛋白和 mRNA 表达；下调 Keap1 mRNA 和蛋白的表达。清热活血组分作为对照研究，也有许多作用机制值得深入探讨。

3. 补肾益气方物质基础研究

课题组对单味药颗粒剂和补肾益气颗粒剂成分进行定性定量分析；对动物口服颗粒剂后吸收进入体内的成分进行分析鉴定；对补肾益气方提取物成分及动物口服后进入体内的成分进行分析鉴定；分别制备补肾益气颗粒剂和补肾益气方提取物的药效部位进行动物药效筛选，对药效明确的部位进行成分分析鉴定和比较；对补肾益气方主要有效成分进行药代动力学研究，初步确定了补肾益气方药效成

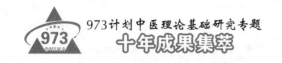

分群在体内的动态变化和体内脏器分布情况。经单味药及复方颗粒剂、提取物及药效部位成分分析，动物口服颗粒剂、提取物和药效部位体内代谢及组织分布等研究，结合药效筛选，初步确定补肾益气方药效物质主要为：黄芪甲苷（astragalosid Ⅳ）、毛蕊异黄酮苷（calycosin-7-O-β-D-glucoside）、芒柄花苷（formononetin）、淫羊藿苷（icariin）、宝藿苷-Ⅰ（baohuoside-Ⅰ）、朝藿定C（epimedin C）、朝藿定B（epimedin B）、益母草苷（leonuride）和毛蕊花糖苷（acteoside）。大鼠灌胃给予补肾益气颗粒剂后，在肺中共检测到18个化学成分，其中包括4个原型成分，分别为pratensein-7-O-β-D-glucoside（黄芪）、astragaloside Ⅳ（黄芪）、baohuoside-Ⅰ（淫羊藿）和8-epiloganic acid（地黄），初步鉴定出calycosin-7-O-β-D-glucoside glucuronide（黄芪）、daidzein glucuronide（黄芪）、daidzein sulfate（黄芪）等8个代谢产物。研究还表明复方有效成分可到达主要病灶所在脏器，这些成分与药效的产生可能有一定的关联。

健康受试者口服补肾益气颗粒剂后体内成分分析结果显示，在负离子模式下，与空白生物样品及补肾益气颗粒剂相比，在人血浆中检测到3个代谢产物，均来自黄芪，分别为10-羟基-3,9-二甲氧基紫檀烷或3-羟基-9,10-二甲氧基紫檀烷葡萄糖醛酸结合物、7,2'-羟基-3',4',-二甲氧基-异黄烷或8,2'-二羟基-7,4'-二甲氧基异黄烷葡萄糖醛酸结合物和芒柄花素或3'-羟基-4'-甲氧基异黄酮硫酸结合物。在人尿样中检测到7个原型成分和代谢产物，来自黄芪和淫羊藿，分别为去甲四氢淫羊藿素葡萄糖醛酸结合物、淫羊藿苷C或淫羊蕾次苷C、龙胆黄素、山奈素-4-甲醚-3-葡萄糖苷葡萄糖醛酸结合物、7-羟基-4',6-二甲氧基异黄酮+葡萄糖醛酸结合物、红车轴草素或鼠李柠檬素或柯厄醇的葡萄糖醛酸结合物和7-甲氧基-3',4',5-三羟基二氢异黄酮葡萄糖醛酸结合物。

（三）应用价值

以补肾益气中药成方及其对照方干预多种伴肺肾气（阳）虚证型的炎症相关性疾病为切入点，通过临床疗效确认和疗效机理的探讨，并结合物质基础研究，围绕HPA轴和致炎/抑炎平衡调控机制，初步明确了肺肾气（阳）虚证型的内涵。依据中医肺肾相关理论和现代医学的有关进展，构建了"以肾治肺，以肺治肾""发时治肺兼顾肾，平时治肾兼顾肺"等富有时代特点的中医新理论和新治则。

十四、金芪降糖片干预糖尿病前期

【摘要】加健康宣教，能够明显降低糖尿病发病率，并能提升糖尿病前期患者的血糖复常率。金芪降糖片可能通过作用于AMPK信号通路，影响3T3-L1脂肪前体细胞分化，进而发挥调节糖脂代谢的作用。建立了测定金芪降糖片全方中6种生物碱、9种化学成分含量的方法，采用超滤法与HPLC联用技术筛选方中与牛血清白蛋白相结合的成分，明确了金芪降糖片预防糖尿病的物质基础。用现代先进具有创新性的科研设计与实验方法，对中医经典理论进行了诠释。

【成果来源】项目十四：若干中药成方的现代临床与实验研究（2009）项目

（一）技术方案

组成：黄连、黄芪、金银花。

功效：清热益气。

用法用量：饭前半小时口服，一次 2～3 片，一日 3 次，疗程 3 个月或遵医嘱。

不良反应：偶见呕吐，腹泻，胃痛。

组方理论多角度解析：

金芪降糖片是来源于实验室的中药复方，由中国医学科学院药物研究所研发，隆顺榕制药厂生产，是第一个被 SFDA 批准的治疗糖尿病的新型中成药。该复方由黄连、黄芪、金银花组成，黄连为君，黄芪为臣，金银花为佐使，具有清热益气、生津止渴之功效。其配伍机制符合糖尿病前期的基本病机。

金芪降糖方组分黄芪总黄酮、金银花总有机酸、黄连总生物碱均具有不同程度的清除 DPPH 自由基的活性，其中清除 DPPH 自由基顺序依次为：金银花总有机酸＞黄芪总黄酮＞黄连总生物碱，而黄芪总皂苷未表现出明显清除 DPPH 自由基的作用。黄芪总黄酮、金银花总有机酸、黄连总生物碱对活性氧自由基有清除活性，且清除能力黄芪总黄酮＞金银花总有机酸＞黄连总生物碱。黄芪总黄酮、黄芪总皂苷、金银花总有机酸、黄连总生物碱对 AGEs 形成均无抑制活性。金芪降糖方组分黄芪总皂苷、黄连总生物碱对 LPS 诱发小鼠腹腔巨噬细胞活化 NO 释放有抑制作用。金芪降糖方中黄芪总黄酮、金银花总有机酸、黄芪总皂苷对醛糖还原酶均有抑制活性，黄连总生物碱未表现出明显抑制活性。黄芪总黄酮、金银花总有机酸对麦芽糖酶及蔗糖酶有抑制作用。黄芪总皂苷、金银花总有机酸对脂肪酶有抑制活性，可通过抑制脂肪酶的活性，减少脂肪类物质的吸收，从而达到减轻体重，降低甘油三酯调控脂代谢的作用。金芪降糖片在 mRNA 水平上，可以上调肝脏和骨骼肌中 AMPK 的 mRNA 表达，下调 ACC、FAS、HSL 的 mRNA 表达；可以上调 KKAy 小鼠肝脏和骨骼肌中 AMPK 蛋白的表达，激活 p-AMPK 表达水平，推断其通过作用于 AMPK 信号通路来达到调节糖脂代谢。

（二）适应证

用于消渴病气虚内热证，症见口渴喜饮，易饥多食，气短乏力。轻、中度型非胰岛素依赖型糖尿病见上述证候者。

（三）科学证据

1. 金芪降糖片干预糖尿病前期的有效性与安全性

随机、双盲、安慰剂对照、多中心临床试验（1 级循证医学证据）研究表明，金芪降糖片加健康宣教，能够明显降低糖尿病发病率，并能提升糖尿病前期患者的血糖复常率，研究中未发现明显不良反应。

2. 金芪降糖片作用机理研究

天津课题组探讨了金芪降糖片在整体动物的糖脂代谢特点和对胰岛素抵抗的影响等途径，揭示金芪降糖片预防糖尿病的途径和作用机制；证明金芪降糖片可能通过作用于 AMPK 信号通路，影响 3T3-L1 脂肪前体细胞分化，进而发挥调节糖脂代谢的作用。用现代先进具有创新性的科研设计与实验方法，对中医经典理论进行了诠释。

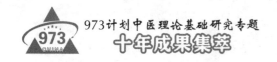

3. 金芪降糖片物质基础研究

天津课题组对生产金芪降糖片厂家提供的原药材黄连、金银花和黄芪，分别绘制了指纹图谱，为黄连、金银花、黄芪及其制剂的质量控制提供了依据。建立了测定金芪降糖片全方中6种生物碱、9种化学成分含量的方法，采用超滤法与HPLC联用技术筛选方中与牛血清白蛋白相结合的成分，明确了金芪降糖片预防糖尿病的物质基础。这些成分群在临床研究、机理研究和物质基础研究方面具有一致性。

（四）应用价值

采用HPLC、指纹图谱及与牛血清白蛋白相结合等方法，对金芪降糖片全方及原料药材物质基础进行了质量控制；通过对方中四个标准组分药效学研究，初步探讨了各组分活性以及组分间的相互作用；从金芪降糖片在整体动物的糖脂代谢特点和对胰岛素抵抗的影响等途径，揭示金芪降糖片预防糖尿病的途径和作用机制；证明金芪降糖片可能通过作用于AMPK信号通路，影响3T3–L1脂肪前体细胞分化，进而发挥调节糖脂代谢的作用。用现代先进具有创新性的科研设计与实验方法，对中医经典理论进行了诠释。

十五、四磨汤治疗运动功能障碍性胃肠疾病

【摘要】四磨汤对功能性消化不良临床疗效与阳性药物吗丁啉相当，但中医证候疗效优于对照组。四磨汤对非胃肠术后胃肠排空障碍患者肠鸣音恢复时间、首次肛门排气及排便时间均较对照组明显提前。同时根据主成分配伍法，从四磨汤有效成分中选用槟榔碱、乌药醚内酯、橙皮苷、木香烃内酯四种有效成分进行研究。揭示了木郁土壅的现代生物学基础为脑–肠轴失衡。

【成果来源】项目十四：若干中药成方的现代临床与实验研究（2009）项目

（一）技术方案

组成：木香、枳壳、乌药、槟榔。

主要功效：顺气降逆，消积止痛。

用法用量：口服，成人一次20mL，一日3次，疗程一周；新生儿一次3～5mL，一日3次，疗程2天；幼儿一次10mL，一日3次，疗程3～5天。

药品禁忌：孕妇、肠梗阻、肠道肿瘤、消化道术后禁用。

（二）适应证

用于婴幼儿乳食内滞，症见腹胀、腹痛、啼哭不安、厌食纳差、腹泻或便秘；中老年气滞、食积证，症见脘腹胀满、腹痛、便秘；以及腹部手术后促进肠胃功能的恢复。

（三）科学证据

1. 四磨汤治疗运动功能障碍性胃肠疾病的有效性与安全性

采用分层区组随机、安慰剂与阳性药物双重对照、双盲观察、多中心临床试验设计方案观察四磨

汤治疗运动功能障碍性胃肠疾病的有效性与安全性。研究结果表明，四磨汤对功能性消化不良临床疗效与阳性药物吗丁啉相当，但中医证候疗效优于对照组。四磨汤对非胃肠术后胃肠排空障碍患者肠鸣音恢复时间、首次肛门排气及排便时间均较对照组明显提前，且未见不良反应。

2. 四磨汤物质基础研究

运用指纹图谱法建立了四磨汤及各药材的质控标准通过建立以二维液相色谱（2D LC）– 质谱联用技术、或超高效液相色谱（UPLC）– 质谱联用技术、或 GC–MS 技术分别建立四磨汤口服液制剂及木香、枳壳、乌药、槟榔 4 味药材的挥发性部分和水溶性部分的化学指纹图谱；建立大鼠口服四磨汤口服液制剂及木香、枳壳、乌药、槟榔 4 味药材的挥发性部分和水溶性部分后血浆、尿样或组织样本中吸收血和分布到组织中的药物及其代谢物的指纹图谱；分别进行四磨汤口服液制剂及木香、枳壳、乌药、槟榔 4 味药材的挥发性部分和水溶性部分药效学实验。将以上药效学数据、化学指纹图谱和代谢指纹图谱进行比对，结合主成分分析、判别分析等数据统计方法和手段，发现并鉴定与药效密切相关的候选成分。

采用血清药物化学、谱效学、药物代谢动力学等研究方法，以化学成分为考察指标，运用 LC/MS 分析服四磨汤口服液小鼠的血、尿、肝等生物样品的化学成分，证实了柚皮苷、新橙皮苷、橙皮苷、异柚皮苷、去甲异波尔定等是四磨汤口服液中的主要有效成分。明确了四磨汤的有效部位是其水提液部位，而芳香水部位发挥了辅助作用，当水沉液和芳香水配比为 50∶50 时效果最佳。同时，根据药效物质基础研究，以主成分配伍法，从四磨汤有效成分中选用槟榔碱、乌药醚内酯、橙皮苷、木香烃内酯四种有效成分进行研究，采用正交设计，从四因素三水平考虑，最佳配伍组药效基本和四磨汤相当。

（三）应用价值

用具有创新性的科研设计与实验方法，对中医经典理论进行了诠释。中医学虽无功能性胃肠病的病名记载，但据其临床表现应属"痞满""腹胀"等范畴，多由情志不遂、饮食伤胃、劳倦伤脾、寒温失调等因素导致肝失疏泄，木郁土壅，运化功能减退，中焦痞塞不通，内生痞满所致，病位在脾胃，木郁土壅是其基本病机。现代研究发现，肝具有一定的神经 – 内分泌 – 免疫网络调节机制。肝主疏泄，与调节下丘脑 – 垂体轴有关。具体而言，通过中枢多种神经递质的变化调节相关脏腑的功能。脾是以消化系统为主的多系统、多器官的综合功能单位，与内分泌、免疫和神经系统等有密切联系。而随着胃肠神经生物学的发展，人们认识到脑 – 肠轴与功能性胃肠疾病密切相关。据此，我们认为木郁土壅的现代生物学基础为脑 – 肠轴失衡。

十六、补肾填精中药治疗骨质疏松

【摘要】"肾精"是形成的重要物质基础，补肾填精可以增强"肾藏精"的主要功能——肾主骨。运用"补肾填精法"治疗肾精亏虚型慢性病骨质疏松症，体现了"先调证、再治病"的中医药临床治疗规律。温肾阳颗粒和滋肾阴颗粒能增加骨量、缓解骨痛、调节骨代谢、改善生活质量。

【成果来源】项目十五：基于"肾藏精"的藏象理论基础研究（2010）

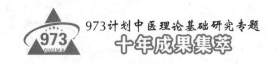

（一）技术方案

1. 药物组成

温肾阳颗粒：淫羊藿 9g，骨碎补 9g，女贞子 9g，川牛膝 9g，独活 6g。

滋肾阴颗粒：女贞子 9g，旱莲草 9g，淫羊藿 9g，桑寄生 9g，独活 6g。

2. 用法

口服，一次一袋，一日一次。服用 6 个月为一疗程。

（二）适应证

肾虚精亏型骨质疏松。

（三）科学证据

200 例肾虚精亏型骨质疏松患者，多中心、随机、双盲、安慰剂对照临床试验，予以钙剂为基础治疗，试验组 100 例予中药颗粒，对照组 100 例予安慰剂。肾阴虚型 50 例予滋肾阴颗粒，肾阳虚型 50 例予温肾阳颗粒。经过 6 个月治疗，温肾阳颗粒和滋肾阴颗粒治疗骨质疏松总有效率均在 90% 以上，均能增加原发性骨质疏松症患者骨量，温肾阳中药能降低骨质疏松症患者 VAS 评分而缓解骨痛，能降低 ECOS-16 评分而改善生活质量（$P < 0.05$）。

滋肾阴颗粒能明显提高患者腰椎骨密度（$P < 0.05$）。滋肾阴颗粒治疗 6 个月后骨密度（BMD）能提高 4.1%，停药 6 个月后也能提高 4.7%；温肾阳颗粒在治疗 6 个月后骨密度（BMD）提高 1.1%，停药 6 个月后出现轻度骨丢失。骨代谢指标证明温肾阳、滋肾阴颗粒上调 BGP、PINP，增加骨形成，温肾阳颗粒下调 CTX 抑制骨吸收。

（四）应用情况

补肾填精法治疗骨质疏松症已纳入全国中医院校本科生、研究生统编教材及《原发性骨质疏松症中医循证临床实践指南》。上海中医药大学附属龙华医院"中医药防治骨代谢疾病"培训基地已将该法作为项目推广，已培养进修学员 900 余名。研究成果已在中国中医科学院望京医院、广州中医药大学第一附属医院等全国 68 家医疗卫生机构推广应用。

十七、补肾填精中药治疗老年痴呆

【摘要】"肾精"是脑、脊髓形成的重要物质基础，补肾填精可以增强"肾藏精"的主要功能——肾主骨生髓。运用"补肾填精法"治疗肾精亏虚型慢性病老年性痴呆，可有效改善老年性痴呆患者的认知功能、精神行为、日常生活能力及中医证候，临床疗效显著。

【成果来源】项目十五：2010 年基于"肾藏精"的藏象理论基础研究（2010）

（一）技术方案

1. 药物组成

淫羊藿 10g，补骨脂 10g，制首乌 10g，女贞子 10g，炙黄芪 10g，川芎 6g，石菖蒲 6g。

2. 用法

上述药物的中药颗粒，在早餐后 30 分钟，以 100mL 温开水冲服。服药治疗 24 周，随访 48 周。

（二）适应证

肾虚精亏型老年痴呆症。

（三）科学证据

采用多中心、随机、双盲、双模拟、平行对照临床试验研究，纳入轻度老年性痴呆患者 144 例。中药组予补肾复方中药颗粒，对照组予盐酸多奈哌齐（安理申）5mg/ 片，服药 24 周。经治疗，MMSE、ADAS-cog、NPI、ADL 量表积分及中医证候积分都有显著改善，提示补肾复方中药可有效改善老年性痴呆患者的认知功能、精神行为、日常生活能力及中医证候，临床疗效显著。

在 24 周的治疗期内，两组在认知功能、精神行为、日常生活能力和中医证候方面改善均具有一定时效性，24 周积分改善优于 12 周，12 周中医证候积分改善优于 4 周；48 周随访结果显示，中药组的远期疗效明显优于安理申组。结果提示服药较长周期（24 周）后，补肾复方中药对人体发挥的整体调节作用持续了较长时间。整体研究结果显示，补肾复方中药治疗老年性痴呆具有一定时效性和较好的远期疗效。

补肾填精中药可有效调节老年性痴呆患者 NEIC-Me 网络指标。补肾复方中药干预后，11 项上升指标中有 10 项下降，4 项下降指标中有 3 项出现不同程度的上升，改善相关脑区血氧供应，降低血浆 P-tau 和 Aβ 1-42 含量，促进大脑神经元功能恢复。

（四）应用情况

自 2010 年始，本项目从老年性痴呆探讨"肾生髓，脑为髓之海"理论进行了系统的流行病学调查、临床试验与基础研究。项目组通过多中心、随机、双盲、双模拟、平行对照临床试验明确了益肾化浊方"从肾论治"老年性痴呆可有效改善老年性痴呆患者的认知功能、精神行为、日常生活能力及中医证候，具有一定的时效性和较好的远期疗效，同时在改善即刻回忆、延迟回忆等方面也具有显著优势。目前，该方在天津中医药大学第二附属医院已临床治疗数百名老年性痴呆患者，取得了满意的疗效，适于临床广泛应用。

自 2012 年起，通过医院间医疗支援与学术交流，益肾化浊方已在天津市多家医院，如天津市公安医院、天津市南开医院及天津市红桥区中医院等二级、三级医院进行大力推广。因益肾化浊法中药复方"从肾论治"老年性痴呆临床疗效显著，在改善患者的认知功能障碍，兼顾缓解痴呆相关症状，从整体上提高患者生活质量，其多靶点的治疗效果，使其在临床应用中更为患者所接受。同时与西药（安理申）相比，较低的医疗费用在很大程度上减轻了老年性痴呆患者的家庭经济负担，收到了良好的经济效益和社会效益，造福于广大患者。

同时，本项目通过专业学术平台将研究成果积极推广至专业学术领域。本项目定期开展高水平、高层次和实质性的国内外学术交流与合作，通过举办天津市中西医结合学会神经科专业委员会年会、

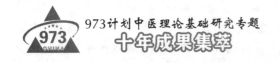

天津市中医药学会脑病专业委员会年会以及国家级继续教育学习班等将研究内容进行推广，深化了国内外同行对中医痴呆病的认识。并多次在国际痴呆高峰论坛、世界中医药学会联合会、国际中医药学术大会、北京天坛国际脑血管病会议等国际会议上汇报展示成果。并于2015年初，选派我团队成员前往美国纽约大学医学院阿尔茨海默病研究中心进行交流访问，于2015年5月前往瑞典卡洛林斯卡医学院参加阿尔兹海默病高级培训班，为促进益肾化浊方治疗老年性痴呆的国际化应用迈出了第一步。

本项目注重成果在民众间的推广与应用，长期致力于社区的知识普及与广大群众间的健康宣传，通过由天津广播电视台与天津市卫生局、天津医药集团联合主办，科教频道承办的"名医在身边——首届天津中青年名中医健康行活动"、天津电视台"百医百顺"电视专栏节目向广大观众介绍了中医药防治老年性痴呆的优势和特色，同时先后在中国老年时报、天津日报、健康周报等报纸和健康刊物中报道了老年性痴呆的致病原因，通过大量的临床经验介绍与独特的"从肾论治"的治疗方法，以推广简、便、廉、效的中医"治未病"方法。并每年"世界痴呆日"举办"痴呆之家"联谊活动，组织专家义诊，让医患之间能够零距离沟通，便于"从肾论治"老年性痴呆的推广与治疗意见的回馈。通过医患联动模式提供更多更好的医学知识，让老年性痴呆患者切身感受到来自各方面的关怀，对传播祖国医学，弘扬民族文化，传承中医学术思想等方面起到了推动作用。

十八、益髓生血颗粒治疗地中海贫血

【摘要】地中海贫血属于肾精亏虚型慢性病，益髓生血颗粒"从肾论治"地中海贫血，可降低地中海贫血患者骨髓细胞铁蛋白基因表达，改善红细胞结构和功能减少铁蓄积，促进骨髓造血干细胞增殖，具有显著疗效。

【成果来源】项目十五：基于"肾藏精"的藏象理论基础研究（2010）——从障碍性贫血探讨"肾生髓"理论（负责人：吴志奎）

（一）技术方案

1. 药物

益髓生血颗粒 [2004] 京药制试字（058）第F2298号。由山茱萸、制何首乌、熟地黄、炙黄芪、鳖甲、阿胶等11味中药组成。

2. 用法用量

每次10g，相当于2.368g生药，6岁以下儿童每日2次，6岁以上每日3次给药。

3. 疗程

3个月为1个疗程。

（二）适应证

β-地中海贫血患者，证型以肾精不足、气血亏虚为主，或可兼夹湿热内阻。

（三）科学证据

1. 阐述了补肾益髓法治疗地中海贫血的证治规律

基于"肾生髓、髓生血"理论，创建形成补肾治疗地中海贫血的系统理论和有效治法，从一个侧面揭示了肾精亏虚型慢性病从肾论治疗效产生的内在规律。

从地中海贫血证候分布规律及遗传背景调查，证明地中海贫血是先天禀赋不足、肾虚髓损、精血化生无源，属典型肾精异常疾病之一，与"肾精亏虚"具有高度相关性。

在广西高发区对249例重型地中海贫血和214例中间型地中海贫血患者临床基础数据采集，和299例中间型地中海贫血基因突变型、中医证候流行病学调查结果表明：地中海贫血属典型的肾虚髓损疾病，临床基本证型为肾精亏虚精血不足证，中医证候以肾阴虚证195例（65.2%）最为多见，其次为肾精不足89例（29.8%）和肾阳虚15例（5.0%）。地中海贫血属于中医"血证""血虚""虚劳""童子劳""虚黄""积聚"等范畴，该病多为婴幼儿、少年发病，生长发育迟缓，伴明显地中海贫血面容等体征。属典型的肾精亏虚精血不足证。

299例地中海贫血患者基因型遗传背景（先天禀赋）分析结果显示：299例患者中有201例为α-地中海贫血（67.2%），86例为β-地中海贫血（28.8%），以及12例α地中海贫血和β地中海贫血合病患者（4.0%）。从患者遗传背景看，β-地中海贫血纯合子型、α-地中海贫血非缺失型患者临床症状重，子代重于亲代，与遗传修饰相关。患者中医证型的分布、证候积分高低与基因突变型密切相关。

2. 提出了地中海贫血的中医核心病机和对应的治则治法

通过对地中海贫血患者的病因、临床表现、中医证候、基因型及遗传背景的家系调查，首次提出"先天禀赋不足，肾虚髓损，精血化生无源"是地中海贫血的中医核心病机，明确中医"肾藏精生髓、髓生血"理论是指导从肾论治地中海贫血的理论核心，其基本治法为补肾益髓法，即以滋肾养肝、益精生血、健脾补气、消瘀退黄为治疗原则。

3. 临床试验验证了"补肾填精"治疗地中海贫血的有效性

地中海贫血是世界范围内发病率高、危害最大的单基因遗传病，属难治性遗传性溶血性贫血，至今尚无有效治疗方法。对比国内外治疗地中海贫血个别案例的临床报道，课题组在高发区进行了益髓生血治疗地中海贫血的大样本临床规范研究，取得了肯定疗效和领先的研究成果。

采用多中心、随机、双盲、平行对照试验设计，纳入120例地中海贫血患者进行临床观察，治疗组予益髓生血颗粒，对照组予安慰剂，用药12周。结果显示，以血红蛋白为疾病疗效的主要指标，益髓生血颗粒治疗4、8、12周各时间节点疾病疗效，实验组总有效率分别为60%、58%、58%，对照组为8.26%、9.26%、14.81%（两组比均为 $P < 0.001$）；无论是总有效率、还是α-地中海贫血40对病例平行对照分析、β-地中海贫血20对病例平行对照分析，均取得了一致的显著的治疗效果。补肾填精中药可降低地中海贫血患者骨髓细胞铁蛋白基因表达，改善红细胞结构和功能减少铁蓄积；促进骨髓造血干细胞增殖。证实补肾填精中药可有效治疗地中海贫血患者。

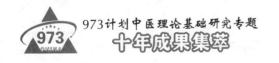

（四）应用情况

1. 补肾治疗地中海贫血属领先的原创性研究，为提升项目研究的国际影响力提供了临床支持。

地中海贫血（珠蛋白生成障碍性贫血）属发病率高、危害最大、难治性单基因遗传病，尚无有效治法，对其防治已是世界公认的公共卫生问题。中国是地中海贫血高发国，在我国对地中海贫血的防治研究关系到人口与健康、民族素质和社会稳定与发展，符合国家社会发展的重大需求。

通过对高发区地中海贫血患者临床基础数据的采集和证候分布规律及遗传背景调查，明确了地中海贫血属典型肾精异常疾病，与肾精亏虚具有直接的相关性。从肾论治地中海贫血临床研究结果，证明了补肾填精是治疗肾精异常疾病的根本治法。基于"肾生髓、髓生血"，从肾论治地中海贫血，是中医药治疗疑难病的优势研究项目，使中医治疗地中海贫血在国际单基因遗传病临床治疗领域占有一席之地，得到了学术界的广泛认可和支持，课题研究提高了中医药治疗疑难病的学术地位，为提升"973"项目理论研究成果的国际影响力，提供了临床支持。

2. 社会服务

（1）建立了高发区临床基地，在解放军303医院建立中西医结合地中海贫血预防和治疗中心，直接服务于广大地中海贫血患者，获得广泛认可。益髓生血颗粒是目前国内治疗地中海贫血唯一有效中药，至今已有13个省市及国外患者用药一万多人次。课题组31次深入本病高发区，在广西地中海贫血高发区解放军第303医院建立了面向高发区服务患者的"中西医结合地中海贫血预防与治疗中心"和"地中海贫血之家"。

（2）课题组核心成员张新华受聘为"广西地中海贫血防治计划"技术顾问和地中海贫血技术专家，近3年参与地中海贫血筛查诊断技术和地中海贫血产前诊断技术培训班授课31次，带领地中海贫血专病中心团队，每年在高发区定期为育龄夫妇进行地中海贫血筛查，多次到基层进行地中海贫血预防知识讲座、举办关爱地中海贫血患儿活动。长期为国内各地（函购药）患者免费邮寄益髓生血颗粒。中央电视台《健康之路》《科技之光》，以及《健康报》《中国医药报》《中国中医药报》《广西日报》和《南宁日报》等进行了报道，产生了广泛的社会效益与影响，推动了本学科发展。

（3）建立了国内首个面向广大地中海贫血患者的"地中海贫血科普网站"。

十九、葛根芩连汤治疗2型糖尿病

【摘要】葛根芩连汤治疗2型糖尿病肠道湿热证，以1两折合9克临床疗效最佳，其中黄连在降糖方面起主要作用，作用机理与调节肠道菌群、改善胰岛抵抗等相关。

【成果来源】项目十七：以量–效关系为主的经典名方相关基础研究（2010）

（一）技术方案

1. 出处源流

葛根芩连汤记载于《伤寒论》，原方用于"太阳病桂枝证，医反下之，利遂不止，脉促者表未解也，喘而汗出者"。

2. 组成剂量

由葛根半斤、黄芩三两、黄连三两、炙甘草二两组成。

3. 用法要点

肠道湿热证是 2 型糖尿病的主要证型，约占 30.7%，其证候特点是"臭黏便、黄腻苔"。临床应用葛根芩连汤治疗 2 型糖尿病肠道湿热证有疗效，充分考虑有效性和安全性的前提下，与高剂量（按经方 1 两 =15g 折算）、低剂量（按经方 1 两 =3g 折算）、微剂量（0.9% 高剂量组）相比，中剂量（即经方 1 两 =9g）最佳。其中黄连在降糖方面起主要作用。

（二）科学证据

1. 临床数据

（1）整方量效关系研究：采用随机、双盲、剂量平行对照、多中心临床试验设计，将 224 例 2 型糖尿病患者（属肠道湿热证）分为四组，分别给予微剂量（0.9% 高剂量组）、低剂量、中剂量、高剂量的葛根芩连汤进行干预，疗效 12 周。

结果：经过 12 周的干预，在糖化血红蛋白下降差值（图 8-15）、空腹血糖下降差值方面高、中剂量组与低、微剂量组相比有统计学差异（$P < 0.05$）。

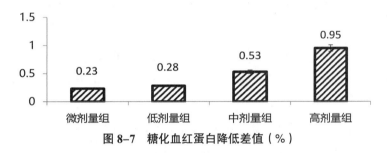

图 8-7　糖化血红蛋白降低差值（%）

（2）针对疾病疗效敏感药味的量效关系研究：采用以上葛根芩连汤中剂量组的处方剂量作为中剂量，分别改变葛根、黄连的剂量，以观察二者剂量变化对疗效的影响是否具有敏感性。剂量关系如表 8-16。

表 8-16　葛根芩连汤葛根、黄连剂量变化表

	剂量组	葛根	黄芩	黄连	炙甘草
葛根	低剂量	24g			
	中剂量	72g	27g	27g	18g
	高剂量	120g			
黄连	低剂量			9g	
	中剂量	72g	27g	27g	18g
	高剂量			45g	

结果：将整方研究与本研究数据进行合并分析发现，中剂量组与葛根低、高剂量组在糖化血红蛋白下降幅度方面无统计学差异，说明葛根剂量变化对糖化血红蛋白的下降没有敏感性。而黄连高剂量

组与低剂量组之间在糖化血红蛋白下降幅度方面有统计学差异，但与中剂量组无统计学差异，说明黄连剂量变化对糖化血红蛋白的下降具有敏感性，提示在降糖方面，黄连在葛根芩连汤治疗2型糖尿病中起主要作用。见图8-8。

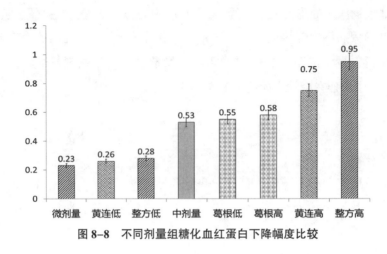

图8-8 不同剂量组糖化血红蛋白下降幅度比较

通过对各药味剂量与糖化血红蛋白下降差值的一元线性回归拟合，结果提示只有黄连与糖化血红蛋白的下降差值具有线性依赖关系，其他3味药则没有。

2. 实验数据

（1）肠道元基因组学：研究发现，高脂饮食会导致肠道菌群改变，使有益菌减少，而有害菌增多。有害菌会损伤肠黏膜，降低肠黏膜的屏障功能，使血液中内毒素水平上升，并会触发胰岛素抵抗，导致糖代谢紊乱。

结果：经过12周的干预，各剂量组肠道菌群结构发生了显著改变，与微剂量组相比，肠道菌群随药物剂量的增大呈现出不同程度的偏移，且MANOVA检验结果显示，高剂量组治疗后与其他各组之间存在显著差异。

在治疗初期，四组之间细菌 *F. prausnitzii* 含量没有显著差异，但是经过12周的干预，高剂量葛根芩连汤富集效果最明显，该细菌的相对丰度显著高于其他3个剂量组的治疗，而且 *F. prausnitzii* 的含量与FBG、HbA1c和2h-PBG呈显著负相关，与HOMA-β 显著正相关。

（2）代谢组学：代谢组学具有整体性、动态性的特点，能对机体整体代谢物的变化情况有全面反映。中药复方具有多成分、多靶点、多代谢途径的特点，与代谢组学整体性、系统性、综合性的优势相符合。

结果：采用不同剂量葛根芩连汤治疗的2型糖尿病患者，其内源性代谢物的代谢轮廓不同，说明应用代谢轮廓谱可以表征方药量效关系。见图8-9。

（3）网络药理学：通过网络靶标分析，发现了葛根芩连汤中葛根含有特定降糖成分4-羟基美妥芬因（4-Hydroxymephenytoin），它能够促进RIN-5F细胞分泌胰岛素，并能改善3T3-L1脂肪细胞中的胰岛素抵抗。

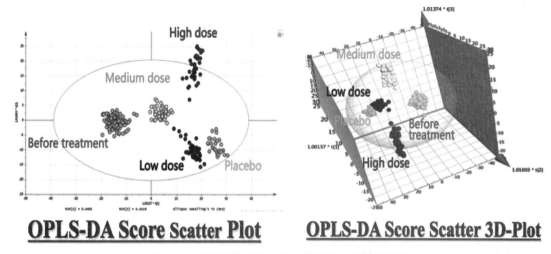

图 8-9 葛根芩连汤治疗的 2 型糖尿病代谢轮廓谱

（三）应用价值

临床研究所设计的剂量范围以教材经方折算标准为下限、以经方本原剂量为上限，突破了《中国药典》一部的剂量限制，进行了大剂量的量效关系临床研究，同时结合实验研究，得出了方药存在量效关系的结论，证明了中药存在宽泛的剂量范围，这为临床扩大用量范围提供了循证医学证据。以葛根芩连汤治疗糖尿病为示范，从元基因组学、代谢组学角度揭示了复方用药剂量与生物靶标反应性的关联。并从网络药理学、转录基因组学角度探讨其作用机制。探讨了一种系统 - 系统的中医药研究的新模式。

二十、从肝论治肠易激综合征

【摘要】目的：观察不同中医治法方药对腹泻型肠易激综合征的临床疗效，探讨腹泻型肠易激综合征发病及对应方药作用机制。方法：采用全国临床多中心、随机、对照、双盲研究方法，纳入 360 例腹泻型肠易激综合征患者，随机分为疏肝组、健脾组、疏肝健脾组及安慰剂组，分别给予疏肝方、健脾方、疏肝健脾方及安慰剂干预 8 周，干预前后分别采集临床症状及血液标本检测。结果：三组干预方案及安慰剂对腹泻型肠易激综合征均有效，但以疏肝健脾方效果最优。腹泻型肠易激综合征肝郁脾虚证表现为脑 - 肠轴中 5- 羟色胺（5-HT）、P 物质（SP）上升，乙酰胆碱（Ach）、神经肽 Y（NPY）下降；疏肝方及健脾方能下调患者血清中 5-HT 及 SP 的水平；疏肝方能下调患者血清 NPY 水平，健脾法则可上调患者 Ach 的水平。结论：腹泻型肠易激综合征的主要发病机制为情志病因导致肝失疏泄，进一步发展为肝郁脾虚证，疏肝健脾法是该病对证的中医临床治疗方法；下调脑 - 肠轴中 5-HT 及 SP 的释放可能是疏肝与健脾法治疗 IBS-D 的共性机制；疏肝法下调 IBS-D 患者的血清 NPY 水平，健脾法则可上调 IBS-D 患者 Ach 的释放，这也可能是二者疗效差异产生的机制所在。

【成果来源】项目十八：基于"肝藏血主疏泄"的藏象理论研究（2011）——肠易激综合征从肝论治的作用机制及证治规律研究（负责人：徐志伟）

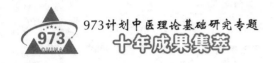

（一）技术方案

疏肝健脾方：柴胡 6g，白芍 15g，枳壳 10g，炙甘草 5g，党参 15g，白术 10g，茯苓 15g。

健脾方组（对照组）：党参 15g，白术 10g，茯苓 15g，炙甘草 5g。

疏肝方组（对照组）：柴胡 6g，白芍 15g，枳壳 10g，炙甘草 5g。

安慰剂：不含中药成分。

以上药物由北京康仁堂药物有限公司统一制成颗粒剂。

干预疗程为 8 周。

（二）适应证

1. 西医诊断标准

《功能性胃肠病诊断标准》（2013，ICD-10，Code: K58.0 和 K58.9）：反复发作的腹痛或不适（非疼痛性不适感），症状出现至少 6 个月，近 3 个月内每月至少出现 3 天并符合以下两点或两点以上：①排便后改善；②发病伴排便频率改变；③发病伴粪便性状（外观）改变。

2. 中医诊断标准

（1）泄泻：以粪质清稀为诊断的主要依据。或大便次数增多，粪质清稀，甚则如水样；或次数不多，粪质清稀；或泻下完谷不化。常先有腹胀、腹痛，旋即泄泻。暴泻起病急，泻下急迫而量多；久泻起病缓，泻下势缓而量少，且有反复发作病史。

（2）肝郁脾虚证：根据中华中医药学会脾胃病分会编写《中医消化病诊疗指南》制定：

主症：①腹痛即泻，泻后痛减（常因恼怒或精神紧张而发作或加重）；②少腹拘急。

次症：①肠鸣矢气；②便下黏液；③情志抑郁，善太息；④急躁易怒；⑤纳呆腹胀；⑥舌苔薄白，脉弦或弦细。

证候确定：主症 2 项加次症 2 项或以上。

（三）科学证据

1. 设计方案

采用随机、双盲、对照研究方法，对 360 例 IBS-D 患者展开了病证结合临床疗效研究（广州中医药大学第一附属医院、广东省中医院及山西中医学院附属医院等三个临床中心共收集 360 例肝郁脾虚型 IBS 患者，随机分为安慰剂组、疏肝方组、健脾方组及疏肝健脾方等 4 组，每组 90 例）。通过中医证候积分、血清脑肠肽等指标，评价疏肝、健脾及疏肝健脾法治疗腹泻型肠易激综合征（IBS-D）的临床疗效。

2. 研究数据

疏肝、健脾、疏肝健脾及安慰剂对肝郁脾虚型 IBS 患者都具有临床疗效，但以疏肝健脾法疗效最优，总有效率为 82.6%，其中痊愈 21.7%，显效 36.2%，有效 24.6%，其次为疏肝法，总有效率为 70.4%，其中痊愈 11.3%，显效 22.5%，有效 36.6%，安慰剂疗效最差，总有效率为 64.5%，其中痊愈 5.6%，显效 7.8%，有效 51.1%。

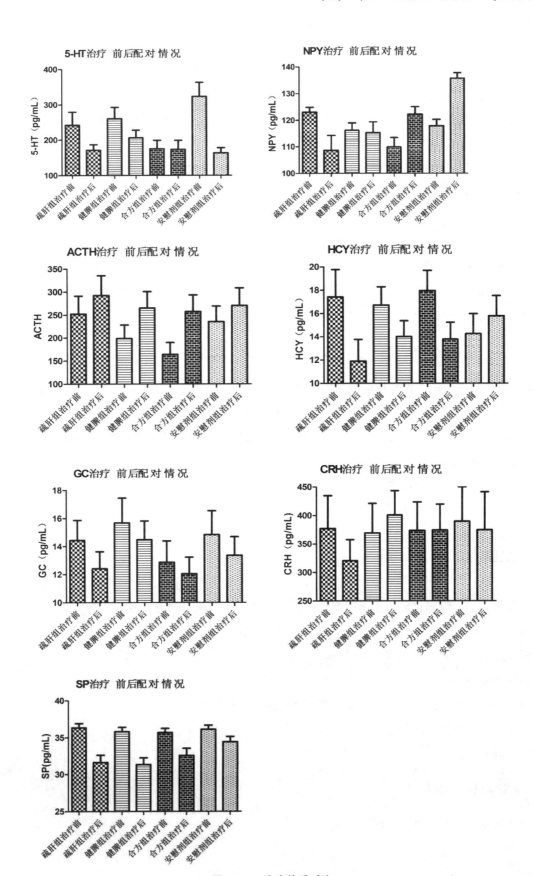

图 8-10　治疗前后对比

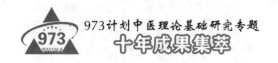

3. 研究结论

（1）泄泻型肠易激综合征的主要中医发病机制为情志导致肝失疏泄并发展为肝郁脾虚证，疏肝健脾法为该病合理的中医临床治法。

（2）安慰剂对肝郁脾虚型 IBS 患者具有一定的临床疗效进一步反证了其发病机制与情志因素关系密切。

（3）疏肝健脾法治疗肝郁脾虚型 IBS 的作用机制可能与下调脑 – 肠轴中的 5–HT、SP、ACTH，上调 NPY 等神经递质有关。

（四）应用情况

本课题研究实施过程中研制的《中医脾胃系疾病 PRO 量表》在 2012 亚洲华人生存质量研讨会暨第五届全国生存质量学术交流会推广，研究结果所确立的疏肝健脾法为治疗腹泻型肠易激综合征的中医临床基本治法也得到全国中医行业内专家的一致认可。

二十一、从脾论治功能性消化不良、功能性腹泻

【摘要】功能性消化不良和功能性腹泻的共同病因是劳倦内伤、饮食失宜，共同证型是脾气虚证、脾阳虚证，共同主症是倦怠乏力、神疲懒言、痞满纳呆，具备"异病同治"基础。基于"脾主运化、统血"，以四君子汤为基础，随病证进行加减的益气健脾治法，"从脾论治"具有较好的临床疗效，并呈现疗效显著、短期无复发特点。

【成果来源】项目二十五："脾主运化、统血"等脾藏象理论研究（2013）

（一）技术方案

1. 功能性消化不良

脾虚气滞证：以健脾理气为主，用香砂六君子加减（脾虚 1 号方）。

脾虚湿阻证：以健脾化湿为主，用香砂六君子合平胃散加减（脾虚 2 号方）。

脾阳虚证：以健脾温阳为主，用附子理中丸加减（脾虚 3 号方）。

疗程 4 周。

2. 功能性腹泻方案

脾虚湿阻证：以健脾化湿为主，用参苓白术散加减（脾虚 4 号方）。

脾阳虚证：以健脾温阳为主，用附子理中丸加减（脾虚 5 号方）。

疗程 4 周。

（二）适应证

功能性消化不良、功能性腹泻以脾虚为主的类型。

（三）科学证据

1. 功能性消化不良和功能性腹泻疗效的循证医学证据

功能性消化不良共纳入 216 例受试者进行随机、双盲、安慰剂对照研究，其中脾虚气滞证 108 例、脾虚湿阻证 72 例、脾阳虚证 36 例，按照 2∶1 的比例纳入，脾虚气滞证组予健脾理气方，脾虚湿阻证组予健脾化湿方，脾阳虚证组予健脾温阳方，对照组予安慰剂（5% 中药原药浓度）。疗程 4 周，停药 4 周后随访 1 次。通过餐后不适严重程度量表、总体印象量表、中医证候积分、医院焦虑与抑郁量表、SF-36 量表、近端胃与远端胃排空证实其临床有效性与安全性。

功能性腹泻纳入 180 例受试者进行多中心、随机、双盲、对照、优效性试验研究，其中脾虚湿阻证 120 例、脾阳虚证 60 例，按照 2∶1 的比例纳入，脾虚湿阻证组予健脾化湿方，脾阳虚证组予健脾温阳方，对照组予安慰剂（5% 中药原药浓度）。通过评价腹泻次数、Bristol 粪便性状量表、总体印象量表，中医证候积分量表等指标进行评价。

功能性消化不良主要是由脾失健运偏脾不运所致，功能性腹泻主要是由脾失健运偏脾不化所致。研究结果显示：

①经健脾系列复方治疗 4 周后各组均出现中医证候积分下降、生活质量改善、焦虑与抑郁状态减轻的结果（$P < 0.05$，$P < 0.01$）。

②功能性消化不良各组患者餐后不适程度量表积分降低，早饱和餐后饱胀不适症状均明显改善（$P < 0.05$），其中以健脾理气复方（脾虚 1 号方）组最为显著，其改善功能性消化不良脾虚气滞证患者近端胃和远端胃排空率也较为明显（$P < 0.05$），外周血生长激素释放肽（Ghrelin）和胃动素（MTL）水平均明显增加（$P < 0.05$）。

③功能性腹泻患者各组粪便次数和粪便性状均有显著改善（$P < 0.05$，$P < 0.01$）。

④健脾理气复方（脾虚 1 号方）能够显著促进功能性消化不良脾虚气滞证患者近端胃和远端胃排空率；健脾温阳复方（脾虚 5 号方）改善功能性腹泻患者中医证候作用优于健脾化湿复方，对身体困重和躯体疼痛症状改善具有显著作用。

2. 从临床、基础两个层面揭示"异病同治"的个性规律。

（1）"从脾论治"功能性消化不良改善消化功能与调节胃肠动力相关。结果见图 8-11。

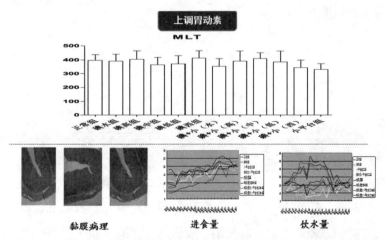

图 8-11 "从脾论治"功能性消化不良可改善胃肠激素、改善消化功能

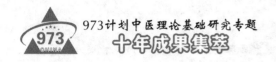

（2）"从脾论治"功能性腹泻改善吸收功能与调节离子转运体相关。可改善大鼠结肠黏膜上皮钠通道（ENaC）、氯离子转运体（CFTR）、钠钾氯转运体（NKCC），升高结肠钠钾 ATP 酶（Na^+-K^+-ATPase），降低大鼠腹泻指数，增加大鼠体质量，增加大鼠进食量，增加大鼠饮水量。

（四）应用价值

1. 项目用严谨的随机、双盲、安慰剂对照临床研究，明确了经典健脾中药治疗功能性消化不良和功能性腹泻的疗效，为从"脾主运"和"脾主化"的角度治疗两类疾病提供了理论依据和高级别循证医学证据。

2. 探讨慢病脾虚证共性规律，对于提高重大、疑难和常见慢性疾病的临床疗效，具有重要科学意义和应用价值，产生巨大的学术效益、社会效益和经济效益，推动中医药学科发展。

二十二、从脾论治冠心病心绞痛

【摘要】采用黄芪四君子汤加减"从脾论治"脾虚生痰型冠心病稳定型心绞痛，能改善心肌缺血、减少心肌耗氧量、改善心功能与缩减冠脉狭窄面积、改善心肌舒缩，改善胸闷、胸痛、气短、心悸四大主症。

【成果来源】项目二十五："脾主运化、统血"等脾藏象理论研究（2013）

（一）技术方案

治法：治疗上以益气健脾（党参、白术、茯苓）为君，祛痰（清半夏）为臣，少佐化瘀（丹参），采用黄芪四君子汤加减。

①益气健脾、祛痰和血中药配方颗粒（黄芪 10g，白术 10g，清半夏 6g，丹参 10g 等）。
②益气健脾、祛痰化瘀中药配方颗粒（党参 10g，白术 10g，清半夏 6g，桃仁 10g 等）。

辨证分析：脾虚生痰所致冠心病演变，系脾失健运，水谷不归正化，聚湿生痰，血行不畅，痰瘀互结，阻滞心脉。脾气亏虚是冠心病发病的始动因素；痰浊内生是本病演进核心病机；痰瘀互结是本病发展必然结果。鉴于本病脾气亏虚—痰浊内生—痰瘀互结病机演变规律，故标本兼治，益气健脾祛痰是防治本病进展的核心和重点。

（二）适应证

脾虚生痰型冠心病稳定性心绞痛。

（三）科学证据

1. 冠心病心绞痛疗效循证医学证据

240 例随机、双盲、安慰剂对照、多中心、优效性试验中，按 1:1:1 随机分为试验 1 组、试验 2 组及对照组各 80 例。试验 1 组予益气健脾、祛痰和血中药配方颗粒及基础治疗；试验 2 组予益气健脾、祛痰化瘀中药配方颗粒及基础治疗；对照组予安慰剂（含有试验 1 组 10% 中药成分的安慰剂）及基础治疗。

临床试验结果显示：

①试验1组、试验2组、安慰剂组有效率分别为74.4%、74.7%和56.9%（$P < 0.05$），"从脾论治"可提高心绞痛临床治疗有效率。

② ox-LDL 是动脉粥样硬化独立危险因素，试验结果表明试验1组、试验2组、安慰剂组有效率分别为62.8%、64.5%和25.7%（$P < 0.01$），从脾论治冠心病可提高 ox-LDL 临床治疗有效率。

③从脾论治可通过提高 SAQ 各维度评分从而改善患者生存质量。

④从脾论治冠心病可降低心绞痛积分。亚组分析从脾论治对心绞痛Ⅱ级患者疗效较优。

⑤从脾论治冠心病疗效规律：4周时，胸闷、胸痛、气短、心悸四大主症较基线有比较明显的改善，脾虚痰浊所致倦怠乏力、痞满、肢体困重症状也可明显缓解。疗效机制方面，益气健脾、祛痰和血颗粒和益气健脾、祛痰化瘀颗粒均可降低炎性因子、调节血脂谱，其中益气健脾、祛痰和血颗粒起效较快。12周时，胸闷、胸痛、气短、心悸四大主症进一步缓解，同时脾虚痰浊所致倦怠乏力、痞满、肢体困重症状缓解突出。疗效机制方面，益气健脾、祛痰化瘀颗粒在减轻炎性反应、降低血脂谱疗效持久，优于益气健脾、祛痰和血颗粒。

2. 从临床、基础两个层面揭示"异病同治"的个性规律

从脾论治冠心病稳定型心绞痛可改善心肌缺血、减少心肌耗氧量、改善心功能与缩减冠脉狭窄面积、改善心肌舒缩相关。

（四）应用价值

1. 探讨慢病脾虚证共性规律，对于提高重大、疑难和常见慢性疾病的临床疗效，具有重要科学意义和应用价值，产生巨大的学术效益、社会效益和经济效益，推动中医药学科发展。

2. 从冠心病角度阐述了"脾主运化"理论指导慢性病防治的内涵，显示"脾主运化"理论在冠心病等重大疾病应用价值。

二十三、从脾论治免疫性血小板减少症

【摘要】免疫性血小板减少症具有劳倦内伤、饮食失宜的病因，基于"脾主运化、统血"，从脾论治免疫性血小板减少症可降低证候积分，改善临床症状，提高止血有效率，改善证候评分，调节免疫功能和血管因子。

【成果来源】项目二十五："脾主运化、统血"等脾藏象理论研究（2013）

（一）技术方案

药物组成：黄芪、党参、茯苓、白术、阿胶、茜草、炙甘草。

疗程：21天。

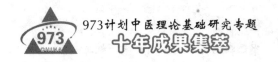

（二）适应证

原发免疫性血小板减少症与继发性血小板减少症。

（三）科学证据

以最能体现脾不统血证候特征的免疫性血小板减少性紫癜患者为研究对象，应用中央随机对照、多中心临床试验方法，对符合西医诊断与脾不统血证（脾气虚）标准的240例患者按3∶3∶2分为健脾益气摄血组90例、强的松对照组60例、联合组（健脾益气摄血联合强的松）90例，疗程21天，通过对临床症状、出血情况、不良反应，以及与疗效机制密切相关的血液神经递质、凝血因子、血小板功能与活化、T细胞及其亚群、血小板相关抗体等指标观察，总结从脾论治改善临床症状与止血疗效及其效应机制，并分析证治规律。

研究结果显示：

（1）"从脾论治"免疫性血小板减少症可降低证候积分，改善临床症状

临床研究资料统计结果发现：三组病例经治疗后，每次访视点证候总分及单项症状体倦乏力、神疲懒言、食欲不振评分值较入组时明显降低（$P < 0.05$）。治疗7天，试验组、联合组食后腹胀症状较入组时明显减轻（$P < 0.001$）；治疗14天，试验组食后腹胀症状改善最显著（$P < 0.001$），而单纯西药组改善较差，且显效时间晚于试验组与联合组。治疗第7天、14天，与联合组相比，试验组和西药组神疲懒言评分值下降最为明显，联合组神疲懒言症状改善最优，而单纯西药组的改善较差（$P < 0.01$）。治疗第21天，与西药组比较，试验组和联合组证候总分、体倦乏力评分值均明显降低，以联合组最优，而单纯西药组的改善较差（$P < 0.05$）。这一疗效证据表明，基于"从脾论治"理论拟定的健脾益气摄血方治疗脾不统血的ITP符合方证、药证对应理论，改善临床证候或症状是健脾益气摄血方治疗获效的前提。

（2）"从脾论治"免疫性血小板减少症可提高止血有效率

①出血评分值变化：治疗7天，试验组、联合组出血评分值较入组时明显下降（$P < 0.001$）；治疗14天后，三组出血评分值均较入组时下降（$P < 0.001$）。西药组下降时间晚于试验组、西药组。

②血小板评分值变化：联合组、西药组经治疗后，每次访视点的血小板评分值较入组时有所下降（$P < 0.05$）；试验组第7天、14天见明显改善（$P < 0.05$），但21天后略有回升。在各个访视点，联合组和西药组评分值下降优于试验组（$P < 0.05$）。在末次访视点，联合组评分值下降最优，并与试验组有差异（$P < 0.01$）。

③血小板功能活化：设定CD41、CD61两个血小板功能活化指标。结果显示，第4此访视点，三组病例血小板CD41、CD61测定值相对于基线变化值的组间比较，无统计学意义（$P > 0.05$）。第1次、第4次访视点组间比较，无统计学意义（$P > 0.05$）。第4次访视点相对于基线变化值组间比较，无统计学意义（$P > 0.05$）。PPS结果与FAS结果相近。说明健脾益气摄血治疗对血小板CD41、CD61无明显影响。

④凝血全项检测：经 21 天治疗，仅有试验组纤维蛋白原测定值较入组时下降（$P < 0.05$），联合组凝血酶原时间较入组时有所缩短（$P < 0.05$），西药组凝血酶原时间平均值比试验组小（$P < 0.05$）。其余各项无明显变化。

（3）"从脾论治"免疫性血小板减少症证候评分值变化

三组病例治疗后各访视点中医证候评分值均较入组时下降（$P < 0.05$）；治疗 14 天、21 天，联合组下降幅度优于试验组、西药组。各组病例评分值变化见图 8-12。三组病例单项症状评分值比较，见图 8-13、8-14。

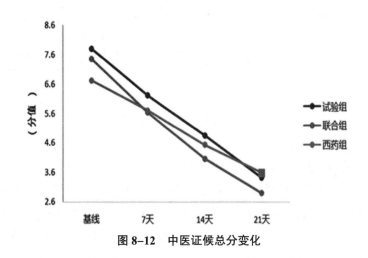

图 8-12　中医证候总分变化

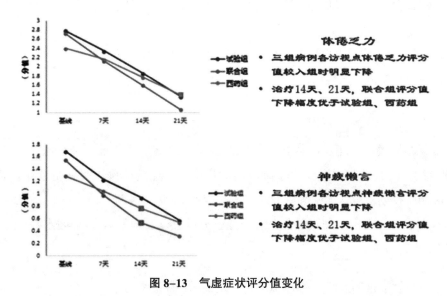

图 8-13　气虚症状评分值变化

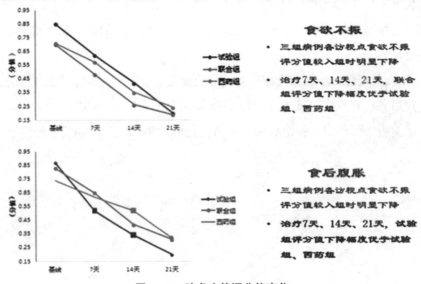

图8-14 脾虚症状评分值变化

（4）从脾论治疗效规律：血小板减少症慢性阶段从脾论治疗效研究发现，仅有轻、中度血小板减少，出血程度在Ⅱ级以下患者单用健脾益气摄血或健脾温阳摄血法即可获得提升血小板数值、改善临床与有效止血疗效；重度血小板减少或轻、中度血小板减少合并出血（出血分级或分度在Ⅱ以上）者，健脾益气摄血或健脾温阳摄血与强的松组成的中西医结合治疗方案疗效明显；极重度血小板减少或伴有重度（出血分级或分度Ⅳ）出血者，健脾益气摄血与强的松等组成的中西医综合治疗方案可获较好临床疗效。

（5）"从脾论治"ITP改善出血情况与调节免疫功能、血管因子相关。可改善免疫功能、血管生长因子，从而提升血小板数值，减轻出血程度，降低出血率。

（四）应用情况

该项研究成果应用情况如下：①依托中华中医药学会血液病分会推广到全国25家三级甲等中医院血液科临床应用。②收载于中医药治疗血液病优势病种"免疫性血小板减少症中医诊疗方案"与十三五高等中医药院校创新教材《中医血液病学》。③参加中华中医药学会血液病分会、中国中西医结合学会血液病专业委员会、中国民族学会血液病专业委员会以及地方学会与全国继续教育学习班，并大会学术交流25次。

二十四、益气活血方治疗冠心病心力衰竭气虚血瘀证

【摘要】本课题以冠心病心力衰竭和脑梗死恢复期气虚血瘀证为研究对象，开展气虚血瘀证生物学评价指标及形成过程的研究和益气活血方药干预的临床研究，运用影像技术、酶联免疫、质谱技术、代谢组学、基因表达谱分析、数学建模等技术，从血管活性物质与血管内皮、血液细胞等相互间的作用，观察药物干预前后心脑功能、血管结构与功能、血液成分和活性物质的变化，及其所激活的

神经内分泌水平的改变等，基于生物信息学平台，结合气虚血瘀证的生物学基础研究，阐释冠心病心力衰竭和脑梗死恢复期气虚血瘀证的生物学基础，以及益气活血法的疗效机制和气－血－脉的相互作用，并探讨异病同证的科学内涵。本课题的研究结果显示益气活血治疗可以改善气虚血瘀证冠心病心衰患者的心功能、临床症状，提高运动耐力和生活质量，延缓心室重构，改善预后，还可改善脑梗死恢复期气虚血瘀证患者的神经功能、抑郁状态，提高生活能力，改善症状，并对脑白质具有一定程度的保护作用，并且无严重不良反应，具有较好的临床优势，证实了益气活血方治疗冠心病心衰、脑梗死恢复期气虚血瘀证异病同治的有效性，部分揭示冠心病心力衰竭气虚血瘀证的生物学基础和发展过程，揭示了益气活血方治疗气虚血瘀证的"气、血、脉"的相关疗效机制，为"气为血帅""血为气母""气血交互于脉"的气血相关理论提供了临床证据，初步阐释气虚血瘀证异病同治的科学内涵。

【来源】项目三十三：基于病证结合的气血相关理论研究（2015）——气虚血瘀证（异病同证）的临床研究

（一）技术方案

1. 组成

益气活血方：补阳还五汤组方。药物组成为黄芪 60g，赤芍 15g，当归 20g，川芎 12g，地龙 12g，红花 12g，桃仁 12g。

活血方：赤芍 15g，当归 20g，川芎 12g，地龙 12g，红花 12g，桃仁 12g。

益气方：黄芪 60g。

2. 用法、用量、疗程

用量用法：1 包 / 次，1 日 2 次，水冲服；疗程 3 个月。

（二）适应证

冠心病心力衰竭气虚血瘀证。

（三）科学证据

1. 研究设计方案

对冠心病心力衰竭气虚血瘀证患者进行随机、双盲双模拟、安慰剂对照的临床研究，将研究对象随机分为五组：益气组、活血组、益气活血组（补阳还五汤组方）、芪参益气滴丸组和对照组。疗程 3 个月，观察 180 例，从 NT-proBNP、心排出量、心功能、生存质量、6 分钟步行试验等疗效指标和安全性指标进行综合评价，证实益气活血方治疗冠心病心力衰竭气虚血瘀证的疗效和安全性。通过观察益气方、活血方、益气活血方、芪参益气滴丸（益气活血法）在改善能量代谢、减轻心肌损伤、改善心功能、调节凝血功能和血细胞黏附因子表达、改善血管结构及内皮功能等方面的作用，揭示益气活血方治疗气虚血瘀证的疗效机理。

2. 研究数据

（1）益气活血方药可降低冠心病慢性心力衰竭患者 NT-proBNP 水平及 NT-proBNP 降低 ≥ 30%

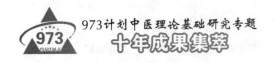

的病例占比

①NT-proBNP 水平：结果显示，与治疗前相比，对照组、芪参益气滴丸组、益气活血组三组 NT-proBNP 水平显著降低，（ P=0.012, $P < 0.001$, $P < 0.001$ ）。

②NT-proBNP 降低 ≥ 30% 的病例占比：与对照组相比，治疗后芪参益气滴丸组、益气活血组降低 NT-proBNP ≥ 30% 的病例占比有统计学意义 [77.3%（ 17/22 ）vs48.1%（ 13/27 ），P=0.037；76.0%（ 19/25 ）vs48.1%（ 13/27 ），P=0.039]。

（2）益气活血方药可改善冠心病慢性心力衰竭患者的心脏功能。

①NYHA 心功能分级：结果显示，治疗后益气活血组与对照组、活血组、益气组比较（益气活血组：Ⅰ级 18 人/Ⅱ级 18 人/Ⅲ级 4 人/Ⅳ级 0 人，对照组：Ⅰ级 7 人/Ⅱ级 28 人/Ⅲ级 4 人/Ⅳ级 1 人，活血组：Ⅰ级 2 人/Ⅱ级 25 人/Ⅲ级 12 人/Ⅳ级 1 人，益气组Ⅰ级 2 人/Ⅱ级 25 人/Ⅲ级 12 人/Ⅳ级 1 人），芪参益气滴丸与活血组、益气组比较（芪参益气滴丸组：Ⅰ级 18 人/Ⅱ级 18 人/Ⅲ级 4 人/Ⅳ级 0 人，活血组：Ⅰ级 2 人/Ⅱ级 25 人/Ⅲ级 12 人/Ⅳ级 1 人，益气组：Ⅰ级 2 人/Ⅱ级 25 人/Ⅲ级 12 人/Ⅳ级 1 人），差异有统计学意义（ $P < 0.001$ ）。

②心功能疗效：结果显示，治疗后益气活血组与对照组比较（益气活血组显效 6 例/有效 18 例/无效 10 例/加重 0 例，对照组显效 9 例/有效 7 例/无效 16 例/加重 1 例），差异有统计学意义（ $P < 0.001$ ）。

③射血分数（EF 值）：结果显示，与治疗前相比，对照组、芪参益气滴丸、益气活血组治疗后 EF 升高（对照组治疗前后 EF 值为 42.13±7.26 和 46.21±10.02，P=0.002；芪参益气滴丸治疗前后 EF 值为 42.36±7.58 和 46.38±11.22，P=0.005；益气活血组治疗前后 EF 值为 39.77±8.62 和 46.27±11.32，$P < 0.001$ ）。

④缩短分数（FS%）：结果显示，与治疗前相比，对照组、活血组、芪参益气滴丸组、益气活血组治疗后 FS% 升高，差异均有统计学意义（ $P < 0.05$ ）。

（3）益气活血方药可改善冠心病慢性心力衰竭患者的中医症状积分及证候疗效等

①中医症状总积分：结果显示，与对照组相比，芪参益气滴丸组、益气活血组治疗后中医症状总积分降低。（芪参益气滴丸组 13.68±4.09，芪参益气滴丸组 10.55±4.28，益气活血组 10.62±4.18，均 $P < 0.001$ ）。

②中医证候疗效：结果显示，治疗后益气活血组与对照组比较（益气活血组显效 3 例/有效 16 例/无效 19 例/加重 2 例，对照组显效 0 例/有效 12 例/无效 19 例/加重 9 例），益气活血组与活血组比较（益气活血组显效 3 例/有效 16 例/无效 19 例/加重 2 例，活血组显效 0 例/有效 15 例/无效 12 例/加重 13 例），差异均有统计学意义（ $P < 0.05$ ）。

③气虚积分：结果显示，与对照组相比，芪参益气滴丸组治疗后气虚积分下降，差异有统计学意义（ $P < 0.05$ ）。与治疗前相比，5 组治疗后气虚积分均下降，差异均有统计学意义（ $P < 0.05$ ）。

④血瘀积分：与治疗前相比，对照组、芪参益气滴丸组、益气活血组、益气组治疗后血瘀积分下降，差异均有统计学意义（ $P < 0.05$ ）。

（4）益气活血方药可改善冠心病慢性心力衰竭患者的运动能力及生活质量。

①6分钟步行距离：结果显示，与治疗前相比，对照组、芪参益气滴丸组、益气活血组、益气组治疗后6分钟步行距离提高，差异均有统计学意义。见图8-15。

②生活质量积分：结果显示，与治疗前相比，活血组、芪参益气滴丸组、益气活血组治疗后生活质量积分下降，差异均有统计学意义。见图8-16。

（5）益气活血方药可改善冠心病慢性心力衰竭患者的心室重构。结果显示，与治疗前相比，对照组、芪参益气滴丸组、益气活血组、益气组治疗后 Galectin-3 下降，差异均有统计学意义。$P < 0.05$。

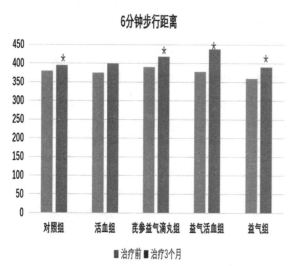

图 8-15　治疗前后 6 分钟步行距离

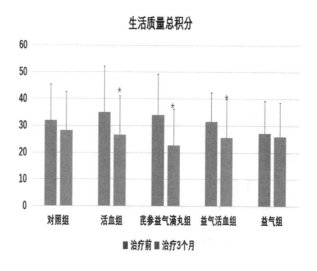

图 8-16　治疗前后生活质量总积分

（6）益气活血组与对照组治疗后 miRNA 的表达差异。结果显示，益气活血组和对照组相比，共有 4 个 miRNA（hsa-miR-7114-3p、hsa-miR-4750-3p、hsa-miR-4731-3p、hsa-miR-6765-3p）发生了上调；发生变化的基因调控位点主要参与胰岛素信号通路、不饱和脂肪酸的生物合成、内质网中的蛋白质加工等过程。

3. 研究结果

益气活血方可显著降低冠心病心力衰竭气虚血瘀证患者 NT-ProBNP 水平、改善患者 NYHA 心功能分级和中医症状、证候，提高 6 分钟步行距离、LVEF 和 FS，降低生活质量积分和气虚、血瘀积分，降低 Galectin-3 等指标，并调控 miRNA（主要体现在葡萄糖代谢、脂肪酸代谢、氨基酸代谢三大物质代谢利用等方面），并且无严重不良反应。

（四）应用价值

本研究揭示了益气活血方治疗气虚血瘀证的"气、血、脉"的相关疗效机制，为"气为血帅""血为气母""气血交互于脉"的气血相关理论提供了临床证据。本课题共发表学术论文 40 篇，其中 SCI 1 篇，中文核心 10 篇；编写著作 1 部。获省部级科研获奖 3 项，厅局级科研奖项 5 项；研究结果对项目关键科学问题的阐释和科学假说的验证提供了临床支撑。在气血理论研究领域具有创新性和先进性，达到了国内外领先水平。

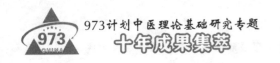

二十五、益气活血方治疗脑梗死恢复期气虚血瘀证

【摘要】本课题以脑梗死恢复期气虚血瘀证为研究对象，开展气虚血瘀证生物学评价指标及形成过程的研究和益气活血方药干预的临床研究，运用影像技术、酶联免疫、质谱技术、代谢组学、基因表达谱分析、数学建模等技术，从血管活性物质与血管内皮、血液细胞等相互间的作用，观察药物干预前后脑功能、血管结构与功能、血液成分和活性物质的变化，及其所激活的神经内分泌水平的改变等，基于生物信息学平台，结合气虚血瘀证的生物学基础研究，阐释脑梗死恢复期气虚血瘀证的生物学基础，以及益气活血法的疗效机制和气－血－脉的相互作用，并探讨异病同证的科学内涵。本课题的研究结果显示益气活血方能改善脑梗死恢复期气虚血瘀证患者的神经功能、生活能力、抑郁状态，降低中医证候气虚、血瘀评分，并对脑白质具有一定程度的保护作用，并且无严重不良反应，具有一定的临床优势。揭示了益气活血方治疗冠脑梗死恢复期气虚血瘀证的"气、血、脉"的相关疗效机制，为"气为血帅""血为气母""气血交互于脉"的气血相关理论提供了临床证据，初步阐释气虚血瘀证异病同治的科学内涵。

【成果来源】项目三十三：基于病证结合的气血相关理论研究（2015）——气虚血瘀证（异病同证）的临床研究

（一）技术方案

1. 组成

益气活血方：黄芪 60g，赤芍 15g，川芎 12g，当归尾 20g，干地龙 12g，红花 12g，桃仁 12g。

活血方：赤芍 15g，当归 20g，川芎 12g，地龙 12g，红花 12g，桃仁 12g。

益气方：黄芪 60g。

2. 用法、用量、疗程

治疗期开始后，患者需连续服用益气活血方中药配方颗粒 12 周，水冲服，每日 1 剂，即早晚各服用 1 袋。疗程：3 个月。

（二）适应证

脑梗死恢复期气虚血瘀证。

（三）科学证据

1. 研究设计方案

以脑梗死恢复期气虚血瘀证患者为观察对象，进行多中心、随机、双盲、安慰剂对照的临床研究，将研究对象随机分为四组：益气组、活血组、益气活血组和对照组，在西医规范治疗的基础上，分别加用益气方、活血方、益气活血方和安慰剂治疗。疗程 12 周，观察 144 例，从信号转导、炎症因子、酶类、神经递质、血液细胞与颅内外血管的相互作用、血管结构与功能等方面，观察干预前后颅内外血管、血液成分和免疫细胞所释放的活性物质及其所激活的信号网络的变化，探讨气虚血瘀时血脉形态及功能的改变、血管结构及功能、血液成分和活性物质的变化与物质－能量－信息调节紊乱的相关性，阐明益气活血方药治疗脑梗死恢复期气虚血瘀证的作用机制和气血相关理论。

2. 研究数据

（1）益气活血方能改善脑梗死恢复期气虚血瘀证患者的神经功能、生活能力、抑郁状态，降低中医证候气虚、血瘀评分，并对脑白质具有一定程度的保护作用。

（2）通过血清学检查发现，益气活血方治疗脑梗死恢复期气虚血瘀证的疗效机制降可能与提高患者的血清肾上腺素（E）、去甲肾上腺素（NE）、乳酸脱氢酶含量（LDH），降低乳酸（LAC）水平、血栓素 B2（TXB2）水平、血栓素 B2/6- 酮前列腺素（TXB2/6-keto-PGF1α）的比值有关，见图 8-17。

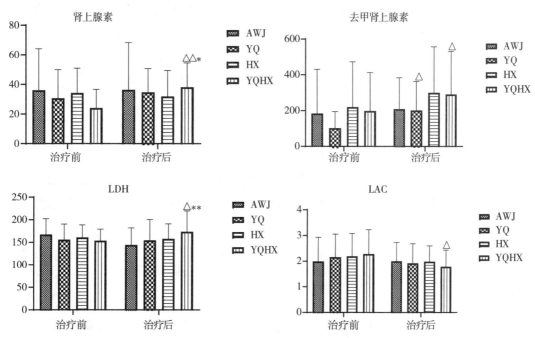

图 8-17 益气活血方改善脑梗死恢复期气虚血瘀证患者的血清肾上腺素、去甲肾上腺素、乳酸脱氢酶、乳酸含量
注：与治疗前各组相比，$^{\triangle}P < 0.05$，$^{\triangle\triangle}P < 0.01$；与治疗后安慰剂组比较，$^{*}P < 0.05$，$^{**}P < 0.01$。

治疗后益气组、活血组、益气活血组血清 TXB2 含量下降，其中活血组下降明显（$P < 0.05$）。与安慰剂组相比，活血组、益气活血组治疗后血清 TXB2 的变化有统计学差异（$P < 0.05$）。

TXB2/6- 酮前列腺素的比值，与治疗前相比，活血组治疗后比值下降明显（$P < 0.05$），与安慰剂组相比，益气活血组比值下降有统计学差异（$P < 0.05$）。结果见表 8-17。

表 8-17 治疗前后各组测定值

组别	例数	治疗前		治疗后		z 值
		TXB2	6-K-PGF	TXB2	6-K-PGF	
安慰剂组	23	779.85±1016.53	427.47±350.35	1136.41±980.38$^{\triangle}$	571.91±497.60	1.794
益气组	25	1010.78±1037.39	701.31±758.48	931.53±844.23	581.50±411.96	0.175
活血组	24	1406.65±1179.81	590.06±365.98	818.69±569.16$^{\triangle\ *}$	571.27±311.05	2.4$^{\triangle}$
益气活血组	22	1220.20±1486.92	586.14±410.56	1012.54±979.82*	816.58±1082.07	1.023*

注：与治疗前各组相比，$^{\triangle}P < 0.05$，$^{\triangle\triangle}P < 0.01$；与治疗后安慰剂组比较，$^{*}P < 0.05$，$^{**}P < 0.01$。

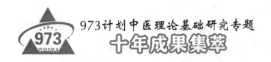

（3）通过基因组学的研究发现，益气活血方治疗脑梗死恢复期气虚血瘀证通过上调 miRNA（has-miR-4298）的表达，发现发生变化的基因调控位点主要参与葡萄糖代谢、神经元投射发育、前脑神经发育、大脑皮层 GABA 中间神经元的迁移等过程。

（4）通过功能磁共振影像学检查分析发现，益气活血方对脑白质具有一定程度的保护作用。尤其对脑白质纤维束右侧皮质脊髓束、右侧扣带回、右侧扣带束海马段、胼胝体辐射线枕部、右侧下纵束有显著的改善作用。

3. 研究结果

益气活血方能降低脑梗死恢复期气虚血瘀证患者的 NIHSS 评分、mRS 评分、HAMA 评分、HAMD 评分，升高 Barthel 指数，降低中医证候气虚、血瘀评分，对神经纤维束右侧皮质脊髓束、右侧扣带回、右侧扣带束海马段、胼胝体辐射线枕部、右侧下纵束有显著的改善作用，并且无严重不良反应。表明益气活血治疗可以改善患者的神经功能、抑郁状态，提高生活能力，改善症状，并对脑白质具有一定程度的保护作用。

益气组不仅可以改善神经功能缺损，还可以降低中医证候血瘀评分，改善血瘀症状；活血组不仅可以改善神经功能缺损，也可以降低中医证候气虚评分，改善气虚症状，这印证了气促血行（气为血之帅），血行亦可促进气行（血能载气）的中医气血理论。通过多角度研究发现，益气活血方的作用机制可能与提高血清肾上腺素（E）、去甲肾上腺素（NE）、乳酸脱氢酶含量（LDH），降低乳酸（LAC）水平有关，提示益气活血方可以提高交感神经类神经递质的含量，对机体的自主神经运动有一定的调控作用，同时促进了机体对无氧呼吸产物的及时清除，通过降低血栓素 B2 水平、降低 TXB2/6- 酮前列腺素比值从而起到抗血栓，改善微循环的作用，对血栓的进一步形成也起到一定的抑制作用。同时益气活血方可以上调 miRNA（has-miR-4298）的表达，从而参与葡萄糖代谢、神经元投射发育、前脑神经发育、大脑皮层 GABA 中间神经元的迁移等过程，最终起到对脑梗死恢复期气虚血瘀证的治疗作用。

（四）应用价值

通过此次研究，发现了益气活血方通过降低乳酸和血栓素水平、上调去甲肾上腺素、促进脑白质纤维束的修复，改善中风恢复期患者神经功能缺损症状、提高其日常生活能力、缓解患者中风后焦虑抑郁的程度、减轻中风恢复期气虚血瘀证患者神经功能和中医证候量表评分；证实益气活血方通过促进机体对无氧呼吸产物的及时清除，降低血栓素 B2 及其和 6- 酮前列腺素的比值从而起到抗血栓，改善微循环的作用，对血栓的进一步形成也起到一定的抑制作用；从呼吸代谢产物改善能量代谢的视角揭示益气活血方治疗"气"的物质基础；从血中小分子代谢产物调控凝血功能的角度揭示了益气活血方治疗"血"相关分子；从脑白质纤维束结构恢复调控神经功能为切入点探索了益气活血方治疗"脉"相关机制。该部分研究共发表论文 10 篇，其中被英文数据库收录 1 篇，深化了对气血脉现代科学内涵的认识，在气血理论研究领域具有创新性和先进性，促进了临床科研的进一步深化，具有一定的社会效益和经济价值。

二十六、理气活血方治疗冠心病气滞血瘀证

【摘要】本研究发现了理气活血方通过上调 5- 羟色胺和 ATP、改善患者抑郁倾向，减轻气滞血瘀证冠心病患者心肌缺血和中医证候量表评分；证实理气活血方通过改善微循环减轻气滞血瘀证心肌缺血损伤；从血中小分子代谢产物调控凝血和红细胞携氧能力的角度揭示了理气活血方治疗的"血"相关分子；以内皮稳态和微血管调控为切入点探索了理气活血方治疗的"脉"相关机制；从小分子代谢产物改善能量代谢和心功能的视角揭示了"气"的物质基础，深化了对气血脉现代科学内涵的认识，在气血理论研究领域具有创新性和先进性，达到了国内外领先水平，具有巨大的社会效益和经济价值。

【成果来源】项目三十三：基于病证结合的气血相关理论研究（2015）——气滞血瘀证冠心病的临床研究

（一）技术方案

1. 组成

理气活血方：生地 9.375g，当归 9.375g，赤芍 6.25g，川芎 4.688g，桃仁 12.5g，红花 9.375g，柴胡 3.125g，甘草 3.125g，桔梗 4.688g，枳壳 6.25g，牛膝 9.375g（王清任《医林改错》剂量，一两相当于 3.125g）。

活血方：生地 9.375g，当归 9.375g，赤芍 6.25g，川芎 4.688g，桃仁 12.5g，红花 9.375g。

理气方：柴胡 3.125g，甘草 3.125g，桔梗 4.688g，枳壳 6.25g，牛膝 9.375g。

2. 用法、用量、疗程

每次 1 袋，一日 2 次，温水冲服，连续服用 12 周。

（二）适应证

冠心病气滞血瘀证。

（三）科学证据

1. 研究设计方案

采用多中心、随机、双盲、安慰剂对照试验，按照相应的诊断和患者入组排除标准，共计纳入 198 例符合冠心病诊断和中医辨证为气滞血瘀证的患者，采用理气活血方药或活血、理气、安慰剂颗粒治疗 12 周，并随访至 24 周。

2. 研究数据

（1）临床试验证实所用治疗方案与方药安全可靠。完成了患者的各阶段各类资料采集、分析研究与汇总。揭盲后分析发现安慰剂、理气活血、理气和活血四组冠心病气滞血瘀证患者的平均年龄、体重指数、血压、心率、既往史、家族史、吸烟饮酒史等均无显著性差异（P 均 > 0.05）；各组患者的基线、治疗和随访期质控（安全性）指标，包括血常规、血生化、凝血功能等平均值均在正常范围内，

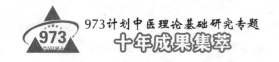
符合临床试验要求，表明本试验所用治疗方案和药物安全可靠。

（2）证实理气活血方药有效改善气滞血瘀证冠心病患者心绞痛症状。治疗12周结束时，与安慰剂组比较，理气活血或单纯活血方药治疗组患者稳定型心绞痛分级Ⅰ级［加拿大心血管病学会（CCS）分级方法］的患者数量均增加，CCS Ⅱ级的患者数量减少，理气活血组与安慰剂组比较，理气活血组CCS Ⅰ级16人，CCS Ⅱ级0人，安慰剂组CCS Ⅰ级7人，CCS Ⅱ级6人，$P=0.036$；活血组与安慰剂组比较，活血组CCS Ⅰ级13人，CCS Ⅱ级0人，安慰剂组CCS Ⅰ级7人，CCS Ⅱ级6人，$P=0.003$。进一步分析发现理气活血组CCS Ⅰ级患者多于理气组，而CCS Ⅱ级的患者数量少于理气组，理气组CCS Ⅰ级9人，CCS Ⅱ级3人，理气活血组CCS Ⅰ级16人，CCS Ⅱ级0人，$P=0.038$。上述结果提示理气活血治疗或单纯活血治疗均改善冠心病患者心绞痛症状。

（3）理气活血方药治疗改善气滞血瘀证冠心病患者疾病特异性健康状况。根据西雅图心绞痛量表（SAQ），进一步对各组患者的疾病特异性健康状况（disease-specific health status）从躯体活动受限（Physical limitation，PL）、心绞痛稳定性（Angina stability，AS）、心绞痛发作频率（Angina frequency，AF）、治疗满意程度（Treatment satisfaction，TS）和生活主观感受（disease perception，DP）等5个维度进行分析。结果发现，理气活血治疗组患者的PL、AS、AF在治疗后显著改善（与基线相比，$P < 0.05$或0.001），提示理气活血治疗明显改善气滞血瘀证冠心病躯体活动受限、心绞痛稳定性和心绞痛发作频率等疾病特异性健康状况。

（4）首次证实理气活血方药通过上调5-羟色胺和ATP水平，改善患者抑郁倾向和"胸痹心痛证"证候评分。对于30例冠心病患者资料的亚组分析发现，安慰剂对照组和理气活血组（各15例）冠心病患者的平均年龄、平均体重指数和质控指标组间无显著差异（$P > 0.05$）。采用17项因子-汉密尔顿评定量表（Hamilton Depression Rating Scale，HMD）对患者抑郁状况进行分层分析，发现其中无抑郁症状（NDp）的13例，有抑郁倾向（Depressive symptoms，Dp）的17例，两组间HMD评分有极显著差异（$P < 0.001$）。上述病例随机分组后，理气活血组和安慰剂对照组的无抑郁症状患者分别为6例和7例，有抑郁倾向的患者分别为9例和8例。服药12周后安慰剂组的HMD量表评分降低，但是差异无显著性（$P > 0.05$），而理气活血治疗组HMD得分较基线值显著降低（$P < 0.05$）；进一步分析发现，理气活血组的抑郁倾向患者治疗后HMD得分极显著降低（$P < 0.001$），而非抑郁倾向患者治疗后HMD得分差异无显著性（$P > 0.05$），表明理气活血治疗对有抑郁倾向的冠心病患者改善抑郁的作用更为明显（图2）。

中医"胸痹心痛证"量表的问卷结果显示，治疗12周后理气活血方药组的疗效指数高于安慰剂组。通过汉密尔顿抑郁量表对两组患者进行抑郁症状分层后发现，治疗结束时，理气活血组有抑郁倾向患者的"胸痹心痛证"证候评分较基线值显著降低（$P < 0.001$），无抑郁倾向患者证候评分差异无统计学意义（$P > 0.05$）；提示理气活血治疗对于抑郁倾向冠心病患者的"胸痹心痛证"证候评分改善更为明显。HMD抑郁量表与中医证候量表得分呈极显著的正相关（$P < 0.001$，Pearson系数为0.418），提示理气活血方药改善"胸痹心痛证"证候评分与治疗抑郁倾向有关。

进一步研究患者血清中与抑郁症发生发展有关的脑源性神经营养因子（brain derived neurotrophic

factor，BDNF）、5- 羟色胺（serotonin）和 ATP 水平，发现两组患者治疗前三者基线值差异无显著性（$P > 0.05$）。服药 12 周后理气活血组 5- 羟色胺水平显著升高（$P < 0.05$）。进一步分析发现，理气活血治疗后抑郁倾向患者血清 5- 羟色胺和 ATP 水平均显著升高（$P < 0.05$），而无抑郁倾向患者上述指标差异无显著性（$P > 0.05$），表明理气活血方药改善抑郁倾向患者的 5- 羟色胺和 ATP 水平的作用更为明显。提示理气活血治疗可能通过上调 5- 羟色胺和 ATP 水平，改善患者抑郁倾向、进而改善"胸痹心痛证"证候评分。

上述工作部分已发表在《辽宁中医杂志》，部分投稿至 *Front Pharmacol* 杂志。

症状的患者的血清 5- 羟色胺（5'-HT）和 ATP 浓度显著升高。$^{*}P < 0.05$ vs. 基线值。

3. 研究结果

理气活血方药可以有效改善气滞血瘀证冠心病患者疾病特异性健康状况、心绞痛症状、患者抑郁倾向和"胸痹心痛证"证候评分。

（四）应用情况

通过此次研究，发现了理气活血方通过上调 5- 羟色胺和 ATP、改善患者抑郁倾向减轻气滞血瘀证冠心病患者心肌缺血和中医证候量表评分；证实理气活血方通过改善微循环减轻气滞血瘀证心肌缺血损伤；从血中小分子代谢产物调控凝血和红细胞携氧能力的角度揭示了理气活血方治疗的"血"相关分子；以内皮稳态和微血管调控为切入点探索了理气活血方治疗的"脉"相关机制；从小分子代谢产物改善能量代谢和心功能的视角揭示了"气"的物质基础。该部分研究发表论文 25 篇（SCI 收录 17 篇），IF > 5 论文 4 篇，总 IF=60.181；获得发明专利 1 项、军队科技进步二等奖 1 项、中国中医药研究促进会科学技术进步奖 1 项、广东省科技进步奖一等奖 1 项，深化了对气血脉现代科学内涵的认识，在气血理论研究领域具有创新性和先进性，达到了国内外领先水平，具有巨大的社会效益和经济价值。

二十七、益气摄血方治疗 ITP 气不摄血证

【摘要】本课题以气不摄血证免疫性血小板减少性症（ITP）为研究对象，开展气不摄血证生物学评价指标及形成过程的研究和益气摄血方药干预的临床研究，结果显示，气不摄血证免疫性血小板减少性症，PLT 计数可能是"血"的物质基础，NO、NOS、ET-1 及 VEGF-A 可能是"脉"的物质基础，IL-1β、IL-17A、TNF-α、TGF-β 及 CD40L 可能是"脉内之气"的组成部分，其中 CD40L 和 TGF-β 可能是反映气虚程度的客观指标。益气摄血方通过抑制机体炎性反应，达到提高血小板计数、减轻出血程度、减少激素使用、缓解疲劳状态以及恢复体力的效果。益气摄血方为气不摄血证 ITP 患者提供了一种有效的治疗药物，具有临床优势。

【成果来源】项目三十三：基于病证结合的气血相关理论研究（2015）——气不摄血证免疫性血小板减少症临床研究

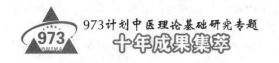
（一）技术方案

1. 组成

益气摄血方：人参 10g，生甘草 10g，炒白术 10g，茯苓 10g，当归 10g，川芎 10g，白芍 20g，熟地 20g，阿胶 5g。

2. 用法用量疗程

用法：配方颗粒，每次 1 袋，日服 2 次。疗程：30 天为 1 疗程，服用 60 天。

（二）适应证

功效：益气摄血。

主治：ITP 气不摄血证。

（三）科学证据

1. 研究设计方案

样本量 100 例。将研究对象分为试验组和对照组，分别给予四君子汤加四物阿胶汤和四物阿胶汤，对比研究单纯"养血止血"与"益气＋养血止血"的临床疗效，重点验证气不摄血病证中"气能帅血""益气摄血"的功能疗效。

2. 研究数据

（1）试验组与对照组患者治疗后有效率以及血小板计数的比较：为了解益气对气不摄血证 ITP 患者疗效以及 PLT 计数的影响，我们比较分析了试验组（$n=41$）与对照组（$n=47$）患者治疗有效率及血小板计数的变化。

结果显示，与对照组相比，试验组患者有效率（36.59%，15/41）显著高于对照组（12.77%，6/47），$P < 0.05$。与对照组相比，试验组患者血小板计数显著升高 [51（14，250）；38（5，90），$P < 0.05$]。

（2）试验组与对照组患者治疗后出血评分变化的比较：为了解益气法对气不摄血证 ITP 患者出血程度的影响，我们基于 WHO 出血评分，比较分析了试验组（$n=41$）与对照组（$n=47$）患者治疗后出血评分的变化。

结果显示，与对照组相比，试验组患者 0 分患者比例显著增加，2 分患者比例显著降低 [0 分：75.61%（31/41）vs40.43%（19/47）；1 分：21.95%（9/41）vs34.04%（16/47）；2 分：2.44%（1/41）vs25.53%（12/47），$P < 0.05$]。

（3）试验组与对照组患者治疗后使用激素变化的比较：为了解益气对气不摄血证 ITP 患者撤减激素的影响，我们比较分析了试验组（$n=41$）与对照组（$n=47$）患者治疗后使用激素的变化。

结果显示，与对照组相比，试验组患者治疗后停用激素患者比例显著增加，使用较高剂量激素患者比例显著下降 [0mg/d,56.1%（23/41）vs38.3%（18/47）;0 ～ 15mg/d,37.71%（13/41）vs36.17%（17/47）;

15 ～ 30mg/d，12.2%（5/41）vs25.53%（12/47），$P < 0.05$]。

（4）试验组与对照组患者治疗后体力评分变化的比较：为了解益气对气不摄血证 ITP 患者体力的影响，我们基于 Karmofsky 评分，比较分析了试验组（n=41）与对照组（n=47）患者治疗后体力评分的变化。

结果显示，与对照组相比，试验组低分患者比例显著减少，高分患者比例显著增加 [70 分，4.88%（2/41）vs46.81%（22/47）；80 分，21.95%（9/41）vs36.17%（17/47）；90 分，56.1%（23/41）vs14.89%（7/47）；100 分，17.07%（7/41）vs2.13%（1/47），（$P < 0.05$）]。

（5）试验组与对照组患者治疗后疲劳分数的比较：为了解益气对气不摄血证 ITP 患者疲劳程度的影响，我们基于 FACIT-F 量表，比较分析了试验组（n=41）与对照组（n=47）患者治疗后 FACIT-F 分数的差异。

结果显示，与对照组相比，试验组患者治疗后 FACIT-F 分数显著增加（33.32±7.17 vs15.34±7.03，$P < 0.05$）。

（6）试验组与对照组患者治疗后免疫细胞表达水平的比较：为了解益气对气不摄血证 ITP 患者免疫细胞表达水平的影响，我们比较分析了试验组（n=41）与对照组（n=47）患者治疗后免疫细胞表达的水平。

结果显示，与对照组相比，试验组 Th1 表达水平显著降低（7±3.7vs14±6.8，$P < 0.05$），Th17 表达水平显著降低（1.2±0.47 vs1.85±0.71，$P < 0.05$），Th2 表达水平无显著差异（2.92±0.91vs2.4±1.09，$P > 0.05$）、Treg 表达水平无显著差异（7.56±2.02 vs7.03±2.4，$P > 0.05$）。

（7）试验组与对照组患者治疗后转录因子表达水平的比较：为了解益气对气不摄血证 ITP 患者转录因子表达水平的影响，我们比较分析了试验组（n=41）与对照组（n=47）患者治疗后转录因子表达的水平。

结果显示，与对照组相比，试验组 GATA-3 表达水平显著升高（3.26±1.23vs 1.54±0.27，$P < 0.05$）、ROR γ t 表达水平显著升高（6.91±3.25 vs 2.31±0.4，$P < 0.05$）、T-bet 表达水平无显著差异（1.52±0.97vs1.27±0.98，$P > 0.05$）、FOXp3 表达水平无明显差异（1.14±0.32 vs0.96±0.21，$P > 0.05$）。

（8）试验组与对照组治疗后 miRNA 的表达差异：为了解益气对气不摄血证 ITP 患者 miRNAs 分子水平的影响，我们检测并筛选出试验组（n=20）与对照组（n=20）患者治疗后具有显著表达差异的 miRNAs。

结果显示，试验组与对照组共有 29 个差异表达的 miRNAs，22 个表达上调，7 个表达下调（筛选标准：$|log2FC| \geq 2$ 且 $P \leq 0.05$）。见图 8-18。

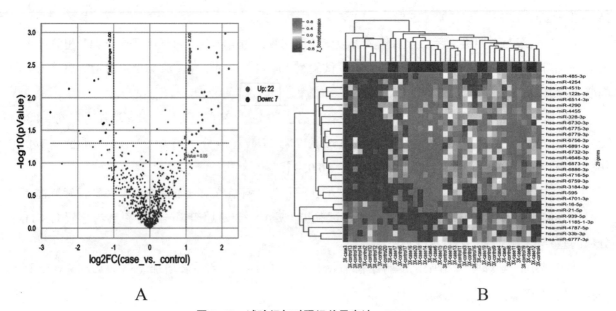

图 8-18 试验组与对照组差异表达 miRNAs
A. 两组之间差异基因分布火山图；B. 两组之间差异基因聚类分析

同时，我们对气不摄血证 ITP 患者差异 miRNAs 进行靶基因预测，经过数据库交叉比对（miRWalk 和 miRDB），得出 652 个潜在的靶点基因。见图 8-19。

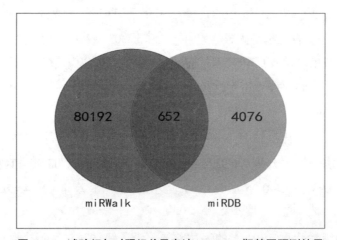

图 8-19 试验组与对照组差异表达 miRNAs 靶基因预测结果

利用 GO 数据库对上述基因进行功能注释和富集分析，结果按照 BP（生物学过程）、CC（细胞组分）、MF（分子功能）进行分类，见图 8-20。结果显示，上述基因的功能主要涉及转录因子调节、RNA 调控、代谢等环节，其中 RNA 聚合酶 II 启动子转录的正调控、RNA 聚合酶 II 核心启动子近端区域序列特异性 DNA 结合、转录因子活性和序列特异性 DNA 结合为主要功能富集区；同时利用 KEGG 数据库进行 pathway 富集分析，结果显示，上述基因主要富集在 MAPK 信号通路、RAS 信号通路、TNF 信号通路、WNT 信号通路。见图 8-21。

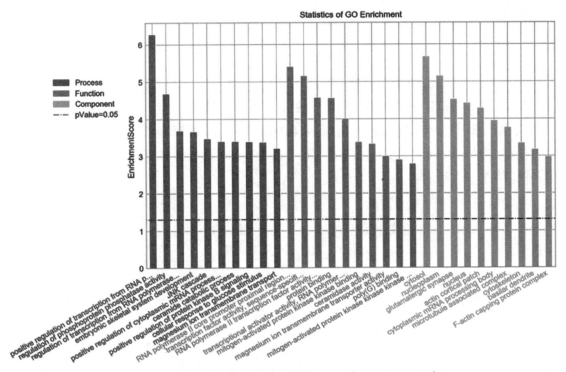

图 8-20 靶基因 GO 富集分析结果 Top10（BP、CC、MF）

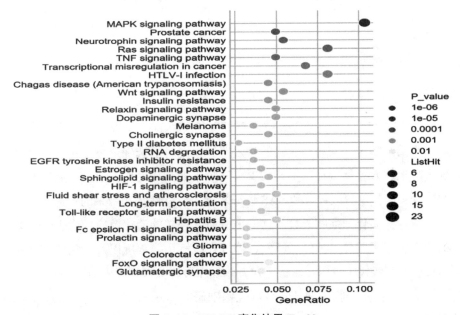

图 8-21 KEGG 富集结果 Top30

3. 研究结果

益气摄血法治疗气不摄血证 ITP，有助于提高血小板计数、减轻出血程度、减少激素使用、缓解疲劳状态以及恢复体力，这些作用可与其抑制机体炎性反应有关。益气摄血治疗后出现 29 个差异表达的 miRNAs，其中 22 个表达上调，7 个表达下调，涉及 652 个潜在的靶点基因，主要富集在 MAPK 信

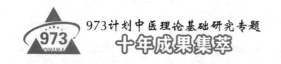

号通路、RAS信号通路、TNF信号通路、WNT信号通路，为益气摄血治疗ITP提供了潜在的靶点。

（四）应用情况

通过研究发现，在免疫性血小板减少性症气不摄血患者中，PLT计数可能是"血"的物质基础，NO、NOS、ET-1及VEGF-A可能是"脉"的物质基础，IL-1β、IL-17A、TNF-α、TGF-β及CD40L可能是"脉内之气"的组成部分，其中CD40L和TGF-β可能是反映气虚程度的客观指标。益气有助于提高血小板计数、减轻出血程度、减少激素使用、缓解疲劳状态以及恢复体力，这些作用可与其抑制机体炎性反应有关。

该研究阐明了ITP气不摄血证的"气、血、脉"生物学基础，同时阐明了益气摄血法治疗ITP气不摄血证的作用机制。发表论文11篇，其中SCI收录1篇（IF=3.845）。参加学术交流5次（国际2次，国内3次）。

益气摄血治疗ITP潜在的靶点为中药复方研究提供了一种模式，在气血理论研究领域具有创新性和先进性，达到了国内外领先水平。益气摄血方为ITP气不摄血证患者提供了一种有效的治疗药物，申报专利1项，具有巨大的社会效益和经济价值。

第二节　针灸临床研究成果

一、针刺治疗偏头痛

（一）针刺治疗偏头痛技术方案

【摘要】以偏头痛为载体，围绕经穴效应是否具有特异性这一关键问题，采用多中心随机对照试验设计方法，对比少阳经特定穴与非经非穴的疗效差异，同时筛选确定标准化非穴取法。①经穴治疗偏头痛的疗效优于非经非穴，体现在第一，减少头痛频率如头痛发作天数、头痛发作次数。第二，缓解头痛程度，如减少头痛强度分级评分和VAS评分。第三，缓解头痛带来的不适，如减少头痛影响工作学习天数，以及减少头痛伴随症状天数。这三个方面，经穴的治疗效应均优于非经非穴。②少阳经穴治疗偏头痛的疗效优于阳明经（他经）经穴，体现在缓解头痛程度以及头痛伴随症状天数。③少阳经特定穴治疗偏头痛的疗效优于少阳经非特定穴，体现在缓解头痛程度方面。

【成果来源】项目四：基于临床的经穴特异性基础研究（2006）——经穴效应特异性基本规律及生物信息基础研究

1. 技术方案

本研究的患者来源于2008年4月至2009年8月期间，成都、湖南、湖北三个中心的8家医院符合纳入标准的偏头痛患者480例。采用多中心、随机、对照的研究方法，通过中央随机系统分为本经特定穴组（治疗A组）、本经非特定穴组（治疗B组）和阳明经特定穴组（治疗C组）和非经非穴组（对照组，D组）。在试验过程中采用盲法评价，由不知分组情况的第三者进行疗效评价；资料总结阶段采用盲法统计分析，实行研究者、操作者、统计者三分离。疗效评价标准包括患者治疗前后的头痛天数及其改善值、头痛次数及其改善值、头痛强度分级及其改善值、VAS 评分及其改善值、头痛影响工作学习天数及其改善值、头痛伴随症状天数、综合计分、偏头痛特异性生活质量量表（MSQ）等指标。

（1）选穴与分组

本经特定穴组（A 组）：选穴风池、外关、阳陵泉、丘墟。

本经非特定穴组（B 组）：选穴颅息、三阳络、膝阳关、地五会。

阳明经特定穴组（C 组）：选穴头维、偏历、足三里、冲阳。

非穴组（D 组）：非穴点 1，位于肘内侧，肘尖与腋窝连线中点。非穴点 2，位于肱骨内上髁与尺骨腕部之间中点，尺侧缘。非穴点 3，位于臂内前缘，三角肌和二头肌交接处。非穴点 4，位于足三里水平旁开 1 ～ 2cm，胫骨外侧缘处。

（2）治疗方法：采用 LH200 型韩氏穴位神经刺激仪（HANS）。各组穴位每次针刺时均选单侧，左右交替使用。针刺经穴或非穴后，需在该经穴或非经非穴的向心处 2mm 再浅刺一辅助针，电针的一组电极分别连接在穴位和旁开的 2mm 的辅助针上，形成对该经穴或非穴的电刺激，其目的是尽量减少电流对其他经脉或经穴的作用。每天治疗 1 次，每次 30 分钟，5 次为一个疗程，疗程间休息 2 天，共治疗 4 个疗程。

2. 适应证

符合无先兆型偏头痛诊断的患者。

3. 科学证据

（1）研究结果

①头痛天数及其改善值

a. 头痛天数：从图 8-22 可知，经针刺干预后，各组头痛天数总体呈下降趋势，至 16 周时降至最低。结果显示，入组 4 周时，各组头痛天数值无明显差异，本经非特定穴组（B 组）有优于其他各组的趋势。入组 8 周时，组间头痛天数无显著性差异。经穴组（A、B 和 C 组）有优于非经非穴组（D 组）的趋势。入组 16 周时，经穴组（A、B 和 C 组）头痛天数均值明显小于 D 组，具有显著性差异（$P = 0.004$，ITT 集；$P=0.003$，PP 集）。而经穴组之间差异不明显，A 组的头痛天数改善值稍高于 B、C 两组。

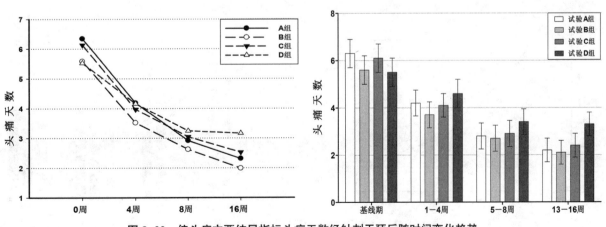

图 8-22　偏头痛主要结局指标头痛天数经针刺干预后随时间变化趋势

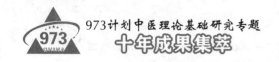

b. 头痛天数改善值：结果显示，随着入组时间的增加，头痛天数改善值出现增长趋势，并于入组后16周时达到高峰。结果显示，入组4周时，经穴组（A、B和C组）的头痛天数改善值有优于非经非穴组（D组）的趋势，但无显著性差异。入组8周时，经穴组（A、B和C组）在头痛天数改善值有大于非经非穴组（D组）的趋势，然而组间无显著性差异。入组16周时，经穴组（A、B和C组）在头痛天数改善值明显大于D组，具有显著性差异（$P = 0.004$，ITT集；$P=0.003$，PP集）。而经穴组之间差异不明显，A组的头痛天数改善值稍高于B、C两组。见图8-23。

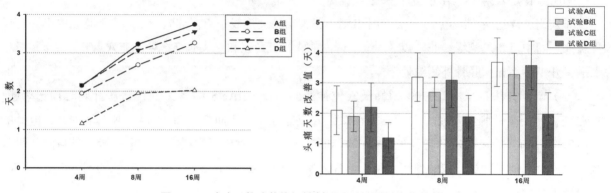

图8-23　头痛天数改善值经针刺干预后随时间变化趋势

②头痛次数及其改善值

a. 头痛次数：结果显示，经针刺干预后，各组的头痛次数总体呈下降趋势。并于入组16周后达到最低。入组4周时，各组头痛次数无显著性差异，非经非穴组（D组）的头痛次数有高于其他各组的趋势。入组8周时，各组头痛次数呈非经非穴组（D组）＞阳明经特定穴组（C组）＞本经非特定穴组（B组）＞本经特定穴组（A组）的趋势。其中，本经特定穴组（A组）与非经非穴组（D组）有显著性差异（$P < 0.05$）。

入组16周时，经穴组（A、B和C组）的头痛次数明显少于非经非穴组（D组）（$P < 0.05$）。四组的头痛次数呈现非经非穴组（D组）＞阳明经特定穴组（C组）＞本经非特定穴组（B组）＞本经特定穴组（A组）的趋势。而经穴组（A、B和C组）间无显著性差异。见图8-24。

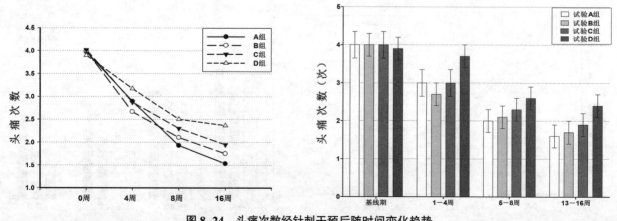

图8-24　头痛次数经针刺干预后随时间变化趋势

c.头痛次数改善值：结果显示，针刺治疗后，各组头痛次数改善值随时间增加而不断升高，入组16周时，改善值升至最高点。入组4周时，各组头痛天数改善值无明显差异。经穴组（A、B和C组）的头痛次数改善值有优于非经非穴组（D组）的趋势，但无显著性差异。入组8周时，头痛次数改善值呈现本经特定穴（A组）>本经非特定穴组（B组）=阳明经特定穴组（C组）>非经非穴组（D组）的趋势。其中，本经特定穴（A组）与非经非穴组（D组）有显著性差异（$P < 0.05$）。其他组间两两比较无显著性差异。入组16周时，经穴组（A、B和C组）的头痛次数改善值显著优于非经非穴组（D组）（$P < 0.05$）。经穴组间（A、B和C组）呈现本经特定穴（A组）>本经非特定穴组（B组）=阳明经特定穴组（C组）的趋势，但无显著性差异。见图8-25。

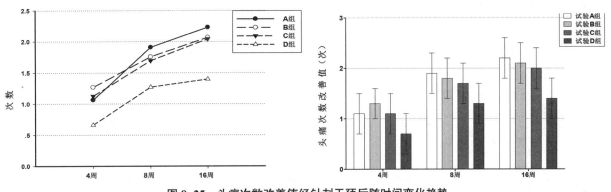

图8-25 头痛次数改善值经针刺干预后随时间变化趋势

③ VAS评分及其改善值

a.VAS评分：结果显示，经针刺治疗后，经穴组（A、B和C组）VAS评分随时间增加而不断减少，至入组16周时降至最低。非经非穴组（D组）VAS评分至入组8周时达到最低，入组16周时出现回升。入组4周时，本经特定穴组（A组）有优于其他三组的趋势，且本经特定穴组（A组）显著优于非经非穴组（$P < 0.05$）。入组8周时，本经特定穴组（A组）的VAS评分显著优于其他三组（$P < 0.05$）。其他三组间无显著性差异，阳明经特定穴组（C组）有优于其他两组（B组和D组）的趋势。入组16周时，各组VAS评分呈本经特定穴组（A组）>本经非特定穴组（B组）=阳明经特定穴组（C组）>非经非穴组（D组）的趋势。且本经特定穴组（A组）显著优于其他三组（$P < 0.05$），而本经非特定穴组（B组）和阳明经特定穴组（C组）优于非经非穴组（D组）（$P < 0.05$）。见图8-26。

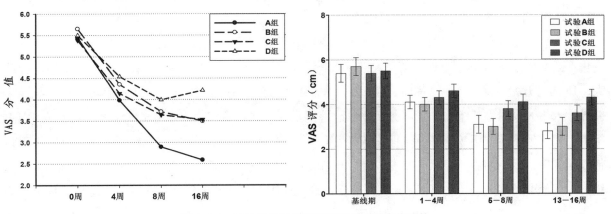

图8-26 VAS评分经针刺干预后随时间变化趋势

b.VAS 评分改善值：结果显示，经穴组（A、B 和 C 组）VAS 评分改善值随时间增加而不断升高，至入组 16 周时升至最高。而非经非穴组（D 组）在入组 8 周时升至最高，入组 16 周时出现下降。入组 4 周时，各组 VAS 评分改善值呈本经特定穴组（A 组）＞本经非特定穴组（B 组）＝阳明经特定穴组（C 组）＞非经非穴组（D 组）的趋势。且本经特定穴组（A 组）显著优于非经非穴组（$P < 0.05$）。入组 8 周时，各组 VAS 评分改善值呈本经特定穴组（A 组）＞本经非特定穴组（B 组）＝阳明经特定穴组（C 组）＞非经非穴组（D 组）的趋势。且本经特定穴组（A 组）显著优于其他三组（B、C 和 D 组）（$P < 0.05$）。入组 16 周时，各组 VAS 评分改善值呈本经特定穴组（A 组）＞本经非特定穴组（B 组）＝阳明经特定穴组（C 组）＞非经非穴组（D 组）的趋势。且本经特定穴组（A 组）显著优于其他三组（B、C 和 D 组）（$P < 0.05$）。而本经非特定穴组（B 组）和阳明经特定穴组（C 组）则显著优于 D 组（$P < 0.05$）。见图 8-27。

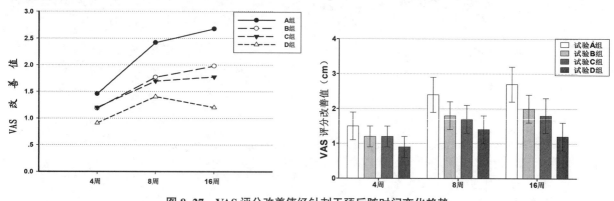

图 8-27　VAS 评分改善值经针刺干预后随时间变化趋势

④头痛强度分级及其改善值

a.头痛强度分级：从图 8-28 可以看出，针刺治疗后，随着时间增加，头痛强度分级不断下降，至 16 周时下降至最低值。其中，本经特定穴组（A 组）下降最快，非经非穴组（D 组）下降最慢。入组 4 周时，各组头痛强度分级无明显差异。本经特定穴组（A 组）和阳明经特定穴组（C 组）有优于其他两组的趋势。入组 8 周时，本经特定穴组（A 组）的头痛强度分级显著低于其他各组（$P < 0.05$）。其他三组间无显著性差异。入组 16 周时，本经特定穴组（A 组）的头痛强度分级评分显著低于其他三组。而阳明经特定穴组（C 组）显著低于非经非穴组（D 组）。本经非特定穴组（B 组）有低于非经非穴组（D 组）的趋势，然而组间无显著性差异。

b.头痛强度分级评分改善值：结果显示，经穴组（A、B 和 C 组）的头痛强度分级改善值随时间变化不断增加，至 16 周时，改善值达到最大。非经非穴组（D 组）的头痛天数改善值至 8 周时达到最大，16 周时开始下降。入组 4 周时，经穴组（A、B 和 C 组）有优于非经非穴组的趋势，但无统计学差异。入组 8 周时，各组头痛强度分级评分改善值呈现本经特定穴组（A 组）＞本经非特定穴组（B 组）＝阳明经特定穴组（C 组）＞非经非穴组（D 组）的趋势，且本经特定穴组（A 组）显著优于其他三组（B、C 和 D 组）（$P < 0.05$）。入组 16 周时，各组头痛强度分级改善值呈现本经特定穴组（A 组）＞本经非特定穴组（B 组）＝阳明经特定穴组（C 组）＞非经非穴组（D 组）的趋势，且本经特

定穴显著优于其他三组（$P < 0.05$），阳明经特定穴组（C 组）优于非经非穴组（D 组）。见图 8-29。

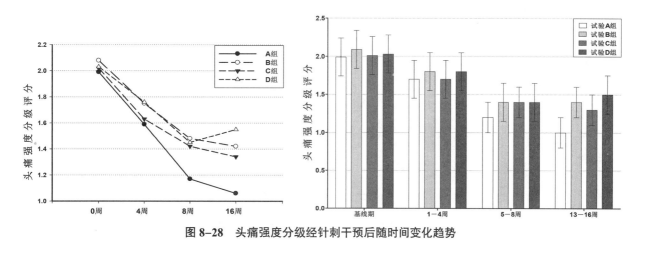

图 8-28　头痛强度分级经针刺干预后随时间变化趋势

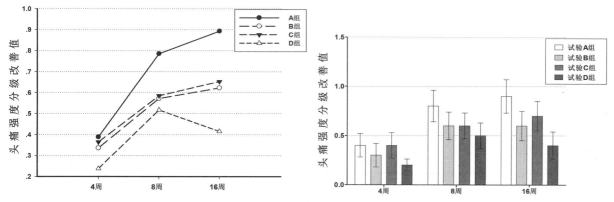

图 8-29　头痛强度分级经针刺干预后随时间变化趋势

⑤头痛影响工作学习天数及其改善值：结果显示，随着时间增加，各组头痛影响工作学习天数不断减少，至 16 周时，头痛影响工作学习的天数降至最低。入组 4 周时，本经特定穴组（A 组）的头痛影响工作学习天数值有优于其他三组的趋势。且本经特定穴组（A 组）与非经非穴组（D 组）有显著性差异（$P < 0.05$）。入组 8 周时，本经特定穴组（A 组）的头痛影响工作学习天数值显著优于其他三组（$P < 0.05$）。本经非特定穴组（B 组）和阳明经特定穴组（C 组）的头痛影响工作学习天数值有优于非经非穴组（D 组）的趋势，但无显著性差异。入组 16 周时，各组头痛影响工作学习天数值呈组间呈现非经非穴（D 组）＞阳明经特定穴（C 组）＞本经非特定穴（B 组）＞本经特定穴（A 组）趋势。且经穴组（A、B 和 C 组）显著优于非经非穴（D 组）（$P < 0.05$）。而少阳经穴组（A 和 B 组）优于阳明经特定穴（C 组）（$P < 0.05$）。见图 8-30。

⑥头痛伴随症状天数及其改善值：结果显示，针刺治疗后，各组头痛伴随症状天数随着时间增加而不断减少，至 16 周时降至最低。入组 4 周时，本经特定穴组（A 组）的头痛伴随症状天数有优于其他三组的趋势。且本经特定穴组（A 组）与阳明经特定穴组（C 组）和非经非穴组（D 组）有显著性差异（$P < 0.05$）。入组 8 周时，本经特定穴组（A 组）的头痛伴随症状天数显著优于其他三组（P

< 0.05）。入组 16 周时，经穴组（A、B 和 C 组）的头痛伴随症状天数显著优于非经非穴组（D 组）（ *P*
< 0.05）。经穴组之间，本经特定穴组（A 组）明显优于阳明经特定穴组（C 组）。见图 8-31。

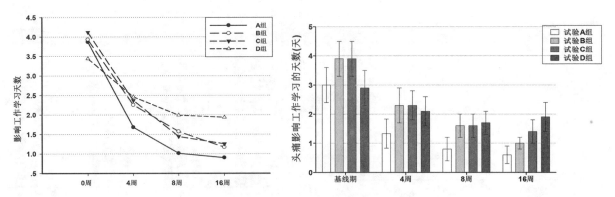

图 8-30　头痛影响工作学习的天数针刺后随时间变化趋势

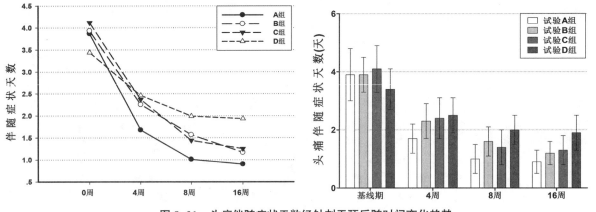

图 8-31　头痛伴随症状天数经针刺干预后随时间变化趋势

（7）偏头痛综合积分：结果显示，针刺治疗后，各组综合计分总得分随时间增加而不断减少，16
周时降至最低。入组 4 周时，各组综合计分总得分无显著性差异。本经特定穴组（A 组）和阳明经特
定穴组（C 组）有优于其他两组的趋势。入组 8 周时，本经特定穴组（A 组）的综合计分总得分显著
优于其他三组（ *P* < 0.05）。阳明经特定穴组（C 组）的综合计分总得分显著优于非经非穴组（D 组）。
入组 16 周时，经穴组（A、B、C 组）的综合计分总得分显著优于非经非穴组（D 组）。而经穴组之间，
本经特定穴组（A 组）显著优于其他两个经穴组（B 组和 C 组）。见图 8-32。

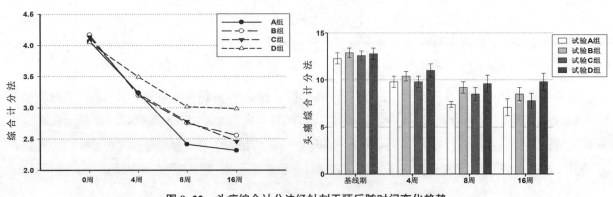

图 8-32　头痛综合计分法经针刺干预后随时间变化趋势

（8）偏头痛特异性生活质量量表（MSQ 量表）评分：从图 8-33 可知，经针刺治疗后，各组 MSQ 功能受限领域得分随时间增加而不断增加，经穴组（A、B 和 C 组）于入组 16 周时增至最高，而非经非穴组（D 组）于 8 周时增至最高，16 周时出现下降趋势。入组 4 周时，少阳经穴组（A 和 B 组）在功能受限领域得分上，显著优于非经非穴组（D 组）（$P < 0.05$），且少阳经特定穴组（A 组）还显著优于阳明经特定穴组（C 组）（$P < 0.05$）。入组 8 周时，少阳经特定穴组（A 组）在功能受限领域得分上，显著优于阳明经特定穴组（C 组）及非经非穴组（D 组）（$P < 0.05$）。入组 16 周时，经穴组（A、B 和 C 组）在功能受限领域得分上，显著优于非经非穴组（D 组）（$P < 0.05$）。而少阳经特定穴组（A 组）还显著优于少阳经非特定穴组（B 组）及阳明经特定穴组（C 组）（$P < 0.05$）。

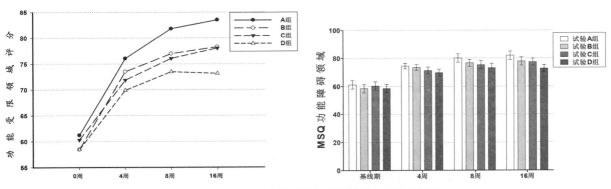

图 8-33　MSQ 量表的功能受限领域随时间变化趋势

经针刺治疗后，各组 MSQ 功能障碍领域得分随时间增加而不断增加，至入组 16 周时，增至最高。入组 4 周时，少阳经穴组（A 和 B 组）在功能障碍领域得分上，显著优于非经非穴组（D 组）（$P < 0.05$），且少阳经特定穴组（A 组）还显著优于阳明经特定穴组（C 组）（$P < 0.05$）。入组 8 周时，少阳经穴组（A 和 B 组）在功能障碍领域得分上，显著优于非经非穴组（D 组）（$P < 0.05$），且少阳经特定穴组（A 组）还显著优于阳明经特定穴组（C 组）（$P < 0.05$）。入组 16 周时，少阳经穴组（A 和 B 组）在功能受限领域得分上，显著优于非经非穴组（D 组）（$P < 0.05$）。而少阳经特定穴组（A 组）还显著优于少阳经非特定穴组（B 组）及阳明经特定穴组（C 组）（$P < 0.05$）。见图 8-34。

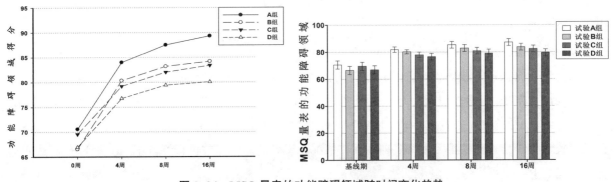

图 8-34　MSQ 量表的功能障碍领域随时间变化趋势

经针刺治疗后，各组 MSQ 情感领域得分随时间增加而不断增加，至入组 16 周时，增至最高。入组 4 周时，少阳经特定穴组（A 组）在情感领域得分上，显著优于非经非穴组（D 组）（$P < 0.05$）。

入组8周时，少阳经特定穴组（A组）在情感领域得分上，显著优于阳明经特定穴组（C组）和非经非穴组（D组）（$P < 0.05$）。入组16周时，少阳经特定穴组（A组）在情感领域得分上，显著优于其他三组（B、C和D组）（$P < 0.05$）。见图8–35。

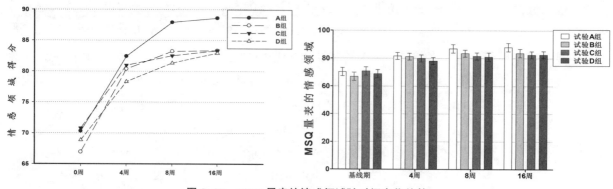

图8–35 MSQ量表的情感领域随时间变化趋势

（2）结论：上述结果提示：①经穴治疗偏头痛的疗效优于非经非穴，第一，减少头痛频率，如头痛发作天数、头痛发作次数；第二，缓解头痛程度，如减少头痛强度分级评分和VAS评分；第三，缓解头痛带来的不适，如减少头痛影响工作学习天数，以及减少头痛伴随症状天数。这三个方面，经穴的治疗效应均优于非经非穴。②少阳经穴治疗偏头痛的疗效优于阳明经（他经）经穴，体现在缓解头痛程度及头痛伴随症状天数。③少阳经特定穴治疗偏头痛的疗效优于少阳经非特定穴，体现在缓解头痛程度方面。

（二）针刺治疗急性偏头痛技术方案

【摘要】以急性期偏头痛为载体，围绕经穴效应是否具有特异性这一关键问题，采用多中心随机对照试验设计方法，对比少阳经特定穴与非经非穴的疗效差异，同时筛选确定标准化非穴取法。研究结果表明，经穴针刺治疗偏头痛急性发作期的疗效比非穴针刺疗效好，其优势体现在针刺后2小时和4小时，并且在防止头痛复发或加重方面效果明显，经穴组的总体疗效评价比非经非穴具有优势明显。

【成果来源】项目四：基于临床的经穴特异性基础研究（2006）——经穴效应特异性基本规律及生物信息基础研究

1. 技术方案

以急性期偏头痛为载体，围绕经穴效应是否具有特异性这一关键问题，采用多中心随机、对照、盲法试验设计方法，偏头痛患者175例，其中针刺少阳经特定穴组58例（治疗组），针刺非穴1组60例（对照组），针刺非穴2组57例（对照组）。针对视觉模拟量表评分（Visual analogue scale，VAS）、针刺起效时间、24小时头痛复发率、药物使用情况、患者的总体疗效进行评价（5分法评分）。选穴与分组情况如下：

本经取穴组（A组）：选穴角孙、风池、外关、阳陵泉、丘墟。

非穴1组（B组）：选外关水平旁开，三焦经和小肠经之间中点；丘墟与解溪之间连线中点；阳陵泉水平旁开，胆经和膀胱经之间中点；角孙和率谷连线的中点；风池和安眠穴连线的中点。

非穴 2 组（C 组）：选臂内前缘三角肌和二头肌交接处；大腿上，髂前上棘与膑骨外上角连线中点向内旁开 2cm；足三里水平旁开 1 ~ 2cm，胫骨缘处；肘内侧，肘尖与腋窝连线中点；肱骨内上髁与尺骨腕部之间中点，尺侧缘。

2. 适应证

偏头痛急性发作期，符合无先兆性偏头痛及先兆性偏头痛的诊断标准。

3. 科学证据

（1）研究数据

① VAS 评分及 VAS 评分改善值：经穴组的 VAS 评分较非经非穴组降低明显，经穴组与非经非穴组差异最大。见图 8-36。

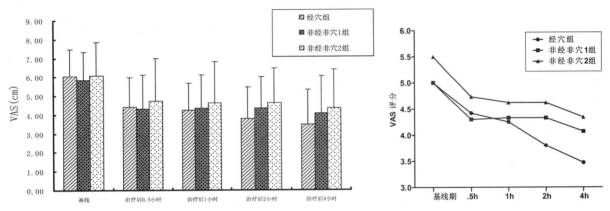

图 8-36 基线及治疗后 0.5 小时、1 小时、2 小时和 4 小时 VAS 评分

治疗后 1 小时、2 小时和 4 小时的 VAS 评分改善值，A 组与 B、C 组比较差异有统计学意义（P < 0.05），且在治疗后 2 小时有显著差异，具有统计学意义（P < 0.01）。

（2）三组头痛减轻起效时间比较：见表 8-18。

表 8-18 三组头痛减轻起效时间比较（PP 集）

指标	分组			统计值	P 值
	A 组	B 组	C 组		
头痛减轻起效时间（h）	0.43	0.45	0.45	1.988	0.937
治疗后 24h 头痛缓解情况					
未完全缓解	32（59.26%）	45（83.33%）	46（83.64%）	11.4470	0.003 *▲
完全缓解	22（40.74%）	9（16.67%）	9（16.36%）		
治疗后 24h 复发或加重情况					
无复发 / 加重	43（79.63%）	36（66.67%）	26（47.27%）	12.624	0.001 *▲
复发 / 加重	11（20.37%）	18（33.33%）	29（52.73%）		
药物使用情况					
使用药物	33	33	37	0.595	0.743
未使用药物	21	21	18		

续表

指标	分组			统计值	P 值
	A 组	B 组	C 组		
总体疗效评价					
没有疗效（0%）	3	7	18	28.085	0.000 *▲
有一点疗效（25%）	19	25	27		
有较好疗效（50%）	15	15	4		
有很好疗效（75%）	11	5	5		
完全有效（100%）	5	2	1		
总有效率	94.3%	87%	67.2%		

（2）研究结果：研究结果表明，经穴针刺治疗偏头痛急性发作期的疗效比非穴针刺疗效好，其优势体现在针刺后 2 小时和 4 小时，并且在防止头痛复发或加重方面效果明显，经穴组的总体疗效评价比非经非穴具有优势明显。

4. 应用情况

研发发明专利 1 项：一种治疗偏头痛的智能循证针灸诊疗仪。

二、针刺治疗功能性消化不良

【摘要】以功能性消化不良为载体，围绕经穴效应是否具有特异性这一关键问题，采用多中心随机对照试验设计方法，对比胃经特定穴与非经非穴的疗效差异，同时筛选确定标准化非穴取法。①经穴治疗功能性消化不良的疗效优于非经非穴，经穴对症状的改善率高于非经非穴。②胃经特定穴治疗功能性消化不良的疗效优于胆经特定穴，胃经特定穴对症状的改善率高于胆经特定穴。

【成果来源】项目四：基于临床的经穴特异性基础研究（2006）——经穴效应特异性基本规律及生物信息基础研究（负责人：梁繁荣）

（一）技术方案

以功能性消化不良为载体，围绕经穴效应是否具有特异性这一关键问题，采用多中心、随机、对照的研究方法，对比胃经特定穴与非经非穴的疗效差异，收集患者 600 例，通过中央随机系统随机分为胃经特定穴组（治疗 A 组）、胃经非特定穴组（治疗 B 组）、俞募穴组（治疗 C 组）、胆经特定穴组（治疗 D 组）和非经非穴组（E 组）。

1. 分组与选穴

胃经特定穴组（A 组）：选穴冲阳、丰隆、足三里、梁丘。

胃经非特定穴组（B 组）：选穴条口、犊鼻、阴市、伏兔。

俞募穴组（C 组）：选穴胃俞、中脘。

胆经特定穴组（D 组）：选穴丘墟、光明、阳陵泉、外丘。

非穴组（E 组）：非穴点 1 为肘内侧，肘尖与腋窝连线中点。非穴点 2 为肱骨内上髁与尺骨腕部之间中点，尺侧缘。非穴点 3 为臂内前缘，三角肌和二头肌交接处。非穴点 4 为足三里水平旁开 1 ～ 2cm，胫骨外侧缘处。

2. 操作

采用 HANS 电针仪，每天治疗 1 次，每次 30 分钟，5 次一个疗程，疗程期间休息 2 天，共治疗 4 个疗程。

3. 统计与评价

在试验过程中采用盲法评价，由不知分组情况的第三者进行疗效评价；资料总结阶段采用盲法统计分析，实行研究者、操作者、统计者三分离。疗效评价标准包括 NDI 量表中各生活质量领域分数变化、消化不良症状积分中各主症积分变化。

（二）适应证

参照 2006 年罗马Ⅲ学术委员会制定的功能性消化不良患者的诊断标准。

（三）科学证据

1. 研究结果

（1）功能性消化不良患者症状改善率：改善率采用治疗结束时，四症状中任意一症状消失或者明显改善（改善分数大于等于 2 分）的人数占总人数的百分率计算。在改善率方面，5 组间差异有统计学意义，胃经特定穴组（A 组）总改善率最高，俞募配穴组（C 组）次之，非经非穴组（E 组）最低。

（2）功能性消化不良患者症状积分改善：结果显示，在症状总分方面，5 组均在各时间点有改善作用，且这种改善作用呈持续性；组间改善值差异有统计学意义。胃经特定穴组（A 组）在各时间点的疗效优于胃经非特定穴（B 组）、胆经特定穴（D 组）及非经非穴取穴组（E 组）。俞募配穴组（C 组）和胃经非特定穴（B 组）在各时间点的疗效优于非经非穴取穴组（E 组），且均在入组 4 周时的疗效优于胆经特定穴组（D 组）。胆经特定穴组（D 组）在各时间点的疗效优于非经非穴取穴组（E 组）。见图 8-37。

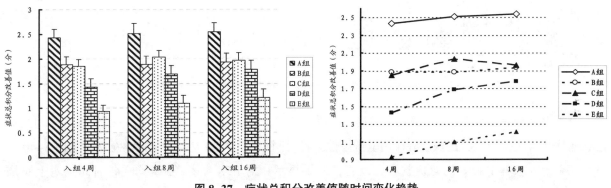

图 8-37　症状总积分改善值随时间变化趋势

（3）PDS 患者餐后饱胀不适症状积分改善：结果显示，对 PDS 患者，5 组均在各时间点对餐后饱胀不适症状有持续性改善作用；且组间改善值差异有统计学意义。胃经特定穴组（A 组）在各时间点

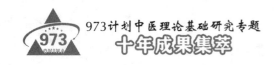

的疗效优于胃经非特定穴（B组）、胆经特定穴（D组）及非经非穴取穴组（E组）。俞募配穴组（C组）和胃经非特定穴（B组）在各时间点的疗效优于非经非穴取穴组（E组），且均在入组4周时的疗效优于胆经特定穴组（D组）。胆经特定穴组（D组）在入组4周、16周时的疗效优于非经非穴取穴组（E组）。见图8-38。

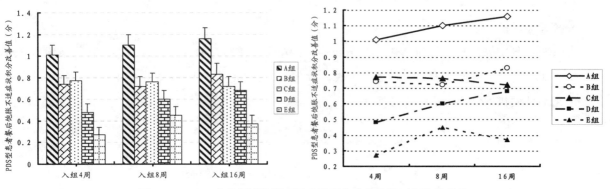

图8-38　PDS患者餐后饱胀不适症状积分改善值随时间变化趋势

（4）PDS患者早饱症状积分改善：结果显示，对PDS患者，5组均在各时间点对早饱症状有改善作用，这种改善作用呈持续性；且组间改善值差异有统计学意义。胃经特定穴组（A组）在各时间点的疗效优于胆经特定穴（D组）及非经非穴取穴组（E组）。俞募配穴组（C组）和胃经非特定穴（B组）在各时间点的疗效优于非经非穴取穴组（E组）；胃经非特定穴（B组）在入组4周、8周时的疗效优于胆经特定穴组（D组）；俞募配穴组（C组）在入组8周时的疗效优于胆经特定穴组（D组）。胆经特定穴组（D组）与非经非穴取穴组（E组）疗效组间无统计学差异。见图8-39。

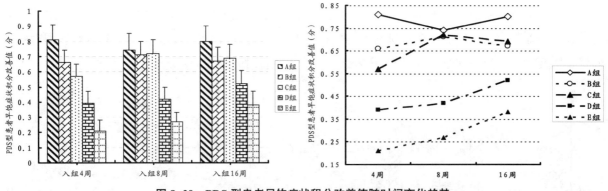

图8-39　PDS型患者早饱症状积分改善值随时间变化趋势

（5）上腹痛综合征（EPS）患者上腹痛症状积分改善：结果显示，EPS患者，5组均在各时间点对上腹痛症状有改善作用。这种改善作用呈持续性。各时间点组间疗效差异无统计学意义。见图8-40。

（6）EPS患者上腹烧灼感症状积分改善：结果显示，对EPS患者，5组均在各时间点对上腹烧灼症状有改善作用，即这种改善作用呈持续性。各组在改善上腹烧灼症状上没有组间差异性。见图8-41。

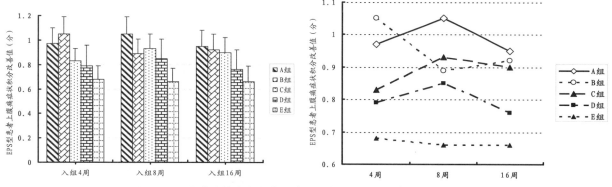

图 8-40　上腹痛综合征患者上腹痛症状积分改善值随时间变化趋势

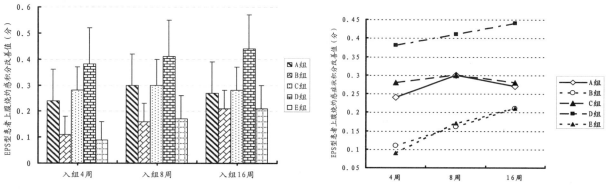

图 8-41　EPS 患者上腹烧灼感积分改善值随时间变化趋势

（7）NDI 生活质量改善：结果显示，对功能性消化不良相关生活质量的改善方面，5 组在各时间点均有改善作用，即这种改善作用呈持续性；且组间改善值差异有统计学意义。但根据大于等于最小临床重要差异值（Minimum Clinically Important Difference，MCID）才具有临床意义的原则，结合 NDI 量表生活质量 MCID 为 10 分，非经非穴取穴组（E 组）在各时间点的改善值均不具有临床意义。胃经特定穴组（A 组）在各时间点的疗效优于胃经非特定穴（B 组）、胆经特定穴（D 组）及非经非穴取穴组（E 组）。俞募配穴组（C 组）、胃经非特定穴（B 组）和胆经特定穴（D 组）在各时间点的疗效均优于非经非穴取穴组（E 组）。见图 8-42。

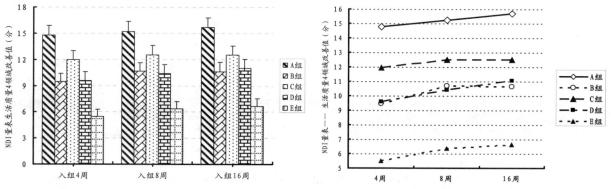

图 8-42　NDI 量表生活质量四领域改善值随时间变化趋势

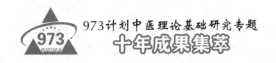

①干扰领域：图8-42显示，对具体生活质量领域的干扰领域（日常生活、工作、学习、精力和整体健康状态）方面，5组在各时间点均有改善作用，即这种改善作用呈持续性；且组间改善值差异有统计学意义。只有胃经特定穴组（A组）和俞募配穴组（C组）两组在各时间点的改善值具临床意义。胃经特定穴组（A组）在各时间点的疗效优于胃经非特定穴（B组）、胆经特定穴（D组）及非经非穴取穴组（E组）。俞募配穴组（C组）、胃经非特定穴（B组）和胆经特定穴（D组）在各时间点的疗效均优于非经非穴取穴组（E组），且俞募配穴组（C组）在入组4周（治疗结束时）显示出优于胆经特定穴（D组）的疗效。

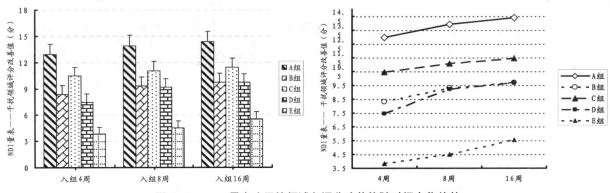

图8-43　NDI量表（干扰领域）评分改善值随时间变化趋势

②控制领域：结果提示，对具体生活质量领域的控制领域（情绪状态）方面，5组在各时间点均有改善作用，即这种改善作用呈持续性；且组间改善值差异有统计学意义。胃经特定穴组（A组）、胃经非特定穴（B组）和俞募配穴组（C组）在所有时间点的改善值均具临床意义，而胆经特定穴（D组）及非经非穴取穴组（E组）在各时间点的改善值无临床意义。胃经特定穴组（A组）在各时间点的疗效优于胃经非特定穴（B组）、胆经特定穴（D组）及非经非穴取穴组（E组）。俞募配穴组（C组）在各时间点的疗效优于胆经特定穴（D组）及非经非穴取穴组（E组）。胃经非特定穴（B组）在各时间点的疗效优于非经非穴取穴组（E组），而胆经特定穴组（D组）仅在入组4周时显示出优于非经非穴取穴组（E组）的疗效。见图8-44。

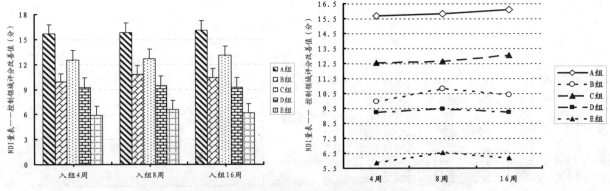

图8-44　NDI量表（控制领域）评分改善值随时间变化趋势

③睡眠打扰领域：结果提示，对具体生活质量领域的睡眠领域（睡眠质量）方面，5 组在各时间点均有改善作用，即这种改善作用呈持续性；且组间改善值差异有统计学意义。仅非经非穴取穴组（E组）在各时间点的改善值无临床意义。胃经特定穴组（A 组）在各时间点的疗效优于非经非穴取穴组（E组），并在入组 4 周时显现出优于胃经非特定穴（B 组）的疗效。俞募配穴组（C 组）在各时间点的疗效优于非经非穴取穴组（E 组）。胃经非特定穴（B 组）和胆经特定穴组（D 组）在除入组 8 周外的其余时间点显现出优于非经非穴取穴组（E 组）的疗效。见图 8-45。

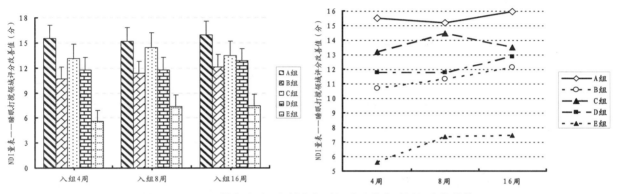

图 8-45　NDI 量表（睡眠打搅）领域评分改善值随时间变化趋势

④食物领域：结果显示，对具体生活质量领域的食物领域（饮食的改变）方面，5 组在各时间点均有改善作用，即这种改善作用呈持续性；且组间改善值差异有统计学意义。仅非经非穴取穴组（E组）在各时间点的改善值均无临床意义。胃经特定穴组（A 组）在各时间点的疗效优于胃经非特定穴（B 组）、胆经特定穴（D 组）及非经非穴取穴组（E 组）。俞募配穴组（C 组）和胆经特定穴（D 组）在各时间点的疗效均优于非经非穴取穴组（E 组）。胃经非特定穴（B 组）在入组 8 周时显示出优于非经非穴取穴（E 组）的疗效。见图 8-46。

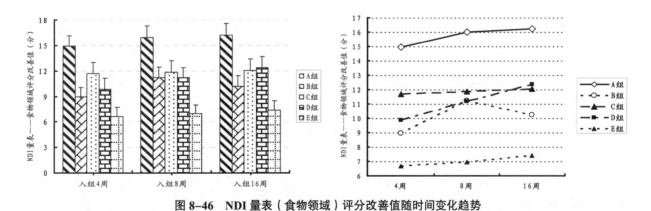

图 8-46　NDI 量表（食物领域）评分改善值随时间变化趋势

2. 研究结论

研究结果提示：①经穴治疗功能性消化不良的疗效优于非经非穴，经穴对症状的改善率高于非经非穴，体现在第一，改善 PDS 患者餐后饱胀不适、早饱症状。第二，提高患者疾病相关性生活质量，无论是在干扰领域、控制领域、睡眠领域还是在食物领域，经穴的治疗效应均优于非经非穴。②胃经特定穴（冲阳、丰隆、足三里、梁丘）治疗功能性消化不良的疗效优于胆经特定穴，胃经特定穴对症状的改善率高于胆经特定穴，具体体现在改善 PDS 患者餐后饱胀不适、早饱症状，提高患者疾病相关性生活质量，特别是干扰领域、控制领域及食物领域的生活质量方面。③胃经特定穴治疗功能性消化不良的疗效优于胃经非特定穴，胃经特定穴对症状的改善率高于胃经非特定穴，具体体现在改善 PDS 患者餐后饱胀不适症状，提高患者疾病相关性生活质量，特别是干扰领域、控制领域及食物领域的生活质量方面。

三、针刺三阴交治疗原发性痛经

【摘要】以原发性痛经为载体，围绕经穴效应是否具有特异性这一关键问题，采用多中心随机对照试验设计方法，对比三阴交与非经非穴的疗效差异。①电针三阴交对原发性痛经患者的即刻镇痛效应、累积镇痛效应、持续镇痛效应均优于悬钟与非穴，但悬钟与非穴镇痛效应的差异不显著。②三组对痛经伴随症状的改善无显著性差异。

【成果来源】项目四：基于临床的经穴特异性基础研究（2006）——调控胞宫的经穴效应特异性研究

（一）技术方案

以原发性痛经为载体，围绕经穴效应是否具有特异性这一关键问题，采用多中心、随机、对照的研究方法，对比三阴交与非经非穴的疗效差异，按照中央随机方法将符合本研究诊断标准及纳入患者 501 例，随机分为三组，即三阴交组（在小腿内侧，内踝尖上 3 寸，胫骨内侧缘后际）、悬钟组（在小腿外侧，外踝尖上 3 寸，腓骨前缘）、非穴组（在小腿外侧，与悬钟水平，胃经与胆经之间），各 167 例。

三阴交，直刺 1 ～ 1.2 寸。上穴进针后，行提插捻转得气，在距此针近心端大约 2 ～ 5mm 位置再加刺一针，浅刺 1 分不必得气。两针分别接电针仪两极，频率 2/100Hz，强度以患者能够耐受为度，留针 30 分钟。本次月经期痛经发作的第一天、VAS 评分 ≥ 40mm 时针刺，每次 30 分钟，每天 1 次，连续治疗 3 天。

在试验过程中采用盲法评价，由不知分组情况的第三者进行疗效评价；资料总结阶段采用盲法统计分析，实行研究者、操作者、统计者三分离。针对患者月经期痛经的总体情况进行 VAS 评分，同时填写 VRS（Verbal Rating Scale）量表、伴随症状回顾性量表（改良 RSS）（Retrospective Symptom Scale）等进行疗效评价。

（二）适应证

符合原发性痛经的中医和西医诊断标准。

（三）科学证据

1. 研究数据

（1）治疗第一、二、三次的 VAS 值

第一次治疗前后各时点 VAS 值：三阴交组第一次治疗各时点 VAS 值的降低程度显著大于悬钟组及非穴组（MD=-4.26mm，P=0.007；MD=-4.10mm，P=0.01）；悬钟组与非穴组比较无显著性差异（MD=0.16mm，P=0.922）。见图 8-47。

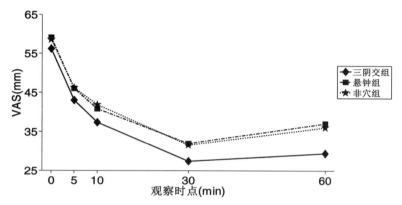

图 8-47　各组第一次治疗前后各时点 VAS 值变化情况

第二次治疗前与第一次治疗各时点 VAS 值：三阴交组 VAS 值的降低程度显著大于悬钟组及非穴组（MD=-3.80mm，P=0.010；MD=-4.18mm，P=0.005）；悬钟组与非穴组比较无显著性差异（MD=-0.38mm，P=0.795）。见图 8-48。

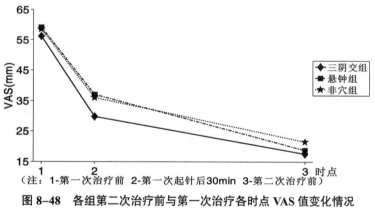

（注：1-第一次治疗前　2-第一次起针后30min　3-第二次治疗前）

图 8-48　各组第二次治疗前与第一次治疗各时点 VAS 值变化情况

第三次治疗前与第一次治疗各时点 VAS 值：三阴交组 VAS 值的降低程度显著大于悬钟组及非穴组（MD=-2.92mm，P=0.028；MD=-3.47mm，P=0.009）；悬钟组与非穴组比较无显著性差异（MD=-0.56mm，P=0.674）。见图 8-49。

（2）VRS 值：三次月经期的语言评价量表值（VRS），包括上次月经期（治疗前的上一个月经期）、本次月经期（治疗月经期）与随访月经期（治疗完随访的下一个月经期）。评价要点包括疼痛对工作的影响、伴有全身症状与止痛药的应用三项。

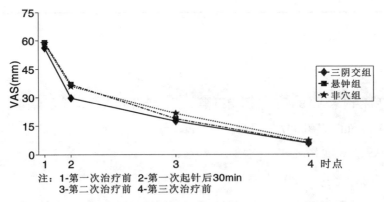

图 8-49　各组第三次治疗前与前两次治疗各时点 VAS 值变化情况

① VRS 总分：组间比较提示各组三次月经期 VRS 总分有时间效应（$P < 0.0001$），即各组 VRS 总分随时间有变化；没有组别效应（$P=0.802$），即各组 VRS 总分组间比较无显著性差异；没有时间与组别的交互效应（$P=0.627$），即各组 VRS 总分的组间差异没有随时间变化的趋势。因此，各组在改善原发性痛经患者 VRS 总分方面没有差异。见图 8-50。

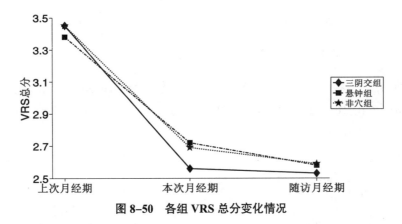

图 8-50　各组 VRS 总分变化情况

②疼痛对工作的影响：组间比较提示各组三次月经期"疼痛对工作的影响"VRS 值有时间效应（$P < 0.0001$），即各组此项分值随时间有变化；没有组别效应（$P=0.358$），即各组此项分值组间比较无显著性差异；没有时间与组别的交互效应（$P=0.310$），即各组此项分值的组间差异没有随时间变化的趋势。因此，各组在改善原发性痛经患者"疼痛对工作的影响"方面没有差异。见图 8-51。

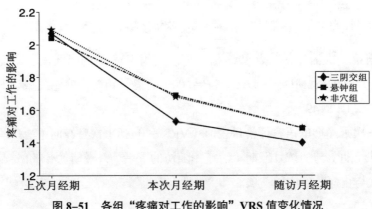

图 8-51　各组"疼痛对工作的影响"VRS 值变化情况

③伴有全身症状：组间比较提示各组三次月经期"伴有全身症状"VRS 值有时间效应（P=0.008），即各组此项分值随时间有变化；没有组别效应（P=0.656），即各组此项分值组间比较无显著性差异；没有时间与组别的交互效应（P=0.767），即各组此项分值的组间差异没有随时间变化的趋势。因此，各组在改善原发性痛经患者"伴有全身症状"方面没有差异。见图 8-52。

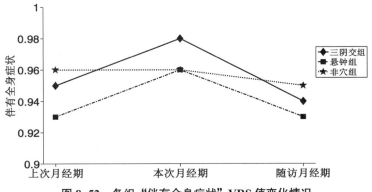

图 8-52　各组"伴有全身症状"VRS 值变化情况

④止痛药的应用：组间比较提示各组三次月经期"止痛药的应用"VRS 值有时间效应（P < 0.0001），即各组此项分值随时间有变化；没有组别效应（P=0.862），即各组此项分值组间比较无显著性差异；没有时间与组别的交互效应（P=0.920），即各组此项分值的组间差异没有随时间变化的趋势。因此，各组在改善原发性痛经患者"止痛药的应用"方面没有差异。见图 8-53。

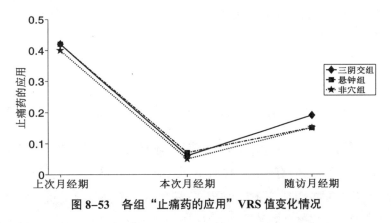

图 8-53　各组"止痛药的应用"VRS 值变化情况

（3）RSS-COX1（伴随症状持续时间）：三次月经期 RSS-COX1 评分，包括上次月经期（治疗前的上一个月经期）、本次月经期（治疗月经期）与随访月经期（治疗完随访的下一个月经期）。评价要点包括痛经的疼痛持续时间、恶心持续时间、呕吐持续时间、食欲不振持续时间、头痛持续时间、腰背痛（酸 / 重）持续时间、腿痛（酸 / 重）持续时间、头晕（胀）持续时间、乏力持续时间、腹泻持续时间、忧郁持续时间与额外卧床时间共 12 项。

①RSS-COX1 总分：组间比较，各组三次月经期 RSS-COX1 总分有时间效应（P < 0.0001），即各组 RSS-COX1 总分随时间有变化；没有组别效应（P=0.557），即各组 RSS-COX1 总分组间比较无显著性差异；没有时间与组别的交互效应（P=0.566），即各组 RSS-COX1 总分的组间差异没有随时间

变化的趋势。因此，各组在改善原发性痛经患者总体伴随症状的持续时间方面没有差异。见图8-54。

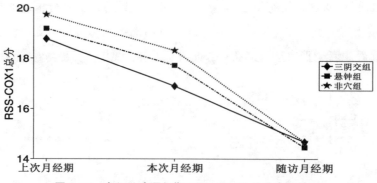

图8-54　各组三次月经期RSS-COX1总分变化情况

②疼痛持续时间：组间比较，各组三次月经期"疼痛持续时间"RSS-COX1分值有时间效应（$P < 0.0001$），即各组此项分值随时间有变化；没有组别效应（$P=0.710$），即各组此项分值组间比较无显著性差异；没有时间与组别的交互效应（$P=0.606$），即各组此项分值的组间差异没有随时间变化的趋势。因此，各组在改善原发性痛经患者疼痛持续时间方面没有差异。见图8-55。

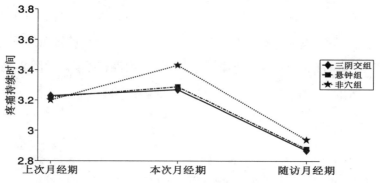

图8-55　各组三次月经期"疼痛持续时间"RSS-COX1分值变化情况

③恶心持续时间：组间比较，各组三次月经期"恶心持续时间"RSS-COX1分值有时间效应（$P=0.003$），即各组此项分值随时间有变化；没有组别效应（$P=0.150$），即各组此项分值组间比较无显著性差异；没有时间与组别的交互效应（$P=0.181$），即各组此项分值的组间差异没有随时间变化的趋势。因此，各组在改善原发性痛经伴随的恶心持续时间方面没有差异。见图8-56。

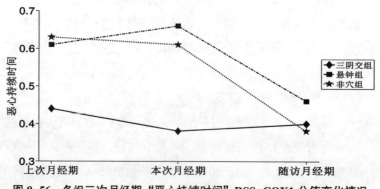

图8-56　各组三次月经期"恶心持续时间"RSS-COX1分值变化情况

④呕吐持续时间：组间比较，各组三次月经期"呕吐持续时间"RSS-COX1分值没有时间效应（$P=0.060$），即各组此项分值没有随治疗时点变化的趋势；没有组别效应（$P=0.150$），即各组此项分值组间比较无显著性差异；没有时间与组别的交互效应（$P=0.181$），即各组此项分值的组间差异没有随时间变化的趋势。因此，各组在改善原发性痛经伴随的呕吐持续时间方面没有差异。见图8-57。

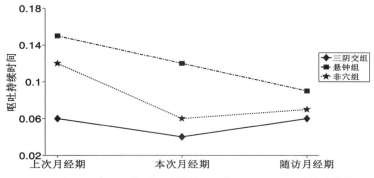

图8-57 各组三次月经期"呕吐持续时间"RSS-COX1分值变化情况

⑤食欲不振持续时间：组间比较，各组三次月经期"食欲不振持续时间"RSS-COX1分值有时间效应（$P < 0.0001$），即各组此项分值随时间有变化；没有组别效应（$P=0.963$），即各组此项分值组间比较无显著性差异；没有时间与组别的交互效应（$P=0.802$），即各组此项分值的组间差异没有随时间变化的趋势。因此，各组在改善原发性痛经伴随的食欲不振持续时间方面没有差异。见图8-58。

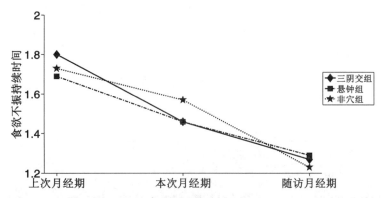

图8-58 各组三次月经期"食欲不振持续时间"RSS-COX1分值变化情况

⑥头痛持续时间：组间比较，各组三次月经期"头痛持续时间"RSS-COX1分值有时间效应（$P=0.003$），即各组此项分值随时间有变化；没有组别效应（$P=0.300$），即各组此项分值组间比较无显著性差异；没有时间与组别的交互效应（$P=0.097$），即各组此项分值的组间差异没有随时间变化的趋势。因此，各组在改善原发性痛经伴随的头痛持续时间方面没有差异。见图8-59。

⑦腰背痛（酸/重）持续时间：组间比较，各组三次月经期"腰背痛（酸/重）持续时间"RSS-COX1分值有时间效应（$P < 0.0001$），即各组此项分值随时间有变化；没有组别效应（$P=0.577$），即各组此项分值组间比较无显著性差异；没有时间与组别的交互效应（$P=0.139$），即各组此项分值的组间差异没有随时间变化的趋势。因此，各组在改善原发性痛经伴随的腰背痛（酸/重）持续时间方面没有差异。见图8-60。

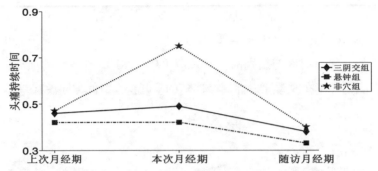

图 8-59　各组三次月经期"头痛持续时间"RSS-COX1 分值变化情况

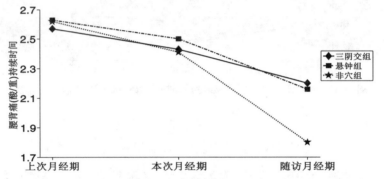

图 8-60　各组三次月经期"腰背痛（酸／重）持续时间"RSS-COX1 分值变化情况

⑧腿痛（酸／重）持续时间：组间比较，各组三次月经期"腿痛（酸／重）持续时间"RSS-COX1 分值有时间效应（$P < 0.0001$），即各组此项分值随时间有变化；没有组别效应（$P=0.888$），即各组此项分值组间比较无显著性差异；没有时间与组别的交互效应（$P=0.774$），即各组此项分值的组间差异没有随时间变化的趋势。因此，各组在改善原发性痛经伴随的腿痛（酸／重）持续时间方面没有差异。见图 8-61。

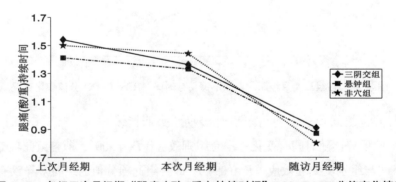

图 8-61　各组三次月经期"腿痛（酸／重）持续时间"RSS-COX1 分值变化情况

⑨头晕（胀）痛持续时间：组间比较，各组三次月经期"头晕（胀）持续时间"RSS-COX1 分值有时间效应（$P=0.001$），即各组此项分值随时间有变化；没有组别效应（$P=0.380$），即各组此项分值组间比较无显著性差异；没有时间与组别的交互效应（$P=0.124$），即各组此项分值的组间差异没有随时间变化的趋势。因此，各组在改善原发性痛经伴随的头晕（胀）持续时间方面没有差异。见图 8-62。

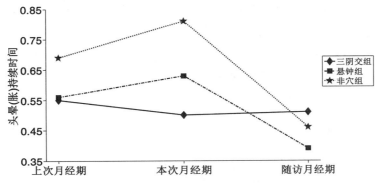

图8-62 各组三次月经期"头晕（胀）持续时间"RSS-COX1分值变化情况

⑩乏力持续时间：组间比较，各组三次月经期"乏力持续时间"RSS-COX1分值有时间效应（$P < 0.0001$），即各组此项分值随时间有变化；没有组别效应（$P=0.501$），即各组此项分值组间比较无显著性差异；没有时间与组别的交互效应（$P=0.890$），即各组此项分值的组间差异没有随时间变化的趋势。因此，各组在改善原发性痛经伴随的乏力持续时间方面没有差异。见图8-63。

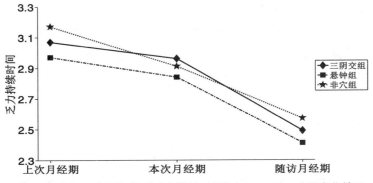

图8-63 各组三次月经期"乏力持续时间"RSS-COX1分值变化情况

⑪腹泻持续时间：组间比较，各组三次月经期"腹泻持续时间"RSS-COX1分值有时间效应（$P < 0.0001$），即各组此项分值随时间有变化；没有组别效应（$P=0.279$），即各组此项分值组间比较无显著性差异；没有时间与组别的交互效应（$P=0.154$），即各组此项分值的组间差异没有随时间变化的趋势。因此，各组在改善原发性痛经伴随的腹泻持续时间方面没有差异。见图8-64。

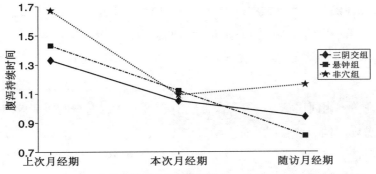

图8-64 各组三次月经期"腹泻持续时间"RSS-COX1分值变化情况

⑫忧郁持续时间：组间比较，各组三次月经期"忧郁持续时间"RSS-COX1分值有时间效应（$P < 0.0001$），即各组此项分值随时间有变化；没有组别效应（$P=0.413$），即各组此项分值组间比较无显著性差异；没有时间与组别的交互效应（$P=0.892$），即各组此项分值的组间差异没有随时间变化的趋势。因此，各组在改善原发性痛经伴随的忧郁持续时间方面没有差异。

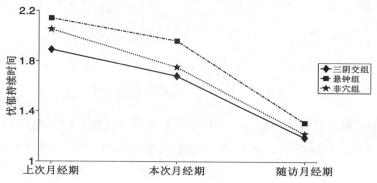

图 8-65　各组三次月经期"忧郁持续时间"RSS-COX1 分值变化情况

⑬额外卧床时间：组间比较，各组三次月经期"额外卧床时间"RSS-COX1分值有时间效应（$P < 0.0001$），即各组此项分值随时间有变化；没有组别效应（$P=0.524$），即各组此项分值组间比较无显著性差异；没有时间与组别的交互效应（$P=0.707$），即各组此项分值的组间差异没有随时间变化的趋势。因此，各组在改善原发性痛经伴随的额外卧床时间方面没有差异。见图 8-66。

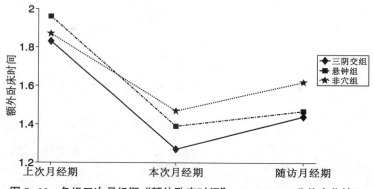

图 8-66　各组三次月经期"额外卧床时间"RSS-COX1 分值变化情况

（3）RSS-COX2（伴随症状严重程度）：三组 RSS-COX2 评分包括上次月经期（电针前回顾上一个月经期总体评分）、第一次治疗前、第一次起针即刻、第二次治疗前、第三次治疗前、本次月经期（三次治疗结束后的本次月经结束第一天总体评分）与随访月经期（下一次月经结束的第一天总体评分）7 次评分的情况。

① RSS-COX2 总分：组间比较，各组三次月经期 RSS-COX2 总分有时间效应（$P < 0.0001$），即各组 RSS-COX2 总分随时间有变化；没有组别效应（$P=0.530$），即各组 RSS-COX2 总分组间比较无显著性差异；没有时间与组别的交互效应（$P=0.928$），即各组 RSS-COX2 总分的组间差异没有随时间变化的趋势。因此，三组在改善三次月经期的痛经总体伴随症状方面没有差异。见图 8-67。

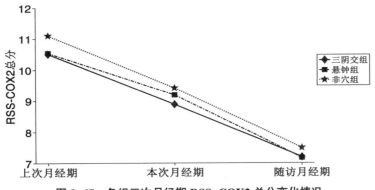

图 8-67　各组三次月经期 RSS-COX2 总分变化情况

组间比较，各组三次治疗期间 RSS-COX2 总分有时间效应（$P < 0.0001$），即各组此项分值随时间有变化；没有组别效应（$P=0.086$），即各组此项分值组间比较无显著性差异；没有时间与组别的交互效应（$P=0.816$），即各组此项分值的组间差异没有随时间变化的趋势。因此，三组在改善三次治疗期间的痛经总体伴随症状方面没有差异。见图 8-68。

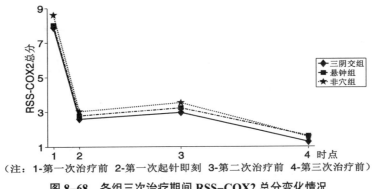

（注：1-第一次治疗前　2-第一次起针即刻　3-第二次治疗前　4-第三次治疗前）

图 8-68　各组三次治疗期间 RSS-COX2 总分变化情况

②疼痛严重程度：组间比较，各组"疼痛严重程度"RSS-COX2 分值有时间效应（$P < 0.0001$），即各组此项分值随时间有变化；没有组别效应（$P=0.163$），即各组此项分值组间比较无显著性差异；没有时间与组别的交互效应（$P=0.890$），即各组此项分值的组间差异没有随时间变化的趋势。因此，三组在改善原发性痛经疼痛严重程度方面没有差异。见图 8-69、8-70。

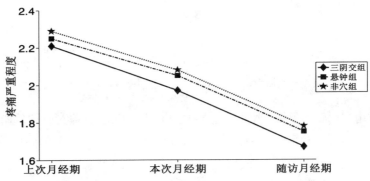

图 8-69　各组三次月经期"疼痛严重程度"RSS-COX2 分值变化情况

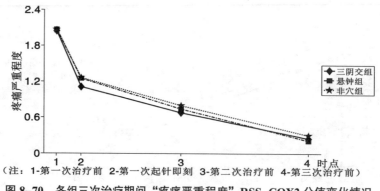

图 8-70　各组三次治疗期间"疼痛严重程度"RSS-COX2 分值变化情况

③恶心严重程度：组间比较，各组"恶心严重程度"RSS-COX2 分值有时间效应（$P < 0.0001$），即各组此项分值随时间有变化；没有组别效应（$P=0.171$），即各组此项分值组间比较无显著性差异；没有时间与组别的交互效应（$P=0.396$），即各组此项分值的组间差异没有随时间变化的趋势。因此，各组在改善原发性痛经伴随的恶心严重程度方面没有差异。见图 8-71、8-72。

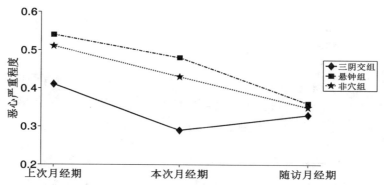

图 8-71　各组三次月经期"恶心严重程度"RSS-COX2 分值变化情况

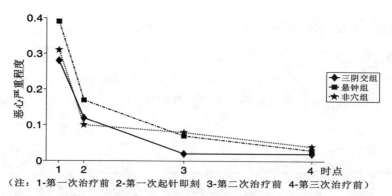

（注：1-第一次治疗前　2-第一次起针即刻　3-第二次治疗前　4-第三次治疗前）

图 8-72　各组三次治疗期间"恶心严重程度"RSS-COX2 分值变化情况

④呕吐严重程度组间比较：各组"呕吐严重程度"RSS-COX2 分值有时间效应（$P < 0.0001$），即各组此项分值随时间有变化；没有组别效应（$P=0.551$），即各组此项分值组间比较无显著性差异；没有时间与组别的交互效应（$P=0.990$），即各组此项分值的组间差异没有随时间变化的趋势。因此，各组在改善原发性痛经伴随的呕吐严重程度方面没有差异。见图 8-73、8-74。

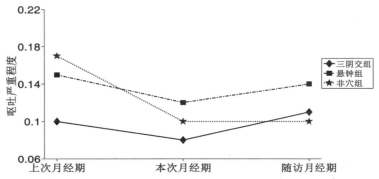

图 8-73　各组三次月经期"呕吐严重程度"RSS-COX2 分值变化情况

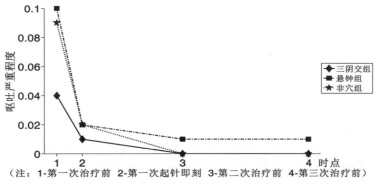

（注：1-第一次治疗前　2-第一次起针即刻　3-第二次治疗前　4-第三次治疗前）

图 8-74　各组三次治疗期间"呕吐严重程度"RSS-COX2 分值变化情况

⑤食欲不振严重程度：组间比较，各组"食欲不振严重程度"RSS-COX2 分值有时间效应（$P < 0.0001$），即各组此项分值随时间有变化；没有组别效应（$P=0.856$），即各组此项分值组间比较无显著性差异；没有时间与组别的交互效应（$P=0.992$），即各组此项分值的组间差异没有随时间变化的趋势。因此，各组在改善原发性痛经伴随的食欲不振严重程度方面没有差异。见图 8-75、8-76。

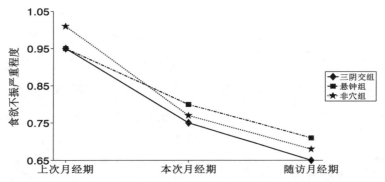

图 8-75　各组三次月经期"食欲不振严重程度"RSS-COX2 分值变化情况

⑥头痛严重程度：组间比较，各组"头痛严重程度"RSS-COX2 分值有时间效应（$P < 0.0001$），即各组此项分值随时间有变化；没有组别效应（$P=0.264$），即各组此项分值组间比较无显著性差异；没有时间与组别的交互效应（$P=0.376$），即各组此项分值的组间差异没有随时间变化的趋势。因此，各组在改善原发性痛经伴随的头痛严重程度方面没有差异。见图 8-77、8-78。

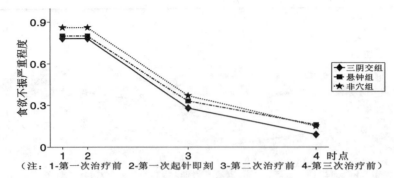

图 8-76　各组三次治疗期间"食欲不振严重程度"RSS-COX2 分值变化情况

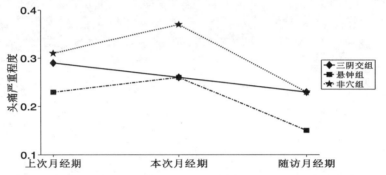

图 8-77　各组三次月经期"头痛严重程度"RSS-COX2 分值变化情况

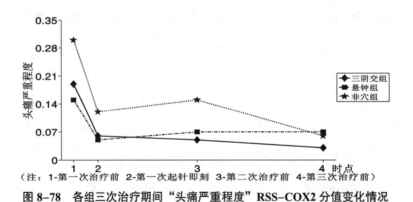

（注：1-第一次治疗前　2-第一次起针即刻　3-第二次治疗前　4-第三次治疗前）

图 8-78　各组三次治疗期间"头痛严重程度"RSS-COX2 分值变化情况

⑦腰背痛（酸／重）严重程度：组间比较，各组"腰背痛（酸／重）严重程度"RSS-COX2 分值有时间效应（$P < 0.0001$），即各组此项分值随时间有变化；没有组别效应（$P=0.687$），即各组此项分值组间比较无显著性差异；没有时间与组别的交互效应（$P=0.623$），即各组此项分值的组间差异没有随时间变化的趋势。因此，各组在改善原发性痛经伴随的腰背痛（酸／重）严重程度方面没有差异。见图 8-79、8-80。

⑧腿痛（酸／重）严重程度：组间比较，各组"腿痛（酸／重）严重程度"RSS-COX2 分值有时间效应（$P < 0.0001$），即各组此项分值随时间有变化；没有组别效应（$P=0.789$），即各组此项分值组间比较无显著性差异；没有时间与组别的交互效应（$P=0.830$），即各组此项分值的组间差异没有随时间变化的趋势。因此，各组在改善原发性痛经伴随的腿痛（酸／重）严重程度方面没有差异。见图 8-81、8-82。

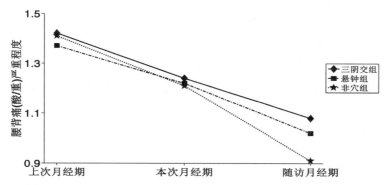

图 8-79 各组三次月经期"腰背痛（酸／重）严重程度"RSS-COX2 分值变化情况

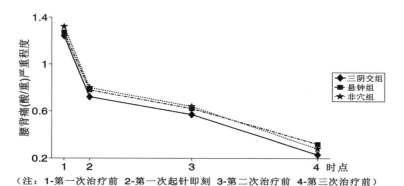

（注：1-第一次治疗前 2-第一次起针即刻 3-第二次治疗前 4-第三次治疗前）

图 8-80 各组三次治疗期间"腰背痛（酸／重）严重程度"RSS-COX2 分值变化情况

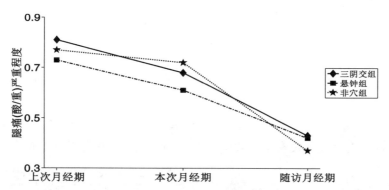

图 8-81 各组三次月经期"腿痛（酸／重）严重程度"RSS-COX2 分值变化情况

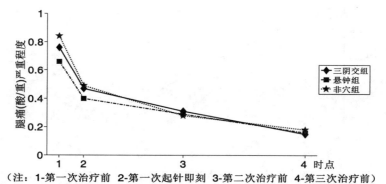

（注：1-第一次治疗前 2-第一次起针即刻 3-第二次治疗前 4-第三次治疗前）

图 8-82 各组三次治疗期间"腿痛（酸／重）严重程度"RSS-COX2 分值变化情况

⑨头晕（胀）严重程度：组间比较，各组"头晕（胀）严重程度"RSS-COX2分值有时间效应（P < 0.0001），即各组此项分值随时间有变化；没有组别效应（P=0.550），即各组此项分值组间比较无显著性差异；没有时间与组别的交互效应（P=0.820），即各组此项分值的组间差异没有随时间变化的趋势。因此，各组在改善原发性痛经伴随的头晕（胀）严重程度方面没有差异。见图8-83、8-84。

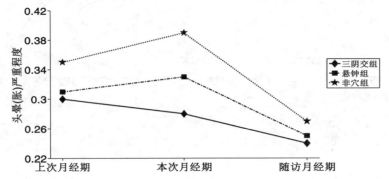

图8-83　各组三次月经期"头晕（胀）严重程度"RSS-COX2分值变化情况

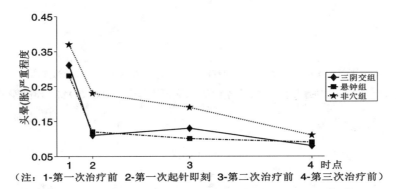

（注：1-第一次治疗前　2-第一次起针即刻　3-第二次治疗前　4-第三次治疗前）

图8-84　各组三次治疗期间"头晕（胀）严重程度"RSS-COX2分值变化情况

⑩乏力严重程度：组间比较，各组"乏力严重程度"RSS-COX2分值有时间效应（P < 0.0001），即各组此项分值随时间有变化；没有组别效应（P=0.659），即各组此项分值组间比较无显著性差异；没有时间与组别的交互效应（P=0.610），即各组此项分值的组间差异没有随时间变化的趋势。因此，各组在改善原发性痛经伴随的乏力严重程度方面没有差异。见图8-85、8-86。

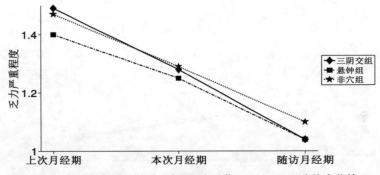

图8-85　各组三次月经期"乏力严重程度"RSS-COX2分值变化情况

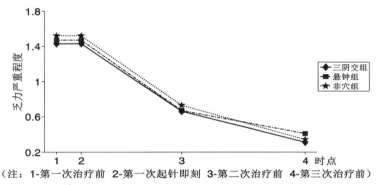

（注：1-第一次治疗前 2-第一次起针即刻 3-第二次治疗前 4-第三次治疗前）

图 8-86　各组三次治疗期间"乏力严重程度"RSS-COX2 分值变化情况

⑪腹泻严重程度：组间比较，各组"腹泻严重程度"RSS-COX2 分值有时间效应（$P < 0.0001$），即各组此项分值随时间有变化；没有组别效应（$P=0.433$），即各组此项分值组间比较无显著性差异；没有时间与组别的交互效应（$P=0.545$），即各组此项分值的组间差异没有随时间变化的趋势。因此，各组在改善原发性痛经伴随的腹泻严重程度方面没有差异。见图 8-87。

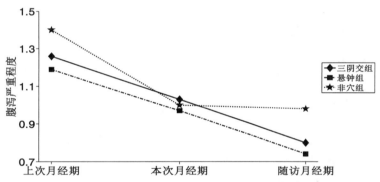

图 8-87　各组三次月经期"腹泻严重程度"RSS-COX2 分值变化情况

⑫失眠严重程度：组间比较，各组"失眠严重程度"RSS-COX2 分值有时间效应（$P < 0.0001$），即各组此项分值随时间有变化；没有组别效应（$P=0.647$），即各组此项分值组间比较无显著性差异；没有时间与组别的交互效应（$P=0.236$），即各组此项分值的组间差异没有随时间变化的趋势。因此，各组在改善原发性痛经伴随的失眠严重程度方面没有差异。见图 8-88。

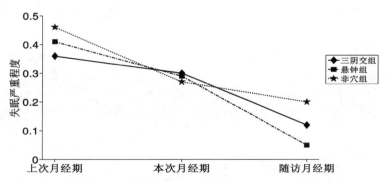

图 8-88　各组三次月经期"失眠严重程度"RSS-COX2 分值变化情况

⑬忧郁严重程度：组间比较，各组"忧郁严重程度"RSS–COX2分值有时间效应（$P < 0.0001$），即各组此项分值随时间有变化；没有组别效应（$P=0.687$），即各组此项分值组间比较无显著性差异；没有时间与组别的交互效应（$P=0.952$），即各组此项分值的组间差异没有随时间变化的趋势。因此，各组在改善原发性痛经伴随的忧郁严重程度方面没有差异。见图8–89、8–90。

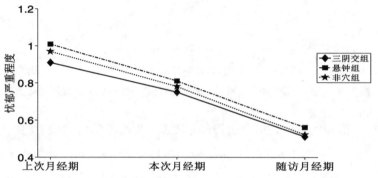

图8–89　各组三次月经期"忧郁严重程度"RSS–COX2分值变化情况

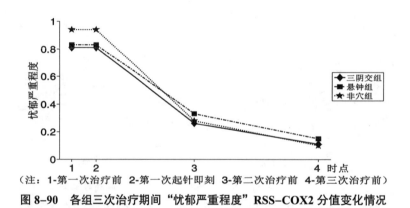

（注：1-第一次治疗前　2-第一次起针即刻　3-第二次治疗前　4-第三次治疗前）

图8–90　各组三次治疗期间"忧郁严重程度"RSS–COX2分值变化情况

（5）痛经持续时间：对三组痛经持续时间进行重复测量的方差分析，结果显示有时间效应（$P < 0.0001$），即各组痛经持续时间随时间有变化；没有组别效应（$P=0.350$），即各组痛经持续时间比较，无显著性差异；没有时间与组别的交互效应（$P=0.429$），即各组间差异没有随时间变化的趋势。见图8–91。

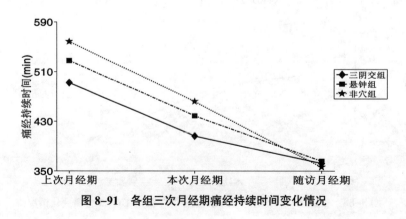

图8–91　各组三次月经期痛经持续时间变化情况

（6）额外卧床时间：对各组额外卧床时间进行重复测量的方差分析，结果显示有时间效应（P < 0.0001），即各组额外卧床时间随时间有变化；没有组别效应（$P=0.135$），即各组卧床时间比较，无显著性差异；没有时间与组别的交互效应（$P=0.755$），即各组间差异没有随时间变化的趋势。见图8-92。

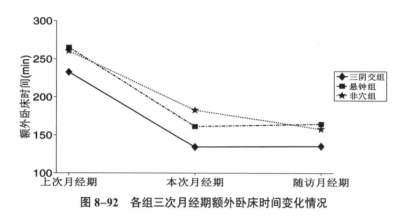

图8-92 各组三次月经期额外卧床时间变化情况

2. 研究结论

电针三阴交对原发性痛经患者的即刻镇痛效应、累积镇痛效应、持续镇痛效应均优于悬钟穴与非穴，但悬钟穴与非穴镇痛效应的差异不显著。三组对痛经伴随症状的改善无显著性差异。

四、基于醒脑开窍针刺治疗脑梗死

【摘要】 以急性脑梗死为载体，围绕经穴效应是否具有特异性这一关键问题，采用多中心随机对照试验设计方法，对比经穴组（在基础治疗的同时，施醒脑开窍针刺法）与非经非穴的疗效差异。本研究结果表明，经穴组无论在治疗结束后的神经功能评估还是远期疗效评价上，均优于非经非穴组，说明经穴具有特异性效应。研究结果：①明确醒脑开窍法临床疗效特异性及其部分临床机制：明确醒脑开窍针法与非经非穴针刺的疗效差异，明确针刺对脑卒中患者脑部PET成像的影响，即经穴组方可获得明显效应，其激活并增强病变部位及相关部位的脑代谢而发挥效应。②从针灸效应角度，明确经穴的总体属性与个体特性，证实经穴具有与非穴不同的特异性：运用多种数理分析方法（正交设计、BP神经网络、灰色关联度、聚类分析、主成分分析）进行人中、内关、三阴交、尺泽、委中和非穴刺激参数的优化。研究发现：①经穴具有与非穴不同的总体属性表现在a.经穴更易获得良好效应（轻刺激即可获得效应）；用不同刺激手段刺激，经穴取得良好效应的机率更大；b.经穴效应优于非穴；c.经穴更易归纳针刺的量学规律。②经穴具有个体特性：表现在a.即各个经穴的效应不同，包括同一效应指标的干预程度不同，也包括对不同效应指标的作用优势不同；b.不同经穴有各自最佳针刺范围，最佳针刺参数。③建立手针提插最佳刺激参数体系：不同刺激方法刺激经穴均可产生一定效应，但获得最佳效应需要最适方法，该方法并非一个固定参数，而是包含如针刺时间、频率、角度、深度等多种刺激因素的参数范围。不同的经穴获得最佳效应的参数不同；同一经穴取得不同效应的最适参数也不同。总体来说，针刺时间和针刺频率的交互作用是影响经穴获得最佳效应的关键，即提高针刺频率可适当减少操作时间；延长操作时间可适度降低针刺频率。本研究成果具有理论指导意义和临床实践意义；兼顾经穴、医者、患者多方面的要求，将促进选穴和针刺操作手段的科学化及医患沟通。④明确针刺－非针刺、经穴－非穴、经穴之间、经穴自身的效应关系：针刺优于非针刺、经穴优于非穴，经穴间效应具有优劣排序（以内关为最优，其次为尺泽、人中、三阴交、委中）；效应最优的经穴亦有其最适宜的针刺参数（如内关穴获得最佳效应的针刺参数为 60 次／分，180 秒，慢频率长时间）。

【成果来源】项目四：基于临床的经穴特异性基础研究（2006）——经穴特异性效应及其关键影响因素研究——基于醒脑开窍针刺治疗脑梗死的研究

（一）技术方案

本研究以急性脑梗死为载体，围绕经穴效应是否具有特异性这一关键问题，采用分层随机、对照、盲法、多中心临床试验的设计方法，对比经穴组（在基础治疗的同时，施醒脑开窍针刺法）与非经非穴的疗效差异。纳入符合纳入标准的急性脑梗死患者 310 例。在试验过程中采用盲法评价，由不知分组情况的第三者进行疗效评价；资料总结阶段采用盲法统计分析，实行研究者、操作者、统计者三分离。

1. 分组与选穴

（1）经穴组：在基础治疗的同时，施醒脑开窍针刺法，持续 4 周。主穴选择内关（双）、人中、三阴交；辅穴为极泉、委中、尺泽；配穴，吞咽障碍加风池、翳风、完骨；手指握固加合谷；语言不利加上廉泉，金津、玉液放血；足内翻加丘墟透照海。

操作：先刺双侧内关，直刺 0.5 ~ 1 寸，用捻转提插结合泻法，施手法 1 分钟；继刺人中，向鼻中隔方向斜刺 0.3 ~ 0.5 寸，用雀啄法，至眼球湿润或流泪为度；再刺三阴交，沿胫骨内侧缘与皮肤呈45°角斜刺，进针 1 ~ 1.5 寸，用提插补法，使患侧下肢抽动三次为度。极泉，原穴沿经下移 1 寸，避开腋毛，直刺 1 ~ 1.5 寸，用提插泻法，以患侧上肢抽动三次为度；尺泽直刺 1 寸，用提插泻法，以患者手指抽动三次为度；委中，仰卧直腿抬高，直刺 0.5 ~ 1 寸，施提插泻法，使患侧下肢抽动三次为度。每日针刺 1 次，持续 4 周。

（2）非经非穴针刺组：内关旁：位于内关与同水平手太阴经的中点处。人中旁：位于患者右鼻孔下人中穴水平上。三阴交旁：位于三阴交前 1cm 处，胫骨上方。极泉旁：原穴沿经下移 1 寸向后 1cm 处。尺泽旁：位于尺泽与曲池连线的中点。委中旁：位于原穴下 2 寸的外侧 1cm 处。

操作：先刺双侧内关旁，直刺 0.5 ~ 1 寸，用捻转提插结合泻法，施手法 1 分钟；继刺人中旁，向上斜刺 0.3 ~ 0.5 寸，用雀啄法，施手法 30 秒；再刺三阴交旁，沿皮向下刺 1 ~ 1.5 寸，用提插补法，施手法 1 分钟；极泉旁，避开腋毛，直刺 1 ~ 1.5 寸，用提插泻法，施手法 1 分钟；尺泽旁，直刺 1 寸，用提插泻法，施手法 1 分钟；委中旁，直刺 0.5 ~ 1 寸，施提插泻法，施手法 1 分钟。其他随症加减穴位均选相应穴位旁 1cm 或 2 条经中点处，手法与经穴组相同。每日针刺 1 次，持续 4 周。

2. 基础治疗方案

（1）降纤治疗：发病在 72 小时之内，年龄在 70 岁以下，纤维蛋白原在 3g/L 以上者，予降纤酶5BU，隔日 1 次，连续使用 3 次。

（2）抗血小板治疗：化验血小板聚集率高者，予阿司匹林 75mg，每日 1 次。

（3）对症处理：针对高颅压、高血压、高血糖、电解质紊乱、高黏血症、感染等并发症给予相应处理。

3. 疗效评价指标

包括治疗结束时的神经功能评估和远期疗效评估。治疗结束时的神经功能评估应用美国国立卫生院神经功能缺损评分（NIHSS）和脑卒中患者临床神经功能缺损程度评分标准（chinese stroke scale，CSS）。日常生活能力采用 Barthel 指数。远期疗效评估包括随访期末（6个月）死亡、生存、复发情况、牛津残障量表（OHS）和脑卒中生活质量量表（SS-QOL）。

（二）适应证

急性基底节区脑梗死患者。

（三）科学证据

1. 研究数据

（1）治疗结束时的神经功能评估

1）CSS 量表评估结果：

① CSS 量表定性评估结果：脑卒中患者临床神经功能缺损程度评分标准 CSS 量表评分结果显示，治疗前和四周后 CSS 定性评估比较，结果两组均发生好转，无重度评估结果出现，但两组第三次评估即治疗后结果在 CSS 严重程度分布（χ^2=17.94，P=0.000）和效果上（U=4.229，P=0.000）均有差别，表明两种治疗方法均能提高脑梗死患者急性期的 CSS 评分水平，但经穴组效果明显高于非经非穴组。

② CSS 量表定量评估结果：第一次 CSS 量表评分定性结果显示，两组间比较无统计学差异（t=1.214，P=0.226），表明入组时两组患者 CSS 量表定评分水平具有可比性。采用双因素（时间因素和治疗因素）方差分析方法对 CSS 评估定量结果进行分析，结果显示治疗前后两次评分存在差别（F=746.562，P=0.000）。

组间比较显示经穴组结果改变高于非经非穴组（F=5.78，P=0.018）。通过两组改变量的比较，结果发现经穴组的改变值高于非经非穴组（t'=8.468，P=0.000）。

对改变量正负情况进行分析，结果显示经穴组 98.61%（142/144）评分正向改变，1.39%（2/144）评分为无改变，而非经非穴组 11.18%（16/143）评分未发生改变或者评分发生负向改变，两者存在高度统计学差异（χ^2=11.72，P=0.001）。

以上结果表明两种治疗方法均能提高脑梗死患者急性期的 CSS 评分，但经穴组提高水平明显高于非经非穴组。

2）NIHSS 评分结果：美国国立卫生院神经功能缺损评分 NIHSS 结果显示，入组时两组之间 NIHSS 评分无统计学差异（t=0.034，P=0.973），提示入组时两组 NIHSS 资料基线水平一致有可比性。

采用双因素方差分析方法对 NIHSS 评分结果进行分析，结果显示两组不同时间的三次评分均有显著性差别（F=15.441，P=0.000），同一时间两组间评分也存在高度统计学差异（F=8.971，P=0.003）。

对第一次评分减第三次评分得到的改变量进行统计，结果显示经穴组的改变高于非经非穴组

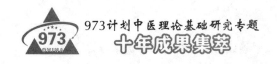

（t□=6.413，P=0.000）。同时，对改变量的正负情况进行分析，结果显示经穴组正向改变为93.75%（135/144），没有改变或负改变为6.25%（9/144），非经非穴组没有或负向改变比例为13.28%（19/143），两种疗法改变情况比较有统计学差异（χ^2=4.035，P=0.045）。

以上结果表明，经穴组对神经功能的改善程度优于非经非穴组。

3）BI 指数评分结果：Barthel 指数评分结果显示，入组时两组之间 BI 评分无统计学差异（t=1.771，P=0.078），提示入组时两组 BI 评分资料基线水平一致，具有可比性。

采用双因素方差分析方法，对 BI 评分结果进行分析，结果显示两组治疗前后两次评分比较有显著性差别（F=455.009，P=0.000），但治疗后 BI 评分经穴组和非经非穴组差异有高度统计学意义（F=14.523，P=0.003）。

对第一次评分减第三次评分得到的改变量进行统计，结果显示经穴组的改变高于非经非穴组（t'=4.602，P=0.000）。同时，对改变量改变的正负情况进行分析，结果显示经穴组正向改变为86.11%（124/144），没有改变或负改变为13.89%（20/144），非经非穴组没有或负向改变比例为11.19%（16/143），两组比较无统计学差异（χ^2=0.477，P=0.490）。

以上结果表明，经穴针刺组对于患者 BI 评分的影响优于非经非穴组。

（2）两组远期疗效的比较

1）随访期末（6个月）生存，和复发情况：本研究进行了远期疗效的观察，随访时间为六个月。经穴组144例，非经非穴组143例，全部病例完成6个月随访，醒脑组有1例死亡，病死率为0.69%（1/144），非经非穴组有2例死亡，病死率为1.39%（2/143），两者差异没有显著性（χ^2=0.344，P=0.558）。经穴组复发比例非常小，复发率为4.17%（6/144），非经非穴组复发率为23.77%（34/143），两者差异有非常显著统计学意义（χ^2=23.002，P=0.000）。研究结果提示经穴针刺治疗能够降低患者的复发率。

2）随访期末生活质量评估（SS-QOL）：随访期末（SS-QOL）总分，经穴组与非经非穴组分别为166.63±45.70 与143.60±50.24，经穴组的生活质量明显高于非经非穴组（t=3.576，P=0.000）。

3）健康状况：两组治疗后6个月，患者感觉健康状况有差别（U=2.259，P=0.024），经穴针刺组患者感觉健康状况明显优于非经非穴组。

4）期末功能恢复情况：采用 OHS- 牛津残障评分，结果显示两组 OHS 评分结果比较，级别分布有明显统计学差异（χ^2=10.201，P=0.001），其中经穴组等级明显低于非经非穴组的等级（U=4.159，P=0.000）。表明治疗后6个月，经穴组的残障水平低于非经非穴组。

5）安全性分析：结果显示两组均无3级以上的安全级别，经穴组1级安全性比例为94.44%（136/144），而非经非穴组的1级安全性比例为84.62%（121/143），安全性级别分布不一致（χ^2=7.405，P=0.007），两疗法在安全性程度上也存在差别。两种治疗手段均是安全的，但经穴组的安全性级别高于非经非穴组。

2. 研究结论

（1）组方中的经穴特异性效应体现：PET 研究发现，针刺醒脑开窍组方可增强脑梗死患者双侧大脑皮质功能区的葡萄糖代谢，且激活脑区与运动功能之间有规律性联系，而非经非穴组患者针刺干预后的脑区激活显得散在而无章可循。醒脑开窍针刺法治疗后代谢激活部位有梗死中心、梗死周围水肿带、旁中央小叶、中脑、壳核、丘脑、小脑、岛叶、中央前回、延髓、尾状核、扣带回、海马；代谢抑制部位有脑桥。而其激活的内在系统或通路包括大脑皮质功能脑区运动相关区、锥体束传导通路、基底节部位脑区、边缘系统脑区、皮质 – 脑桥 – 小脑通路等，与非经非穴组比较，均具有显著的特异性效应。

与非经非穴相比，醒脑开窍组穴可显著改善急性脑缺血局部脑细胞能量代谢，激发受损伤后的脑细胞再生，促使病灶周围组织重构，同时特异性激活相关功能通路，并能激活未受损伤脑区进行代偿；能够显著改善脑梗死急性期患者的神经功能和日常生活能力，远期可以提高患者生活质量，降低伤残程度和病死率，经穴所表现出来的更为显著的针刺效应则说明了经穴特异性的存在。

（2）针刺参数是影响穴位效应的重要因素：本研究初步明确穴位效应的针刺量学规律及其最佳针刺参数。针刺参数是影响穴位效应的重要因素，对于某一效应指标，每一穴位都有其最佳针刺量学规律及其最佳针刺参数。本研究显示：针刺时间和频率的交互作用是影响穴位效应的关键因素，在此前提下，对于经穴而言，针刺时间和针刺频率之间没有伯仲之分；而对于非穴，针刺时间对效应的影响略重于针刺频率。

经穴最优针刺参数的量学特征。在本实验中，各经穴的时间、频率量学特点：人中最优参数组合为中、快频率，短、中时间；内关最优参数组合为中频率，短、中时间；三阴交最优参数组合为慢、中频率，短、中时间；尺泽最优参数组合为慢频率，中、长时间；委中最优参数组合为慢、中频率，短、中时间。

针刺优于非针刺、经穴优于非穴，经穴间效应具有优劣排序（以内关为最优，其次为尺泽、人中、三阴交、委中）；效应最优的经穴亦有其最适宜的针刺参数（如内关穴获得最佳效应的针刺参数为60次/分，180秒，慢频率长时间）。

五、针刺治疗周围性面瘫

【摘要】以针灸临床疗效肯定的 Bell's 面瘫为疾病载体，开展多中心大样本随机对照试验研究，以评价得气和神经心理因素对经穴效应特异性的影响。针灸治疗 Bell's 面瘫疗效显著。心理因素在针灸治疗中发挥着一定的作用，但不起主导作用。患者人格因素对得气有一定影响；患者受暗示性程度对得气无影响，且与疗效无关。

【成果来源】项目四：基于临床的经穴特异性基础研究（2006）——经穴效应特异性及影响因素研究（负责人：王伟）

（一）技术方案

以针灸临床疗效肯定的 Bell's 面瘫为疾病载体，采用多中心、单盲设计、随机抽样法分为针刺手法组和非手法组。以评价得气和神经心理因素对经穴效应的特异性影响。

选取临床实践应用最广、疗效最确切的一组穴位阳白、地仓、颊车、下关、翳风、合谷进行针刺治疗。手法组患者针刺后，医生予以均匀提插补泻手法，患者出现酸、麻、胀、痛、冷、暖、重、放射感等得气感受，或医师手下有沉、紧、涩、滞等感受后，留针30分钟，然后出针；非手法组患者针

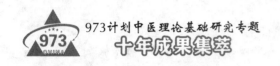

刺后针灸医生不予任何手法，静留针 30 分钟，然后出针。治疗中针灸医师均为匀速进针和匀速出针，5 日为一个疗程，一周休息 2 日，共治疗 4 个疗程。

对患者疗效评估采用 House Brackmann（H–B）分级量表、面部残疾指数（FDIP、FDIS）、世界卫生组织生存质量简表（WHOQOL-BREF）评分；对患者和施针者得气状况评估采用针刺得气主观感受量表评分（SASS）；对患者心理因素进行卡特尔人格因素测试（Catel–16PF）、划消测试、暗示性测试、针灸疗效主观感受量表评。

（二）适应证

Bell's 面瘫患者。

（三）科学证据

1. 研究数据

（1）H–B 评分构成比较：两组患者治疗前 H–B 评分无统计学差异（$P > 0.05$），且 H–B 分级构成比无统计学差异（$\chi^2=0.3170$，$P=0.5734$）；治疗后第 180 天 H–B 评分手法组（1.40±0.65）低于非手法组（1.91±0.88），具有显著性统计学差异（$t=5.858$，$P < 0.0001$），且 H–B 分级构成比具有统计学差异（$\chi^2=31.0442$，$P=0.0000$）。

（2）FDIP、FDIS 评分比较：结果显示，治疗后第 180 天，手法组患者 FDIP 得分（99.77±1.19）明显高于非手法组（97.04±4.69），具有显著性统计学差异（$t=6.97$，$P < 0.0001$）。手法组 FDIS 得分（94.83±8.72）明显高于非手法组（88.89±6.67），具有显著性统计学差异（$t=6.68$，$P < 0.0001$）。见图 8–93、8–94。

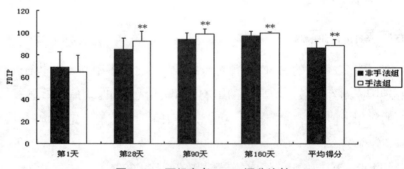

图 8–93　两组患者 FDIP 评分比较

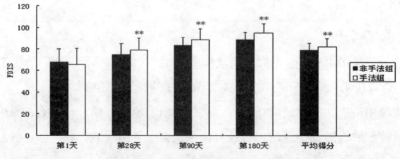

图 8–94　两组患者 FDIS 评分比较

（3）WHOQOL-BREF 比较：两组患者生理、心理、社会、环境四个领域得分比较结果显示，手法组明显高于非手法组，具有显著性统计学差异（$t=7.28$，$P < 0.0001$；$t=9.15$，$P < 0.0001$；$t=6.05$，$P < 0.0001$；$t=6.38$，$P < 0.0001$）。见图 8-95 ～ 8-98。

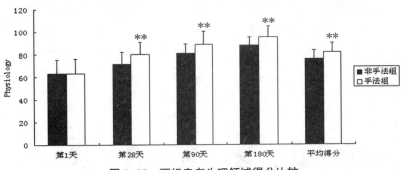

图 8-95 两组患者生理领域得分比较

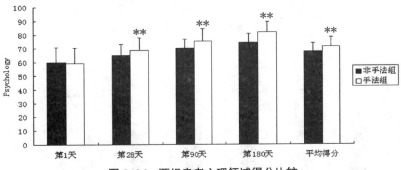

图 8-96 两组患者心理领域得分比较

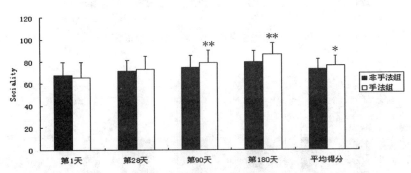

图 8-97 两组患者社会领域得分比较

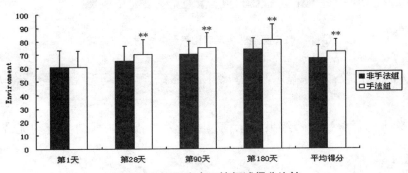

图 8-98 两组患者环境领域得分比较

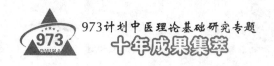

（4）得气评分比较：结果显示，两组患者平均得气分值比较，手法组（22.49±3.89）明显高于非手法组（13.45±2.99），差异具有统计学意义（t=22.79，$P < 0.0001$）；两组医生平均得气分值比较，手法组（12.39±1.91）明显高于非手法组（9.36±1.54），差异具有统计学意义（t=15.29，$P < 0.0001$）；两组医生、患者得气分值和比较，手法组（34.88±5.38）明显高于非手法组（22.82±4.14），具有显著性统计学差异（t=22，$P < 0.0001$）。见图8-99～8-101。

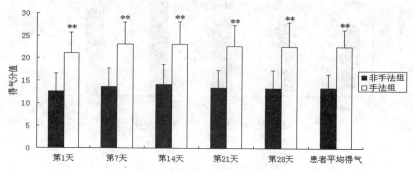

图8-99　两组患者各时间点得气视觉模拟评分比较

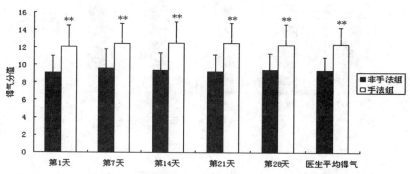

图8-100　两组医生各时间点得气视觉模拟评分比较

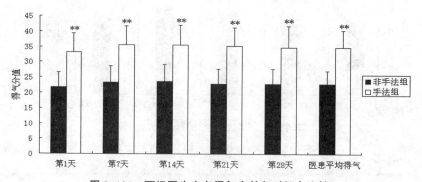

图8-101　两组医生患者得气合并各时间点比较

（5）16PF人格特征比较：结果显示两组患者16PF各维度得分均无统计学差异（$P > 0.05$）。见图8-102。

（6）划消实验平均得分比较：结果显示两组患者对、错、漏平均分值均无统计学差异（$P > 0.05$）。见表8-19。

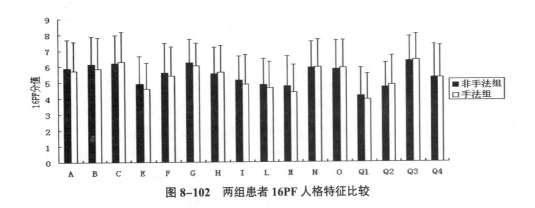

图 8-102 两组患者 16PF 人格特征比较

表 8-19 两组患者划消实验平均得分比较（$\bar{x} \pm s$）

项目	手法组（n=154）	非手法组（n=152）	t	P
划对数目	98.52±1.43	98.22±1.72	1.671	0.096
划错数目	0.39±0.66	0.42±0.68	0.325	0.746
划漏数目	1.45±1.39	1.77±1.73	1.803	0.072
正确率	0.981±0.02	0.978±0.02	1.16	0.2469

（7）疗效构成比较：经 Ridit 分析，$R_{手法组}$=0.2387，95% CI（0.2144，0.2631）；$R_{非手法组}$=0.3607，95% CI（0.3275，0.3938）。U=9.1985，$P < 0.001$，手法组疗效显著好于非手法组。

（8）暗示性得分比较：结果显示两组患者暗示性各维度得分及总分均无统计学差异（$P > 0.05$）。见图 8-103。

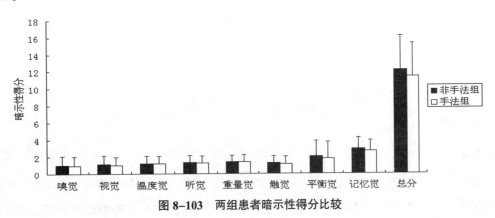

图 8-103 两组患者暗示性得分比较

2. 研究结论

针灸治疗 Bell's 面瘫疗效显著，通过施行手法，可使患者和医生得气感增强，得气感越强，疗效越好，针刺手法、得气在针灸治疗中起着重要作用。心理因素在针灸治疗中发挥着一定的作用，但不起主导作用，患者人格因素对得气有一定影响，注意力集中人群、紧张性人群较为容易得气；患者受暗示性程度对得气无影响，且与疗效无关；患者对针灸治疗的信任度方面，先期问卷主观感受与得气和疗效无必然联系。

六、太冲配内关、太冲配蠡沟治疗原发性高血压

【摘要】以原发性高血压为疾病载体，围绕经穴效应是否具有特异性这一关键问题，开展多中心大样本随机对照试验研究，以评价不同穴位配伍对原发性高血压患者针刺降压效应影响。发现穴位配伍与单穴的降压作用存在差异，经穴与非经穴也具有差异性，以太冲为主穴的同名经配穴、原络配穴降压效应优于太冲配非穴及其单穴。从24小时动态血压均值发现，针刺降压疗效具有一定时效性，3次治疗疗效统计提示针刺降压有一定的时间累积效性，此外还发现了针刺降压对收缩压效果更好。

【成果来源】项目二十三：经穴效应循经特异性规律及关键影响因素基础研究（2012）——经穴效应循经特异性基本规律临床评价及中枢靶向整合生物学基础研究

（一）技术方案

以原发性高血压为疾病载体，围绕经穴效应是否具有特异性这一关键问题，开展多中心大样本随机对照试验研究，以评价不同穴位配伍对原发性高血压患者针刺降压效应影响。考察太冲配内关组、太冲配蠡沟组针刺对原发性高血压患者即时血压降压效果。纳入163例患者，纳入患者按随机分组方法分为七组，完成治疗163例，其中太冲组23例、蠡沟组23例、内关组24例、非经穴组23例、太冲配蠡沟穴组23例、太冲配内关穴组23例、太冲配非经穴组24例。

穴位定位按照中国中医药出版社出版的"十一五"规划教材《针灸学》（主编石学敏）所载。采用华佗牌无菌针，规格0.30×40mm（苏州医疗用品厂有限公司）。所选穴位针刺得气后（非穴不要求得气），留针30分钟，留针期间每隔10分钟进行均匀提插捻转行针1分钟。分别于针刺1分钟后、留针30分钟后测量患者血压值。针刺隔日1次，每周3次，4周共12次。

评价指标为即时血压和治疗4周后24小时动态血压值。

（二）适应证

中、低危原发性高血压患者。

（三）科学证据

1. 研究数据

（1）首次针刺收缩压变化：各组患者首次针刺1分钟、30分钟收缩压变化。太冲组、蠡沟组、内关组、太冲配蠡沟组、太冲配内关组、太冲配非穴组针刺30分钟后与针刺前比较收缩压下降，差异具有统计学意义（$P < 0.05$）；太冲组、蠡沟组、内关组、太冲配蠡沟组、太冲配内关组、太冲配非穴组针刺30分钟后与针刺1分钟后比较收缩压下降，差异具有统计学意义（$P < 0.05$）。见图8-104。

（2）首次针刺舒张压变化：各组患者首次针刺1分钟、30分钟时舒张压变化。太冲配内关组针刺1分钟与针刺前比较舒张压下降，差异具有统计学意义（$P < 0.05$）；太冲组、内关组、蠡沟组、太冲配蠡沟组、太冲配非穴组针刺30分钟后与针刺前比较舒张压下降，差异具有统计学意义（$P < 0.05$）；太冲组、太冲配蠡沟组、太冲配内关组、太冲配非穴组针刺30分钟后舒张压与针刺1分钟后比较具有统计学意义（$P < 0.05$）。见图8-105。

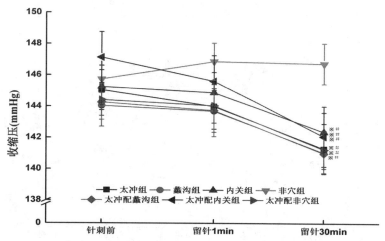

图 8-104　各组患者首次针刺 1 分钟、30 分钟收缩压变化
注：◆*P* < 0.05，与非穴组比较；※*P* < 0.05，与针刺前比较；#*P* < 0.05，与针刺 1 分钟比较。

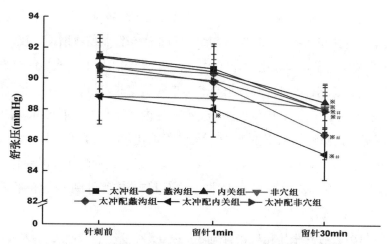

图 8-105　各组患者首次针刺 1 分钟、30 分钟舒张压变化
注：Δ*P* < 0.05，与太冲配内关组比较；※*P* < 0.05，与针刺前比较；#*P* < 0.05，与针刺 1 分钟比较。

（3）各组针刺不同次数后收缩压比较：针刺 3 次、6 次、9 次、12 次，太冲组、蠡沟组、内关组、太冲配蠡沟组、太冲配内关组、太冲配非穴组与针刺前比较，收缩压均有下降，差异有统计学意义（*P* < 0.05）；针刺 9 次，太冲配内关组与太冲组、蠡沟组、内关组、非穴组、太冲配非穴组收缩压比较有统计学意义（*P* < 0.05）；针刺 9 次，太冲配蠡沟组与内关组、非穴组、太冲配非穴组收缩压比较有统计学意义（*P* < 0.05）。针刺 12 次，太冲配内关组与太冲组、蠡沟组、内关组、非穴组、太冲配非穴组收缩压比较有统计学意义（*P* < 0.05），针刺 12 次，太冲配蠡沟组与太冲单穴组、蠡沟组、内关组、非穴组、太冲配非穴组收缩压比较有统计学意义（*P* < 0.05）；针刺 12 次，太冲组、蠡沟组、内关组、太冲配蠡沟组、太冲配内关组、太冲配非穴组与非穴组收缩压比较差异有统计学意义（*P* < 0.05）。见图 8-106。

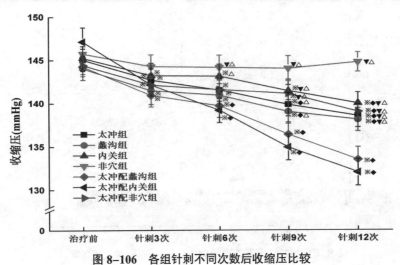

图 8-106 各组针刺不同次数后收缩压比较

注：◆$P < 0.05$，与非穴位组比较；△$P < 0.05$，与太冲配内关组比较；▼$P < 0.05$，与太冲配蠡沟穴组比较；※$P < 0.05$，与治疗前比较。

除非穴组外，其余6组针刺6次、9次、12次与针刺前收缩压比较，差异均有统计学意义（$P < 0.05$）；太冲单穴组、内关单穴组、太冲配蠡沟组针刺3次与针刺前收缩压比较，差异有统计学意义（$P < 0.05$）；太冲配内关组与蠡沟单穴组、非穴组、太冲配非穴组针刺9次后的收缩压与针刺前比较，差异有统计学意义（$P < 0.05$）；太冲配蠡沟组与蠡沟单穴组、非穴组、太冲配非穴组针刺9次的收缩压与针刺前比较，差异有统计学意义（$P < 0.05$）。太冲配内关组与太冲单穴组、蠡沟单穴组、内关单穴组、非穴组、太冲配非穴组针刺12次的收缩压与针刺前比较，差异有统计学意义（$P < 0.05$）；太冲配蠡沟组与太冲单穴组、蠡沟单穴组、内关单穴组、非穴组、太冲配非穴组针刺12次的收缩压与针刺前比较，差异有统计学意义（$P < 0.05$）；太冲配非穴组与非穴组针刺12次的收缩压与针刺前比较，差异有统计学意义（$P < 0.05$）。

（4）各组针刺不同次数后舒张压比较：针刺3次、6次、9次、12次后，太冲组、蠡沟组、内关组、太冲配蠡沟组、太冲配内关组、太冲配非穴组的舒张压与治疗前比较均有下降，差异有统计学意义（$P < 0.05$）；针刺9次、12次，太冲配内关组与太冲组、蠡沟组、内关组、非穴组及太冲配非穴组的舒张压比较，差异有统计学意义（$P < 0.05$）。见图8-107。

（5）各组24小时平均收缩压与舒张压均值比较：治疗前各组24小时动态平均收缩压和舒张压比较，差异无统计学意义（$P > 0.05$），具有可比性。

①组内比较：太冲组、蠡沟组、内关组、太冲配蠡沟组、太冲配内关组、太冲配非穴组收缩压治疗后与治疗前比较均下降，差异有统计学意义（$P < 0.05$），非穴组无明显下降，差异无统计学意义（$P > 0.05$）；太冲组、太冲配蠡沟组、太冲配内关组、太冲配非穴组治疗后舒张压与治疗前比较均下降，差异具有统计学意义（$P < 0.05$）；随访时的24小时动态平均收缩压和舒张压，太冲配内关组、太冲组与治疗前比较均下降，差异有统计学意义（$P < 0.05$），与治疗后比较，各组收缩压和舒张压均上升，但仍低于治疗前。

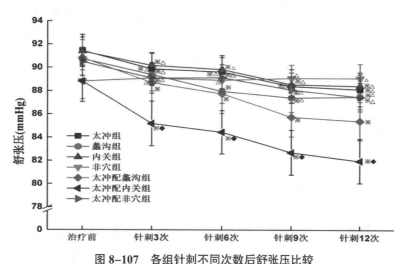

图 8-107　各组针刺不同次数后舒张压比较

注：$^{\triangle}P < 0.05$，与太冲配内关组比较；$^{\star}P < 0.05$，与治疗第 12 次比较；$^{*}P < 0.05$，与治疗前比较。

②组间比较：治疗后 24 小时动态平均收缩压太冲组、蠡沟组、内关组、太冲配蠡沟组、太冲配内关组、太冲配非穴组与非穴组比较，差异有统计学意义（$P < 0.05$）；太冲配内关组与太冲组、蠡沟组、内关组、太冲配非穴组及非穴组比较，差异有统计学意义（$P < 0.05$）；太冲配蠡沟组与太冲组、内关组、太冲配非穴组及非穴组比较，差异有统计学意义（$P < 0.05$）；治疗后 24 小时动态平均舒张压各组比较，差异均无统计学意义（$P > 0.05$）。随访时各组 24 小时动态平均收缩压和舒张压比较差异无统计学意义（$P > 0.05$）。见图 8-108、8-109。

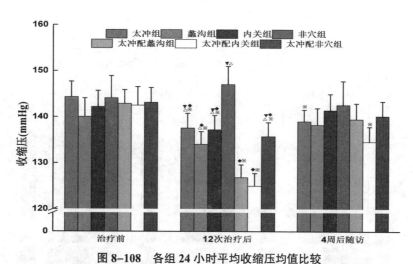

图 8-108　各组 24 小时平均收缩压均值比较

注：与太冲配蠡沟组比较，$^{\blacktriangledown}P < 0.05$；与非穴组比较，$^{\blacklozenge}P < 0.05$；与太冲配内关组比较，$^{\triangle}P < 0.05$；与治疗前比较，$^{*}P < 0.05$。

（6）各组白天收缩压和舒张压血压均值比较：白天血压均值组内比较，治疗 12 次后太冲组、蠡沟组、太冲配蠡沟组、太冲配内关组、太冲配非穴组的收缩压与治疗前比较均下降，差异有统计学意义（$P < 0.05$）；治疗 12 次后太冲组、太冲配蠡沟组、太冲配内关组与治疗前比较舒张压下降，差异具有

统计学意义（$P < 0.05$）；4周后随访，白天血压均值组内比较，太冲组、太冲配内关组的收缩压与治疗前比较均下降，差异有统计学意义（$P < 0.05$），与治疗后比较，各组收缩压和舒张压均上升，但仍低于治疗前。白天血压均值组间比较，治疗12次后，太冲组、蠡沟组、内关组、太冲配蠡沟组、太冲配内关组、太冲配非穴组与非穴组收缩压下降幅度比较，差异有统计学意义（$P < 0.05$）。治疗12次后太冲配内关组与太冲组、内关组、非穴组及太冲配非穴组的收缩压比较，差异有统计学意义（$P < 0.05$）。见图8–110、8–111。

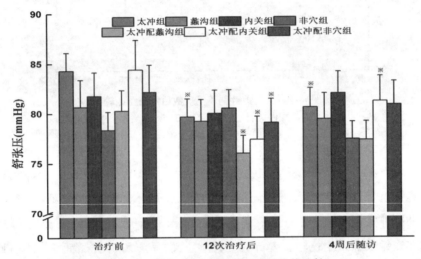

图8–109　各组24小时平均舒张压均值比较

注：$^{▼}P < 0.05$，与太冲配蠡沟组比较；$^{♦}P < 0.05$，与非穴组比较；$^{△}P < 0.05$，与太冲配内关组比较；$^{※}P < 0.05$，与治疗前比较。

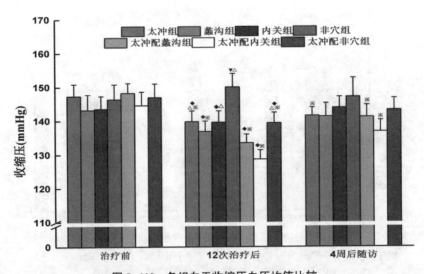

图8–110　各组白天收缩压血压均值比较

注：与太冲配蠡沟组比较，$^{▼}P < 0.05$；与非穴组比较，$^{♦}P < 0.05$；与太冲配内关组比较，$^{△}P < 0.05$；与治疗前比较，$^{※}P < 0.05$。

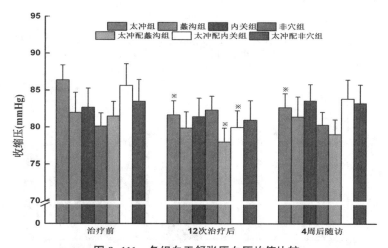

图 8-111　各组白天舒张压血压均值比较

注：与太冲配蠡沟组比较，▼P < 0.05；与非穴组比较，◆P < 0.05；与太冲配内关组比较，△P < 0.05；与治疗前比较，※P < 0.05。

（7）各组夜间收缩压和舒张压均值比较：治疗前各组夜间动态平均收缩压和舒张压比较差异无统计学意义（P > 0.05），具有可比性。

①组内比较：太冲组、内关组、太冲配蠡沟组、太冲配内关组治疗后收缩压与治疗前比较均下降，差异具有统计学意义（P < 0.05）；太冲组、太冲配蠡沟组、太冲配内关组治疗后舒张压均下降，差异具有统计学意义（P < 0.05）；与治疗前比较，太冲配内关组、太冲配蠡沟组及太冲组随访时的夜间动态平均收缩压下降，差异有统计学意义（P < 0.05），与治疗后比较，各组收缩压和舒张压均上升，但仍低于治疗前。

②组间比较：治疗后夜间动态平均收缩压太冲配蠡沟组、太冲配内关组与非穴组比较，差异有统计学意义（P < 0.05）；太冲配内关组与太冲组、蠡沟组、内关组、太冲配非穴组及非穴组比较，差异有统计学意义（P < 0.05）；太冲配蠡沟组与非穴组比较，差异有统计学意义（P < 0.05）；治疗后夜间动态平均舒张压各组比较，差异均无统计学意义（P > 0.05）。随访时夜间动态平均收缩压，太冲配内关穴组与非穴组比较，差异有统计学意义（P < 0.05）。见图 8-112、8-113。

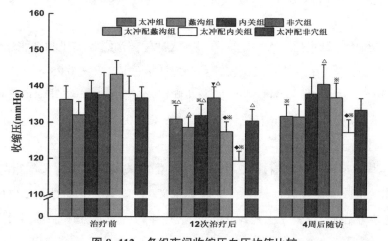

图 8-112　各组夜间收缩压血压均值比较

注：与太冲配蠡沟组比较，▼P < 0.05；与非穴组比较，◆P < 0.05；与太冲配内关组比较，△P < 0.05；与治疗前比较，※P < 0.05。

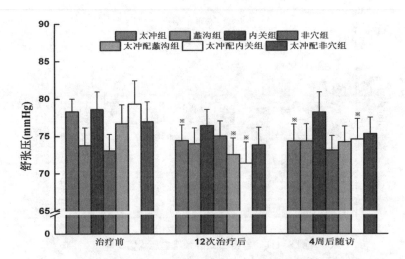

图 8-113　各组夜间舒张压血压均值比较

注：与太冲配蠡沟组比较，▼$P < 0.05$；与非穴组比较，◆$P < 0.05$；与太冲配内关组比较，△$P < 0.05$；与治疗前比较，※$P < 0.05$。

2. 研究结果

（1）各组患者首次针刺 1 分钟、30 分钟后血压变化比较

①收缩压：太冲组、蠡沟组、内关组、太冲配蠡沟组、太冲配内关组、太冲配非穴组针刺 30 分钟后与针刺前及针刺 1 分钟后比较，收缩压下降，差异具有统计学意义（$P < 0.05$）。

②舒张压：针刺 30 分钟后，太冲组、蠡沟组、内关组、太冲配蠡沟组、太冲配内关组、太冲配非穴组与针刺前比较，舒张压下降，差异具有统计学意义（$P < 0.05$）；针刺 30 分钟后与针刺 1 分钟比较，总体而言针刺 30 分钟降压效果优于针刺 1 分钟。

提示：针刺 30 分钟降压效应优于针刺 1 分钟。

（2）各组针刺不同次数后血压变化比较：

①组内比较：太冲组、蠡沟组、内关组、太冲配蠡沟组、太冲配内关组、太冲配非穴组针刺第 3 次、第 6 次、第 9 次、第 12 次与针刺前比较，收缩压和舒张压均下降，差异具有统计学意义（$P < 0.05$）；

②组间比较：各组治疗结束后，太冲配内关组与太冲配蠡沟组收缩压和舒张压降幅最大，收缩压降幅与太冲组、蠡沟组、内关组及非穴组比较，具有统计学意义（$P < 0.05$）；太冲配内关组治疗后舒张压与太冲组、蠡沟组、内关组、太冲配非穴组及非穴组比较，差异有统计学意义（$P < 0.05$）；非穴组收缩压与舒张压与治疗前比较，差异有统计学意义（$P < 0.05$）。

（3）各组 24 小时动态血压比较

①24 小时血压均值组间比较：治疗 12 次后，太冲配内关组、太冲配蠡沟组与太冲组、内关组、太冲配非穴组及非穴组收缩压比较，差异有统计学意义（$P < 0.05$）；治疗 12 次后，24 小时舒张压均值各组比较，差异均无统计学意义（$P > 0.05$）；治疗 4 周后，随访时各组 24 小时动态平均收缩压和舒张压比较差异无统计学意义（$P > 0.05$）。治疗 12 次后，太冲组、蠡沟组、内关组、太冲配蠡沟组、太冲配内关组、太冲配非穴组收缩压与治疗前比较，差异有统计学意义；太冲组、太冲配蠡沟

组、太冲配内关组、太冲配非穴组舒张压与治疗前比较，具有统计学差异（$P < 0.05$）。4 周后随访时的 24 小时动态平均收缩压和舒张压，太冲配内关穴组、太冲组与治疗前比较，差异有统计学意义（$P < 0.05$）。

②白天血压均值组间比较：治疗 12 次后，太冲组、蠡沟组、内关组、太冲配蠡沟组、太冲配内关组、太冲配非穴组与非穴组白天动态平均收缩压比较，差异有统计学意义（$P < 0.05$）。治疗 12 次后，太冲配内关组与太冲组、内关组、非穴组、太冲配非穴组白天动态平均收缩压比较，差异有统计学意义（$P < 0.05$）。

③夜间动态血压均值比较：治疗 12 次后，太冲配蠡沟组、太冲配内关组与非穴组夜间动态平均收缩压比较，差异有统计学意义（$P < 0.05$）；太冲配内关穴组与太冲组、蠡沟组、内关组、太冲配非穴组及非穴组比较，差异有统计学意义（$P < 0.05$）；治疗后 12 次后各组夜间动态平均舒张压比较，差异均无统计学意义（$P > 0.05$）。随访时，太冲配内关组与非穴组夜间动态平均收缩压比较，差异有统计学意义（$P < 0.05$）。

3. 研究结论

针刺太冲配内关组、太冲配蠡沟组对原发性高血压患者即时血压降压效果优于非穴组、太冲组、蠡沟组、内关组及太冲配非穴组，动态血压降压效果优于非穴组、太冲组、内关组、太冲配非穴组，且太冲配内关组与太冲配蠡沟组比较降压效果无统计学差异（$P > 0.05$），而单穴组和太冲配非穴组之间降压效应比较差异不明显，非穴组的降压效果最差。提示穴位配伍与单穴的降压作用存在差异，经穴与非经穴也具有差异，以太冲为主穴的同名经配穴、原络配穴降压效应优于太冲配非穴及其单穴。从 24 小时动态血压均值发现，停止针刺干预 4 周后，太冲组、蠡沟组、内关组、太冲配蠡沟组、太冲配内关组、太冲配非穴组收缩压、舒张压均值都低于治疗前，提示针刺降压疗效具有一定时效性，并且在第 3 次治疗后，各组血压与治疗前都有统计学差异，提示针刺降压有一定的时间累积效应，此外还发现了针刺降压对收缩压效果更好。

七、无气管插管针药复合麻醉开颅手术

【摘要】无气管插管针药复合麻醉下颅脑手术方式与针刺复合插管静脉麻醉、常规插管静脉全麻具有相同的安全性，对术后麻醉苏醒期有较好的调节作用，降低恢复期躁动、恶心、呕吐的发生率，生命体征相对更加稳定，相较针刺复合插管静脉麻醉，能加快术后脑功能的恢复，降低不良反应，加速患者术后恢复。

【成果来源】项目八：基于临床的针麻镇痛的基础研究（2007）；项目二十七：基于临床的针麻镇痛与机体保护机制研究（2013）

（一）技术方案

在持续鼻导管吸氧、异丙酚靶控输注镇静、头皮局麻、调节舒芬太尼靶控效应室浓度维持术中患者无痛并维持平均动脉压在基础值 +10%～ –20% 范围，保证镇痛效果的基础上进行。

选择穴位鱼腰 – 风池、合谷 – 外关、金门 – 太冲、足三里 – 丘墟（取患侧）。采用韩氏穴位神经

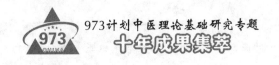

刺激仪 Hans 经皮电刺激，刺激强度为感觉阈 2～3 倍，频率 2/100 Hz，疏密波持续刺激。干预时机为术前 24 小时、术前 30 分钟、术中维持，术后 2 天（每 2 小时刺激 30 分钟）。

靶控输注异丙酚血浆靶浓度为 1.5～2μg/mL；舒芬太尼靶控输注初始靶部位浓度为 0.2ng/mL；上头架前和切皮头皮局部注射 0.5% 罗哌卡因（不含肾上腺素），最大用量 200mg。术中保留呼吸。术中监测脑电双频指数（BIS）。缝合皮肤前再次头皮局部注射 0.5% 罗哌卡因（不含肾上腺素），最大用量 100mg。手术结束后给予舒芬太尼皮下 PCA 镇痛，舒芬太尼 0.1mg/50mL，右侧前臂皮下置管，1mL/h 持续输注。按需给药 0.5mL。锁定时间 15 分钟。

（二）适应证与禁忌证

1. 适应证

（1）大脑半球占位性病变或畸形切除术，手术时间小于 6 小时者；

（2）术前 ASA 评分 1～4 级。

2. 禁忌证

（1）术前有意识障碍、沟通交流障碍者；

（2）病变位置深，需采取头俯位者；

（3）不能长时间固定于同一体位者；

（4）合并呼吸系统疾病和呼吸道梗阻者；

（5）近 3 个月有针灸史者；

（6）肥胖，BMI > 35kg/m^2。

（三）科学证据

1. 研究方案

2007 年基于 72 例功能区肿瘤患者进行随机、对照、盲法临床研究，结果提示针刺似可减少麻醉镇静药丙泊酚用量；术中及术后唤醒时间缩短。226 例针刺辅助吸入全麻手术分析显示，不同穴组电针复合七氟烷吸入全麻用于幕上肿瘤切除术患者，在麻醉维持期能够维持循环的稳定，平均节省七氟烷用量 8.34% 和 9.62%。

2013 年优化方案后完成了 180 例颅脑手术患者及临床资料的采集。临床分为无气管插管的针药复合麻醉组（A 组）53 例，针刺复合插管静脉麻醉组（B 组）58 例，对照组为插管静脉全麻组（C 组）69 例。

A 组：同推荐方案。

B 组（针刺复合插管静脉麻醉组）：电针、穴位、刺激方式和时间同 A 组。术中麻醉用药和术后 PCA 镇痛同 C 组。

C 组（插管静脉全麻组）：患者进入手术室后开通静脉通路，输林格氏液 8～10 mL/kg，连接心电图、血压、血氧饱和度（SpO$_2$）及呼气末二氧化碳分压（PETCO$_2$）监测仪。开始静脉诱导，配合静脉复合全身麻醉。全麻诱导时依次静脉注射舒芬太尼 2～3μg/kg、丙泊酚 1～2mg/kg、维库溴铵 0.1mg/

kg、咪唑安定 0.05mg/kg，同时面罩吸纯氧，人工辅助呼吸，待肌肉松弛后在喉镜明视下行支气管插管，连接麻醉机给予单肺机械通气。脑电双频指数（BIS）处于全麻状态下（40～65），术中麻醉维持舒芬太尼 2～5μg/（kg·h），维库溴铵 0.05 mg/（kg·h），丙泊酚 3～6mg/kg，以麻醉泵恒速输注至术毕，待患者清醒后拔管。

2. 研究结果

（1）无气管插管下颅脑手术对术中血流动力学的安全性比较：术中血流动力学参数方面，三组患者在术中各个时间点的收缩压（SBP）、舒张压（DBP）和心率方面均无统计学差异（$P > 0.05$），表明无气管插管下颅脑手术对术中血流动力学影响与其他两种手术方式相当。因为 B 组和 C 组需要进行气管插管，在进行气管插管过程中患者的收缩压均显著高于 A 组（$P < 0.05$，其中 A 组与 B 组比较，$P=0.023$；A 组与 C 组比较，$P=0.016$；而 B 组和 C 组之间无统计学差异，$P=0.448$）。

（2）手术、麻醉时间和麻醉苏醒质量效果比较：三组患者在术毕呼吸恢复时间方面无统计学差异（$R > 0.05$）。在患者清醒时间和麻醉苏醒时间方面具有显著的统计学差异（$P < 0.001$），无气管插管手术患者的麻醉苏醒时间和清醒时间是三组患者中时间最短的，提示可能在麻醉苏醒和清醒时间方面与手术持续时间和麻醉持续时间相关。麻醉苏醒质量数据见表 8-20。

表 8-20　麻醉苏醒质量比较（Mean ± SD）

项目	A 组	B 组	C 组	合计	P
患者清醒时间	271.52（76.75）	394.00（150.48）	337.49（174.05）	335.97（150.67）	< 0.001
术毕呼吸恢复时间	296.20（76.23）	340.15（132.71）	338.48（293.57）	333.17（219.31）	0.721
麻醉苏醒时间	271.35（76.68）	394.62（151.80）	337.72（174.76）	335.87（151.42）	< 0.001

（3）术后镇痛效果比较：在术后第一天和第二天镇痛效果方面，三组患者在术后四个时间点的疼痛视觉模拟评分（VAS）无统计学差异（$P > 0.05$），表明术后第一天和第二天各组患者均可获得较好的镇痛效果。痛觉、视觉模拟评分见表 8-21。

表 8-21　疼痛视觉模拟评分比较（Mean ± SD）

VAS 评分	A 组	B 组	C 组	合计	P
术后第一天 9am	2.56（1.58）	2.55（1.63）	2.80（1.32）	2.65（1.50）	0.671
术后第一天 4pm	2.31（1.50）	2.32（1.42）	2.36（1.30）	2.33（1.39）	0.876
术后第二天 9am	1.88（1.32）	1.86（1.33）	1.69（1.17）	1.80（1.26）	0.541
术后第二天 4am	1.87（1.31）	1.79（1.40）	1.49（1.26）	1.70（1.32）	0.248

（4）术后恢复及不良反应的比较：在术后呼之睁眼时间、术后指令恢复时间、开始进水和进食时间、术后定向力恢复时间和下床活动时间方面，三组患者之间有统计学差异（$P < 0.001$）。并且经两两比较发现，A 组在术后呼之睁眼时间、术后指令恢复时间、术后定向力恢复时间和下床活动时间均较 B 组和 C 组缩短（$P=0.012 ～ 0.000$）；而 B 组相较于 C 组，在开始进水和进食时间和下床活动时间有统计学差异（P 分别为 0.005 和 0.002）。

在术后6小时和12小时，术后恶心、呕吐程度三组患者之间有统计学差异（$P < 0.05$）。经两两比较发现，A组相较于C组在术后6小时和12小时有统计学差异（$P < 0.05$）。而A组与B组，B组与C组之间各个时间点上恶心、呕吐程度无统计学差异。

术后进入ICU的比例三组患者之间无统计学差异（$P > 0.05$）。但进入ICU患者的停留时间，三组之间有统计学差异（$P < 0.05$）。

（5）围术期并发症的比较：围术期并发症，三组患者之间无统计学差异（$P > 0.05$）。并发症以高血压和神经功能异常为主，三组间同样无统计学差异（$P > 0.05$）。提示无气管插管的针麻颅脑手术和其他两种手术方式一样，具有同样的安全性。

3. 研究结论

（1）无气管插管针药复合麻醉下颅脑手术方式与针刺复合插管静脉麻醉、常规插管静脉全麻具有相同安全性；

（2）无气管插管针药复合麻醉下颅脑手术对术后麻醉苏醒期有较好的调节作用，降低恢复期躁动、恶心、呕吐的发生率，生命体征相对更加稳定；

（3）无气管插管针药复合麻醉下颅脑手术方式相较针刺复合插管静脉麻醉，能加快术后脑功能的恢复，降低不良反应，加速患者术后恢复。

（四）应用情况

经皮穴位电刺激联合神经阻滞和镇静镇痛在临床上已被用于清醒开颅脑功能区手术患者，术中能随时测定患者的语言、自主运动、感觉等功能，避免手术损伤。针刺联合全麻不气管插管进行开颅手术，适用于肝肾功能不全等对全麻药和肌松药有担忧的患者。针刺联合全麻气管插管（或喉罩）进行开颅手术，已越来越多地在临床应用。针刺或经皮穴位电刺激在开颅术后的规范化应用需进一步多中心大样本研究。

八、针药复合麻醉甲状腺切除术

【摘要】 经皮穴位电刺激（TAES）扶突穴辅助麻醉药行甲状腺手术具有减少术中局部麻醉用药剂量、减低疼痛反应，促进全麻患者清醒，缩短气管插管拔管时间，减少术后镇痛药需求作用，足三里–阳陵泉的效应相对较差，扶突穴的效应具有相对特异性。

【成果来源】 项目八：基于临床的针麻镇痛的基础研究（2007）；项目二十七：基于临床的针麻镇痛与机体保护机制研究（2013）

（一）技术方案

扶突取穴喉结旁开3寸，相当于胸锁乳头肌的后侧缘向前0.5cm处，电极片中心位于穴位点。另一片距扶突穴电极片向下、向后0.5cm处，勿使两电极片接触。粘贴完毕连接韩氏镇痛仪，2条导线阴阳极分别连接于同侧两穴位。交替频率2/100Hz，电流强度为先测定患者感觉阈（约2～4mA），即患者能够感觉有电刺激的阈值，用测得阈值的2倍行诱导，注意询问患者是否能耐受。诱导30分钟后开始全麻或者局麻。

麻醉结束，TEAS 组在恢复室停留 30 分钟后，使用原穴位给予电刺激 30 分钟，交替频率 2/100 Hz，电流强度为与麻醉中一致，患者回病房后 3 小时再给予电刺激一次，30 分钟 / 次。第二日上下午各一次，30 分钟 / 次。

（二）适应证与禁忌证

1. 适应证

（1）甲状腺腺瘤、甲状腺囊肿及甲状腺结节性肿大等择期手术患者；

（2）BMI 指数 18 ～ 31kg/m^2；

（3）符合 ASA Ⅰ～Ⅲ级，无其他系统严重合并疾患。

2. 禁忌证

（1）甲状腺炎、甲状腺癌、胸骨后甲状腺肿及原发性甲状腺功能亢进者；

（2）急症手术；

（3）哺乳、妊娠期妇女；

（4）过敏体质和长期使用激素类药物者。

（三）科学证据

1. 研究方案

2007 年研究纳入 209 例甲状腺手术患者，结果发现针药复合麻醉可显著减轻甲状腺手术患者疼痛反应，减少麻药用量，调节患者神经内分泌及血液中镇痛及致痛物质的活动。

2013 年采用前瞻性、随机对照临床试验、评价者盲的多中心大样本研究。试验分为 6 组：全身麻醉组、扶突穴经皮穴位电刺激（TAES）加全麻组、足三里 – 阳陵泉穴 TAES 加全麻组，局部麻醉组、扶突穴 TAES 加局麻组、足三里 – 阳陵泉 TAES 加局麻组，每组 100 例，共 600 例。其中，退出试验共 35 例（扶突穴组 12 例、足三里 – 阳陵泉组 16 例、对照组 7 例），共 565 例纳入统计。

2. 研究结果

（1）局麻组药物用量：局部麻醉药利多卡因用量，扶突穴组（23.43mL）明显低于局麻对照组（29.21mL），组间比较差异显著（$P < 0.05$）。阿片类镇痛剂舒芬太尼用量扶突组（12.50μg）明显低于局麻对照组（17.65μg），组间比较差异显著（$P < 0.05$）。

（2）局麻组术中疼痛评分：局麻组 VAS 评分在几个时点均有变化，主要表现在扶突组无痛和轻痛较多，对照组较痛和重度痛较多，而足三里 – 阳陵泉组则处于中间或更接近局麻组。各组切皮时和处理上级时 VAS 总分组间比较无明显差异（$P=0.05$，$P=0.07$）。处理下级、切除标本和手术结束时组间比较差异显著（$P < 0.05$）。图 8–114。

（3）清醒时间和手术结束至拔除气管插管时间：全身麻醉组术中用药量各组相近，组间比较无明显差异（$P > 0.05$）。不同表现在于手术结束至清醒时间和手术结束至拔除气管插管时间。扶突穴组及足三里 – 阳陵泉组手术结束至清醒时间为 5.72 分钟和 5.71 分钟，小于全麻组的 7.87 分钟，组间比较差异显著（$P < 0.05$）。扶突组及足三里-阳陵泉组手术结束至拔除气管插管时间分别为7.10分钟和7.13分钟，而全麻组则是8.63分钟，组间比较差异显著（$P < 0.05$）。

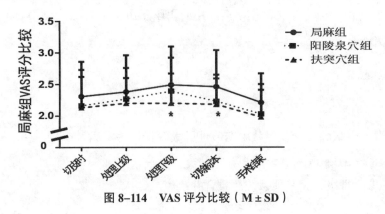

图8-114　VAS评分比较（$M \pm SD$）

（4）术后疼痛评价：切口疼痛评分和咽喉疼痛评分数值的变化，全麻组和局麻组在4个时点内随着时间的推移逐渐减少。总体上各组轻度痛最多，组间比较差异不明显。而每一时点的扶突组无痛较多，对照组较痛为多，组间比较均有明显差异（$P < 0.05$）。而足三里-阳陵泉组则处于中间或更接近对照组。术后疼痛发生的数量和比率与疼痛评分一致，组间比较均有明显差异（$P < 0.05$）。见表8-22。

表8-22 术后2天疼痛发生的例数

	第一日上午	第一日下午	第二日上午	第二日下午
扶突穴组	12	4	0	0
阳陵泉穴组	23	9	0	0
单纯麻醉组	27	16	2	2
P	0.042	0.024	0.332	0.332

注：$P < 0.05$，与单纯麻醉组比。

（5）术后各组疼痛用药病例数：每例术后使用疼痛用药患者记为1，结果扶突组28例，占该组14.9%、足三里-阳陵泉组32例，占该组17.4%，对照组39例，占该组31.3%。

3. 研究结论

（1）局麻3组290例甲状腺手术患者，经皮穴位电刺激扶突穴明显减少局麻药利多卡因及舒芬太尼的用量，减少处理甲状腺病理标本下级、切除标本VAS评分；而足三里-阳陵泉效果不显著。

（2）全麻3组273例手术患者，经皮穴位电刺激扶突组及足三里-阳陵泉组患者手术清醒时间、拔除气管插管的时间明显早于全麻对照组。

（3）6组局麻+全麻手术患者，经皮穴位电刺激扶突穴术中手术切口VAS及咽喉VAS评分、镇痛不全病例的发生率，术后使用镇痛药的病例数明显低于药物麻醉组。

可见，经皮穴位电刺激扶突穴辅助麻醉药行甲状腺手术，具有减少术中局部麻醉用药的剂量、减低疼痛反应，促进全麻患者清醒，缩短气管插管拔管时间，减少术后镇痛药需求，而足三里-阳陵泉的效应相对较差，扶突穴的效应具有相对特异性。

（四）应用情况

甲状腺切除手术针刺复合麻醉是国内开展比较早也是比较普及的手术之一，各医院及一些单位多有使用，并持续开展研究，主要原因也是手术麻醉效果真实可靠，操作简单方便，易于在各级医院开展实施。我们主张的方法是建立在初期对普遍使用穴位的筛选和临床使用的经验之上，经过国内多中心共10年的临床试验总结出来的。该方法为甲状腺切除手术针刺复合麻醉提供了可靠而详实的科学证据，为针灸学科的科学内涵增添了新的内容，也是临床麻醉补充替代的可行路径之一。

九、针药复合麻醉心脏手术

【摘要】经皮穴位电刺激在针刺复合麻醉心脏冠状动脉搭桥术中能够改善患者的镇痛状况，明显降低术后72小时静息VAS评分，能够改善患者术后1个月的生活质量。

【成果来源】项目八：基于临床的针麻镇痛的基础研究（2007）；项目二十七：基于临床的针麻镇痛与机体保护机制研究（2013）

（一）技术方案

1. 针药复合麻醉心脏冠状动脉搭桥术

（1）经穴选择：双侧云门、中府、列缺、内关。

（2）刺激方法：采用韩氏穴位神经刺激仪Hans经皮电刺激，2/100Hz交替，疏密波持续刺激；刺激强度为感觉阈的2～3倍（例如电刺激强度5mA时有感觉，则用10～15mA强度进行刺激）。

（3）干预时机：①麻醉前刺激1次，持续30分钟，随后进行麻醉诱导；②术中持续刺激；③术后0～48小时4次，即术后5～6小时1次，剩下的3次在48小时之内完成。

2. 针药复合麻醉心脏瓣膜术

（1）经穴选择同上。

（2）刺激方法同上。

（3）干预时机：为术前24小时、术前30分钟、术中（体外循环开始后停止电针刺激，待体外循环流量降至$1.5 \text{ L} \cdot \text{min}^{-1} \cdot \text{m}^{-2}$时恢复刺激），术后2天（每2小时刺激3分钟）。

（二）适应证与禁忌证

1. 针药复合麻醉心脏冠状动脉搭桥术

适应证：①诊断为冠心病，拟择期行首次不停跳冠脉搭桥手术；②体重指数（BMI）在18～31之间；③以往未进行过针刺复合麻醉；④ASA分级为Ⅰ～Ⅲ级。

禁忌证：①经穴局部有皮肤感染或所在经络有手术切口或手术瘢痕；②有上肢或者下肢神经损伤，或有脊柱手术史；③应用起搏器患者；④术前合并疼痛，正在使用中枢性镇痛药物的患者，阿片类药物成瘾、依赖，或合并严重的中枢神经系统疾病及严重精神疾病；⑤术前需应用主动脉球囊反搏进行循环支持；⑥有酗酒史；⑦因急性心梗行急诊搭桥手术。

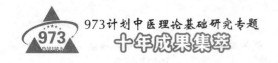
2. 针药复合麻醉心脏瓣膜术

适应证：①因先天性或风湿性或退化性心脏瓣膜疾病需行单纯瓣膜手术；②心功能Ⅲ级（包含）以上（NYHA分级），心超射血分数EF＞40%；③无体外循环禁忌（如出血性疾病急性期）。

禁忌证：①对经穴循行经线进行过手术；②经穴局部有皮肤感染；③有上肢或者下肢神经损伤；④不能配合完成手术，包括语言困难、传染病及其他病史。

（三）科学证据

2007年研究纳入96例心脏开胸手术患者，结果发现针刺复合麻醉在保证麻醉深度的前提下，能减少麻醉药物用量，产生显著的心肾保护作用，加快术后恢复，缩短ICU停留时间，降低术后相关并发症发生率，改善总体预后。

1. 针药复合麻醉心脏冠状动脉搭桥术研究

2013年纳入242例心脏冠状动脉搭桥术病例，采用随机、对照、双盲、多中心的临床试验，试验组为经皮穴位电刺激复合全麻，完成试验116例，对照组为经皮穴位假电刺激复合全麻，完成试验126例，均未出现严重不良事件。

（1）研究结果

①与镇痛相关的临床评价指标：试验组（$n=112$）术后72小时VAS评分（静息）为1.16 ± 1.31，对照组（$n=123$）术后72小时VAS（静息）评分为1.59 ± 1.57，试验组评分明显低于对照组，$P＜0.05$。试验组术后24小时有约23%发生镇痛不全（VAS＞4分），对照组约38%发生镇痛不全（$P＜0.05$）；术后48小时发生镇痛不全的占比，试验组和对照组各为14%和28%（$P＜0.01$），均有统计学差异。比较术后应用镇痛泵（PCA）的两组，PCA有效按压总数和PCA按压总数，Wilcoxon秩和检验结果均显示$P＜0.05$，试验组的有效按压总数和按压总数均明显少于对照组。总的来说复合针麻的试验组镇痛效果优于假刺激的对照组。

②呼吸功能评价：试验组术后2小时（T4）吸入氧浓度显著低于对照组（试验组57.70 ± 18.55，对照组62.23 ± 17.81，$P=0.042$）；两组术后24小时pH值（试验组7.43 ± 0.04，对照组7.42 ± 0.04，$P=0.045$）；术后36小时ABE（试验组0.98 ± 2.71，对照组0.31 ± 2.17，$P=0.44$）均有显著差异。

两组患者带气管插管时间（试验组20.36 ± 12.89小时，对照组22.02 ± 38.69小时，$P=0.393$）无显著差异。两组在术后2小时（T4）、术后6小时（T5）、术后12小时（T6）、术后24小时（T7）、术后36小时（T8）、术后48小时（T9）、术后72小时（T10）时动脉血PaO_2、SBE、乳酸、血糖、a/A ratio、$A-aDO_2$和RI无显著差异。见图8–115。

（2）研究结论：本研究表明经皮穴位电刺激能够改善患者的镇痛状况。明显降低术后72小时静息VAS评分，改善患者术后1个月的生活质量，对于心脏手术后的并发症方面没有明显差异。

2. 心脏瓣膜术针药复合麻醉研究

2013年研究完成了153例心脏瓣膜患者及临床资料的采集。临床分为无气管插管的针药复合麻醉组（A组），针刺复合插管静脉麻醉组（B组），对照组为插管静脉全麻组（C组），实际完成无气管插管针药复合组15例，针刺复合全麻组72例，常规麻醉组66例。

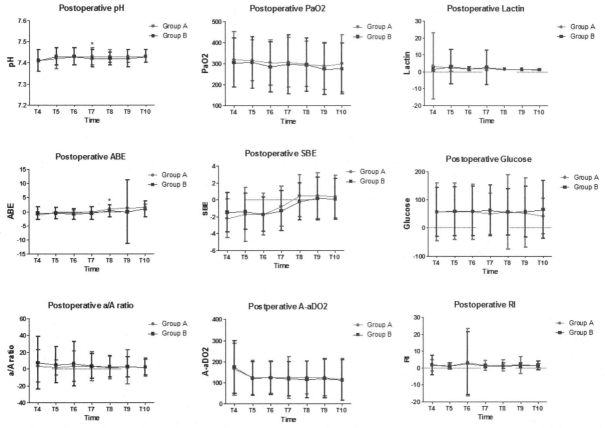

图8-115 两组术后 2 小时（T4）、术后 6 小时（T5）、术后 12 小时（T6）、术后 24 小时（T7）、术后 36 小时（T8）、术后 48 小时（T9）、术后 72 小时（T10）时动脉血

（1）研究结果

①血气分析（术中、术后）：术中和术后酸碱中毒情况，三组之间均无统计学差异（$P > 0.05$）。

术中动脉血气参数比较发现，动脉血气 pH 值在术中各时间点上三组患者之间虽然有统计学差异（均 $P < 0.05$），但均在正常范围值内，变化均较平稳。而二氧化碳分压（$PaCO_2$）、二氧化碳总量、实际碳酸氢根，与 B 组和 C 组相比，A 组的 $PaCO_2$ 和二氧化碳总量值较高，具有统计学差异（$P < 0.05$）。与此相对应，相较于 B 组和 C 组，A 组的氧饱和度偏低（$P < 0.05$）。标准碳酸氢根则在三组间无统计学差异（$P > 0.05$），剩余碱和阴离子隙 A 组相对较低（$P < 0.05$）。

上述结果可以看出无气管插管针药复合麻醉下胸腔镜手术相对 $PaCO_2$ 偏高，原因在于其他两种手术方式均是吸纯氧（氧浓度 100%），而无气管插管针药复合麻醉是通过鼻导管（最高 60%）或面罩（最高 80%）吸氧，且在安全可控的范围之内。

术后血气分析显示，术中无气管插管针药复合麻醉手术患者出现偏酸的现象，在术后进入 ICU 后都逐渐恢复，和另外两组无统计学差异（$P > 0.05$）。

②围术期并发症和术后住院期间严重事件：各组之间围术期并发症和术后住院期间严重事件发生率如表 8-23。

表 8-23　围术期并发症和术后住院期间严重事件比较（%）

项目	指标	A 组	B 组	C 组	合计	统计量	P
围术期并发症	无	100.00%	95.65%	100.00%	97.96%	Fisher 精确概率法	1.000
	有	0.00%	4.35%	0.00%	2.04%		
术后住院期间严重事件	无	100.00%	100.00%	94.12%	97.96%	Fisher 精确概率法	0.531
	有	0.00%	0.00%	5.88%	2.04%		

③术后疼痛程度比较：在术后疼痛 VAS 评分方面，术后第一天三组之间疼痛程度无统计学差异（$P > 0.05$），但在第三天下午，无气管插管针药复合麻醉组患者的疼痛程度低于其他两组（$P < 0.05$）。结果见表 8-24。

表 8-24　术后疼痛程度比较（K-W 秩和检验，Mean ± SD）

项目	A 组	B 组	C 组	合计	P
D1-9am VAS 评分	4.00（0.87）	3.45（0.60）	3.29（0.85）	3.50（0.77）	0.095
D1-3pm VAS 评分	2.56（0.73）	3.09（0.29）	3.12（0.70）	3.00（0.58）	0.050
D3-9amVAS 评分	1.78（0.44）	2.27（0.55）	2.28（0.57）	2.18（0.57）	0.052
D3-3pmVAS 评分	1.44（0.53）	2.05（0.49）	2.28（0.57）	2.02（0.59）	0.003

④术后恢复情况的比较：三组患者在带气管插管时间、术后引流量、术后引流管拔管时间、住院费用方面，具有统计学差异（$P < 0.05$）。两两比较显示，在气管插管时间、术后引流量、术后引流管拔管时间和住院费用方面，A 组和 B 组与 C 组相比，具有统计学差异（$P < 0.05$），而 A 组和 B 组之间无统计学差异（$P > 0.05$）。这一结果提示，经皮穴位电刺激均对患者术后恢复具有促进作用，并具有良好的卫生经济学价值。无气管插管针药复合麻醉方法与针刺复合插管静脉麻醉组的四个指标均有下降的趋势，但由于目前病例数相对较少，暂未见统计学差异（$P > 0.05$）。

（3）研究结论：无气管插管针药复合麻醉下心脏手术与针刺复合插管静脉麻醉、常规插管静脉全麻具有相同的安全性，且能促进术后恢复，具有良好的卫生经济学价值。

（四）应用情况

针刺复合麻醉应用于心脏手术能够改善患者术后镇痛状况和恢复质量，具有良好的卫生经济学价值和临床应用前景，临床研究为该项技术的开展和推广提供了可靠的科学证据。通过临床科研课题的实践，锻炼和培养了热爱和精于中医针灸事业的中青年临床科研骨干，包括博士研究生 2 名、硕士研究生 5 名；通过参加国内学术会议 3 次和发表临床科研论文 2 篇，宣传和扩大了针刺复合麻醉技术在心脏手术应用方面的影响，让更多的临床医生认识到针刺复合麻醉技术的优点，从而参与到该项技术的临床应用中。针刺复合麻醉技术必将越来越多地应用于包括冠脉搭桥手术和瓣膜置换手术在内的各类心脏手术，为广大患者带去切实的获益。

十、针药复合麻醉胸腔镜肺叶切除术

【摘要】针药复合麻醉胸腔镜肺叶切除术采用经皮穴位电刺激，能够有效降低患者术后 48 小时 VAS 评分，具有明显的镇痛效应，有效降低患者术后 24 小时恶心发生率，提高其术后 4 周生活质量，能一定程度上改善患者围术期肺功能。无气管插管针药复合麻醉下胸腔镜肺切除术方式与针刺复合插管静脉麻醉、常规插管静脉全麻具有相同的安全性，能促进术后恢复，具有良好的卫生经济学价值，符合当代快速康复的理念。

【成果来源】项目八：基于临床的针麻镇痛的基础研究（2007）；项目二十七：基于临床的针麻镇痛与机体保护机制研究（2013）

（一）技术方案

1. 经穴选择

后溪、支沟、内关、合谷。

2. 刺激方法

在双侧经穴上粘贴电极，同侧连线，使用韩式穴位刺激仪进行电刺激，刺激频率为 2/100Hz 疏密波，刺激强度为能引起患者感觉阈的 2～3 倍，以患者能耐受但不引起疼痛的电流强度为宜。

3. 干预时机

在麻醉诱导前 30 分钟持续至术毕，术后 6 小时、24 小时和 48 小时（术后每次刺激 30 分钟）。若是无气管插管针药复合麻醉胸腔镜肺叶切除术，干预时机为术前 24 小时、术前 30 分钟、术中维持刺激，术后 2 天（每 2 小时刺激 30 分钟）。

（二）适应证与禁忌证

1. 适应证

（1）符合胸腔镜肺切除手术指征的良性病变，胸腔无严重粘连者；

（2）ASA 分级Ⅰ～Ⅱ级；

2. 禁忌证

（1）经穴局部有皮肤感染或经穴循行线上进行过手术者；

（2）有上肢或者下肢神经损伤者；

（3）不能配合完成手术，包括语言困难、传染病及其他病史者。

（三）科学证据

2007 年基于 163 例肺切除术针药复合麻醉病例进行了随机、盲法、对照的临床研究，结果发现通过针麻肺切除手术患者在住院日、ICU 停留时间、抗生素用量、住院医疗费用等卫生经济学指标方面都有优势。

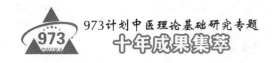

1. 肺切除术针药复合麻醉研究

2013 年研究共完成 277 例随机双盲对照试验。其中经皮穴位电刺激复合全麻组（试验组，A 组）完成 135 例，经皮穴位假电刺激复合全麻组（对照组，B 组）完成 142 例，没有因出现严重不良事件而终止的病例。

（1）研究数据

①与镇痛相关的临床评价指标：通过研究我们发现试验组（A 组）术后 6 小时、24 小时及 48 小时静息及活动时的疼痛视觉模拟评分（VAS）均显著低于对照组（B 组）。A 组术后 6 小时及 24 小时镇痛不全（VAS＞4 分）发生率显著低于 B 组。A 组术后 24 小时恶心 NRS 评分显著低于 B 组，但两组术后呕吐发生率无显著差异。两组患者术后呼吸抑制、尿潴留及瘙痒发生、镇静评分（OAAS 评分）、PCA 有效按压总数和 PCA 按压总数及首次下地活动时间无显著差异。

②围术期呼吸功能：两组在诱导后仰卧位双非通气 5 ～ 10 分钟（T0）、侧卧位双肺通气 5 ～ 10 分钟（T1）、单肺通气 10 ～ 15 分钟（T2）、单肺通气 30 ～ 45 分钟（T3）和手术结束即刻（T4）的潮气量、平台压、峰压、静态肺顺应性均无显著差异。在 T2 和 T3 时，A 组动态肺顺应性显著高于 B 组（T1：A 组 18.13±4.98，B 组 16.44±4.55，$P=0.012$；T2：A 组 17.66±4.91，B 组 16.02±4.45，$P=0.014$）。

两组在 T0、T1、T2、T3 和 T4 时，动脉血 pH 值、实际剩余碱、标准剩余碱、乳酸、血糖、吸入氧浓度、a/A ratio、A-aDO$_2$ 和 RI 无显著差异。在 T2 时，A 组动脉 $PaCO_2$ 显著低于 B 组（A 组 38.68±6.61mmHg，B 组 42.71±29.96mmHg，$P=0.015$）。在 T3 时，A 组动脉 PaO_2 显著高于 B 组（A 组 232.48±115.87mmHg，B 组 199.76±114.21mmHg，$P=0.010$），A 组氧合指数亦显著高于 B 组（A 组 237.87±116.89，B 组 204.24±108.33，$P=0.016$）。

两组在拔管后（T5）、术后 6 小时（T6）和术后 24 小时（T7）时 $PaCO_2$、PaO_2、ABE、乳酸、血糖、a/A ratio、A-aDO$_2$ 和 RI 无显著差异，见图 8-116。A 组在 T7 时氧合指数显著高于 B 组（A 组 412.53±149.46，B 组 381.02±146.88，$P=0.035$）。

（3）研究结论：经皮穴位电刺激能够有效降低患者术后 48 小时 VAS 评分，具有明显的镇痛效应；有效降低患者术后 24 小时恶心发生率，提高其术后 4 周生活质量。使用经皮穴位电刺激后，患者围术期并发症发生率及 ICU 入住率较对照组有所降低，但未达统计学差异，可能与手术技术的进步，对照组本身严重并发症发生率较低有关。但是术中单肺通气阶段，经皮穴位电刺激组动态肺顺应性显著高于对照组；单肺通气期间和术后 24 小时患者的氧合指数也明显高于对照组，提示经皮穴位电刺激能够一定程度上改善患者围术期肺功能。

2. 胸腔镜肺部手术针药复合麻醉研究

2013 年研究完成了 180 例胸腔镜肺部手术患者及临床资料的采集。包括常规麻醉组 60 例，针刺复合全麻组 60 例，无气管插管针药复合组 60 例，其中有 2 例病例因故未能进行手术治疗。

（1）研究结果

①术中呼吸循环平稳度指标比较

a. 术中血气动静脉酸碱中毒比较：在术中血气动静脉酸碱中毒方面，三组患者之间经统计差异无统计学意义（均 $P＞0.05$），说明三种麻醉方式相同的安全性。

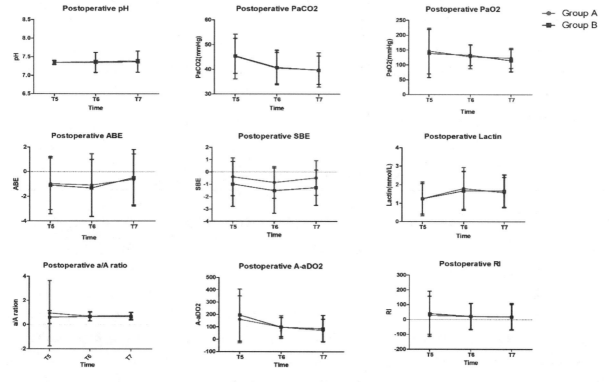

图 8-116　两组在 T5、T6 和 T7 时动脉血气分析结果

b. 术中血气比较：术中动脉血气参数比较发现，动脉血气 pH 值在术中各时间点上三组患者之间有统计学差异（均 $P < 0.05$），均在正常范围值内，变化均较平稳。与 B 组和 C 组相比，A 组的 $PaCO_2$ 和二氧化碳总量值较高，具有统计学差异（$P < 0.05$）。相较于 B 组和 C 组，A 组的氧分压、氧饱和度偏低（$P < 0.05$）。三组间标准碳酸氢根则无统计学差异（$P > 0.05$），剩余碱和阴离子间隙，A 组相对较低（$P < 0.05$）。三组间氧合指数无统计学差异（$P > 0.05$）。上述结果可以看出无气管插管针药复合麻醉下胸腔镜手术相对 $PaCO_2$ 偏高，原因在于其他两种手术均是吸纯氧（氧浓度 100%），而无气管插管针药复合麻醉是通过鼻导管（最高 60%）或面罩（最高 80%）吸氧，且在安全可控的范围之内。

与术中动脉血气参数相对应，术中静脉血气也有类似的结果。

c. 术中血流动力学稳定性：术中低血压和心动过缓方面，三组患者之间均无统计学差异（$P > 0.05$）。三组比较时，虽然高血压和心动过速次数统计提示有统计学差异（$P < 0.05$），但两两比较时，未显示出统计学差异（$P > 0.05$）。

d. 术中麻醉效果：三组患者术中收缩压（SBP）均无统计学差异（$P > 0.05$）。无气管插管针药复合麻醉组术中舒张压（DBP）相对较低（$P < 0.05$）。呼气末二氧化碳（$PETCO_2$）、心率（HR）和血氧饱和度（SpO_2）各组在手术期间均较为平稳。

②术后康复比较

a. 术后引流量、输血量、初次进食和下地时间比较：三组患者在术后引流量和初次下床时间两个方面，具有统计学差异（$P < 0.05$），两两比较显示 A 组术后引流量少于 B 组和 C 组，同时术后初次下床活动时间明显缩短。但在术后初次进食时间和输血量方面，三组之间无统计学差异（$P > 0.05$）。

b. 术后疼痛、恶心程度及术后镇痛药用量的比较：在术后疼痛 NRS 评分方面，术后第一天三组之间疼痛程度无统计学差异（$P > 0.05$），但在第三天，无气管插管针药复合麻醉组患者的疼痛程度低于其他两组（$P < 0.05$）。恶心 NRS 评分方面，从术后第一天下午开始，无气管插管针药复合麻醉组患者的恶心程度低于其他两组（$P < 0.05$）。与此同时，无气管插管针药复合麻醉组患者的术后镇痛药的用量也低于其他两组（$P < 0.05$）。见表 8-25。

表 8-25 术后疼痛、恶心程度及术后镇痛药用量比较（Mean ± SD）

项目	A 组	B 组	C 组	合计	P
D1-9amNRS 评分	3.08（0.88）	2.88（1.37）	3.24（1.39）	3.01（1.21）	0.608
D1-3pmNRS 评分	2.17（0.94）	2.41（0.83）	2.44（1.33）	2.32（0.96）	0.239
D3-9amNRS 评分	1.22（0.83）	1.74（0.80）	1.80（1.26）	1.54（0.93）	0.003
D3-3pmNRS 评分	0.94（0.81）	1.42（0.66）	1.52（1.16）	1.25（0.85）	< 0.001
D1-9am 恶心 NRS 评分	2.13（1.25）	1.92（1.32）	2.48（1.26）	2.09（1.29）	0.157
D1-3pm 恶心 NRS 评分	1.09（0.85）	1.40（0.98）	1.80（0.96）	1.34（0.95）	0.008
D3-9am 恶心 NRS 评分	0.45（0.62）	1.01（0.77）	1.20（0.76）	0.82（0.77）	< 0.001
D3-3pm 恶心 NRS 评分	0.30（0.46）	0.88（0.71）	1.04（0.73）	0.67（0.69）	< 0.001
镇痛泵药液总用量	62.20（21.74）	85.37（30.09）	87.50（51.75）	75.00（31.13）	< 0.001

③卫生经济学指标：无气管插管针药复合麻醉组在 ICU 停留时间、术后引流管拔管时间、住院天数及其住院费用方面均优于其他两组（$P < 0.05$）。见表 8-26。

表 8-26 卫生经济学指标比较（Mean ± SD）

项目	A 组	B 组	C 组	合计	P
ICU 停留时间（h）	32.23（16.43）	59.35（27.68）	49.24（13.07）	47.15（25.14）	< 0.001
拔引流管时间（h）	61.53（24.66）	91.38（62.18）	75.20（22.27）	77.18（47.35）	< 0.001
住院天数（天）	8.50（3.15）	10.76（3.94）	10.32（4.52）	9.80（3.88）	< 0.001
住院费用（元）	32351.84（13016.34）	58512.15（19753.51）	46315.34（16051.00）	46369.94（20612.28）	< 0.001

（四）应用情况

无气管插管针药复合麻醉下胸腔镜肺切除术方式与针刺复合插管静脉麻醉、常规插管静脉全麻具有相同的安全性，能促进术后恢复，具有良好的卫生经济学价值，符合当代快速康复的理念。已在项目内形成开展多医院应用。

十一、针药复合麻醉腹部手术

【摘要】针药复合麻醉腹部手术在缓解术后疼痛方面效果确切，术后静息状态下 NRS 评分在术后第一天 3pm 和术后第二天 3pm 存在统计学意义，术后活动时的 NRS 评分在术后第一天 3pm 存在统计学意义。100Hz 和 5Hz 针刺治疗对改善患者术后第一天恶心呕吐方面疗效显著。

【成果来源】项目八：基于临床的针麻镇痛的基础研究（2007）；项目二十七：基于临床的针麻镇痛与机体保护机制研究（2013）

（一）技术方案

1. 刺激穴位
双侧合谷、内关、足三里、三阴交。

2. 刺激模式
术前 30 分钟及术中至缝皮最后一针结束刺激双侧合谷 + 内关；术后第 1、2、3 日每日 9:00 刺激左侧合谷 + 内关 + 足三里 + 三阴交，每次持续 30 分钟；15:00 刺激右侧合谷 + 内关 + 足三里 + 三阴交，每次持续 30 分钟。

3. 刺激参数
术前、术中频率 2/100 Hz 刺激，疏密波，术后以 5Hz 或 100Hz 刺激。刺激电流强度为患者可耐受最大值。

（二）适应证与禁忌证

1. 适应证
（1）全麻下行气管插管的腹部手术（胃、结肠、直肠）；

（2）$18kg/m^2 \leqslant BMI \leqslant 31kg/m^2$；

（3）ASA 分级（American Society of Anesthesiologists 分级）为 Ⅰ ~ Ⅲ级。

2. 禁忌证
（1）经穴局部和所在经络有手术切口或手术瘢痕或皮肤感染者；

（2）有上肢或者下肢神经损伤或有脊柱手术史、酗酒史者；

（3）所行手术需要进行肠造瘘者。

（三）科学证据

1. 第一部分
（1）研究方案：纳入临床胃切除手术和结肠、直肠手术患者 445 例，胃部手术:肠道手术分层比为 3:5。采用随机法将入选病例随机分为 4 组：Ⅰ组（假针药复合麻醉组）、Ⅱ组（术前、术中刺激、术后假针组）、Ⅲ组（术前、术中、术后刺激组）、Ⅳ组（术前刺激、术中假针、术后刺激组）。干预方案同技术方案，其中，刺激参数采用频率 2/100Hz，疏密波，真刺激电流强度为患者可耐受最大值；假刺激电流强度为患者刚感受到刺激再减小 1mA。

（2）研究结果

①胃肠功能观察：统计分析表明，在肠鸣音恢复时间方面，D 组（术前刺激、术中假针、术后刺

激组）的恢复时间最短；在肛门首次排气时间方面，C组（术前、术中、术后刺激组）恢复排气时间最短；在术后首次进水时间方面，D组（术前刺激、术中假针、术后刺激组）恢复进水时间最短；在耐受固体食物时间方面，C组（术前、术中、术后刺激组）恢复耐受固体食物的时间最短；在下床活动时间方面，C组（术前、术中、术后刺激组）恢复下床活动的时间最短；在胃肠功能辅助用药比例方面，D组（术前刺激、术中假针、术后刺激组）用药比例最低。从以上研究数据中可以看出，术后2/100Hz 的真刺激对术后胃肠功能的恢复有促进作用。但作用程度有限，四组比较无统计学差异。在缓解术后恶心、呕吐方面，术后 2/100Hz 真刺激组没有观察到明显的优势。

②术后疼痛治疗效果的观察：对术后第一天和第二天 NRS 评分的统计分析发现，C组（术前、术中、术后刺激组）静息和活动 NRS 评分在四组中均最低。其中，术后第一天 3pm 的 NRS 评分（静息，活动）存在统计学差异（$P=0.042$，$P=0.03$）；术后第二天 3pm 的 NRS 评分（静息）存在统计学差异（$P=0.036$）。

对镇痛泵相关内容的统计分析表明，D组（术前刺激、术中假针、术后刺激组）的 PCA 有效按压总数和 PCIA 舒芬太尼总用量均最少；D组（术前刺激、术中假针、术后刺激组）PCIA 总时间也最短。然而，对镇痛泵相关内容的分析无统计学差异。对术后第一天、第二天的 9am、3pm 的镇痛相关副作用分析未见统计学差异。

以上研究结果表明，2/100Hz 真刺激能够有效缓解术后第一天和第二天疼痛。其中，在术后第一天的镇痛作用最显著。

③不良事件：对不良事件定义为无论与研究用药是否有关，凡是与研究中的任何医疗措施有关的、出现的非预期的、不利的医学事件。本部分研究共发生不良事件 7 例次（A组 1 例次，B组 3 例次，C组 2 例次，D组 1 例次），其中重度不良事件 4 例次（B组 3 例次，D组 1 例次）。结果表明，全部 7例不良事件中，1 例与试验仪器可能无关，6 例与试验仪器无关。其中 4 例停用，3 例继续使用。除 1例死亡病例外，另外 6 例均已缓解。

（3）研究结论

①主要疗效评价中的术后疼痛治疗效果确切，对术后 NRS 评分 C组（术前、术中、术后均刺激2/100Hz）改善作用明显；

②术后 NRS 评分（静息和活动时）在术后第一天 3pm 存在统计学意义。

③术后 NRS 评分（静息）在术后第二天 3pm 存在统计学意义。

④三种刺激模式对术后肠功能恢复的促进作用不明显，对不良事件亦无明显改善作用。

2. 第二部分

（1）研究方案：鉴于第一部分单中心结果回报，手术结束至第一次肠鸣音恢复时间，A组（假针药复合麻醉）为 60.32 小时；B组（术前、术中刺激、术后假针）为 59.48 小时；C组（术前、术中、术后刺激）为 55.82 小时；D组（术前刺激、术中假针、术后刺激）为 58.16 小时。提示术后 TEAS对胃肠功能恢复有促进作用，但改善作用有限。另外，2/100Hz 围术期全程刺激，镇痛效果确切，拟重新选择合适的刺激模式和刺激时机，以期找到针对肠功能恢复更有效的治疗方案。既往动物实验表明，针药复合麻醉 5Hz 组大鼠肠动力有一定回升；高于同期单纯全麻组和 2/100Hz 组。因此设计第二部分研究，纳入单纯结直肠手术患者 444 例（统计分析 345 例），随机等分为 4 组：Ⅰ组（术前、术中 2/100Hz 刺激，术后无刺激）、Ⅱ组（术前、术中 2/100Hz 刺激，术后假刺激）、Ⅲ组（术前、术中 2/100Hz 刺激，术后 5Hz 刺激）、Ⅳ组（术前、术中 2/100Hz 刺激，术后 100Hz 刺激）。

（2）研究结果

①胃肠功能

a. 在术后肠鸣音恢复、术后肛门首次排气、术后下床活动方面，Ⅲ组恢复时间均最短；在术后首次进水、术后固体食物耐受方面，Ⅳ组恢复时间最短。

b. Ⅳ组的术后肠鸣音恢复和术后肛门首次排气时间延长。

c. 在恶心、呕吐的比较方面，术后第一天 9am 恶心 NRS 评分，Ⅱ组和Ⅲ组存在统计学差异（$P=0.09$），Ⅲ组的恶心 NRS 评分明显降低。术后第一天 9am 呕吐发生率，Ⅱ组和Ⅲ组存在统计学差异（$P=0.021$），Ⅱ组和Ⅳ组也存在统计学差异（$P=0.012$）。在呕吐次数比较方面，仍观察到Ⅱ组和Ⅳ组及Ⅱ组和Ⅳ组存在统计学差异（$P=0.037$，$P=0.019$）。

以上结果表明，术后 5Hz 和 100Hz 真刺激对恶心、呕吐的治疗效果确切。

②术后疼痛治疗效果的观察：对镇痛药用量的统计分析发现，PCA 有效按压总数（次）和 PCA 按压总数（次）在四组中存在统计学差异（$P=0.040$，$P=0.030$）。

③不良事件：在术后并发症监测中，患者术后心、肺、脑等器官相关并发症的发生情况在四组间无统计学差异；第二部分已分析数据中不良事件共 9 例次，四组间无统计学差异（$P=0.906$）。其中严重不良事件 2 例次，分别为肠梗阻感染性休克和死亡，均与试验仪器使用无关。

3. 研究结论

在第一部分的研究中，观察到了针刺治疗在缓解术后疼痛方面效果确切，术后静息状态下 NRS 评分在术后第一天 3pm 和术后第二天 3pm 存在统计学意义，术后活动时的 NRS 评分在术后第一天 3pm 存在统计学意义。然而，针药复合麻醉效能观察和胃肠功能观察在四组间未见统计学差异。第二部分的研究中，对刺激模式和刺激时机进行了调整，初步统计分析表明，100Hz 和 5Hz 针刺治疗对改善患者术后第一天恶心呕吐方面疗效显著。但无论何种刺激模式和频率，均未显示对肠功能恢复有促进作用。

（四）应用情况

目前，该研究成果继续在临床一线中推广应用。针药复合麻醉被应用于下肢手术、宫腔镜手术等更多术式中，并观察到了促进胃排空、减轻麻醉药物副作用等疗效，有效提高了患者舒适度。本研究中采用的经皮穴位电刺激作为一项无创的治疗方式，具有患者接受度高、副作用小、临床易推广等优势。未来可整合入临床诊疗常规及指南中，应用于更多术式的围术期预防和治疗，提高患者满意度，促进术后快速康复和围术期转归。

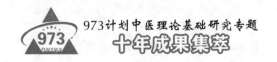

附：针麻临床研究部分主要结果

手术	心脏手术	甲状腺手术	肺叶切除	控压脑手术	全麻脑手术	唤醒脑手术
医院	上海仁济	北京广安门	上海曙光	温州医学院一附院	北京天坛	上海华山
例数／组	24×4	33×5	31×5	21×2	40×2	18×4
穴位特异性	内关、云门、列缺（双）	扶突（2针）、合谷、内关	后溪、支沟、内关、合谷	合谷、曲池、足三里、三阴交	风池透天柱、攒竹透鱼腰	金门、太冲、颧髎、风池
刺激条件	电针（2/100Hz）	电针（2/100Hz）	电针（2，100，2/100 Hz）	TEAS（2/100Hz，8～12mA）	电针（2/100Hz，0.93mA）	TEAS（2/100Hz，2～6 mA）
麻药减量	芬太尼 –19%	芬太尼 –19% 利多卡因 –16%	芬太尼 –24% 异丙酚 –26%	异氟醚 –28% 丙泊酚 –25%	七氟烷 –8.4%（近） 七氟烷 –9.6%（远）	丙泊酚 –22%
器官保护	急性肾损伤	喉返神经受损		肝功（AST、ALT、GST）		避免功能脑区受损
其他优点	ICU 时间 –46%		ICU 时间 –50%	苏醒时间 –27%	自主呼吸，拔管时间	术中唤醒时间 –23%
	住院日 –19%		住院费 –8%	拔管时间 –17%	睁眼，运动，定向	术后唤醒时间 –37%
	呼吸机时间 –93%		抗生素费用 –40%	血糖升高较少	恢复期躁动、呕吐	术后痛 –16%
	免气管插管，患者用喉罩			血 β– 内啡肽升高	以上均减少 21%～36%	
已常规化	是	是	是	是	尚未达到常规应用	非常规应用
可以推广	待推广	待推广	待推广	待推广	一旦规定，即可推广	难以推广#
机制研究	强	强		强		
问题	有待多中心试验	有待多中心试验	有待多中心试验	有待多中心试验	尚有部分病例未做完	所用电刺激强度不足

注：（1）表中有百分数表示者，均有统计学显著性。（2）本工作中心脏手术、甲状腺手术两种手术进行了穴位对比，具有特异性。其他手术均根据以往工作经验与研究结果来确定穴位。（3）#是指由于手术方法改进，可以预先精确确定手术部位，加以麻醉药物的改进，颅脑手术期间保持清醒或唤醒状态的必要性已经大大降低。

十二、针药平衡麻醉

【摘要】提出"针药平衡麻醉"新概念，实施精准麻醉，减少麻醉药用量，促进患者早期恢复。建立了麻醉深度监测下的电针辅助麻醉技术，系列临床研究发现，BIS 监测下电针辅助麻醉可显著减少乳腺手术及心脏手术等术中麻醉药用量，缩短术后恢复时间、减少恶心、呕吐等术后并发症的发生。

【成果来源】项目三十二：腧穴配伍效应规律及神经生物学机制研究（2014）——远近配穴与局部配穴的效应比较研究

（一）技术方案

1.创新提出"针药平衡麻醉"新概念，实施精准麻醉，减少麻醉药用量，促进患者早期恢复。建立了麻醉深度监测下的电针辅助麻醉技术，系列临床研究发现，BIS 监测下电针辅助麻醉可显著减少乳腺及心脏等手术术中麻醉药用量，缩短术后恢复时间、减少恶心、呕吐等术后并发症的发生。并在此基础上开展临床 RCT 试验，寻找电针辅助麻醉的配穴规律，研究证实配穴优于单穴、远近配穴优于局部配穴。基于上述研究，提出"针药平衡麻醉"新概念，强调了手术无痛、维护器官功能的重要性，总结了针药平衡麻醉选穴规律、建立了针药平衡麻醉策略。

2. 发现围术期心脑肾等重要脏器损伤的重要分子机制，据此创建脏器保护新措施并实现了临床转化，显著改善术后近期预后。通过系列研究发现内源性大麻素系统是心脑损伤的重要分子新机制，继而发现电针分别作用于 CB1 及 CB2 受体，调节神经元和胶质细胞功能、维持胞内 Ca^{2+} 浓度，氧化 / 抗氧化平衡、促炎 / 抑炎反应等内稳态平衡，减轻中枢神经系统和心脏的缺血再灌注损伤；通过 7 项国际注册的临床随机对照研究证实，电针等措施能够显著发挥器官保护作用并实现临床转化。针对心脏复杂手术后急性肾损伤（AKI）发生率高的难题，提出长时间体外循环所致红细胞破坏、血中游离血红蛋白浓度增高是 AKI 发生的主要原因之一，吸入一氧化氮（NO）可迅速结合游离血红蛋白，可能会减少 AKI 的发生。

3. 发现痛觉超敏新机制，创建以抑制伤害性刺激及保护神经的术后镇痛新方法，显著改善术后远期转归。研究证实脊髓突触后 PKC-γ 神经元被激活是造成机械痛敏的原因，揭示了外周神经损伤后慢性痛形成的机制，创新性提出 Gly 能前馈抑制回路的新学说，以此发现和新学说为指导，创建以区域镇痛抑制伤害性传入、应用 HBO 保护神经为主的镇痛新方法，显著降低术后急慢性痛的发生，促进手术患者术后远期转归。

（二）适应证

机器人辅助腹腔镜下妇科手术、乳腺癌手术、胃肠道手术、非体外循环冠状动脉旁路移植术等手术。

（三）科学证据

1. 经皮穴位电刺激对机器人辅助腹腔镜下妇科手术患者苏醒期质量的作用研究（探索穴位是否优于非穴位）

（1）研究目的：在麻醉同时给予经皮穴位电刺激，观察机器人妇科手术患者苏醒期躁动和恢复质量相关指标，研究经皮穴位电刺激对机器人妇科手术患者苏醒期质量的作用。

（2）研究分组：选择西京医院拟在全麻下行机器人妇科手术的患者，随机将患者分为 TEAS 组、无关穴位组和对照组。经皮穴位电刺激组（T组）于麻醉诱导前 30 分钟开始经足三里、三阴交、昆仑、跗阳给予电刺激，频率 2/15Hz，至手术结束停止；无关穴位组（N组）于麻醉诱导前 30 分钟开始经双侧髋部给予电刺激，频率 2/15Hz，至手术结束停止；对照组（C组）仅连接电极，不给予刺激。

纳入总例数：本研究共纳入 150 例患者，140 例患者完成了研究。

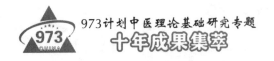

（3）研究指标

主要研究指标：呼之睁眼时间。

次要研究指标：苏醒期咳嗽的分级、苏醒期躁动评分、拔管时间、苏醒期并发症发生率、术后恢复室（PACU）残余镇静、PACU 内 VAS 疼痛评分、PACU 内恶心呕吐评分、术后 24 小时 QoR-15 评分。

（4）研究结果：三组患者一般资料、手术时间和麻醉时间、晶体液量、胶体液量、麻醉期间低血压和高血压等不良反应发生率差异均无统计学意义。APQ4、MMP9 和 S100β 浓度与麻醉诱导前比较，术毕时 T 组 AQP4 浓度降低（$P < 0.05$），C 组 MMP9 和 S100β 浓度明显升高（$P < 0.05$ 或 $P < 0.01$）。见图 8-117、8-118、8-119。

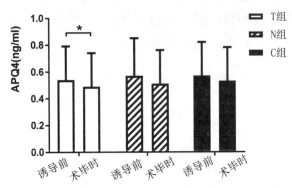

图 8-117　三组患者麻醉前后血清 APQ4 的浓度
注：*诱导前和术毕时相比，$P < 0.05$。

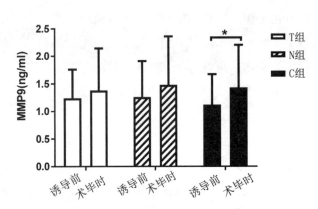

图 8-118　三组患者麻醉前后血清 MMP9 的浓度
注：*诱导前和术毕时相比，$P < 0.05$。

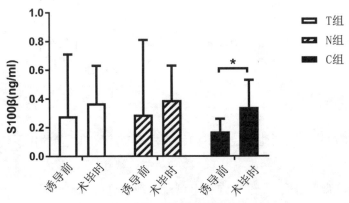

图 8-119　三组患者麻醉前后血清 S100β 的浓度
注：*诱导前与术毕时相比，$P < 0.01$。

三组患者苏醒期躁动评分、呛咳评分差异无统计学意义。T 组呼之睁眼时间和拔管时间明显短于 C 组（$P < 0.05$），见图 8-120。T 组患者有 1 例在 PACU 内有残余镇静。T 组患者 PACU 内最高 VAS 评分明显低于 C 和 N 组（$P < 0.05$）。但三组患者 PACU 内 PNOV 评分和术后 24 小时 QoR-15 评分差异无统计学意义。见图 8-121、表 8-27。

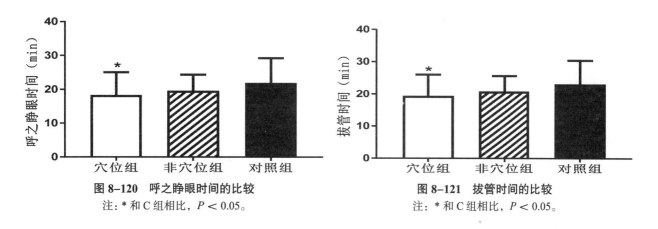

图 8-120　呼之睁眼时间的比较
注: * 和 C 组相比, $P < 0.05$。

图 8-121　拔管时间的比较
注: * 和 C 组相比, $P < 0.05$。

表 8-27　三组患者的苏醒期、PACU 内和术后 2 小时恢复指标的比较

指标	T 组 ($n=47$)	N 组 ($n=48$)	C 组 ($n=47$)
躁动评分 (分)	4 (3~4)	4 (4~4)	4 (3~4)
呛咳评分 (分)	1 (0~1)	1 (0~2)	1 (0~1)
呼之睁眼时间 (min)	18.3 ± 6.7^a	19.6 ± 4.7	21.9 ± 7.3
拔管时间 (min)	$19.4 \pm 66a$	20.8 ± 4.8	23.1 ± 7.3
PACU 内残余镇静 (例)	0	1	0
PACU 内最高 VAS 评分 (分)	1 (0~2) [a]	2 (1~3) [a]	2 (1~3)
PACU 内 PONV 评分 (分)	0 (0~2)	0 (0~3)	0.5 (0~3)
术后 24hQoR-15 评分 (分)	68 (65~71)	69 (64~71)	68 (66~73)

注: 与 C 组比较, $^aP < 0.05$。

（5）研究结论：本研究观察了经足三里、三阴交、昆仑、跗阳给予电刺激对长时间头低位的机器人妇科手术患者苏醒质量的作用，并探讨了脑水肿相关机制是否与患者苏醒质量相关。结果表明，麻醉诱导前 30 分钟至手术结束，经上述穴位进行经皮电刺激可缩短患者的苏醒时间，改善术后镇痛。脑水肿相关分子 AQP4、MMP9 和脑损伤相关分子 S100β 的改变可能参与其中。

2. 经皮穴位电刺激对全麻术中丙泊酚用量的作用研究（探索穴位是否优于非穴位）

（1）研究目的：在麻醉同时给予经皮穴位电刺激，观察非开腹手术患者全麻中丙泊酚用量和苏醒期质量相关指标，研究经皮穴位电刺激的镇静作用。

（2）研究分组：将纳入患者随机分为三组，TEAS（T）组、无关穴位（N）组和对照（C）组。T组于麻醉诱导前 30 分钟开始对双侧神门、郄门给予电刺激，频率 2/10Hz，至手术结束时停止；N 组于麻醉诱导时，开始对双侧肩部给予电刺激，频率 2/10Hz，至手术结束时停止；C 组仅连接电极，不给予刺激。

纳入总例数：60 例，每组完成 20 例受试者，试验流程见图 8-122。

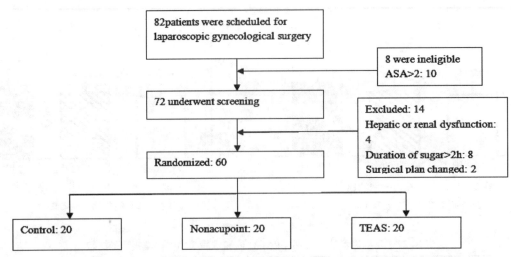

图8-122 经皮穴位电刺激经皮穴位电刺激降低全麻患者丙泊酚用量研究流程图

（3）研究结果：与对照组相比，经皮电针刺激组丙泊酚的用量明显减少（TEAS组 0.12 ± 0.02 mg·kg^{-1}·min^{-1}，对照组 0.10 ± 0.02 mg·kg^{-1}·min^{-1}，$P<0.001$）。然而，对照组与非穴位组无统计学差异（非穴组 0.12 ± 0.02 mg·kg^{-1}·min^{-1}，$P=0.26$），见图8-123。呼之睁眼时间、拔管时间、各组之间苏醒期丙泊酚的有效浓度、苏醒期咳嗽的分级、恢复期镇静躁动评分、术后恢复室（PACU）残余镇静、术后恶心呕吐评分、术后24小时QoR-15评分均无统计学差异。

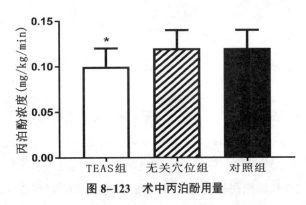

图8-123 术中丙泊酚用量

（4）研究结论：经皮电针刺激能够明显减少术中丙泊酚的用量，具有术中镇静的作用。之前相关研究表明，电针刺激还能降低术中应用镇痛药物的剂量。本次研究中其他指标并没有统计学差异，有可能是因为受到麻醉方案综合因素的影响。因此，麻醉方案在本实验中是否起主导作用还需进一步研究。

3. 针刺麻醉的单穴和双穴在乳腺癌术中的镇痛效应比较研究：单中心、随机、双盲、对照试验（探索配穴是否优于单穴）

（1）研究目的：通过在麻醉前给予患者双穴位（内关和膻中，PC6和CV17）电刺激，观察与单穴位刺激组（内关，PC6），和假刺激组（仅粘贴电极片）比较，该干预措施能否降低患者术中镇痛药物使用剂量。

（2）研究分组：患者随机分为三组，内关和中脘双穴组、内关单穴组、假刺激组。总例数：

204 例。

所有干预从麻醉诱导前 30 分钟开始，持续 30 分钟结束。

（3）观察指标

主要观察指标：术中瑞芬太尼的用量。

次要观察指标：术后患者恢复情况（苏醒时间、拔管时间、术后 24 小时恶心呕吐和呼吸抑制发生率、VAS 评分、满意度评分）；术后 3 个月和 6 个月疼痛发生率。

（4）研究结果：单穴组和双穴组瑞芬太尼调整用量均显著低于假手术组（均 $P < 0.001$）。双穴组术中瑞芬太尼用量比单穴组少（$P=0.03$）。见图 8-124。

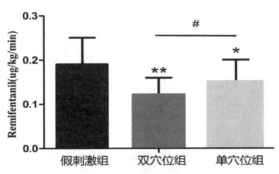

图 8-124 乳腺癌根治术患者术中瑞芬太尼使用量

三组患者在苏醒时间和拔管时间上无显著差异。所有患者均未出现呼吸抑制。虽然双穴组发生 PONV 的病例较少，但三组间差异无统计学意义。三组患者术前、术后 24 小时的 VAS 评分相同。但双穴组患者满意度评分高于其他两组（与单穴组相比，$P=0.048$，与假刺激组相比，$P=0.046$）。数据见表 8-28。

表 8-28 乳腺癌根治术后患者恢复情况

	单穴组	双穴组	假刺激组
手术室内			
苏醒时间（min）	10.6±5.0	8.7±3.4	9.3±3.7
拔管时间（min）	11.6±5.2	9.9±3.9	10.3±4.2
呼吸抑制	0（0%）	0（0%）	0（0%）
PACU 内			
PONV	0（1）	0（1）	0（1）
呼吸抑制	0（0%）	0（0%）	0（0%）
VAS	3（6）	2（4）	3（6）
术后 24 小时			
PONV	0（3）	0（1）	0（2）
呼吸抑制	0（0%）	0（0%）	0（0%）
VAS	3（6）	2（4）	3（6）
PSS	3（3）	3（2）[a]	3（3）

与对照组比较，双穴位组术后 3 个月和 6 个月疼痛发生率较低，但差异无统计学意义（*P*=0.06 和 *P*=0.05）。见图 8–125。

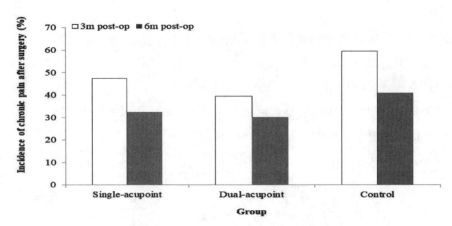

图 8–125　乳腺癌根治术患者术后 3 个月和 6 个月疼痛发生率
Single–acupoint：单穴组　　Dual–acupoint Group：双穴组　　Control：假刺激组

（5）研究结论：越来越多的证据表明针灸能够减轻疼痛，调节生理功能。本研究证明，对于择期手术的患者，不论是单穴还是双穴，穴位刺激都能降低患者术中镇痛药物的使用剂量，相对于单穴刺激，双穴刺激不仅能更有效地降低术中镇痛药物的使用剂量，并且能提高患者的满意度评分。研究结果为在麻醉中选用双穴提供了依据，也为针药平衡麻醉在乳腺癌根治术中的应用提供更优方案。

4. 针刺单穴对老龄患者胃肠道手术后并发症的效应研究（探索配穴是否优于单穴）

（1）研究目的：为了拓展电针的适应证，进一步明确单穴与配穴的效应差异，我们以围术期为出发点，观察了电针对老龄患者胃肠道手术术后总体并发症和死亡率的影响。

由于目前的文献缺乏此类并发症的数据，因此我们首先回顾了 2011 年 7 月～ 2013 年 7 月我院老龄患者胃肠道手术术后并发症，见图 8–126。

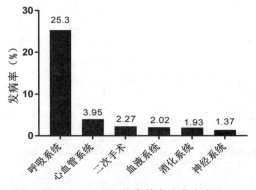

图 8–126　不同种类并发症发生率

①单中心研究：本研究首先进行了小样本单中心研究。

a. 研究分组：分为针麻组（接受经皮足三里穴位电刺激）、非穴位组（电极贴覆双侧髋部给予电刺激）和对照组（仅连接电刺激仪，不给予刺激）。

b. 主要研究指标：术后 30 天并发症发生率和死亡率。

c. 次要研究指标：术后 7 天并发症发生率，术后 ICU 转入率，术后 ICU 停留时间和术后住院时间。

d. 研究结果：本研究在完成 90 例后我们进行了中期揭盲，结果显示与术后 7 天相比，老年患者消化道手术术后 30 天无新发并发症，而术后 30 天呼吸系统并发症和全身炎症反应（SIRS）的发生率在三组间有明显差异。见表 8-29、表 8-30、表 8-31。

表 8-29　术后 30 天呼吸系统并发症发生率

分组	无并发症	有并发症	发生率（%）
对照组	127	82	39.2
单穴组	135	71	34.1
非穴位组	134	81	37.7

注：组间 P =0.59；对照组与单穴组相比，P=0.29；单穴组与非穴位组相比，P=0.96；对照组与非穴位组相比，P=0.27。

表 8-30　术后 30 天呼吸系统并发症情况

组别	对照	非穴位	穴位
有并发症	7	0	4
无并发症	23	30	26

注：组间 P=0.022；非穴位组与对照组相比，P=0.005；穴位组与对照组相比，P=0.253。

表 8-31　术后 30 天 SIRS 情况

组别	对照	非穴位	穴位
有并发症	20	14	14
无并发症	10	16	16

注：组间 P=0.200；非穴位组与对照组相比，P=0.096；穴位组与对照组相比，P=0.096。

②多中心研究：由于发现呼吸系统并发症在术后三组间有显著的差异，为了进一步观察电刺激单穴的疗效，扩大样本量，开展了多中心研究。

a. 试验目的：通过在麻醉期间给予高龄患者经皮穴位（ST-36）电刺激，与对照组和非穴位组（双侧 ST-36 内侧平胫骨前缘处）比较，该干预措施能否降低患者术后 30 天呼吸并发症发生率和死亡率。

b. 研究分组：将患者随机分为三组，分别为穴位组、非穴位组和对照组。

穴位组：诱导前 30 分钟至手术结束，经双侧足三里（ST36）给予经皮电刺激。

非穴位组：诱导前 30 分钟至手术结束，经足三里（ST36）内侧平胫骨前缘处给予经皮电刺激。

对照组：为患者连接电针刺激仪，但不给予刺激。

总例数：748 例。

参与中心：第四军医大学西京医院、广州中医药大学第一附属医院、广州中医药大学第二附属医院、陕西中医药大学附属医院、北京东直门医院、天津南开医院、重庆医科大学附属医院、武汉大学人民医院。

c. 观察指标

主要观察指标：术后 30 天主要呼吸并发症发生率。

次要观察指标：术后 30 天所有呼吸并发症发生率、术后 30 天死亡率、术后 30 天全身炎性反应综合征发生率、术后 ICU 转入率和停留时间术后住院时间、术后住院费用、术后排气的时间。

d. 研究结果：三组之间一般基线资料无统计学差异。

在主要研究指标中，单穴组 30 天内肺部并发症发生率为 34.1%，对照组 30 天内肺部并发症发生率为 39.2%，非穴位组 30 天内肺部并发症发生率 37.7%，单穴组与对照组之间 30 天内肺部并发症发生率无统计学差异（$P=0.29$），两组疗效相似，同时单穴组与非穴位组 30 天内肺部并发症发生率未见统计学差异。见表 8-32。

表 8-32 术后 30 天呼吸系统并发症发生率

分组	无并发症	有并发症	发生率（%）
对照组	127	82	39.2
单穴组	135	71	34.1
非穴位组	134	81	37.7

注：组间 $P=0.59$；对照组与单穴组相比，$P=0.29$；单穴组与非穴位组相比，$P=0.96$；对照组与非穴位组相比，$P=0.27$。

单穴组术后第 1 天、第 3 天及第 7 天肺部并发症发生率依次为 2.9%、28.8%、28.8%，对照组术后第 1 天、第 3 天及第 7 天肺部并发症发生率依次为 3.8%、34.4%、37.8%，三组之间术后第 1 天、第 3 天、第 7 天肺部并发症发生率均无统计学差异（$P > 0.05$）。

术后第 7 天肺炎发生率对照组与单穴组之间有统计学差异（$P < 0.05$），见表 8-33，其余三组术后肺炎的发生率与 SIRS 发生率均无统计学差异。

表 8-33 术后 7 天肺炎的发生率

分组	无并发症	有并发症	发生率（%）
对照组	194	15	7.2
单穴组	203	5	2.4
非穴位组	202	13	6.0

注：组间 $P=0.07$；对照组与单穴组相比，$P=0.02$；单穴组与非穴位组相比，$P=0.65$；对照组与非穴位组相比，$P=0.06$。

单穴组、非穴位组、对照组的受试者术后 ICU 停留时间和住院时间均无统计学差异（$P > 0.05$）。

三组受试者术后排气时间对比均无统计学差异（$P > 0.05$）。三组术后住院费用均无统计学差异（$P > 0.05$）。

（2）研究结论：在麻醉期间经足三里单穴给予高龄患者经皮穴位电刺激，观察可见，与非穴组比较并无显著性差异，无法得出单穴优于非穴位、对照组。因此考虑电刺激单穴对减轻老年患者术后肺部并发症无显著疗效，这是否与取穴有关？因此，我们需要进一步研究配穴对老年患者胃肠道手术后并发症的效应。

5. 针刺配穴对高龄患者胃肠道手术后并发症的效应研究（多中心、双盲、随机、对照研究）

（1）研究目的：通过在麻醉期间经足三里、中府穴给予老龄患者经皮穴位电刺激，观察能否降低患者术后并发症发生率和死亡率。

（2）研究分组：患者随机分为两组，所有干预从诱导前 30 分钟开始，持续至手术结束。双穴组接受经皮穴位（足三里、中府穴）电刺激。对照组仅连接电刺激仪，不给予刺激。

总例数：268 例。

参与中心：第四军医大学西京医院、重庆医科大学附属第一医院、郑州大学第一附属医院。

（3）观察指标

主要观察指标：术后 30 天肺部并发症发生率。

次要观察指标：术后 ICU 转入率和停留时间、术后 3 天肺部并发症发生率、术后 30 天死亡率、术后住院时间和住院费用。

（4）研究结果：两组受试者基线时身高、体重、性别、ASA 差异均无统计学意义（$P > 0.05$），双穴组患者的年龄显著高于对照组，组间差异具有统计学意义（$P=0.0182$）。两组受试者基线的 HB、PLT、INR、ALT、AST、TBIL、BUN、Cr 差异均无统计学意义（$P > 0.05$），对照组患者的 WBC 显著高于双穴组，组间差异具有统计学意义（$P=0.0295$）

在 FAS 数据集中，双穴组 30 天内肺部并发症发生率为 23.62%，对照组 30 天内肺部并发症发生率为 33.85%，两组间 30 天内肺部并发症发生率无统计学差异（$P=0.0703$），两组疗效相似。计算双穴组 – 对照组的率差为 –10.23%，双侧 95% 的可信区间为 –21.22%~0.76%，该区间包括 0，故组间差异不具有统计学意义。

PPS 数据集中，双穴组 30 天内肺部并发症发生率为 23.02%，对照组 30 天内肺部并发症发生率为 34.65%，双穴组 30 天内肺部并发症发生率显著低于对照组（$P=0.0412$）。双穴组 – 对照组的率差为 –11.63%，双侧 95% 的可信区间为 –22.70%~–0.56%，故组间差异具有统计学意义。

FAS 和 PPS 数据集中，双穴组和对照组的受试者术后 ICU 转入率均无统计学差异（$P > 0.05$）。

在 FAS 数据集中，双穴组术后第 1 天、第 3 天及第 7 天肺部并发症发生率依次为 0%、20.93%、4.65%，对照组术后第 1 天、第 3 天及第 7 天肺部并发症发生率依次为 0%、32.58%、1.52%，双穴组术后第 3 天肺部并发症发生率显著低于对照组（$P=0.0337$），两组间术后第 1 天、第 7 天肺部并发症发生率均无统计学差异（$P > 0.05$）。

PPS 数据集中，双穴组术后第 3 天肺部并发症发生率显著低于对照组（$P=0.0182$），两组间术后第 1 天、第 7 天肺部并发症发生率均无统计学差异（$P > 0.05$）。

FAS 数据集中，两组间术后第 1 天、第 3 天及第 7 天 SIRS 发生率均无统计学差异（$P > 0.05$）。

PPS 数据集中，两组间术后第 1 天、第 3 天及第 7 天 SIRS 发生率均无统计学差异（$P > 0.05$）。

在 FAS 和 PPS 数据集中，双穴组和对照组的受试者术后死亡率均无统计学差异（$P > 0.05$）。

在 FAS 和 PPS 数据集中，双穴组和对照组的受试者术后 ICU 停留时间和住院时间均无统计学差异（$P > 0.05$）。

在 FAS 和 PPS 数据集中，双穴组和对照组的受试者术后排气时间均无统计学差异（$P > 0.05$）。

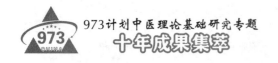

在 FAS 和 PPS 数据集中，双穴组和对照组的受试者术后疼痛评分均无统计学差异（$P > 0.05$）。

主要疗效指标 30 天内肺部并发症发生率在 FAS 和 PPS 数据集结论不一致。由于对照组发生 2 例受试者由于脏器功能衰竭造成死亡。如果死亡与肺部并发症相关，则双穴组 30 天内肺部并发症发生率为 23.62%，对照组 30 天内肺部并发症发生率为 35.38%，两组间 30 天内肺部并发症发生率具有统计学差异（$P=0.0388$）。双穴组 – 对照组的率差为 –11.76%，双侧 95% 的可信区间为 –22.81%~–0.71%。

（5）研究结论：在麻醉期间经足三里、中府穴（双穴）给予高龄患者经皮穴位电刺激，与对照组比较，能够明显降低患者 30 天内肺部感染并发症发生率和死亡率；肺部感染作为术后常见的并发症，因此作为主要术后并发症判断指标，相对较为合理。结合上一个研究可知双穴对降低老年胃肠手术后肺部并发症明确有效，但单穴无效，双穴优于单穴。研究结果扩大了针麻的适应范围，针麻的效果不仅限于术中，还有助于围术期患者生活质量的提高，为麻醉中选用配穴提供依据。

6. 针刺麻醉远近配穴与局部配穴在非体外循环冠状动脉旁路移植术中的效应研究（双中心、随机、双盲、对照研究）

（1）研究目的：对非体外循环心脏冠脉旁路移植术患者，观察远近配穴（膻中和合谷，CV17 和 LI4）组、局部配穴组（膻中和巨阙，CV17 和 CV14）与非刺激组（膻中和巨阙，CV17 和 CV14 旁开 2cm）降低患者术中镇痛药物使用量的差异。

（2）研究分组：患者随机分为三组，经皮穴位电刺激从麻醉诱导前 30 分钟开始，持续至麻醉开始。

远近配穴组：选取膻中和合谷穴接受经皮穴位电刺激。

局部配穴组：选取膻中和巨阙穴接受经皮穴位电刺激。

非刺激组：在膻中和巨阙旁开 2cm 处给予经皮穴位电刺激。

纳入总例数：186 例。

参与中心：第四军医大学西京医院、天津胸科医院。

（3）研究指标

主要研究指标：术中镇痛药物的使用剂量。

次要研究指标：APACHE Ⅱ评分，机械通气时间，CCU 住院时间，再插管发生率及持续时间，再入 CCU、IABP 或 VAD 发生率，术后住院时间，再手术率及再次住院率。

（4）研究结果：术中基线资料无统计学差异。远近配穴组术中舒芬太尼的累积用量（255.0±106.1，$n=57$）明显低于局部配穴组（300.4±106.9，$n=60$）和非刺激组（305.9±119.1，$n=61$）（$P=0.027$）。

舒芬太尼效应室浓度在离断乳内动脉（T1 ~ T6）前各时间点无显著差异（$P = 0.674$）。在 T7 ~ T11 时间点，即从离断乳内动脉结束到手术结束，手术所需舒芬太尼效应室浓度在远近配穴组明显低于局部配穴组和对照组（$P < 0.05$）。

三组间次要研究指标均无显著性差异。研究期间，未观察到针刺有关的不良事件。

（5）研究结论：越来越多的证据表明针灸减轻疼痛，调节生理功能。本研究证明，远近配穴（膻中和合谷）的经皮穴位电刺激，从离断乳内动脉结束到手术结束过程中，能显著降低舒芬太尼效应室浓度需要值，显著减少择期或限期的非体外循环 CABG 手术中舒芬太尼的总需求量。研究结果为在麻醉中选用远近配穴提供依据，也为针药平衡麻醉在非体外循环 CABG 手术中的应用提供新的穴位组合依据。

7. 温针灸远近配穴与局部配穴对乳腺癌术后患者上肢慢性淋巴水肿的疗效差异比较研究（多中心、前瞻、随机、双盲、对照研究）

（1）研究目的：评价温针灸对乳腺癌术后患者上肢慢性淋巴水肿的疗效和对患者生活质量的影响，并比较远近配穴和局部配穴的效应差异。

（2）研究分组：随机分为 3 组。

①温针灸组选穴

温针灸组：均取患侧局部外关、曲池、四渎、尺泽、曲泽、少海、青灵。

局部配穴组：患侧上肢局部加下极泉、支正、臑会、阳池、中渚、天井，局部随症取穴 4 个。

远近配穴组：在患侧局部取穴基础上增加健侧上肢外关、曲池、少海、青灵；中脘、水分、气海、关元、阴陵泉、三阴交。

②温针灸组操作

局部穴位：曲池、青灵、四渎、少海、尺泽、曲泽，1 寸，双侧，1.5 寸毫针针刺；外关，0.5 寸，双侧，1 寸毫针针刺。

远部穴位：阴陵泉，双侧，1 寸，1.5 寸毫针针刺；关元，1 寸，1.5 寸毫针针刺；水分，1 寸，1.5 寸毫针针刺。用直径 0.25mm 无菌一次性针灸针针刺，待患者有酸、麻、重、胀等得气感觉时，于针柄上套以帽状艾炷（2cm 高），距皮肤 2～3cm，再在穴区放置一硬纸片，再从其下端点燃施灸，同时注意避免针身倾倒。在燃烧过程中，如患者觉灼烫难忍，可以稍减火力。

每次留针 30 分钟，每周一、三、五下午干预，每 10 次休息 1 周，共 20 次。

③对照组：空白对照，按访视时间点进行评价，于观察期结束后予 20 次补偿治疗。

参与中心：天津市肿瘤医院、天津中医药大学附属保康医院、内蒙古科技大学包头医学院第二附属医院、甘肃省肿瘤医院、河南省肿瘤医院、四川省肿瘤医院。

（3）研究指标

主要研究指标：上肢体积以及体积差异比。

次要研究指标：水肿分级，水肿相关纤维化分级，DASH 上肢功能评分。

（4）研究结果

①体积差值的单因素方差重复测量：三组间效应的检验，$F=0.425$，$P=0.655$，说明接受不同治疗方法的患者随着治疗时间的变化其双上肢体积的差异变化趋势没有显著不同，三组双上肢体积的差都有随时间下降趋势，但该趋势三组间无差异。

②上肢体积差异比的组间比较和自身前后对照：在温针灸治疗结束后及随访结束后远近配穴温针灸、局部配穴温针灸及对照组在上肢体积差异比上没有显著差异，对各组患者进行前后对照，发现温针灸远近配穴组治疗结束后、随访结束后较治疗前有显著统计学差异（$P=0.001$，$P=0.011$），局部配穴组随访结束后较治疗前有显著统计学差异（$P=0.015$），对照组在治疗后和随访后较治疗前均未见统计

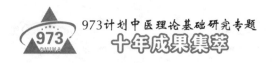
学差异（$P > 0.05$）。

③上肢体积差异比变化的比较：远近配穴组与对照组有统计学差异（$P=0.042$），远近配穴组与局部配穴组无统计学差异（$P=0.083$）。在治疗结束后，三种治疗方法在上肢体积差异比变化上存在统计学差异，两两比较可知，温针灸远近配穴治疗有显著疗效，但与局部配穴治疗无显著差异。

④水肿分级：三组在水肿程度上于治疗10次后、治疗结束及随访结束时均有显著统计学差异。治疗10次后，远近配穴组较局部配穴组及对照组水肿分级均未见统计学差异（$P=0.082$，$P=0.095$），局部配穴组较对照组的水肿分级有统计学差异（$P=0.018$），可知局部配穴疗效最差；治疗结束后远近配穴组较局部配穴组及对照组水肿分级有统计学差异（$P=0.007$，$P=0.009$），局部配穴较对照组有统计学差异（$P=0.027$）；随访结束时远近配穴组较局部配穴组及对照组的水肿分级有统计学差异（$P=0.002$，$P=0.004$），局部配穴组较对照组的水肿分级有统计学差异（$P=0.027$），可知治疗结束后及随访结束时温针灸对改善患者上肢水肿程度有显著疗效，且远近配穴优于局部配穴。

⑤水肿相关纤维化分级：对患者患肢皮肤水肿纤维化情况进行评价，三组在治疗结束及随访结束时均存在显著统计学差异，治疗结束远近配穴组较局部配穴组相比未见统计学差异（$P=0.073$），远近配穴组较对照组有统计学差异（$P=0.033$），局部配穴组较对照组有统计学差异（$P=0.041$）；随访结束后远近配穴组较局部配穴组有统计学差异（$P=0.030$），远近配穴组较对照组有统计学差异（$P=0.008$），局部配穴组较对照组有统计学差异（$P=0.035$）。

结果说明在减轻水肿相关纤维化症状上温针灸明确有效，且远近配穴优于局部配穴。

⑥DASH上肢功能评分：根据组间效应的检验，$F=3.551$，$P=0.034$，说明不同治疗方法的患者随治疗时间变化在DASH评分变化趋势上有显著差异。两两比较，远近配穴组与对照组比较$P=0.026$，远近配穴组与局部配穴组、局部配穴组与对照组两两比较无统计学差异。

（5）研究结论：温针灸远近配穴法可有效治疗乳腺癌术后慢性上肢淋巴水肿，缓解水肿症状、减轻皮肤纤维化症状并提高上肢功能，其疗效优于温针灸局部配穴法。

（四）应用情况

研究成果在全国10家三级甲等医院推广应用，受益患者超过6200例，显著降低了术后并发症的发生率、改善了手术患者术后转归，取得显著的社会和经济效益。

1. 证实针刺可提高麻醉手术后患者的舒适度、加快术后康复，为后续针刺在麻醉与围手术期的应用奠定了坚实的基础，同时也为麻醉医生提供了新的临床实践视角。

众所周知，手术需要麻醉。虽然今天的麻醉对于绝大多数手术患者是安全的，麻醉医生既能保证手术中无痛，还能提供手术后镇痛服务。而令人遗憾的是，虽然一些患者能度过手术期，但是由于多种因素，其术后近期和远期并发症仍然居高不下。如何加快患者术后康复和转归、提高患者术后生活质量是全世界面临的重大问题，也是现今麻醉医生关注的热点问题。本课题围绕"围手术期医学"的针灸治疗，进行了多项RCT研究，证实了针刺在加快患者术后康复、提高患者术后生活质量中的重要作用。如针刺可降低剖宫产患者腰麻后低血压的发生率、减少麻黄碱的平均用量；针刺可有效抑制全麻下行腹腔镜手术术后PONV的发生率、减轻患者术后疼痛；针刺可显著减少患者在院时间、加快术后康复；针刺能够减轻或逆转气腹对肝脏、肾脏的损害，对肝肾起到保护作用；针刺可缩短患者的苏醒时间、改善术后镇痛；能够明显减少术中丙泊酚的用量、具有术中镇静作用。这一系列研究将针刺拓展至围手术期医学，不仅证实了针刺可提高麻醉手术后患者的舒适度、加快术后康复，还为针刺在麻醉与围手术期的应用提供了宝贵的参考依据，同时也为麻醉医生提供了新的临床实践视角。

2. 本课题明确针刺远近配穴较局部配穴更显著缓解乳腺癌术后患者上肢水肿，对治疗乳腺癌术后淋巴水肿、改善乳腺癌患者术后生活质量具有重要的临床意义。

乳腺癌是乳腺上皮或导管出现恶性改变而产生的恶性肿瘤，目前，外科根治手术是新发乳腺癌患者首选的治疗方法，但由于手术切除范围较大，局部组织创伤大，极易发生上肢淋巴水肿并发症（3～5 年发病率约 35%～42%）。目前治疗乳腺癌术后淋巴水肿的方法主要包括镇静疗法、徒手按摩淋巴引流、气压加压等，但由于该病具有难治愈、易复发等特点，因此乳腺癌术后一旦发生上肢淋巴水肿，很难治愈，即使经过治疗短期内病情得以控制，但远期预后也不理想。因此，乳腺癌术后上肢淋巴水肿决定了患者术后恢复情况及生存质量，若不能有效控制水肿，病情迁延，患者常要长期忍受该病造成的患肢外观异常、疼痛、皮肤感觉异常及功能障碍的痛苦，对癌症患者身心均造成二次打击，严重影响了乳腺癌患者术后的生存质量。因此，寻求新的可以有效防治乳腺癌术后上肢水肿的治疗手段迫在眉睫。本课题开展的多中心临床试验，探究了温针灸远近配穴与局部配穴对乳腺癌术后患者上肢慢性淋巴水肿的疗效差异比较，发现温针灸远近配穴法可有效治疗乳腺癌术后慢性上肢淋巴水肿，缓解水肿症状、减轻皮肤纤维化症状并提高上肢功能，其疗效优于温针灸局部配穴法。该研究对临床治疗乳腺癌术后淋巴水肿、加快患者术后康复、提高患者术后生活质量具有重要的指导意义。

3. 完成远近配穴和局部配穴效应差异的临床研究，初步明确远近配穴和局部配穴的临床适用范围，培养了一支临床针刺研究队伍，成为国内针刺研究的重要团队之一，为临床针刺麻醉的开展提供引导力量，为未来的研究发展提供技术、资源、人员力量。

本课题组完成远近配穴和局部配穴效应差异的临床研究，初步明确远近配穴和局部配穴的临床适用范围，同时培养了"长江学者"奖励计划特聘教授董海龙教授、屈延教授，引进了国家"千人计划"张遐教授等一大批优异人才。团队组成以来，先后获得国家自然科学基金重点国际合作研究项目 2 项，国家自然科学基金重点项目 2 项，国家自然科学基金重大项目 1 项，国家自然科学基金面上项目及青年科学基金项目 38 项。获得陕西省科学技术一等奖一项。

在临床进行 RCT 研究中，我们完全按照国际通用的临床试验流程。首先，详细论证研究方案，请相关专业人员、统计专家、伦理专家等参与方案制订，反复修订方案。其次，严格执行伦理审批和年度审核，每项研究都在国际临床研究网站 www.clinicaltrial.gov 注册并实时更新进展。第三，通过召开会议、现场教学和录像教学的方式，对研究者和随访人员进行全面培训。第四，严格执行随机和盲法，由第三方构建中央随机和电子 CRF，由课题组专门的 CRA 团队负责患者随访。第五，对于多中心研究，我们定期召开面对面或视频研究者会议，听取意见和问题，及时解决。第六，课题产生的所有数据都由本课题组办公室保存，聘请第三方统计机构进行分析。研究全程受伦理委员会、GCP 基地和 CRA 团队监管，保证研究质量。运用这样标准化流程，课题组取得了一系列高水平科研成果，优化了儿童微创心脏手术的麻醉方案，发表文章于 *J Am Coll Cardiol*；发现吸入 NO 能够降低心脏手术后 AKI

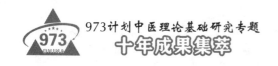

的发生率，发表文章于 *Am J Respir Crit Care Med*。此外，课题组已发布《穴位刺激在围手术期应用的专家共识》，已立项《世界中医药学会联合会新标准工作项目提案倡议书》和《针药平衡麻醉指南》，培训了标准化实施研究的团队人员，为将来的 RCT 研究提供标准流程与人才力量。

4. 双穴电刺激为针药协同麻醉提供新策略、新方法，为中西医结合麻醉提供了新的临床实践方案。

本课题组发现双穴电刺激可显著减少术中麻醉镇痛剂芬太尼的用量，较单穴刺激作用更强，且患者疼痛满意度更高。在明确双穴对针刺麻醉效应的基础上，为了扩大针麻适应证，针对围术期患者进行研究，发现老年患者术后肺部并发症发病率高，穴位刺激可能对此有很好的疗效，因此进一步开展了穴位电刺激对高龄患者术后肺部并发症的效应观察研究，发现接受双穴治疗的患者术后 30 天肺部并发症发病率显著降低，且结合结果可知单穴无效。综上所述，麻醉时予双穴电刺激对术中及术后均具脏器保护功能，整体调节作用强，明确了双穴与单穴在针麻中应用的效应差异，扩大了针刺麻醉适应证范围，为中西医结合麻醉提供了新的临床实践方案。

十三、脊柱微调手法治疗颈椎病和腰椎间盘突出

【摘要】脊柱微调手法是在调衡新策略"调筋为先，筋骨同治"手法指导下，通过研究脊柱病变的共性发病机制与共性病理环节，总结出的特异性手法。多中心随机对照临床试验显示，脊柱微调手法能缓解颈椎病引起的疼痛、恢复颈部活动，有效地减轻腰椎间盘突出症患者疼痛症状并改善功能，治疗效果优于临床常用的牵引治疗方法，显示出独特的临床价值。

【成果来源】项目十："基于中医特色疗法的理论基础研究（2007）——中医特异性手法治疗脊柱病"经筋"和"骨错缝"理论基础研究

（一）技术方案

1. 颈椎调整手法

（1）患者侧卧位。重点纠正颈椎突出节段矢状轴位移和旋转位移，以侧卧位前后交错旋转微调手法为主。患者侧卧位，棘突偏凸侧朝上，颈部肌肉放松。术者站于其头端，以一侧拇指自前向后顶住患者错位颈椎凸起之横突前结节，另一手拇指自后向前顶推下一椎（上一椎亦可）之同侧横突后结节，两拇指成前后相对剪切交错关系。术者先以两拇指分别顶推组成同一活动节段的相邻颈椎横突，使错位节段被动旋转 5° 左右；患者颈部肌肉放松，与术者手法操作协调的前提下，再突然加大拇指顶推力量，扩大椎骨旋转运动幅度 3 ~ 5° 即可。

（2）患者仰卧位。重点纠正颈椎反曲及前后滑脱，以颈椎拔伸下旋转微调手法为主。患者仰卧于治疗床上，颈部肌肉放松。术者站于其头端，掌心向上，以与患者同侧之拇指顶住患者错位颈椎凸起之横突外侧，食指顶托患椎棘突；对侧手掌扶托对侧颈枕部，食指顶托患椎棘突。术者两手协调，先将患者头颈纵向拔伸片刻并慢慢前屈至 15° 左右，同时向患侧旋转 15° 左右，觉患者颈部肌肉放松，突然增大头颈前屈和旋转运动幅度 3 ~ 5°，同时拇指向后顶推颈椎横突即可。

2. 腰椎调整手法

主要推拿手法：滚法、弹拨法、掌揉法、擦法、脊柱调整手法。

关键刺激穴位：夹脊穴、背俞穴、腰椎横突、第十一肋骨下缘、第十二肋骨下缘、髂嵴上缘、臀上皮神经区域、环跳穴、下肢膀胱经路线。

推拿操作常规：

（1）松解手法：患者取俯卧位，躯体肌肉尽量放松。医者先用㨰法在腰臀部操作，上下往返移动，㨰法刺激范围为竖脊肌、臀中肌、臀大肌所覆盖区域，使肌肉初步放松。当患者腰臀部肌肉初步放松之后，将㨰法与弹拨法两种不同刺激特性的手法互相交替操作刺激腰臀部。弹拨法的关键刺激路线为：自腰肋角起，沿第十二、十一肋骨下缘到京骨；自腰肋角起，沿第二、三、四腰椎横突到髂嵴；自髂腰角起，沿髂嵴上缘到髂前上棘；自髂嵴最高点起，沿臀上皮神经走向到臀部外上方；自髂后上棘起，沿紧张隆起的臀中肌纤维走向臀中部；沿骶髂关节起，沿紧张的梨状肌纤维方向到 股骨大粗隆尖端。使腰臀部肌肉进一步放松。

随后医者以一手施㨰法于腰部，另一手将对象下肢膝部抬起，边㨰边将腰部后伸至紧张限制位，突发有控制地加大腰后伸幅度 3～5°后，随即放松。一侧下肢后伸扳动操作重复 5～7 次后对对侧下肢进行同样的操作。然后改为一手施法刺激臀部，另一手握住下肢踝部，将其膝关节屈曲约 90°，边㨰边将踝部向内扳转（髋外旋）至紧张限制位，突发有控制地加大髋外旋幅度 3～5°后，随即放松。再边㨰边将踝部向外扳转（髋内旋）至紧张限制位，突发有控制地将髋关节外旋 3～5°后，随即放松。㨰法下配合髋关节内旋、外旋扳动操作可连续作 5～7 遍。

经以上步骤操作，患者腰臀部肌肉已基本放松。可进行脊柱调整手法，以改变椎间盘突出物与神经根之间的位置关系，减小神经根的压力和张力，为神经功能康复创造条件。

（2）脊柱调整手法：患者侧卧位，身体尽可能放松。术者先用一侧肘臂稳定患者的骨盆，手的食中指分开触于错位椎骨棘突的上下间隙，另一手则拉住患者下侧肩膀慢慢前移，使脊柱的上段逐渐前屈至触到错位椎骨棘突上一间隙的食指刚刚感到其上一棘突随着脊柱的前屈而发生上移，棘突间隙增宽时，立即停止肩膀前移。然后用拉肩膀之肘臂稳定患者上侧肩部，手的食中指分开，置于错位椎骨棘突上下间隙，另一手拉患者下侧下肢慢慢前移，使髋关节逐渐屈曲，并带动骨盆后倾、腰椎前屈至触到错位椎骨棘突下一间隙的食指刚刚感到其下一棘突下移，棘突间隙增宽时，立即停止前移下肢并用肘臂稳定骨盆，保持脊柱下段的前屈幅度。再将食中指抵住错位偏凸的椎骨棘突，然后按斜扳法操作要领并在加力推冲同时以食中指顶推棘突，予以整复。

（二）适应证

脊柱微调手法适用于突出物未对脊髓或神经根造成严重压迫的情况，即患者未出现上下肢不完全性瘫痪或完全性瘫痪、足下踩棉花感、大小便失禁等病症。

（三）科学证据

1. 脊柱微调手法治疗颈椎病

（1）研究设计：由上海中医药大学附属岳阳医院、上海中医药大学附属曙光医院、上海中医药大学附属龙华医院 3 家单位，通过多中心大样本随机对照临床试验研究，观察脊柱微调手法治疗颈椎病

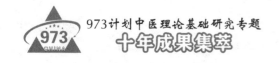

引起的疼痛、恢复颈部功能活动的临床疗效。研究将264例患者按3：1的比例随机分为脊柱微调组和牵引组。牵引方法参照中华医学会临床技术操作规范。初始牵引力量为6公斤，以后逐步达到患者的十分之一体重，牵引时间每次20分钟。治疗每天一次，持续两周。主要评价方法为简式MPQ疼痛问卷评分、颈椎功能障碍指数（NDI）、椎曲度、椎间盘与椎体的高度比值等。

（2）研究数据：治疗四周后，简式MPQ疼痛问卷评分，脊柱微调组为8.81±6.04，优于牵引组的11.76±9.11（$P=0.032$）；颈椎功能障碍指数（NDI），脊柱微调组为7.43±4.36，优于牵引组的8.73±4.23（$P=0.037$）。客观评定方面，椎间盘/椎体比值分析脊柱微调组为2.04±2.55，优于牵引组的6.13±8.18（$P < 0.001$）；齿突偏歪测量值，脊柱微调组为0.78±1.16，优于牵引组的1.31±1.35（$P=0.003$）。椎间孔实测值的组间比较也显示脊柱微调组改善明显，差异显著。

（3）研究结果：通过多中心大样本随机对照临床试验研究发现，脊柱微调手法能缓解颈椎病引起的疼痛、恢复颈部活动，在镇痛方面起效快，在功能活动NDI上也显示出了优势。此外，微调手法对于部分影像学改变，如齿突偏歪、椎间盘/椎体比值、椎间孔改变等，脊柱微调手法组亦优于牵引组。

2. 脊柱微调手法治疗腰椎间盘突出症

（1）研究设计：由上海中医药大学附属岳阳医院、上海中医药大学附属曙光医院、上海中医药大学附属龙华医院3家单位通过多中心大样本随机对照临床试验研究，观察脊柱微调手法治疗腰椎间盘突出症引起的疼痛、恢复腰部功能活动及影像学相关改变的临床疗效。研究将259例患者按3：1的比例随机分为脊柱微调组和脊柱调整手法组。主要评价方法为McGill疼痛问卷（MPQ）、Oswestry功能障碍指数（ODI）问卷。腰椎影像学测量指标包括腰椎椎体角（度）、腰椎曲度、椎体角度位移（度）等。

（2）研究数据：治疗四周后，MPQ疼痛评分，脊柱微调组为11.99±9.49，优于脊柱调整手法组的19.15±20.61（$P=0.008$），ODI实测值，脊柱微调组为6.93±3.53，优于脊柱调整手法组的8.71±5.23（$P=0.012$）。但在腰椎影像学测量指标方面未见组间显著差异。

（3）研究结果：脊柱微调手法能缓解腰椎间盘突出症引起的疼痛，恢复腰部活动，在镇痛方面起效快，与脊柱调整手法相比具有明显的优势。

（四）应用情况

项目创立的脊柱微调手法入选国家中医药管理局、上海市卫生局适宜技术推广项目，已在北京按摩医院、宁夏医科大学总医院等30余家医院推广应用，培训进修医师2000余人，几乎涵盖国内三级医院推拿科主任，取得了良好的经济效益和社会效益，受益人群约上百万人。

研究成果带动所在单位推拿科成为全国推拿医疗中心、国家中医药管理局重点专科及"十一五"推拿重点专科协作组组长单位等，并通过全国推拿重点专科协作网络在全国推广应用；围绕研究成果主办12次国家级继续教育项目，培训1000余人，并在8次国家和省市级学术会议中进行报告。

本成果相关专利申请7项，已授权专利4项，部分研究成果已编入"十五"及"十一五"国家级规划教材《推拿学》。

十四、眼针治疗中风病

【摘要】王健教授根据明代医家王肯堂《证治准绳》八方配位原理，创新性提出了眼针八区十三穴络脑通脏腑理论，并将眼针应用于中风病的临床治疗。眼针疗法治疗缺血性中风的临床多中心随机对照试验显示，眼针临床疗效愈显率优于西医常规治疗，能提升生活能力量表评分和日常生活活动能力，能为中风病患者回归社会，减轻家庭负担将起到重要的作用。

【成果来源】项目十：2007 年"基于中医特色疗法的理论基础研究（2007）——基于"观眼识证"的眼针疗法证、术、效关系及作用机制研究

（一）技术方案

主穴：取上焦区、下焦区。

配穴：风痰火亢型加肝区、肾区、脾区；风痰瘀阻型加肝区、脾区；痰热腑实型加胃区、大肠区；气虚血瘀型加心区、脾区；阴虚风动型加肝区、肾区。

每日 1 次。配合药物治疗。

（二）适应证

符合中医中风病诊断，辨证为风痰火亢、风痰瘀阻、痰热腑实、气虚血瘀、阴虚风动证，西医诊断为动脉粥样硬化性血栓性脑梗塞；中医分期为急性期，中经络者。

（三）科学证据

1. 研究设计

采用多中心大样本随机对照的临床试验研究，观察眼针疗法治疗缺血性中风的临床疗效，探讨其作用机制及眼针穴区与脏腑相关联理论及生物学基础。共纳入 120 患者，按照 1∶1 的比例随机分为试验组和对照组。试验组采用眼针治疗，对照组采用 0.9% 生理盐水 250mL，丹奥（奥扎格雷钠）80mg，日 2 次，静点；0.9% 生理盐水 250mL，胞二磷胆碱 1.0g，日 1 次，静点；小剂量阿司匹林 100mg，日 1 次，口服。干预周期为 2 周。观察指标主要采用神经功能缺损量表、生活能力量表，血液免疫学指标包括内皮素、降钙素相关肽等。

2. 研究数据

（1）临床疗效评定分级：以功能缺损评分减少 90% ～ 100%，同时病残程度 0 级为基本痊愈；以功能缺损评分减少 46% ～ 89%，同时病残程度 0 ～ 3 级为显著进步。试验组痊愈率为 18.33%，愈显率（愈显率 = 基本痊愈率 + 显效率）为 71.66%；对照组痊愈率为 11.67%，愈显率为 53.34%；愈显率两组比较差异有统计学意义（$P=0.0381$）

（2）日常生活活动能力量表：以积分增加 ≥ 95% 为基本痊愈，以积分增加 ≥ 70% 为显效。试验组基本痊愈率为 15%，愈显率为 50%；对照组基本痊愈率为 10%，愈显率为 33%，两组比较差异有统计学意义（$P=0.0453$）。

（3）血清内皮素：受试者血清内皮素比较显示，两组治疗前基线可比（$P > 0.05$），试验组治疗前后差值为 -31.97 ± 9.39，对照组为 -23.51 ± 7.04，两组治疗后差异比较具有统计学意义（$P < 0.001$）。

（4）降钙素：试验组受试者治疗前后降钙素变化为 15.46 ± 4.49，对照组为 9.53 ± 3.53，两组治疗后差异比较具有统计学意义（$P < 0.001$）。

3. 研究结果

研究结果显示眼针组临床疗效愈显率高于对照组，生活能力量表分值的提高也明显优于对照组，说明眼针治疗中风病使患者生活自理能力有明显提高，为其回归社会，减轻家庭负担起到重要的作用。此外，眼针组治疗后血清内皮素（ET-1）明显降低，血清降钙素相关肽（CGRP）明显增高，与对照组比较差异显著，说明针刺眼针穴区可调节中风急性期患者血清中 ET-1、CGRP 平衡，改善血管舒缩功能，改善缺血半暗带血流量。

（四）应用情况

制定《眼针技术操作规范》国家标准，推动眼针标准化进程，推动眼针应用与交流，扩大眼针的国际影响。课题研究成果共发表论文 63 篇，其中多发表在《中国针灸》《中医杂志》《中国中医基础医学杂志》《针刺研究》等国内一类杂志上。撰写学术著作《中华眼针》。

在国际交流方面，于合作课题运转期间课题负责人王健教授到美国、韩国、泰国巡回讲学 100 余学时。课题第二负责人彭静山教授高徒田维柱教授到韩国参加国际学术会议，并做大会主题发言。车戬教授到泰国大学讲学 100 余学时。参与中医药临床教育国际合作论坛、美国加州中医针灸学术交流会等国际交流活动。接受美国、韩国、日本等地留学生。

在国内交流与合作方面，举办国家级继续教育项目"全国眼针疗法继续教育学习班"4 次，并以 973 项目推广会等形式，进行广泛国内交流。

十五、脐疗治疗原发性痛经

【摘要】脐疗对原发性痛经疗效显著。多中心随机对照临床试验研究显示，隔药灸脐与针刺三阴交的传统针灸治疗方法相比，能更有效地改善原发性痛经患者经期腹部疼痛 VAS 评分，调整机体前列腺素、雌二醇、孕酮水平，改善子宫血供状况、降低其动脉血流阻力、增加血流速度，具有良好的临床疗效。

【成果来源】项目十：基于中医特色疗法的理论基础研究（2007）——脐疗防治疾病的临床疗效评价和机理研究

（一）技术方案

方药组成：吴茱萸、生白芍、乳香、没药、醋延胡索、冰片、生五灵脂等，将药物超微粉碎混合，密封备用。

操作方法：温开水调面粉制成面圈（周长约 12cm，粗约 2cm），面圈中间孔应与患者本人脐孔大小一致（直径约 1.5cm）；令患者仰卧位，充分暴露脐部，75% 酒精脐部常规消毒后，将面圈绕脐一周，取上述药末适量（约 8～10g），填满脐孔，艾炷（直径约 2cm，高约 2cm）置于药末上，连续施灸 10 壮，约 2 小时。灸后用医用胶布固封脐中药末，2 天后自行揭下，并用温开水清洗脐部。

治疗时间：每次月经来潮前 7 天开始治疗，脐疗每 3 天一次（每个月经周期 2～3 次），直至月经来潮。3 个月经周期为一疗程。

（二）适应证

仅适用于原发性痛经的患者。

（三）科学证据

1. 研究设计

由山东中医药大学附属医院、山东大学齐鲁医院、首都医科大学附属北京中医医院三家机构通过多中心大样本随机对照的临床试验研究，观察脐疗治疗原发性痛经的临床疗效。随机分为 3 组，治疗组为隔药灸脐组和隔淀粉灸脐组，对照组为针刺三阴交组。隔药灸脐组操作如技术方案。隔淀粉灸脐组以淀粉代替方药，其他操作如技术方案。针刺三阴交组取双侧三阴交，75% 的酒精常规消毒，直刺 1～1.5 寸，得气后行平补平泻手法，均匀提插、捻转，捻转幅度 ±180°，频率为 60 次 / 分，行针 1 分钟，留针 30 分钟后起针。每次月经来潮前 3～5 天开始针刺，每天 1 次，直至月经来潮。研究干预持续 3 个月经周期。经期腹部疼痛程度采用视觉模拟评分（VAS）法及 CMSS 量表评定，实验室检查指标包括雌二醇（E2）、孕激素（P）、血清 15-keto-13，14-dihydro-PGF2α（PGF2αM）、子宫动脉血流动力学检测。

2. 研究数据

（1）经期腹部疼痛程度视觉模拟评分（VAS）：接受干预后第四月经周期时，隔药灸脐组 VAS 评分为 25.85 ± 14.19，显著优于隔淀粉灸脐组（37.40 ± 22.14）（$P<0.01$）和针刺三阴交组（38.83 ± 24.62）（$P<0.01$）。VAS 评分在四个月经周期与筛选期的差值，隔药灸脐组显著优于隔淀粉灸脐组和针刺三阴交组。

（2）实验室检查指标

隔药灸脐组雌二醇（E2）干预前后差值 -30.16 ± 71.37pg/mL，显著优于隔淀粉灸脐组的 10.79 ± 106.15pg/mL 和针刺组的 1.77 ± 5.40ng/mL，隔淀粉灸脐组为 1.85 ± 7.05ng/mL，均显著优于针刺三阴交组的 -0.64 ± 6.50ng/mL（$P<0.05$）。

隔药灸脐组 PGF2αM 干预前后差值为 -13.10 ± 16.81pg/mL，显著优于隔淀粉灸脐组的 -6.52 ± 13.32pg/mL 和针刺三阴交组 -3.14 ± 8.67pg/mL（$P<0.05$）。

（3）子宫动脉血流动力学：接受干预后第四月经周期时，收缩期血流速度，隔药灸脐组为 47.82 ± 9.83，显著优于隔淀粉灸脐组的 41.11 ± 12.69（$P<0.05$）；舒张期血流速度，隔药灸脐组为 9.82 ± 2.88，显著优于隔淀粉灸脐组的 5.66 ± 2.69（$P<0.05$）；阻力指数，隔药灸脐组为 0.60 ± 0.05，显著优于隔淀粉灸脐组的 1.04 ± 0.95（$P<0.01$）和针刺三阴交组的 9.26 ± 8.72（$P<0.05$）；A/B，隔药灸脐组为 6.23 ± 3.54，显著优于隔淀粉灸脐组的 8.25 ± 3.67（$P<0.05$）和针刺三阴交组的

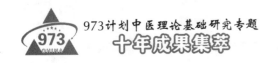
8.00 ± 2.48（$P<0.05$）。搏动指数在第四月经周期与治疗前的差值，隔药灸脐组为0.56 ± 0.69，显著优于隔淀粉灸脐组的-0.21 ± 0.88（$P<0.05$）和针刺三阴交组0.04 ± 0.74（$P<0.05$）。

（4）弓状动脉血流动力学：接受干预后第四月经周期时，弓状动脉搏动指数，隔药灸脐组为1.58 ± 0.76，显著优于隔淀粉灸脐组的1.77 ± 0.48（$P<0.05$）和针刺三阴交组1.76 ± 0.55（$P<0.05$）；阻力指数，隔药灸脐组为6.30 ± 8.58，显著优于隔淀粉灸脐组的9.96 ± 6.10（$P<0.05$）和针刺三阴交组9.26 ± 8.72（$P<0.05$）；A/B，隔药灸脐组为3.96 ± 2.62，显著优于隔淀粉灸脐组的4.56 ± 1.25（$P<0.05$）和针刺三阴交组4.67 ± 1.91（$P<0.05$）。

3. 研究结果

在改善经期腹部疼痛 VAS 评分方面，隔药灸脐组总体疗效优于隔淀粉灸脐组与针刺三阴交组。隔药灸脐法调整机体前列腺素、雌二醇、孕酮水平优于隔淀粉灸脐组与针刺三阴交组，对于子宫的子宫动脉及弓状动脉的血流动力学也表现出改善子宫血供状况、降低其动脉血流阻力、增加血流速度的调整作用。这些提示了脐疗治疗原发性痛经的疗效可能与神经 – 内分泌的协同作用有关。

（四）应用情况

此疗法在山东中医药大学附属医院、山东大学齐鲁医院、首都医科大学附属北京中医医院、福建省中医药研究院等医院进行了推广应用，取得良好的治疗效果。

十六、平衡针疗法治疗腰椎间盘突出症

【摘要】平衡针是王文远教授四十余年临床经验的精华总结。平衡针法通过针刺疾病状态下机体产生的反应点，可以产生快速镇痛、抗炎消肿及全身性调节作用。多中心随机对照临床试验结果显示，平衡针刺能够有效改善腰椎间盘突出患者疼痛评分和功能障碍指数，对缓解疼痛、恢复腰部功能活动等方面较组传统针刺具有明显优势。

【成果来源】项目十：基于中医特色疗法的理论基础研究（2007）——平衡针疗法治疗颈肩腰腿痛的基础研究

（一）技术方案

平衡针疗法治疗腰椎间盘突出症主要采用针刺腰痛穴的方法。腰痛穴位于前额正中，将前额划一个"十"字，"十"字中间即为此穴。操作时以 3 寸毫针，双侧及中部腰痛向下平刺 1 ～ 2 寸，左侧腰痛向右平刺，右侧腰痛向上平刺。刺入后采用上下提插法，以强烈的酸麻胀感为主，达到针感时后留针 30 分钟，每日 1 次，20 次为一疗程。

（二）适应证

符合腰椎间盘突出症状、体征及影像学表现且突出物未对脊髓或神经根造成严重压迫的情况，即患者未出现下肢不完全性瘫痪或完全性瘫痪、足下踩棉花感、大小便失禁等病症即可纳入应用此疗法治疗。

（三）科学证据

1. 研究设计

由北京军区总医院、北京大学第三医院、中国中医科学院望京医院、北京天坛医院疼痛治疗中心、广东省中医院、山东省临沂市人民医院6家单位通过多中心大样本随机对照临床试验研究，观察平衡针缓解腰椎间盘突出引起的疼痛、恢复腰部功能活动的临床疗效。研究将288例患者随机分为治疗组和传统针组，治疗组为平衡针刺腰痛穴组，对照组为传统毫针的常规治疗。传统针组取穴采用阿是穴、委中、夹脊、腰痛穴、肾俞、大肠俞、腰阳关、阳陵泉、环跳、昆仑。操作为平补平泻，以得气为度，留针30分钟。每日1次，共治疗20次。随访6个月。主要观察指标包括疼痛改善临床症状分级、医生疼痛评分、视觉模糊评分法（VAS）、简式疼痛问卷表MPQ、功能障碍指数Oswestry等。

2. 研究数据

（1）临床治愈情况：研究中临床治愈定义为腰腿疼痛基本消失，直腿抬高试验阴性，恢复正常工作。完成20次治疗后，平衡针组临床治愈31例，传统针组临床治愈10例（$P < 0.001$）。

（2）疼痛评分（医生评分）：疼痛评分达到0级（无痛）的患者数在研究干预过程中平衡针组和传统针组差异并不显著（$P > 0.05$），完成第20次治疗时才体现出差异性（$P=0.012$），这种差异一直持续到第2次随访（$P=0.046$）。疼痛评分组件比较见图8-127。

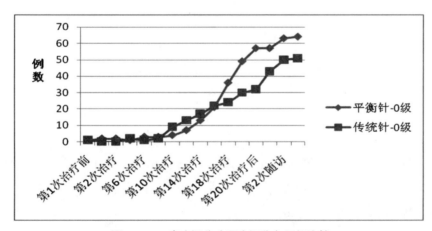

图8-127 疼痛评分（医生评分）组间比较

（3）VAS评分：两组比较VAS分值在第1次治疗后就出现了显著差异（$P=0.039$），之后两组比较差异不显著，到第14次治疗后差异逐渐显著（$P=0.036$），第18次治疗后的差异（$P=0.020$）一直持续到第3次随访（$P=0.025$）。见图8-128。

（4）现在疼痛状况（PPI）：两组PPI在第18次治疗前差异不显著，在第18次治疗后第一次体现出差异（$P=0.031$），这种差异一直持续到第20次治疗后，第2次随访时差异依然显著（$P=0.016$）。见图8-129。

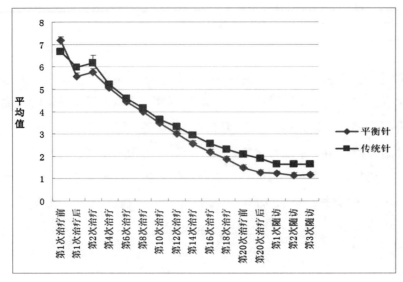

图 8-128　VAS 评分组间比较

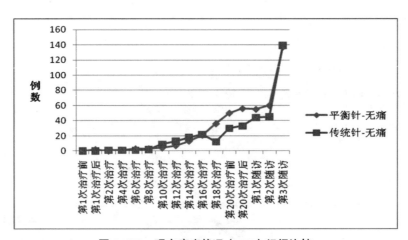

图 8-129　现在疼痛状况（PPI）组间比较

（5）Oswestry 功能障碍指数：在 Oswestry 功能障碍指数方面，两组功能障碍指数在第 18 次治疗前差异不显著（$P > 0.05$），直到第 18 次治疗后才体现出明显的差异性（$P=0.025$），这种差异一直持续到第 3 次随访（$P=0.014$）。见图 8-130。

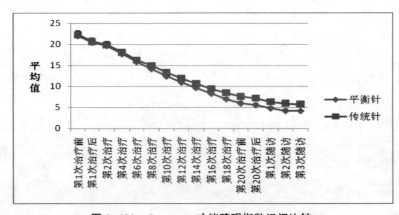

图 8-130　Oswestry 功能障碍指数组间比较

3. 研究结果

通过多中心大样本随机对照的临床试验研究，发现平衡针刺在腰椎间盘突出引起的疼痛、恢复腰部功能活动等方面较组传统针刺具有明显优势。

（四）应用情况

在国家中医药管理局科技推广中心联合广西、河北、甘肃、宁夏、沈阳中医药管理局举办的973课题平衡针灸治疗颈肩腰腿痛培训班上共培养针灸专业人才1000余名。

十七、隔姜灸治疗类风湿关节炎

【摘要】隔姜灸肾俞、足三里和阿是穴对于改善活动期类风湿关节炎的关节疼痛、肿胀和压痛的个数与程度等症状体征指标，以及红细胞计数（RBC）、血红蛋白（HGB）、血小板计数（PLT）、类风湿因子（RF）、血沉（ESR）、C-反应蛋白（CRP）等指标，有较好的疗效。

【来源】项目十三：灸法作用的基本原理与应用规律研究（2009）——艾灸的温通效应规律及其原理研究

（一）技术方案

隔姜灸肾俞、足三里和阿是穴，疗程60天。

（二）适应证

活动期类风湿关节炎。

（三）科学证据

1. 研究设计方案

采用单盲、随机、对照试验的临床研究方法，按照纳入标准和排除标准，共有180例活动期类风湿关节炎患者纳入本次研究，随机分为隔姜灸组、温和灸组、雷公藤多苷组各60例。艾灸肾俞、足三里和阿是穴。共治疗60天。每治疗30天后，用症状分级量化评分表观察关节疼痛、肿胀和压痛的个数与程度等症状体征指标，并测定治疗前后红细胞计数（RBC）、血红蛋白（HGB）、血小板计数（PLT）、类风湿因子（RF）、血沉（ESR）、C-反应蛋白（CRP）等指标变化，进行疗效评价。

2. 研究数据

（1）症状和体征：温和灸、隔姜灸对患者关节疼痛、肿胀、压痛的个数和程度以及晨僵时间均有明显改善，症状分级量化评分表指数明显减低，各组治疗前后症状体征比较见表8-34、8-35、8-36。

表 8-34　各组治疗前后关节疼痛情况比较（$\bar{x} \pm s$）

时间	温和灸（n=58）		隔姜灸（n=57）		雷公藤多苷（n=53）	
	个数	程度	个数	程度	个数	程度
治疗前	9.13±1.12	5.29±0.92	8.98±1.17	5.53±0.89	8.96±1.23	5.31±0.87
治疗30天	6.35±0.93[a]	3.47±0.78[a]	5.69±0.89[ae]	3.27±0.69[a]	7.01±0.89[a]	3.85±0.69[a]
治疗60天	4.78±0.85[bc]	2.13±0.47[bc]	2.97±0.76[bdfh]	1.61±0.35[bdeg]	5.69±0.76[bc]	2.94±0.53[bc]

注：各组与治疗前比较，[a]$P < 0.05$，[b]$P < 0.01$；与治疗30天比较，[c]$P < 0.05$，[d]$P < 0.01$；与温和灸组比较，[e]$P < 0.05$，[f]$P < 0.01$；与雷公藤多苷组比较，[g]$P < 0.05$，[h]$P < 0.01$。

表 8-35　各组治疗前后关节肿胀情况比较（$\bar{x} \pm s$）

时间	温和灸（n=58）		隔姜灸（n=57）		雷公藤多苷（n=53）	
	个数	程度	个数	程度	个数	程度
治疗前	9.25±1.23	5.37±0.85	9.31±1.27	5.43±0.92	9.17±1.27	5.42±0.91
治疗30天	7.28±1.17[a]	4.13±0.72[a]	6.17±1.09[ae]	3.24±0.69[ac]	7.98±1.09[a]	4.07±0.82[a]
治疗60天	5.78±0.82[bc]	3.25±0.53[bc]	2.92±0.75[bdfh]	2.07±0.46[bdeg]	6.67±0.92[bc]	3.39±0.67[bc]

注：各组与治疗前比较，[a]$P < 0.05$，[b]$P < 0.01$；与治疗30天比较，[c]$P < 0.05$，[d]$P < 0.01$；与温和灸组比较，[e]$P < 0.05$，[f]$P < 0.01$；与雷公藤多苷组比较，[g]$P < 0.05$，[h]$P < 0.01$。

表 8-36　各组治疗前后症状总积分比较（$\bar{x} \pm s$）

组别	治疗前	治疗30天	治疗60天
隔姜灸（n=57）	39.28±7.33	30.79±5.27[ag]	14.78±3.65[beg]
温和灸（n=58）	39.57±7.45	32.21±6.32[a]	23.09±5.21[b]
雷公藤多苷（n=53）	38.76±6.89	35.09±5.72[a]	26.31±4.78[a]

注：各组与治疗前比较，[a]$P < 0.05$，[b]$P < 0.01$；与治疗30天比较，[c]$P < 0.05$，[d]$P < 0.01$；与温和灸组比较，[e]$P < 0.05$，[f]$P < 0.01$；与雷公藤多苷组比较，[g]$P < 0.05$，[h]$P < 0.01$。

三组病例在治疗前，总积分经 t 检验均为 $P > 0.05$，差异无统计学意义。

三组病例经治疗30天和60天后，症状总积分值比治疗前均下降（$P < 0.05$ 或 $P < 0.01$），差异有统计学意义；治疗60天后，三组病例症状总积分较治疗30天后均下降（$P < 0.05$ 或 $P < 0.01$），说明较长疗程（60天）优于较短疗程（30天）。

隔姜灸组与温和灸组相比较，经治30天病例症状总积分差异不显著，经治疗60天后，病例症状总积分均下降（$P < 0.01$），差异有统计学意义，说明治疗60天后隔姜灸组在症状体征总积分方面优于温和灸组；温和灸组与雷公藤多苷组相比较总积分均下降（$P < 0.05$ 或 $P < 0.01$），差异有统计学意义。因此，在改善症状体征方面，隔姜灸组优于温和灸组与雷公藤多苷组。

（2）血液指标：类风湿因子（RF）是诊断类风湿关节炎（RA）的重要血清学指标之一，阳性率为80%左右，也可作为RA疾病活动期的判断标准之一。C反应蛋白（CRP）也是目前评价RA活动性最有效的实验室指标之一，病情缓解时CRP下降，反之则上升。血沉（ESR）与RA的活动性有关，病情加重则血沉增快，病情缓解则血沉可以恢复正常，但对RA患者来说，血沉只是反映病情的指标之一。艾灸对上述三项实验室指标均有明显改善。数据见表8-37、8-38、8-39。

表 8-37 各组治疗前后 RF 比较（$\bar{x} \pm s$, IU/mL）

组别	N	治疗前	治疗 30 天	治疗 60 天
隔姜灸	57	253.45±93.37	216.12±87.08[a]	165.71±81.48[cb]
温和灸	58	246.51±89.11	221.60±79.69[a]	176.42±76.03[cb]
雷公藤多苷	53	249.36±87.21	219.11±83.03[a]	173.35±71.35[cb]

注：各组与治疗前比较，[a]$P < 0.05$，[b]$P < 0.01$；与治疗 30 天比较，[c]$P < 0.05$，[d]$P < 0.01$；与温和灸组比较，[e]$P < 0.05$，[f]$P < 0.01$；与雷公藤多苷组比较，[g]$P < 0.05$，[h]$P < 0.01$。

表 8-38 各组治疗前后 ESR 比较（$\bar{x} \pm s$, mm/h）

组别	N	治疗前	治疗 30 天	治疗 60 天
隔姜灸	57	83.28±17.71	61.26±13.99[a]	22.37±9.15[cb]
温和灸	58	81.57±16.65	67.53±10.24[a]	24.63±8.16[cb]
雷公藤多苷	53	82.35±18.31	64.68±14.69[a]	23.03±8.27[cb]

注：各组与治疗前比较，[a]$P < 0.05$，[b]$P < 0.01$；与治疗 30 天比较，[c]$P < 0.05$，[d]$P < 0.01$；与温和灸组比较，[e]$P < 0.05$，[f]$P < 0.01$；与雷公藤多苷组比较，[g]$P < 0.05$，[h]$P < 0.01$。

表 8-39 各组治疗前后 CRP 比较（$\bar{x} \pm s$, mg/L）

组别	N	治疗前	治疗 30 天	治疗 60 天
隔姜灸	57	48.52±9.74	27.26±6.47[a]	11.50±4.03[cb]
温和灸	58	46.41±8.68	26.30±6.65[a]	13.05±3.37[cb]
雷公藤多苷	53	47.65±8.28	25.07±5.73[a]	12.75±3.21[cb]

注：各组与治疗前比较，[a]$P < 0.05$，[b]$P < 0.01$；与治疗 30 天比较，[c]$P < 0.05$，[d]$P < 0.01$；与温和灸组比较，[e]$P < 0.05$，[f]$P < 0.01$；与雷公藤多苷组比较，[g]$P < 0.05$，[h]$P < 0.01$。

（四）应用情况

本研究结果表明了隔姜灸对活动期类风湿关节炎疗效肯定，能显著控制并改善患者临床体征和实验室相关指标，且较长疗程（60 天）的治疗效果明显优于较短疗程（30 天）。在此成果基础上，课题组在继承、挖掘传统隔物灸疗法的基础上，针对隔物灸技术难题进行了技术攻关，取得相关专利多项。

通过隔物灸的临床应用研究，明确隔物灸的疗效；研发隔物灸具和温针器隔物灸具，用于临床和教学。相关研究成果先后在安徽、江苏、浙江、河南等 11 家单位进行推广应用，取得经济效益 1800 余万元；在院校本专科生、研究生和全国、省级灸法继教班培训中，培养了专业人才 7000 余名；依托合肥市非物质文化遗产项目在合肥市文化馆组织相关活动，为中小学生和群众宣传展示 6 万余人次。

十八、艾灸治疗高脂血症

【摘要】施灸足三里和神阙，30 分钟 ×6 次 / 周，连续 3 个月，对高脂血症（痰瘀阻滞）的肥胖、失眠、心悸、眩晕、胸闷、头重等症状改善及胆固醇（TC）、甘油三酯（TG）、低密度胆固醇脂蛋白（LDL-c）、高密度胆固醇脂蛋白（HDL-c）等指标的调节，均有疗效。

【来源】项目十三：灸法作用的基本原理与应用规律研究（2009）——艾灸的温通效应规律及其

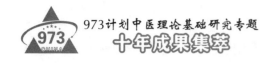

原理研究

（一）技术方案

选择足三里和神阙为施灸部位，每次施灸 30 分钟，每周 6 次，连续治疗 3 个月。

（二）适应证

高脂血症（痰瘀阻滞）。

（三）科学证据

1. 研究设计方案

艾灸治疗：选择足三里和神阙为施灸部位，依据灸量的相关参数及其观察水平，分成四组，分组及操作如下：

艾灸治疗 1 组：58 例。施灸 15 分钟 ×6 次 / 周，连续治疗 1.5 月（6 周）、3 月（12 周）。

艾灸治疗 2 组：57 例。施灸 15 分钟 ×3 次 / 周，连续治疗 1.5 月（6 周）、3 月（12 周）。

艾灸治疗 3 组：60 例。施灸 30 分钟 ×6 次 / 周，连续治疗 1.5 月（6 周）、3 月（12 周）。

艾灸治疗 4 组：60 例。施灸 30 分钟 ×3 次 / 周，连续治疗 1.5 月（6 周）、3 月（12 周）。

药物对照组：洛伐他汀 40mg，1 次 / 天，口服，1.5、3 个月为观察时间点。

2. 研究数据

（1）艾灸对高脂血症患者症状积分的影响：高脂血症的诊断依赖实验室检查，临床缺少典型症状和体征。临床患者主诉症状也并非都由高脂血症引起，灸法治疗高脂血症是针灸"治未病"的重要内容，艾灸能温通血脉、补阴调阳，通过人体自稳调节系统，对机体内环境产生了良性调整作用，从而改善了症状，提高了生活质量。本课题研究中我们发现，艾灸治疗后，无论患者血脂组分是否完全达到正常范围，绝大多数患者症状改善都非常明显，而且疗程越长，症状越少。

《中药新药治疗高脂血症的临床研究指导原则》（2002）中列举了高脂血症患者常见症状 30 个，本课题组按其出现频率观察，结果依次为肥胖、失眠、心悸、眩晕、胸闷、头重、头痛、口苦、腰酸、急躁易怒、口干、下肢沉重、畏寒、便溏、心烦不安、脘腹作胀、耳鸣、健忘、溲赤、膝软。这些常见症状可归入不同系统，如消化系统、循环系统、神经 – 内分泌 – 免疫系统等，较为多样化，且无典型特征，亦显示了高脂血症患者全身性的气血不畅状态特征和体质特征。

艾灸各组症状积分与治疗前相比较，经统计学处理有显著性差异（$^{\triangle}P < 0.05$，$^{\blacktriangle}P < 0.01$），提示艾灸对高脂血症患者症状有很好的干预作用，显示了艾灸对患者整体体质状态的影响。

艾灸各组症状积分与药物对照组相比较，经统计学处理也有显著性差异（$^{\circ}P < 0.05$，$^{\bullet}P < 0.01$），提示艾灸对高脂血症患者症状的干预，存在与药物不一样的作用结果，显示了艾灸存在与药物不一样的作用途径和机制。

艾灸各组间症状积分比较，各观察时间点差异无统计学意义（$P > 0.05$），提示在本课题研究设定的不同灸量参数，对症状积分的影响无特异性差别。

药物对照组在治疗 12 周后，也出现了患者症状积分的改善，且有统计学差异（$^{\triangle}P < 0.05$），提示长期服用洛伐他汀在抑制体内胆固醇合成的同时，对体质状态有一定的改善作用，其作用途径和方式当与艾灸治疗有明显区别。见表 8-40。

表 8-40　治疗前后各组患者症状积分的影响（$\bar{x} \pm s$）（mmol/L）

组别	n	治疗前	治疗 6 周	治疗 12 周
艾灸治疗 1 组	58	21.31±12.16	13.54±7.61 $^{\triangle\circ}$	5.88±4.78 $^{\blacktriangle\bullet}$
艾灸治疗 2 组	57	20.26±11.91	11.38±6.84 $^{\triangle\circ}$	6.39±5.42 $^{\blacktriangle\bullet}$
艾灸治疗 3 组	60	19.87±10.43	12.98±7.23 $^{\triangle\circ}$	6.22±4.89 $^{\blacktriangle\bullet}$
艾灸治疗 4 组	60	20.72±12.08	12.55±7.02 $^{\triangle\circ}$	6.18±5.03 $^{\blacktriangle\bullet}$
药物对照组	29	20.14±11.67	18.88±6.32	15.53±6.29 $^{\triangle}$

注：与治疗前比，$^{\triangle}P < 0.05$，$^{\blacktriangle}P < 0.01$；与药物对照组比，$^{\circ}P < 0.05$，$^{\bullet}P < 0.01$。

（2）艾灸对高脂血症患者血脂组分的影响：临床研究发现，不同灸量参数的艾灸治疗，均能降低高脂血症的胆固醇（TC）、甘油三酯（TG）、低密度胆固醇脂蛋白（LDL-c），同时有升高高密度胆固醇脂蛋白（HDL-c）的作用。

各艾灸治疗组与治疗前比较，治疗 6 周时胆固醇含量都有下降趋势，但是差异无统计学意义（$P > 0.05$）；治疗 12 周时，下降有统计学差异（$^{\triangle}P < 0.05$，$^{\blacktriangle}P < 0.01$）。提示艾灸有较稳定的下调高胆固醇。药物洛伐他汀对于高胆固醇，有迅速降低的作用，与治疗前相比差异有统计学意义（$^{\blacktriangle}P < 0.01$）。艾灸治疗，与药物降低胆固醇的作用比较，存在一定差异且具有统计学意义（$^{\circ}P < 0.05$）。见表 8-41。

表 8-41　艾灸对胆固醇（TC）的影响（mmol/L）

组别	n	治疗前	治疗 6 周	治疗 12 周
艾灸治疗 1 组	58	5.97±1.06	5.66±0.38 $^{\circ}$	5.22±0.32 $^{\triangle\circ}$
艾灸治疗 2 组	57	6.24±1.04	5.51±0.76 $^{\circ}$	5.36±0.61 $^{\triangle\circ}$
艾灸治疗 3 组	60	6.02±1.01	5.88±0.54 $^{\circ}$	4.98±0.33 $^{\blacktriangle\circ}$
艾灸治疗 4 组	60	6.14±1.05	5.67±0.65 $^{\circ}$	5.23±0.72 $^{\triangle\circ}$
药物对照组	29	6.17±1.05	4.61±0.93 $^{\blacktriangle}$	4.26±0.75 $^{\blacktriangle}$

注：$^{\triangle}P < 0.05$，$^{\blacktriangle}P < 0.01$（与治疗前比）；$^{\circ}P < 0.05$（与药物对照组比）。

各艾灸治疗组与治疗前比较，治疗 6 周时甘油三酯含量都有下降趋势，但是差异无统计学意义（$P > 0.05$）；治疗 12 周时，下降有统计学差异（$^{\triangle}P < 0.05$，$^{\blacktriangle}P < 0.01$）。提示艾灸可较稳定地下调高甘油三酯。药物洛伐他汀有迅速降低高甘油三酯的作用，与治疗前相比差异有统计学意义（$^{\blacktriangle}P < 0.01$）。艾灸治疗，与药物降低甘油三酯的作用比较，存在一定差异且具有统计学意义（$^{\circ}P < 0.05$）。见表 8-42。

表 8-42　艾灸对甘油三酯（TG）的影响（mmol/L）

组别	n	治疗前	治疗 6 周	治疗 12 周
艾灸治疗 1 组	58	3.00±3.07	2.56±2.58○	1.97±1.37▲○
艾灸治疗 2 组	57	2.61±2.15	2.51±1.91○	1.81±1.78▲○
艾灸治疗 3 组	60	2.97±2.87	2.43±2.27○	1.63±1.31▲○
艾灸治疗 4 组	60	2.81±2.19	2.48±2.11○	1.78±1.24▲○
药物对照组	29	2.87±2.73	1.42±0.85▲	1.27±0.72▲

注：△$P < 0.05$，▲$P < 0.01$（与治疗前比）；○$P < 0.05$（与药物对照组比）。

各艾灸治疗组与治疗前比较，治疗 6 周时低密度胆固醇脂蛋白含量都有下降趋势，但是差异无统计学意义（$P > 0.05$）；治疗 12 周时，下降有统计学差异（△$P < 0.05$，▲$P < 0.01$）。提示艾灸有较稳定下调高低密度胆固醇脂蛋白的作用。药物洛伐他汀对于高低密度胆固醇脂蛋白有迅速降低的作用，与治疗前相比，差异有统计学意义（▲$P < 0.01$）。艾灸治疗与药物降低低密度胆固醇脂蛋白的作用比较，存在一定差异且具有统计学意义（○$P < 0.05$）。见表 8-43。

表 8-43　艾灸对低密度胆固醇脂蛋白（LDL-c）的影响（mmol/L）

组别	n	治疗前	治疗 6 周	治疗 12 周
艾灸治疗 1 组	58	3.76±1.08	3.42±1.01○	2.97±0.92△○
艾灸治疗 2 组	57	3.98±1.03	3.56±1.02○	3.19±0.98△○
艾灸治疗 3 组	60	3.87±1.06	3.25±0.92○	2.69±0.73▲○
艾灸治疗 4 组	60	3.92±1.05	3.32±0.97○	2.88±0.81△○
药物对照组	29	3.79±1.07	2.35±0.73▲	2.21±0.65▲

注：△$P < 0.05$，▲$P < 0.01$（与治疗前比）；○$P < 0.05$（与药物对照组比）。

各艾灸治疗组与治疗前比较，治疗 6 周时高密度胆固醇脂蛋白含量都有一定上升趋势，但是差异无统计学意义（$P > 0.05$）；治疗 12 周时，下降有统计学差异（△$P < 0.05$，▲$P < 0.01$）。提示艾灸有较稳定上调高低密度胆固醇脂蛋白的作用。药物洛伐他汀对于高密度胆固醇脂蛋白，有一定促进和升高的作用，在治疗 12 周时，与治疗前相比差异有统计学意义（▲$P < 0.01$）。艾灸治疗，与药物升高高密度胆固醇脂蛋白的作用比较，存在一定差异且具有统计学意义（○$P < 0.05$）。见表 8-44。

表 8-44　艾灸对高密度胆固醇脂蛋白（HDL-c）的影响（mmol/L）

组别	n	治疗前	治疗 6 周	治疗 12 周
艾灸治疗 1 组	58	1.27±0.34	1.35±0.33	1.53±0.29△○
艾灸治疗 2 组	57	1.29±0.33	1.32±0.31	1.40±0.32△○
艾灸治疗 3 组	60	1.28±0.35	1.41±0.29	1.74±0.14▲
艾灸治疗 4 组	60	1.28±0.34	1.36±0.30	1.65±0.16▲
药物对照组	29	1.27±0.32	1.39±0.25	1.71±0.13▲

注：△$P < 0.05$，▲$P < 0.01$（与治疗前比）；○$P < 0.05$（与药物对照组比）。

（四）应用情况

在南京中医药大学国医堂门诊部设立"艾灸治疗高脂血症"专病门诊，年诊治高脂血症患者200余人，为患者提供了安全有效的调脂方案，有效地改善体质、降低动脉粥样硬化等心脑血管疾病的发生。

研究成果还在中国针灸学会年会、中国针灸学会临床分会学术交流会、南京针灸学会年会、艾灸技术全国协作组等会议上进行推广和交流；同时还通过江苏省老年大学、部分在宁高校离退休办公室、部分社区服务中心等，面向普通居民进行"艾灸治疗高脂血症"科普宣传和宣教。

十九、热敏灸治疗膝骨性关节炎

【摘要】热敏灸治疗膝骨性关节炎合并膝关节肿大，探查热敏化穴位，选取个体化消敏灸量，对膝骨性关节炎（肿胀期）改善优于传统固定灸量。

【来源】项目十三：灸法作用的基本原理与应用规律研究（2009）；项目三十四：基于临床的灸法作用机理研究（2015）

（一）技术方案

1. 热敏化腧穴的探查

环境：检测室保持安静，室内温度保持在24～30℃。

体位：选择舒适、充分暴露病位的体位。

探查工具：直径22mm×长度160cm特制精艾绒艾条。

探查方法：选择仰卧体位，充分暴露膝关节，用点燃的艾条在患者膝关节周围（阴陵泉–阳陵泉–梁丘–血海穴组成的区域内），距离皮肤3cm左右施行温和灸，当患者感受到艾热发生透热（艾热从施灸部位皮肤表面直接向深部组织穿透）、扩热（以施灸点为中心向周围扩散）、传热（灸热从施灸点开始循某一方向传导）和非热觉中的一种或一种以上感觉时，即为发生腧穴热敏化现象，该探查穴点为热敏化腧穴。重复上述步骤，直至所有的热敏化穴被探查出。

2. 分组与对照

本临床研究共纳入合格受试者72例。其中试验组、对照组分别完成36例。A组为个体化的消敏饱和灸量治疗组，B组为传统灸量对照组。

选择上述热敏化强度最强的穴位实施艾条温和悬灸，A组每次施灸时间以该穴热敏灸感消失为度（上限60分钟，下限30分钟），B组选择传统灸量，每日2次，每次15分钟，共治疗5天，第6天开始每日1次，连续治疗25次，共治疗35次（共30天），治疗前、治疗结束后及6个月后进行疗效评价。

两组患者均嘱避风寒，调情志，清淡饮食。在本研究观察期内不允许加用其他治疗本病的相关药物及治疗方法。由于病情需要，如有其他用药情况，应如实记录。如患者在治疗期间病情加重，或发生其他病症，或失访，则退出观察组，放弃本治疗方法，改用相应综合治疗。

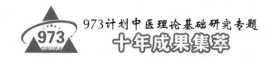

3. 观察指标与观察周期与时点

参照《中药新药临床研究指导原则》（2002），按疼痛、活动与疼痛的关系、功能障碍相关的特殊检查分项就其程度进行评分。轻度膝骨性关节炎者积分值＜5分；中度膝骨性关节炎者积分值为5～9分；重度膝骨性关节炎者积分值＞9分。本课题所选病例均满足治疗前临床症状评分积分值≥5。

参照《中药新药临床研究指导原则》（2002），临床控制为症状消失，功能活动正常，临床症状评分减少≥95%；显效为症状基本消失，关节功能基本正常，能参加正常活动和工作，临床症状评分减少≥70%，＜95%；有效为疼痛基本消失，关节屈伸活动基本正常，参加活动或工作能力有改善，临床症状评分减少≥30%，＜70%；无效为未达到有效标准，临床症状评分减少不足30%。

观察周期为30天，随访观察6个月。观察时点分别为治疗前、治疗结束后即刻、治疗结束后6个月。

（二）适应证

膝骨性关节炎合并膝关节肿大，浮髌试验阴性。

（三）科学证据

1. 研究数据

（1）膝关节GPCRND-KOA评分量表总分：治疗前试验组积分11.22±3.1，对照组积分10.14±3.0；治疗30天，即结束后试验组积分5.6±1.9，对照组积分8.3±2.0，两组比较有非常显著性差异（$P<0.05$）。随访6个月后，试验组积分3.5±1.3，对照组积分5.1±1.4，两组比较有非常显著性差异（$P<0.01$）。结果表明选取个体化消敏灸量治疗膝关节骨性关节炎（肿胀型）优于传统固定灸量。如图8-131。

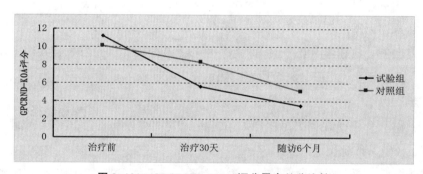

图8-131 GPCRND-KOA评分量表总分比较

（2）膝关节周径比较：治疗前试验组周径（39.32±3.4）cm，对照组周径（39.01±2.4）cm；治疗30天，即结束后试验组周径（36.21±3.4）cm，对照组周径（38.02±2.7）cm，两组比较有显著性差异（$P<0.05$）。随访6个月后，试验组周径（35.81±3.6）cm，对照组周径（37.92±2.7）cm，两组比较有显著性差异（$P<0.05$）。结果表明选取个体化消敏灸量对骨性膝关节肿胀的改善作用优于传统固定灸量。如图8-132。

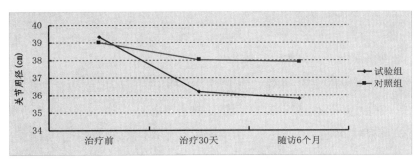

图 8-132　两组间膝关节周径比较

（3）治疗结束后两组间临床整体疗效比较：治疗结束后，试验组治愈 18 例、显效 20 例，有效 30 例，无效 4 例；对照组治愈 9 例、显效 12 例，有效 46 例，无效 5 例；两组比较有显著性差异（$P < 0.05$）。两组愈显率比较，试验组为 52.78%，对照组为 29.16%，经统计具有显著性差异（$P < 0.05$）。结果表明选取个体化消敏灸量对骨性膝关节炎（肿胀期）的临床整体疗效优于传统固定灸量。

（4）膝关节 GPCRND-KOA 各因子评分比较：膝关节 GPCRND-KOA 包括六大方面，分别是夜间卧床休息时疼痛或不适、晨僵或起床后疼痛加重、行走时疼痛或不适、从坐位站立、最大行走距离、日常活动等。

在夜间卧床休息时疼痛或不适方面，治疗前试验组积分 1.33 ± 0.6，对照组积分 1.25 ± 0.7；治疗 30 天，即结束后试验组积分 1.14 ± 0.4，对照组积分 1.23 ± 0.4，两组比较有显著性差异（$P < 0.05$）。随访 6 个月后，试验组积分 1.16 ± 0.3，对照组积分 1.20 ± 0.3，两组比较有非常显著性差异（$P < 0.01$）。结果表明个体化消敏灸量对骨性膝关节肿胀在夜间卧床休息时疼痛或不适的改善方面优于传统固定灸量。

在晨僵或起床后疼痛加重方面，治疗前试验组积分 0.97 ± 0.5，对照组积分 1.16 ± 0.5；治疗 30 天，即结束后试验组积分 0.46 ± 0.3，对照组积分 1.01 ± 0.3，两组比较有显著性差异（$P < 0.05$）。随访 6 个月后，试验组积分 0.50 ± 0.3，对照组积分 0.80 ± 0.3，两组比较有显著性差异（$P < 0.05$）。结果表明个体化消敏灸量对骨性膝关节肿胀晨僵或起床后疼痛加重的改善作用优于传统固定灸量。

在行走时疼痛或不适方面，治疗前试验组积分 1.67 ± 0.5，对照组积分 1.55 ± 0.6；治疗 30 天，即结束后试验组积分 0.78 ± 0.3，对照组积分 1.21 ± 0.3，两组比较有显著性差异（$P < 0.05$）。随访 6 个月后，试验组积分 0.80 ± 0.3，对照组积分 1.14 ± 0.2，两组比较有显著性差异（$P < 0.05$）。结果表明个体化消敏灸量对骨性膝关节肿胀行走时疼痛或不适的改善作用优于传统固定灸量。

在从坐位站立方面，治疗前试验组积分 0.64 ± 0.4，对照组积分 0.58 ± 0.5；治疗 30 天，即结束后试验组积分 0.33 ± 0.2，对照组积分 0.45 ± 0.2，两组比较有显著性差异（$P < 0.05$）。随访 6 个月后，试验组积分 0.34 ± 0.2，对照组积分 0.52 ± 0.2，两组比较有显著性差异（$P < 0.05$）。结果表明个体化消敏灸量对骨性膝关节肿胀从坐位站立的改善作用优于传统固定灸量。

在最大行走距离方面，治疗前试验组积分 2.16 ± 0.9，对照组积分 1.96 ± 0.8；治疗 30 天，即结束

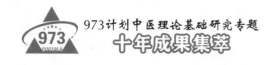

后试验组积分 0.78±0.4，对照组积分 1.32±0.4，两组比较有显著性差异（$P < 0.05$）。随访 6 个月后，试验组积分 0.81±0.3，对照组积分 1.22±0.3，两组比较有显著性差异（$P < 0.05$）。结果表明个体化消敏灸量对骨性膝关节肿胀最大行走距离的改善作用优于传统固定灸量。

在日常活动方面，治疗前试验组积分 6.08±2.5，对照组积分 6.14±1.3，治疗 30 天，即结束后试验组积分 4.01±2.2，对照组积分 4.58±2.2，两组比较有显著性差异（$P < 0.05$）。随访 6 个月后，试验组积分 3.68±2.0，对照组积分 4.22±2.0，两组比较有显著性差异（$P < 0.05$）。结果表明个体化消敏灸量对骨性膝关节肿胀日常活动的改善作用优于传统固定灸量。

2. 研究结论

试验组的 GPCRND-KOA 评分、关节周径、临床整体疗效优于对照组，而且每个因子，如日常活动、行走时疼痛或不适、晨僵或起床后疼痛加重、夜间卧床休息时疼痛或不适均表现出疗效优势。因此，个体化消敏灸量对膝骨性关节炎（肿胀期）改善优于传统固定灸量。

（四）应用情况

热敏灸治疗膝关节骨性关节炎技术已在江西中医药大学附属医院、广东省中西医结合医院、陕西省中医医院、柳州市中医医院等全国 100 余家医院临床应用 10 年，治疗患者 11250 例，反馈证明该项技术无痛苦、无损伤、疗效显著，能够进社区、进家庭，有助于缓解老百姓看病难、看病贵的难题，社会效益重大。该技术于 2014 年被列入江西省《关于促进健康服务业发展的实施意见》。由于本项技术的成熟应用，热敏灸治疗膝关节骨性关节炎技术成为全球首家热敏灸医院和热敏灸医疗联盟的特色技术。2015 年本技术应邀在中央电视台国际频道《中华医药》栏目中向全世界传播，获得巨大反响。本项成果的科学性和原创性已通过江西省科技厅科技成果鉴定，达到国际领先水平，2016 年获得江西省科技进步二等奖。2019 年在江西省中医院建立了热敏灸治疗膝关节病专科，国内外患者纷纷前来就医。

下一步即将开展热敏灸对重度膝关节骨性关节炎患者减少膝关节置换率国际协同研究，取得高级别临床证据。

二十、热敏灸治疗腰椎间盘突出症

【摘要】热敏灸治疗腰椎间盘突出症急性期，探查热敏化穴位，选取个体化消敏灸量，对腰椎间盘突出症（急性期）改善优于传统固定灸量。

【来源】项目十三：灸法作用的基本原理与应用规律研究（2009）；项目三十四：基于临床的灸法作用机理研究（2015）

（一）技术方案

1. 热敏化腧穴的探查

环境：检测室保持安静，室内温度保持在 24 ～ 30℃。

体位：选择舒适、充分暴露病位的体位。

探查工具：直径 22mm× 长度 160mm 特制精艾绒艾条。

探查方法：选择俯卧或侧卧体位，充分暴露腰部，用点燃的艾条在患者双侧大肠俞与腰俞构成的三角区域，距离皮肤 3cm 左右施行温和灸，当患者感受到艾热发生透热（艾热从施灸部位皮肤表面直接向深部组织穿透）、扩热（以施灸点为中心向周围扩散）、传热（灸热从施灸点开始循某一方向传导）和非热觉中的一种或一种以上感觉时，即为发生腧穴热敏化现象，该探察穴点为热敏化腧穴。重复上述步骤，直至所有的热敏化腧穴被探查出。

2. 分组与对照

本临床研究共纳入合格受试者 96 例。A 组为个体化的消敏饱和灸量治疗组，B 组为传统灸量对照组，A、B 组分别完成 48 例。

选择热敏化强度最强的穴位实施艾条温和悬灸，每日 2 次，A 组每次艾灸时间以热敏灸感消失为度（上限 60 分钟，下限 30 分钟），B 组选择传统灸量，共治疗 4 天，第 5 天开始每日 1 次，连续治疗 10 次，共治疗 18 次（共 14 天），前 7 天为一个疗程，后 7 天为一个疗程，第一个疗程结束后如痊愈可不进入第 2 个疗程。

（二）适应证

腰椎间盘突出症急性期。

（三）科学证据

1. 研究数据

（1）改良日本骨科学会腰痛 M-JOA 评分量表总分：治疗前试验组积分 16.1±4.7，对照组积分 16.5±4.8；治疗 7 天，即一疗程时，试验组积分 9.5±3.9，对照组积分 11.4±5.0，两组比较有非常显著性差异（$P < 0.01$）；治疗 14 天，即结束后试验组积分 6.6±4.8，对照组积分 9.0±4.7，两组比较有非常显著性差异（$P < 0.01$）。随访 6 个月后，试验组积分 4.4±3.1，对照组积分 6.8±3.1，两组比较有非常显著性差异（$P < 0.01$）。结果表明热敏灸治疗腰椎间盘突出症（急性期），采用个体化消敏灸量优于传统固定灸量。见图 8-133。

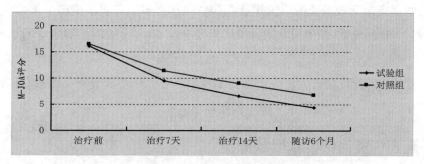

图 8-133　M-JOA 评分量表总分比较

（2）治疗结束后两组间临床整体疗效比较：治疗结束后，试验组治愈 36 例、显效 34 例，有效 24 例，无效 2 例；对照组治愈 19 例、显效 17 例，有效 55 例，无效 5 例，两组比较有非常显著性差异

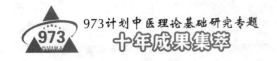

（$P < 0.01$）。两组愈显率比较，试验组为72.91%，对照组为37.50%，经统计具有非常显著性差异（$P < 0.01$）。结果表明热敏灸治疗腰椎间盘突出症（急性期），采用个体化消敏灸量优于传统固定灸量。见图8-134。

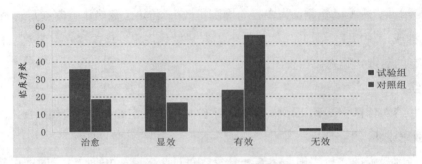

图8-134　两组临床整体疗效比较

2. 研究结论

试验组的M-JOA评分、临床整体疗效优于对照组，特别是体现在工作能力、行走距离或时间、弯腰及提重物、放射痛、椎旁压痛、肌力等方面。因此，选取个体化消敏灸量对腰椎间盘突出症（急性期）改善优于传统固定灸量。

（四）应用情况

热敏灸治疗腰椎间盘突出症技术在江西中医药大学附属医院及全国120余家医院临床应用12年，已治疗患者10998余例，反馈证明该项技术无痛苦、无损伤、疗效显著。由于本项技术的成熟应用，热敏灸治疗腰椎间盘突出症技术成为全球首家热敏灸医院和热敏灸医疗联盟的特色技术。2017年在山东省峡山区太保庄建立了首个热敏灸小镇，2018年在江西高阜镇也建立了热敏灸小镇，同年江西丰城市启动全民热敏灸推广工作。目前，在国内已建立5个热敏灸小镇，热敏灸治疗腰椎间盘突出症技术作为小镇推广的特色技术走进患者家庭，有效促进了慢病康复，提高了患者生活质量，打造了全民健康中医新模式。《中国中医药报》两次头版头条报道了热敏灸小镇建设成果。山东省相关报纸刊登了专题文章《热敏灸小镇：探索构建全民健康新模式》《热敏灸小镇居民走上健身防病大道》等。2019年热敏灸治疗腰椎间盘突出症技术及推广应用获江西省科技进步二等奖。美国、加拿大、日本、法国、澳大利亚、新西兰、新加坡20多个国家的针灸医生及全国50多个医院的医生学习了该项技术，社会效益重大。

下一步将研发热敏灸治疗腰椎间盘突出症技术特色产品，结合热敏灸小镇建设经验，作为居家灸的模式进入千家万户，为全国提供健康中国中医新样板。

二十一、隔药饼灸治疗桥本甲状腺炎

【摘要】 隔药饼灸治疗桥本甲状腺炎（HT），对改善HT患者的中医证候评分，尤其是HT伴甲减患者的中医证候评分，降低HT患者及HT伴甲减患者血清甲状腺自身抗体TPOAb、TGAb浓度，有较好的疗效。

【来源】项目三十四：基于临床的灸法作用机理研究（2015）——艾灸效应的启动机制及其内源性调节作用的机理研究

（一）技术方案

隔药饼灸天突、膻中、中脘、关元或大椎、肾俞（双）、命门，每次治疗取 1 组穴位，两组穴位交替，轮流施灸。每次每穴灸 2 壮，每次治疗 30 分组，每周 3 次，共治疗 12 周。

（二）适应证

桥本甲状腺炎。

（三）科学证据

1. 研究设计方案

采用多中心、随机、对照的临床研究方法，按照诊断标准、纳入标准、排除标准、剔除 / 脱落标准，共有 108 例桥本甲状腺炎患者纳入本次研究，随机分为隔药饼灸组、对照组各 54 例。隔药饼灸天突、膻中、中脘、关元或大椎、肾俞（双）、命门，每次治疗取 1 组穴位，两组穴位交替，轮流施灸。每次每穴灸 2 壮，每次治疗 30 分组，每周 3 次，共治疗 12 周。分别于 0 周、6 周、12 周对患者进行中医证候评分量表评估，并分别于 0 周、12 周检测血清抗甲状腺球蛋白抗体（TGAb）、甲状腺过氧化物酶抗体（TPOAb）的变化，进行疗效评价。

2. 研究数据

（1）中医证候疗效：由图 8-135 可见，隔药饼灸组治愈、显效、有效、无效的比例分别为 6.0%、8.0%、44.0% 和 42.0%，总有效率 58%，疗效优于对照组，差异有统计学意义（$P < 0.05$）。

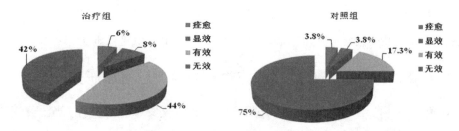

图 8-134　两组患者疗效分布图

（2）甲状腺自身抗体：两组治疗前 TPOAb、TGAb 浓度比较差异无统计学意义，组间均衡，具有可比性。与治疗前比，隔药饼灸组所有 HT 患者、甲功正常及甲功减退的 HT 患者治疗后的 TPOAb、TGAb 均降低，差异有统计学意义（$P < 0.05$ 或 $P < 0.01$），而对照组所有 HT 患者、甲功正常及甲功减退的 HT 患者治疗后的 TPOAb 浓度均无明显变化（$P > 0.05$）。与对照组比，隔药饼灸组所有 HT 患者及甲功减退的 HT 患者治疗后的 TPOAb 浓度变化有统计学意义（$P < 0.01$），而所有 HT 患者、甲功正常及甲功减退的治疗组 HT 患者治疗前后的 TGAb 浓度变化均有统计学意义（$P < 0.01$）。见图 8-135。

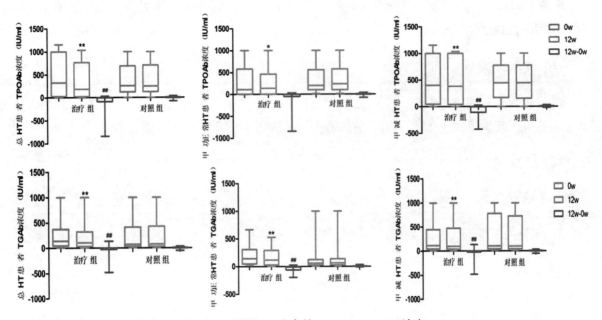

图 8-135　两组 HT 患者的 TPOAb、TGAb 浓度
注：与同组治疗前比较，*P < 0.05，**P < 0.01；与对照组比较，##P < 0.01。

（四）应用情况

本研究结果表明了隔药饼灸治疗桥本甲状腺炎疗效肯定，可有效改善 HT 患者的中医证候评分，尤其是 HT 伴甲减患者的中医证候评分，降低 HT 患者及 HT 伴甲减患者血清甲状腺自身抗体 TPOAb、TGAb 浓度。

隔药饼灸治疗桥本甲状腺炎技术，在上海市中西医结合医院、湖南中医药大学附属第二中西医结合医院、吉林省中医药科学院第一临床医院、四川省中西医结合医院等进行推广应用。

隔药饼灸治疗桥本甲状腺炎等研究成果，荣获 2017 年度上海市科技进步一等奖。

二十二、针灸治疗克罗恩病的临床疗效及中枢响应机制研究

【摘要】针灸（隔药灸结合针刺）疗法是治疗轻、中度克罗恩病的一种安全、有效的治疗方法。针灸疗法能有效改善克罗恩病患者临床常见主症，且对腹痛（程度、频次、时间）、腹泻（性状、频度）、神疲乏力和食少纳差的改善效果显著优于安慰针灸。隔药灸和电针疗法可调控缓解期克罗恩病患者静息状态下异常的脑功能活动。皮层和皮层下脑区间耦联增强是艾灸和电针疗法治疗缓解期克罗恩病患者中枢响应特征的"共性"。同时发现以稳态传入处理网络为主的全脑调控是电针疗法治疗缓解期克罗恩病患者中枢响应特征的"个性"，以默认模式网络为主的全脑调控是艾灸疗法治疗缓解期克罗恩病患者中枢响应特征的"个性"，为《灵枢·官能》篇中"针所不为，灸之所宜"的经典理论提供科学依据。

【成果来源】项目三十四：基于临床的灸法作用机理研究（2015）——艾灸效应的启动机制及其内源性调节作用的机理研究

（一）技术方案

1.采用随机、对照、盲法的临床研究方法，按照诊断标准、纳入标准、排除标准、剔除 / 脱落标准，共有 102 例克罗恩病患者纳入本次研究，随机分为针灸组和假针灸组各 51 例。隔药灸天枢、气海、中脘；针刺足三里、上巨虚、公孙、三阴交、太溪、太冲。隔药灸每次每穴灸 2 壮。针刺得气后留针 30 分钟，行平补平泻法。每周 3 次，共治疗 12 周。分别于 0 周、12 周对患者进行中医证候评分的评估，进行疗效评价。

2.采用随机、对照的临床研究方法，按照诊断标准、纳入标准、排除标准、剔除 / 脱落标准，共有 61 例克罗恩病患者纳入本次研究，随机分为隔药灸组 31 例和电针组 30 例。隔药灸和电针均选取天枢、气海、中脘，隔药灸每次每穴灸 2 壮。电针疏密波刺激，频率 2/100Hz，电流强度 1 ～ 2mA，留针 30 分钟。每周 3 次，共治疗 12 周。分别于 0 周、12 周对患者进行克罗恩病活动指数、生活质量的评估以及脑功能磁共振检测，比较两种疗法的临床疗效以及对脑功能活动调节的差异。

（二）适应证

针灸疗法：克罗恩病（轻中度活动期）。

隔药灸或电针：克罗恩病（缓解期）。

（三）科学证据

1. 研究数据

（1）针灸治疗活动期克罗恩病患者临床症状的疗效观察

①两组治疗前后腹痛症状比较：两组治疗前腹痛积分（程度、频度、时间）基线比较，差异均无统计学意义（均 $P > 0.05$），组间均衡可比；治疗组腹痛程度、频度、时间积分治疗前后组内比较，差异均有统计学意义（均 $P < 0.01$），对照组腹痛程度、频度、时间积分治疗前后组内比较，差异均有统计学意义（$P < 0.01$，$P < 0.05$）；两组患者腹痛程度、频度、时间积分组间比较，差异均有统计学意义（均 $P < 0.01$），提示两组均可有效改善患者腹痛程度、频度和时间，且治疗组的改善效果均显著优于对照组。见表 8-45。

表 8-45　两组克罗恩病患者治疗前后腹痛症状积分比较（M，P25 ～ P75）

腹痛	组别	n	治疗前	治疗后	治疗后 - 治疗前
程度	治疗组	48	2.0（1.0, 2.0）	0.0（0.0, 1.0）[2]	-1.0（-1.0, -1.0）[3]
	对照组	47	1.0（1.0, 2.0）	1.0（1.0, 1.0）[2]	0.0（-1.0, 0.0）
频度	治疗组	48	3.0（3.0, 3.0）	0.0（0.0, 2.0）[2]	-2.0（-3.0, -0.25）[3]
	对照组	47	3.0（2.0, 3.0）	2.0（1.0, 3.0）[2]	0.0（-1.0, 0.0）
时间	治疗组	48	1.0（1.0, 2.0）	0.0（0.0, 1.0）[2]	-1.0（-2.0, 0.0）[3]
	对照组	47	1.0（1.0, 2.0）	1.0（1.0, 1.0）[1]	0.0（-1.0, 0.0）

注：与本组治疗前比较，[1] $P < 0.05$；[2] $P < 0.01$；与对照组变化量（治疗后 - 治疗前）比较，[3] $P < 0.01$。

②两组治疗前后腹泻症状比较：两组治疗前腹泻积分（次数、性状、频度）基线比较，差异均无统计学意义（均 $P > 0.05$），组间均衡可比；治疗组腹泻次数、性状、频度积分治疗前后组内比较，差异均有统计学意义（均 $P < 0.01$），对照组腹泻次数、性状、频度积分治疗前后组内比较，差异均有统计学意义（$P < 0.01$，$P < 0.05$）；两组腹泻性状、频度积分组间比较，差异均有统计学意义（均 $P < 0.01$）；两组腹泻次数积分组间比较，差异无统计学意义（$P > 0.05$），提示两组均可有效改善患者腹泻程度、频度和时间，且治疗组在改善腹泻性状和频度上显著优于对照组，而对腹泻次数的改善上两者相当。见表8-46。

表8-46　两组克罗恩病患者治疗前后腹泻症状积分比较（M，P25 ~ P75）

腹泻	组别	n	治疗前	治疗后	治疗后 – 治疗前
次数	治疗组	48	1.0（0.0, 1.0）	0.0（0.0, 1.0）[2]	0.0（–1.0, 0.0）
	对照组	47	1.0（0.0, 1.0）	0.0（0.0, 1.0）[2]	0.0（–1.0, 0.0）
性状	治疗组	48	2.0（1.0, 2.0）	0.0（0.0, 1.0）[2]	–1.0（–1.75, 0.0）[3]
	对照组	47	1.0（1.0, 2.0）	1.0（1.0, 1.0）[2]	0.0（–1.0, 0.0）
频度	治疗组	48	3.0（3.0, 3.0）	0.0（0.0, 2.75）[2]	–1.0（–3.0, 0.0）[3]
	对照组	47	3.0（3.0, 3.0）	3.0（0.0, 3.0）[1]	0.0（0.0, 0.0）

注：与本组治疗前比较，[1] $P < 0.05$，[2] $P < 0.01$；与对照组变化量（治疗后 – 治疗前）比较，[3] $P < 0.01$。

③两组治疗前后其他症状比较：两组治疗前其他症状（神疲乏力、食少纳差、肠鸣矢气、形寒肢冷、腰膝酸软和里急后重）积分基线比较，差异均无统计学意义（均 $P > 0.05$），组间均衡可比；治疗组其他症状（神疲乏力、食少纳差、肠鸣矢气、形寒肢冷、腰膝酸软和里急后重）积分治疗前后组内比较，差异均有统计学意义（均 $P < 0.01$），对照组其他症状（神疲乏力、食少纳差、肠鸣矢气、形寒肢冷、腰膝酸软和里急后重）积分治疗前后组内比较，差异均有统计学意义（均 $P < 0.01$）；两组患者神疲乏力和食少纳差积分组间比较，差异均有统计学意义（均 $P < 0.01$）；两组患者肠鸣矢气、形寒肢冷、腰膝酸软和里急后重积分组间比较，差异均无统计学意义（均 $P > 0.05$），提示两组均可有效改善患者神疲乏力、食少纳差、肠鸣矢气、形寒肢冷、腰膝酸软和里急后重症状，且治疗组在改善神疲乏力和食少纳差上均显著优于对照组，而对于其他症状的改善两者相当。见表8-47。

表8-47　其他症状积分比较（M，P25 ~ P75）

症状	组别	n	治疗前	治疗后	治疗后 – 治疗前
神疲乏力	治疗组	48	1.0（1.0, 2.0）	0.0（0.0, 1.0）[1]	–1.0（–1.0, 0.0）[2]
	对照组	47	1.0（1.0, 1.0）	1.0（0.0, 1.0）[1]	0.0（0.0, 0.0）
食少纳差	治疗组	48	1.0（0.0, 2.0）	0.0（0.0, 1.0）[1]	0.0（–1.0, 0.0）[2]
	对照组	47	1.0（0.0, 2.0）	1.0（0.0, 1.0）[1]	0.0（0.0, 0.0）
肠鸣矢气	治疗组	48	1.0（1.0, 2.0）	1.0（0.0, 1.0）[1]	–1.0（–1.0, 0.0）
	对照组	47	1.0（1.0, 2.0）	1.0（0.0, 1.0）[1]	–1.0（–1.0, 0.0）
形寒肢冷	治疗组	48	2.0（0.25, 2.0）	0.0（0.0, 1.0）[1]	–1.0（–1.0, 0.0）
	对照组	47	1.0（0.0, 2.0）	1.0（0.0, 1.0）[1]	–1.0（–1.0, 0.0）

续表

症状	组别	n	治疗前	治疗后	治疗后 − 治疗前
腰膝酸软	治疗组	48	0.0（0.0，1.0）	0.0（0.0，1.0）[1]	0.0（−1.0，0.0）
	对照组	47	0.0（0.0，1.0）	0.0（0.0，1.0）[1]	0.0（0.0，0.0）
里急后重	治疗组	48	0.0（0.0，1.0）	0.0（0.0，0.0）[1]	0.0（−1.0，0.0）
	对照组	47	0.0（0.0，1.0）	0.0（0.0，0.0）[1)]	0.0（−1.0，0.0）

注：与本组治疗前比较，[1]$P < 0.01$；与对照组变化量（治疗后 − 治疗前）比较，[2]$P < 0.01$。

（2）缓解期克罗恩病患者和健康受试者脑功能活动的差异

①静息态脑功能 ReHo 值变化的区域：将性别、年龄和体重作为协变量进行统计分析后显示，与健康受试者相比，克罗恩病患者脑静息态 ReHo 值在双侧 ACC、额上回内侧、额中回、上颞极、楔前叶、右侧额上回、颞下回、角回、左侧颞中回、上顶叶和枕中回部显著增加（$P < 0.05$，FDR 校正）；与健康受试者相比，双侧丘脑、脑岛、MCC、舌回、小脑、左侧海马回、SMA、中央后回、额下回岛盖部、右侧杏仁核和颞上回，以及 PAG 和脑干的 ReHo 值显著降低（$P < 0.05$，FDR 校正）。见图 8-136。

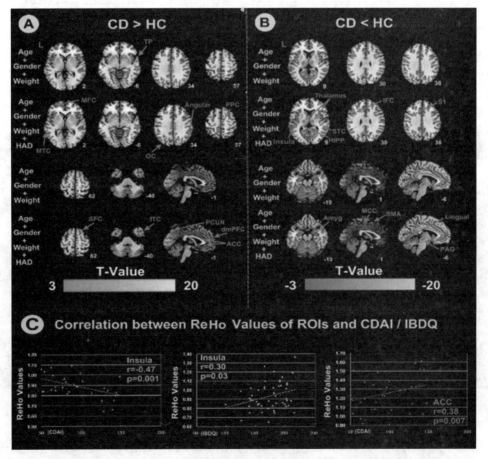

图 8-136　克罗恩病患者与健康受试者相比静息态脑功能 ReHo 值异常的区域

② CD 患者静息态异常脑功能 ReHo 值与病情资料的相关性分析：将具有显著性差异脑区的 ReHo 值（性别、年龄、体重、焦虑和抑郁因素作为协变量）与 CDAI 和 IBDQ 评分进行相关性分析，结果显示右侧 ACC 的 ReHo 值与 CDAI 评分呈显著正相关（$P < 0.001$，Bonferroni 校正）；右侧脑岛的 ReHo 值与 CDAI 评分呈显著负相关（$P < 0.001$，Bonferroni 校正），与 IBDQ 评分呈显著正相关（$P < 0.05$，Bonferroni 校正）。

（3）隔药灸和电针调控缓解期克罗恩病患者脑功能活动的差异

① 隔药灸调控克罗恩病患者静息态脑功能 ReHo 值变化的区域：ReHo 值显著增加的脑区有双侧 MCC、苍白球、壳核、额下回、SMA、枕叶、小脑、脑干、左侧 PCC、海马旁回、旁中央小叶、角回和梭状回、右侧脑岛、中央前回、中央后回（$P < 0.05$，FDR 校正）；ReHo 值显著降低的脑区有双侧颞中回、舌回、左侧额上回内侧、颞下回、颞极、右侧眶额回、额中回和尾状核（$P < 0.05$，FDR 校正）。

② 电针调控 CD 患者静息态脑功能 ReHo 值变化的区域：ReHo 值显著增加的脑区有双侧 MCC、丘脑、海马回、额下回、中央前回、旁中央小叶、颞上回、左侧旁海马、苍白球、小脑、右侧脑岛、壳核、中央后回、SMA、舌回以及脑干（$P < 0.05$，FDR 校正）；ReHo 值显著降低的脑区有双侧 ACC、眶额回、颞下回、颞极和枕叶、左侧上顶叶、角回和楔叶、右侧的额中回和尾状核（$P < 0.05$，FDR 校正）。

（4）隔药灸和电针调控克罗恩病患者静息态响应脑区的 ReHo 值与疗效的相关性分析

① 隔药灸和电针调控的"共同响应脑区"：有左侧 MCC、上颞极、右侧中央前回、中央后回、SMA 和额中回。见图 8-137。

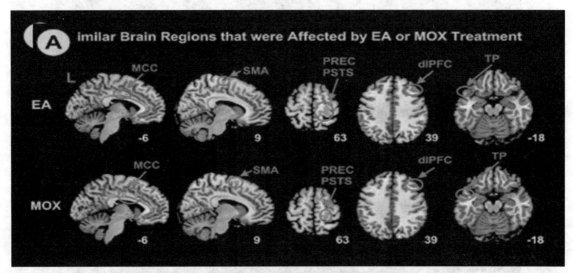

图 8-137　隔药灸和电针调控的"共同响应脑区"

② 隔药灸和电针调控的"差异响应脑区"：电针调控的脑区有双侧丘脑、左侧海马回、右侧脑岛和 ACC。隔药灸调控的脑区有左侧额上回内侧及后扣带回。见图 8-138。

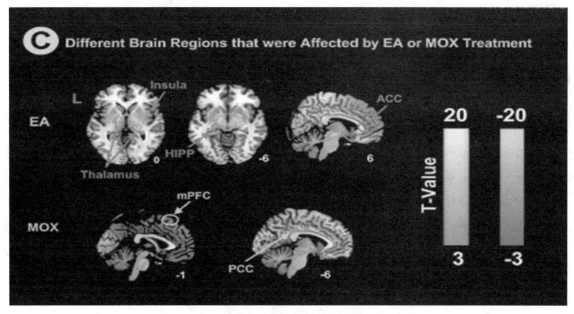

图 8-138　隔药灸和电针调控的"差异响应脑区"

2. 研究结论

隔药灸结合针刺疗法是治疗轻、中度克罗恩病的一种安全、有效的治疗方法，能有效改善克罗恩病患者临床常见主症，且对腹痛（程度、频次、时间）、腹泻（性状、频度）、神疲乏力和食少纳差的改善效果显著。

（四）应用情况

隔药灸结合针刺治疗克罗恩病特色技术已在临床应用多年，该项技术疗效可靠、安全无毒副作用、应用简便，本研究结果作为成果之一获 2013 年度国家科技进步奖二等奖、2019 年度中医药国际贡献奖科技进步奖二等奖等。2018 年隔药饼灸技术操作标准列为中华中医药学会团体标准。

二十三、针刺天枢穴对功能性肠病的双向调节效应

【摘要】临床上天枢具有治疗以小肠运动加快的功能性腹泻和结肠传输减慢的功能性便秘功效，表现出天枢穴的双向治疗效应。动物实验表明针刺单元穴天枢可以减少空肠运动幅值，抑制肠运动，增加直结肠运动幅值，促进直结肠运动。多中心 RCT 研究显示针刺天枢治疗功能性便秘有效，是相对特异性治疗效应，而非单纯安慰效应。Meta 分析结果显示针刺天枢治疗慢性腹泻可能有效，有一定相对特异性。

【成果来源】项目十九：针刺对功能性肠病的双向调节效应及其机制（2011）

（一）技术方案

天枢穴是临床常用穴位，属于足阳明胃经，是手阳明大肠经募穴，位于腹部，横平脐中，前正中线旁开 2 寸，腹直肌及腹直肌鞘处。穴内包括第 10 肋间动、静脉分支及腹壁下动、静脉分支，第 10

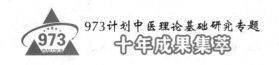

肋间神经分支，深部为小肠。临床应用于治疗肠胃疾病。操作方法为直刺1～1.5寸。

（二）适应证

天枢穴常用于主治胃肠病证，月经不调、痛经等妇科疾患。

（三）科学证据

现有科学证据初步明确针刺天枢单穴既可治疗功能性便秘，也可治疗功能性腹泻，即针刺天枢单穴对功能性肠病有双向调节的治疗效应。

1. 针刺天枢穴改善功能性便秘

（1）研究设计：采用多中心RCT设计，5个研究中心共纳入样本460例。以结肠转运时是否延长分为正常型和延长型两层，每层随机分为个体化深刺天枢组、浅刺天枢组和阳性药物组（2:1:1）。以患者周自主排便次数较基线变化值和4次/周及以上自主排便次数的实际病例数作为主要结局指标，患者排便相关症状、便秘评分量表等为次要结局指标进行近期和远期随访疗效评价，同时对其安全性进行评价。

（2）研究数据

①深刺与浅刺间各时点上没有显著统计差异；深刺与药物组在治疗后4周、治疗后12周、治疗后6个月上有显著统计差异。深刺组的排便次数高于药物组；浅刺与药物组在治疗后4周、治疗12周上有显著统计学差异。浅刺组的排便次数高于药物组。

②个体化深刺天枢组能改善功能性便秘患者的排便费力程度等相关症状，治疗28天与治疗前基线比较，三组经统计学处理均有显著差异（$P < 0.01$）；个体化深刺天枢组疗效优于阳性药物组（$P < 0.05$）；便秘评分量表研究结果显示治疗28天与治疗前基线比较，三组经统计学处理均有显著差异（$P < 0.01$）；个体化深刺组疗效明显优于浅刺组和阳性药物组（$P < 0.05$，< 0.01）。

③本临床试验发生不良反应的例数为6例（1.39%），410例（98.61%）无任何不良反应。

（3）研究结果：针刺天枢治疗功能性便秘有效，是相对特异性治疗效应，而非单纯安慰效应。

2. 针刺天枢穴改善慢性腹泻

（1）研究设计：检索PUBMED、EMBASE、Cochrane Library、日本国立情报研究所（CiNii）、中国生物医学文献数据库（CBM）、CNKI、WanFang数据库截止2014年12月的针灸天枢穴治疗慢性腹泻的随机对照试验，并对纳入的试验进行Meta分析，包括4篇文献，共403例病例被纳入。

（2）研究数据

①总体疗效评价：电针天枢穴与非经非穴点对于患者总体疗效的比较，包含2篇研究，采用固定效应模型分析RR=1.80（95%CI：1.51，2.13）

②电针天枢穴与大横穴对于患者总体疗效的比较，包含1篇研究，采用固定效应模型分析RR=1.18（95%CI：1.01，1.39）。

针刺天枢穴与足三里穴对于患者总体疗效的比较，包含1篇研究，采用固定效应模型分析RR=1.08（95%CI：0.91，1.28）。

③症状评价：电针天枢穴与大横穴对于腹泻频度改善的比较，包含 1 篇研究，采用固定效应模型分析 RR=1.52（95%CI：1.18，1.97）。

电针天枢穴与大横穴对于腹泻次数改善的比较，包含 1 篇研究，采用固定效应模型分析 RR=1.66（95%CI：1.15，2.41）。

电针天枢穴与大横穴对于粪便性状改善的比较，包含 1 篇研究，采用固定效应模型分析 RR=1.94（95%CI：0.88，4.30）。

（3）其他结局指标：如患者精神状态、疗效满意度、生活质量由于纳入的 4 篇研究都未测量，所以无法给予定性或定量的分析。

（4）不良反应：所有研究均未报告不良反应的发生。

（3）研究结果：结果显示针刺天枢治疗慢性腹泻可能有效，有一定相对特异性，但证据强度不高。

（四）应用情况

研究成果系统评价了针刺对功能性肠病（功能性便秘、肠易激综合征便秘型和功能性腹泻、肠易激综合征腹泻型）的双向调节效应及规律，同时也为针灸治疗功能性肠病有效性提供了更高级别的循证医学证据。

二十四、针刺治疗原发性失眠

【摘要】按经选穴针刺治疗原发性失眠，固定针刺百会，分别配伍手少阴心经（本经）穴神门、足太阴脾经（它经）穴三阴交、非经非穴设为 3 个组，观察针刺治疗对失眠患者的疗效差异，为针刺治疗失眠提供有效的腧穴配伍方案，以探讨按经选穴对腧穴配伍效应的影响。

【成果来源】项目三十一：腧穴配伍方案的优选及效应影响因素的研究（2014）——腧穴配伍效应的影响因素研究

（一）技术方案

选择神门 + 百会。每日针刺 1 次，均留针 30 分钟，留针过程分别于刺后 10 分钟、20 分钟、30 分钟各行针 1 分钟，5 次为一疗程，疗程间休息 2 天，共治疗 5 个疗程。

（二）适应证

原发性失眠。

（三）科学证据

1. 研究设计方案

采用随机、对照试验设计，按照样本量估算，共纳入 333 个病例，随机分为三组，即观察组：神门 + 百会；对照组 1：三阴交 + 百会；对照组 2：非经非穴点 + 百会，每组 111 例。每日针刺 1 次，均留针 30 分钟，留针过程分别于刺后 10 分钟、20 分钟、30 分钟各行针 1 分钟，5 次为一疗程，疗程间休息2天，共治疗5个疗程，疗程结束后第4周随访1次。记录三组患者治疗前后、随访期的PSQI总分、PSQI睡眠因子评分、SAS评分、SDS评分和大脑内神经递质相对功率分析，以PSQI总分、PSQI睡眠因子评分为主要疗效指标，阿森斯量表、闹超慢涨落图等为次要疗效指标。

2. 研究数据

（1）按经选穴针刺降低匹兹堡睡眠质量指数（PSQI）效果显著

评分标准:0～5分表示睡眠质量很好,6～10分表示睡眠质量还行,11～15分表示睡眠质量一般,16～21分表示睡眠质量很差。

基线期三组患者睡眠状况比较无统计学差异（P > 0.05）。

第六次评估（治疗结束后）、七次评估（随访结束后），评分显著降低，与治疗前比较，具有显著差异（P < 0.01）；组间比较，均具有显著差异（P < 0.01），说明针刺治疗后疗效确切，且组间的疗效差异存在。

组间比较结果显示，神门＋百会、三阴交＋百会两组第六次评估、第六次－基线的评分均较非经非穴＋百会显著降低。

比较，与神门＋百会比较，三阴交＋百会组第七次评估、第七次－基线的评分无明显变化，非经非穴＋百会组评分显著升高，三阴交＋百会、非经非穴＋百会之间无明显差异。说明经针刺治疗后神门＋百会、三阴交＋百会两组疗效相当，均较非经非穴＋百会组好，远期疗效神门＋百会组最好，三阴交＋百会组次之，均优于非经非穴＋百会组。见表8-48。

表8-48 按经选穴针刺对失眠患者匹兹堡睡眠质量指数的影响（PP）

指标	group1	group2	group3	统计量值	P值	检验方法
基线						
4.很差	34（32.69）	27（25.47）	27（24.77）	2.3383	0.3106	K-W检验
3.一般	70（67.31）	79（74.53）	81（74.31）			
2.还行	0（0）	0（0）	1（0.92）			
合计（缺失）	104	106	109			
第六次评估						
4.很差	1（0.96）	2（1.89）	12（11.01）	13.9828	0.0009	K-W检验
3.一般	78（75）	83（78.3）	85（77.98）			
2.还行	25（24.04）	21（19.81）	12（11.01）			
合计（缺失）	104	106	109			
第六次基线						
-2	5（4.81）	3（2.83）	0（0）	17.2415	0.0002	K-W检验
-1	48（46.15）	41（38.68）	27（24.77）			
0	51（49.04）	61（57.55）	81（74.31）			
1	0（0）	1（0.94）	1（0.92）			
合计	104	106	109			
S,P	-716,0.000000	-496,0.000000	-189,0.000000			

续表

指标	group1	group2	group3	统计量值	P 值	检验方法
第七次评估						
4. 很差	4（3.85）	6（5.66）	17（15.6）	9.4127	0.009	K-W 检验
3. 一般	84（80.77）	84（79.25）	82（75.23）			
2. 还行	16（15.38）	16（15.09）	10（9.17）			
合计（缺失）	104	106	109			
第七次 - 基线						
-2	2（1.92）	3（2.83）	1（0.92）	14.5215	0.0007	K-W 检验
-1	44（42.31）	33（31.13）	20（18.35）			
0	56（53.85）	68（64.15）	85（77.98）			
1	2（1.92）	2（1.89）	3（2.75）			
合计	104	106	109			
S,P	-541,0.000000	-335,0.000000	-114,0.000018			

（2）按经选穴针刺治疗原发性失眠降低阿森斯失眠量表（AIS）评分效果显著：经治疗后，各组患者 AIS 评分较治疗明显降低（$P < 0.01$）。比较，神门 + 百会组治疗后（第六次）- 基线较非经非穴 + 百会组评分明显减少（$P < 0.05$）；说明神门 + 百会组疗效优于非经非穴 + 百会组。见图 8-139。

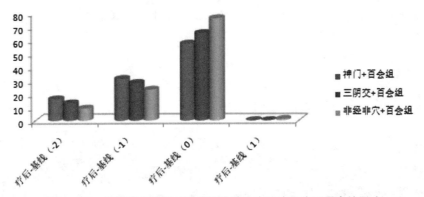

图 8-139　按经选穴针刺对原发性失眠患者阿森斯失眠量表的影响

（3）按经选穴针刺治疗原发性失眠患者大脑神经递质相对功率分析（脑超慢降落图，ET），治疗前后差异无显著性，组间无显著差异。

患者脑电超慢涨落图可对原发性失眠患者大脑神经递质（GABA、5-HT、Ach、NE、DA）进行相对功率分析，三组治疗前后及组间比较均无差异；治疗后 - 基线、随访 - 基线组间比较均无差异。

3. 研究结果

（1）针刺是治疗原发性失眠的有效方法。

（2）匹兹堡睡眠质量指数评分：患者自觉失眠症状较治疗前明显减轻，评分均较前明显减少（$P < 0.01$），神门 + 百会组、三阴交 + 百会组改善失眠症状疗效相当，均较非经非穴 + 百会组好；远期疗效神门 + 百会组显著，三阴交 + 百会组次之，均优于非经非穴 + 百会组。

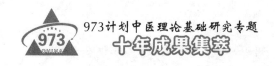
（3）阿森斯量表方面，各组患者 AIS 评分较治疗前明显降低，差异具有显著性（$P < 0.01$），神门＋百会组降低分数明显多于非经非穴＋百会组（$P < 0.05$）。

（4）在大脑神经递质相对功率分析方面三组治疗前后疗效无明显差异，且组间无明显效应差异。

（四）应用价值

腧穴配伍理论是针灸学的核心理论之一，腧穴配伍的效应机制是针灸学急待解决的重大科学问题。研究回答了"腧穴配伍是否优于单穴""腧穴配伍的关键影响因素""腧穴配伍增效的机制"等关键科学问题，明确了腧穴配伍优于单穴，为广大临床医生诊治疾病提供了参考依据，对于推进针灸选穴配伍规律化，提高临床疗效起到了重大的推进作用，成果应用到全国相关中医药院校的科研、教学实践中，并为临床医生的选穴配伍提供了可靠的依据。

二十五、针刺治疗胃轻瘫

【摘要】按部选穴针刺治疗胃轻瘫的临床研究，运用多中心随机对照试验，以胃轻瘫患者为受试对象，固定足三里，分别配伍局部穴中脘、远端穴内关、非经非穴，设为 3 组，即中脘＋足三里组、内关＋足三里组、非经非穴＋足三里组，观察三组对胃轻瘫患者的主要症状指数及胃排空率的疗效差异。发现针刺治疗胃轻瘫在改善胃轻瘫症状方面，以中脘＋足三里组疗效显著，内关＋足三里组次之，均较非经非穴＋足三里组疗效好；从远期疗效来看，中脘＋足三里组疗效显著。

【成果来源】项目三十一：腧穴配伍方案的优选及效应影响因素的研究（2014）——腧穴配伍效应的影响因素研究

（一）技术方案

选择中脘＋足三里，留针 30 分钟，留针过程中加电针。疗程 3 周。

（二）适应证

胃轻瘫。

（三）科学证据

1. 研究设计方案

按照样本量估算，共纳入 99 个病例，随机分为 3 组，A 组（中脘＋足三里）、B 组（内关＋足三里）、C 组（非经非穴＋足三里），每组 33 例。每组患者基线期 1 周，治疗 3 周，治疗结束 4 周后随访 1 次。以胃轻瘫主要症状指数量表（GCSI）为主要指标；以胃排空率为次要指标。GCSI 于入组 0 周、1 周、2 周、3 周、7 周时分别记录；胃排空率于入组 0 周、3 周时分别检测。

2. 研究数据

（1）按部选穴针刺治疗胃轻瘫 GCSI 近期及远疗效均显著：在基线期，组间比较胃轻瘫症状严重指数表（GCSI）总分无差异，而在访视 4（治疗后）、访视 4- 基线、访视 5（随访后）、访视 5- 基线时，组间比较具有显著差异，说明经过针刺治疗后，各组 GCSI 总分明显减少，症状明显改善，且访视 4、访视 5 与基线期比较，差异具有统计学意义（$P < 0.01$），针刺治疗结束后及随访期患者胃轻瘫症状较基线期明显好转。通过评分差值的组间比较判断疗效的差异，结果显示访视 4 时，中脘 + 足三里组评分较内关 + 足三里、非经非穴 + 足三里组显著下降（$P < 0.05$），内关 + 足三里、非经非穴 + 足三里两组间无明显差异；访视 4 - 基线、访视 5 - 基线比较，中脘 + 足三里、内关 + 足三里两组较非经非穴 + 足三里组分值明显下降（$P < 0.05$），中脘 + 足三里、内关 + 足三里两组之间无明显差别；访视 5 时，中脘 + 足三里组与非经非穴 + 足三里组疗效具有显著差异。综上所述说明治疗结束后，改善胃轻瘫症状以中脘 + 足三里组疗效显著，内关 + 足三里组次之，均较非经非穴 + 足三里两组疗效好；从远期疗效来看，中脘 + 足三里疗效显著。见表 8-49。

表 8-49 按部选穴针刺治疗胃轻瘫对 GCSI 量表总分的观察

访视点	中脘 + 足三里	内关 + 足三里	非经非穴 + 足三里	P 值
基线	18.48±5.78	19.45±5.85	17.70±4.46	0.4196
访视 4	7.70±3.14 ▲▲	10.18±4.76 ▲▲ *	11.09±3.84 ▲▲ *	0.0023
访视 4 - 基线	−10.79±5.04	−9.27±4.01	−6.61±3.59*#	0.0005
访视 5	8.61±3.37 ▲▲	10.21±4.41 ▲▲	11.64±4.02 ▲▲ *	0.0100
访视 5 - 基线	−9.88±4.94	−9.24±4.99	−6.06±4.29*#	0.0032

注：*$P < 0.05$，与中脘 + 足三里组比较；#$P < 0.05$，与内关 + 足三里组比较；▲▲$P < 0.01$，访视 4、访视 5 与基线期比较。

（2）按部选穴针刺治疗胃轻瘫对项症状评分疗效显著：胃轻瘫症状共 9 项评分项目，治疗后及随访期 9 项评分较基线期均显著减少，具有统计学差异（$P < 0.01$）；组间比较除食少、胃气胀、胃腹部明显隆起 3 项无统计学差异外，其余 6 项指标早饱、胃胀、食后饱胀感、恶心、呕吐、食欲不振在不同访视点的组间差异具有统计学意义，显示针刺治疗后胃轻瘫症状较治疗前均明显好转，且远期疗效较好，针灸治疗胃轻瘫疗效确切，且中脘 + 足三里组疗效最为明显，内关 + 足三里组疗效次之，均优于非经非穴 + 足三里组，且远期疗效以中脘 + 足三里组最好。

访视 4 结果显示，中脘 + 足三里组胃胀症状较非经非穴 + 足三里组明显改善，中脘 + 足三里组呕吐症状较内关 + 足三里、非经非穴 + 足三里组明显改善。

访视 4 - 基线结果显示，中脘 + 足三里、内关 + 足三里两组早饱、食后饱胀感无明显差异，且均较非经非穴 + 足三里组明显改善，中脘 + 足三里组胃胀感较非经非穴 + 足三里组明显好转。

访视 5 结果显示，中脘 + 足三里组早饱症状较非经非穴 + 足三里组明显改善。

访视 5 - 基线结果显示，中脘 + 足三里、内关 + 足三里两组早饱症状仍较非经非穴 + 足三里组明显改善。

综上所述，经针刺治疗后，患者 9 项胃轻瘫症状均有不同程度改善，且两两比较结果显示中脘 + 足三里组疗效最为明显，内关 + 足三里组疗效次之，均优于非经非穴 + 足三里组，且远期疗效以中脘 + 足三里组最好。见图 8-141。

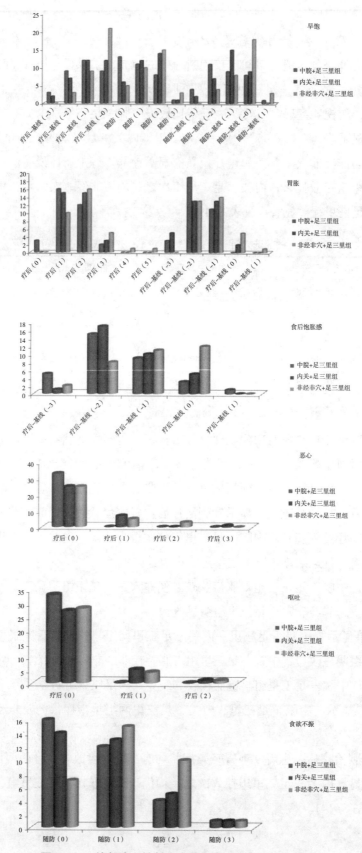

图8-141 按部选穴针刺治疗胃轻瘫对患者各项症状评分

（3）按部选穴针刺治疗胃轻瘫对胃排空疗效显著：各组患者治疗后胃内钡条数明显减少，具有统计学差异（$P < 0.01$），三组间无明显差异。说明针刺治疗促进胃排空的疗效明显，值得临床推广运用。但三组促进胃排空方面疗效相当，无统计学差异。见图8-142。

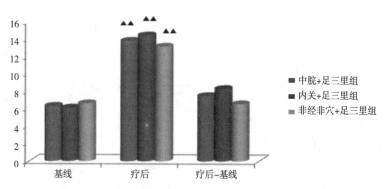

图8-142　按部选穴针刺治疗胃轻瘫对胃排空的影响

3. 研究结果

临床研究结果显示，针刺治疗胃轻瘫在改善胃轻瘫症状方面，以中脘＋足三里组疗效显著，内关＋足三里组次之，均较非经非穴＋足三里组疗效好；从远期疗效来看，中脘＋足三里组疗效显著。

（四）应用价值

腧穴配伍理论是针灸学的核心理论之一，腧穴配伍的效应机制是针灸学亟待解决的重大科学问题。研究回答了"腧穴配伍是否优于单穴""腧穴配伍的关键影响因素""腧穴配伍增效的机制"等关键科学问题，明确了针灸治疗胃轻瘫腧穴配伍优于单穴，为广大临床医生诊治疾病提供了参考依据，对于推进针灸选穴配伍规律化，提高临床疗效起到了重大的推进作用。

二十六、电针防治化疗后恶心呕吐

【摘要】作为止吐药的补充，电针防治化疗后恶心呕吐是有效的，且单穴（内关）较双穴能更好地降低呕吐发生并缓解其严重程度，单穴（中脘）则较双穴可降低呕吐发生并缓解其严重程度。电针有助于改善患者在院焦虑、抑郁情绪，且双穴优于单穴。说明针刺双穴具有更好的器官保护作用，重在整体调节，标本兼治；针刺单穴则对急且单一的症状有更好的缓解作用。

【成果来源】项目三十二：腧穴配伍效应规律及神经生物学机制研究（2014）——双穴配伍与单穴应用的效应比较研究

（一）技术方案

选用5-HT_3拮抗剂（除帕洛诺司琼，自从化疗第1天起，连续应用3～5天），在此基础上，选择内关＋中脘或足三里＋中脘针刺加穴位电刺激治疗。

针刺后，待患者有酸、麻、重、胀等得气感觉时，将电极线与针灸针柄相连，连接华佗牌SDZ-V电子针疗仪，另一极参考电极穴位，选择在刺激穴位所在经脉线上旁开约1cm处的非穴点，采用一次

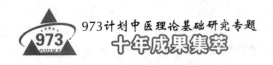

性电极片粘贴于皮肤表面，如图8-143所示。电针频率及干预时间参考文献提供的参数，疏密波，频率2/10Hz，电流强度不超过10mA，以患者能耐受为度，针刺30分钟。化疗前30分钟～1小时完成，自化疗第一天起连续4天。

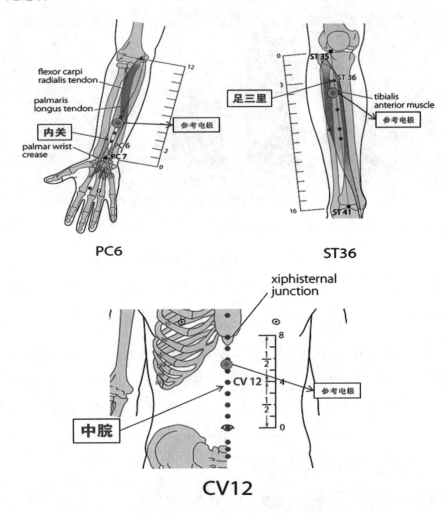

图8-143　针刺及电极贴片位置示意图

（二）适应证

生存期＞6个月，接受含顺铂类（顺铂≥75mg/m²）或蒽环类联合化疗方案（阿霉素≥40mg/m²或表阿霉素≥60mg/m²）的首次或多次化疗患者。

（三）科学证据

1.研究设计方案

（1）研究目的：比较单穴应用与双穴配伍对化疗患者恶心、呕吐发生情况的疗效差异。

（2）研究分组：随机分为4组，试验Ⅰ为对照组、内关组、中脘组、内关＋中脘组；试验Ⅱ为对照组、足三里组，中脘组，足三里＋中脘组。

（3）主要观察指标

恶心完全缓解率（Complete Response rates，CR）：在规定访视期间（急性期 0 ～ 24 小时、延迟期 24 ～ 120 小时、全程 0 ～ 120 小时）内完全不出现恶心症状且不使用补救用药的概率）。

呕吐完全缓解率（CR）：在规定访视期间（急性期 0 ～ 24 小时、延迟期 24 ～ 120 小时、全程 0 ～ 120 小时）内完全不出现呕吐症状且不使用补救用药的概率。

恶心呕吐完全控制率（Complete Control rates，CC）：在规定访视期间（急性期 0 ～ 24 小时、延迟期 24 ～ 120 小时、全程 0 ～ 120 小时）内完全不出现恶心和呕吐症状且不使用补救用药的概率）。

恶心、呕吐分级：视觉模拟评分法（VAS），0 为不难受，10 为非常难受。将主观感受量化后直接反映患者恶心严重程度）。

在试验 I 实施及数据统计过程中发现恶心呕吐分级不能直观反映临床患者恶心呕吐的严重程度及控制情况，因此在试验 II 及多中心试验中将主要指标中的恶心呕吐分级改为 VAS 评分，其可以更灵敏的反应临床患者恶心呕吐程度。

（4）次要观察指标：①便秘分级、腹泻分级。②生活质量：由 Functional Assessment of Cancer Therapy–General quality–of–life scale（FACT–G4.0）量表评价。③情绪与压力：由 Hospital Anxiety and Depression Scale（HADS）量表评价。

（5）安全性指标：血常规、血生化、心电图，化疗期间的其他不良反应。

（6）纳入总例数：2 个试验各 160 例，共 320 例。

2. 研究数据

1. 试验 I：经统计分析，患者年龄、性别、饮酒史、KPS 评分、首次化疗、既往肿瘤史等情况均无统计学差异（$P > 0.05$），四组具有可比性。

（1）恶心完全缓解率

①四组在急性期延迟期恶心缓解率上无显著统计学差异。

②四组在访视 4（化疗第 3 天）恶心缓解率存在统计学差异（$P=0.0377$），其中内关组优于双穴组（两两比较 $P =0.042$），其他组事后两两结果未见统计学差异（$P > 0.05$）。见表 8-50。

表 8-50 按访视统计恶心完全缓解率（%）

	内关	双穴	中脘	对照	统计量	P 值
访视 1（基线）	38（100.00%）	36（100.00%）	36（100.00%）	36（100.00%）	–	–
访视 2	25（65.79%）	22（61.11%）	28（77.78%）	28（77.78%）	3.77	0.2876
访视 3	23（60.53%）	17（47.22%）	16（44.44%）	21（58.33%）	2.81	0.4219
访视 4	22（57.89%）	9（25.00%）	14（38.89%）	14（38.89%）	8.44	0.0377*
访视 5	24（63.16%）	18（50.00%）	16（44.44%）	21（58.33%）	3.11	0.3749
访视 6	29（76.32%）	26（72.22%）	21（58.33%）	22（61.11%）	3.73	0.2922
访视 7（随访）	33（97.06%）	34（97.14%）	36（100.00%）	33（97.06%）	1.07	0.7837

（2）呕吐完全缓解率

①四组在急性期延迟期呕吐缓解率上无显著统计学差异。见表 8-51。

表 8-51　按期统计呕吐完全缓解率（%）

分组	内关	双穴	中脘	对照	P 值
急性期（0～24h）	84.2%	86.1%	86.1%	80.6%	0.906
延迟期（24～120h）	73.7%	55.6%	47.2%	63.9%	0.114
全程（0～120h）	71.1%	55.6%	47.2%	58.3%	0.215

②四组在访视 5、访视 6（化疗第 4、5 天）呕吐缓解率存在统计学差异（P=0.0064，P=0.0479），其中事后两两比较内关组优于双穴组（P=0.0062），优于中脘组（P=0.0009），优于对照组（P=0.0440）。见表 8-52。

表 8-52　按访视统计呕吐完全缓解率（%）

	内关	双穴	中脘	对照	统计量	P 值
访视 1（基线）	38（100.00%）	36（100.00%）	36（100.00%）	36（100.00%）	.	.
访视 2	32（84.21%）	31（86.11%）	31（86.11%）	29（80.56%）	0.56	0.9059
访视 3	33（86.84%）	26（72.22%）	26（72.22%）	28（77.78%）	3.04	0.3851
访视 4	30（78.95%）	26（72.22%）	22（61.11%）	27（75.00%）	3.18	0.3643
访视 5	37（97.37%）	27（75.00%）	24（66.67%）	30（83.33%）	12.30	0.0064[#]
访视 6	36（94.74%）	32（88.89%）	26（72.22%）	30（83.33%）	7.91	0.0479[#]
访视 7（随访）	33（97.06%）	35（100.00%）	36（100.00%）	34（100.00%）	3.11	0.3749

（3）恶心呕吐完全控制率：四组在急性期延迟期恶呕控制率无显著统计学差异。见表 8-53。

表 8-53　恶心呕吐完全控制率（%）

分组	内关	双穴	中脘	对照	P 值
急性期（0～24 小时）	65.8%	61.1%	75.0%	75.0%	0.485
延迟期（24～120 小时）	31.6%	19.4%	19.4%	27.8%	0.528
全程（0～120 小时）	28.9%	19.4%	19.4%	25.0%	0.721

（4）恶心分级：四组比较在访视 4（化疗第 3 天）恶心分级中存在统计学差异（P_3=0.0218）。见表 8-54。

表 8-54　恶心分级（%）

	内关	双穴	中脘	对照	统计量	P 值
访视 1（基线）					4.02	0.2590
0 级	37（97.37%）	32（88.89%）	35（97.22%）	35（97.22%）		
1 级	0（0.00%）	3（8.33%）	1（2.78%）	0（0.00%）		
2 级	1（2.63%）	1（2.78%）	0（0.00%）	1（2.78%）		
3 级	0（0.00%）	0（0.00%）	0（0.00%）	0（0.00%）		

续表

	内关	双穴	中脘	对照	统计量	P值
访视 2					0.64	0.8872
0 级	22（59.46%）	20（55.56%）	23（63.89%）	23（63.89%）		
1 级	9（24.32%）	10（27.78%）	9（25.00%）	6（16.67%）		
2 级	6（16.22%）	6（16.67%）	4（11.11%）	7（19.44%）		
3 级	0（0.00%）	0（0.00%）	0（0.00%）	0（0.00%）		
访视 3					5.33	0.1490
0 级	23（60.53%）	17（47.22%）	13（36.11%）	19（52.78%）		
1 级	11（28.95%）	13（36.11%）	13（36.11%）	9（25.00%）		
2 级	4（10.53%）	6（16.67%）	10（27.78%）	8（22.22%）		
3 级	0（0.00%）	0（0.00%）	0（0.00%）	0（0.00%）		
访视 4					9.65	0.0218
0 级	21（55.26%）	9（25.00%）	11（30.56%）	13（36.11%）		
1 级	11（28.95%）	12（33.33%）	15（41.67%）	14（38.89%）		
2 级	6（15.79%）	14（38.89%）	10（27.78%）	8（22.22%）		
3 级	0（0.00%）	1（2.78%）	0（0.00%）	1（2.78%）		
访视 5					4.56	0.2071
0 级	23（60.53%）	16（44.44%）	14（38.89%）	19（52.78%）		
1 级	11（28.95%）	11（30.56%）	13（36.11%）	9（25.00%）		
2 级	4（10.53%）	9（25.00%）	9（25.00%）	8（22.22%）		
3 级	0（0.00%）	0（0.00%）	0（0.00%）	0（0.00%）		
访视 6					4.66	0.1985
0 级	27（71.05%）	23（63.89%）	18（50.00%）	20（55.56%）		
1 级	9（23.68%）	9（25.00%）	11（30.56%）	12（33.33%）		
2 级	2（5.26%）	4（11.11%）	7（19.44%）	4（11.11%）		
3 级	0（0.00%）	0（0.00%）	0（0.00%）	0（0.00%）		
访视 7（随访）					4.54	0.2090
0 级	31（91.18%）	25（75.76%）	33（91.67%）	30（88.24%）		
1 级	1（2.94%）	8（24.24%）	3（8.33%）	4（11.76%）		
2 级	1（2.94%）	0（0.00%）	0（0.00%）	0（0.00%）		
3 级	1（2.94%）	0（0.00%）	0（0.00%）	0（0.00%）		

（5）呕吐分级：四组比较，在访视 5、访视 6（化疗第 4、5 天）时呕吐分级存在统计学差异（P_4=0.0049，P_5=0.0379）。见表 8-55。

表 8-55　呕吐分级（%）

	内关	双穴	中脘	对照	统计量	P 值
访视 1（基线）					.	.
0 级	38（100.00%）	36（100.00%）	36（100.00%）	36（100.00%）		
1 级	0（0.00%）	0（0.00%）	0（0.00%）	0（0.00%）		
2 级	0（0.00%）	0（0.00%）	0（0.00%）	0（0.00%）		
3 级	0（0.00%）	0（0.00%）	0（0.00%）	0（0.00%）		
访视 2					0.70	0.8722
0 级	32（84.21%）	31（86.11%）	31（86.11%）	29（80.56%）		
1 级	2（5.26%）	3（8.33%）	4（11.11%）	3（8.33%）		
2 级	4（10.53%）	2（5.56%）	1（2.78%）	4（11.11%）		
3 级	0（0.00%）	0（0.00%）	0（0.00%）	0（0.00%）		
访视 3					2.12	0.5477
0 级	32（84.21%）	26（72.22%）	26（72.22%）	28（77.78%）		
1 级	5（13.16%）	7（19.44%）	7（19.44%）	5（13.89%）		
2 级	1（2.63%）	3（8.33%）	3（8.33%）	2（5.56%）		
3 级	0（0.00%）	0（0.00%）	0（0.00%）	1（2.78%）		
访视 4					3.17	0.3663
0 级	30（78.95%）	26（72.22%）	22（61.11%）	28（77.78%）		
1 级	6（15.79%）	6（16.67%）	11（30.56%）	4（11.11%）		
2 级	2（5.26%）	4（11.11%）	1（2.78%）	3（8.33%）		
3 级	0（0.00%）	0（0.00%）	2（5.56%）	1（2.78%）		
访视 5					12.90	0.0049
0 级	37（97.37%）	27（75.00%）	24（66.67%）	30（83.33%）		
1 级	1（2.63%）	7（19.44%）	5（13.89%）	4（11.11%）		
2 级	0（0.00%）	2（5.56%）	4（11.11%）	1（2.78%）		
3 级	0（0.00%）	0（0.00%）	3（8.33%）	1（2.78%）		
访视 6					8.43	0.0379
0 级	36（94.74%）	32（88.89%）	26（72.22%）	30（83.33%）		
1 级	2（5.26%）	2（5.56%）	5（13.89%）	6（16.67%）		
2 级	0（0.00%）	2（5.56%）	4（11.11%）	0（0.00%）		
3 级	0（0.00%）	0（0.00%）	1（2.78%）	0（0.00%）		
访视 7（随访）					3.03	0.3871
0 级	33（97.06%）	33（100.00%）	36（100.00%）	34（100.00%）		
1 级	0（0.00%）	0（0.00%）	0（0.00%）	0（0.00%）		
2 级	0（0.00%）	0（0.00%）	0（0.00%）	0（0.00%）		
3 级	1（2.94%）	0（0.00%）	0（0.00%）	0（0.00%）		

（6）次要指标：观察了患者出院时（化疗第五天）较入院时焦虑、抑郁情绪评分变化的情况。结果如表8-56。

表8-56　患者在院焦虑、抑郁情绪变化率（HADS）比较（$\bar{x}\pm s$）

项目（$\bar{x}\pm s$）	内关	双穴	中脘	对照	X^2	P值
焦虑变化率（化疗D5-0）	11.71±41.59	-10.40±24.65	14.41±53.27	12.18±46.83	5.02	0.025*
抑郁变化率（化疗D5-0）	14.82±44.07	-10.46±29.97	14.37±52.02	16.83±41.23	6.27	0.012*

患者在院焦虑情绪变化率四组间存在统计学差异（P=0.025），双穴组较内关组未见统计学差异（P=0.057），双穴组较中脘组有统计学差异（P=0.039），双穴组较对照组未见统计学差异（P=0.112），说明双穴在减轻患者焦虑情绪上优于单穴。在患者在院抑郁情绪变化率四组间存在统计学差异（P=0.012），双穴组较内关组有统计学差异（P=0.049），双穴组较中脘组有统计学差异（P=0.050），双穴组较对照组有统计学差异（P=0.025），说明双穴可显著缓解抑郁情绪，且优于单穴。

另外在生活质量改善上四组间未见统计学差异，但在临床数据上双穴有较好的趋势。在腹泻和便秘分级四组间无统计学差异。

（2）试验Ⅱ研究结果：经统计分析，患者年龄、性别、饮酒史、KPS评分、首次化疗、既往肿瘤史等情况均无统计学差异（P>0.05），四组具有可比性。

①恶心完全缓解率：按期统计，四组在延迟期恶心缓解率存在统计学差异（#P=0.028）。见表8-57。

表8-57　按期统计恶心完全缓解率（%）

	中脘	双穴	足三里	对照	统计量	P值
急性期（0～24小时）	28（71.8%）	23（59.0%）	20（54.1%）	25（67.6%）	3.171	0.366
延迟期（24～120小时）	21（53.8%）	9（23.1%）	11（29.7%）	12（32.4%）	9.099	0.028#
全程（0～120小时）	19（48.7%）	9（23.1%）	10（27.0%）	12（32.4%）	6.707	0.082

按访视统计，四组比较在访视3、访视4（化疗第2、3天）恶心缓解率存在统计学差异（aP=0.036，aP=0.031）。见表8-58。

表8-58　按访视统计恶心完全缓解率（%）

	中脘	双穴	足三里	对照	统计量	P值
访视1（基线）	39（97.5%）	39（100.0%）	39（97.5%）	37（92.5%）	3.134	0.401
访视2	28（71.8%）	23（59.0%）	21（53.8%）	25（62.5%）	2.835	0.418
访视3	26（66.7%）	15（38.5%）	16（41.0%）	16（40.0%）	8.538	0.036a
访视4	26（66.7%）	14（35.9%）	16（41.0%）	17（42.5%）	8.865	0.031a
访视5	27（69.2%）	16（41.0%）	17（43.6%）	21（52.5%）	7.615	0.055
访视6	28（71.8%）	22（56.4%）	22（56.4%）	27（67.5%）	3.096	0.377
访视7（随访）	38（100.0%）	35（97.2%）	36（97.3%）	40（100.0%）	2.276	0.363

②呕吐完全缓解率：按期统计，四组在急性期延迟期呕吐缓解率无显著统计学差异。见表8-59。

表8-59　按期统计呕吐完全缓解率（%）

	中脘	双穴	足三里	对照	统计量	P值
急性期（0～24小时）	33（84.6%）	31（79.5%）	32（86.5%）	32（86.5%）	0.947	0.814
延迟期（24～120小时）	26（66.7%）	27（73.0%）	20（51.3%）	27（73.0%）	4.152	0.246
全程（0～120小时）	25（64.1%）	19（48.7%）	24（64.9%）	25（67.6%）	3.538	0.316

按访视统计，四组比较在呕吐缓解率无显著统计学差异。见表8-60。

表8-60　按访视统计呕吐完全缓解率（%）

	中脘	双穴	足三里	对照	统计量	P值
访视1（基线）	39（97.5%）	39（100.0%）	40（100.0%）	40（100.0%）	2.811	1.000
访视2	33（84.6%）	31（79.5%）	33（84.6%）	33（82.5%）	0.484	0.922
访视3	32（82.1%）	27（69.2%）	31（79.5%）	32（80.0%）	2.235	0.525
访视4	28（71.8%）	27（69.2%）	29（74.4%）	32（80.0%）	1.306	0.728
访视5	32（82.1%）	32（82.1%）	31（79.5%）	35（87.5%）	0.952	0.813
访视6	34（87.2%）	32（82.1%）	35（89.7%）	35（87.5%）	1.078	0.819
访视7（随访）	38（100.0%）	36（100.0%）	37（100.0%）	40（100.0%）	–	–

③恶呕完全控制率：四组在急性期、延迟期恶心呕吐缓解率无显著统计学差异。见表8-61。

表8-61　恶呕完全控制率（%）

	中脘	双穴	足三里	对照	统计量	P值
急性期（0～24小时）	27（69.2%）	23（59.0%）	20（54.1%）	24（64.9%）	2.132	0.545
延迟期（24～120小时）	19（48.7%）	9（23.1%）	9（24.3%）	12（32.4%）	7.408	0.060
全程（0～120小时）	17（43.6%）	9（23.1%）	9（24.3%）	12（32.4%）	4.847	0.183

④恶心VAS评分：在延迟期，四组恶心VAS评分差异统计学有意义（*P=0.026），其中事后两两比较中脘优于足三里（P=0.009）优于双穴（P=0.027）优于对照（P=0.007）急性期无统计学差异。见表8-62。

表8-62　恶心VAS评分（$\bar{x}\pm sd$）

	中脘	双穴	足三里	对照	统计量	P值
急性期（0～24小时）	0.9±1.64	1.6±2.38	1.9±2.39	1.7±2.58	0.953	0.417
延迟期（24～120小时）	1.2±1.75	2.3±1.9	2.5±2.3	2.2±2.3	2.752	0.026*
全程（0～120小时）	1.1±1.6	2.2±1.7	2.3±2.2	2.1±2.1	2.708	0.023*

⑤呕吐VAS评分：四组比较在呕吐VAS评分方面无统计学差异。见表8-63。

表 8-63　呕吐 VAS 评分（$\bar{x} \pm sd$）

	中脘	双穴	足三里	对照	统计量	*P* 值
急性期（0～24 小时）	0.7±1.59	1.0±2.02	0.7±1.71	0.9±2.40	0.264	0.356
延迟期（24～120 小时）	0.8±1.53	1.1±1.75	0.9±1.65	0.7±1.63	0.452	0.810
全程（0～120 小时）	0.8±1.46	1.1±1.67	0.9±1.54	0.8±1.46	0.393	0.871

⑥次要指标：四组在生活质量评价，便秘、腹泻分级和胃电图结果上均未见统计学差异。四组患者 HADS 焦虑量表在化疗第 5 天在院期间变化率有统计学差异（$^{\#}P$=0.027），中脘组可有效控制患者焦虑情绪的加重，但对抑郁的控制四组间无差异。表 8-64。

表 8-64　HADS- 焦虑情况评分（$\bar{x} \pm sd$）

	足三里	双穴	中脘	对照	统计量	*P* 值
基线	4.7±1.89	4.7±2.33	4.8±2.38	4.6±2.13	0.039	0.990
化疗第 5 天	5.0±2.23	5.6±2.29	4.7±2.36	5.1±1.90	0.963	0.412
随访	5.5±1.84	5.8±1.63	5.0±2.39	4.9±2.25	1.295	0.279
化疗第 5 天变化率	0.17±0.22	0.57±0.87	−0.03±−0.08	0.09±0.07	3.161	0.027#

3. 研究结果

研究结果显示作为止吐药的补充，电针防治化疗后恶心呕吐是有效的，且单穴（内关）较双穴能更好地降低呕吐发生并缓解其严重程度，单穴（中脘）则较双穴可降低呕吐发生并缓解其严重程度。电针有助于改善患者在院焦虑、抑郁情绪，且双穴优于单穴。说明针刺双穴具有更好的器官保护作用，重在整体调节，标本兼治；针刺单穴则对急且单一的症状有更好的缓解作用。

（四）应用情况

1. 证实了电针对化疗后恶心呕吐的疗效，首次发现中脘可有效控制化疗后恶心的发生、减轻症状，对电针进入国际临床实践指南推荐方法有重要意义。

目前针灸治疗 CINV 的证据较多，并且在最新的乳腺癌治疗的临床指南（ASCO 2017）中穴位按压和电针已经被作为 C 级证据被推荐，但在化疗后恶心呕吐治疗的指南中针灸仍不是被推荐的治疗方法之一（ASCO 2014），在 2017 年 11 月 NCI 发布的《会议共识：针灸的科学机制、临床研究证据以及进一步研究的展望》中同样指出针刺只能止吐不能止恶的问题。此外对于治疗该病的最佳针灸处方尚未明确。因此本课题针对上述问题开展了以电针为干预措施且不限癌症病种的高质量、大样本临床试验，结果验证了电针治疗化疗后恶心呕吐的疗效，明确电针内关单穴可有效控制化疗后呕吐的发生，并且首次发现了电针单穴中脘对治疗化疗后恶心有显著的控制和缓解作用，解决了对于化疗后患者虽然通过服药或其他治疗可止吐但不能缓解恶心症状的临床问题，这对修正现有指南，促进电针防治化疗后恶心进入 CINV 临床实践指南具有重大意义。

2. 首次应用"透射式"电极实现"内关透刺外关"效果的腕式止吐仪，为有恶心呕吐风险或症状

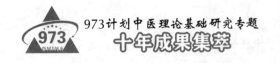

患者提供简便有效的干预措施，为促进针灸在肿瘤临床中的使用提供设备上的便利。

课题明确了电针内关在控制和缓解化疗后恶心呕吐中的效应，预期可在临床中进行大面积推广与应用，针灸的优势在于操作简便、价格低廉、确实有效，电针需要专业针灸医师进行操作，但是目前大部分肿瘤医院或肿瘤科不能提供针灸服务，放化疗后恶心呕吐患者群较大（发病率可达70%），腕式止吐仪以"轻便有效"为出发点进行设计，解决了传统电针仪存在的连接复杂、参数难确定、穴位刺激量不足等问题。该设备只需患者佩戴即可，操作简便，较临床止吐药更为经济且无不良反应，还可改善患者在院不良情绪和生活质量。对扩大针灸疗法在临床上的应用范围，推进针灸在肿瘤临床中的应用做出贡献。

第九章　方法学研究成果

第一节　中医方法学研究成果

一、应用红外热像技术呈现肺肠功能的特异性联系

【摘要】将功能影像学技术中的红外热像技术应用到中医基础理论研究领域，通过对比观察生理状态下和病理状态下人体各脏腑的相对温度变化，从功能影响学角度诠释脏腑相关理论。红外热像技术下，肺与大肠相对温度特异性相关的特点为"肺与大肠互为表里"假说提供了一定的临床证据。

【成果来源】项目十一："肺与大肠相表里"脏腑相关理论的应用基础研究项目（2009）——基于表里经穴互治的肺与大肠络属关系研究课题

（一）理论内涵

1. 应用红外热像技术进行肺肠功能特异性联系研究的原理

红外成像通过精确测量人体温度变化来探查人体生理病理改变。多数研究认为，经脉线下实际上是一条二维结构的传热通道，沿经脉循行的皮肤微循环更旺盛，并且循行线下的深部组织中氧分压偏高、微循环灌注量较高，能量代谢较为旺盛。因此提示肺与大肠相互络属的生物联系途径，可能是通过其经络循行部位的微循环、组织氧分压体现出来的。

研究应用 ATIR-M301 医用红外热像仪对受试者进行检测，观察寒哮、热哮患者在不同经穴上的温度反应特点，与健康人对照，观察肺与大肠表里相合之中介结构（缺盆、肘骨、喉咙、鼻、列缺、偏历）处的温度反应特点。通过红外成像检测研究，初步发现并解释了肺与大肠之间通过相关的经络、腧穴及中介结构构成的复杂的病理联系，并初步验证了中医古籍中描述的肺与大肠表里相合是客观存在的。借助红外成像技术得到的经络腧穴病理现象的研究结果，可能为将此技术用于经络腧穴实质研究提供思路。

2. 穴位温度检测方法

应用 ATIR-M301 医用红外热像仪对受试者进行检测。红外检查室的温度为 20 ～ 26℃，检查时嘱受试者去掉衣物，适应室温 10 ～ 15 分钟，以排除衣物覆盖对体表温度的影响，然后采集图像。

（1）基于红外热成像技术的哮喘患者肺与大肠经穴温度特异性的研究：在已采集的红外热像图上，选取肺俞、中府、尺泽、太渊；心俞、巨阙、少海、神门；大肠俞、天枢、曲池、合谷；小肠俞、关元、小海、腕骨；印堂等腧穴的位置，以边长 0.5cm 的正方形作为穴区，提取穴区温度的平均值作为穴位的温度值。

（2）基于红外热成像技术的哮喘患者肺与大肠表里相合中介结构的研究：在采集到的红外热像图上选取肺与大肠表里相合中介结构（喉咙、缺盆、肘骨、鼻、列缺、偏历）、对照区（以上各中介结构旁开 0.2cm）及印堂穴，以上述各部位在体表的边长 0.2cm 的正方形投影为数据采集区，提取数据采集区温度的平均值作为各部位的温度值。观察受试者左右两侧中介结构的皮肤温度变化；比较受试者各中介结构与对照区的温度差异；比较受试者各中介结构温度与健康对照者的差异。

（3）基于红外热成像技术的哮喘患者肺与大肠相关经穴皮肤温度的研究：受试者分为健康受试者对照组（40 例）、支气管哮喘寒证组（45 例）和支气管哮喘热证组（36 例）。采集受试者不同体位标准红外热像图，以胶带贴于受试者肘横纹、腕横纹（大小：3cm×1cm）、中府穴、印堂穴（大小：1cm×1cm）处，再次采集，在第二次热图上定位肺经腧穴（中府、尺泽、孔最、列缺）、大肠经腧穴（天枢、曲池、偏历、合谷）、督脉的印堂穴，然后以此坐标在第一次热图上定位检测部位，记录各穴温度值，所测定腧穴温度值以边长 0.2cm 的正方形投影为数据采集区，提取数据采集区温度的平均值作为各穴的温度值。观察、分析受试者同一穴位左右两侧皮肤温度变化，并将寒证、热证患者的腧穴左右平均温度值分别同健康人相应腧穴进行比较。

（二）科学证据

1. 基于红外热像技术，证明了肺与大肠疾病传变的特异性

痰热壅肺证患者红外热像的特点表现为肺的温度较正常组明显增高，同时降结肠和 / 或升结肠的温度也随之明显增高，而肝、肾、心、小肠（除外痰热壅肺证 46 ～ 60 岁组）、胃的相对温度无明显变化；寒痰阻肺证患者红外热像的特点表现为肺的温度无明显变化，但降结肠的温度却明显增高，而肝、肾、心、小肠、胃的相对温度无明显变化，据此获得了肺病及肠在肺与大肠能量分布关系上具有相对特异性的证据。见图 9-1、9-2。

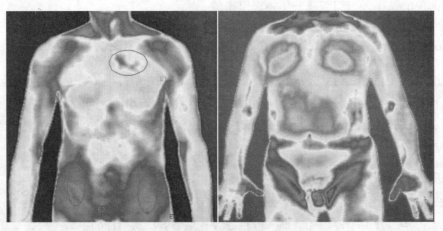

图 9-1　红外热像技术研究肺与大肠相表里

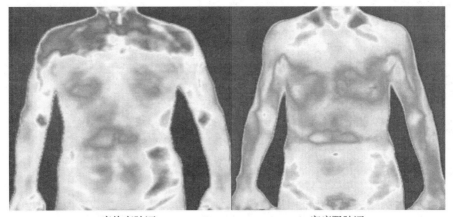

a. 痰热壅肺证　　　　　　　　　　　　　　b. 寒痰阻肺证

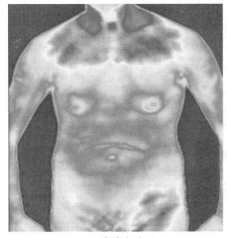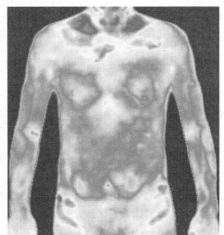

c. 痰热壅肺证　　　　　　　　　　　　　　d. 寒痰阻肺证

图 9-2　支气管炎、支气管哮喘患者红外线像图

溃疡性结肠炎大肠湿热证患者红外热像的特点为降结肠、升结肠的温度较正常组均明显增高，肺部的温度也随之明显增高，据此获得了肠病及肺在肺与大肠能量分布关系上具有相对特异性的证据。

红外热像技术下，肺与大肠常见病不同证型患者红外热像图肺肠温度特异相关性的相似表现为肺与大肠相表里理论提供了佐证。

2. 哮喘患者肺与大肠经穴温度特异性的研究

将符合纳入标准的 68 例哮喘患者与 15 例健康人作为研究对象，应用 ATIR-M301 医用红外热像仪对受试者进行检测，观察肺经、大肠经、小肠经、心经相关经穴的温度反应特点。结果显示：支气管哮喘患者肺经募穴中府左右两侧出现明显的温度失衡；天枢、合谷、曲池的温度值较健康人降低，二者存在显著性差异；心经与小肠经的穴位未发现温度变化，见图 9-3。支气管哮喘患者的上述肺经、大肠经穴有不同于其他经脉腧穴的温度改变，说明肺病可及肠，并能通过经络、腧穴的病理表现体现出来。本研究从功能影像学的角度说明了肺与大肠表里相合的客观存在，且两者之间的联系具有一定的特异性。

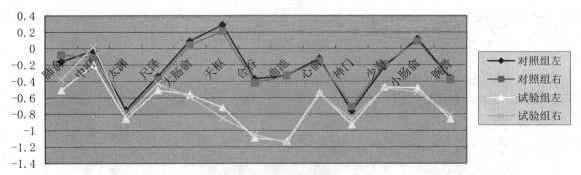

图 9-3　各穴左右温度比较

3. 哮喘患者肺与大肠相关经穴皮肤温度的研究

以 45 例支气管哮喘寒证患者、36 例支气管哮喘热证患者和 40 例健康人为研究对象，应用 ATIR-M301 医用红外热像仪对受试者进行检测，观察寒哮、热哮患者在不同经穴上的温度反应特点。结果显示：肺相关经穴（中府、尺泽、孔最、列缺）与大肠相关经穴（天枢、曲池、偏历、合谷）左右温度值比较，寒哮患者中府、尺泽、孔最、列缺、曲池、偏历、合谷均有显著差异，热哮患者中府、尺泽、孔最、列缺、合谷、曲池均有显著差异。见图 9-4。

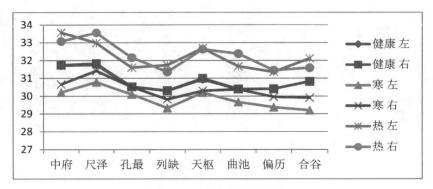

图 9-4　各组腧穴温度差异

为去除个体差异，各穴位温度 = 各穴位原始温度 - 印堂穴温度，再取各组同一穴左右两侧的平均值进行统计学分析。结果可见：寒证组肺经与大肠经所选腧穴的平均温度值较健康人低。其中，尺泽、孔最、曲池、合谷穴平均值同健康人相比，存在明显差异（$P < 0.05$）；热证组肺经与大肠经所选腧穴的平均温度值较健康人高。所选腧穴平均值同健康人相比，均差异显著（$P < 0.05$）。见图 9-5。

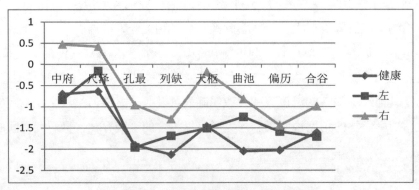

图 9-5　哮喘患者与健康组的对比

4. 哮喘患者肺与大肠表里相合中介结构的研究

以 60 例哮喘患者、60 例健康人为研究对象，应用 ATIR–M301 医用红外热像仪对受试者进行检测，观察肺与大肠表里相合之中介结构（缺盆、肘骨、喉咙、鼻、列缺、偏历）的温度反应特点，结果显示：哮喘患者的中介结构有温度的改变，缺盆、列缺、偏历、肘骨左右两侧温度失衡；喉咙、缺盆、鼻较自身对照区温度升高，肘骨、偏历较其对照区降低；喉咙、缺盆、肘骨、列缺、偏历较正常人体温度升高或降低。

（1）正常对照组 / 试验组中介结构左右两侧温度比较：正常对照组中介结构（缺盆、肘骨、列缺、偏历）左右两侧实验温度值 ΔT，经两组配对样本 t 检验，差异无统计学意义（$P > 0.05$）；试验组：缺盆、列缺、偏历左右两侧 ΔT 差异有统计学意义（$P < 0.05$），肘骨左右两侧 ΔT 有显著性差异（$P < 0.01$）。

（2）正常对照组、试验组中介结构与对照区温度比较：正常对照组中介结构 ΔT 与对照区 $\Delta T'$ 经两组配对样本 t 检验，缺盆 ΔT 较其对照区 $\Delta T'$ 增高，且有显著性差异（$P < 0.01$），余中介结构 ΔT 与对照区 $\Delta T'$ 的差异无统计学意义（$P > 0.05$）；试验组喉咙、缺盆、鼻 ΔT 较其对照区 $\Delta T'$ 显著增高（$P < 0.01$）；肘骨、偏历较其对照区 $\Delta T'$ 降低，且差异有统计学意义（$P < 0.05$）；列缺 ΔT 与对照区 $\Delta T'$ 差异无统计学意义（$P > 0.05$）。

结果表明：肺与大肠表里相合之中介结构，也是支气管哮喘患者的病理反应点，参与构成了肺与大肠表里相合的复杂病理联系。支气管哮喘患者肺与大肠表里相合之中介结构，左右两侧温度失衡，较自身对照区温度升高或降低，较正常人体之中介结构温度升高或降低。本研究从功能影像学角度初步说明，中医古籍中描述的肺与大肠表里相合的中介结构是客观存在的。

（三）应用价值

红外热像技术可全面、客观测量温度，以整体状态来观察、研究、推断人体的身体状况，使经络检测变得可视化。综合应用本成果的研究思路与方法，将隐形的、内在的脏腑理论显性化，将思辨的、复杂的、多变的脏腑理论可视化，从而挖掘、诠释中医脏腑相关理论，有利于中医脏腑相关理论的研究和发展。

二、基于病证结合的"肝藏血主疏泄"功能异常状态判别模式

【摘要】对抑郁症、经前期综合征（PMDD）、肠易激综合征（IBS–D）、肝硬化患者进行全国多中心临床横断面调查，共纳入 2400 例，采用多种数据分析方法，找出异常状态特征，最终建立基于病证结合的"肝藏血主疏泄"功能异常表现的特征及其判别模式。

【成果来源】项目十八：基于"肝藏血主疏泄"的藏象理论研究（2011）

（一）理论内涵

1. PMDD 肝主疏泄异常状态判别模式

肝气郁结证 =1.29+0.476 抑郁 –0.176 腰膝酸软 –0.162 经色紫暗 +0.134 经行不畅 –0.116 胸

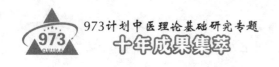

闷 −0.114 善太息 −0.103 小腹坠胀 −0.096 纳呆 +0.076 乳房胀痛 +0.03 胸胁胀满；

肝气上逆证 =1.5+0.985 急躁易怒＋0.408 头晕 −0.254 善太息 −0.214 腰膝酸软 +0.135 头胀 +0.095 胸闷 +0.075 头痛。

2. 抑郁症肝主疏泄异常状态的判别模式

抑郁症肝气郁结证 =1.27+0.418 胸胁胀痛 +0.366 短气 +0.360 脉弦 +0.255 兴趣降低 +0.180 舌胖 +0.117 胸闷 +0.88 多思善虑 +0.072 纳呆 +0.069 善太息 +0.064 沉默寡言。

3. 肝炎肝硬化"肝藏血主疏泄"判别模型

（1）肝炎肝硬化"肝藏血"功能异常方面判别模型：血瘀 =−5.979+6.865 胁肋刺痛 +5.415 面色黑 +5.173 舌色紫暗 +4.220 肝掌 +3.283 腹壁静脉曲张 +3.126 舌下络脉出现细络 +2.670 脉涩 +2.211 舌下络脉增粗 +1.926 蜘蛛痣 +1.8 舌下络脉增长 +1.114 舌下络脉迂曲 −0.014 血小板计数；

阴虚 =−10.438+6.685 手足心热 / 五心烦热 +6.615 剥脱苔 +6.180 胁肋隐痛 +5.92 舌瘦 +5.543 目涩 +5.265 舌裂纹 +5.063 舌红 +4.711 腰膝酸软 / 腰膝酸痛 +4.037 肌肤干燥 +3.524 盗汗 +3.142 口咽干燥 +2.788 便秘 +1.814 脉数 −0.935 血浆纤维蛋白原

（2）肝炎肝硬化"肝主疏泄"功能异常方面判别模型：湿热 =−7.853+25.385 舌黄腻 +6.779 舌红 +6.452 脉滑数 +5.676 舌黄厚 +2.490 黄疸 +2.065 大便黏滞 +1.220 口苦 +0.993 口黏腻；

气滞 =−8.617+7.043 太息 +6.443 胁胀 +5.761 急躁易怒 +4.214 胸闷 +4.068 抑郁；

气虚 =−6.493+3.784 懒言 +3.710 神疲 +2.339 舌齿痕 +1.871 舌胖 +1.606 乏力 +1.389 纳呆 +1.333 腹胀 +0.636 便溏 +0.005 丙氨酸转氨酶；

阳虚 =−6.195+6.452 畏寒 +4.413 完谷不化 +2.078 性欲减退 +1.981 面色晦暗 +0.945 乏力 +0.003 天门冬氨酸氨基转移酶；

水停 =−2.063+21.340 腹水。

4. IBS 肝失疏泄的判别模式

IBS 肝郁脾虚证 =−6.185+2.661× 紧张 +2.455× 腹痛 ++2.384× 急躁易 +2.029× 腹泻 +1.696× 肠鸣 +1.438× 泻势急迫 +1.981× 口干 −1.869× 早泄 −1.227× 呕吐

IBS 脾肾阳虚证 =−12.415+6.788 畏寒 +6.729× 呕吐 +3.56× 目眩 +3.798× 泻势急迫 +3.718× 腹泻 +2.665× 腹痛 +1.901× 口疮 −4.524× 五更泻 −2.628× 头胀

IBS 脾胃虚弱证 =−9.103+6.585× 腹泻 +4.732× 皮肤干燥 +3.015× 带下量多 +2.671× 五更泻 +1.826× 胁肋疼痛 +1.226× 口臭 −1.255× 口干

IBS 脾胃湿热证 =−12.804+9.157× 腹泻 +7.327× 头胀 +5.995× 泻势急迫 −3.944× 五更泻 +1.472× 肠鸣

（二）科学证据

1. 肝炎肝硬化"肝藏血主疏泄"功能异常表现的特征及其判别模式

肝炎肝硬化存在"肝藏血主疏泄"功能的异常，其中"肝主疏泄"异常主要表现为气虚、阳虚、气滞、湿热及水停等，"肝藏血"异常主要表现为血瘀、阴虚等，出现的频率依次为气虚、血瘀、水停、阴虚、气滞、阳虚及湿热。同时其分布与疾病的严重程度、炎症是否明显及性别有相关性。其中血瘀、气虚、阳虚、水停在失代偿期的出现频率高于代偿期；血瘀、阴虚、气虚、阳虚、水停在活动期的出现频率高于静止期；血瘀在男性中的出现频率高于女性。反映了肝炎肝硬化"肝藏血主疏泄"的功能异常表现形式与疾病的分期及个体差异相关。

肝炎肝硬化"肝藏血主疏泄"的功能异常表现形式与疾病的分期及个体差异相关，从 801 例患者的基本证候总体分布来看，与肝藏血密切相关的证候主要包括血瘀和阴虚，与肝主疏泄密切相关的证候主要包括气虚、阳虚、气滞、湿热、水停。见图 9-6。

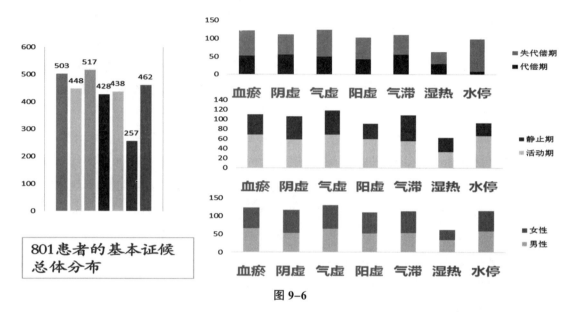

图 9-6

基于宏观与微观指标相结合，形成了肝炎肝硬化"肝藏血主疏泄"功能异常的判别模型，不仅反映了宏观表现在该基本证型判断中的贡献度，也反映了证与微观指标的关系，为阐释"肝藏血主疏泄"功能异常表现的病理机制提供了依据。

2.PMDD 患者及抑郁症患者肝主疏泄的异常状态

临床横断面调查 300 例 PMDD 患者及 240 例抑郁症患者的证候分布，结果显示肝主疏泄的异常状态存在差异。PMDD 患者肝气郁、肝气逆为常见证候，包括肝的疏泄不及和太过；抑郁症患者肝气郁为常见证候，主要表现为肝的疏泄不及。见图 9-7、9-8。

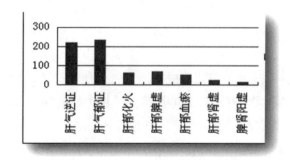 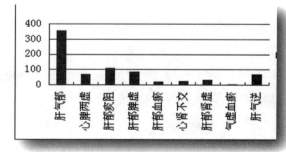

图 9-7　300 例 PMDD 临床横断面调查证候分布　　　图 9-8　240 例抑郁症临床横断面调查证候分析

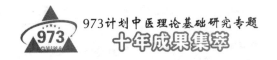

3. 肠易激综合征肝失疏泄的判别模式

广州中医药大学第一附属医院、广东省中医院及山西中医学院三个临床研究中心共录入562例IBS患者的流行病学调查资料，建立临床资料数据库。运用聚类分析获取初始证候，以四诊信息和患者血清脑肠肽为变量，运用逐步判别法进行分析。从167个临床症状及19种血清神经递质指标中，筛选出由54种临床症状及4项血清神经肽指标构建的IBS肝郁脾虚、肝气郁滞、脾胃虚弱、脾胃湿热、脾肾阳虚、肠燥津伤6种临床证候的计算机判别模式。

发现了临床25个症状与13种神经递质的相关性。采用判别分析方法将全部患者划分为肝郁脾虚、肝气郁滞、脾胃虚弱、脾胃湿热、脾肾阳虚、肠燥津伤、寒湿困脾与证型不明确8大类证型。在将计算机判别分析结果与专家诊断结果进行对比后，发现两者完全一致者有360例，共分肝郁脾虚（50.8%）、脾胃虚弱20.6%、肝气郁滞（9.7%）、寒湿困脾（8.3%）、脾肾阳虚（5.8%）、脾胃湿热（4.7%）6个证型。其中肝郁脾虚与肝气郁滞两型患者占60.5%。流调学研究结果与文献研究结果一致。再一次证实了IBS是反映肝脾关系的代表性疾病。

通过对562例IBS患者10项核心指标及8项特异性指标与不同证型的相关性分析发现，与肝郁脾虚证具有显著相关性的指标为CGRP；与肝气郁滞证具有显著相关性的指标有Ach、VIP、5-HT3R；与脾胃虚弱证显著相关的指标有CGRP、NO、HCY；与脾肾阳虚证显著相关的指标有5-HT、TNF-α、HCY；与脾胃湿热显著相关的指标有SP、ET-1；MT、HCY；与寒湿困脾证显著相关的指标有ET-1。

通过对562例患者的所有临床症状与18项指标的相关性进行统计分析发现，与SS具有显著相关性的症状有急躁易怒、焦虑；与Ach具有显著相关性的症状是急躁易怒、痛泻、紧张；与CGRP具有显著相关性的症状有头胀、大便臭秽、恶心、胆怯易惊、咽部异物感、泄泻急迫、身重；与VIP具有显著相关性的症状是胆怯易惊、大便臭秽、恶心、情绪低落、目涩、头胀、泄泻急迫、忧郁、咽部异物感、女性带下稀薄；与5-HT3R具有显著相关性的症状是急躁易怒、视物模糊程度、健忘、肠鸣不安、小便清长、畏寒；与DA具有显著相关性的症状有急躁易怒、焦虑；与SP具有显著相关性的症状是头胀、女性带下稀薄、口淡、视物模糊程度、女性带下臭秽、手足心热、女性带下量多、头晕、懒言、厌油腻；与ET-1具有显著相关性的症状有尿急、渴不欲饮、口干、咽干、背痛（有无及程度）、尿频、痛泻、神疲、便秘、腹痛（程度、频率）；与ACTH具有显著相关性的个症状有咽干、头重、女性带下稀薄、肠鸣不安；与AT-Ⅱ具有显著相关性的症状有烦躁、女性带下臭秽、视物模糊程度、悲伤欲哭、尿急、反酸、夜尿频多、心悸、胸闷、嗳气、胆怯易惊、呃逆、女性带下色黄、懒言、嗳腐、厌油腻；与GC具有显著相关性的症状是烦躁、纳呆、女性带下臭秽、嗳腐；与MT具有显著相关性的是咽干、头重、泄泻肛门灼热感、矢气、肠鸣不安；与5-HT具有显著相关的症状是心烦、目涩、皮肤干燥、头痛（有无）、矢气；与NO具有显著相关性的症状是头痛（有无、频率、程度）、烦躁、急躁易怒；与E2具有显著相关性的症状是大便臭秽；与T具有显著相关性的症状是畏寒、面色晦暗、皮肤干燥、神疲、咽干；与NPY具有显著相关性的症状是急躁易怒、焦虑、厌油腻；与TNF-α具有显著相关性的症状是痛泻、矢气、厌油腻、手足心热、注意力不集中、懒言、泄泻肛门灼热感、排便艰涩、多梦、皮肤干燥、焦虑、口淡、盗汗、心烦；与HCY具有相关性的症状是泄泻肛门灼热感、气短、腹胀程度、身重、头重、畏寒、早饱、嗳气、口黏腻、恶心、小便清长、矢气、性欲减退。

4. 应用举例

项目组为了更好地验证判别模式的准确性，提高临床应用的可靠性，于 2011 年 11 月至 2013 年 4 月，对广州中医药大学第一附属医院、广东省中医院、山西中医学院第二附属医院、山西省中西医结合医院、山西中医学院附属医院确诊的 IBS 患者进行了研究。西医诊断参照罗马Ⅲ标准，中医诊断参照《中医消化病诊疗指南》，分为肝郁脾虚证、脾胃虚弱证、肝郁气滞证、脾肾阳虚证、脾胃湿热证、肠燥津伤证等证候。寒湿困脾证参照《实用中医消化病学》。纳入者符合：① IBS 罗马Ⅲ诊断标准；② 近 3 个月内电子结肠镜、电子胃镜、消化道钡餐未见器质性病变；③签署知情同意书。排除妊娠或哺乳期妇女，因器质性疾病出现腹痛、腹泻或便秘者，有腹部手术史者，伴有严重心、肝、肾功能不全的抑郁症患者及不同意参加调查者。共纳入符合上述标准者 518 例，其中男性 208 例，女性 310 例；年龄 17 ～ 78 岁，平均（36.82±14.41）岁。

采用"2+1"方式进行判别模式的验证与应用探索。制定调查医师工作手册，对调查医师统一培训。一方面，由调查医师对患者进行现场访谈并填写《肠应激综合征临床信息采集表》，2 位副高以上专家根据实际情况进行辨证。另一方面，成立质量控制小组，对每天完成的采集表进行复核，将采集到的资料录入数据库，按照判别模式进行计算机自动证候辨别。

统计分析 518 例样本，回顾性误判 45 例（8.7%），预测证候与初始证候比较，肝郁脾虚证误判 7 例，脾肾阳虚证误判 3 例，脾胃虚弱证误判 6 例，肝郁气滞证误判 6 例，脾胃湿热证误判 5 例，肠燥津伤证误判 6 例，寒湿困脾证误判 10 例。交叉验证误判 89 例（17.2%），交叉验证证候与初始证候比较，肝郁脾虚证误判 11 例，脾肾阳虚证误判 5 例，脾胃虚弱证误判 16 例，肝郁气滞证误判 13 例，脾胃湿热证误判 13 例，肠燥津伤证误判 10 例，寒湿困脾证误判 21 例。

中医证候的规范化、客观化是中医学研究的重点。本研究在辨病与辨证相结合思路下进行，将计量诊断学方法运用于中医证候诊断，能筛选出具有判别效能的指标，降低主观因素干扰，进而对 IBS 证候客观的诊断和鉴别诊断。

（三）应用价值

4 种疾病存在的"肝藏血主疏泄"功能异常状态，以证候的形式体现。通过宏微观相结合的数学模型可对其进行判别。判别模式不仅反映了宏观表现在该基本证判断中的权重，也反映了证与微观指标的关系，为阐释"肝藏血主疏泄"功能异常表现的病理机制提供了一定依据，同时该数学模型可为阐释"肝藏血主疏泄"理论的内涵提供一定依据。

三、中医健康状态体质辨识法

【摘要】建立了体质辨识的方法学体系：①初步建立了体质基因分类器等多维测评技术，基于九种体质多组学系统研究，辅助体质辨识，实现体质辨识客观化。②制定并发展了《中医体质量表》，形成《中医体质分类与判定》标准。③建立了中医体质辨识平台系统，通过综合体质量表、望舌面诊及形态信息采集实现体质类型与生命质量的综合辨识与评估，从而实现预测并指导干预健康状态的目的。上述体质辨识方法学体系的初步构建，为中医体质学说的发展提供了重要支撑。

【成果来源】项目二十一：中医原创思维与健康状态辨识方法体系研究（2011）

（一）理论内涵

1.设计合理的实验系统，建立一个包含不同诊疗水平、不同健康状态、不同数据描述精度的中医思维实证数据库。根据中医健康状态临床诊断数据，通过信息技术手段，总结出中医行为特点并尝试进行合理解释，并对不同行医经验的医生行为特点做出对比和合理解释，初步提炼出中医行为的规律。

2.修订完善中医体质量表，发展简短版量表；发展不同语言版本的中医体质量表，推广其在世界范围的应用。

3.揭示体质偏颇的影响因素和易患疾病风险因子，建立健康状态风险评估体系。

4.运用高通量技术绘制体质类型"图谱"，进而从全基因组水平判定不同的体质状态。再通过生物信息学的分析，找出各种体质"图谱"中特征性的"印迹"，为中医健康状态体质微观辨识提供分子生物学依据。

5.利用图像处理、模式识别和生物特征分析方法，对中医体质学分类进行研究，建立中国医学质分类的数学模型。建立计算机辅助中医体质辨识系统，实现对各种体质的计算机信息集成。

（二）科学证据

1.初步构建了基于体质分类的中医健康状态微观辨识方法

（1）证明体质分类可通过分子生物学进行实证研究。建立了一套完整的分离外周血及不同血细胞的实验体系，完善实验质量控制。完成了平和体质、痰湿体质、阴虚体质、阳虚体质每组各40例样本采集，每组各20例全基因组表达谱检测。完成了平和体质和痰湿体质表达谱检测结果分析，并建立了基于这两种体质的特征基因分类器。实现了从现象到本质、从宏观到微观、从定性到定量、从实验到应用的转化，为健康状态的测量和评估提供了有效的方法。

在严格的实验体系下，完成了平和和痰湿体质基因表达谱检测，在不给定样本体质分类信息的情况下，利用全基因组表达值对样本进行无监督聚类分析，结果显示，所有样本明显聚成两类，与体质分类法几乎吻合。

（2）体质特征基因功能富集分析，进行健康预测。获取痰湿体质特征表达基因，进行功能富集分析，结果显示特征基因明显富集到与代谢相关的功能上，呈现代谢紊乱的特征，这与中医痰湿体质"津液不归正化、痰湿内蕴，易发代谢紊乱"的认识一致，阐明了中医体质是从整体上把握健康状态的有效工具。

（3）痰湿、阴虚、阳虚、平和体质基因分类器构建与验证。

①痰湿、平和体质基因分类器构建：运用7种不同的分类预测方法，对痰湿体质和平和体质样品进行分类预测，并通过留一法进行检测，7种方法分类正确率均很高（92%～97%），各方法只有N41和T179被分到错误的组别。基于现有痰湿体质、平和体质样本的特征基因，构建分类器，进行痰湿

体质和平和体质的辅助判定，敏感性、特异性、阳性预测值、阴性预测值均达到94%以上。

②阳虚、阴虚、平和体质基因分类器构建：三种体质样本标签分别为平和质（N）、阳虚体质（Yang）、阴虚体质（Yin）。共使用了四种预测方法，即对角线线性判别、最近邻分类、3-近邻算分类、最近邻质心法。这四种分类器均使用留一法进行预测，经过四种分类器分类，32例样本只有N211分类有误。通过Arraytools工具对样本分类进行预测，四种分类预测方法分类正确率均大于95%。

2. 量表的开发和体质辨识研究的发展

（1）中医体质量表简短版的开发。在前期研究工作基础上，应用4940例数据，综合应用经典心理理论、IRT理论，发展了《中医体质量表——41条目简短版》；应用2013年2月至2014年7月在广东省中医院珠海医院治未病中心自愿接受并完成6个月中医体质综合干预的509例样本，进一步简化41条目中医体质量表，发展了《中医体质量表——30条目简短版》。2个简短版的中医体质量表心理测量学信度、效度、反应度评价均良好。

（2）英文版、韩文版中医体质量表的开发。开发了信效度良好的《中医体质量表（英文版）》，运用其对400名美加籍高加索人群展开调查，并与中国人群中医体质分类进行比较，结果发现在京美加籍高加索人中，平和质占51.0%，八种偏颇体质占49.0%；偏颇体质中居于前3位的体质类型是阳虚质、气虚质、特禀质，其构成比与中国人群不同。另外，开发了《中医体质量表（韩文版）》和《9种体质调体保健方案（韩文版）》。

（3）基于中医体质分类的兼夹体质综合评价研究。采用雷达图技术，将体质评价过程中同一时期不同体质类型的评价结果以及不同时期或干预前后的评价结果折射到一个二维图面上，构成同一时期或不同时期体质多维评价图像，直观地描述体质的综合评价情况及科学评价体质的演化轨迹，降低分析计算的难度，简化评价过程，为临床提供一种简单、有效、直观的兼夹体质综合评价方法。见图9-8。

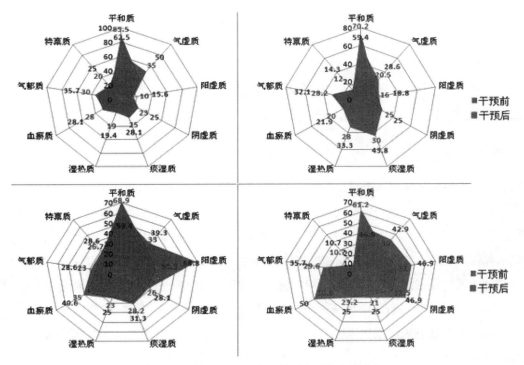

图9-8　敢于前后9种中医体质类型得分雷达图

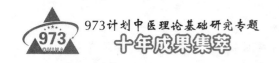

（4）拓展了不同肥胖指标对体质的辅助辨识。通过全身型肥胖指标和腹型肥胖指标对 466 例 35 ～ 74 岁人群进行超重 / 肥胖的诊断，采用 Logistic 回归模型分析超重 / 肥胖与中医体质类型的关系。

结果：未调整混杂因素的模型 1 和调整混杂因素影响的模型 2 均显示，全身型肥胖是痰湿质、湿热质的危险因素；腹型肥胖是气虚质、痰湿质、湿热质的危险因素。

3. 初步搭建中医体质辨识平台系统框架。初步搭建的中医体质辨识系统框架主要有：①问诊模块，包括一般信息、体质辨识量表及生命质量评估量表等信息采集；②望诊模块，包括望舌面诊及形态信息采集。通过上述信息的获取，实现体质类型与生命质量的综合辨识与评估，获得调护建议。

（三）学术影响

中医体质辨识方法学体系的初步构建，为中医体质辨识提供了有利的工具和支撑，有利于中医体质辨识的发展。这不但有利于促进个体化诊疗模式的发展，也为中医健康状态评价提供平台，为"治未病"干预及效果评估提供依据，对于更好地指导养生保健，维护全民健康具有重要意义。

深化发展的中医健康状态体质辨识法，顺应个体化医学、健康医学的转变趋势，进入国家公共卫生事业服务及老年健康服务，在全国各地得到广泛应用，成为中医"治未病"的工具与抓手。不但对学科发展起着重要推动作用，也取得了良好的社会意义和经济价值。推广至海外多国，形成了广泛的国际影响，为中医药国际化发展起到积极促进作用。

四、中医健康状态脏腑经络辨识法

【摘要】建立了脏腑经络辨识的方法学体系：①理论研究方面：提出了中医脏腑经络"和"态健康观，构建了脏腑经络健康"和"态认知理论；②应用方法研究方面：形成了对未病、欲病、已病人群进行辨识分类筛选，主客观相结合的、实现定性、定位、定量化评估的工具与技术方案的"和"态健康观辨识方法体系；③转化与运用方面：构建了以自主健康管理为目标的《健康管理中医云平台——脏腑经络辨识模块》，推广掌上健康辨识，实现了脏腑经络辨识从理论层面走向可操作化；并将面诊转变为患者自主监测；实现健康辨识与指导智能化，从而促进主动健康的落地。

【成果来源】项目二十一：中医原创思维与健康状态辨识方法体系研究（2011）

（一）理论内涵

1. 提出中医脏腑经络"和"态健康观

遵循"取象运数，形神合一，气为一元"思维模式，对中医脏腑经络健康状态理论进行梳理，提出了中医脏腑经络"和"态健康观，即"和"代表和谐、有序、协调、适中。"和态"是对机体健康状态的界定与评价，就是人的脏腑经络调和，机体的适应性良好、各项机能和谐有序状态。

（1）构建了脏腑经络健康"和"态认知理论：在中医脏腑经络"和"态健康观基础上，构建了中医健康状态脏腑经络"和"态辨识理论体系，具体体系见图 9-9。该体系从脏腑经络角度提供把握健康的具象认知途径，从脏腑经络独立、关联、协调特性辨识健康，梳理并集成脏腑经络辨识健康的可评可测理论及方法认知。

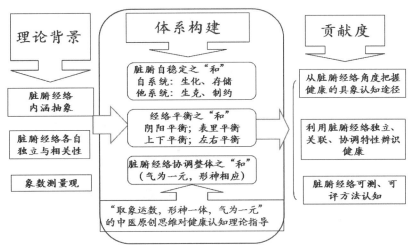

图 9-9　中医健康状态脏腑经络 "和" 态辨识理论体系

（2）形成了脏腑 "和" 态健康观：脏腑是整体机能的有机组成部分，也是各个部分有机配合的综合效应。脏腑内部及脏腑系统之间的生化、生克制约构成脏腑健康之 "和" 态。通过 "心" "肝" "脾" "肺" "肾" 五个系统的中医临床特征自我报告，评估不同脏腑系统之间的失和程度，指导后期有针对性地调整主脏腑系统失和状态以恢复机体健康。

（3）形成了经络 "和" 健康观：经络是气血运行，感应传导生命信息，调节机体各项机能的通路。经络本身与经络之间联络沟通形成平衡相通之健康 "和" 态。经络失衡相对于脏腑失和内防线，属于机体健康失和的外防线，通过经络表里、内外、阴阳、左右的失衡状态，可以准确定位，指导开展刮痧、针灸、推拿等康复保健技术，恢复机体健康 "和" 态。

（4）形成脏腑经络整体 "和" 态健康观：经络联络脏腑肢节，沟通上下内外，依赖自身的调节能力维持着内外环境的动态平衡。脏腑经络协调相通、调控表达、形神相应构成的整体健康 "和" 态。

2. 从健康分类、定位、趋势的角度，构建了脏腑经络层面的辨识体系

在上述理论指导下，形成脏腑、经络、脏腑经络整体 3 种独立的辨识方法，并将三者有机融合，最终形成了对未病、欲病、已病人群进行辨识分类筛选，主客观相结合的，实现定性、定位、定量化评估的工具与技术方案的 "和" 态健康观辨识方法体系，详见图 9-10。继而以健康状态为研究对象，初步实现了脏腑辨识法、经络辨识法、脏腑经络整体辨识法从理论到操作化工具的应用。并从健康状态分类、疾病脏腑定位、健康趋势预警及综合 "和" 态辨识维度有机融合这三类辨识工具，形成较完整的中医健康状态脏腑经络整体辨识体系，详见图 9-11。

3. 依据中医健康状态脏腑经络整体辨识体系，开发了中医健康管理云平台

构建以自主健康管理为目标的《健康管理中医云平台——脏腑经络辨识模块》，推广掌上健康辨识，实现了脏腑经络辨识从理论层面走向操作层面；并将面诊转变为患者自主监测；实现健康辨识与指导智能化，从而促进 "主动健康" 的落地。目前共建立阳江、顺德等 8 个健康监测中心，建立健康档案 8614 份。相对于既往辨识效率较低、推广应用较难的纸质化现场辨识模式，该平台实现了网络化、智能化、服务化、协同化的 "互联网 +" 健康新模式，提高了辨识效率与可推广性，有利于健康

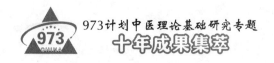
信息互联、推动卫生网络服务的发展。2013～2016年度在全国12家医院实现运营，市场转化187万。成为治未病与健康管理中心的常用健康管理软件。"中医健康管理云平台"公众号是全国第一家实名认证的健康管理云服务平台，成为2015年广东省科技厅《大数据开放型的个性化健康医疗公共服务平台》项目的主要中医健康服务平台。

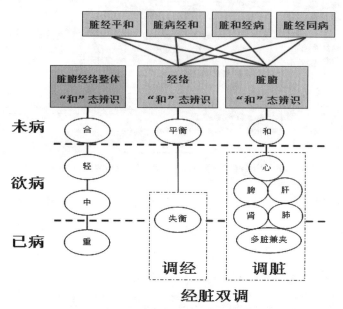

图 9-10 中医健康状态脏腑经络"和"态辨识方法体系

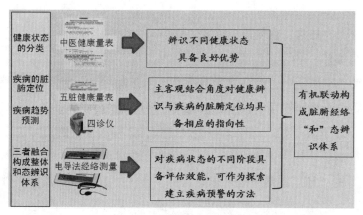

图 9-11 中医健康状态脏腑经络整体辨识方法体系

（二）科学证据

1. 脏腑"和"辨识法

根据脏腑的生理与病理特征，从主观与客观两个方面对脏腑"和"态定性、偏颇定位进行评估，评估要素与维度见图9-12。从主观角度，遵循量表研发流程，通过德尔菲法专家咨询、131例的预调查、444例的正式调查，形成良好信度（α=0.783）、效度（医生与量表判断的脏腑定位的一致性达86.29%）的《中医五脏健康问卷》；从客观角度，利用前期研发基础，通过395例的调查验证，形成四诊采集与分析系统。从主客观结合角度判断健康状态辨识与脏腑偏颇定位结果，临床研究证实具有良好的辨识效能，见图6。

因此，脏腑"和"态辨识法解决健康状态的脏腑辨识定位和量化判断标准；为脏腑辨识提供可操作化的可运用的辨识工具和方法；从客观化、可视化、量化、定性与定位评价脏腑功能。

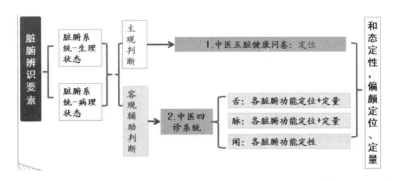

图9-12 脏腑"和"态辨识法评估要素与维度

2. 经络"和"辨识法

利用电导法，从电导角度反映人体经络气血运行的功能状态，在既往研究的基础上，进一步建立规范的操作技术和稳定可靠的测量工具。通过6748例不同状态人群的调查，建立经络时间变化模型、不同性别年龄模型、不同健康状态模型、疾病不同病程预测模型，最终确定"和"态值范围为0.8～1.2，且临床研究证实具有良好的辨识效能。

因此，经络"和"态辨识法确定了影响经络测量的可控与非可控因素，形成了测评路径与判断规则；为不同地区建立经络"和"态辨识常规模型提供研究路径和方法，也明晰经络在疾病状态不同阶段辨识的优势，初步发现了电导法经络测量在疾病状态不同阶段的辨识规律，为后期作为预警手段提供依据。

3. 脏腑经络整体"和"辨识法

根据脏腑经络是在"气为一元"协调下浑然一体，体现在人体的整体"和"态上，应包括人体与外在环境能动交换的天人相应维度和人体自身心理生理协调的形神相应维度，脏腑经络协调的脏经相合，辨识维度与因素见图9-13。遵循量表研发流程，在前期《中医健康量表》基础上，利用项目反应理论，通过1943例临床调查，对量表进行简化，形成具有良好信度效度（α＝0.923，证实性因子分析CFI：0.95）的简化版量表。并通过1136例不同健康状态人群的调查，明晰《中医健康量表》适用于不同健康状态分类，对未病、欲病、已病人群具备良好的诊断效能。

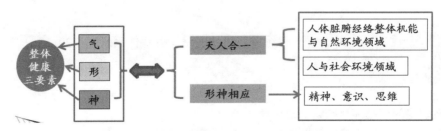

图9-13 脏腑经络整体"和"态辨识维度与因素

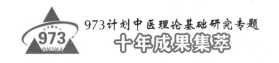

4.脏腑经络"和"态辨识体系运用

脏腑、经络、脏腑经络整体三个"和"态辨识法既具有独立的对疾病脏腑定位、疾病趋势、不同健康状态分类的优势，三者有机融合构成的辨识体系对不同健康状态具备更为稳定、全面的辨识效能，临床中验证其对不同健康状态分类辨识具有特异性。最后实现了是否"和"态、脏腑经络是否协调，失和脏腑的定位，失和经络的定位与定量的健康状态判断。

该体系获得了 2015 年公共卫生专项治未病标准制修订项目《中医健康状态分类辨识标准》标准立项。

（三）学术影响

（1）提出的"和"态健康观，揭示了"取象运数，形神一体，气为一元"的中医原创思维特征，对于丰富和发展中医健康认知理论和治未病具有重要意义，并为构建中医健康保障体系提供理论支撑。

（2）在临床验证各种脏腑经络辨识工具诊断效能及辨识优势的基础上，结合网络云平台技术，构建以自主健康管理为目标的《健康管理中医云平台——脏腑经络辨识模块》，推广掌上健康辨识，实现了脏腑经络辨识从理论层面走向可操作层面；并将面诊转变为患者自主监测；实现健康辨识与指导智能化，从而促进主动健康的落地。目前共建立阳江、顺德等 8 个健康监测中心，建立健康档案 8614 份。

研究发布中华中医药学会标准 2 项，即《中医治未病服务规范中医健康管理云平台系统建设规范》（T/CACM1073—2018）。《中医治未病技术操作规范·电导法穴位测评》（T/CACM1089—2018）。中华中医药学会专家共识 1 项《中医治未病·健康状态分类专家共识》（GS/CACM168—2019）

（3）成果研发单位在研究过程中成为国家中医药管理局首个"治未病重点研究基地"，是国家中医药管理局中医治未病重点专科全国协作组组长单位、广东省治未病指导中心。促进治未病学科建设，形成技术示范效应，培养一批从事健康管理与治未病的人才队伍。同时积极建立成果转化渠道，糅合治未病养生干预因素，形成辨识干预一体化技术方案，落地粤澳中医药科技产业园；打造从化中医特色养生文化基地；以脏腑经络辨识和核心技术抓手，有效推广链接和应用治未病传统技术与产品。

五、中医健康状态气血津液辨识法

【摘要】 根据"取象运数，形神合一，气为一元"的中医原创思维模式，从气血津液的角度，围绕"状态"这一中医健康认知理论的核心，初步构建中医健康状态气血津液辨识法的内容，主要包括 29 个通用状态要素的规范、特征证候；536 个各状态相关的主、客观表征参数及判别方法；688 个气血津液相关状态；建立了集望、闻、问、切四诊于一体的参数采集及状态辨识系统即气血津液状态辨识系统。

【成果来源】 项目二十一：中医原创思维与健康状态辨识方法体系研究（2011）

（一）理论内涵

1.气血津液理论的梳理和状态认知理论模型

在对古代哲学思想、中医理论文献、现代健康概念和临床应用等研究基础上，融合现代多学科理论与知识，对健康状态气血津液理论进行梳理、诠释与提升，主要开展：

（1）中医健康认知与气血津液概念的内涵及外延研究：以中医理论为基础，结合现代认知科学、系统科学等理论、方法及最新研究进展，研究中医健康、健康状态及气血津液的概念，完成其内涵及外延的理论探讨，基本阐释中医健康状态认知的核心、表述特征。

（2）气血津液状态辨识的理论模型研究：根据中医气血津液、藏象理论，结合中医临床实践及领域专家三轮论证，最终确定29个与气血津液状态相关的要素，提出基于气血津液为核心构建的分层分类健康状态要素框架体系，作为气血津液状态辨识的理论基础。见图9-14。

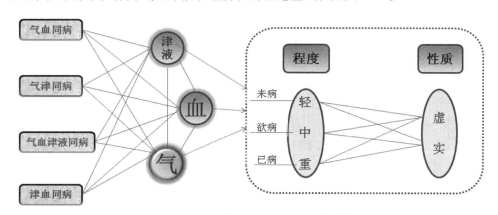

图9-14　中医气血津液辨识的理论模型

2. 气血津液状态辨识方法体系研究

根据"取象运数，形神合一，气为一元"的中医原创思维模式，从气血津液角度，围绕"状态"这一中医健康认知理论的核心，遵循证素辨证原理和方法，全面收集临床气血津液病常见证候，并使之规范，根据症（症状和体征）对证素的贡献度，采用"加权求和浮动阈值"方法，计算各状态要素积分，然后确定各状态要素诊断是否成立及其轻重程度，验证并最终选定29个气血津液通用状态要素，遵循位置要素和性质要素相互匹配原则组成各种规范状态名，形成688个气血津液相关状态名，在9种慢病中测试并最终选定42个气血津液通用状态名，从而形成一个主要适用于中医健康体检和内、外、妇、儿等科气血津液辨证的"中医健康状态气血津液辨识法"。见图9-14。

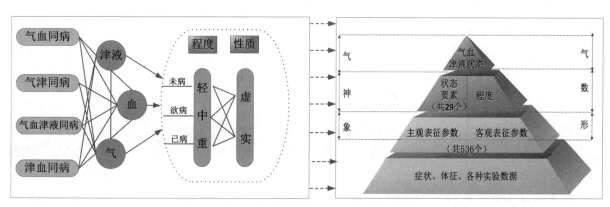

图9-14　中医健康状态气血津液辨识法

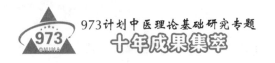

中医健康状态气血津液辨识法的内容主要包括 29 个通用状态要素的规范、特征证候；536 个各状态相关的主、客观表征参数及判别方法；688 个气血津液相关状态；建立了集望、闻、问、切四诊于一体的参数采集及状态辨识系统，即气血津液状态辨识系统。

3. 气血津液状态参数集合分析研究

在理论研究基础上，经验证性实验证明，从宏观、中观、微观三观中筛选出 29 个气血津液状态要素可作为通用状态要素，其中位置要素 16 个，有心、肝、脾、肺、肾、胆、胃、大肠、小肠、膀胱、少腹、筋骨、胞宫、肌肤、精室、表；性质要素 13 个，有气虚、气不固、气陷、气滞、血瘀、血虚、阴虚、阳虚、津亏、痰、饮、水停、湿。各状态相关的表征参数有 536 个，气血津液相关状态有 688 个，研发了集望、闻、问、切四诊于一体的参数采集及状态辨识系统，即气血津液状态辨识系统（V1.0 版），在此基础上开发气血津液状态辨识系统（服务器版）。

【例1】输入症状：腰痛，腹胀，尿血，脘腹部肿块，纳呆恶食，呕吐，形体消瘦，气短，经常便溏，经常畏冷，四肢凉，舌淡白，脉细，脉沉。

输出证素：阳虚（重），气虚（重），脾，湿，胃，肾（轻），血虚（轻），气滞（轻）。

输出证型：脾胃阳虚湿阻证。

【例2】输入症状：心悸，自汗，倦怠乏力，胸闷，闷痛，四肢凉，经常畏冷，面色苍白。

输出证素：阳虚（重），气虚，心。

输出证型：心阳气虚证。

【例3】输入症状：自汗，倦怠乏力，面色苍白，咳嗽，气短，痰少质稀，声低，往来寒热，容易感冒。

输出证素：气虚（重），肺（重），阳虚（中），气不固（轻）。

输出证型：肺气亏虚证。

4. 气血津液状态辨识系统建模研究

（1）建立了适于无序树结构的高阶多维健康状态模型及其核函算法：在课题初期的高阶多维三态有序树模型研究成果基础上，进一步完善了健康状态模型，并充实了核函算法，包括：

①完成了一种能够同时反映结构和语义的健康状态模型建模方法——适于无序树结构的高阶多维健康状态模型，模型采用 XML 语法，适用于描述个体的健康状态（包括证候）的内涵与外延，执行的规范与标准包括 GB/T15657—1995 中医病证分类与代码，并完成了相关软件的版本研制升级；建立了基于中医药数字化标准库及居民私密型健康档案卡管理系统；初步形成了"症－证（树结构式 XML 或特征矩阵表达）"的专业数据库，为下阶段建立"未病风险测算－干预环节评估"建立方法、技术及其论据基础，并为居民私密健康档案卡的全程管理提供了重要并具可行性的技术。

②完成一种适于无序树结构的高阶多维健康状态模型的不同健康状态差异度的适宜核函算法研究和软件研制。

上述模型及其核函算法，可作建立一种模式识别技术类方法，用于支持基于病例的健康状态智能辨识。在模型与算法确立后，针对"气、血、津、液"，进行了基于 GB/T、WS、ZY 系列标准和中医证型的健康状态建模。

（二）科学证据

1. 基于 GB/T、WS、ZY 系列标准和中医证型的健康状态模型实例性验证

采用病历回顾法开展了有关"气、血、津、液"病历样本实例的试验性验证，包括：

（1）运用阴阳八纲定位、定性、定因要素和脏腑、经络的定位要素，完成 50 例与气血津液相关的标准证型（GB/T15657—1995）的结构拓扑与语义 XML 表达，作为中医证型的外延定性描述。

（2）在初步试验性地完成 10 例源于广东省中医院在 2009 ～ 2011 年期间的部分住院病历（共 4949 例）、基于中国卫生领域 WS36x/370/44x 系列标准和上述模型，共 10 个涉及"气、血、津、液"证型的内涵描述的基础上，进一步在东莞中医院、广州中医药大学第一附属医院各采集了 20 例次共 40 例次的相关证型病例信息和数据。

（3）基于以上模型及差异算法，完成证型间演变的可能性"最短"路径建模和算法，以 10 个证型为事例，对算法进行了初步的验证性试验。

（4）完成中医闻诊五音辨识建模、算法及应用软件的研制与开发。完成中医闻诊五音辨识软件。

2. 气血津液状态辨识系统的验证

应用研发气血津液状态辨识系统（V1.0 版），完成小样本群体（300 例）的临床信息采集和临床研究，完成从宏观、中观、微观等三观中采集气血津液状态的表征。同时开展了不同研究对象病性状态要素分布特征，以及病性要素与相关指标的关系研究。与福建中医药大学附属第三人民医院体检中心合作完成 500 例健康人群的气血津液状态第三方检验评估工作。统计表明，经一致性信度和重测信度分析，证明 29 个状态要素具有较好的一致性诊断信度和重测信度，达到设计要求。目前气血津液状态辨识系统已开发出多种版本，适用于家庭、社区和医院等不同需求，用户反映良好。

（三）学术影响

1. 创新中医健康状态气血津液辨识理论

传统中医学注重辨证论治研究，形成了完善的理论体系，但对健康状态的认知和辨识缺乏系统的梳理、凝练与提升。鉴于此，立足于中医原创思维模式，以气血津液状态辨识为切入点，对中医健康理论进行系统、深入研究，从思维与认知角度填补中医健康理论的空白。

2. 掌握健康状态气血津液辨识核心技术

开发基于中医整体观念，面向临床的以状态为核心的健康状态气血津液辨识系统，实现核心技术手段的突破，为把握健康状态变化规律提供方法学依据，也为发展具有原创自主知识产权的中医健康工程产业提供科学基础和可拓展的技术创新平台。

3. 创新健康服务模式

针对我国健康前移战略目标需求，结合中医"治未病"思路，在研究所有人群（未病、欲病和已病人群）基础数据库及其收集方法与标准的基础上，研究数据库结构、数据收集和数据管理的共性技

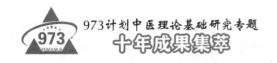

术和方法，建立健康管理数据库，提出适合我国国情和经济发展水平、发挥中医药优势的健康保障与健康服务模式，有助于健康保障服务模式的创新与革命。

六、中医健康状态精气神辨识法

【摘要】①中医健康理论创新：在中医原创思维指导下，构建了中医健康状态精气神辨识理论。②研究方法应用创新：按照流行病学筛检试验方法，检验中医健康状态精气神辨识方法的科学性、准确性，实现研究方法应用创新。③辨识方法技术创新：研发中医健康状态精气神辨识法，开发成软件，实现辨识方法创新和工具应用技术创新。

【成果来源】项目二十一：中医原创思维与健康状态辨识方法体系研究（2011）

（一）理论内涵

1. 中医健康状态精气神辨识理论建立

以中医"象数形神气"思维模式为指导，用传统文献研究方法，收集整理中国古籍中有关精气神的记载和描述，通过头脑风暴法及专家调查法进行讨论分析，归纳汇总，形成中医健康状态精气神辨识理论。见图9-15。

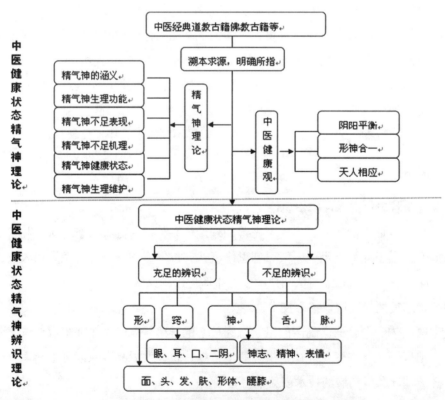

图9-15 中医健康状态精气神理论和辨识理论框架

（1）中医健康状态精气神理论。中医学多用"平人"概括人体健康状态，健康是一种状态，指人的生理健康和精神心理健康统一，与所处环境和谐统一，概括为"形神合一"和"天人合一"。形之基为精，形之功为气，形之现为神，故健康状态是基于中医"精""气""神"三者和谐统一的。

精、气、神相对独立，又密不可分。对于健康，精气神宜保养而不宜克伐。精的维护宜保不宜耗，宜藏不宜泄，宜通不宜郁；气的维护宜养不宜耗，宜满不宜损，宜动不宜滞，宜疏不宜郁，宜固不宜散。神的维护应养形以养神，恬淡以养神。精不足表现为生长发育受影响，轻则迟缓，重者发育停滞，智力障碍；化生气血津液髓神不足，从而出现气血津液髓神亏虚；生殖功能受影响；机体抵抗外邪能力下降。气不足表现为推动不及；温煦不及；濡养不及；固摄不及；气化不及；防御不及。气失和表现为气失升降；气失调畅。神失和表现为形体失主；任物失主；抗邪失主。

（2）中医健康状态精气神辨识理论。依据原创思维"象数-形神-气"，构建精气神辨识理论。形神——中医健康状态精气神理论；气——中医健康状态精气神辨识规律，包括精气神充足、不足、失和三方面。象数——象，形象、窍象、神志象、舌象、脉象；数，结合问卷、舌象仪、脉象仪表达。辨识表见表9-1、9-2、9-3。

表9-1　中医健康状态精辨识

象				数
条目				问卷 ①完全没有 ②偶尔有 ③有时有 ④经常有 ⑤一直有
		精充足	精不足	
形	面	面色荣润	面色暗淡	
	头部	头型正常		
	头发	发黑浓密	头发稀疏	
			掉头发多（脱发）	
			发干枯	
	皮肤	荣润（滋润，柔软，有弹性）	失润（干枯，粗糙，弹性差）	
	形体	发育正常	发育迟缓，身体虚弱	
	腰部	发育正常，活动自如	腰酸不挺直	
	四肢	发育正常，活动自如	膝部痿软	
窍	眼	精彩内含	目光暗淡	
			花眼	
	耳		耳郭干枯无光泽	
			耳郭瘦小而薄	
			听力下降	
	口	牙齿洁白润泽而坚固	牙齿发黄，松动脱落，龋齿	
		口唇红润	干燥脱皮	
	二阴	二便正常		
	生殖		初潮晚	
			绝经年龄提前	
			遗精	
神志		记忆力良好	记忆力减退	

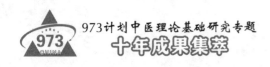

续表

象				数
舌		舌体发育正常 红活明润	舌体发育异常 失于润泽	仪器
脉		尺部沉取有力		仪器

表9-2　中医健康状态气辨识

象					数
		条目			问卷 ①完全没有 ②偶尔有 ③有时有 ④经常有 ⑤一直有
		气充足	气不足	气失和	
形	头			头胀	
	发	发有光泽	发少光泽		
	面	面部有光泽	面少光泽		
	形体	活动灵活	疲倦		
			乏力		
			易于感冒		
	皮肤	皮肤有光泽	皮肤少光泽		
			汗多		
	胸	呼吸平稳	动则气促	经前乳胀	
			气短		
	四肢	动作敏捷	手脚怕冷		
			动作迟缓		
窍	眼	运动灵活	运动不灵活		
	口	语声响亮	懒言	善太息	
			呵欠	嗳气	
			食欲不振		
	二阴	大小便正常	大便稀	大便稀	
			小便频数		
			小便清长		
舌	舌体	活动自如			仪器
	舌苔	薄白			
脉		从容和缓	脉虚无力	脉弦	仪器

表 9-3　中医健康状态神辨识

象				数
条目				问卷 ①完全没有 ②偶尔有 ③有时有 ④经常有 ⑤一直有
		神正常	神失和	
形	面	表情自然	表情淡漠	
	肢体	动作协调	多动	
		反应灵活	反应迟钝	
窍	眼	视物清楚	视物模糊	
	口	言语清晰	口吃 吐字不清	
		味觉敏锐	味觉减退	
	鼻	嗅觉灵敏	嗅觉减退	
神志	精神	精神饱满	精神不振	
	意识	思维敏捷	思维迟钝	
		注意力集中	注意力不集中	
	情志	情绪稳定	情绪波动 （易怒、易悲、易焦虑烦躁、易忧郁、易恐）	
	睡眠	睡眠良好	失眠 多梦	
舌		舌体运动灵活，言语清晰，味觉灵敏	舌体转动不灵，言语不清，味觉失灵或味觉异常，喜食异物	仪器（主要辨识舌质）
脉		柔软和缓有力	节律不整，力度不均	仪器

2. 中医健康状态精气神辨识方法构建

（1）问卷研制。在中医原创思维指导下，采用文献学研究方法，对已有经典理论进行文献整理归类，筛选条目并构建中医健康状态精气神辨识条目池，用专家头脑风暴法形成初始辨识问卷。

中医健康状态精气神辨识问卷具有较高灵敏度，结构较为稳定，辨识精、气、神状态准确性较高，可用于人群健康状态辨识。

（2）中医健康状态精气神舌象辨识。使用 YM-Ⅲ型舌诊仪采集了舌诊健康辨识数据，以体检结果为参数进行对比。用图像中颜色空间中的颜色均值、标准差，对比度矩阵、矩阵的二阶矩等全局特征，通过决策树和支持向量机两种方法进行辨识。

（3）中医健康状态精气神脉象辨识。2011 年 7 月～2015 年 9 月共采集了 671 例脉象波形。将采集的脉诊波形经去噪、周期提取，提取每个脉象周期的十四维特征与正常脉诊波形进行比较，从而辨识其精气神健康状态。正常人脉象如图 9-16。

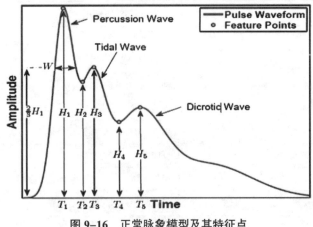

图 9-16 正常脉象模型及其特征点

（二）科学证据

1. 中医健康状态精气神辨识问卷

在中医原创思维指导下，采用文献学研究方法，对已有经典理论进行文献整理归类，筛选条目并构建中医健康状态精气神辨识条目池，用专家头脑风暴法形成初始辨识问卷。

2011 年 7 月～ 2015 年 9 月，以天津中医药大学教学医院体检中心 20 ～ 60 岁的健康体检人群为研究对象，采用筛检试验方法，以医学健康体检结果作为金标准，同步进行盲法比较问卷辨识。预调查合格问卷 294 份，238 份用于筛检试验；正式调查合格问卷 631 份，461 份用于筛检试验；第三次调查合格问卷 344 份，325 份用于筛检试验。

结果：预调查问卷的 Cronbach's α 系数为 0.83，因子分析提取 10 个公因子。第 1 因子：胸闷、心悸、心烦、少气、晕、记忆减退、水肿、膝软、腰酸、乏力、切肌肤肿胀；第 2 因子：恶心、呕吐、嗳气、腹胀、反酸；第 3 因子：鼻塞、流涕、咳嗽、咳痰、咽痒；第 4 因子：排尿困难、尿频、尿急、腹泻；第 5 因子：多饮、口干、口渴、尿量增多；第 6 因子：睡眠情况、瘙痒、疼痛、出血、颈项部症状；第 7 因子：望五官、望咽喉、望齿龈、口臭；第 8 因子：腰背部、胸腹部、发声异常、双肾叩击痛；第 9 因子：听力减退、耳鸣、出汗、望四肢；第 10 因子：望面色、皮肤色泽、皮肤斑疹。各维度与问卷总体相关系数，二便、头部、躯体、皮肤低于 0.4。各维度相关系数，肌肤肿胀、颈项部与所在维度小于 0.35，考虑删除。

正式调查时，删除望齿龈、颈项部，以及发声异常、肌肤肿胀、皮肤斑疹、口臭 6 个条目，问卷的 Cronbach's α 系数为 0.83。其中躯体症状信度很低，考虑进一步调整。因子分析显示，KMO=0.76，球形检验 $P < 0.001$，提取 10 个公因子。第 1 因子：胸闷、心悸、心烦、少气、晕、水肿、膝软、乏力；第 2 因子：鼻塞、流涕、咳嗽、咳痰、咽痒；第 3 因子：睡眠情况、瘙痒、记忆减退、尿量增多；第 4 因子：听力减退、耳鸣、腹泻、望四肢；第 5 因子：恶心、呕吐、嗳气、腹胀、反酸；第 6 因子：望五官、皮肤色泽、望面色、出汗；第 7 因子：腰背部、疼痛、腰酸；第 8 因子：多饮、口干、口渴；第 9 因子：排尿困难、尿频、尿急；第 10 因子：胸腹部、双肾叩击痛、望咽喉、出血。问卷区分度评

价显示，在客观检测指标及问卷得分上，健康和疾病状态两组差异有统计学意义。心理性、社会性、躯体性应激、应激状态程度得分的相关系数与问卷得分在测量趋势上一致，得分越高身体健康状态越差，生活质量也越差，符合量表构建理念。

问卷辨识结果评价显示，预调查灵敏度 =59.40%，特异度 =14.80%；正式调查灵敏度 =78.48%，特异度 =22.69%；第三次调查灵敏度 =63.45%，特异度 =6.98%。三次调查 meta 分析结果为 AUC（随机效应模型）=0.6159，Q 指数 =0.5875，AUC（Moses–Shapiro–Littenber 模型）=0.6431，Q 指数 =0.6083，诊断效果较好。

进一步对精气神辨识问卷效果进行分析，精辨识结果如下：

健康人群初始精判别充足、不足、可疑准确率为 88.4%，交叉验证综合准确率为 76.7%；疾病人群初始精判别充足、不足、可疑准确率为 89.7%，交叉验证综合准确率为 85.5%。

气辨识结果：①气辨识充足、不足、可疑的情况：健康人群初始分组气充足与气不足准确率为 73.3%，交叉验证综合准确率为 65.1%；疾病人群初始分组气充足与气不足准确率为 61.4%，交叉验证综合准确率为 53.8%。②气辨识充足、失和、可疑的情况：健康人群，初始分组气充足与气失和准确率为 90.7%，交叉验证综合准确率为 86.0%；疾病人群，初始分组气充足与气失和准确率为 85.5%，交叉验证综合准确率为 81.4%。

神辨识结果：健康人群，初始神正常、失和、可疑准确率为 95.3%，交叉验证综合准确率为 94.2%；疾病人群初始神正常、异常、可疑准确率为 94.5%，交叉验证综合准确率为 93.8%。

2. 中医健康状态精气神舌象辨识

2011 年 7 月～ 2015 年 9 月共采集舌象数据 2821 例。剔除不合格（无效或重复采集）20 例，其中健康 855 例，疾病 1946 例。采用颜色直方图分布技术，将包含舌部的矩形局域从背景中分离，并将图像缩小到 60 像素高，50 像素宽。

对图像中 RGB、CIEYxy、CIELUV 和 CIELAB 等颜色空间中颜色的均值、标准差，对比度矩阵、矩阵的二阶矩等全局特征，采用"在线装袋树（Online bagging tree）"和基于支持向量机的集成分类器两种算法。基于支持向量机的集成分类器辨识准确率为最佳。对于健康状态精气神的辨识准确率见表 9-4。

表 9-4　中医健康状态精气神舌象辨识准确率

辨识类别	准确率（%）
健康 / 疾病	92.7
精充足 / 不足	94.0
气充足 / 不足	75.9
气正常 / 失和	75.9
神正常 / 失和	92.9

3. 中医健康状态精气神脉象辨识

2011 年 7 月～ 2015 年 9 月共采集了 671 例脉象波形。正常人脉象如图 9-16。

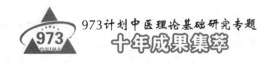

采用支持向量机、决策树、Logistics 回归三种基本分类器对提取的脉象是十四维特征 h1 ～ h5、t1 ～ t5、主峰波 2/3 高度时的波形宽度 w，以及周期 T、以 T4 划分的脉搏波形左右两侧曲线下面积进行的集成加权分析，集成方法为加权投票，公式为

$$w=x_1 w_1+x_2 w_2+x_3 w_3$$

给出最终的中医健康状态精气神辨识结果。其中 w_1 ～ w_3 为三种基本分类器给出的辨识结果，x_1 ～ x_3 为权重，w 为最终辨识结果。经计算三种分类器的权重分别为 0.230、0.466 和 0.304，建立中医健康状态脉象辨识集成模型。该模型辨识各部分的准确率见表 9–5。

表 9–5　中医健康状态精气神脉象辨识准确率

辨识类别	准确率（%）
健康 / 疾病	72.1
精充足 / 不足	70.8
气充足 / 不足	67.1
气正常 / 失和	68.8
神正常 / 失和	73.0

（三）学术影响

1. 构建中医健康状态精气神辨识理论，补充完善中医健康状态辨识理论

在"取象运数，形神合一，气为一元"的中医原创思维指导下，对之前散在于典籍、文献中的中医精气神理论加以明确，构建中医健康状态精气神及其辨识理论，补充完善精健康状态、气神辨识理论。

2. 研发中医健康状态精气神辨识方法，开发出相应软件

结合中医健康状态精气神辨识理论，采用量表技术、计算机图像识别及信号识别技术，结合流行病学筛检试验，最终形成包含问卷、舌象、脉象辨识的中医健康状态精气神辨识方法。并开发相应软件，有利于该辨证方法的广泛推广。

第二节　中药方法学研究成果

一、中药毒性物质早期发现与快速筛选平台

【摘要】选择合适的毒性筛选模型是中药毒性物质快速筛选的主要瓶颈，课题基于模式生物秀丽隐杆线虫、斑马鱼、二乙酸荧光素建立了心血管疾病有效中药毒性物质的快速筛选平台，利用 UPLC-Q-TOF 技术建立了心血管疾病有效中药毒性物质的发现平台，采用 Cocktail 探针药物肝微粒体体外孵育和体内实验建立心血管疾病有效中药毒性物质相互作用技术平台。

【成果来源】项目二十二：治疗心血管疾病有效方剂组分配伍规律研究（2012）——组分配伍减毒增效机制研究

（一）操作流程

1. 中药毒性作用实时动态检测

以往对细胞毒性的研究多采用与细胞增殖相关的方法，如 DNA 合成的 ^{3}H-thymidine 掺入法或 5-溴脱氧尿嘧啶掺入法，或采用与细胞外环境变化相关的 MTT 或 Alamar Blue 法。采用荧光试剂二乙酸荧光素，从细胞核的大小或形态学、细胞膜的通透性等变化综合反映和评估中药参附方、参麦方配伍在复方－部位－成分三个层次对细胞的毒性作用，可以快速有效地发现中药有毒部位或成分，并且可以进行复方与成分之间毒性作用的多指标比较，可同步检测药物对细胞形态、生长、分化、迁移、凋亡等变化的影响。该平台具有活体、动态、多指标的综合特点，适用于中药的复杂组成和多靶点作用途径研究。

2. 基于模式生物秀丽隐杆线虫的药物毒性研究

秀丽隐杆线虫具有身体透明、结构简单、生命周期短、实验成本低、操作安全、易于大量获取、遗传背景清晰等特点。比较基因组学研究表明秀丽隐杆线虫基因组中约 30% 的基因在人基因组中有同源基因。在 3R 原则指导下，其已发展为替代毒理学研究领域中的一种重要模式生物，应用于小分子化合物的毒性早期筛检，尤其是神经毒性和生殖毒性的高通量筛检，并在人类相关疾病模型的分子发病机制研究方面获得了大量应用。本平台基于模式生物秀丽隐杆线虫拟建立中药神经毒性和生殖毒性快速评价体系，从行为学和细胞形态学两个层面综合评价中药参附方、参麦方配伍药物相互作用，进而在分子水平探讨药物相互作用的目的靶点和信号通路，以期为中药参附方、参麦方配伍减毒增效提供科学依据。

3. 基于模式生物斑马鱼的毒性快速筛查

与哺乳动物相比，斑马鱼的组织和器官在解剖学、病理学和分子水平不仅具有极大的相似性，而且二者对于小分子所引起的内分泌紊乱、再生毒性、行为缺陷、致畸、心脏毒性、肝毒性等毒性反应具有相似性。其幼鱼和成体鱼已被用于小分子化合物的新药筛选研究，尤其是急性毒性及早期毒性的高通量筛选。课题基于模式生物斑马鱼建立中药毒性快速评价体系，并采用响应曲面分析法定量评价中药参附方、参麦方配伍后药物相互作用，为确切回答配伍减毒增效提供了科学依据。采用本平台系统评价了中药参附方、参麦方配伍的急性毒性与量－毒关系，定量研究了中药参附方、参麦方配伍药物之间相互作用。

4. 基于 PXR-CYP3A4 通路的药物相互作用筛选体系建立

本研究通过构建新颖的双远端增强子和近端启动子线性串联的分泌型荧光素酶报告基因并稳定转染 HepG2 细胞，实现直接检测上清液即能预测化合物的 CYP3A4 诱导或抑制能力，克服现有 pGL 系列双荧光素酶报告基因步骤繁琐的不足。在瞬转对比实验中，单远端增强子的分泌型荧光素酶报告基因表现出比单远端增强子的 pGL4.17 报告基因更优越的 RIF 诱导响应性能；双远端增强子的分泌型荧光素酶报告基因不仅绝对荧光值要显著高于单远端增强子分泌型荧光素酶报告基因，而且 RIF 诱导效

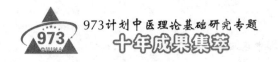

能也有进一步提高。CYP3A4 阳性诱导药物和孕烷 X 受体（pregnane X receptor，PXR）抑制药物的稳定转染细胞株验证实验进一步表明构建的新报告基因法准确、可靠。利用此体外筛选细胞模型，对 70 种中药化学成分单体进行筛选实验，获得了具有潜在 CYP3A4 诱导和抑制能力的目标化合物，为进一步分析中药配伍后毒性成分代谢的变化与中药配伍毒性关系研究提供了重要线索。以上技术平台的建立，为基于体内药物相互作用的中药毒性研究提供了新的思路和方法。

5. Cocktail 探针药物法测定药物对代谢酶的影响

Cocktail 探针药物法是指同时给予多种相对低剂量的探针药物，测定生物样本中每个探针药物的代谢率或其他分型指标，以获取多个代谢酶的表型信息。Cocktail 探针药物法主要用于评价药物对 CYP450 酶活性的影响，分为体内实验和体外实验。肝微粒体孵育技术是目前最常用的 CYP450 酶体外实验。其制备简单，易于重复，可大量操作。它以肝微粒体为载体进行体外孵化，针对不同的 CYP450 同工酶选择合适的已知化合物作为底物（又称探针药物），采用 LC–MS/MS 技术测定特异性探针药物代谢产物的生成量，从而判定受试药物对 CYP450 同工酶的影响。但体外实验很难完全真实模拟体内复杂的代谢环境，最好能结合一定的体内实验，才更具可信性。体内实验一般是通过尾静脉注射探针药物，通过测定单个时间点血样中探针药物的含量，计算探针药物的药动学参数或代谢分型，从而考察药物对大鼠体内肝 CYP450 同工酶活性的影响，此方法简便快速，可以直观、准确地反映生命机体在生理状态下的药物代谢状况，但易受个体机能状态、个体差异、用药耐受量、合并用药有无干扰等因素的影响。本实验室建立了 Cocktail 探针药物肝微粒体体外孵育和体内实验平台，并用于考察多种药物对酶活性影响。

6. 基于药物代谢酶的药物相互作用

鉴于 Cocktail 探针法可同时给予多种亚酶的探针药物，测定生物样品中每个探针代谢产物的代谢率，以同时获取多个代谢酶的表征信息，综合建立了基于 RT–PCR、Western–blot 检测大鼠 P450 亚酶的酶活性测定方法和药物相互作用平台，评价药物在 mRNA、蛋白和酶活性表达水平的影响；采用大鼠肝微粒体体外代谢生物碱类毒性成分的生物转化方法和液相串联质谱技术鉴定代谢物，同时结合化学抑制实验对参与生物碱类毒性成分代谢的 P450 亚酶进行确证。

7. 基于 UPLC/Q–TOF–MS 化学分析的物质基础研究

Waters SYNAPT HDMS Q–TOF 质谱系统可以实现精确质量测定（质量精度 < 3ppm），完全可以满足小分子化合物通过精确质量确认分子式的要求。另一方面，将多种检测器综合运用，可以获得更多与化学成分结构相关的信息，有助于定性鉴别。本研究将 DAD 和 ELSD 检测器与 Q–TOF MS/MS 检测系统结合在一起分析样品，采用有机溶剂萃取、醇沉、固相萃取、超过滤等方法，分别建立含药血清中偏脂溶性 / 低极性小分子化学成分和偏水溶性 / 高极性小分子化学成分的提取和处理方法。针对不同成分样品，建立 UPLC 色谱分离条件、Q–TOF 检测条件、DAD 检测条件和 ELSD 检测条件。建立心血管有效方剂配伍后毒性成分的指纹图谱及量 – 毒关系，采用典型相关分析和主成分分析方法，找到配伍前后主要的差异成分和毒性成分的变化规律，同时建立关键成分或毒性成分变化的数据库，研究配伍前后药效成分和毒性成分的差异、指纹图谱差异，比较不同药对配伍后指纹图谱的差异，从指纹图谱的变化，寻找引起毒性和药效变化的物质基础，揭示配伍过程对毒性和药效影响的机理，

进而揭示配伍后化学实质的科学内涵和变化规律。采用本平台系统评价了中药参附方、参麦方配伍后化学成分的变化，定量研究了中药参附方、参麦方配伍药物之间相互作用。

（二）应用范围

选择合适的毒性筛选模型，用于中药毒性物质快速筛选。

（三）案例——参附方配伍减毒增效的研究

1. 参附方组分配伍减毒研究

在动物、组织和心肌细胞三个水平，在复方、药材、单体三个层次初步研究了心血管疾病有效方剂参附方的量－时－毒－效关系，初步评价了心血管疾病有效方剂参附方配伍减毒的必要性和安全性。

（1）参附方配伍对小鼠急性毒性的影响：运用均匀设计和固定附子剂量与人参不同配比两种方法考察人参附子不同比例配伍对小鼠急性毒性的影响。研究结果表明人参与附子配伍的减毒作用在一定范围内随着人参剂量的增加而增加，尤其在人参：附子为 1∶1 及大于 1∶1 时更明显。人参附子配比 1∶1 为参附配伍减毒作用的分界点，可作为临床用药的参考依据。

（2）参附方配伍对大鼠心律失常的影响：附子大毒，人参可以起到减毒作用，附子与人参配伍可调正固本以制其毒，人参能增强机体对有害刺激的非特异性抵抗力，显著降低附子毒性，实验旨在发现人参是否对抗附子加快心率和引起心律失常的不良反应。大鼠 42 只，随机分为生理盐水组、乌头碱组、胺碘酮组、附子组、人参组、参附组。以 14% 水合氯醛麻醉，连接 Medlab-U 生物信号采集系统，记录Ⅱ导联心电图。股静脉插管，给予相应药物，生理盐水组静脉注射等量生理盐水。观察动物心电图变化并分析结果，从用附片开始随时间延长，心率逐渐加快，表现出对心肌和传导系统的直接毒性作用，使心肌兴奋性增高而产生异位节律。诱发异位点自律性，缩短心肌不应期。QT 间期延长在一定程度上反映了大鼠心室肌动作电位复极过程减慢或不一致性增加，这样往往会诱发出现尖端扭转性室性心律失常。附片与人参配伍后，其治疗效果明显好于附片和人参单用组。采用分级方法对心电图变化进行分级评价，统计结果发现参附注射液和胺碘酮对乌头碱引起的心律失常有明显治疗作用。见图 9-17。

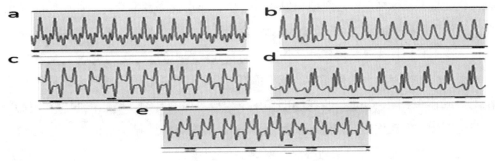

a. 生理盐水组；b. 乌头碱组；c. 参附组；d. 胺碘酮组；e. 人参组

图 9-17　参附方配伍对大鼠心电图的影响

（3）参附方配伍对原代心肌细胞毒性的影响：本实验通过观察人参、附片、参附注射液对心肌细胞的影响，从细胞水平研究参附配伍的减毒作用。在实验过程中，人参、附片、参附注射液分别单独处理心肌细胞，然后观察细胞存活率、LDH 释放率、原代心肌细胞搏动频率、Caspase3/7 酶活性、细胞凋亡和 CYP2J3 mRNA 表达水平。实验结果表明，参附注射液（37mg/mL、75mg/mL）处理后的 H9c2 心肌细胞存活率要高于附片注射液（25mg/mL、50mg/mL）。与附片注射液（50mg/mL）相比，参附注射液（75mg/mL）处理后的 H9c2 心肌细胞 LDH 释放率显著降低。参附注射液（150mg/mL）处理 4 小时时显著减轻了附片注射液（100mg/mL）诱导的原代心肌细胞自发搏动频率。与附片注射液（12mg/mL、25mg/mL）相比，参附注射液（18mg/mL、37mg/mL）有效降低了 Caspase3/7 酶活性。细胞凋亡检测也同样表明参附注射液（9mg/mL、37mg/mL）的细胞凋亡率要小于附片注射液（6mg/mL、25mg/mL）。同时，附片注射液下调了 CYP2J3 mRNA 表达水平，而人参、参附注射液则出现上调，表明参附配伍心脏保护作用可能通过 CYP2J3 介导，可为参附配伍减毒提供依据，但其配伍减毒的深入机制需进一步研究。

2. 基于代谢组学研究组分配伍

通过研究参附在急性心肌梗死患者体内作用过程、代谢产物成分和相对含量的变化，发现该疾病相关的分子标记物，旨在为该类疾病的诊治和药物治疗提供依据。研究对象来自某三甲医院心内科收治的急性心肌梗死患者 30 例，经患者典型胸痛发作、心电图动态变化及肌钙蛋白心肌酶谱呈倍数增高等进行综合诊断。痛患者入院时及治疗 7 日后空腹 12 小时经肘静脉采血分离血清，通过超高效液相色谱－飞行时间质谱（UPLC/TOF-MS）分析药物作用下血清中的代谢物图谱，采用主成分分析（PCA）和正交偏最小二乘判别分析（OPLS-DA）寻找各组代谢物差异，采用变量重要性投影（VIP）及 t 检验筛选潜在内源性标志物。从液质分析结果来看，与健康受试者所组成的空白组相比，治疗前组中甘油磷脂酰胆碱、甘油三酯等含量急剧上升，溶血凝脂质、粪卟啉等含量下降。经过治疗，卵磷脂、磷脂酰甘油、肌苷二磷酸、甘油二酯含量上升，花生四烯酸经 CYP450 的代谢产物 EET、磷脂酰乙醇胺含量下降，粪卟啉恢复正常水平，同时生化指标分析可知，在心肌梗死的发病过程中，低密度脂蛋白升高，可以使脂肪沉积于血管壁上形成粥样硬化，并且使血小板聚集凝固形成血栓阻塞血管。同时谷丙转氨酶和谷草转氨酶水平均升高并伴随胸痛、心悸、气短、浮肿等症状。由于临床上很多原因都可以引起谷丙转氨酶和谷草转氨酶水平升高，因此结合特异性的磷酸肌酸激酶，磷酸肌酸激酶同工酶成为诊断心肌梗死的重要指标之一。心肌梗死发病过程中，能量代谢发生紊乱，如脂肪酸氧化受阻，无氧酵解增加。甘油磷脂酰胆碱和甘油三酯代谢受到影响，在血液中聚集，造成甘油磷脂酰胆碱尤其是甘油三酯含量急剧上升，甘油三酯含量过高是冠心病发病过程中的一个重要信号。而甘油磷脂经过磷脂酶 A 的作用生成的中间产物溶血磷脂质的减少恰好与脂肪代谢途径受阻相吻合。同时甘油三酯可以通过水解作用生成甘油二酯，并进一步在酶的作用下生成单酰基甘油。磷脂酰胆碱在磷脂酶 A2 的催化下转化成花生四烯酸，花生四烯酸经环前列腺素 H2、加氧酶前列腺素 G2 进一步转化为血栓烷 A2 和血栓烷 B2，造成血瘀、血栓等一系列心血管疾病。花生四烯酸经 CYP450 酶代谢产物的减少，说明该途径被阻断，减轻病情。给予参附注射液之后，甘油磷脂酰胆碱和甘油三酯代谢恢复正常，能量代谢和生理功能恢复正常，清除附着在血管壁上的脂类及胆固醇。参附注射液有增加血管灌流量，改善血液流变学指标，改善心肌能量代谢等作用。从本实验的结果来看，参附注射液可以使心肌细胞中紊乱的能量代谢，尤其是脂肪代谢得到恢复。能量代谢与线粒体密切相关，前期动物实验已经证实了这一点。因此参附注射液治疗心肌梗死的主要作用机制是调节心肌细胞的能量代谢。数据见表 9-6、9-7、9-8。

表 9-6　患者治疗前后生化指标比较

	治疗前	治疗后	t 值	P 值
谷丙转氨酶（IU/L）	52.73±28.34	29.83±18.08	3.731	0
谷草转氨酶（IU/L）	92.03±65.37	32.13±20.66	4.786	0
转肽酶（IU/L）	28.50±12.97	26.03±9.54	0.839	0.405
总胆红（μmol/L）	12.69±3.95	12.79±3.28	-0.107	0.915
直接胆红（mmol/L）	4.38±1.51	4.31±1.37	0.188	0.852
胆碱酯酶（IU/L）	8370.50±1130.48	8106.57±1179.33	0.885	0.38
磷酸肌酸激酶（IU/L）	213.63±124.71	17.13±7.16	8.616	0
磷酸肌酸激酶同工酶（IU/L）	259.17±156.47	138.67±19.02	4.187	0
乳酸脱氢酶（IU/L）	4.59±1.60	4.51±1.41	0.192	0.849
尿素（mmol/L）	64.47±25.77	69.50±20.18	-0.842	0.403
肌酐（μmol/L）	307.30±106.34	302.67±95.90	0.177	0.86
尿酸（μmol/L）	1.81±0.88	1.77±0.85	0.185	0.854
甘油三酯（mmol/L）	4.45±0.97	4.42±0.94	0.113	0.91
总胆固醇（mmol/L）	1.18±0.30	1.17±0.25	0.076	0.94
高密度胆固醇（mmol/L）	2.44±0.53	2.41±0.60	0.16	0.873
低密度胆固醇（mmol/L）	52.73±28.34	29.83±18.08	3.731	0

表 9-7　检索得到的内源性差异物（15 个）及相对含量

R_t（min）	m/z（Da）	Possible endogenous	$M_1 \pm SD_1$	$M_2 \pm SD_2$
2.22	135.0298	Hypoxanthine	0.53±0.17	1.91±1.65
4.31	194.0444	Salicyluric acid	0.06±0.02	5.84±3.59*
1.04	191.0185	Citric acid	30.36±3.41	28.94±6.62
2.22	267.0723	Inosine	1.36±1.15	2.52±2.05
8.86	311.139	Phenylalanylphenylalanine	29.75±8.75	18.03±8.36
16.6	325.1834	Isoacitretin	7.45±5.46	40.11±5.25**
14.74	480.3106	LysoPE（0∶0/18∶0）	48.53±15.19	17.49±11.05*
3.55	513.1944	Glycerophosphocholine	2.64±1.13	14.87±3.86**
10.71	653.2565	Coproporphyrin Ⅲ	17.22±6.79	7.77±3.72*
14.07	783.4928	PG[16∶0/18∶1（9Z）]	0.09±0.08	24.51±8.29**
4.15	951.7659	TG[16∶1（9Z）/20∶1（11Z）/20∶4（5Z,8Z,11Z,14Z）]	0.05±0.01	28.33±8.48**

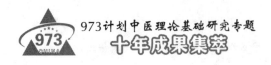

续表

R_t（min）	m/z（Da）	Possible endogenous	$M_1 \pm SD_1$	$M_2 \pm SD_2$
2.22	137.045	Erythronic acid	0.24 ± 0.14	$2.35 \pm 0.68*$
11.12	949.6137	Undecaprenyl diphosphate	63.96 ± 6.29	51.2 ± 9.40
7.57	259.1525	Tetrahydrobiopterin	0.8 ± 0.34	1.82 ± 0.54
12.63	1102.714	Trihexosylceramide（d18：1/20：0）	5.54 ± 1.65	3.39 ± 1.31

注：M_1、M_2、SD_1、SD_2分别表示空白组和治疗前组的平均值和标准变差。与空白组相比，$*P < 0.05$，$**P < 0.01$。

表9-8 治疗前以及治疗后组相比内源性物质变化及相对含量

R_t（min）	m/z（Da）	Possible endogenous	$M_2 \pm SD_2$	$M_3 \pm SD_3$
0.98	167.0202	Uric acid	201.72 ± 26.60	206.57 ± 22.36
4.31	194.0444	Salicyluric acid	6.47 ± 3.08	8.70 ± 5.58
1.04	191.0181	Citric acid	28.48 ± 6.44	22.36 ± 7.01
0.68	427.0091	IDP	8.35 ± 7.68	$13.5 \pm 2.01^{\#}$
10.7	653.2557	Coproporphyrin III	7.68 ± 3.69	$16.53 \pm 7.86^{\#}$
14.08	783.4927	PG[16：0/18：1（11Z）]	24.21 ± 8.18	40.03 ± 18.58
14.08	829.4994	PGP（16：0/18：0）	25.02 ± 8.35	53.56 ± 22.91
4.31	885.3265	Heme A	3.11 ± 1.37	7.69 ± 2.94
12.68	1133.66	LysoPC[22：6（4Z,7Z,10Z,13Z,16Z,19Z）]	29.88 ± 3.06	$0.26 \pm 0.02^{\#\#}$
11.95	798.5081	PC[14：1（9Z）/22：6（4Z,7Z,10Z,13Z,19Z）]	56.99 ± 2.58	$1.41 \pm 0.34^{\#\#}$
11.6	710.4543	PE[14：1（9Z）/P-18：1（11Z）]	41.88 ± 5.45	$2.12 \pm 0.31^{\#\#}$
11.78	754.4842	PE[14：0/20：2（11Z,14Z）]	52.83 ± 6.51	$1.54 \pm 0.51^{\#\#}$
11.02	838.5469	PE[22：5（4Z,7Z,10Z,13Z,16Z）/22：6（4Z,7Z,10Z,13Z,16Z,19Z）]	94.01 ± 12.69	116.2 ± 15.78
10.86	577.3546	Estriol	3.27 ± 1.76	5.75 ± 2.26
11.47	614.3919	L-Urobilinogen	2.04 ± 0.66	1.23 ± 0.88
10.9	949.6165	Undecaprenyl diphosphate	31.50 ± 5.85	41.26 ± 6.83
7.73	376.2583	Tetracosahexaenoic acid	215.75 ± 23.80	247.93 ± 24.59
7.99	394.269	3b-Hydroxy-5-cholenoic acid	139.89 ± 12.67	$162.3 \pm 13.55^{\#}$
9.68	418.2349	Leukotriene B4 ethanolamide	0.50 ± 0.58	4.52 ± 6.88
9.5	727.4773	DG[20：4（5Z,8Z,11Z,14Z）/22：6（4Z,7Z,10Z,13Z,16Z,19Z）/0：0]	51.33 ± 8.97	$64.31 \pm 6.18^{\#}$
5.83	485.2588	Dynorphin B（10～13）	2.71 ± 2.50	$0.02 \pm 0.10^{\#\#}$

注：M_2、M_3、SD_2、SD_3分别表示治疗前组和治疗后组的平均值和标准变差。治疗后组与治疗前组相比，$^{\#}P < 0.05$，$^{\#\#}P < 0.01$。

3. CYP450 报告基因的建立与成分筛选

　　细胞色素 P450（CYP450）是人体最重要的代谢酶，药物对 CYP450 的诱导或抑制作用是发生药物相互作用的重要机制之一。研究发现，核受体对 CYP450 的表达具有重要的调控作用，其中，孕烷 X 受体（PXR）、组成型雄甾烷受体（CAR）和芳香烃受体（AhR）是 CYP450 的主要转录调控因子。CAR 在永生细胞系中的本底激活作用强，表现为非配体依赖性。CAR 的突变体 CAR3 在肝脏中表达量高，更重要的是 CAR3 在细胞系中可以表现为明显的配体依赖性，现已代替 CARwt 而被广泛应用于各项研究。PXR、CAR3 和 AhR 的发现为研究 CYP450 诱导效应提供了新思路。报告基因法正是基于核受体对 CYP450 的调控机制发展起来的。报告基因技术是将目的基因的调控序列与萤火虫荧光素酶的编码基因接合在一起构建报告基因质粒，并导入细胞中。目的基因转录活性可用萤火虫荧光素酶的活性来表示。本实验室构建了 pcDNA3.1-PXR 与 pGL4.17-CYP3A4，pcDNA3.1-CAR3 与 pGL4.17-CYP2B6，以及在国内首次成功构建的 pcDNA3.1-AhR 与 pGL4.17-CYP1A1 这三对质粒。但是在瞬时转染实验过程中 pGL 系列双荧光素酶报告基因需要裂解细胞、步骤繁琐，不能满足快速、高效的药物筛选工作。本实验室前期已将构建的 pcDNA3.1-PXR 与 pGL4.17-CYP3A4 共同转染 HepG2 细胞，通过 G418 压力筛得到单克隆细胞，扩大化培养后通过 PCR 鉴定，成功构建 PXR-CYP3A4 稳转细胞株。利用此工程细胞株可实现中药单体成分的高通量筛选。但由于中医用药特点为合并用药、复方为主，故对药物代谢酶多种亚型产生影响，本实验室又将 pcDNA3.1-CAR3 与 pGL4.17-CYP2B6、pcDNA3.1-AhR 与 pGL4.17-CYP1A1 分别转染 HepG2 细胞，成功构建 CAR3-CYP2B6 和 AhR-CYP1A1 稳定转染细胞株。已通过此体外筛选细胞模型完成人参皂苷类、乌头碱类等近 200 种中药化学成分单体的筛选实验，获得了具有潜在 CYP450 诱导和抑制能力的目标化合物，为进一步分析中药配伍后毒性成分代谢的变化与中药配伍毒性关系研究提供了重要线索。以上技术平台的建立，为基于体内药物相互作用的中药毒性研究提供了新的思路和方法。

hPXR 介导的 CYP3A4 报告基因筛选附子中成分：成功构建了基于 hPXR 的 CYP3A4 药物诱导的报告基因，并应用该体外筛选体系进行参附方中药活性成分体外诱导或抑制研究。建立基于 hPXR 的 CYP3A4 药物诱导剂的体外高通量筛选模型，用于快速筛选通过 hPXR 途径对 CYP3A4 具有潜在诱导能力的中药活性成分，并帮助阐述其诱导机制。采用双荧光素酶报告基因系统。pGL4.17-CYP3A4 报告基因模型的构建：CYP3A4 的远近端启动子，分别位于 CYP3A4 的 5' 端 -7833/-7208 和 -361/+11 位。以人基因组 DNA 为模板，用引物对 5'-AGAGAGATGGTTCATTCCT-3'（EcoR Ⅰ），5'-CTCCTTTAACCTGTTGACGA-3'（EcoR Ⅴ）和 5'-GATCTGTAGGTGTGGCTTGT-3'（EcoR Ⅴ），5'-CACTGAATCACTGCTGTGCA-3'（Hind Ⅲ）扩增 3A4 远近端启动子。PCR 产物经凝胶电泳检测，先后和 pGL4.17-promoter 载体进行连接，最终得到重组质粒 pGL4.17-CYP3A4。pcDNA3.1-PXR 真核表达载体的构建：以人基因组 DNA 为模板，用引物对 5'-AGTCTCTGCAGGCCCCATC-3'（BamH Ⅰ）和 5'-CTGGCAACTCGCAGCCAC-3'（Xho Ⅰ）扩增 PXR CDS 区域。PCR 产物经凝胶电泳检测，插入 pcDNA3.1（+）载体，最终得到重组质粒 pcDNA3.1-PXR。即将报告基因质粒 pGL4.17-CYP3A4 与 hPXR 表达质粒瞬时共转染 HepG2 细胞，用含有空白溶剂或药物的培养基培养 48 小时后裂解测定双荧光素酶活性。运用 PXR 的阳性诱导剂利福平和抑制剂酮康唑验证报告基因模型构建成功后，考察乌头碱、中乌头碱、次乌头碱、乙酰乌头碱和乌头原碱 6 种乌头类生物碱通过 hPXR 途径对 CYP3A4 的调节作用。筛选发现乌头碱、中乌头碱、次乌头碱能够通过激活 hPXR，具有潜在抑制 CYP3A4 作用。PCR 确证实验发现，在转录水平乌头碱、中乌头碱和次乌头碱对 CYP3A4 有抑制作用。见图 9-18。

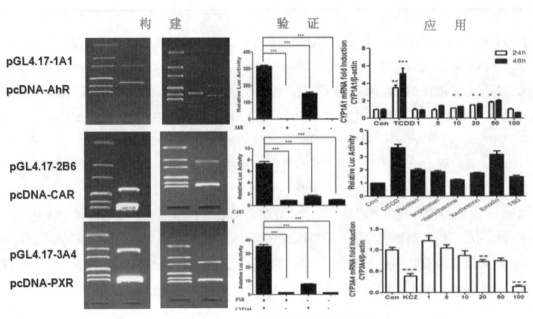

图 9-18　CYP450 体外诱导活性评价模型的建立

人参中皂苷成分的孕烷 X 受体激动特性筛选：为深入研究人参对 CYP3A4 底物类药物代谢影响及可能产生相互作用提供线索。采用 PXR-CYP3A4 稳定转染工程细胞株结合报告基因技术，对 13 种皂苷成分进行孕烷 X 受体（PXR）激动特性筛选；应用 RT-PCR 技术检测 Rg_1 对 CYP3A4 mRNA 表达的影响。结果显示，13 种皂苷成分在筛选终浓度为 10μmol/L 时，20（S）- 人参皂苷 F_2 与 20（S）- 原人参皂苷三醇对 PXR 产生了中等强度的激活效应；其余 11 种皂苷成分均不同程度对 PXR 产生了拮抗效应或未见明显效应；Rg_1 能浓度依赖性下调 CYP3A4 表达，与报告基因筛选结果具有一致性。人参皂苷成分对 PXR 激动和拮抗效应可能影响 CYP3A4 底物类药物的代谢而产生药物相互作用。见图 9-19。

4. 参附组分配伍减毒增效在吸收层面的配伍规律

（1）参附方在体外吸收层面的配伍规律：Caco-2 细胞是致密的单层细胞，具有与正常的小肠上皮细胞相同的极性，培养于 Transwell 小室中可将样品分为 AP 侧（肠腔侧）、BL 侧（基底侧）及细胞内蓄积量。外排率（extraction ratio，ER）被用于衡量小肠或肠细胞代谢的程度，可用于计算被代谢药物占接收室中原药的比例。制备人参水提物和附子水提物，用 UPLC/MS 测定，选择其中的标志性成分并进行定量。将 Caco-2 细胞以 1×10^5 个 /cm^2 的密度接种于内插小室，培养 21 天，建立单层模型，并以跨膜电阻值、阳性对照药荧光黄和普萘洛尔的表观通透系数（apparent permeability coefficient，P_{app}）来评价模型的完整性、紧密性和通透性。进行人参水提物、附子水提物和两者配伍的跨膜转运实验，用 HPLC/MS 对转运样品中的标志性成分进行定量，计算 P_{app} 和外排比。分别用罗丹明 123 外排实验、实时定量 PCR 和 Western blot 法来测定 P-gp 的活性、MDR1 mRNA 的表达和 P-gp 的蛋白水平。人参中有一定含量、可代表人参药理作用的 2 种三醇型人参皂苷（人参皂苷 Rg_1、人参皂苷 Rf）、3 种二醇型人参皂苷（人参皂苷 Rb_2、人参皂苷 Rb_1、人参皂苷 Rc）和齐墩果烷型酸性人参皂苷 Ro 被选作标志性成分。附子中有一定含量、可代表附子药理毒理作用的 3 种双酯型生物碱（乌头碱、新乌

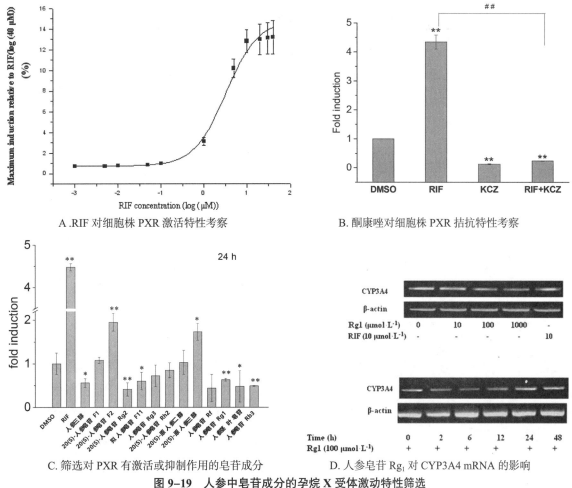

A. RIF 对细胞株 PXR 激活特性考察

B. 酮康唑对细胞株 PXR 拮抗特性考察

C. 筛选对 PXR 有激活或抑制作用的皂苷成分

D. 人参皂苷 Rg_1 对 CYP3A4 mRNA 的影响

图 9-19　人参中皂苷成分的孕烷 X 受体激动特性筛选

头碱、次乌头碱)、2 种单酯型生物碱(苯甲酰新乌头原碱、苯甲酰次乌头原碱)和 3 种醇胺型生物碱(附子灵、尼奥林、塔拉乌头胺)被选作标志性成分。建立并验证 Caco-2 细胞单层模型后,初步分析人参水提物的双向跨膜作用,仅发现人参皂苷 Ro 可能存在主动外排作用,因此将研究重心转向附子。附子水提物在 Caco-2 模型双向跨膜时,其中的双酯型毒性生物碱成分存在活跃的外排作用,而且人参水提物的加入能够增强它们的外排,减少它们的吸收。在附子水提物双向跨膜实验中加入 P-gp 抑制剂,发现双酯型生物碱成分的外排被抑制,表明 P-gp 可能参与它们的外排转运。进一步进行这些双酯型生物碱单体的转运实验,并加抑制剂判断,发现它们的跨膜转运系统包含多个转运体。其中,P-gp 和 BCRP 在外排转运中的作用已得到证实,不排除 OCT 参与吸收转运的可能性。最后,通过罗丹明 123 外排实验、实时定量 PCR 和 Western blot 法来测定 P-gp 的活性、MDR1 mRNA 的表达和 P-gp 的蛋白水平,发现人参水提物能通过诱导 MDR1 mRNA 的表达来增强 P-gp 的蛋白表达,进而增强 P-gp 的功能。人参可通过诱导 P-gp 来增加附子中双酯型毒性生物碱的外排,同时对其他低毒或无毒的标志性生物碱成分无明显影响,可以此解释参附方的配伍减毒机制。见表 9-9、9-10、9-11,图 9-20。

表 9-9　附子水提物中标志性成分的双向 P_{app} 和 Er 值

标志性成分	水提物浓度 g/L	P_{app} / $\times 10^{-6}$ cm/s		Er
		AP — BL	BL — AP	
AC	6.25	–	7.9 ±0.5	–
	25	2.1±0.0	9.1±0.7*	4.3
	100	2.3±0.1	13.1±0.9*	5.7
MA	6.25	3.2±0.3	6.6±0.6*	2.1
	25	4.2±0.4	6.8±0.3*	1.6
	100	3.9±0.3	10.2±0.8*	2.6
HA	6.25	3.2±0.2	6.7±0.6*	2.1
	25	3.0±0.2	7.0±0.2*	2.3
	100	7.7±1.2	15.3±0.5*	2.0
BMA	6.25	7.2±0.8	11.0±0.5*	1.5
	25	7.3±0.5	7.0±0.1	1.0
	100	11.2±1.6	12.5±0.9	1.1
BHA	6.25	5.3±0.3	8.9±0.4*	1.7
	25	5.7±0.7	7.9±0.4*	1.4
	100	8.2±0.4	13.1±0.6*	1.6
FU	6.25	9.6±0.3	14.8±0.2*	1.5
	25	8.8±0.8	10.2±0.2*	1.2
	100	10.5±1.7	12.4±0.5	1.2
NE	6.25	9.9±0.7	14.3±0.7*	1.4
	25	8.9±0.9	9.2±0.5	1.0
	100	11.3±1.5	12.7±0.1	1.1
TA	6.25	9.8±0.2	14.3±0.6*	1.5
	25	8.6±0.5	9.4±0.1	1.1
	100	11.9±1.0	13.1±0.5	1.1

表 9-10　人参水提物中标志性成分的双向 P_{app} 和 Er 值

标志性成分	浓度 /μM	P_{app}/ $\times 10^{-6}$ cm/s		Er
		AP — BL	BL — AP	
人参皂苷 Rg_1	544	5.0 ±1.3	4.6±0.7	0.9
人参皂苷 Rf	90.5	3.9 ±0.9	4.3±0.8	1.1
人参皂苷 Rb_2	286	2.5±0.2	3.1 ±0.4	1.2
人参皂苷 Rb_1	205	2.5±0.4	3.5±0.3 *	1.4
人参皂苷 Rc	157	2.2±0.5	3.2±0.2*	1.5
人参皂苷 Ro	184	0.7 ±0.1	1.5 ±0.2 *	2.2

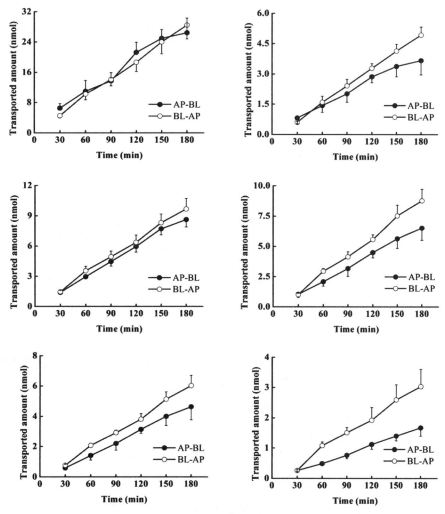

图 9-20　100 g/L 人参水提物中标志性成分从 AP 到 BL 侧和从 BL 到 AP 侧的转运量（$\bar{x} \pm s$，$n=3$）
注：a. 人参皂苷 Rg$_1$；b. 人参皂苷 Rf；c. 人参皂苷 Rb$_2$；d. 人参皂苷 Rb$_1$；e. 人参皂苷 Rc；f. 人参皂苷 Ro。

表 9-11　抑制剂对 AC、HA 和 MA 单体双向转运的影响

药物	抑制剂	$P_{app}/ \times 10^{-6}$cm/s		Er
		AP-BL	AP-BL	
AC	–	3.0±0.7	69.5±5.8	23.3
	维拉帕米	29.2±5.5*	37.1±4.8*	1.3
	Ko143	19.7±1.5*	47.4±1.5*	2.4
	孕酮	3.6±0.3	67.0±4.8	20.9
MA	–	4.0±0.6	65.7±3.4	16.5
	维拉帕米	21.1±5.6*	40.8±1.6*	1.9
	Ko143	12.0±4.7*	49.7±4.5*	4.1
	孕酮	4.5±0.3	60.6±5.8	13.5

续表

药物	抑制剂	$P_{app}/\times 10^{-6}cm/s$		Er
		AP-BL	AP-BL	
HA	–	11.4±0.9	66.0±4.1	5.8
	维拉帕米	22.2±4.7*	42.2±2.0*	1.9
	Ko143	17.7±3.8*	47.9±4.7*	2.7
	孕酮	12.6±2.0	65.9±1.9	5.2

5. 参附方在体内吸收层面的配伍规律

血清中共检测到包括次乌头碱在内的 14 种生物碱成分，包括单酯型、双酯型等在乌头类植物中普遍存在的生物碱。在血清中含量较高的是普通生物碱成分，其余的含量均为微量。参附合并组与附子组相比，生物碱的吸收均出现了不同程度的上升。而合煎组与附子组相比，几乎没有毒性的普通生物碱含量上升，而 benzoylaconine、mesaconine、10-OH-benzoylmesaconine、dehydrated benzoylmesaconine、dehydrated benzoylhypaconine 等单酯型或者双酯型的生物碱含量却比附子组低。参附合煎组与合并组相比，参附合煎组中生物碱的含量吸收低于合并组。其可能的原因是合煎组中人参皂苷抑制了附子生物碱的溶出。结合合煎组与附子组的结果来看，参附合煎组在体内可以有效地降低附子生物碱毒性物质的吸收。各组人参皂苷的含量几乎没有差别，合煎、合并对于人参皂苷的吸收没有显著性的影响，从血清中检测到了人参皂苷 GRg1、GRe、GRd 等 12 种人参皂苷成分。参附配伍可以有效减少附子中单酯型和双酯型生物碱所带来的毒性，揭示了参附配伍减毒的科学性，参附配伍中附子生物碱含量的减少是生物配伍减毒的物质基础。见图 9-21。

6. 分子对接与反向分子对接筛选出的乌头碱可能的直接作用靶点

分子对接法用于研究小分子化合物与给定生物靶标分子（蛋白或核酸等生物大分子）的结合，反向分子对接方法则是将某给定小分子化合物与若干生物靶标分子进行分子对接，从中挑选出结合情况最好的候选者，认为其有可能就是给定小分子化合物的生物靶标分子。虽然序列和结构具有高度保守性，但每个激酶在序列和结构方面仍然存在着不同程度的差异，这些差异最近已被作为设计选择性激酶抑制剂的依据。应用反向分子对接，我们进行了多种中药的药理和毒理预测，例如乌头碱的毒性机制的预测结果如表 9-12 所示，计算环境为 64 位 16 核 hp-bl680c 刀片式服务器，Linux 操作系统，使用 DS2.5、DOCK6.3 等计算软件。

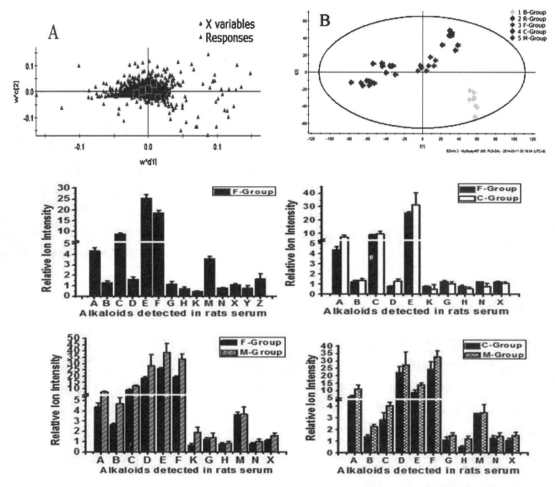

图 9-21 参附方体内减毒物质基础研究

表 9-12 筛选出的乌头碱可能的直接作用靶点

PDB	Score	Protein	Possible binding sites
2HI4	−121.824	P450 1A2	
3IW4	−117.343	protein kinase C α（PKCα）	

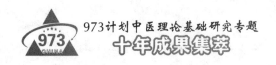
续表

PDB	Score	Protein	Possible binding sites
2WDQ	-105.995	succinate dehydrogenase（SDH）	
3HB3	-101.691	cytochrome c oxidase（CCO）	

（四）应用价值

1. 促进了中药分子毒理学科发展

针对中药配伍禁忌理论关键科学问题，利用经典毒理学、化学、代谢组学、现代药理学及生物信息学等技术方法，围绕中药毒性、配伍或炮制减毒等理论的科学内涵进行研究。科学阐明了常用"有毒"中药的化学组成、毒性特征、致毒规律及机制、毒代动力学特征；为"有毒"中药的临床使用、新药研发和生产提供科学基础；系统阐述了中药配伍禁忌的渊源发展，突破了以往以本草文献为主探讨中药配伍禁忌的研究模式，构建了现代中药配伍禁忌理论框架，丰富和发展了中药配伍禁忌理论，促进了中药分子毒理学科的创新发展。

2. 提升了中药毒效物质筛选平台建设

建立中药方剂配伍后毒性成分的指纹图谱及量－毒关系，采用典型相关分析和主成分分析方法，找到配伍前后主要的差异成分和毒性成分的变化规律，同时建立关键成分或毒性成分变化的数据库，研究配伍前后药效成分和毒性成分的差异，比较不同药对配伍后指纹图谱的差异，从指纹图谱的变化，寻找引起毒性和药效变化的物质基础，揭示配伍过程对毒性和药效影响的机理，进而揭示配伍后化学实质的科学内涵和变化规律，毒效物质筛选平台成为全军重点实验室的重要组成部分。

3. 加强了药物相互作用技术研究

药物代谢酶和转运蛋白是决定药物体内过程的关键因素，它们的抑制或诱导作用是药物联合应用时产生药动学相互作用的主要机制。课题基于药物代谢酶和转运蛋白研究组分配伍减毒增效的特点和作用规律，成功构建 hPXR-CYP3A4、CAR3-CYP2B6 和 AhR-CYP1A1 稳定转染细胞株，完成人参皂苷类、乌头碱类等近 200 种中药化学成分单体的筛选实验，获得了具有潜在 CYP450 诱导和抑制能力的目标化合物，为进一步分析中药配伍后毒性成分代谢的变化与中药配伍毒性关系研究提供了重要线索，为基于体内药物相互作用的中药毒性研究提供了新的思路和方法，加强了药物相互作用技术研究。

4. 推进了创新药物研发

基于所建立的关键技术平台，进行了创新药物研制。对多个中药和复方的药效部位、成分进行了筛选和研究，发现了人参皂苷 F_2、五味子甲素、靛蓝等 11 个具有 PXR 受体激活特性，表征了中药早期毒性的化合物，降低了新药研发因安全性淘汰的风险。在常规毒性评价的基础上，依托关键技术平台，进行了 103 个新药的安全性评价，加速了创新药物的研发进程。

二、中药组分配伍研究技术与方法

【摘要】在方剂组分配伍理论指导下，阐释了中药多组分、多靶点、多通路、多途径整合调节模式及组分配伍协同增效、拮抗减毒的科学内涵；建立基于多靶点生物效应的组分配伍相互作用研究技术；建立基于代谢酶系统的方剂多组分相互作用评价技术；建立基于网络调控的多组分药物配伍优化技术等，开展组分配伍研究方法和技术规范的研究与整理，为国家相关部门制订组分中药研制及注册管理办法提供技术支撑和科学依据。

【成果来源】项目二：方剂配伍规律研究（2005）；项目二十二：治疗心血管疾病有效方剂组分配伍规律研究（2012）

（一）操作流程

1. 配伍信息综合挖掘系统建立

项目组构建了方剂配伍信息综合挖掘系统，选用 javaweb 建立数据库，数据挖掘选用 spmf 开源数据挖掘算法包。该系统已获得软件著作权。系统包括基础数据管理模块、方剂数据管理模块、中药数据管理模块和数据挖掘模块，可以通过关联规则分析统计病药关联规则、病证药关联规则，系统地分析出疾病药物的关联规则图、疾病证型药物关联规则图。网址：http://182.254.231.144:6060/hdapdm

2. 智能化方剂库搭建

本项目以治疗心血管疾病的方剂为主要研究对象，因此项目组搭建了以仲景方为基础的智能化方剂库，通过深入剖析仲景方剂化学组成，为阐释其组方配伍规律提供依据。中药成分复杂，方剂更是由多味药材组成，其成分复杂的特点尤为突出。由于中药中成分含量高低差异悬殊（可达几个数量级），液相色谱 – 质谱联用（LC-MS）一次分析方剂提取物通常可检测到 50 ～ 100 个成分，如果将方剂提取物分离成多个组分则会富集微量成分，从而使方剂中更多成分被检测到，而且方剂组分的化学组成相对简单，易于后续活性评价及组分配伍优化。

基于此研究思路，项目组依据方剂中成分的极性大小差异采用大孔树脂柱色谱、制备液相色谱方法分离制备方剂组分。目前已构建了包含 248 个仲景方方剂和 20000 余个组分 / 成分的仲景方方剂库，并已经对部分方剂进行了 LC-MS 分析和相关药理活性筛选。

3. 质谱数据智能解析平台构建

随着 LC-MS 在中药化学成分研究中越来越广泛的应用，质谱数据解析成为关键技术问题。LC-MS 分析所得到的数据量非常大，CID 更是能得到巨大量的裂解信息和数据，对这些数据的分析会占用大量的时间，并且需要研究者具有扎实的质谱数据解析能力，这成了 LC-MS 应用于天然产物分析的重要瓶颈。为了突破这一瓶颈，项目组开发了中药成分质谱数据解析工具 MassGraph。MassGraph 的总体思路是将从 PubChem 数据库中获得化合物，通过化学信息学软件 RDKit 进行智能虚拟裂解，得到不同的碎片，通过比较候选质谱和虚拟裂解的谱图信息来鉴定化合物结构。从发表的文献中总结裂解规律，在 python 环境中，用开源的化学信息学库 rdkit 进行规律裂解。裂解分析分为三步：首先是采用 rdkit 中的子结构判别法识别特征结构；然后，对特定化学键进行断裂，并储存断裂后生成的碎片；最后，识别断裂类型，判别可能出现的中性碎片的丢失。将各分子的碎片离子分别储存于数据库中，用 sqlite3 进行数据库管理。将所有离子对从数据库中提取出来，构建成化合物裂解网络。对于一组待查询的质谱数据，通过对数据库中的数据进行打分，可按得分高低列出预测的化合物。

根据以上思路和实践，项目组构建了黄酮类化合物虚拟质谱库，开发了 MassGraph 网络平台（http://pharminfo.zju.edu.cn/massgraph/），并免费提供在线数据分析服务。

4. 中药有效组分 / 成分筛选技术

项目组为加强基于靶标模型、高通量筛选、作用机制和药物相互作用评价为一体的技术平台建设，建立灵敏、快速、可靠及高通量的中药有效组分 / 成分筛选新技术。基于 PXR 受体的 P450 酶研究是近年来国际上的研究热点，PXR 受体作为 CYP3A 诱导表达的转录调控子的发现对于新药的研发具有重要的意义。研究建立基于 PXR–CYP3A 通路的药物相互作用快速筛选技术，将药物安全性评价中对药物相互作用的筛选运用到中药配伍相互作用中，建立灵敏、快速、可靠的中药有效组分 / 成分筛选新技术，同时使其具备高通量的特性。创建了基于 PXR–CYP3A4 通路的药物相互作用快速筛选技术，对 130 余种中药化学成分单体进行了筛选实验，获得了具有潜在 CYP3A4 诱导和抑制能力的目标化合物。

5. 中药成分潜在靶点预测

揭示中药各化学成分的作用靶点是中药药效物质基础研究的重要研究目标。随着网络药理学理念的引入，中药的多靶点效应研究已成为当前中药作用机制研究的热点，而中药多成分 – 多靶点网络模型也成为研究中药成分和作用靶点间复杂关系的重要工具。然而，目前涉及中药化学成分 – 靶点关联信息的实验研究相对匮乏，难以如传统化学药物般构建规模化的药物 – 靶点网络。因此有必要采用计算预测等研究手段快速发现并补充中药成分和作用靶点间的关联关系，为开展中药成分 – 靶点网络建模研究提供关键数据基础。

项目组发展了中药潜在靶点预测方法，并开展了已知中药成分的靶点关联预测。基于当前已知的药物 – 靶点关系，运用定量构效关系（QSAR）和随机森林（Random Forest）等算法建立了基于结构的成分 – 靶点关联预测模型，并收集《中华人民共和国药典》（2010 年版）收录中药的化学成分结构信息，通过上述关联模型预测中药成分的潜在作用靶点。

6. 基于荧光显微图像分析的中药药效物质高通量、高内涵筛选技术

本项目研制出具有自主知识产权的细胞荧光显微图像自动采集与分析平台，填补了国内技术空白。本平台硬件系统包括荧光倒置显微镜、高分辨图像传感器、可控电动载物台等，软件系统由细胞显微图像自动采集、图像识别与处理、数据统计等模块组成；细胞显微图像分析软件能从图像中快速提取有用的化学 – 生物信息（包括荧光强度、细胞数目、细胞面积等），并实现了微孔板孔边轮廓识别、多

重图像拼接、背景滤噪等功能，其性能达到了 10 个细胞 / 孔的检测限，细胞数目在 10 ~ 100000 范围内，计数错误率小于 5%，扫描速度 3 ~ 5 孔 / 分钟。通过对 96 孔细胞培养板的自动扫描与全孔细胞荧光成像，实现了快速自动筛选中药生物效应物质。

项目组建立了 10 余种高通量、高内涵筛选方法，包括 Rhodamine 123 标记的心肌细胞线粒体损伤模型、TMRM 标记的原代大鼠肝细胞损伤模型、三色荧光标记的肾细胞损伤模型、FDA 标记的肿瘤细胞增殖模型等。与传统方法相比，这类方法具有更高的灵敏度、良好的线性范围、简便迅速等优点。运用上述方法，从贞芪扶正颗粒等方药及药材中发现了 150 余种药效物质，其中 24 个活性成分为首次发现。

此外，运用所构建的细胞荧光显微图像自动采集与分析平台创建了基于细胞显微图像的中药毒性物质自动快速筛查技术（包括筛查肝毒性物质的 HepG2 细胞模型、筛查肾毒性物质的 LLC-PK1 细胞模型、筛查心肌毒性物质的原代乳鼠心肌细胞模型等 7 种筛查模型），特别是建立了基于三色荧光标记的 HepG2 细胞及原代大鼠肝细胞模型的肝毒性物质高内涵筛查方法。将其应用于川楝子、紫草、鸦胆子等 36 种中药材，发现 100 余种具有肝、肾或心肌细胞毒性的风险物质，为保障中成药的临床安全用药奠定了科学基础。

7. 组分中药早期毒性发现

项目组根据药效、毒效、药代多学科集成，从方法学上进行突破，构建组分配伍减毒增效研究的技术支撑体系。中药以整体观和辨证论治为精髓，强调与人的关联性及药证相符，不应将中药毒性与中医药理论割裂开来，而应在中医药理论框架下考察中药的毒性特点，项目组建立了组分中药的早期毒性发现、毒性物质分析、作用机制探寻的关键技术，形成较为系统的符合中药毒性特点的发现、评估、控制、预警长效技术体系（图 9-22）。基于秀丽隐杆线虫、斑马鱼细胞的高内涵筛选，建立组分中药早期毒性发现技术，基于 PXR-CYP3A4 通路、3D HepG2 细胞肝毒性评价模型、UPLC/Q-TOF-MS 物质分析技术建立组分中药毒性物质筛选与发现技术，基于药物代谢酶、定量计算新方法、中药减毒增效配伍禁忌建立组分间相互作用技术。

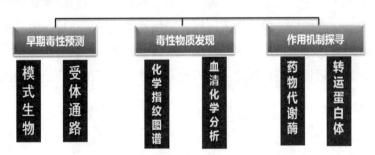

图 9-22　组分配伍减毒增效技术平台

8. 中药多成分药代动力学研究

针对中药药代动力学研究的复杂性，项目组提出了"药理－药代－化学"及"化学－药代－药理"两种研究模式（图 9-23）。前者指对临床有效中药开展体内变化过程研究，通过比较不同成分的药代动力学特征，揭示具有药理活性又有良好药代属性的化合物，这些化合物是可能的物质基础。后

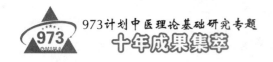

者指对中药开展全成分谱分析，全成分通过生物膜屏障及肝脏代谢屏障的研究，揭示体内暴露的主要物质形式，告诉研究者哪些成分值得分离纯化、值得进一步开展药理活性测定。这样的研究模式为中药复杂体系进行了梳理，避免中药研究的盲目性，增加中药研究的科学性。

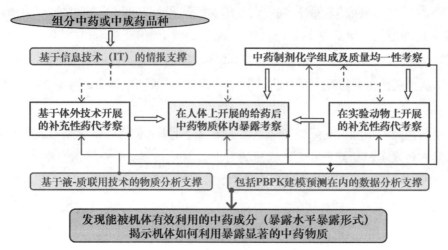

图 9-23　中药多成分药代动力学研究方法流程图

9. "实物库 – 活性筛选 – 药效评价 – 产业化应用" 研发模式

形成完善的中药化学组分 / 成分系统分离批量获取制备技术，构建常见中药复方和中药成分 / 组分库（图 15），并结合分子 – 细胞 – 器官 – 整体动物多层面的药效学评价实验平台，建立 "实物库 – 活性筛选 – 药效评价 – 产业化应用" 研发模式和关键技术，不仅为阐述方剂组分间相互作用的规律和机制研究提供技术平台，也为我国中药新药研发提供技术支撑。

（二）应用范围

本项目所建立的中药研究方法学应用于生脉散、参附汤等经典名方，以及芪参益气滴丸、参麦注射液、通脉养心丸等中药大品种，采用多向药理学、网络药理学、多组学等技术明确其干预疾病的主要靶点与信号通路，整合多源信息诠释其作用机制，采用涵盖分子 – 细胞 – 模式生物 – 整体动物等多个尺度的靶向筛选与药效评价模型，从而更加全面、准确地发现中药有效组分，并在此基础上通过工业转化提升质控标准、建立质量风险控制体系。因此上述技术适用于中药组分配伍研究、组分中药创制及中成药二次开发等。

（三）案例

丹参多酚酸是传统中药丹参的水溶性成分，被认为是丹参发挥活血化瘀功效的主要物质，相关制剂临床上大量用于冠心病、心绞痛和脑卒中等治疗。而目前丹参多酚酸制剂生产中大都将丹酚酸 B 含量纳入质控标准，未充分考虑其他丹参酚酸类活性成分含量对疗效的影响。因此，本项目研究比较了丹参酚酸类有效成分配比规律，通过多目标配比优化，得到最优配比，从而为相关中药制剂质量控制提供了科学依据。

以丹参多酚酸中含量最多的 3 种成分丹酚酸 B、迷迭香酸（Rosmarinic acid，RA）和紫草酸（Lithospermic acid，LA）作为研究对象，采用单纯性格子设计进行配比分组设置，根据丹参酚酸药理特点选择抗氧化、神经细胞保护和抗血小板聚集 3 个活性指标展开实验，得到各个模型下单成分给药的量效关系及不同配比下的活性数据，采用多元回归拟合建立定量组效关系模型，并做出多元等值线图（图 9-24），得到单目标下丹酚酸 B：迷迭香酸：紫草酸优化比例抗氧化模型（0∶100%∶0），神经细胞保护模型（47.47%∶52.53%∶0），抗血小板聚集模型（0∶42.63%∶57.37%）。由图 9-24 可知，在抗氧化活性方面，单用迷迭香酸活性较好，而神经细胞保护活性丹酚酸 B 和迷迭香酸 1∶1 配伍活性较好，抗血小板聚集活性迷迭香酸和紫草酸 2∶3 配伍活性较好。

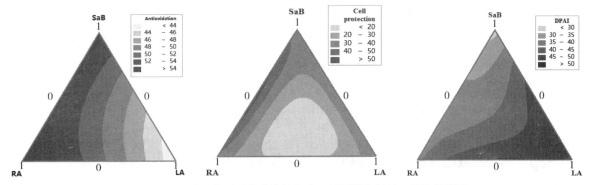

图 9-24　3 种丹参酚酸类成分配伍在不同活性指标的三元等值线图

考虑到丹参酚酸类成分多途径作用特点，在综合考虑抗氧化活性、神经细胞保护和抗血小板聚集活性基础上，据此得到 3 个模型响应重叠等值线图，见图 9-25（a），组分优化配比的可行解为图中白色区域，使用加权多目标优化运算回归函数得到综合活性优化配比（39.99%∶60.01%∶0），如图 9-25（b）。优化结果表明，当丹酚酸 B 与迷迭香酸以 2∶3 比例配伍时，在抗氧化、神经细胞保护和抗血小板聚集多个指标上表现出较好活性，这一比例也与丹参多酚酸冻干粉针剂中丹酚酸类成分比例较为接近，可为相关制剂质量控制提供依据。本研究为组分中药配伍配比优化提供了示范。

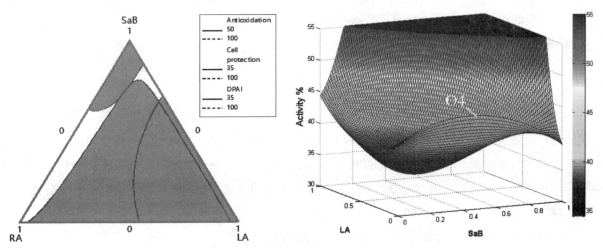

a. 多指标响应重叠等值线图；b. 综合活性响应曲面，O4 点为综合优化配比。
图 9-25　丹酚酸模型响应重叠等值线图与综合活性响应曲面

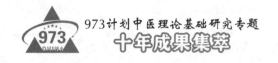

（四）应用价值

1. 研发多个组分创新药物，促进组分中药研究发展

研发了多个组分创新药物，如芪参益气滴丸、三叶糖脂清、加参片等，已被批准上市或获得临床批件；复方丹参滴丸组分配伍研究，为其完成美国 FDA 国际多中心临床试验提供了实验依据；中成药二次开发关键技术体系为全国其他中成药的二次开发提供了思路和模式的借鉴，该技术已在全国 19 个省市推广，应用于近百家中药企业，培育了中药大品种群；研究提供了部分有毒中药安全性评价体系，被《中国药典》采纳，成为国家标准。获得省部级二等奖以上科技成果奖 7 项，其中国家科技进步一等奖 2 项。

2. 应用相关技术推动了相关研究平台及基地建设

应用的方剂组分配伍研究思路及相关技术，推动了相关研究平台建设，包括组分中药国家重点实验室、现代中药协同创新中心、教育部现代中药发现与制剂技术工程研究中心、方剂学教育部重点实验室、国家级国际联合研究中心·中意中医药联合实验室、国家生物医药联合研究院中药新药研发中心（滨海新区），并且建立组分中药技术工程中心基地等。新成立的各研究平台及重点实验室、联合实验室解决了现代中药创制过程的关键科学问题与技术问题，加强了中医药基础研究基地与研究团队建设，为研制以组分配伍为特征的创新中药提供了技术方法学支持。

三、中药有效成分形成和变异的环境和遗传机制研究平台

【摘要】构建了中药材空间分析数据库，可以获取中药材分布区域环境变异信息；并与有效成分分析相结合，构建道地药材有效成分积累的生态因子相关模型，利用建立的人工气候室，探讨有效成分的地理变异规律和机理研究，进而分析环境变异对药性物质基础的影响，总结出生态因子影响药性的规律及机理。建立了适宜药性研究的识别模型和中药药性综合特征信息识别系统，提出了基于多元谱学模型有指导的寒、热物质特征组群提取方法。通过制作中药基因芯片、获取关键酶基因的全长序列、过表达载体的构建、过表达基因的导入及其相关酶水平、中间产物、有效成分的含量测定等，构建了比较完整的中药有效成分形成和变异的功能基因调控研究平台。

【成果来源】项目六：中药药性理论继承与创新研究（2006）

（一）理论内涵

药性是中药有效成分作用机体后效应的高度概括，有效成分的差异能导致药性的差异，这种差异不仅体现在有效成分组成的不同，还体现在含量的变化。中药有效成分的形成、转化与积累，受着物种遗传及其生长的外部环境的影响，即遗传、环境及其相互作用通过影响其有效成分的变化，最终影响中药药性的形成。因此，有效成分的形成和变异是中药药性成因的根本。揭示中药有效成分的形成和变异规律，即诠释了中药药性的成因。

1. 建立了基于 3S 技术的中药道地药材空间分析数据库

针对中药道地药材空间分析数据及运行管理系统缺乏的现状，建立了具有中药特色的数据库。

数据库以 GIS 技术为底层，集成了多个空间分析软件，支持 GPS 及 RS 数据的导入和分析。库中分为数据管理（data management）、空间插值（spacial interpolation）、遥感（remote sensing）、统计（statistics）、空间分析（spacial analysis）、拓展（developing）6 个模块，支持各类通用的矢量和栅格数据，及各种格式多源、多尺度空间数据转换，如 GIS、ERS、RASTER、ASCII、GRID、GEOTIFF 等几十种通用空间数据格式间的转换。6 个模块可独立运行，亦可联合操作。

数据库可进行各类文字、图像、数量数据的输入、管理，遥感图像处理，空间插值及空间分析。数据库的具体功能如下：①数据的输入、管理及融合。在已有药材信息和空间信息的基础上，数据库支持其他药材及其生物学、商品学、人文科学、化学、药理学等信息的输入、补充、实时更新及数据融合，可进行常规数据管理及报表处理，如数据排序，均数、方差、最大值、最小值等数值的提取，数据透视表建立，数据分类，查询及替换等。②遥感分析。遥感分析是数据库的核心功能之一。数据库支持开展以 EARDAS 为底层的道地药材遥感图像导入与导出，图像的大气校正、几何校正、空间校正，AOI 区域提取、监督与非监督分类、植被指数的计算等。如果配合地面调查，可进行中药的资源调查及地面动态监测。例如，根据研究区植被的季节变化特点选择不同时段的遥感数据，首先对不同时相的遥感数据做系统几何校正，然后对它们进行精确的空间配准，使相同地物在不同时相的遥感图像上的位置相一致，并使多时相遥感数据处于同一地理坐标系统之下。然后，根据地物在遥感图像上的影像特征并结合专业知识，在图像上初步选择水体、植被（小麦、林地）、裸沙地、城镇和机场跑道为典型地物样本，然后，到实地进行考察，对所选典型地物的类型及位置进行检查和调整。最后，采集不同时段的光谱数据并进行比较，即可得到该研究区域的地面变化动态监测数据。③空间插值分析。空间内插就是根据已知的空间数据估计未知空间的数据值的过程，它是空间分析的基础工作之一。其作用主要有提高数据密度，估计某一点缺失的观测数据；以等值线的形式直观地显示数据的空间分布；把无规则分布的空间数据内插为规则分布的空间数据集，如规则矩形格网、三角网等。本数据库支持泰森多边形（最近距离法）、反距离加权方法、Kriging 内插、高斯模型及线性模型等多种空间插值方法。针对一些药材空间信息量少，样点分布不均匀的特点，开展相应尺度的空间插值分析，将得到整个研究区域的样本信息。④空间统计分析。空间统计分析以经典多元分析方法为基础，同时在数据库中进行多要素动态建模和数值分析，并可用地理图形、结果报告等显示。基本功能包括多元回归、聚类分析、PCA 分析、判别分析、梯度分析及三维空间多属性浏览与制作等。以此可进行道地药材产量、质量、生产规模、经济效益等与气候因子、土壤成分的空间相关性分析，对道地药材质量影响因子进行筛选，明确道地药材的空间分布规律。⑤空间分析。此处的空间分析（spacial analysis）是指以地理信息系统为底层的空间分析，它可以将空间数据按地理坐标或空间位置进行各种处理，对数据进行有效管理，研究各种空间实体及相互关系，通过对多因素综合分析，迅速地获取满足应用需要的信息，并以地图、图形或数据形式表示处理的结果。空间分析是整个数据库的核心，它克服了传统缺乏空间实体定义能力及空间关系查寻能力的缺点。具体包括叠置分析、缓冲区分析、拓扑空间查询、空集合分析（逻辑交运算、逻辑并运算、逻辑差运算）、地图制图、与遥感图像处理系统结合等功能。当前已用于空间模型构建，道地药材适生地分析，道地药材区划研究等领域。⑥拓展。应用 GIS 一些二次开发函数库开发出具有特定功能空间分析模型，通过组装不同的组件，产生满足不同用户不同需求的空

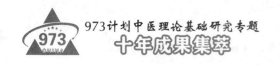

间分析模块，在基本上不变动当前系统的前提下，可以通过增加新的组件扩展系统的应用范围。本模块现正在探索之中，目标是实现不同生境条件下的道地药材生长状况、产量、质量等信息的计算机逻辑模糊判断，并通过交互式查询，提供各类信息及分析结果的咨询。

2. 建立了基于 GIS 的道地药材生境特征提取方法

为了获得中药次生代谢产物积累生态主导因子，本研究典型相关分析结合逐步回归得到气候因子与苍术挥发油的相关模型并确定影响苍术质量的气候主导因子，结果得到了气候因子与苍术挥发油中 6 个主要组分的相关模型，逐步回归得到的回归模型，共筛选出影响苍术挥发油中 6 个组分的气象因子 20 个次，温度 9 个，降水 6 个（其中含温度与降水交互作用的 5 个），日照 4 个，相对湿度 1 个。可见，温度及其与降雨的交互作用是影响苍术挥发油组分的主要气候因子。日照对部分挥发油组分含量也有影响，但相对湿度、辐射、风速等对苍术挥发油组分的影响极小甚至没有。

3. 实现了中药有效成分积累的区划

探索了各种不同生态类型、生物学特性的中药区划方法。建立了基于 Fuzzy Mathematics 的中药适宜生长区划方法，探索了不同尺度的中药区划的异同点，比较了"模型模式"及"模板模式"两种模式区划的优缺点，认为两种区划模式均能很好地完成中药资源的区划研究，但其适用范围、操作程序及特点有所不同。"模型模式"以统计分析所建立的相关模型为区划依据，整个分析过程中人为因素少，区划的结果较客观，但建模过程较复杂；"模板模式"区划过程简单明了，人为因素多。两种模式均要求操作者有良好的专业背景，能全面掌握区划对象本底资料。并以青蒿、芍药、三叶木通、地黄、头花蓼为例，系统地探讨了包括气候、土壤、地形、植被、土地利用等诸多因子的中药区划，对指导中药材种植基地的选择具有重要意义。

4. 开展了黄芩遗传多态性研究

以黄芩为研究对象，28 个黄芩（*S. baicalensis*）野生居群的 602 个个体和 1 个甘肃黄芩（*S. rehderiana*）野生居群的 22 个个体被成功扩增和测序，将这些个体测序得到的三个叶绿体 DNA 片段 *atp*B–*rbc*L、*trn*L–*trn*F 和 *psb*A–*trn*H 进行较序排列，得到这三个片段的序列特征。

野生黄芩 28 个居群 cpDNA 多样性在居群水平的分化程度属于中等水平（G_{ST}=0.701，h_S=0.265，h_T=0.888），当考虑单倍型之间的遗传距离时，遗传结构的分化更高（N_{ST}=0.742，v_S=0.229，v_T=0.889），U 检验的结果 N_{ST} 显著大于 G_{ST}（U=0.50，$P<0.01$）。此结果表明遗传距离相近的单倍型分布在同一个或地理上相近的居群中，而遗传距离越大的单倍型分布在地理距离较远的居群中，也就是说，居群间存在明显的谱系地理结构。

同时对不同产地黄芩进行了化学成分分析，系统地研究了 18 个黄酮单体质谱裂解规律及紫外谱图特征。各产地野生黄芩样品用 70% 乙醇提取后进 HPLC-MS 分析。选择各化合物的分子离子为定量离子，对能检测到的 32 个次生代谢物进行相对定量分析。选择离子记录模式（SIM）下，各物质峰面积比内标峰面积得到的比值组成待分析的数据矩阵。所得矩阵数据标准化处理后，首先用 SPSS 软件进行系统聚类分析（HCA），所得树状聚类图显示甘肃黄芩与正品黄芩样品最先分成两大类，然后正品黄芩样又按东北区域与西北区域分成两大类。接着所得矩阵数据进行主成分分析（PCA），所得 PC1 和 PC2 所组成的二维得分投影图显示 PC1 能够将正品黄芩与正品黄完全分开，PC2 能将东北区域与西北区域的正品黄芩样品完全分开。可见基于次生代谢产物差异的分析比较能够很好地反映黄芩的种间差异性及地域差异。整个西北区域的正品黄芩与东北及内蒙古东北部区域的样品化学成分差异性明显，该结果暗示了两区域的黄芩间的遗传特征可能也存在差别，与遗传分化的研究结果基本一致。

5. 形成了丹参酮类生物合成途径中关键酶基因研究方法

对丹参开展了丹参酮类生物合成途径中关键酶基因的研究，构建了道地产区丹参根的 cDNA 噬菌体文库，库容为 3×10^5，插入片段 500 ～ 2500bp。制作了包含 4354 个克隆的丹参 cDNA 芯片，它是首张有关道地药材的基因芯片。通过不同时期丹参毛状根和银离子、酵母诱导子处理后的杂交实验，得到了 6 个丹参酮生物合成的关键酶基因，它们分别是乙酰辅酶 A 酰基转移酶（SmAACT）、4-（5'-焦磷酸胞苷）-2-C- 甲基 -D- 赤藓醇激酶（SmCMK）、异戊烯基焦磷酸异构酶（SmIPPI）、法呢基焦磷酸合酶（SmFPPS）、柯巴基焦磷酸合酶（SmCPS）、内根 - 贝壳杉烯合酶（SmKS）基因，并已通过 RACE 技术获得了 cDNA 全长序列。同时还首次克隆得到 8 个基因的全长序列，分别为 2 个 Aldo-keto reductase 家族基因、2 个金属硫蛋白基因、双烯内酯水解酶基因、翻译控制肿瘤蛋白基因、类萌芽素蛋白基因及乙烯应答因子结合蛋白基因。其中金属硫蛋白基因、乙烯应答因子结合蛋白基因已得到基因组序列，获得内含子，并证实在不同产地材料间内含子序列出现明显的单核苷酸变异。

由于萜类代谢的基因，特别是二萜合酶基因虽然序列相似度很高，但也有可能催化不同的反应，参与不同的代谢途径。为了保证本次研究的基因为参与丹参酮类生物合成的基因，对所克隆得到的目的基因均进行了生化功能的鉴定。

（二）科学证据

1. 证实了中药材有效成分的地理变异，提出了化学型研究的思路和方法

本研究借鉴生物信息学研究思路，收集文献报道的数据资料，在分析不同产地间及同一产地不同个体苍术挥发油变异的基础上，总结苍术种内挥发油变异特点和规律，并使用聚类分析、主成分分析等多变量分析方法探索苍术种内化学型的划分。结果发现不同产地及同一产地不同个体间苍术挥发油均有很大变异。苍术挥发油组分及含量变异与地理分布有一定相关性，挥发油中 6 个主要组分含量从南向北方呈现连续递减。苍术挥发油主要呈现两种化学型，一种是以湖北苍术为代表，主要位于湖北、安徽、陕西、河南南部等地，以茅术醇、β - 桉油醇为主要组成，不含或含极微量苍术酮和芹烷二烯酮，简称湖北苍术型（HBA）；另一种主要以江苏茅山为代表，主要位于江苏、山东、河北、河南北部等北方地区，主要有苍术酮、苍术素为主组成，简称茅山苍术型（MA）。

在此基础上，总结了表型可塑性、生态型研究的成果，重点介绍了表型可塑性的表现形式，表型可塑性对环境的适应性，表型可塑性的遗传基础，表型可塑性的生物学意义，生态型的产生，以及生态型的概念、生物学本质及划分方法，并在此基础上，介绍了化学型的概念及研究现状。根据生物学的基本定律，表型变异＝遗传变异＋环境饰变，系统分析了化学型与表型可塑性和生态型的关系及其形成机制和生物学本质，指出表型可塑性、生态型及化学型形成的机制都是遗传变异与环境饰变共同作用的结果，区别是前者更关注环境饰变，而后二者则关注遗传变异与环境饰变的共同作用。最后，借鉴表型可塑性、生态型的研究成果，提出了化学型的研究策略。首先，认为药用植物化学型的研究中应重视研究样品的全面性和代表性、化学型与其他表观性状的相关性、化学型的地理相关性、化学型与基因型的相关性等问题。然后，针对种内化学成分变异是否呈现明显或较明显间断分别给出了化学型的分类原则，对化学成分变异存在明显或较明显变异的物种，要求其化学型的划分尽量做到与某个有明显变异的表型性状相关，与空间地理环境相关，与物种的遗传分划相关；对于化学成分呈现连续变异的物种，可借鉴农学上的"等级系列划分法"，不把生态型截然分开，而将其看成一个变化系列来考虑。最后，初步提出了化学型的研究思路和方法为化学成分明显变异的发现→化学成分变异幅度及规律的系统分析→化学型的初步划分→表型相关性、地理相关性及遗传背景分析→化学型划分结果的修正→受控试验→化学型的确定→药效安全性评价。

2. 以丹参为范例，获得丹参酮类生物合成途径中关键酶基因

对通过基因芯片技术得到的丹参酮类次生代谢产物合成关键酶基因进行了 cDNA 全长的克隆研究，得到甲羟戊酸途径（MVA）中的 3- 羟基 -3- 甲基戊二酰辅酶 A 还原酶（3-hydrox-y-3-methylglu-taryl coenzyme A reductase，HMGR）、异戊烯基焦磷酸异构酶（isopentenyl diphosphate isomerase，IPPI），以及法尼基焦磷酸合酶（farnesyl diphosphate synthase，FPS）、柯巴基焦磷酸合酶（ent-copalyl pyrophosphate synthase，CPS）和贝壳杉烯合酶（ent-kaurene synthase，KSL）的全长基因，并通过兼并引物的方法克隆得到牻牛儿基牻牛儿基焦磷酸合酶（Geranylgeranyl pyrophosphate synthase，GGPS）的两个基因，分别命名为 GGPS1 和 GGPS2。通过 GenBank 序列信息克隆了丙酮酸途径 1-deoxy-D-xylulose 5-phosphate phosphate reductoisomerase（DXP）基因。

在此基础上，对丹参柯巴基焦磷酸合酶（SmCPS）和丹参类贝壳杉烯合酶（SmKSL）的基因组分别进行了克隆和功能鉴定。完成丹参 FPS、GGPS、CPS 和 KSL 的单基因转化工作，增加了萜类合成上游途径 HMGR 和 DXR 基因的单基因和双基因转化，并利用 FPS 基因对细胞区室化现象进行了探讨。

将 SmHMGR 和 SmDXR 构建到双基因表达载体 pCAMBIA1301 中，分别与对照和单转 HMGR、DXR 比较，结果通过比色法测定的丹参酮ⅡA 的含量分别为对照组 0.73%，单转 HMGR 基因组 0.89%，单转 DXR 基因组 0.81%，共转 HMGR 和 DXR 的为 0.87%，四者之间没有显著性差异，但 HMGR 和 DXR 共转株系的生长速率明显高于单基因转化体系。

为考察多基因共转化可能对丹参酮类成分的影响，将 SmHMGR、SmFPS、SmCPS、SmKSL 采用共转化法转化丹参叶片，共计得到 150 个株系，通过前期毛状根表型（毛状根颜色和生长速率）筛选（Fig33-A），得到 29 个株系用于液体培养，结果 4 个株系的毛状根生长迅速，从接种到 30 天增殖倍数分别达到 30.57、13.73、13.73 和 11.27 倍，对照组的增殖倍数为 4.93，筛选的株系 Sm33 同时具有生长速度快和毛状根颜色深的特点（Fig33-B），是理想的高产株系。多基因转化表明多基因对毛状根的生长和丹参酮类成分的积累可能具有协同作用。

综合上述研究结果表明，过表达上述基因对丹参酮类化合物或其前体次丹参酮二烯均有一定程度的调节作用，其中 SmHMGR 可以整体提高丹参酮类成分，SmDXR、SmFPS 和 SmKSL 对丹参酮类成分影响不显著，SmCPS 可以选择性提高二氢丹参酮Ⅰ和隐丹参酮的含量，SmGGPS 可以使丹参酮类成分整体下降，SmFPS 的区室化改变可以大幅度降低丹参酮类成分，其中丹参酮ⅡA 可以下降 60 倍之多。可初步确定 SmCPS 应为丹参酮类化合物合成的限速酶，其中 SmHMGR 也是提高丹参酮类成

分的理想靶点。多基因转化（HMGR 和 DXR 的单载体双基因转化）和 SmHMGR、SmFPS、SmCPS、SmKSL 多基因共转化后，筛选到 5 个毛状根生长速度快、表型（根颜色红）好的株系，说明多基因协同后有利于提高丹参酮类成分的含量和生长速率，这些结果为丹参酮类成分的代谢工程和定向调控研究提供了有利的数据。

（三）应用价值

在生态主导因子和限制因子确定的基础上，充分利用现代高速发展的 GIS 技术，使用 Surfer7.0 软件对 30（1971 ～ 1970）年间影响苍术挥发油的气候主导因子的均值进行空间插值，使用 ARCGIS 软件的空间分析功能进行区划研究，首次实现了基于次生代谢产物积累的中药区划，显示苍术挥发油组分形成的气候适宜性呈现纬度地带性变化，气候条件从苍术分布区的最南端向北逐步从最适宜、适宜、较适宜到不适宜过度，这与苍术挥发油含量由南向北逐渐递减的结果一致。发现苍术挥发油形成的最适宜区主要位于长江流域，该区域在苍术整个分布区中属于温度最高，湿度最大的地带。苍术道地产区江苏茅山就位于这个区域。而长期的生产实践和对苍术的生态生物学的研究表明，苍术喜温暖、通气、凉爽、较干燥气候，耐寒，怕高温高湿。由此可见，苍术挥发油组分积累的气候适宜区与其生长发育的气候适宜区并不一致，换言之，苍术生长发育的不适宜区恰恰是其挥发油组分积累的适宜区，再次证实了苍术道地药材的形成具有逆境效应。

与此同时，探索了各种不同生态类型、生物学特性的中药区划方法。建立了基于 Fuzzy Mathematics 的中药适宜生长区划方法，探索了不同尺度的中药区划异同点，比较了"模型模式"及"模板模式"两种模式区划的优缺点，认为两种区划模式均能很好完成中药资源的区划研究，但其适用范围、操作程序及特点有所不同。"模型模式"以统计分析所建立的相关模型为区划的依据，整个分析过程中人为因素少，区划的结果较客观，但建模过程较复杂；"模板模式"区划过程简单明了，人为因素多。两种模式均要求操作者有良好的专业背景，能全面掌握区划对象本底资料。并以青蒿、芍药、三叶木通、地黄、头花蓼为例，系统地探讨了包括气候、土壤、地形、植被、土地利用等诸多因子的中药区划，对指导中药材种植基地的选择具有重要意义。

本项目首次克隆得到丹参中丹参酮类化合物生物合成途径中的关键酶基因 8 个，明确丹参酮具有特异的生物合成途径。利用 cDNA 芯片技术，从丹参中克隆得到 9 个丹参酮生物合成途径的关键酶基因，分别为乙酰辅酶 A：乙酰辅酶 A 酰基转移酶（acetyl–CoA：acetyl–CoA C–acetyltransferase，AACT）、3- 羟基 –3- 甲基戊二酰辅酶 A 还原酶（3–hydro x–y–3–methylglutaryl coenzyme A reductase，HMGR）、4–（5'- 焦磷酸胞苷 –2–C– 甲基 –D– 赤藓醇激酶（4–（Cytidine 5–diphospho）–2–C–methylerythritol kinase，CMK）、异戊烯基焦磷酸异构酶（isopentenyl diphosphate isomerase，IPPI），以及法尼基焦磷酸合酶（farn esyl diphosphate synthase，FPS）、牻牛儿基牻牛儿基焦磷酸合酶（Geranylgeranyl pyrophosphate synthase，GGPS）、柯巴基焦磷酸合酶（ent–copalyl pyrophosphate synthase，CPS）、贝壳杉烯合酶（ent–kaurene synthase，KS）和一个 P450 基因，8 个为首次发现。丹参 SmCPS 为被子植物中首个能产生 normal– 柯巴基焦磷酸的二萜合酶基因，SmKSL 将 SmCPS 产物催化形成丹参酮的前体次丹参酮二烯。这两个基因的克隆和鉴定，开辟了二萜类生物合成的新途径，为

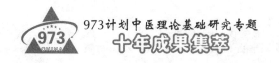

丹参酮生物合成途径的解析和道地药材形成的分子机理研究打下了坚实的基础。

四、中药寒热药性物质成分指纹图谱测试方法

【摘要】利用一种或几种已知成分无法表征中药药性的整体特征，通过对寒热药性的中药样本进行分析、测定，获取其尽可能全面的化学成分信息，进而通过数据分析和信息挖掘，寻找寒性、热性中药化学信息的共性规律，建立能反映中药药性整体化学信息的指纹图谱，是中药药性物质基础研究的前提。针对中药寒热药性物质成分指纹图谱的特殊性，采用多种方法反复实验优化，最终建立了一套适宜中药寒热药性物质成分指纹图谱分析的标准操作规范（SOP）和化学图谱数据的预处理方法。

【成果来源】项目九：中药药性理论相关基础问题研究（2007）

（一）操作流程

以 HPLC 指纹图谱为示例。

1. 中药药性化学成分的提取效率优化，主要影响因素有粉碎粒度、提取时间、提取温度、醇浓度、提取溶剂种类、溶剂用量等。

2. 中药药性化学成分指纹图谱分析技术的优化，主要影响因素有 DAD 检测器、色谱柱类型，流动相梯度、进样量、柱温等仪器条件。

3. 中药药性成分特定检测波长信息优选。基于中药部分成分已知、大部分成分未知的现实，首先采用 PCA-Fisher 流动相梯度、统计方法，对 61 种寒热药物紫外光谱指纹图谱数据进行统计分析，确定了 12 个能反映寒热药性的中药化学信息特征波长，即 210nm、227nm、236nm、242nm、254nm、268nm、292nm、312nm、330nm、350nm、375nm、400nm，从而使提取到的不同中药的 HPLC 指纹图谱信息使既有特征性又有全面性。根据以上确定的 HPLC 指纹图谱的 12 个特征波长，提取 61 味中药在不同波长下的 CVS 特征数据，获取两大组 39528000 组数据点，为下一步统计分析奠定基础。

4. 中药药性化学成分指纹图谱信息数量处理优化，包括数据分箱、谱线平滑、基线校正、标准化、谱峰联配、提取量化。基于密码学原理，以穷举建模方法中的试验修正法为建模策略，根据中药药性化学图谱数据特点，对 14 种可能适宜的模型，采取回代验证、外推预测和交叉验证等方法对其进行综合评价，在此基础上，再采取统计模拟方法进一步评价各模型识别中药寒、热特征标记的能力，成功筛选出中药药性特征标记识别的适宜统计模式识别模型（PLS-DA 模型）。结果表明，本方法充分实现了中药药性特征标记图谱数据的"可视化"采集与研究，采用此种方法处理相关化学图谱数据，可准确筛选出能够识别中药药性的特征标记，统计模拟与药效学验证均表明其具备切实的可行性。这为其他同类图谱数据处理提供了基本思路，也为分析其他生物样本图谱数据，进而深入研究中医复杂体系的相关问题提供了方法学依据和借鉴。

（二）应用范围

用于中药寒热药性物质成分指纹图谱分析和化学图谱数据预处理，能反映中药药性整体化学信息的指纹图谱是中药药性物质基础研究的前提，为中药质量标准研究和中药性效客观评价提供研究基础。

（三）案例

选择附子、黄连的药性物质群，研究对模型动物寒热效应的影响。根据紫外光谱 Fisher 线性识别计算得分，附子乙酸乙酯提取部位热性程度最高，黄连氯仿提取部位寒性程度最高，而药效学结果表明，附子乙酸乙酯提取部位热性效应最好，对虚寒模型动物虚寒状态改善最明显。黄连氯仿提取部位寒性效应最好，对虚热模型动物代谢亢进状态改善最明显，与 LDA 识别结果基本一致。证实了以识别系数（测量中药寒热成分）和识别得分（寒热程度）为特征药性参数建立的 LDA 识别模型，不仅可以识别中药"寒、热"物质在化学图谱上的特征区域，而且可以预测中药的寒热程度。

采用 PLS-DA 方法分析了寒、热性中药的 HPLC 指纹数据，确定了表征中药药性的特征标记，提取吴茱萸、黄连寒热药性特征物质，进行了寒热效应研究。结果表明，黄连各组分治疗实热证动物、吴茱萸各组分治疗虚寒证动物的结果与 HPLC-DA 指纹图谱的分析结果基本一致，证实了通过统计模式识别模型的识别系数，可以确定表征中药药性的特征标记，表征和测量中药"寒、热"成分的特征参数，从而佐证了药性特征物质的客观存在。见图 9-26。

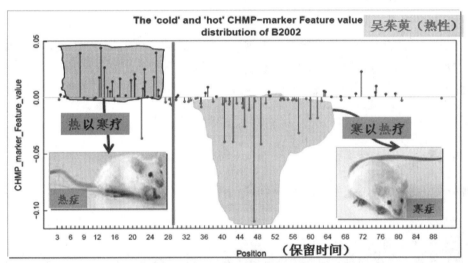

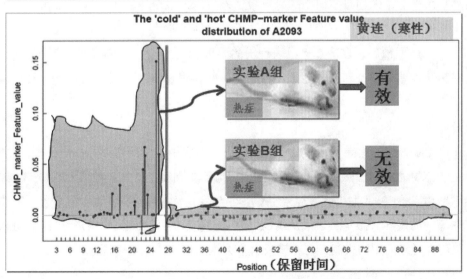

图 9-26　基于 HPLC 法的吴茱萸、黄连验证实验示意图

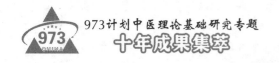

基于 HPLC 法，以金银花为例，对不同产地、不同品种、不同采收期对药材药性的影响进行实验研究，将其测试数据代入数理模型验证，结果表明正品药材的不同产地、不同品种、不同采收期对药材成分有影响，但对寒热药性无根本影响。

（四）应用价值

中药寒热药性物质成分指纹图谱分析和化学图谱数据预处理方法被应用于多种中成药的质量控制和性效评价。如山东中医药大学附属医院采用中药寒热药性物质成分指纹图谱分析和化学图谱数据预处理方法对肺得宁等院内制剂的质量控制、性效评价等进行了研究，使肺得宁等十个院内制剂的质量得到很好控制，保证了院内制剂的临床疗效；该技术方法完善了中药新药有效成分研究与评价的标准操作规程，提高了中药新药有效性评价水平。

五、基于热动力学表征的中药寒热药性辨识方法

【摘要】在中医药热力学观指导下，自主研发了 2 套基于热动力学表征的中药寒热药性辨识新方法，即从宏观和整体水平刻画寒热药性差异的冷热板差示法、从微观水平表征寒热药性细微差异的微量量热法。冷热板示差法和微量量热法具有实时、在线、直观、可量化、自动化、普适性好等特点，可作为一种客观可行的中药药性寒热差异表征方法。同时，分别建立 2 种方法的实验操作规程及完整的方法学研究手册，保证了方法推广应用的可靠性和重现性。

【成果来源】项目九：中药药性理论相关基础问题研究（2007）

（一）操作流程

创建了具有完整自主知识产权的中药寒热药性差异表征与评价方法和生物热动力学表征与评价方法。

1. 冷热板示差法

在整体动物水平上，采用自主研制的冷热板示差技术，系统考察了不同寒热属性方药对动物温度趋向行为的干预作用。结果表明，冷热板示差法可在整体动物水平直观、客观区分不同中药的寒热药性差异。动物经中药干预后，在冷热板上表现出的温度趋向性特征与传统寒热赋性的吻合度达 92%，揭示了中药寒热药性差异及"寒者热之，热者寒之"的客观真实性，阐明了研究对象寒热药性的物质基础。

2. 微量量热法

本项目在热力学思想的指导下，首次将微量量热技术应用于中药寒热药性研究中，可实时、在线、灵敏地监测生物体生命活动中热量代谢的变化。并形成动态的热功率 – 时间（P-t）曲线，即热谱图，采用最大热输出功率（P_m）、生长速率常数（K）、热焓变化（ΔH）等热动力学参数，定性、定量刻画不同中药寒热药性的差异。微量量热法从组织细胞和微生物水平表征了中药寒热药性的细微差异，并用于探讨寒热药性可能的生物机制，与冷热板示差法相互补充、相互验证。

（二）应用范围

基于中药的寒热差异表征，主要应用于辨识中药的寒热药性。

（三）案例

1. 基于冷热板示差法揭示经典名方的寒热属性差异

从动物行为学水平验证了经典名方寒热药性差异的客观存在，与传统中药治法"寒者热之"和"热者寒之"基本一致，为阐释中药复方寒热属性差异的客观真实性提供了实验依据。见图 9-27。

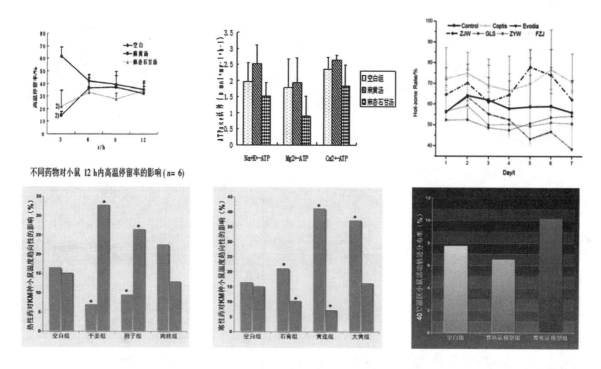

图 9-27　冷热板示差法揭示经典名方的寒热属性

2. 证实了不同来源及功效的中药寒热药性差异的客观真实性

从整体动物水平阐明了来源和功效不同、来源不同但功效相近、来源和功效相近、来源相同但药用部位不同的单味中药的药性差异寒热属性变化，考察并验证了中药寒热药性客观变化的真实性。见9-28。

3. 基于微量量热法揭示经典名方寒热属性差异

首先在细胞／微生物生物模型水平上，运用微量量热技术，考察了不同寒热属性方药对细胞／微生物代谢产热的影响；通过建立"寒－热"证病理小鼠模型，运用微量量热法在整体动物模型水平上直观、客观区分不同寒热药性方药的差异，从微观水平揭示了中药寒热药性差异及"寒者热之，热者寒之"的客观真实性。见图 9-29。

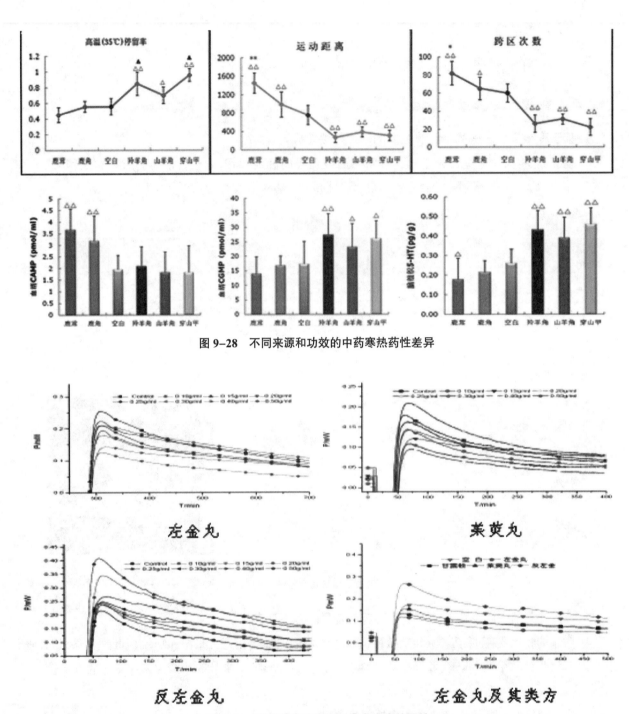

图 9-28　不同来源和功效的中药寒热药性差异

图 9-29　微量量热法揭示经典名方寒热属性

4. 基于生物热力学技术表征单味中药及有效组分的寒热属性

在细胞 / 微生物生物模型水平上考察了不同寒热属性的单味中药及组分对细胞 / 微生物代谢产热的影响，揭示了单味中药及其有效组分的寒热药性差异。见图 9-30。

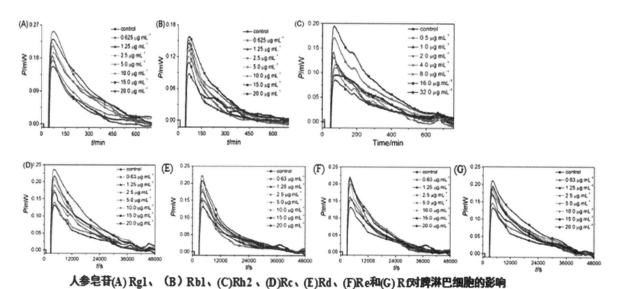

人参皂苷(A) Rg1、（B）Rb1、(C)Rh2、(D)Rc、(E)Rd、(F)Re和(G) R对脾淋巴细胞的影响

图 9-30　人参皂苷各组分对脾淋巴细胞生长及代谢产热的干预效应

（四）应用价值

应用基于热动力学表征的中药寒热药性辨识方法对来源于不同品种、不同部位、不同炮制及不同配伍的近百种方药的寒热属性进行了较系统考察，研究结果与传统寒热属性的吻合度达 92%，揭示了中药寒热药性差异及"寒者热之，热者寒之"的客观性、真实性，阐明了部分研究对象寒热药性的物质基础。根据临床肝病不同寒热证型，指导本院 2 个临床协定处方的优化。本项目为中药寒热药性评价提供了原创性的研究思想和方法，具有良好的借鉴和示范意义。

六、中药药性识别模型与分析软件

【成果来源】项目九：中药药性理论相关基础问题研究（2007）

（一）平台搭建

目前，尽管在模式识别领域已经具备了多种统计模式的识别模型，且多数模型具有良好的理论与实践基础，但因中药化学图谱的复杂性，难以为各种图谱数据确定合适的统计模式识别模型。为此，课题组基于密码学原理，提出采用穷举建模方法中的试验修正法为建模策略，对各种化学图谱数据建立适宜的药性特征标记统计识别模型。

基于还原论与系统论相结合的研究思路，紧紧围绕课题的核心立论依据，将统计模式识别与网络生物学理论方法有机结合，进行中药药性特征标记统计模式识别与整体药性统计推断网络的模型研究。

建立了中医药文献保障系统、中药药性研究数据管理与分析平台，实现了研究数据采集与管理、研究数据分析与挖掘、中药药性特征标记统计模式识别与整体药性统计推断网络模型建立等功能的集成，为项目研究工作的有效开展搭建了一个高效共享研究平台。基于数据平台开发集成了中药药性数据管理与寒热药性识别系统。本软件旨在满足植物类中药寒热药性识别需要。软件融统计分析、模型

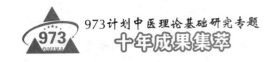

识别及图形绘制于一体，具有一致性、简明性、反馈性、可视性等特点，与 OFFICE 等常用办公软件兼容，全中文界面，操作简单易行，尤其适用于非统计专业研究工作者使用。该软件基于植物类中药寒热药性研究数据库，依据多元分析、机器学习和模式识别等统计分析理论和方法，编制了 PLS-DA、Logistic-DA、PCA-LDA 等多个药性判别模块，可有效完成基于经验要素、性状要素、成分要素、功效要素等中药寒热药性信息的统计分析，并据此构建形成植物类中药寒热药性判别模型，从而实现对植物类中药寒热药性的快速分析识别。

（二）应用实例

1. 单味中药的成分要素与药性之间存在固有定量关系，通过建立成分要素（多维多息图谱标记）与药性之间的统计模式识别模型，实现了中药药性的特征信息（即 CHMP-markers）识别，并可利用药性特征标记、评估已知药性药物的特征和预测未知药物的药性。

2. 根据统计模式识别模型的特征参数，找到了表征和测量中药"寒热"成分（判别系数）和"寒热"程度（判别得分）的特征药性参数，采用这两个参数可以识别中药"寒热"物质在化学图谱上的特征区域和测量各种中药的"寒热"程度。

3. 综合统计模式识别模型（还原论方法）和网络生物学模型（系统论方法）的研究结果，得到结论：表征中药寒热药性的物质是客观存在的，但无论"寒"药或"热"药，其内均同时含有"寒""热"物质，只是"寒""热"物质成分种类和数量的不同配比组合才显示出了某味中药的整体药性。某一种物质成分或某单一药效作用均不能表征某味中药的整体药性；一味中药也是一个"复方"，其内不同成分在质和量上的配比组合才能表征其整体药性。

4. 在中药整体药性水平上，建立了物质成分之间有主次之分的网络系统，一定程度上实现了整体药性的还原及单味中药的整体药性的预测。网络拓扑结构分析表明：①寒、热特征标记结构明显，呈现出模块化结构。即热性物质聚集在一起，形成特定的成分配比模式和通路；寒性物质的模块内，尽管夹杂着一些热性标记，但这些热性标记均非网络的关键节点且处于网络的外围，因此，其组合配比模式的模块化和通路也较明显。这种表现形式与标记的统计模式识别理论图谱分布也吻合。②在寒、热模块化结构中，均存在一些"度"很大的关键节点，它们在决定药性（寒、热）的主次关系网络中，发挥关键作用。③在统计模式识别模型中，判别能力大（即判别系数大或 VIP 值大）的特征标记，并非都是网络中的关键节点。见图 9-31。中药药性数据管理与寒热药性识别系统平台见图 9-32。

（三）应用价值

研究成果为现代中药研究开发和有效扩充中药资源提供了技术支撑。开展中药药性理论相关基础问题研究，探讨中药药性的物质基础及其性效发生机制，建立符合现代科学认知规律的药性表征体系，是创新中药药性理论的关键问题。项目构建形成的现代中药寒热药性表征体系，可有效界定中药个药的基本药性属性和基本功效，为现代中药研究开发和有效扩充中药资源提供坚实的理论指导和技术支撑。

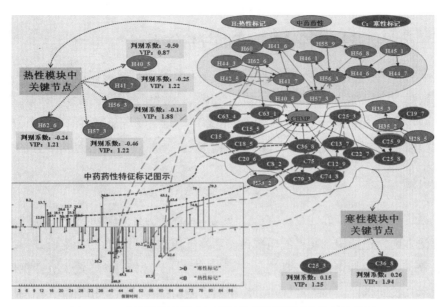

图9-31 对药性统计模式识别网络理论模型的拓扑结构分析

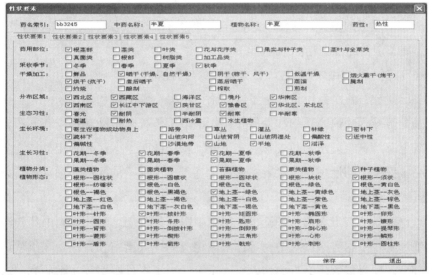

性状要素数据采集界面

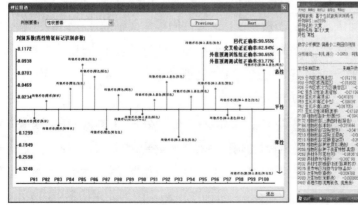

性状要素数据分析界面　　　　　　　　　　数据分析结果输出界面

图9-32 中药药性数据管理与寒热药性识别系统平台

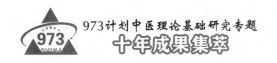

七、有毒中药配伍减毒的理论、方法和评价体系

【摘要】通过文献研究和试验研究，项目首次建立了系统配伍减毒理论和方法学，该方法学包括传统中医药配伍减毒理论和方法（相杀相畏、药性配伍），以及中西医相结合模式的新型配伍减毒思路和方法，形成了减毒作用的评价方法和标准，初步建立了有毒中药配伍减毒的理论、方法和评价体系。

【成果来源】项目十二：确有疗效的有毒中药科学应用关键问题的基础研究（2009）

（一）理论内涵

首次形成了系统的配伍减毒的途径、方法，以及减毒评价方法和标准等为一体的理论体系。在配伍减毒理论与方法方面，包括相杀相畏配伍减毒、药性配伍减毒、中西结合配伍减毒；在减毒作用评价方法与标准方面，包括急性毒性、长期毒性、靶器官毒性、减毒存/增效、减毒机理研究，形成一般毒性实验（急毒和长期毒性实验）和针对毒性靶器官的特殊毒性试验相结合、毒理学和药效学相结合的减毒存效实验方法，剂量–反应（毒或效）和时–毒相结合的研究方法，以及生物效应和毒性成分相结合的方法。

项目研究形成配伍减毒的途径、方法及减毒作用评价方法和标准等为一体的有毒中药配伍减毒理论体系，丰富、发展了中药药性理论。

1. 建立了中医传统相杀、相畏及药性配伍减毒理论与方法

通过文献和实验研究，首次系统地提出了以相杀、相畏七情配伍和药性配伍为主要组成部分的有毒中药传统中医药配伍减毒理论，总结和发展并建立了中医传统配伍减毒理论和方法。在古代文献研究与总结分析基础上，结合毒理学和药效学实验研究，首先证明了中医相杀相畏传统配伍减毒理论的科学内涵；其次，根据中医药性理论，发展并形成了基于药性理论的配伍减毒理论与方法，通过实验研究证实了该配伍减毒路径。

中医的药性理论包括"有毒无毒"理论，这说明中医药先贤们已经认识到中药的毒性和不良反应问题，在长期的临床实践中也势必会对中药毒性采取相应的控毒措施和方法。配伍减毒是中医药控毒理论的重要组成部分。项目以配伍减毒为切入点，系统进行了古代中医药文献研究，对于我国历代本草文献关于配伍减毒理论、经验论述、含有有毒中药方剂的分析及对配伍减毒现代研究文献进行系统收集、整理和总结。结果表明，关于配伍减毒的论述仅见于我国古代本草文献的散在记载，未形成系统理论体系。但在中医药理论中有针对两个中药联合应用时相互作用性质的理论表述，这就是中医药的七情配伍理论，其中的"相杀""相畏"配伍就是描述两味中药联合应用时具有配伍减毒作用，也是中医药传统配伍减毒中唯一比较明确的配伍减毒理论和方法。

除了相杀相畏，在文献研究中还发现药性理论可能是配伍减毒的另外一种途径。在中医遣方用药并形成复方过程中，其药味配伍理论依据之一就是药性理论，在方剂学君、臣、佐、使配伍理论和药性（主要指四气、升降浮沉等）配伍方面都涉及药物之间的相互对立、相互统一、相制相用的配伍关系。进一步总结和分析认为，根据药性理论进行配伍也是中医药配伍减毒的理论之一。

2. 建立了中西医相结合的配伍减毒新方法

中西医结合模式的配伍减毒方法的路径是：首先对某一有毒中药进行系统的毒理学试验和文献研究，了解其毒性特征，明确毒性靶器官；其次是以中医药治法治则理论为指导，选择相应治法治则的代表药物与有毒中药配伍，然后进行相应的配伍减毒研究，这是一种将现代毒理学研究和中医治法治则相结合的配伍减毒新思路、新方法。

此外，还派生出另外一种中西医结合配伍减毒方法，该方法首先通过文献或 / 和实验研究了解有毒中药的毒性特征和毒性靶器官；其次选择相应的拮抗中药，例如肝脏毒性选择具有保肝药理作用的中药，进行配伍减毒研究。该方法是基于中药现代药效学和毒理学研究结果，采用药理学反应相互对抗的配伍减毒模式和方法。通过对山豆根的肝脏毒性研究，选择对具有保肝药效的中药甘草、黄芪、大黄进行配伍减毒实验研究，证明这些保肝中药都有不同程度的配伍减毒作用。

3. 形成了减毒作用的评价方法和标准

在开展配伍减毒评价中不仅仅开展常规急性毒性和长期毒性研究，而且针对毒性靶器官进行重点观察。同时需要关注配伍药物对于药效影响，对其减毒机理进行深入研究。在配伍减毒实验研究中，总结了配伍减毒作用的评价方法和标准，即一般毒性实验（急毒和长期毒性实验）和针对毒性靶器官的特殊毒性试验相结合、毒理学和药效学相结合的减毒存效实验方法、剂量 – 反应（毒或效）和时 – 毒相结合的研究方法，以及生物效应和毒性成分相结合的方法。

（二）科学证据

1. 证明了中医传统相杀、相畏配伍减毒方法的合理性

通过毒理学、药效学及药物化学等研究，验证了七情配伍中相杀、相畏具有配伍减毒作用的"合理内核"。根据古代所记载的相杀相畏药物配伍逐一进行减毒试验研究。

附子：附子畏防风、甘草、黄芪；远志杀附子毒；防风杀附子毒。

半夏：半夏畏生姜、干姜；干姜杀半夏毒；生姜杀半夏毒。

大戟：大戟畏菖蒲。

配伍减毒的评价方法主要包括常规的毒理学试验（急性毒性、必要时的长期给药毒性）；针对毒性靶器官的毒理学试验；减毒作用机理（必要时）；减毒存效的药效学试验。研究结果显示：附子分别配伍甘草、黄芪、防风具有一定的减毒作用；而且对各个药物的减毒作用进行了平行比较研究，其中尤其以甘草和黄芪的减毒作用最强，且具有剂量依赖型关系。半夏配伍干姜后也具有一定的减毒作用。此外，除了上述配伍减毒的毒理学实验之外，还进行了甘草和附子配伍的药效学实验，证明甘草减毒不减效的作用特点。见图 9–33。

综上所述，中药的相杀和相畏理论和方法是克服有毒中药毒性的有效途径和方法。但是课题研究也发现，并非所有关于相杀、相畏配伍减毒的古代文献记载都能做出阳性的配伍减毒作用。本次研究中远志对于附子毒性以及菖蒲对于大戟毒性均没有明显的配伍减毒作用。这说明对于古代文献记载需要系统研究、验证和总结，从而更准确、科学地指导临床配伍用药。

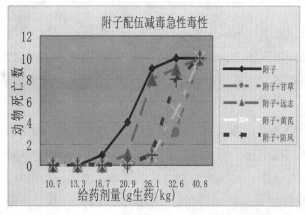
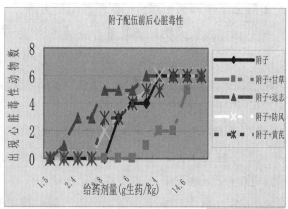

图 9-33　附子配伍不同药物对附子急性毒性、心脏毒性的影响

2. 基于药性理论的配伍减毒方法可以明显拮抗附子的毒性

在文献研究的基础上，根据药性理论总结出制约附子毒性的 4 种配伍途径及其代表药物，对这 4 种药性配伍逐一进行了配伍减毒实验。

以寒制热：附子配伍大黄、黄芩、黄连、栀子、木通、石膏；

以甘缓毒：附子常配伍甘草、大枣；

以柔克刚：附子配伍地黄（熟地黄、生地黄）、山药、白芍；

调正抑毒：附子配伍人参、黄芪、白术、茯苓。

研究结果显示（见表 9-13），附子配伍寒性中药大黄、黄芩、黄连、栀子、木通均能够不同程度地提高附子急性毒性的 LD_{50} 和心脏毒性的 TD_{50}，这说明寒性药物具有拮抗附子毒性的作用。其他 3 种配伍减毒途径仅有个别药物具有减毒作用。如以柔克刚中山药具有减毒作用，调正抑毒的人参具有减毒作用。通过对 4 种药性配伍减附子之毒的比较，可以发现以寒制热药性理论指导下的配伍减毒作用明显强于其他几种配伍减毒的药性配伍。此外，除了上述配伍减毒的毒理学实验之外，还进行了大黄、黄芩和附子配伍的药效学实验，证明大黄和黄芩减毒不减效的作用特点。

从药性理论入手进行配伍减毒是一个行之有效的理论和方法，它应当是中医药传统配伍减毒的中药组成部分之一。

表 9-13　附子和寒性药物配伍急毒（LD_{50}）和心脏毒性（TD_{50}）

药物 g 生药 /kg		LD_{50} g 生药 /kg	TD_{50}
附子		31.9	6.4
附子 + 大黄	（3:1）	未测出 > 56	未测出 > 14.8
	（1:1）	未测出 > 55	未测出 > 13.2
	（1:3）	未测出 > 28	未测出 > 5.6

续表

药物 g 生药 /kg		LD$_{50}$	TD$_{50}$
		g 生药 /kg	
附子＋黄芩	（3:1）	未测出＞62.5	未测出＞12.5
	（1:1）	未测出＞62.5	未测出＞10.0
	（1:3）	未测出＞40	未测出＞8
附子＋黄连	（3:1）	35.8	6.6
	（1:1）	37.5	6.6
	（1:3）	未测出＞28	未测出＞7
附子＋木通	（3:1）	76.7	8
	（1:1）	未测出＞32	未测出＞10
	（1:3）	未测出＞40	未测出＞5
附子＋栀子	（3:1）	35.8	5.3
	（1:1）	39.9	5.6
	（1:3）	未测出	未测出＞5

3. 通过中西医相结合的方法，建立新型的配伍减毒途径与方法

该方法选择雷公藤为研究对象进行配伍减毒研究。首先，在 GLP 条件下所开展的急性毒性和长期给药毒性等毒理学试验，不仅设不同剂量组进行量－毒关系的研究，而且还设不同给药时间（给药 3、7、15、30、60 天）的时－毒关系研究，系统研究雷公藤毒性特点和毒性靶器官。

针对雷公藤上述毒性特征，确定适当治则治法及其代表中药，然后在 GLP 条件下，进行了急性毒性和长期给药的配伍减毒实验研究。

胃肠道毒性：补脾益气（黄芪、党参）以及和胃止呕（砂仁、生姜）；

男性精子生成毒性：补肾填精（枸杞子、菟丝子）；

女性生殖毒性：滋阴补血调经（当归和菟丝子）；

肝脏毒性：滋阴柔肝（白芍，当归）；

肾脏毒性：利水解毒（金钱草、茯苓），补肾益气（黄芪、山药）。

急性毒性研究结果显示，利水解毒中药金钱草有显著的减毒作用，能明显减少动物死亡数量及对动物体重增长、摄食的影响；其他配伍中药在急毒试验中均没有配伍减毒作用。

长期毒性结果显示，雷公藤配伍补肾填精药（菟丝子 12g，淫羊藿 9g、枸杞子 12g）：①能够改善动物的生存情况，减少死亡动物数（单用雷公藤高剂量组动物死亡 3 只，死亡动物剖检胃肠道有明显异常改变。配伍组未出现死亡，剖检肉眼观察未见异常）；②能明显降低雷公藤血液系统的毒性：改善雷公藤引起的 RBC、HGB、HCT、NEUT、NEUT%、RET、RET% 降低。能改善雷公藤引起的骨髓异常。③能推迟雄性实验动物生殖系统疾病的发病，能减少雌性实验动物生殖系统疾病的发病例数。

上述实验结果表明，补肾填精法及其药物具有拮抗雷公藤生殖毒性的作用。此外，金钱草在长期毒性的配伍试验中也显示具有配伍减毒作用，具体表现在金钱草可以减轻雷公藤对血液和造血系统的

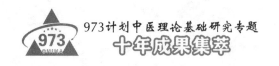

毒性，减轻生殖系统的毒性。除了上述药对出现阳性结果之外，其他几种治法治则的中药和雷公藤配伍减毒作用不明显。

在中医治法治则理论指导下进行配伍减毒也不失之为一种可行的减毒方法。它将现代毒理学和中医治法治则理论相结合。

4. 以甘草为代表药，开展了配伍减毒机理研究

鉴于甘草对于附子毒性具有明显减毒作用，因此对于甘草减附子毒性的减毒机理进行了系统的研究。按药物进入体内的时间，从附子和甘草配伍煎煮、甘草对附子毒性成分在胃肠道的吸收、对于附子毒性成分代谢酶影响、甘草对于心肌细胞的保护作用，以及对心脏离子通道影响等几个方面进行了较系统研究。

（1）附子配伍甘草煎煮对煎煮液中乌头碱含量的影响：研究结果显示附子配伍甘草后其水煎液中乌头碱类毒性成分（苯新乌头原碱、苯乌头原碱、苯次乌头原碱、新乌头碱、次乌头碱、乌头碱））均有不同程度的降低，这可能是甘草能够减少附子毒性原因之一。

（2）对胃肠道吸收的影响：采用 Caco-2 细胞模型，研究了甘草成分甘草次酸对附子主要毒性成分单酯型生物碱在胃肠道吸收的影响，甘草次酸可能抑制了外排蛋白 P-gp 的表达，使乌头碱胞内含量增高，这提示甘草不仅不抑制乌头碱在胃肠道的吸收，反而增加附子乌头碱的吸收，因此有可能增加附子的毒性，这说明甘草在附子吸收环节对其减毒作用没有贡献。

（3）对药物代谢酶的影响：附子乌头碱的主要的代谢酶是 CYP3A4，附子水煎液对大鼠 CYP3A4具有诱导作用，甘草可纠正附子对 CYP3A4 活性的诱导作用。同时附子配伍甘草后影响了附子毒性成分在体内的代谢，使附子毒性成分在体内的代谢产生了变化，提示甘草影响附子的代谢通路，进而影响附子的致毒途径，这可能是甘草减附子毒的环节之一。

（4）对体外培养的心肌细胞活性的影响：附子配伍甘草的含药血清明显对抗附子导致的心肌细胞节律异常增加。该研究发现，附子由于损伤心肌细胞而造成培养基中 LDH 含量异常增高，而含甘草血清可以显著降低 LDH 水平。上述两个实验结果证明，甘草明显拮抗附子对于心肌细胞的损害。

（5）对心脏离子通道的影响：甘草中的甘草次酸能够通过影响钠离子和钙离子（主要是钠离子）导致的电流，起到抑制心律失常的作用。

总之，上述研究说明，甘草拮抗附子的毒性不是通过减少乌头碱进入体内的"量"而减毒的，而是通过甘草在体内的药理学效应拮抗附子的毒性反应的，简言之，是通过生物效应的对抗，而不是通过减少毒性成分进入体内的"物理量"而减毒的。本课题首次系统对甘草减附子毒性可能的机理进行了研究，并对甘草减毒作用机理有了初步了解，同时也为配伍减毒机理研究提供示范和参考。

（三）应用价值

1. 利用研究成果为企业服务，解决企业产品存在问题
应用配伍减毒研究技术，同广药集团合作，解决产品昆仙胶囊安全性问题。

2. 为中医药传统配伍减毒理论及应用提供指导
通过开展七情中的相杀、相畏配伍减毒，根据药性理论的配伍减毒，以及含有有毒中药的方剂配伍减毒的科学内涵实验研究，为中医传统的配伍减毒理论提供科学的依据，也为有毒中药临床安全有效的应用提供了科学依据和指导。

八、中药肝肾毒性早期发现的生物标志物和计算机毒性预警系统

【摘要】 针对中药的肝肾毒性，开展有毒中药肝肾毒性早期发现研究，采用生物标志物、组学技术等检测方法，建立肝肾毒性生物标志物的早期检测指标；此外，采用计算毒理学技术，建立有毒中药肝肾毒性结构预警系统。这一系统的建立，可早期敏感地监测或预测药物潜在的肝肾毒性，有利于新药研发阶段早期发现具有潜在肝肾毒性的药物，降低风险，也为临床监测药物肝肾毒性提供试验依据。

【成果来源】 项目十二：确有疗效的有毒中药科学应用关键问题的基础研究（2009）

（一）理论内涵

中药新药除了中药复方外，越来越多的中药提取物或成分被开发成新药。通过发展基于分子结构特征的药物毒性预测方法为中药成分的新药研发早期及时、准确、快速评价药物毒性，有利于缩短试验周期、降低降低风险和开发成本、提高中药成分新药研发效率。中药成分也是中药毒性产生的物质基础，因此利用建立的模型对有毒中药材主要成分逐个毒性评估，有助于快速探寻分析其具有肝肾毒性的成分，为探寻中药肝肾毒性物质基础提供信息。

1. 中药肝肾毒性早期发现的生物标识物，提高了早期预警能力

本项目采用国外对化学药的早期生物标志物研究技术和方法，选用2种阳性药（四氯化碳、对乙酰氨基酚）及4种中药（山豆根、北豆根、黄药子、吴茱萸）进行肝毒性早期生物标志物研究和2种中药或成分（商陆、马兜铃酸）的肾毒性早期生物标志物研究。包括酶学生物、基因生物标志物的检测，同时还对其中山豆根等进行了代谢组学的初步研究，在研究中采用联合检测评价方法，提高了检测的效能，能较早发现药物的潜在肝肾毒性。

此外，中药肝、肾毒性早期预警研究增加了阳性药，提高了研究方法的可靠性与正确性，并增加了对中药北豆根、吴茱萸、马兜铃酸的肝、肾毒性预警体系研究。

在早期预警评价中增加了多指标联合检测评价方法，提高了预警能力。

在中药肾毒性早期预警中，采用离体肾灌流或肾微透析方法结合代谢组学等技术检测灌流液或透析液中代谢产物的变化，对肾毒性药物早期生物标志物进行探索研究。

2. 初步建立了以计算机毒理为基础的有毒中药肝肾毒性结构预警系统

基于相似化学结构的化合物可能具有同样的毒性和机理，建立有毒中药结构预警系统。该系统由数据库和毒性预测数学模型两部分所组成，数据库信息不仅有美国FDA提供的化合物结构数据库和欧盟提供的天然产物结构数据库数据，还增补了我国中药及天然产物结构及毒理学资料，从而增加了该系统对中药毒性预测的准确性。同时结合中药的特点建立了更加适合中药的毒性预警模型。经过体外肝、肾细胞毒性检测实验，结果表明该计算机毒性预警系统具有较好的肝肾毒性预测准确性。在基础上在苏州已经建立了药物计算机毒性预警中心，为社会服务。

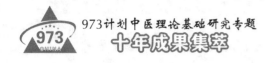
（二）科学证据

1. 初步建立了肝肾毒性早期发现的生物标识物

对中药肝、肾毒性生物标志物进行研究，并初步确定了肝肾毒性的生物标识物。

（1）肝毒性：初步推荐血清 α-GST、Arg Ⅰ、TBA、PNP 作为肝损伤早期生物标志物。以对中药山豆根肝毒性研究为例，发现 TBA 在肝脏中分布最高，在 ALT、AST 升高之前即可在血清中检测到 TBA 的变化，且能较特异地反映肝脏功能病变。因此，TBA 可以作为评价山豆根和其他中药肝损伤的早期生物标示物。这为其成为肝脏毒性早期生物标示物提供了组织病理学依据（见图 9-34）。此外对其他肝毒性的药物研究中，还发现其他肝毒性早期生物标示物。由于各药物致肝脏的受损部位或损伤途径不同，故显示的早期敏感指标会有所不同。根据实验，初步显示 a-GST、Arg Ⅰ、TBA、PNP 4 个肝损伤生物标志物较为敏感，如果将它们联合检测能提高检测效能。

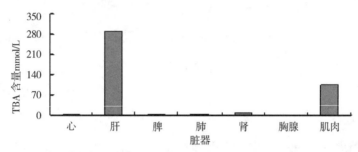

图 9-34　TBA（总胆汁酸）在组织中的分布

（2）肾毒性：采用具有肾毒性的化学药和中药分别进行毒性早期发现实验研究，uNGAL、KIM-1、CysC 是肾毒性早期诊断的生物标示物，这些生物标志物检测到的时间明显早于常规的 BUN 和 Cr（见表 9-14～16），而且这些生物标示物能检测出的时间在肾脏组织病理学异常变化之前，如果将上述生物标示物联合检测，其毒性早期发现的检出效率更高，这样不仅可以检测出肾小管的毒性，而且还可以检测出肾小球的毒性，因此推荐血清 CysC+NGAL 和尿液 uNGAL+KIM-1+IL-18 组合用于早期药物致肾损伤的评价。若与 BUN、CR 相结合进行联合检测，效果更强。

表 9-14　关木通致肾损伤生化、肝脏指数、组织病理学生物标志物的变化

关木通	7 天	15 天	31 天
常规生化	—	CR ↑	BUN、CR ↑
标志物	uNGAL、KIM-1、IL-18、NGAL	uNGAL、KIM-1、IL-18、NGAL ↑	uNGAL、KIM-1、IL-18、NGAL ↑
组织病理学	—	—	局灶性肾小管上皮细胞肿胀坏死，肾血管扩张充血和管腔内少量管型

973

表 9-15　马兜铃酸致肾损伤生化、肝脏指数、组织病理学生物标志物的变化

马兜铃酸	3 天	7 天	15 天
常规生化	—	—	BUN、CR ↑
标志物	uALB、uNGAL ↑	uALB、uNGAL	uALB、uNGAL
		KIM-1、NGAL ↑	KIM-1、NGAL ↑
组织病理学	—	—	多灶性→弥漫性肾小管坏死

表 9-16　商陆致肾损伤生化、肝脏指数、组织病理学生物标志物的变化

商陆	7 天	14 天	21 天
常规生化	—	—	—
标志物	NGAL ↑	uNGAL、KIM-1、IL-18 ↑	uNGAL、KIM-1、IL-18 ↑
组织病理学	—	—	肾小管上皮细胞脱落、变性

2. 初步建立了以计算机毒理为基础的有毒中药肝肾毒性结构预警系统

计算毒理学（computational toxicology）是研究化合物结构与其毒性关系的科学，其方法可以用来预测化合物的毒性。美国环境保护署（EPA）对计算毒理学的定义是：应用数学及计算机模型来预测、阐明化合物的毒副作用及作用机理。基于分子结构特征的药物毒性预测方法是从"构效关系"理论发展起来的，是定量构效关系研究的重要组成部分。药物的毒性在很大程度上由其分子结构决定，或者可以说结构与毒性之间有着密切的联系。该方法通常不需要知道化合物毒性作用的分子机理，只需要知道化合物的二维结构。运行数学统计学方法对结构与毒性之间的关系进行定量描述的模型称为定量结构 – 活性相关（quantitative structure- acticity relationship，QSAR）模型。定量构效关系是药物开发不可缺少的方法，多以人工合成化合物（西药）及其分子结构特征为基础。

近年来，国外基于分子结构特征的药物毒性预测研究得到了飞速发展，建立了大量毒性预测模型，并且这些毒性预测模型有些已经被用作商业化产品，国内进行这方面研究的工作还很少。

（1）探索中药成分肝脏毒性预测模型的构建：QSAR 模型建立所依据的训练集的"宽度"和"深度"直接影响了所构建模型的预测准确性，同时训练集数据的一致性和准确性对所构建的模型的预测能力都有重要的影响。因此，在对中药化学成分肝毒预测模型构建过程中，我们不仅考虑训练集中化合物的肝毒数据是来自同一数据库中的数据，尽量保证所采取的毒性数据是在相似的实验环境下得出，保证了毒性数据间的可比性。同时将收集得到的中药化学成分肝毒数据加入训练集中，丰富化合物的结构空间，因此提高所构建肝毒预测模型的准确性。

基于所得到的训练集数据，在调研相应机器学习算法的基础上，考虑中药化学成分的特征，选用三种树形判别算法进行肝毒模型的构建，分别是决策树算法、随机森林算法和推进式决策树算法。在模型构建过程中，选用适用于毒性化合物的分子描述符计算软件进行计算，并利用对不同描述集所构建模型的评价，挑选出最佳组合描述符集，并以此进行毒性预测模型的构建。在对模型评价方面，通过采用两种交叉验证方法（leave-one-out 和 leave-10%-out）对模型的稳定性进行评价，考察模型的

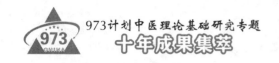

可靠性。此外，还利用所挑选出的中药化学成分作为外部测试集对所构建模型进行评价，查看预测结果与实验结果之间的匹配程度。为了进一步验证中药化学成分加入训练集后所构建模型在对中药化学成分肝毒预测能力上的提升。本研究还特意利用相同算法对只含有西药化合物的训练集进行模型构建，同时考察模型对相同外部测试集的预测能力，比较有无中药化学成分所构建模型在预测能力上的变化。

1）树模型算法进行模型构建：由于收集到的肝毒化合物数量较大（348 个），且其中包含部分中药化学成分，另外模型预测对象主要是针对中药化学成分，预测对象结构空间较大，过拟合现象会严重影响模型对中药化学成分的预测能力。

项目选取了三种树形判别算法，即决策树、推进式决策树和随机森林，判别算法进行化合物肝毒预测模型的构建，决策树算法是一种逼近离散函数值的方法，通过先对数据进行处理，利用归纳算法生成可读的规则和决策树，然后使用决策树对新数据进行分析，具有分类精度高和健壮性好等优点。随机森林算法是一种集成分类器，预测结果由所包含的多个决策树分类器的预测结果共同决定，可以处理多变量数据，生成高精度的预测结果。推进式决策树算法同样属于一种集成分类器，训练集中的每个样本会首先得到一个权重值，并会根据分类器预测结果的正确性修改自身的权重值，预测结果由所包含的多个迭代分类器所决定。通过综合对比这三种算法所构建模型的预测效果，最终挑选出最佳预测模型对外部测试集化合物进行预测。

在进行模型构建阶段，每次模型构建过程重复 5 次，依据这 5 个独立模型所预测的结果做出最终的预测，这样可以保证模型预测能力的适用性。在具体预测模型构建过程中，采用两种交叉验证方法，分别是 Leave-one-out（LOO）和 Leave-10%-out（10-Fold Cross-Validation）。考虑到交叉验证方法属于一种内部测试方法，不能反映所构建的模型对外部数据的预测能力。在综合考察不同算法所构建判别模型的预测能力（包括总的预测能力，以及对有肝毒中药成分和 / 或化合物和无肝毒中药成分和 / 或化合物预测能力）后，选取最佳预测模型对外部测试集的肝毒活性进行预测来评价模型的预测能力。

从总体预测表现上来看，推进式决策树模型的预测准确性要低于随机森林模型，但考虑到前者对正负集数据的预测准确率差距较小，且对负集数据的预测准确性较后者高，因而在一定层面上利用推进式决策树算法构建的模型比随机森林有更弱的预测偏爱性，能够更加公平地对未知的中药成分和 / 或化合物进行肝毒性预测。因此，考虑到模型对有无肝毒性预测的准确性，本实验最终选取了利用推进式决策树算法和基于 leave-one-out 交叉验证方法所构建的模型作为最优预测模型对外部收集的中药化学成分进行预测。

2）模型对有肝毒中药或中药成分的肝毒性预测：我们利用文献已有报道的中药、中成药和实验证实的 22 个中药化学成分作为外部测试集对所构建的模型进行评价。在利用每种算法进行模型构建过程中，采用了 leave-one-out 和 leave-10%-out 两种交叉验证方法进行模型构建。另外，本研究还只利用 LTKB 库中的化合物数据作为训练集，用同样的方法构建模型，比较了增加中药化学成分空间集后，所构建模型预测能力的变化。

①中药材千里光的毒性预测：已有文献报道人食用中药材千里光后，会引起呕吐、腹泻和肝肿大等症状，具有较强的肝毒性。收集千里光所含单一成分，通过所构建的肝毒预测模型对千里光所含成分进行预测，基于预测结果对千里光的肝毒性进行评价。模型预测发现，千里光的 37 个已知中药化学

成分中，有 32 种成分有肝毒性，预测结果可指导实验研究，阐明千里光的肝毒物质基础。几乎所有的生物碱类化合物都被预测有肝毒活性，这与实验结论比较一致。因此，利用我们所构建的模型预测中药材化合物肝毒性，能够在一定程度上对中药材的肝毒活性进行预警。

②证实有肝毒性的中药复方的毒性预测：通过分析痔血胶囊的药材及其成分，利用构建的肝毒预测模型对其肝毒毒性进行预测。痔血胶囊的主要药材为白鲜皮和苦参。肝毒预测结果显示，白鲜皮的 24 种主要成分中，有白鲜皮苷 B、白鲜皮苷 H、白鲜皮苷 I、白鲜皮苷 J、白鲜皮苷 K 和白鲜皮苷 N 无肝毒毒性；而苦参的 79 种主要成分中，仅有 2- 正 - 二十五烷基 -5,7- 二羟基 -6,8- 二甲基色酮无肝毒性，其余成分则均有肝毒性。因此本预测结果提示，痔血胶囊具有严重的肝毒风险，其组方中的苦参有严重的肝毒风险。

③小结：本工作基于 FDA 的 LTKB 数据库和文献中收集得到的 348 个中药成分和 / 或化合物（其中 256 个有肝毒和 92 无肝毒）进行综合分析，利用三种树型算法（简单决策树算法、随机森林算法和推进式决策树算法）构建预测模型，并采用 leave-one-out 和 leave-10%-out 两种评估方法对构建的模型进行评价，然后挑选出最佳模型对外部实验验证的 22 个中药化学成分进行预测。通过对比简单决策树算法、随机森林算法和推进式决策树算法所构建模型对中药成分和 / 或化合物肝毒性的预测能力，发现利用随机森林对整体数据有较高的预测能力，利用 leave-one-out 方法构建的模型对数据集预测准确度达到了 85%，其中对正集中药成分和 / 或化合物预测准确度达到了 97%；尽管推进式决策树算法在总体预测正确度上低于随机森林算法，但考虑到对正负集中药成分和 / 或化合物的预测准确性，推进式决策树具有更小的预测偏爱性。因此，本研究最终选取推进式决策树算法和基于 leave-one-out 交叉验证方法所构建的模型作为最优预测模型，对外部实验测试的 22 种中药化学成分进行预测结果表明，模型对整个数据集预测正确个数为 16 个，占总数的 73%，其中对 15 个有肝毒中药成分预测正确率为 87%。

通过对比单用西药化合物数据作为训练集构建模型的预测结果来看，利用推进式决策树算法基于增加了中药化学成分结构空间的训练集所构建的模型对有肝毒和无肝毒中药化学成分预测具有较小的偏爱性，对中药化学成分肝毒性预测具有较好的效果，因此是可以用来对中药化学成分肝毒预测的。

（2）探索中药成分肾脏毒性预测模型的构建：本研究首先从一些含有肾毒信息的实验室数据、临床试验数据，以及药物上市后报道肾毒不良反应数据获得当前已知具有肾毒化合物的数据；利用 KNN 算法和支持向量机两个算法，尝试进行化合物肾毒预测模型的构建，并评价两算法所构建模型的预测能力。

从收集得到的数据来看，目前收集得到的化合物肾毒主要来自 SIDER 数据库中药物不良反应信息，而从文献中搜索的结果来看，发现的数据，尤其是中药化学成分肾毒数据非常少，因此在进行化合物肾毒模型构建时，训练集数据采用了 SIDER 数据库整理出来的数据。最终，通过分析不良反应词条，共收集到 344 个有肾毒不良反应记录的药物和 532 个无肾毒不良反应记录的药物，并以此为训练集进行肾毒预测模型的构建。

1）KNN 算法和支持向量机算法进行模型构建：KNN 算法作为最简单的机器学习算法之一，其分类思想为如果一个样本在特征空间中的 k 个最相似（即特征空间中最邻近）样本中的大多数属于某

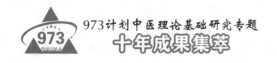

一类别，则该预测样本也属于这个类别。因此，利用该算法进行模型构建过程中，一个重要步骤就是如何定义两两样本间的相似性。基于不同的 k 值 KNN 算法模型对有肾毒（正集）化合物预测准确率，选取 k 值为 1 时所建立的模型为最优模型（对正集预测准确率相对最高，为 54.65%）。

利用支持向量机算法构建的肾毒预测模型对训练集中化合物的预测总准确率可以达到 80.25%，对有肾毒化合物和无肾毒化合物的预测也分别达到了 63.37% 和 91.17%。因此，从预测数据可以得知支持向量机构建的模型对训练集中化合物具有较好的拟合性，体现了该算法具有较优异的区分数据能力。

2）模型对有肾毒中药或中药成分的肾毒性预测：项目组通过对训练集之外的 20 种中药成分采用 MMT 法进行外部验证，从文献中查找到大黄酸和大黄素的肾毒实验数据，一并用于模型的外部预测验证。

①当参数 k 取 1、3、5 和 7 时，KNN 算法构建的模型对外部测试集的预测准确率情况表明，当 k 值为 1 时所构建的模型对外部测试集有肾毒中药成分（正集）的预测准确率最高（达 64.29%），而且，此时模型也有较高的总体预测准确率（为 63.64%）。当 k 为 3 或 5 时，所构建的模型对外部测试集（正集）的预测准确率最低（为 50%），尤其当 k 为 5 时，模型对外部测试集总体的预测准确率最低（仅为 59.09%）。当 k 为 7 时所构建的模型具有最高的总体预测准确率（为 68.18%），其对外部测试集（正集）的预测准确率（为 57.14%）低于当 k 为 1 时所构建的模型（为 64.29%）。从不同模型 k 值对外部测试集中正负集的预测能力来看，仅有 k 为 1 时所构建的模型对正集的预测准确率高于负集的预测准确率；而且，此时模型对正集的预测准确率也最高。因此，通过外部实验测试集的验证，再次证实了当 k 为 1 时所构建 KNN 模型的优越性。

②利用 SVM 算法构建的模型对外部测试集进行肾毒预测：结果显示，只有 10 个化合物被成功预测，其正确率为 45.45%。尽管 SVM 模型对外部测试集中无肾毒中药成分预测的正确率为 75%（成功预测了 8 个中的 6 个），但该模型只成功预测 14 种中药中的 4 种有肾毒的成分，占其总数的 28.57%。由此可见，SVM 模型不能很好地对外部测试集进行肾毒预测。原因之一可能是中药成分在结构上与西药化合物结构有较大差别，并且在训练集中无肾毒化合物与有肾毒化合物数量上的差别也可能是所构建出模型对测试集的数据做出无肾毒预测偏爱性的一个原因。

③小结：本研究率先通过计算化学方法建立计算模型对中药化学成分的肾毒活性进行预测，在尝试利用 KNN 算法和支持向量机算法（SVM）进行模型构建并评价。利用 KNN 算法，当参数 k 设定为 1 时，所构建的模型对外部测试集中的 22 个中药成分具有较好的预测能力，对常见的有肾毒表现的中药成分马兜铃酸 A、雷公藤甲素和商陆皂苷甲均预测正确。

（三）应用价值

1. 利用研究成果为企业服务，解决企业产品存在问题

项目建立的肝肾毒性预警体系被苏州市科学技术局认定为苏州市药物毒性预警工程技术研究中心，可以为企业及研发单位提供中药肝肾毒性的结构预测，为新药研发前期提供有关肝肾毒性的信息、降低研发风险。

项目初步构建的中药肝、肾毒性早期预警评价体系已开始应用于华润三九医药股份有限公司的感冒灵颗粒，对感冒灵颗粒肝毒性早期生物标志物进行研究，以期为临床降低肝毒性风险提供实验依据。

2. 中药成分肝肾毒性的预测模型

首先建立了计算机毒性预警系统，围绕药物的肝、肾毒性，针对中药成分特点，建立化学结构与毒性关联性数据库，进而选择合适的预测模型，通过实验验证，该预警系统对于中药成分肝肾毒性的预测具有较高的符合率。上述中药成分肝肾毒性的预测模型，申请专利 1 项。

九、方药量效关系研究方法体系

【摘要】本项目构成以临床研究和动物实验为主的方药量效关系研究方法体系。采用中药理学、化学、数学等多学科技术建立的适合不同研究基础方药的动物实验方法，包括：①基于生理生化指标的方药量效关系研究方法，②基于变量重要性投影分析的量效关系研究方法（DPVPH），③基于代谢物组量化的量效关系研究方法，实现了量效关系基础研究为临床用量服务的目标。

【成果来源】项目十七：以量 – 效关系为主的经典名方相关基础研究（2010）

（一）基于生理生化指标的方药量效关系研究方法

1. 方法内涵

通过给予模型动物多个剂量（$n \geqslant 5$）后，采集动物生理生化指标变化数据，再将此量化效应指标与给药量进行数学模型拟合，得到量效关系方程。

方法使用条件：①采用 HILL 逻辑方程拟合时，以拟合度（R^2）大于 0.7 为下限；②若 HILL 拟合 $R^2 < 0.7$，则采用多次项回归拟合，以拟合度（R^2）大于 0.7 为下限。

2. 方法途径

（1）方药量效关系：整方量效受到作用靶点和效应指标的影响。作用靶点简单的量效关系多表现为经典的 S 形曲线（采用 HILL 逻辑方程拟合），作用靶点复杂的量效关系表现为复杂的量效曲线，如凹线形（采用多次项回归拟合）、多波折形（尚无法拟合）等。因此，该法适用于前期基础研究充分，即方药作用机理清楚且作用靶点单一的模型动物生理生化指标（金指标）的量效关系研究（如大承气汤）；而对于作用复杂或动物模型与方药治病机制不完全吻合时，量效曲线则表现出复杂性，致使量效方程无意义（如麻杏石甘汤），这是该方法的局限性。

（2）不同表现形式的量效曲线反映了药效指标与方药的内在联系，因此，该法可用来评价动物模型及选择的效应指标与方药作用机理的相关性。

3. 实例——葛根芩连汤整方剂量变化与糖尿病大鼠血糖量效关系及用量策略建议

以临床高、中、低 3 个剂量为核心，共设计 9 个给药剂量。给药 3 月后，检测大鼠血糖。采用 HILL 的四参数逻辑方程拟合，拟合度 < 0.7，故选用多次项回归拟合，结果见图 9-35。

拟合方程：$Y = 0.019X^2 - 0.534X + 23.464$，$R^2 = 0.715$

量效剂量范围：$[D]_{20}{}^{右} \sim [D]_{20}{}^{左} = 27.01 \sim 1.09 \text{g/kg}$

极值量：$[D]_{顶点} = 14.05 \text{g/kg}$

以基础实验获得的量效参数，按 $Mg/kg \times 10$ 折算成人临床用量，其中 M 代表基础实验参数。

剂量范围：$[D]_{20}^{右} \sim [D]_{20}^{左} = 270.1 \sim 10.9g/$人·日

极值量：$[D] = 140.5g/$人·日（以此作为临床用量策略推荐依据）

用量策略建议：临床首选中剂量（与本项目临床研究结论相吻合）。

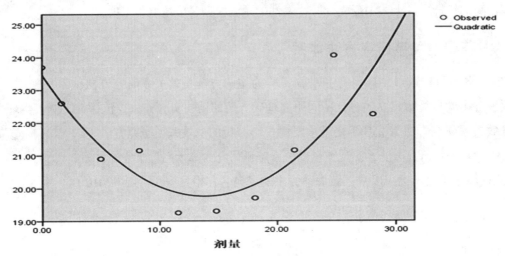

图 9-35　葛根芩连汤整方剂量的变化与糖尿病大鼠血糖的量效关系

（二）基于变量重要性投影分析的量效关系研究方法（DPVPH）

1. 方法内涵

通过一系列的 VIP 数据计算、投影分析，从方药动物模型下的多种药效量化指标和多种入血成分中筛选出"量效偶"，再通过数学模拟得到量效关系方程。

方法使用条件：

（1）方药中有可测入血成分，且与给药量呈单调同步关系。

（2）某种入血成分与某种效应指标客观存在单调同步关系。

方法操作流程见图 9-36。

2. 方法途径

（1）可用于有可测入血成分且主要药效成分不确定、作用机理不清晰、缺乏金指标的方药量效关系研究，但前提是找出具有单调同步关系的入血成分，这也是该方法的一个难点。

（2）除用于整方量变研究外，也可用于一对一处方中某味药量变的量效关系研究，均可为临床用药提出有价值的建议，也可延伸预测临床最高用量，提出不宜超过多少量的建议。

（3）可用于筛选方药诸多效应指标中的重要药效指标及其与效对应的关键入血成分；可延伸至其他目的的研究。

3. 实例——大承气汤整方入血成分的量效关系建立和用量策略建议

药效观察指标为首次排便时间、胃动素和血管活性肠肽。检测血中的成分为大黄素、大黄酸、大黄酚、芦荟大黄素、大黄素甲醚、厚朴酚、和厚朴酚、橙皮苷和橙皮素，共 9 个成分。按图 9-36 流程操作，得出"量效变量偶"为血管活性肠肽与厚朴中的厚朴酚、和厚朴酚。

以厚朴酚、和厚朴酚两成分量的加和与血管活性肠肽进行量效曲线拟合，拟合可决系数为 0.7352 ＞ 0.7，拟合图如 9-37。

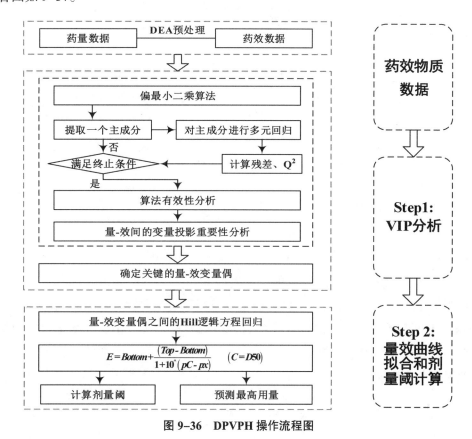

图 9-36　DPVPH 操作流程图

图 9-37　血管活性肠肽关于入血成分厚朴成分的 Hill 量效曲线拟合

$$E = Bottom + \frac{(Top - Bottom)}{1 + 10^{\wedge}(pC - px)} \qquad (C = D50)$$

$$x = \frac{1}{p} lg\left(\frac{E - Bottom}{Top - E}\right) + C$$

求解系数：

$$\begin{pmatrix} Bottom \\ Top \\ C \\ p \end{pmatrix} = \begin{pmatrix} 3.5123 \\ 4.7866 \\ 1.6242 \\ 1.9142 \end{pmatrix} \qquad \begin{pmatrix} D20 \\ D50 \\ D80 \end{pmatrix} = \begin{pmatrix} 1.3096 \\ 1.6242 \\ 1.9387 \end{pmatrix}$$

$$R - square = 0.7352$$

求得：

入血成分量效剂量范围：$[D]_{20} \sim [D]_{80}$=1.31 ~ 1.94ng/mL

入血成分中位剂量：$[D]_{50}$=1.62g/mL

再通过入血成分与整方剂量的折算关系，将入血成分量效范围折算为成人整方量：

方药量效剂量范围：$[D]_{20} \sim [D]_{80}$=140.69 ~ 189.85g/ 人·日。

方药中位剂量：$[D]_{50}$= 167.76g/ 人·日；

用量建议：大承气汤临床治疗急性不全性肠梗阻的研究中高、中、低剂量分别为每天172.5g、103.5g、34.5g。由量效参数 $[D]_{50}$ 值推断，不推荐低剂量；建议在高、中剂量间选择；与本项目大承气汤临床量效关系研究结论相吻合。

（三）基于代谢物组量化的量效关系研究方法

1. 方法内涵

以代谢物组量化表征方药"效"，并与方药量进行数学拟合得到量效方程。

方法步骤见图 9–38。

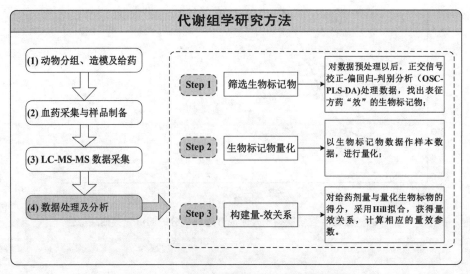

图 9–38　基于代谢物组量化的量效关系研究方法

2. 方法途径

（1）理论上可适用于任何方药，尤适用于方药研究基础薄弱或成分不清、动物模型难以找到量化客观指标，或动物模型与方药作用机制相关性不密切者。

（2）由于代谢组学可以反映在药物扰动下机体状态变化的过程或反映过程中某一点时的状态，因此，选准采血点是关键。

（3）代谢组学方法优势：麻杏甘石汤整方治疗发热，单选退热指标为多波折量效关系，而采用代谢物组学的综合评价，则显示 S 形量效关系。说明方药量效关系整体综合评价更能反映出药物对机体的扰动效应，优于单指标的量效评价。

3. 实例——基于代谢物组量化的麻杏石甘汤治疗发热大鼠的量效关系研究

利用 Q-TOF 方法筛选与疾病相关的能够表征疾病变化过程和药物干预作用的生物标记物，以这些生物标记物变量替代药效变量，建立相应量效关系方程。麻杏石甘汤治疗发热大鼠的量效曲线见图 9-39，计算出量效方程为：

$$Y=-3.429+（2.440+3.429）/（1+10^{5.828（3.063-X）}），R^2=0.9633$$

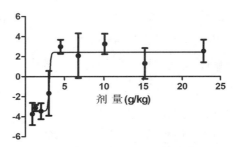

图 9-39　基于代谢物组量化的麻杏石甘
汤治疗发热大鼠的量效曲线

麻杏石甘汤临床治疗小儿肺炎的高、中、低剂量分别为每天 63g、42g、21g。经量化代谢物组获得量效参数为量效剂量范围：$[D]_{20} \sim [D]_{80}$=2.96 ～ 3.1g/kg，中位剂量：$[D]_{50}$=3.06g/kg。假设大鼠用量为人用量的 6 倍，人的体重为 60kg，小儿体重为成人体重的 1/3，则量效参数转化为小儿的临床用量为 $[D]_{20} \sim [D]_{80}$=9.87 ～ 10.57g/ 人·日，中位剂量为 $[D]_{50}$=10.2g/ 人·日。临床用量的低剂量高于 $[D]_{50}$= 10.2g/ 人·日，故推荐低剂量（退热）。

麻杏甘石汤原方配比治疗发热，单选退热指标则显示出复杂的多波折形量效关系，而采用代谢物组学综合评价，则显示 S 形量效关系。说明整体综合评价优于单指标的评价，见图 5。

十、基于化学模糊识别的中药配伍化学物质体系复杂成分快速鉴别与分类的策略与方法

【摘要】化学模糊识别策略提供了一种新的可用于中药中复杂成分的快速鉴别与分类策略与方法，该策略的核心思想在于中药中具有相同结构母核的化合物具有相似的作用性质及相互作用规律，因而并不需要准确地鉴定这些成分的分子结构，仅需识别其结构母核并按类别进行归类。为中药配伍禁忌后续研究提供技术支撑。

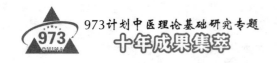

【成果来源】项目二十：基于"十八反"的中药配伍禁忌理论基础研究（2011）

（一）操作流程与案例

化学模糊识别策略：本研究所提出的化学模糊识别策略包括四个步骤。以甘遂、甘草为例。

第一步，根据文献资料建立相应药材的化学物质库，该化学库包括化合物名称、结构式、分子量、分子式、质谱和紫外信息。在本研究中，分别建立了甘遂和甘草的化学物质库。

第二步，选择甘遂、甘草单味药及等比配伍药材提取液进样，在全扫描图谱中根据保留时间、质谱和紫外信息找到对照品峰。对照品的选择是根据其在药材中的相应含量，选择药材中不同类型化合物中含量较高的已知化合物作为对照品。这些对照品的碎片信息和裂解途径将为其他化合物的归类提供依据。

第三步，根据所建立的甘遂、甘草化学库，在全扫描图谱中查找相应化合物分子量，通过质谱信息和紫外信息比较，可将化合物的基本母核而非确切的化合物结构确定，并归为不同组，每一组都具有相同的母核。这些首先被选择并归类为不同组的化合物称为"先驱化合物"。根据这些化合物的质谱信息和裂解途径相关研究，选择至少被三个化合物所共有的质谱碎片信息或裂解途径作为判断这类化合物的依据，并建立相应化合物组网络用于其他化合物的归类。

第四步，根据相应化合物组网络，将还未归类的化合物依据其质谱信息进行归类。

该策略的核心思想在于中药中具有相同结构母核的化合物具有相似的作用性质及相互作用规律，因而并不需要准确地鉴定这些成分的分子结构，仅需识别其结构母核并按类别进行归类。采用此策略分别将甘遂中26种成分鉴定并分为假白榄酮型二萜类、巨大戟烷型二萜类、大戟醇型三萜类；甘草中45种成分归为三类（苯丙素苷元、苯丙素苷、三萜皂苷）。此外，通过甘遂－甘草多比例设计系统考察甘遂－甘草合煎时这些成分的溶出变化特点。结果表明，甘遂能显著促进甘草中大多数成分溶出；同时甘草也能显著提高甘遂中毒性萜类成分的溶出。

（二）应用范围

当数味药物合煎时，药物与药物之间、药物与溶剂之间及药物与煎煮容器之间会发生一系列物理化学反应，从而导致药理效应变化。该方法可用于中药中复杂成分的快速鉴别与分类。

（三）应用价值

该成果基于UPLC-PDA-TQ/MS/MS技术，广泛应用于中药复杂体系的药味间体外相互作用化学成分的变化分析，为揭示中药及其配伍功效物质基础提供了重要的方法学支撑。随着化学分析技术的不断发展和精准化，该方法用于中药复杂成分的快速识别和中药配伍功效物质基础的阐明，具有广阔的应用前景。

十一、中药配伍禁忌潜在毒性早期发现的评价方法技术平台

【摘要】建立一套系统的代谢组学生物标记物鉴定及分离创新平台，以应对生物样本制备与内源

性物质的鉴别难题。创建适用于中药配伍禁忌的潜在毒性早期发现技术，揭示中药配伍禁忌应用的宜忌条件与配伍关系，为临床应用的病种选择和剂量确定提供技术支撑。

【成果来源】项目二十：基于"十八反"的中药配伍禁忌理论基础研究（2011）

（一）操作流程与案例

1. 代谢组学生物标记物鉴定及分离创新技术的建立

（1）基于金字塔型筛选方法的复杂生物样本中内源性物质的分类与鉴定：建立了基于金字塔型筛选方法的复杂生物样本中内源性物质的分类与鉴定新方法（见图9-40）。金字塔型筛选方法能够快速、准确地对内源性代谢物进行分类与鉴定。由于人类知识和现代仪器的局限，传统的物质鉴定方法无法分类与指认所有内源性潜在标记物。金字塔型筛选方法试图使用物质质量数与质量亏损值对未知物质的分类进行预测。继而在对未知代谢物进行类别归属的基础上，根据同一类别物质理化性质相近的原则，结合现代分离技术对未知物进行提取分离。这将有利于对未知物的进一步研究，为以后未知化合物的分离与认识提供一条新的线索，并极大地推动代谢组学的发展。

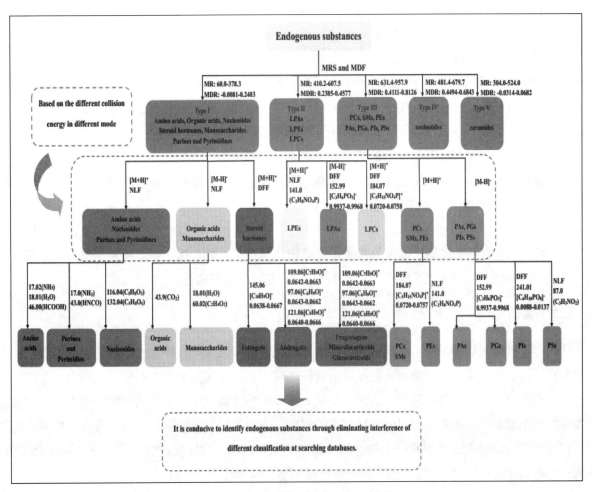

图9-40　金字塔型筛选方法示意图

（2）基于固相萃取与柱切换技术的小分子代谢组与脂质组的快速提取与无靶向分析方法：建立了基于固相萃取与柱切换技术的小分子代谢组与脂质组的快速提取与无靶向分析新方法。该方法中由Ostro SPE制备的小分子代谢组能够排除磷脂对其干扰，并能够有效提取脂质组。本研究所建立的方法不仅适用于快速制备与分析血浆样品，同样的适合于组织样本的分析。这个综合方法将Ostro样品制备法与柱切换技术相结合，克服了以往在代谢组与脂质组研究中耗时、低灵敏度及在一个研究中分步分析的问题，并且解决了内源性物质对小分子物质的干扰，体现出良好的分离能力，有助于对小分子物质与脂质物质的进一步探索。该方法不仅对代谢组与脂质组研究起到推动作用，同时也为其他生物样品分析提供了一条崭新思路。

2. 基于代谢组学的主要靶器官整体毒性早期评价新方法的建立

（1）靶器官毒性整体早期评价生物标记物的筛选、验证及优化：以大鼠为研究对象，考察不同靶器官毒性药物作用于大鼠后的病理及生化指标，分析在病理及生化指标未见明显异常阶段，筛选早期评价的内源性生物标记物。采用ROC曲线、支持定量机等多元统计方法对生物标记物进行验证及优化，建立预测模型，判断以生物标记物进行毒性预测的准确性、灵敏度和敏感度，寻找到最佳预测能力的标记物。发现10个物质与心脏毒性模型相比具有较好的专属性，建立的SVM预测模型的预测率为90.0%，并发现其中左旋肉碱、LPC（14∶0）等4个生物标记物对心脏毒性模型的预测具有更好的贡献。获得5个早期肾毒性评价标记物 [胸苷,LPC（16∶1）,LPC（18∶4）,LPC（20∶5）,LPC（22∶5）],SVM预测模型的预测率为95.83%；10个早期肝毒性生物标记物的SVM模型预测率为94.90%。

（2）早期评价生物标记物在中药十八反配伍禁忌中的应用：将靶器官毒性早期评价生物标记物在中药配伍禁忌中进一步应用。以"十八反"中"半蒌贝蔹及攻乌"为研究对象，以心脏毒性早期评价生物标记物为指标，将反药配伍前后的提取液分别给予大鼠，综合分析作用于大鼠后不同时间的靶器官组织病理学、生化指标检测的变化情况。检测不同配伍组合配伍前后毒性早期评价生物标记物的量变特征。以所建立的支持向量机预测模型，对各单味药的毒性进行预测，发现黑顺片有心脏毒性，其他物质均没有心脏毒性。随后通过改变参照物的方法，进一步拟合支持向量机预测模型评价配伍是否增毒 / 致毒，结果显示除黑顺片以外的其他各单味药均不具有心脏毒性，而黑顺片配伍各单味药后均显示具有心脏毒性，常规的组织病理及生化检测未见配伍出现心脏毒性。

（二）应用范围

代谢组学能够灵敏地反映机体实时动态的内源性代谢物变化与不同阶段内源性代谢产物变化，在药物毒性评价、疾病诊断与预防等方面显示出独特优势。目前存在两个主要问题：一是由于生物样本中所含代谢物种类繁多、极性跨度大、含量差异大及外源性物质对小分子物质干扰等因素的影响，无疑为生物样本的制备与内源性物质的鉴别带来了难度。二是大范围的代谢物浓度与极性及内源性与外源性物质共存一个体系，使得在一个综合的无靶向的生物样本中建立代谢物分析方法显得十分复杂。系统的代谢组学生物标记物鉴定及分离创新平台以期解决以上问题。

（三）应用价值

中药配伍禁忌系统研究策略和多元研究模式丰富和发展了中药配伍禁忌理论，为临床用药安全有效提供指导，为《中华人民共和国药典》中药配伍禁忌内容的修订提供了重要依据，为构建我国中药及其临床配伍用药安全预警系统奠定基础。

构建基于特定病理环境的反药同方配伍宜忌条件和毒效转化研究技术体系，揭示了中药配伍禁忌应用的宜忌条件与配伍关系，为临床应用的病种选择和剂量确定提供了重要科学依据。

十二、中药配伍禁忌与联合用药安全预警平台

【摘要】创建了国内外首个以"十八反"为核心的中药配伍禁忌数据平台，构建了中药配伍禁忌数据库、预警系统基础数据库、多种数据库的连接和整合，以网站形式提供中药联合用药安全预警服务，为临床应用的病种选择和剂量确定提供支撑。

【成果来源】项目二十："基于"十八反"的中药配伍禁忌理论基础研究（2011）

（一）平台搭建

1. 中药配伍禁忌数据库建立

历代关于中药配伍禁忌的论述和记载很丰富，但相比其他医药理论，这些记载并不系统，而是分散在大量医药典籍中。对现存的配伍禁忌论述进行收集整理，系统分类筛选，并进一步建立中药配伍禁忌数据库。

中药配伍禁忌数据库的主要数据源包括大量古代本草文献、方剂文献、临证文献、医案文献，现代实验数据、临床报道、不良反应中心的数据和中成药数据，以及中药化学物质数据等。

数据库以收录至宋金元时期"十八反"相关文献45部，至后世明清文献106部，包含具体条文1032条；64家同方配伍医案503案；"十八反"相关21味药物2021个成分化学结构、现代文献数据化条目数据化3725篇。

数据库收录"十八反"药味21味的化学成分的相关信息化学成分2021个，半夏、瓜蒌、贝母、白蔹、白及、乌头、海藻、京大戟、甘遂、芫花、甘草、人参、丹参、苦参、玄参、南沙参、北沙参、细辛、白芍、赤芍、藜芦。包括药材名、别名、英文名、拉丁名、药材类别、药材描述、药材性味、主治疾病、药理作用、功能作用、植物科属、植物拉丁名、植物中文名、药材部位、化学成分等。

2. 预警系统基础数据库建立

中药预警系统要在临床组方用药过程中及时给出有可能发生不良反应或药物毒性的药物组合及其相关信息，做出这些判断需要多种信息支持。因此建立与药物安全和配伍禁忌相关的基础数据库就成为药物预警系统建立的基础和前提。在本课题组已有各种数据库基础上，进一步丰富所含信息的种类和数量，规范现有数据库内容，使其满足预警系统建设的要求。现已初步建设完成中医方剂、中药信息、配伍禁忌古代文献、化学成分等数据库、现代文献、数据汇交平台，结合保证预警系统的数据基础坚实可靠。

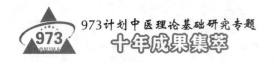

3. 中药联合用药预警数据库研究

针对组方中的药物或药物组合，结合病证信息，应用安全预警模型进行判别分析。对模型判断有潜在危险或已有相关数据中一种情况的可判为危险。两者皆有则是非常危险。提取出判别标准后，用于临床组方的实时监测，判断某一组方药物及主治病证是否符合特定的禁忌标准。若符合禁忌标准，则应及时提出安全预警，提醒临床医生或药师注意用药安全。对已发现和未发现的药物禁忌案例，均应注意进行收集并分析原因，不断提高预警的准确率。现已初步建设完成中医方剂、中药信息、配伍禁忌古代文献、配伍禁忌化学成分、现代文献、数据汇交平台等数据收集，以保证预警系统的数据基础稳定可靠。

4. 中药配伍禁忌预警平台建设

针对组方中的药物或药物组合，结合病证信息，应用安全预警模型进行判别分析。对模型判断有潜在危险或已有相关数据中一种情况者，可判为危险。两者皆有则是非常危险。提取出判别标准后，用于临床组方的实时监测，判断某一组方药物及主治病证是否符合特定的禁忌标准。若符合禁忌标准，则应及时提出安全预警，提醒临床医生或药物注意用药安全。对已发现和未发现的药物禁忌案例，均应注意进行收集并分析原因，不断提高预警的准确率。见图9-41。

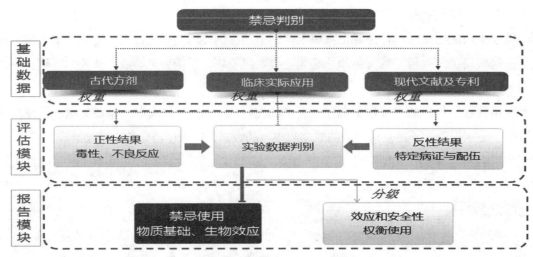

图9-41　中药联合用药预警数据库与应用平台系统

（二）应用范围

基于大数据思维，整合中医方剂、中药信息、古今配伍禁忌文献、配伍禁忌化学成分、现代文献、不良反应等多数据库数据，针对组方中的特定药物或药物组合，结合病证信息，应用安全预警模型进行判别分析，并可即时给出有关配伍禁忌的各项文献数据。

创建了全面、系统的中药配伍禁忌数据。创新性地借鉴、移植了多种匹配、挖掘方法，使之适用于配伍禁忌数据分散、关联性弱、关联广等特点。采用免费注册、入口控制的方式提供配伍禁忌查询检索服务。

（三）应用价值

创建的国内外首个中药联合用药预警数据库与应用平台，以网站形式提供中药联合用药安全预警服务。平台开放运行以来，已为百余位相关领域研究人员提供专业查询服务。建立的"十八反"中药配伍禁忌网站登录量 35700 次，为中药配伍禁忌研究成果及时转化应用和服务于临床发挥了重要作用，为中药安全有效用药产生了积极的影响。

药物配伍禁忌是药物与机体相互作用本质的具体体现，关乎临床用药安全，是社会民众与医药卫生领域高度关注的焦点和重大科学问题。配伍用药是中医遣药组方、辨证施治的主要形式和应用特点。推动已取得的研究成果在中医临床用药过程中得到转化应用和规避风险，进一步丰富和完善中药联合用药预警系统，提高中医临床用药安全性与有效性，推动形成新学科生长点。

十三、中药药性理论研究模式与寒热药性评价体系

【摘要】①构建了适于中药复杂体系与特点的，能对药性、药味、功效等内涵进行科学解析的中药药性理论研究新方法，包括充实和完善了中药性味可拆分性、可组合性的中药性味理论研究新模式。②将中医传统性味评价方法，对植物神经系统、能量代谢系统、内分泌系统等有影响的研究方法，现代生物信息学方法及基于代谢组学、蛋白质组学、转录组学的系统生物学等方法相结合，构建了中药寒热药性评价方法和研究平台。③创建了符合中医理论的上焦水饮内停和中焦脾虚水湿不化证候模型及评价体系，并结合以往的下焦肾阴（阳）虚证肾源性水肿模型，构建了基于利水功效中药的药物归经研究模式，考察了主要作用于上焦的宣泻利水中药、主要作用于中焦的健脾利湿中药、主要作用于下焦的利水消肿中药和利水功效古存今失中药对这些模型动物的影响，并探索归经规律和科学内涵。

【成果来源】项目二十六：基于利水功效的中药药性理论研究（2013）

（一）理论内涵

1. 性味都是中药基本理论中的上位概念，其形成基础主要是对药物性能的概括，它在一定程度上反映的是不同药物之间的共性。理论上说，每种中药的各个以功用为基础的味都应有与其自身相应的物质基础，这种物质基础与其药性也应有对应的内在关联，即一定的具体功能当有其特定的物质基础，中药的性味与其化学成分密切相关，且呈现一定规律性。值得注意的是，大量中药具有复合药味甚至复合药性。性味的复合性来源于中药成分的复杂性、药物相互作用的复杂性、药物与人体相互作用的复杂性，但复杂的物质基础是可拆分的，拆分后与性味功效建立起一定的对应关系的成分又应当是可组合的，建立在较为彻底的成分分析基础上的对于药物性味的分析结论，通过组分的重新组合，应当可以再现中医方剂的固有功效优势。基于此，本项目组前期构建了中药性味可拆分、可组合研究方法和研究模式，对中药性味理论研究的主要研究内容与研究程序进行了初步规范，并凝练出"中药化学拆分组分""中药性味拆分组分""中药性味组分""中药性味物质基础""中药性味药理学评价体系"和"中药性味组分组合"等新概念。本项目在此基础上，通过研究实践，进一步完善、规范了中药性味可拆分性、可组合性的研究模式。

该研究方法与研究模式，不仅适用于单性味中药的性味研究，尤其适于大量的具有复合药味甚至复合药性的中药的药性研究，使复合药味中药的药性研究成为可能；为新发现的中药新药和传统中药中药性、药味不明确的中药提供新的研究方法与途径；也适用于中药归经、升降浮沉、毒性等其他中药药性的研究。

2. 中药寒热药性评价体系构建

（1）将中医传统性味评价方法，现代生物信息学方法，对植物神经系统、能量代谢系统、内分泌系统等影响的研究方法，以及基于代谢组学、蛋白质组学、转录组学的系统生物学等方法相结合，构建了中药寒热药性评价方法和研究平台，实现了中药药性理论研究方法学的重大突破。

①在正常大鼠模型、寒证大鼠模型和热证大鼠模型中，AchE、T3、T4、Na^+-K^+-ATP 酶、LA、LDH、SDH、PDH、cAMP、EPI、NE、GCK、PFK-1、PGK、COX、ADK 等指标能够很好地反映中药的寒热药性，组合这些与能量代谢、物质代谢等相关宏观指标的中药药性评价方法，可对中药的寒热药性做出基本准确的判断。

②寒性、热性中药对正常大鼠模型、寒证大鼠模型和热证大鼠模型的代谢组学、蛋白质组学和转录组学的影响，在机体物质代谢、能量代谢表达趋向方面具有规律性、稳定性和可重复性，各组学之间具有高度的一致性，能够准确地判定中药、中药组分、中药有效成分及化学药物的寒热药性。

③单独应用中药药性宏观指标评价方法或单独应用三大组学方法中的任一方法，或组合应用这些方法均可以用来评价归属中药、中药组分、中药有效成分的寒热药性。

（2）创建具有中医特色的虚寒证和虚热证模型及细胞寒证和细胞热证模型，并将动物实验、细胞实验及系统生物学方法相结合，成功对部分利水功效中药开展了寒热药性研究。

③构建了新的系列中药性味物质基础的发现与评价技术与方法，具有重要的应用价值。

3. 基于利水中药的药物归经研究模式的构建

创建了符合中医理论的上焦水饮内停和中焦脾虚水湿不化证候模型及评价体系。在此基础上，结合以往下焦肾阴（阳）虚证肾源性水肿模型，考察了主要作用于上焦的宣泻利水中药、主要作用于中焦的健脾利湿中药、主要作用于下焦的利水消肿中药和利水功效古存今失中药对这些模型动物的影响，并探索归经规律和科学内涵。

（二）科学证据

1. 通过对具有利水功效的 16 味中药及其 71 个化学拆分组分、14 种化学药物（5 种抗高血压药、9 种具不同药效药）、4 个药对（防己配茯苓、桑白皮配白术、黄芪配葶苈子、淫羊藿配麻黄）和 3 个方剂（左金丸、白虎汤、知柏地黄丸）的研究实践，进一步完善、规范了中药性味可拆分性、可组合性的研究模式。证明该研究方法与研究模式具有较好的普适性，不仅适用于单性味中药的性味研究，尤其适于大量具有复合药味，甚至复合药性的中药的药性研究，使复合药味中药的药性研究成为可能；为新发现的中药新药和传统中药中药性、药味不明确的中药提供新的研究方法与途径；也适用于中药归经、升降浮沉、毒性等其他中药药性的研究。

2. 采用本项目构建的中药寒热药性评价方法，对 12 种不同药味和功效的典型热性、寒性中药及

16 种具有利水功效中药及其 71 个性味拆分组分进行了寒热药性评价研究。结果证明，根据对 12 种不同药味和功效的典型热性、寒性中药及 16 种具有利水功效中药进行寒热药性评价结果得出的各中药的寒、热（平）药性归属，与传统中医对这些中药寒、热（平）药性的认识一致率达到百分之百。同时对源于 16 种利水功效中药的 71 个性味拆分组分进行寒热药性评价，不仅确定了各性味拆分组分的寒、热（平）药性，也证明各类评价指标在寒、热（平）药性各不相同的性味拆分组分中，也呈现了与寒、热（平）药性不同的中药相同或相近的规律性。

在动物实验中可见，具有不同药味和功效的典型热性中药和热性的利水中药（包括单味中药、中药性味拆分组分、中药性味化合物，以下同此），可使实验动物的 Na^+-K^+-ATP 酶、T3、T4、DA、NE、cAMP 等的活性水平或含量显著提高，乙酰胆碱酯酶（AchE）活性显著降低。在代谢组学、蛋白质组学、转录组学等实验中可见，各热性中药均能通过显著影响糖代谢、磷酸戊糖途径、氨基酸代谢、脂肪酸代谢、亚油酸代谢、花生四烯酸代谢、维生素 A 代谢、细胞色素 P450 代谢、类固醇激素生物合成、糖酵解／糖异生、丙酮酸代谢、三羧酸循环（TCA 循环）等，促进不同状态实验动物（正常动物、寒证动物、热证动物）的能量代谢和物质代谢，增加机体能量生成，提高机体能量利用。

动物实验可见，具有不同药味和功效的典型寒性中药和具有寒性的利水中药，可使实验动物的 Na^+-K^+-ATP 酶、T3、T4、DA、NE、cAMP 等的活性水平或含量显著降低，乙酰胆碱酯酶（AchE）活性显著增加。在代谢组学、蛋白质组学、转录组学等实验中可见，各中药均能通过不同的途径显著降低不同状态实验动物的能量代谢和物质代谢，减少能量生成，降低机体对能量的利用，并最终导致机体耗能减少。

与热性和寒性中药相异，不同药味和功效的平性中药对不同状态实验动物的能量代谢均无显著影响，但会影响不同状态实验动物的物质代谢。

3. 创建具有中医特色的虚寒证和虚热证模型，以及细胞寒证和热证模型，并将动物实验、细胞实验及系统生物学方法相结合，成功对部分利水功效中药开展了寒热药性研究。根据现代宏基因组学研究方法，探索了从正常、寒证及热证三个动物模型考察利水功效古存今失中药（玄参、黄芩、知母、淫羊藿）及其拆分组分对机体肠道菌群多样性的影响，结果表明此方法可用于归属各中药的寒热属性。

4. 构建了系列中药性味物质基础的发现与评价技术与方法，具有重要的应用价值。

利水中药活性化学成分多为多酚类化合物，极易被 Ⅱ 相代谢酶代谢为葡萄糖醛酸代谢物及单甲基化代谢物，结合生物制备及快速色谱分离技术，开发了高效制备葡萄糖醛酸代谢物的新技术，目标产物的总收率高达 90% 以上，与此同时借助微反应器实现了黄酮类、香豆素等多酚类单甲基化产物的高效制备。

自主研发特异性荧光探针底物，通过定量检测底物消除及产物的生成，实时、快速、定量地测定人体重要的物质代谢及能量代谢蛋白的酶活，实现利水中药药效成分的高通量筛选，并应用于利水中药药效分子与蛋白质的相互作用研究。

采用自主研发的中药活性分子荧光探针和功能化纳米磁性亲和探针，结合纳流液相色谱－质谱联用技术，实现了利水中药黄芩药效分子靶标蛋白亚细胞的定位、定性和定量鉴定，发现黄芩活性成分的靶标蛋白主要分布在线粒体和溶酶体区域，包括能量代谢、物质代谢和热休克相关蛋白质，证实了

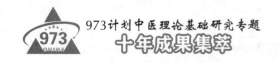

利水中药主要干预人体能量代谢和物质代谢的药性假说。

5. 创建了符合中医理论的上焦水饮内停和中焦脾虚水湿不化证候模型及评价体系。在此基础上，结合以往下焦肾阴（阳）虚证肾源性水肿模型，考察了主要作用于上焦的宣泻利水中药、主要作用于中焦的健脾利湿中药、主要作用于下焦的利水消肿中药及利水功效古存今失中药对这些模型动物的影响，并探索归经规律和科学内涵。

研究结果证明，具有利水功效的 16 种中药，其主要功效与主入脏腑之经有密切相关性的，对不同中医证候，即上焦水饮内停、中焦脾虚水湿不化、下焦肾源性水肿模型作用的有无及作用的强弱，都是符合各中药的归经规律的。由此，也证明本项目组构建的上、中、下焦水湿动物模型和评价体系，是符合中医药基本理论和临床用药规律的。可以用于利水功效中药的药效以及归经的评价。

（三）学术影响

中药性味可拆分性、可组合性的中药性味理论研究新模式及包括系统生物学技术在内的中药寒热药性评价体系和研究平台，开拓了中药药性理论研究的新思路，基本解决了构建适于中药复杂体系与特点的、能对药性、药味与归经等科学内涵进行科学解析的中药药性理论研究新方法这一重大科学问题，实现了中药药性理论研究方法学的重大突破。该评价方法和研究平台不仅适用于中药的性味研究，也适用于中药归经、升降浮沉、毒性等其他中药药性的研究。不仅适用于单味中药药性的研究，也适用于中药组分、中药有效成分的研究，对阐明意义重大的中药性味的内部精细结构更为实用、有效，也适用于大量的具有复合药味甚至复合药性的中药、药对、方剂的药性研究，也可为新发现或新研制的中药新药的性味评价，以及传统中药中药性、药味不明确的中药提供新的研究方法与途径。同时，该评价方法和研究平台还适用于化学药物的药性研究和临床中医寒热证候研究，尤其是关于化学药物的药性研究，开辟了对化学药物开展寒热药性评价的研究领域，为临床辨证应用化学药物提供了理论依据。

本项目以肺脾肾三脏为切入点，采用不同中医证候三焦水肿模型（上焦水饮内停、脾虚水湿不化、肾阴（阳）虚证肾源性水肿）对中药的利水功效的评价研究，初步揭示了利水中药归经的规律和科学内涵，研究思路具有开创性意义，可为迄今被学界视为难题的中药归经研究提供新的思路和范式。

第三节　针灸方法学研究成果

一、热敏灸疗法

【摘要】热敏灸是采用艾热，通过特定手法，选择热敏腧穴施灸，激发透热、扩热、传热等经气传导，从而达到气至病所，并施以个体化的饱和消敏灸量，显著提高疗效的一种新灸法。热敏腧穴是指施灸过程中产生了热敏灸感的腧穴。热敏灸感包括透热、扩热、传热、局部不（微）热远部热、表面不（微）热深部热、非热觉等 6 类特殊灸感，并伴有舒适喜热感。

【成果来源】项目十三：灸法作用的基本原理与应用规律研究（2009）；项目三十四：基于临床的灸法作用机理研究（2015）

（一）操作流程

1. 施灸前准备

（1）艾条选择：根据病情需要和腧穴热敏直径的不同而选择不同直径的艾条。热敏灸使用的艾条一般规格为直径 16 ～ 40 mm，艾绒精度 1 : 5 ～ 1 : 8。

（2）部位选择：依据探感定位（灸感定位法）和辨敏施灸原则，选取施灸部位。

（3）体位选择：体位的选择以被灸者感到舒适，充分暴露施灸部位，肌肉放松为原则。常用体位有卧位、坐位，建议首选卧位。

（4）环境要求：同门诊治疗室的要求，并应设有排烟或消烟装置。环境温度应保持在 24 ～ 30℃ 为宜。

（5）灸感宣教：施灸者应要求被灸者，在治疗过程中注意力集中，认真体会在艾灸过程中的灸感，并及时与施灸者沟通交流。

2. 操作方法

（1）探感定位：热敏灸以灸感定位法确定热敏腧穴。艾热距离体表约 3cm，以传统腧穴定位为中心，在其上下左右范围内施以循经、回旋、雀啄、温和组合手法进行悬灸探查，热感强度适中而无灼痛，被灸者出现 6 类热敏灸感中的 1 类或 1 类以上的部位，即为热敏腧穴，不拘是否在传统腧穴的标准位置上。热敏灸得气灸感量表见表 9-17。

表 9-17　热敏灸得气灸感量表 V1.0

A 表								
A 表项	灸感出现的空间位置（X）				灸感强度（Y）			
	无（0）	指向病所，但未超过一半（1）	指向病所，超过一半，但未到达病所（2）	到达病所（3）	无（0）	轻度（1）	中度（2）	明显（3）
透热 $T=X \times Y$								
传热 $C=X \times Y$								
非热觉 $F=X \times Y$								
A 总分 $=T+C+F$								

B 表								
B 表项	灸感出现的空间位置（X）				灸感强度（Y）			
	灸感长径＜2.5 倍艾条直径（0）	灸感长径≥2.5 倍且＜5 倍艾条直径（1）	灸感长径≥5 倍且＜10 倍艾条直径（2）	灸感长径≥10 倍艾条直径（3）	无（0）	轻度（1）	中度（2）	明显（3）
扩热 $K=X \times Y$								
B 总分 $=K$								

C 表

C 表项	计分等级			
	无（0）	轻度（1）	中度（2）	明显（3）
舒适感 S1				
身烘热 S2				
面红（额汗出）M				
肢端热 Z				
胃肠蠕动反应 W				
皮肤扩散性潮红 P				
C 总分 =S1+S2+M+Z+W+P				
量表总分 W=A+B+C				

使用说明：

1. 本表按照 A、B、C 表的顺序计分，若 A 表中传热项为 0，可进入 B 项计分，若 A 表中传热项不为 0，则直接跳至 C 表计分。

2. 本表仅适用于热敏穴位。

（2）辨敏施灸：辨敏施灸是通过辨别热敏腧穴的灸感特点，从而选取最优热敏腧穴施灸。

选优原则按下列顺序：以出现非热觉的热敏腧穴为首选热敏腧穴，以出现热敏灸感指向或到达病所的热敏腧穴为首选热敏腧穴，以出现较强的热敏灸感的热敏腧穴为首选热敏腧穴。

（3）量因人异：热敏灸时，每穴每次施灸时间以热敏灸感消失为度，因病因人因穴不同而不同，平均施灸时间约为 40 分钟，这是热敏腧穴的最佳个体化每次施灸时间量。

（4）敏消量足：只要与疾病相关的热敏腧穴存在，就需要按疗程施灸，直至所有与该病症相关的热敏腧穴消敏，这是治疗该病症的充足疗程灸量。

3. 注意事项

（1）施灸前：应告知被灸者施灸过程，消除对艾灸的恐惧感或紧张感。

（2）施灸时：应根据年龄、性别、体质、病情，采取舒适的体位，并充分暴露施灸部位。热敏灸操作时应注意热感强度适宜，避免烫伤，注意防止艾火脱落灼伤患者，或烧坏衣物。

（3）治疗后：应告知被灸者在施灸结束后 2 小时内不宜洗澡，注意保暖，避风寒。如果局部出现水疱，水疱较小时，宜保护水疱，勿使破裂，一般数日即可吸收自愈；如水疱过大，用注射器从水疱低位刺入，将渗出液吸出后，保持局部清洁，以防感染。热敏灸结束后，须将燃着的艾条彻底熄灭，以防复燃。

（4）不宜施灸：婴幼儿、灸感表达障碍者；昏迷、脑出血急性期、大量吐（咯）血的患者；孕妇的腹部和腰骶部、感觉障碍与皮肤溃疡处；过饥、过饱、过劳、酒醉状态等。

（二）适用范围

适用于出现热敏腧穴的各种病症，不拘寒、热、虚、实、表、里证。

（三）科学证据

1. 发现了穴位敏化现象

（1）腧穴热敏现象普遍性、动态性与疾病状态的相关性研究：选择颈椎病（颈型）、腰椎间盘突出症（急性期）、骨性膝关节炎（合并关节肿大）、过敏性鼻炎（发作期）、支气管哮喘（中轻度持续期）、肠易激综合征（腹泻型）、周围性面瘫（急性期）、痛经（经前 1～2 天），各 80 例，共计 640 例患者，另选取健康对照组 80 例，进行临床研究，以探索腧穴热敏现象的普遍性与疾病状态的相关性。相关数据见表 9-18、9-19。

表 9-18　8 种病症在疾病过程中的腧穴热敏动态变化

疾病	穴位	例数	热敏灸感阳性例数（患病中）	热敏灸感阴性例数（患病中）	热敏灸感阳性例数（好转后）
颈椎病	大椎	80	38（47.5 %）	42（52.5 %）	18（22.5 %）
腰椎间盘突出症	腰阳关	80	44（55.0 %）	36（45.0 %）	25（31.3 %）
骨性膝关节炎	外膝眼	80	31（38.8 %）	49（61.2 %）	13（16.3 %）
过敏性鼻炎	上印堂	80	58（72.5 %）	22（27.5 %）	15（18.8 %）
支气管哮喘	膈俞	80	34（42.5 %）	46（47.5 %）	17（21.3 %）
肠易激综合征	外陵	80	45（56.3 %）	35（43.7 %）	15（18.8 %）
周围性面瘫	下关	80	52（65.0 %）	28（35.0 %）	12（15.0 %）
痛经	关元	80	54（67.5 %）	26（32.5 %）	31（38.8 %）

表 9-19　8 种病症腧穴热敏的出现率

组别	例数	腧穴热敏阳性数	出现率（%）
颈椎病	80	66	82.5
腰椎间盘突出症	80	71	88.8
骨性膝关节炎	80	70	87.5
过敏性鼻炎	80	65	81.3
支气管哮喘	80	58	72.5
肠易激综合征	80	52	65.0
周围性面瘫	80	64	80.0
痛经	80	68	85.00
健康受试者	80	12	15.00

（2）21 种病症腧穴热敏现象高发区分布的研究：选择颈椎病、腰椎间盘突出症、骨性膝关节炎、过敏性鼻炎、支气管哮喘、肠易激综合征、面瘫、痛经、面肌痉挛、三叉神经痛、失眠症、偏头痛、脑梗死、肩周炎、腰肌劳损、肌筋膜疼痛综合征、慢性支气管炎、非溃疡性消化不良、消化性溃疡、慢性盆腔炎、冠心病共 21 个病症观察组，1330 例患者被纳入进行腧穴热敏化高发区分布规律的研究。实验数据见表 9-20。

表 9-20   21 种病症热敏腧穴的高发区分布

A. 腰椎间盘突出症患者观察组热敏腧穴的高发区分布

腧穴	n_1	热敏腧穴（n_2）个	出现率（n_2/n_1）%
腰部压痛点（旁）	120	98.	82
大肠俞（旁）	120	86	72
命门（旁）	120	74	62
关元俞（旁）	120	74	62
腰俞（旁）	120	67	56

B. 骨性膝关节炎患者观察组热敏腧穴的高发区分布

腧穴	n_1	热敏腧穴（n_2）个	出现率（n_2/n_1）%
局部压痛点（旁）	120	98	82
内、外膝眼（旁）	120	77	64
阴陵泉（旁）	120	53	44
血海（旁）	120	50	42
阳陵泉（旁）	120	38	32

C. 痛经患者观察组热敏腧穴的高发区分布

腧穴	n_1	热敏腧穴（n_2）个	出现率（n_2/n_1）%
关元（旁）	120	108	90
子宫（旁）	120	103	86
次髎（旁）	120	77	64
三阴交（旁）	120	72	60
中极（旁）	120	60	50

D. 面瘫患者观察组热敏腧穴的高发区分布

腧穴	n_1	热敏腧穴（n_2）个	出现率（n_2/n_1）%
翳风（旁）	120	91	76
颊车（旁）	120	62	52
下关（旁）	120	60	50
大椎（旁）	120	45	38
阳白（旁）	120	43	36

注：以上述腧穴为中心，半径 2.0cm 范围内的区域定为"腧穴（旁）"范围，即该腧穴的热敏区域，下同。

E. 面肌痉挛患者观察组热敏腧穴的高发区分布

腧穴	n_1	热敏腧穴（n_2）个	出现率（n_2/n_1）%
风池（旁）	50	31	62
下关（旁）	50	29	58
太冲（旁）	50	18	36
阳陵泉（旁）	50	16	32
手三里（旁）	50	16	32

F. 三叉神经痛患者观察组热敏腧穴的高发区分布

腧穴	n_1	热敏腧穴（n_2）个	出现率（n_2/n_1）%
风池（旁）	50	27	54
下关（旁）	50	26	52
四白（旁）	50	23	46
颊承浆（旁）	50	17	34
鱼腰（旁）	50	14	28

G. 失眠症患者观察组热敏腧穴的高发区分布

腧穴	n_1	热敏腧穴（n_2）个	出现率（n_2/n_1）%
百会（旁）	0	34	68
心俞（旁）	0	32	64
至阳（旁）	0	30	60
神阙（旁）	0	24	48
涌泉（旁）	0	16	32

H. 偏头痛患者观察组热敏腧穴的高发区分布

腧穴	n_1	热敏腧穴（n_2）个	出现率（n_2/n_1）%
率谷（旁）	0	36	72
风池（旁）	0	33	66
日月（旁）	0	26	52
阳陵泉（旁）	0	19	38
足窍阴（旁）	0	14	28

I. 脑梗死患者观察组热敏腧穴的高发区分布

腧穴	n_1	热敏腧穴（n_2）个	出现率（n_2/n_1）%
百会（旁）	50	27	54
风池（旁）	50	27	54
风府（旁）	50	27	54
手三里（旁）	50	15	30
阳陵泉（旁）	50	14	28

J. 颈椎病、患者观察组热敏腧穴的高发区分布

腧穴	n_1	热敏腧穴（n_2）个	出现率（n_2/n_1）%
大椎（旁）	0	26	52
风府（旁）	0	25	50
颈夹脊（旁）	0	22	44
神庭（旁）	0	15	30
肩井（旁）	0	15	30

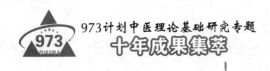

K. 肩周炎患者观察组热敏腧穴的高发区分布

腧穴	n_1	热敏腧穴（n_2）个	出现率（n_2/n_1）%
肩部压痛点（旁）	50	45	90
膏肓俞（旁）	50	36	72
肩井（旁）	50	33	66

L. 腰肌劳损患者观察组热敏腧穴的高发区分布

腧穴	n_1	热敏腧穴（n_2）个	出现率（n_2/n_1）%
局部压痛点（旁）	50	46	92
大肠俞（旁）	50	41	82
关元俞（旁）	50	38	76

M. 背肌筋膜疼痛综合征患者观察组热敏腧穴的高发区分布

腧穴	n_1	热敏腧穴（n_2）个	出现率（n_2/n_1）%
局部痛点穴（旁）	50	36	72
胸夹脊穴（旁）	50	31	62
膏肓俞（旁）	50	27	54

N. 支气管哮喘患者观察组热敏腧穴的高发区分布

腧穴	n_1	热敏腧穴（n_2）个	出现率（n_2/n_1）%
肺俞（旁）	0	44	88
大椎（旁）	0	33	66
神阙（旁）	0	27	54
至阳（旁）	0	25	50
命门（旁）	0	21	42

O. 慢性支气管炎患者观察组热敏腧穴的高发区分布

腧穴	n_1	热敏腧穴（n_2）个	出现率（n_2/n_1）%
肺俞（旁）	0	31	62
大椎（旁）	0	31	62
中府（旁）	0	27	54
至阳（旁）	0	24	48
脾俞（旁）	0	22	44

P. 非溃疡性消化不良患者观察组热敏腧穴的高发区分布

腧穴	n_1	热敏腧穴（n_2）个	出现率（n_2/n_1）%
中脘（旁）	0	43	86
天枢（旁）	0	34	68
肝俞（旁）	0	31	62
膈俞（旁）	0	29	48
关元（旁）	0	25	50

Q. 消化性溃疡患者观察组热敏腧穴的高发区分布

腧穴	n_1	热敏腧穴（n_2）个	出现率（n_2/n_1）%
中脘（旁）	0	33	66
天枢（旁）	0	31	62
胃俞（旁）	0	28	65
水分（旁）	0	26	52
阴陵泉（旁）	0	25	50

R. 肠易激综合征患者观察组热敏腧穴的高发区分布

腧穴	n_1	热敏腧穴（n_2）个	出现率（n_2/n_1）%
关元（旁）	0	40	80
天枢（旁）	0	34	68
大肠俞（旁）	0	33	66
命门（旁）	0	31	62
足三里（旁）	0	21	42

S. 慢性盆腔炎患者观察组热敏腧穴的高发区分布

腧穴	n_1	热敏腧穴（n_2）个	出现率（n_2/n_1）%
关元（旁）	50	35	70
子宫（旁）	50	32	64
三阴交（旁）	50	27	54
阴陵泉（旁）	50	26	52
次髎（旁）	50	22	44

T. 冠心病患者观察组热敏腧穴的高发区分布

腧穴	n_1	热敏腧穴（n_2）个	出现率（n_2/n_1）%
心俞（旁）	50	24	48
至阳（旁）	50	21	42
中脘（旁）	50	18	36
内关（旁）	50	17	34

U. 过敏性鼻炎患者观察组热敏腧穴的高发区分布

腧穴	n_1	热敏腧穴（n_2）个	出现率（n_2/n_1）%
上印堂（旁）	0	46	92
通天（旁）	0	35	70
风池（旁）	0	32	64
肺俞（旁）	0	31	62
神阙（旁）	0	26	52

（3）研究结论：不同病症有其腧穴热敏高发区，如过敏性鼻炎的热敏穴位高发部位在上印堂穴区域；支气管哮喘的热敏穴位高发部位在肺俞穴区域；慢性腹泻的热敏穴位高发部位在关元穴区域；功

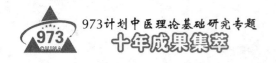

能性便秘的热敏穴位高发部位在大肠俞穴区域。

2. 辨敏选穴施灸明显优于辨证选穴施灸

"灸位"规律：以急性期腰椎间盘突出症、肿胀型膝骨性关节炎为载体，通过多中心、大样本、中央随机对照试验，证实了热敏态穴位在艾热刺激下极易激发灸性感传，气至病所，从而阐明了热敏态穴位是灸疗的最佳选穴，辨敏选穴施灸明显优于辨证选穴施灸。

3. 消敏灸量是个体化充足灸量，优于常规固定灸量

"灸量"规律：选取个体化消敏灸量（以热敏灸感消失为度）优于常规固定灸量（每穴15分钟）。以腰椎间盘突出症（96例）、膝骨性关节炎（72例）为载体，进行多中心、随机、对照临床研究，研究结果表明：①灸疗时间未达到消敏时间（如15分钟），疗效潜力没有充分发挥；②灸疗时间达到消敏时间（平均40分钟），疗效明显提高；③灸疗时间超过消敏时间（如60分钟），疗效也无明显增加。

（四）应用价值

1. 搭建了高水平的灸法研究平台

通过本项目课题的实施，在全国建立了一批高水平的灸法研究基地，引领和推动了全国灸法学基础和临床研究的开展。建立"艾灸生物传热学研究平台""艾灸代谢组学研究平台""灸法临床神经影像学研究平台""艾灸得气、热敏灸脑科学研究平台"等多个平台，建成灸疗推广国家基地、江西省热敏灸医学研究中心等，为灸法的临床与机理研究提供了高水平的研究平台。还建设艾叶种植基地。

2. 产生了积极的社会效应

通过本项目的实施，促进艾灸疗法为"一带一路"沿线国家健康服务，促进了中医针灸的国际化发展；项目研究带动了艾草的种植，如江西、湖南等地均建立了万亩艾草基地，其中艾草基地获评湖南省精准扶贫楷模，助力精准扶贫；项目还带动了艾灸产品和艾灸器材的研发，促进了艾灸相关产业的发展；此外，项目还通过宣传教育等方法，促进了灸法知识的普及，推动灸疗技术走入社区家庭。

3. 促进了灸法科研成果的规模转化

项目灸法科研成果获得规模转化，SX10-C1型激光灸疗仪获国家医疗仪器注册证，并开展临床应用。研发了全球首台热敏灸协作机器人，解决了标准化、精准化、长时程不疲劳施灸的高难度、高精度、高强度技术难题，正在形成热敏灸大产业；在第三届全国互联网＋大学生创新创业大赛中，获得省赛金奖、国赛银奖；热敏灸协作机器人样机获第五届全国大学生创新创业互联网大赛国赛金奖（唯一的中医项目）。在江西南昌建立灸疗推广国家基地，在葡萄牙、瑞典开办了热敏灸分院；开办江西热敏灸医院博兴分院、热敏灸肿瘤康复基地等，推动了灸法科研成果的应用。

4. 建立了灸材、灸法的相关标准，促进了灸疗研究的标准化进程

颁布了艾叶药材的商品规格等级标准，并制定了蕲艾的道地药材标准，建立了基于氮含量的艾绒等级鉴定方法和基于红外的艾绒年限鉴别方法，制定了艾叶中非挥发性成分的质量标准草案，申请了相关专利。标准和方法响应了国家"评定一批国家、省级道地药材良种繁育和生态种植基地"的政策，为优质灸材的生产、销售提供了依据。建立中华中医药学会团体标准《中医治未病技术操作规范·隔药饼灸》，该标准于2018年9月17日发布，2018年11月15日实施。2016年在世界中医药联合会热敏灸专委会年会发布了《热敏灸技术标准》，2018 年 7 月《热敏灸技术标准》正式升级为世中联国际组织标准；有力地促进了灸疗研究的国际化、现代化、标准化进程，增强了中国灸疗研究的国际影响力，占据了行业制高点。2015 年 10 月与 2017 年 9 月，经江西省卫生厅批准，江西省中医院分别在葡萄牙与瑞典开办了热敏灸分院，标志着热敏灸原始创新成果的推广应用走出了国门，走向了世界。到 2019 年，江西热敏灸医院开放病床 347 张，北至哈尔滨，南至海南，西至云南，东至上海的疑难病症患者慕名前来热敏灸医院治疗。它标志着热敏灸科技成果成功规模化应用于临床。到目前为止，热敏灸技术已经在美国、加拿大、葡萄牙、瑞典、新西兰等 20 多个国家推广应用。

二、腧穴配伍决策与评价系统

【摘要】首次研发了选穴与腧穴配伍的智能化系统，建立了腧穴配伍决策与评级系统，对项目研究成果的文献数据、临床数据、实验数据进行整合，通过智能分析，初步实现了病例诊断、拟定针灸治疗选穴方案、构建选穴规律图谱与配伍规律。运用数据挖掘技术、自然语言处理、神经网络学习等相关计算机技术，将项目研究成果中的失眠和糖尿病胃轻瘫的文献数据、临床数据、实验数据进行整合分析，建立了腧穴配伍优选方案评价系统。主要包含文献评价、临床评价和实验评价三个部分，通过文献评价实现穴位与配伍的优选及提供建议处方的功能，通过临床评价和实验评价实现选穴与配伍效应的评价功能，以验证选穴配伍的优良。

【成果来源】项目三十一：腧穴配伍方案的优选及效应影响因素的研究（2014）

（一）关键技术

包括数据挖掘技术、自然语言处理、机器学习、智能医疗等计算机技术，对医学大数据充分挖掘和利用，从海量的知识中发现隐藏其中的规律，通过 BP 算法、卷积神经网络和深度学习等算法，构建了知识图谱，对医生诊疗提供辅助决策，包括独立提供治疗辅助、分诊导诊、健康咨询等服务，也可以高质量地辅助医疗从业人员完成某项工作。关键步骤如下：

步骤 1：分析专业医学书籍章节结构信息，获取疾病对应取穴的描述信息。

步骤 2：针对步骤 1 产生的每一个疾病的描述性文字，进行标注分析，获得层次结构。

步骤 3：根据标注的结果按照层次结构构建知识图谱，生成对应的三元组信息。

步骤 4：将抽取病历时获得的医学症状集合作为专业字典，构建正则表达式，实现基于规则的医学实体识别，将临床表现等信息中的医学特征转化为特征节点。

步骤 5：利用医学特征集合对临床表现语句进行标注，生成训练数据集，构建基于深度学习的医学特征识别模型，对临床表现中的医学特征进行识别和检测。

（二）功能内容

1. 针灸病例

（1）目的：通过录入患者的症状信息，系统对疾病的病名、证候进行智能预测，同时自动生成治法治则及针灸推荐选穴，医者可根据推荐选穴拟定针灸处方。

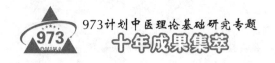

（2）意义：基于973计划项目的数据统计结果，结合计算机智能诊疗技术，形成针灸治疗病症的推荐选穴方案，充分将科研成果进行转化和应用，为针灸临证选穴及配伍提供可靠依据。

（3）主要内容：包括患者个人信息、患者症状信息、诊治方案、附件与下载。

①患者个人信息：包括姓名、性别、年龄、身高、体重、职业、家庭住址及联系方式。

②患者症状信息：包括主症、兼症、舌象、脉象及病史。

③诊治方案：包括中医病名、西医病名、中医辨证、治法治则、推荐主穴（经穴和效验穴）、推荐配穴、推荐加减穴及拟定处方。

④附件与下载：可查看并下载已上传的理化检查报告及影像学检查报告。

（4）实现功能：①根据症状智能预测疾病的病名及证候类型；②针对病名及证候类型自动生成治法治则；③自动生成针灸推荐选穴方案；④医者可根据推荐的选穴进行加减，结合自身临床经验，拟定针灸处方。

（5）技术实现：中医腧穴智能辅助诊疗，基于中医多源、异构数据，研究中医特定领域的特征工程技术，进而获取中医领域特征集合；依据中医领域特征集合，根据医学特征抽取模型将医学病例转化为医学特征集合和标签集合，构建中医疾病预测的训练集和测试集，进而构建机器学习的决策树模型，并在疾病预测测试集上评估模型，实现中医疾病的辅助诊疗；基于中医病例库，抽取部分病例，人工提取病例中的医学特征，并建立相应的医学特征抽取规则集合，根据专家诊疗经验，总结抽取诊疗规则，迭代地补充完善诊疗规则集合，从而完善中医智能治疗的结果。

2. 选穴规律图谱

（1）目的：描绘不同病症的针灸选穴规律的图谱。

（2）意义：充分利用现代信息技术，使用户直接而快速地获取各病症从古至今的选穴情况，从海量数据中直接把握关键选穴。

（3）主要内容及功能：从古代文献选穴、现代期刊选穴、现代著作选穴和调查问卷选穴中提取各病症古今选穴记载，按照临证选穴要诀——"主症选主穴，辨证选配穴，随症加减穴，擅用效验穴"进行归类，并绘制选穴频次及综合图谱。见图9-42。

（4）技术实现：基于多源、异构中医穴位的选穴数据，分析获取腧穴、频次及选穴数据抽取的规则模板，自适应地抽取腧穴选穴的结构化数据；在腧穴选穴结构化数据基础上，分别从古代文献、现代期刊、现代著作、问卷调查和综合文献等不同层面使用关联规则挖掘技术，挖掘中医疾病的腧穴选穴规律，并构建古今不同层面中医疾病腧穴选穴规律知识图谱，进而对腧穴选穴规律进行可视化展示，直接而快速地揭示中医病症的针灸选穴规律。

3. 配伍规律图谱

（1）目的：描绘不同病症的针灸配伍规律的图谱。

（2）意义：充分利用现代信息技术，使用户直接而快速地获取各病症的针灸选穴配伍情况，为临床应用提供可靠依据。

（3）主要内容及功能：选择相应病症，系统会根据按部配伍、按经配伍、特定穴配伍等配伍方法分别显示该病症的针灸选穴配伍规律图谱。见图9-43。

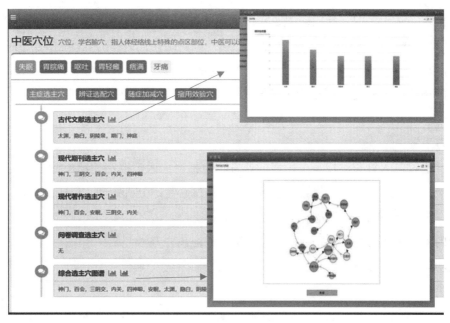

图 9-42　针灸选穴规律的图谱

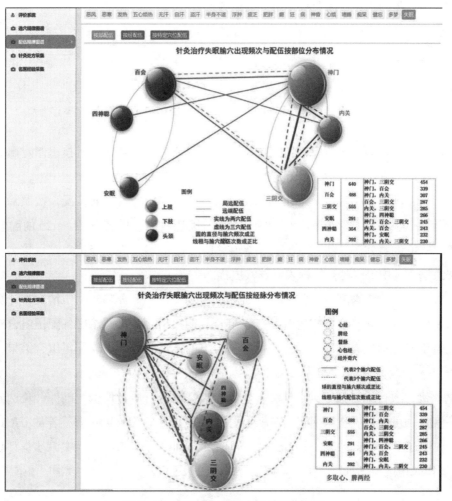

图 9-43　病症的针灸选穴配伍规律图谱

（4）技术实现：基于多源、异构的中医穴位配伍数据，分析获取腧穴、频次及配伍数据抽取的规则模板，自适应地抽取腧穴配伍的结构化数据；在腧穴配伍结构化数据的基础上，分别按照部位配伍、经脉配伍、特定穴配伍等配伍方法研究配伍腧穴在身体部位、穴位所在经脉、特定穴方面的配伍频度，分别研究腧穴配伍规律，构建其配伍的规律图谱并进行直观的可视化展示，直接而快速地解释腧穴配伍的规律。

4. 针灸处方采集

（1）目的：通过录入针灸治疗某一病症的处方，包括当前医生拟定的针灸处方及文献记载的针灸处方，对针灸治疗某一病症的选穴及配伍进行归纳，经过后台的分析处理，形成图谱。

（2）意义：为针灸的临床应用及科学研究提供数据支持。

（3）主要内容：包括医生自拟处方和现代临床文献记载处方。

（4）实现功能：记录目前临床常用选穴；形成现代临床选穴图谱。

5. 名医经验采集

（1）目的：通过录入针灸名医总结的治疗某一病症的针灸处方或名医验案中的针灸处方及其有效率，对名医名家治疗某一病症的选穴及配伍进行归纳，经过后台的处理分析，形成图谱。

（2）意义：为针灸的临床应用及科学研究提供数据支持。

（3）主要内容：针灸名医总结的治疗某一病症的针灸处方或名医验案中的针灸处方及其有效率。

（4）实现功能：记录名医、验案的临床常用选穴；形成名医经验选穴图谱。

（三）评价指标

1. 文献评价

项目组开展了对胃轻瘫和失眠的选穴和配伍规律文献研究，结合计算机技术制定出失眠、胃轻瘫选穴和配伍的文献评价方法，并从文献角度给出优选穴位和腧穴配伍方案。

（1）选穴评价：项目组整理针灸临床期刊文献及古今著作中针灸选穴情况，按照腧穴使用频次排名高低，划分等级，其中，排名在前10位的腧穴为一级选穴谱；排名在11～20的腧穴为二级选穴谱；排名在21～30的腧穴为三级选穴谱；排名在31～40的腧穴为四级选穴谱；排名在41～50的腧穴为五级选穴谱；其中等级越高，则表明选穴更优。

（2）配穴评价：项目组整理针灸临床期刊文献及古今著作中针灸腧穴配伍情况，计算机将自动提取存在的腧穴配伍关联是否存在两穴组合、三穴组合、四穴组合等，并给出各配伍组合对应的支持度和置信度，支持度和置信度越高表明配伍更优。若给出的结果中并未出现配伍组合结果，说明配伍一般或较差。

（3）质量评价：项目组对临床类文献和古今著作类文献进行质量评价，确保针灸选穴和配伍文献研究结果的真实性和可靠性。临床期刊类文献采用世界卫生组织（WHO）等推荐的 GRADE（Grading of Recommendations Assessment, Development and Evaluation）系统方法进行文献质量评价分级（见表9-21）；古今著作采用按类别进行文献质量评价分级（见表9-22）。

表9-21　临床期刊类文献等级评分表

类别	分值	等级	备注
现代临床类文献	3分	A级	高质量
	2分	B级	中质量
	1分	C级	低质量
	0分	D级	极低质量

表9-22　古今著作文献等级评分表

类别	分值	等级	备注
古今著作类	3分	A级	国家级课题和基金资助学术类专著、国家级教材、国际标准、国家标准、指南、古代官修经典著作
	2分	B级	各级各类出版社公开出版学术著作、行业标准、地方标准
	1分	C级	非公开出版的著作、其他古今医案医话等

2. 临床评价

包含方法评价和结果评价两个部分。方法评价属于整体评价，分别从项目背景，试验设计（诊断、纳排标准、知情同意、信息采集、主客观指标、治疗情况等多方面），成果验收等三个方面进行评价。通过对三个方面的评价，对各项内容进行分级打分，最低级别1分，依次向上累加，级别高相对分值也高，最终根据分值确定临床试验等级，从而说明试验的可行性、合理性，为其他科研人员开展临床试验提供设计指导。研究结果评价，属于系统评价，是对不同病症的临床试验分别进行结果评价，目前设计了失眠和糖尿病胃轻瘫两种疾病的试验结果评价体系，今后将陆续补充其他试验设计结果评价，为广大科研人员提供可参照的临床试验评价标准。

3. 实验评价

基于973计划项目失眠、糖尿病胃轻瘫实验研究经验与研究结果，整合国内外相关标准，结合其计算机相关技术制定出失眠和胃轻瘫的腧穴配伍实验评价方法。主要内容分为实验方法评价与实验结果评价两部分。

（1）方法评价：实验方法通过动物实验方法评价表进行评价。评分表基于973计划项目实验研究经验、国家实验动物管理条例、国家标准（实验动物伦理审查指南与实验动物机构质量和能力的通用要求）、ARRIVE指南（该指南充分借鉴了CONSORT声明，大多数学者均公认其为撰写和发表动物实验的有效参考清单和写作指南，可确保动物实验所提供的信息被充分地评估和利用）。

（2）结果评价：实验结果通过动物实验指标对比的方法进行评价。动物实验标准指标出自973计划项目完成的失眠与胃轻瘫动物实验，将需评价的动物实验结果相关指标与标准指标进行组间对比，评价动物实验结果质量分为A、B、C三个等级。

（四）应用价值

项目组成员在对项目成果进行全面总结的基础上，与中国科学院计算技术研究所建立合作关系，共同完成腧穴配伍决策与评级系统，系统对项目研究成果的文献数据、临床数据、实验数据进行整合，构建选穴规律图谱与配伍规律。运用数据挖掘技术、自然语言处理、神经网络学习等相关计算机技术，将项目研究成果中的失眠和糖尿病胃轻瘫的文献数据、临床数据、实验数据进行整合分析，建立了腧穴配伍优选方案评价系统。主要包含文献评价、临床评价和实验评价三个部分，通过文献评价实现穴位与配伍的优选及提供建议处方的功能，通过临床评价和实验评价实现选穴与配伍效应的评价功能，以验证选穴配伍的优良，并针对患者临床治疗进行临床决策，为腧穴配伍的临床与科研研究提供研究依据和临床决策依据。

三、基于多链证据体的针灸临床处方决策系统

【摘要】首次建立古代文献、现代文献、专家经验"三证合一"的文献证据评价及推荐方法，建立针灸医学大数据平台，利用机器学习，问题导向、数据驱动，可实现针灸腧穴配伍等规律的系统挖掘，为中医研究提供新范式，为新的学科——计算针灸学的创建提供支撑。

【成果来源】项目三十二：腧穴配伍效应规律及神经生物学机制研究（2014）

（一）系统搭建

1. 基于多链证据体的"三证合一"针灸文献研究方法

基于最优针灸处方与疗效预测的针灸临床决策系统通过收集古代文献、现代文献、专家经验等多方面证据，三证合一，基于整合证据链来总结腧穴配伍规律。建立针灸腧穴配伍文献大数据平台，利用复杂网络、关联分析等现代数据挖掘方法与技术，结合疗效评价，探索配穴与单穴的效应差异，远近配穴与局部配穴的效应差异。

总体思路：根据中医针灸的学科特点，提出"多证合一，辩证举荐"思想，从古代文献、现代文献、现代名医经验等方面多维度收集证据，并客观科学地评价证据，再通过层次分析法将证据集合形成证据体，基于整合证据链来寻找腧穴配伍规律。

研究方法：古代文献研究包括"基于古代针灸医案的腧穴配伍规律研究"（纵向）和"基于古代针灸著作的腧穴配伍规律研究"（横向）两部分。现代文献研究包括"基于针灸优势病种的腧穴配伍规律研究"（由病到穴）和"基于机器学习的单配穴疾病分布规律研究"（由穴到病）两部分。专家调研主要是基于现代针灸名家临床经验来总结腧穴配伍规律。

2. 针灸临床决策支持系统

基于针灸大数据，利用机器学习技术建立腧穴配伍数据库，并且转化为针灸临床处方决策系统，在国内首次建立针灸数据挖掘基础词库，针对针灸临床文献构建了基于规则和统计的混合数据抽取模型，建立针灸医学文献大数据平台，可实现针灸腧穴配伍等规律的系统挖掘，并以此研发针灸临床决策支持系统。该决策系统对于临床选穴方案制定、提升治疗效果，给出了定量化评价。

在国内首次建立针灸数据挖掘基础词库，针对针灸临床文献构建了基于规则和统计的混合数据抽取模型（准确率达90%），建立针灸医学文献大数据平台，可实现针灸腧穴配伍等规律的系统挖掘，并以此研发针灸临床决策支持系统。系统基于B/S架构的针灸信息检索及可视化分析模块，主要包括

高频穴统计、基于改良 TF-IDF 算法的特异穴统计和基于互信息算法的腧穴关联分析，用户可以得到相关疾病的数据抽取结果及可视化分析图形。基于深度学习的临床方案推荐模块可推荐最优针灸临床处方，用户查询数据库中已有疾病，系统优先展示已有的治疗方案，推荐临床最优处方；若用户查询的是系统未收录的疾病，则系统可根据深度学习的推荐模型进行预测，产生腧穴推荐方案，并对被推荐腧穴的可治疗病症和佐证文献信息进行输出展示，以提高推荐方案的可信度。此外，系统开发扩展平台，融合新兴的影像组学技术，利用治疗前的磁共振脑影像大数据对针刺疗效进行预测，以辅助针刺临床决策。目前已采用该技术，提取治疗前患者的脑灰质结构及脑功能影像学信息建立了预测模型，可有效预测针刺对偏头痛患者的治疗效果。该决策系统对于临床选穴方案制定、提升治疗效果，给出了定量化评价。

（二）应用实例

1. 基于多链证据体的"三证合一"针灸文献研究方法

（1）数据采集：见图 9-44。

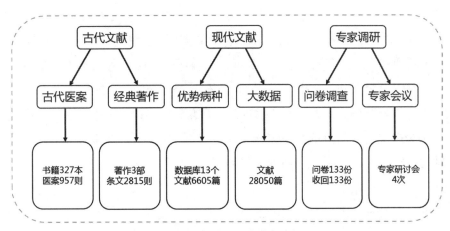

图 9-44　数据采集流程图

1）古代文献：针灸医案是历代医家临床思辨的完整记录，能较真实地反映腧穴配伍规律的变化与发展，故本研究搜集整理公元前 91 年至公元 1919 年相关书籍，最终纳入书籍 38 本，医案 92 则，基于古代针灸医案纵向总结腧穴配伍规律。为更加深入与全面了解各个时代的腧穴配伍规律，选取《黄帝内经》《针灸甲乙经》《针灸大成》具有代表和总结性的三部经典著作，基于古代针灸著作横向总结腧穴配伍规律。

①纳入标准

a. 汉代至清代（公元前 90 年～ 1919 年）期间所记载的针刺医案；

b. 书写规范，符合中医医案书写标准，具有明确的患者、治疗者、主诉、治疗方案等要素；

c. 使用手针治疗为主的针刺医案，包括针药并用、针灸并用、针刺放血并用等治疗方案。

②排除标准

a. 以火针、艾灸、刺络放血等治疗为主的医案；

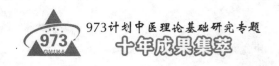

b. 重复记载的医案（不同著作中重复记载医案仅保留时间最早的原始医案记录）；

c. 关键信息（疾病名称、腧穴名称、治疗方法）未记录或记录不准确的医案；

d. 包含封建迷信信息，影响疗效判断的医案；

e. 记录内容为误诊、误治等类型的医案。

2）现代文献：以 WHO 推荐的针灸病种为依据，Cochrane 针灸系统评价为循证证据，结合临床实践指南、针灸病谱，筛选了以恶心呕吐、便秘、呃逆、痛经代表的脏腑病；以抑郁症、带状疱疹为代表的全身性疾病；以及以乳腺增生、偏头痛、腰肌劳损为代表的肢体经络病等 9 种代表性针灸有效疾病。由病到穴，基于针灸优势病种来总结腧穴配伍规律。

并检索中国知网数据库从建库至 2017 年 5 月所有以针刺或电针为主要治疗方法的相关文献，利用机器学习自动抽取特征疾病，并通过数据挖掘、复杂网络分析方法，由穴到病来总结单配穴的疾病分布规律。

①针灸优势病种：通过检索中文网络数据库——中国知网（CNKI）、维普期刊数据库（VIP）、万方数据库（WF）、中国生物医学文献数据库（CBM）等 4 个数据库。外文网络数据库 Web of SCI、Sciencedirect、Cochrane、Medline、Pubmed、Ovid、Spring、Wiley、Embase 等 9 个数据库，13 个现代病共检索出文献 56897 篇，纳入 6605 篇。恶心呕吐文献的检索截至时间为 2015 年 8 月 6 日，便秘、呃逆、抑郁症、带状疱疹、围绝经期综合征、失眠、乳腺增生、偏头痛、腰肌劳损、腰椎间盘突出症、颈椎病的检索截至时间为 2017 年 11 月，原发性痛经的检索截止时间为 2017 年 6 月。

②针灸大数据：检索范围为中国知网（CNKI）、万方数据知识服务平台、维普中文科技期刊全文数据库；限定语种为中文；时间范围为 1979 年 1 月～ 2017 年 5 月。检索策略为主题检索（主题字段包含标题、关键词、摘要），检索词为"针灸""针刺""电针""手针""毫针"。

③纳入标准

a. 已见刊或可检索到的期刊论文、学位论文；

b. 文献类型：临床研究，包括随机对照试验、病例对照研究、病例观察、回顾性研究、描述性研究；

c. 干预措施：以手针、毫针、电针为主要治疗手段，单独或结合其他方法，且治疗有效的文献；

d. 研究对象：疾病种类不限。

④排除标准

a. 文献类型：个案报道、文献综述、机理研究、动物实验、临床实验、系统评价、新闻报道等；

b. 研究内容：针刺手法研究、理论探讨、针刺引起的不良事件报道等；

c. 干预措施：以针刀、艾灸、拔罐、刺络放血、推拿、穴位埋线、穴位敷贴、穴位注射、耳穴贴压、刮痧、功能锻炼、单纯中药、腕踝针、激光穴位照射、皮内针等为主要治疗方法的研究；

d. 重复发表或研究数据雷同的报道，仅收录最新发表的一篇。

e. 专家经验。

在临证选穴及配伍时，大多是基于专家的临床经验，而当前临床一线专家的经验可能无法从期刊论文及出版物中获取，故通过调查问卷搜集、整理现代针灸名家临床的腧穴配伍经验。召开了 4 次专家研讨会，对腧穴配伍规律进行总结及探讨。

本调研基于德尔菲法进行了专家调查和临床经验问卷调查。德尔菲法共经过三轮专家调查。第一轮问卷采用头脑风暴法，让专家根据自己的经验，现场写出对临床中单配穴应用的看法。借助腧穴配伍专题讨论会的机会，进行了第二轮问卷调查。第三轮问卷采用函调的形式，通过电子问卷发给专家，共发放 133 份，回收有效问卷 133 份。专家研讨会主要就要不要配、怎么配好等关键科学问题进行讨论。

（2）数据预处理：见图 9-45、9-46。

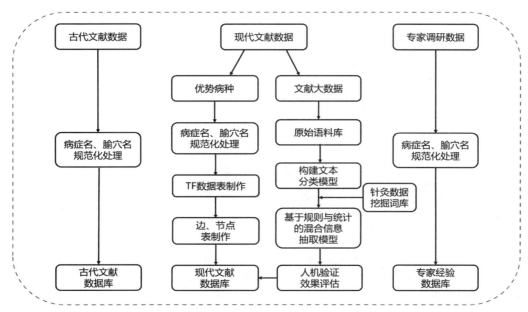

图 9-45　数据预处理流程图

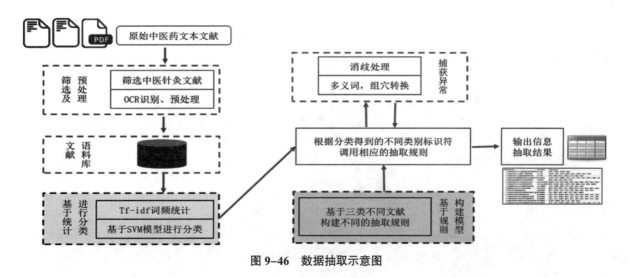

图 9-46　数据抽取示意图

（3）数据分析：古代文献主要采用常规频次统计法对数据结果进行分析。现代文献则以多维评价体系为导向，建立四大数据库，即单穴数据库、配穴数据库、局部配穴数据库、远近配穴数据库，针对两大核心科学问题，展开数据分析方法研究。通过常规频次统计法、图形可视化分析法、复杂网络分析法和网状 Meta 分析法回答"要不要配"，采用常规频次统计法、复杂网络分析法、Apriori 关联分析和 TF-IDF 算法来回答"怎么配"。专家调研部分以调查问卷和专家讨论会形式，对收集的数据进行常规频次统计分析，并通过计算回收率、专家权威系数（包括专家判断系数、专家熟悉程度）、变异系数和满分比来体现本调查问卷的专家权威系数。流程图见图 9-47。

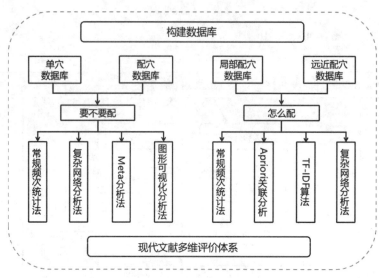

图 9-47　数据分析流程图

（4）证据评价：运用层次分析法对收集的古代文献、现代文献、现代名医经验等证据合并，并通过计算证据体的综合评分指数，将两层归一化权重系数相乘得出各个疾病的推荐方案评价指标的组合权重系数。再根据 GI 的计算公式 GI=（其中 P_i 为第 i 个评价指标的测量值），对证据体可信度进行评估。以德尔菲法专家调研结果对古代文献证据、现代文献证据、现代名医经验赋以不同的权重。其中古代文献分四级，现代文献分五级，专家经验分四级（见图 9-48）。首次提出古代文献分级评价方法，为针灸文献研究和临床实践指南制定提供了新思路、新方法。

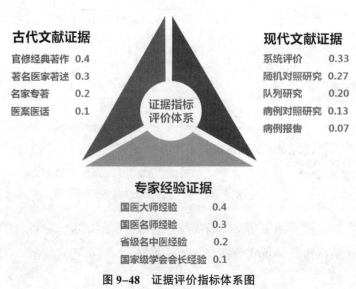

图 9-48　证据评价指标体系图

2. 针灸临床决策支持系统

本课题在文献研究中将古代文献、现代文献、专家经验三证合一收集到的证据建立了针灸文献数据库，通过证据合并总结了部分腧穴配伍规律，我们认为该成果应以一种最为合适、便利、准确的形式进行转化，以便临床借鉴、采用。但以往的如出版物、电子制品等传统形式不能满足现今大数据时代的需要，因此我们决定在完成课题任务的基础上将研究成果转化到一个可查询、分析、推荐的系统中，以推动针灸治疗的普及推广和标准化，为患者或医师选用针灸治疗方法提供参考和依据。第一步，开发针灸临床决策支持系统，通过输入病名或症状名，系统自动从结果数据库中给出针灸最优处方。第二步，临床验证，将系统给出的最优处方与专家经验处方进行比对以验证系统的可行性。第三步，应用推广，转化成果。

①证据：针灸临床决策支持系统的实现方法。

本系统目前已有测试版，用户通过输入词库中已收录疾病名或症状名，系统可自动输出相应单穴处方及配穴处方并提供文献来源，未收录的疾病名或症状名系统可基于机器学习相关算法输出相似疾病名或症状名的处方及来源文献。系统将根研发步骤和复杂数据分析模型的建立进一步完善功能，2019 年完成正式版本。

②基于 B/S 架构的中医针灸循证可视化分析系统的实现。

在信息抽取工作基础上，对信息抽取结果进行进一步分析，分析得到疾病与穴位之间的关联关系。统计是否有的穴位用来治疗特定疾病，而鲜于出现在其他疾病的治疗方法中。这种具体问题进一步抽象为方法，就是统计特异词。特定疾病的特异穴统计信息可以使用 TF-IDF 算法统计得到。

同时，通过互信息算法分析了穴位与穴位之间的关联关系。互信息是衡量两个随机变量之间相互依赖的值。具体地说，互信息衡量了一个变量连接到另一个变量的复杂度，可以体现两个变量之间的关联关系。

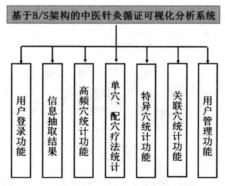

图 9-49　基于 B/S 架构的中医针灸循证可视化分析系统系统功能图

在这些分析结果的基础上，开发了基于 B/S 架构的中医针灸循证可视化分析系统。本系统交互界面使用了 CSS、HTML、javascript 及动态网页技术，交互系统的开发和设计主要基于 B/S 架构。该系统主要包括 7 个功能，系统功能图如图 9-49 所示。

高频穴统计功能主要包含高频穴统计结果柱状图和高频穴统计结果字符云两个模块。可以点击右

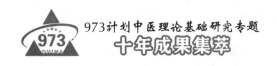

上角下拉条选择特定疾病，选择查看该特定疾病的高频统计结果。将鼠标悬停在图中某一列数据时，可触发显示相应穴位名及其频数信息。拖拽图下方的缩放条可以对柱状图进行放大缩小操作，方便用户详细观察特定数据区域。并且系统提供了动态分析柱状图，以及字符云结果图的下载功能。

特异穴统计功能主要包含特异穴统计字符云动态图和特异穴结果表两个模块。特异穴统计结果字符云模块是根据统计结果形成的特征词字符云，在字符云中，某个特定穴位的特征度越大，该穴位越居中并且该穴位的字号越大。可以点击右上角下拉条选择特定疾病，选择查看该特定疾病的字符云统计结果。并且，系统提供了字符云图的下载功能。

关联穴统计功能主要包含关联穴统计结果表和关联穴结果统计图两个模块。在关联穴结果统计模块中，可以查看两类统计结果，一类是力导向布局图，另一类是和弦图。在力导向布局图中，两个穴位的关联度越高，表示两个穴位点之间的距离越近。点击左上方的条目筛选按钮，便筛选出关联度较强的穴位。点击右上方的和弦图转换按钮，可以将图表转换为和弦图分析模式。

③针灸临床决策支持系统的实现。

基于之前所有的分析和统计，我们进一步尝试构建了结合了深度学习的针灸决策模型，以求在文献研究的基础上，提供完善的针灸决策方案。

针灸决策模型包括信息检索和信息推荐两部分，两者都是基于信息抽取结果数据及中医药知识库，提供用户所需的针灸决策。不过，信息检索信息库相对静态。用户不断输入代表不同需求的疾病查询项，检索系统只需要从后台相对静态的信息库中返回匹配的针灸决策信息即可。但是，我们同样要考虑到在我们的信息库里大部分疾病没有相关针灸治疗信息。这就需要我们基于疾病和穴位特征知识，结合信息抽取结果，训练信息推荐模型，对未知疾病的腧穴决策方案进行预测。将信息检索与信息推荐相结合，得到一个较为完备的针灸决策模型，如图 9-50 所示。

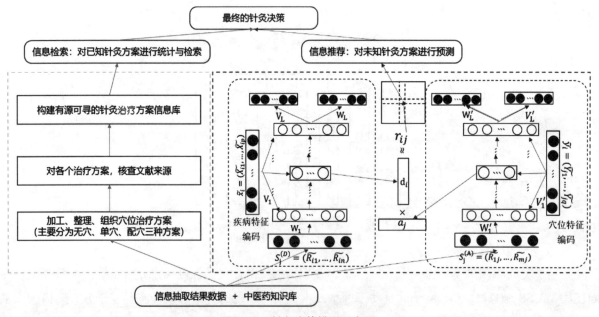

图 9-50　针灸决策模型示意图

图右侧的推荐模块，是基于深度学习的推荐模型。在这个推荐模型中，我们首先对数据进行处理，得到一个穴位和疾病的共现关系矩阵 R。该模型通过两个结合了特征编码的栈式去噪自编码器学习疾病与穴位的隐向量，通过两个学习到的隐向量的内积去拟合原始共现关系矩阵 R 中存在的值。可以清楚地看出，该混合模型的结构包含三个部分：左边和右边部分分别为疾病和穴位提取潜在因素向量的栈式去噪自编码器；中间组件将共现关系矩阵 R 分解为两个潜在因子矩阵。

推荐模型的目标函数由矩阵分解及两个深度学习自编码器模型的损失函数组成，可通过随机梯度下降法学习出疾病与穴位的隐含向量，并最终得到预测结果。疾病特征信息编码主要是对现有知识库中相关信息进行 One-hot 编码得到的。穴位的特征信息包括穴位归经、穴位大致所在部位和具体部位。疾病的特征信息包括相近疾病、疾病症状、发病原因以及发病部位。

我们通过均方根误差 RMSE 和召回率度量推荐模块预测的精度。通过 5-fold 交叉验证法获得训练集和测试集，对上述两个指标进行验证，得到均方根误差为 0.196，Recall@10=0.2625，Recall@100=0.7392。

并且，我们基于针灸决策模型进一步开发了基于 B/S 架构的针灸临床决策系统。该系统主要功能有两部分，一部分是对基于规则与统计的混合抽取模型的抽取结果进行展示。用户可以通过该模块，得到所有相关疾病的信息抽取结果。

另一部分是系统的针灸决策模块。该模块基于针灸决策模型，提供了检索方案和推荐方案两类决策方案。

如果用户查询的疾病是数据库中已有腧穴治疗记录的疾病，则系统会优先展示已有的治疗方案。例如，当用户寻求头痛的针灸决策方案时，系统将首先对头痛的治疗方案进行大致总结，然后依次对相应的配穴方案、单穴治疗方案及无穴治疗方案进行展示。每一个方案都展示了相应的文献来源。做到了决策方案有源可寻。

如果用户查询的疾病是没有任何治疗记录的疾病，则根据信息推荐模型进行预测，产生腧穴推荐方案。并且，对被推荐腧穴的可治疗疾病、相关佐证文献及症状都进行描述，以提高推荐方案的可解释性与可接受性。

（三）应用价值

项目组首创基于多链证据体的"三证合一"针灸文献研究方法，基于针灸大数据，利用机器学习技术建立腧穴配伍数据库，并且转化为针灸临床处方决策系统，在国内首次建立针灸数据挖掘基础词库，针对针灸临床文献构建了基于规则和统计的混合数据抽取模型（准确率达 90%），建立针灸医学文献大数据平台，可实现针灸腧穴配伍等规律的系统挖掘，并以此研发针灸临床决策支持系统。该决策系统对于临床选穴方案制定、提升治疗效果，给出了定量化评价。本团队以国家中医药管理局中医药标准化项目《循证针灸临床实践指南》为载体，系统总结了针灸治疗膝骨性关节炎及慢性萎缩性胃炎腧穴配伍特点及规律，形成了较为系统、完整的文献评价方法与模式，为针灸文献和临床研究做出了示范。在整理古今文献，深入分析历代医家针灸处方的选穴原则和腧穴配伍规律的基础上，首创新世纪全国高等中医药院校创新教材《针灸处方学》。此书出版后在全国范围内广泛应用，并于 2009 年被评为新世纪全国高等中医药优秀教材。

第十章　标准规范类研究成果

一、《冠状动脉粥样硬化性心脏病痰湿证临床诊断标准》

【成果来源】项目二十九：中医证候临床辨证的基础研究（2014）

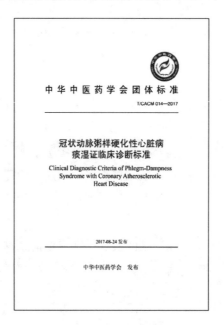

（一）核心内容

项目组牵头制订中华中医药学会团体标准《冠状动脉粥样硬化性心脏病痰湿证临床诊断标准》，规范了冠心病痰湿证的临床诊断。

表 10-1　冠状动脉粥样硬化性心脏病痰湿证临床诊断标准（中华中医药学会学会团体标准）

赋分	赋分	指标内容
主要指标	3分/项	1. 舌胖边有齿痕； 2. 苔腻； 3. 苔滑
次要指标	2分/项	1. 胸闷； 2. 脉濡或滑

续表

赋分	赋分	指标内容
其他指标	1分/项	1. 肢体困重； 2. 口黏； 3. 体胖； 4. 大便黏滞； 5. 脘腹痞满； 6. 面色晦浊； 7. 嗜睡； 8. 纳呆

注1：符合冠心病诊断标准，临床见上述指标累计赋分≥6分者可诊断为冠心病痰湿证。

注2：本标准可以与冠心病其他证诊断标准合并使用。

注3：本标准推荐用于冠心病痰湿证诊断，是否可以用于干预措施的临床疗效评价有待研究。

本标准适用人群首先应符合冠心病诊断标准，即具有以下任何一项或多项者：①有明确的陈旧性心肌梗死病史；②曾行冠状动脉造影或冠状动脉CT血管造影（冠脉CTA）检查提示冠状动脉至少一支主要分支管腔直径狭窄≥50%；③曾接受冠状动脉血运重建治疗，包括经皮冠状动脉介入治疗（PCI）或冠状动脉旁路移植术即冠状动脉搭桥术（CABG）。

（二）研制过程

既往冠心病痰证相关诊断标准中，存在诊断标准未完全统一、"痰"相关术语欠规范、"痰浊"辨证依据实为"痰湿"、诸条目缺乏诊断权重等问题，影响了其在临床和科研中的推广与应用。本项目组以建立量化的冠心病痰湿证临床诊断标准为目标，在厘清痰湿证内涵基础上，通过文献分析和核心工作组讨论，确定了诊断条目。进而，对肢体困重、大便黏滞等关键条目进行了规范。继而，对29个省市63家单位共90名副高职称以上的心血管病临床一线专家以层次分析法进行现场调查，确定了诊断条目的权重和诊断阈值。最后，在充分吸纳2次学会团体标准专家审查意见的基础上，形成了冠心病痰湿证临床诊断标准。

（三）应用价值

本项目研制的冠心病痰湿证诊断标准，解决了既往诊断标准存在的标准未完全统一、"痰"相关术语欠规范、条目缺乏诊断权重等问题，其研制过程科学规范，使用方法简易明确，辨证结果准确客观，填补了行业空白；可直接指导临床辨证，提高临床辨证的准确性，服务冠心病的中医临床和科研。

二、《冠状动脉粥样硬化性心脏病痰瘀互结证临床诊断标准》

【成果来源】项目二十九：中医证候临床辨证的基础研究（2014）

（一）核心内容

项目组牵头制订中华中医药学会团体标准《冠状动脉粥样硬化性心脏病痰瘀互结证临床诊断标准》，规范了冠心病痰瘀互结证的临床诊断。见表10-2。

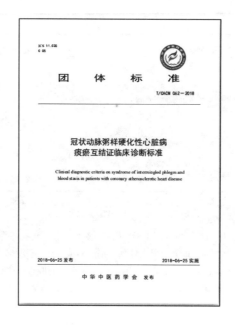

表 10-2　冠状动脉粥样硬化性心脏病痰瘀互结临床诊断标准（中华中医药学会学会团体标准）

指标类型	赋分	指标内容
主要指标	3分/项	1. 胸闷或胸痛； 2. 舌质色紫或暗，或舌有瘀斑瘀点，或舌下静脉曲张或色紫暗； 3. 苔腻
次要指标	2分/项	1. 体胖或头身困重； 2. 面色晦暗或面色黧黑； 3. 口唇或齿龈紫暗； 4. 弦脉或滑脉或涩脉

注1：临床见上述指标累计赋分＞12分者可诊断为冠心病痰瘀互结证；

注2：同一条目中有多个症状或体征同时出现时，仅按1项计分；

注3：本标准可以与冠心病其他证诊断标准合并使用；

注4：本标准推荐用于冠心病痰瘀互结证诊断，是否可用于干预措施的临床疗效评价有待研究。

（二）研制过程

本项目组以如何规范、量化地诊断冠心病痰瘀互结证为目标，在厘清痰瘀互结证源流及理论内涵基础上，综合运用文献系统评价、德尔菲法（Delphi）、层次分析法（analytic hierarchy process，AHP）、诊断性试验（diagnostic test）、定性访谈等方法，结合多轮研讨与论证，规范了冠心病痰瘀互结证相关术语，对其临床表征进行了客观化、量化，确立了冠心病痰瘀互结证临床诊断条目及其权重，修订了冠心病痰瘀互结证相关诊断标准，研制了冠心病痰瘀互结证诊断量表，在全国5个片区24个省份45家单位推广应用。临床诊断性试验证实，该诊断标准具有较高的敏感度、特异度和准确度。

（三）应用价值

本项目研制的冠心病痰瘀互结诊断标准解决了既往部分痰瘀互结证相关诊断标准存在诊断标准未完全统一、"痰"相关术语欠规范、诸条目缺乏诊断权重等问题，建立了规范、量化的冠心病痰瘀互结证临床诊断标准，能为冠心病痰瘀互结证的临床诊疗和科学研究提供指导。

三、《基于病证结合的中医证临床诊断标准研制与应用规范》

【成果来源】项目二十九：中医证候临床辨证的基础研究（2014）

（一）核心内容

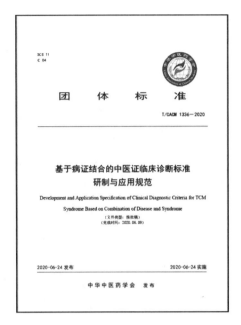

在总结前期研制中华中医药学会团体标准《冠状动脉粥样硬化性心脏病痰湿证临床诊断标准》《冠状动脉粥样硬化性心脏病痰瘀互结证临床诊断标准》的基础上，项目组制订并发布中华中医药学会团体标准《基于病证结合的中医证临床诊断标准研制与应用规范》，明确了病证结合模式下中医证临床诊断标准的研制流程及其研制方法，为中医证临床诊断标准的研制提供了方法学规范。主要流程和相应研制方法如下。

1.明确中医证临床诊断标准化对象 / 主题

病证结合模式下中医证临床诊断标准化主题的选择一般需满足以下条件：该疾病和证给人类带来一定负担、诊断过程存在差异或诊断结果存在受主观影响的潜能。主题由标准研制小组的首席专家及标准研制负责人提出。提出之后，需征求意见，即实施共识。其次，需要明确证的概念、明确该标准研制目的和意义、确定该标准研制类型。

2.筛选诊断条目

采用文献研究法或临床流行病学调查法，结合专家咨询法（专家调查法）进行中医证临床诊断条目筛选。其中，专家咨询法包括德尔菲法（Delphi Method）、名义小组法（the nominal group technique，NGT）、RAND/UCLA 合适度检测方法（RAND/UCLA Appropriateness Method，简称 RAND 法、改良德尔菲法）、美国 NIH 共识形成会议法（consensus development conference，CDC）、层次分析法（analytic hierarchy process，AHP）等。通过遴选长期在该病证系统领域工作的资深专家，与课题组研究骨干共同组成核心工作组。围绕研究问题并结合临床实际，由核心工作组专家初步筛选确定中医证临床诊断条目（包括临床症状 / 体征、舌象、脉象等）。推荐专家人数在 15 ～ 20 位左右；工作年限 ≥ 25 年；职称为副高及以上。

3.明晰条目概念内涵，规范表达，确定诊断条目

采用文献学、诠释学等研究方法，明晰所研制标准中涉及条目的概念内涵，规范表达，确定诊断条目。同时列出规范文件清单，包括定名依据、同义词、源流考释、文献辑录，并撰写相关说明。

4.确定诊断条目权重

采用多指标综合评价方法确定诊断条目权重。主要包括以下四类方法：①专家评价方法，如专家打分综合法。②运筹学与其他数学方法，如 AHP、数据包络分析法、模糊综合评判法等。③新型评价

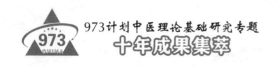

方法，如人工神经网络评价法、灰色综合评价法等。④混合方法，如 AHP+ 模糊综合评判、基于模糊神经网络的综合评判方法等。

5. 确定诊断阈值

采用临床诊断性试验结合专家咨询方法确定诊断阈值。阈值的表现形式包括积分、项目组合和叙述形式，后者诊断界定模糊，建议采用积分或项目组合形式。诊断性试验的具体操作流程如下：①确定适宜的金标准；②选择研究对象；③同步测试；④计算诊断效能评价指标；⑤诊断阈值的确定。

6. 建立标准

基于以上五个步骤确定标准的形式和内容，结合专家评议及核心工作组讨论，最终建立标准。病证结合模式下中医证临床诊断标准的主体内容包括疾病诊断标准和辨证标准两部分。其中，疾病诊断标准主要参照现代医学现行最新诊疗指南，辨证标准部分包括辨证指标（症状 / 体征、舌象、脉象等）、指标权重、诊断阈值、相关注释等内容。

7. 制定标准配套"使用说明书"

根据标准的实际情况制定配套"使用说明书"，至少需包括以下七要素：标准名称、标准号、适用人群、主要内容、使用方法、注意事项、其他信息。

8. 标准推广应用后再评价

标准建立后，应根据前期制定的《推广应用方案》进行标准推广与应用，在此基础上定期对标准的科学性、准确性、可操作性进行评价，并对再评价结果进行标准复审，必要时进行标准修订。

（二）研制过程

本标准主要的研制过程分为以下六个步骤：

1. 起草阶段。主要是明确本标准研制目的及意义，并明确本标准研究内容与方法，包括明确中医证临床诊断标准的研制步骤、明确标准研制流程中每一步骤的推荐研制方法。

2. 调研阶段。首先以冠心病痰湿证、痰瘀互结证临床诊断标准为示范，总结既往中医证诊断标准研制流程与方法，继而开展中医辨证标准研制流程与方法文献研究。

3. 论证阶段。召开中华中医药学会团体标准立项审查会，广泛听取专家意见。

4. 形成初稿。在完成既往冠心病痰湿证、痰瘀互结证临床诊断标准研制流程与方法总结，以及完成中医辨证标准研制流程与方法文献调查基础上，初步明确中医证临床诊断标准的主要研制流程和标准配套"使用说明书"编撰要点，同时结合专家论证结果，核心工作组经过多轮反复讨论修改完善，最终完成《中医证临床诊断标准研制与应用规范（初稿）》。

5. 征求意见。本标准自立项后，围绕诊断条目、名词术语规范、条目权重、诊断阈值、标准验证及标准应用与再评价等中医辨证标准研制过程及其方法，以及标准应用要点说明等内容多次征求专家意见，核心工作组对意见进行整理并对其中达成共识者予以采纳。

6. 送审。根据中华中医药学会标准化办公室有关要求，提交《中医证临床诊断标准研制与应用规范》送审材料。并根据反馈意见逐条进行修改、补充完善。

（三）应用价值

《基于病证结合的中医证临床诊断标准研制与应用规范》规定了病证结合模式下中医证临床诊断标准的主要研制流程及方法，为中医证临床诊断标准的研制提供了方法学规范。同时以《冠心病痰瘀互结证临床诊断标准》（T/CACM 1060—2018）为例，介绍了标准配套"使用说明书"的主要构成要素。《基于病证结合的中医证临床诊断标准研制与应用规范》的实施有助于为中医证临床诊断标准的研制与应用提供指导和帮助，进一步提高病证诊断标准研制过程的科学性、规范性，最终提升标准的准确性、权威性和公认度，使病证结合模式下中医证临床诊断标准的应用更规范、更准确、更容易。

四、《上火的诊断和治疗指南》

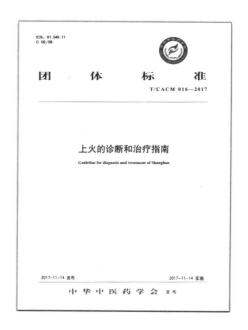

【摘要】采用文献数据挖掘与多中心、大样本流行病学调查方法，明确了上火的主要诱因、症状、证候特征。经过5轮68人次的全国中医多学科专家咨询与论证，明确了上火的诊断标准及实热上火与阴虚上火的辨证标准。2017年11月，《上火的诊断和治疗指南》（以下简称《指南》）由中华中医药学会作为团体标准正式对外发布。《指南》就上火的定义、诊断、辨证、治疗等方面内容进行系统研究，形成一套临床切实可行的上火诊断和治疗指南。

【成果来源】项目三十："上火"的机理与防治研究（2014）

（一）理论内涵

项目组制定了首个上火相关的中医行业团体标准——《上火的诊断和治疗指南》，并于2017年11月由中华中医药学会批准发布。该《指南》首次就上火的定义、诊断、辨证、治疗等方面内容进行系统研究，形成一套临床切实可行的上火诊断和治疗指南。提出上火是因辛热药食、过度疲劳、精神紧张、气候变化等因素，使口、舌、牙龈、咽喉、眼、鼻等头面部皮肤黏膜出现红肿热痛、溃疡等炎症表现，并可伴有全身症状的轻微且易反复的疾病，与一部分亚健康状态类似。根据不同部位上火症状的主次，确定了上火的诊断标准，并且与常见疾病进行鉴别。再根据虚实寒热等不同，将上火分为七种常见的证型，确定了辨证标准并提出相应的治法及推荐方药。

1. 明确了上火的定义

提出上火是易感人群在辛热药食、过度疲劳、精神紧张、气候变化等因素作用下，引起的以人体头面部目、舌、口、鼻等部位皮肤黏膜出现红肿热痛、溃疡为主，并可伴有全身症状的一种轻微且易反复的疾病，与一部分亚健康状态相类似。

2. 制定了上火的诊断标准

根据大规模流行病学调查结果，结合专家论证，得出了上火的主要症状，并根据不同部位上火症状的主次，确定了上火的诊断标准，并且与常见疾病进行鉴别。制定了上火诊断标准：1个主症（头面部症状）或 2 个次症（至少 1 个头面部症状）。主症：牙龈肿痛、咽喉肿痛、口臭、口腔溃疡、鼻疮疖、热疮、口苦、目赤干涩。次症：口角糜烂、目眵增多、口渴、舌痛、鼻衄、鼻腔干燥、大便干结、心烦、小便黄、多食易饥、五心烦热、痔疮发作、潮热。

实热上火证辨证标准：1 个主症 + 舌象或脉象。主症：眼眵或痰或涕等分泌物增多、黄稠、发热或恶热、目赤、面红、牙龈肿痛、大便秘结。舌脉：舌红苔黄燥、脉数有力。

阴虚上火证辨证标准：1 个主症 + 舌象或脉象。主症：手足心热、两颧潮红和午后潮热。舌脉：舌红苔少或无或剥、脉细数。

上火分脏腑辨证标准：1 个局部主症 +1 个病位主症 +1 个病性主症。

以口腔溃疡为主要表现的上火辨证标准：

胃火炽盛型：局部主症有自觉灼热疼痛、溃面色黄，周边红肿、溃疡形状不规则，口疮多融合成片；病位主症有牙龈红肿、多食易饥、口秽、牙痛；病性主症有舌红、大便秘结、苔黄厚或黄腻、脉洪或数或滑、口渴、喜冷饮。

肾阴虚火旺型：局部主症有色灰白，周边微红肿、此起彼伏，反复发作、疼痛不剧；病位主症有腰膝酸软、耳鸣；病性主症有脉细、五心烦热、舌红或绛、潮热、盗汗。

以牙龈炎为主要表现的上火辨证标准：

胃火炽盛型：局部主症有牙龈红肿疼痛、牙龈出血溢脓；病位主症有口秽、多食易饥、牙痛；病性主症有口渴、大便秘结、苔黄厚或黄腻、脉洪或数或滑、喜冷饮、尿短黄。

肾阴虚火旺型：局部主症有牙龈黏膜微红肿、牙龈萎缩；病位主症有腰膝酸软、耳鸣；病性主症有舌红或绛、失眠多梦、脉细和（或）数、五心烦热、盗汗、舌苔剥或少或无、潮热。

以干眼为主要表现的上火辨证标准：

肺肝郁热型：局部主症有眼干而涩、睑内红赤、白睛赤丝细脉较多，迟迟不退、灼热刺痛；病位主症有烦躁易怒、痰少质稠、咽喉红肿、脉弦、鼻气灼热、痰黄；病性主症有脉数或滑或弦、口渴、大便干、口苦、舌苔黄厚或黄腻、舌质红或绛、尿短黄。

肝肾阴虚型：局部主症有眼内干涩不爽、视物不清、久视后加重；病位主症有腰膝酸软、耳鸣、烦躁或急躁易怒、头晕；病性主症有五心烦热、脉细和（或）数、舌红或绛、潮热、舌苔剥或少或无、失眠多梦、盗汗、阵发烘热。

3. 上火的主要证型及推荐方药

再根据虚实寒热等不同，将上火分为外邪上扰、邪热内盛、湿热蕴结、肝郁化火、阴虚内热、气虚、阳虚等七种常见证型；提出了内外兼治、辨证论治的治疗原则（实火宜泻，以清热、利湿、解郁、疏风、润燥为主，适当配伍滋阴；虚火当补，以益气、温阳、滋阴为主）；确定了辨证标准并提出相应的治法及推荐方药。

外邪上扰证以风热为主者用银翘散，燥热为主者用桑杏汤加减治疗；邪热内盛证以胃火为主者用清胃散，以心火为主者用导赤散合泻心汤加减治疗；湿热蕴结证以脾胃湿热为主者用甘草泻心汤，以肝胆湿热为主者用龙胆泻肝汤加减治疗；肝郁化火证用丹栀逍遥散加减治疗；阴虚内热证以肾阴虚内热为主者用知柏地黄丸，以肺胃阴虚内热为主者用沙参麦冬汤加减治疗；气虚证用补中益气汤加减治疗；阳虚证用金匮肾气丸加减治疗。

4. 提出了上火预防、调摄的方法及其转归、预后。

根据中医特点，提出了上火瘥后防复的方法，以渐进、舒缓为原则。①饮食方面：宜饮食清淡或素食为主；饮食少量渐增，不可勉强多食，少食多餐；②劳逸方面：注意休息，特别避免劳累；适当运动，促进气血流通；③精神方面：精神放松，平静，避免精神刺激，过度紧张；④其他：适寒温，室内注意通风，及时增减衣服，避免去人多的公共场所。还提出了未病先防的方法，即调整生活方式（三减一增）：饮食清淡，平时忌烟酒、减少辛辣肥甘厚味，适量增加饮水；加强体育锻炼，增强体质，注意劳逸结合，同时避免外邪侵袭；减轻心理压力，减少熬夜，调畅情志，保持良好的心态。

（二）研制过程

1. 文献研究

项目组查阅了1356部古今中医典籍，检索火与上火相关的文献5630篇，发现了到目前为止最早的有关上火的文献记载为明代早期本草著作《本草蒙筌》："若研末鸡清调稠，可敷上火疮取效。"采用评述的方法，归纳总结上火相关病证的表述及其源流，归纳总结医家对上火相关病证的辨证和治疗的认识和经验。

2. 流行病学调查

项目组通过对上火进行流行病学调查，明确了上火的主要诱因、症状分布规律、证候特征。经过5轮68人次的全国中医内科学、诊断学、方法学专家咨询与论证，明确了上火的诊断标准及实热上火与阴虚上火的辨证标准。

项目组分别调查了在校大学生和成年居民两部分人群，其中大学生调查对象为杭州和天津11所高校在校学生，最终获得有效问卷12627份。浙江省成年居民调查对象为20～69周岁居民，共获得11个地市共11281份有效问卷。大学生常见的上火症状是口干渴、口腔溃疡、眼干涩、牙龈肿痛、咽喉肿痛等。居民常见的上火症状是口干渴、眼干涩、咽喉肿痛、咽干、口腔溃疡、牙龈肿痛等。上火常多个症状同时发生，"咽干＋口干渴"及"眼干涩＋咽干＋口干渴"是发生频率最高的两个及三个上火症状组合。在两症状组合分析中，眼干涩、口腔溃疡、牙龈肿痛、咽干、口干渴是核心的上火症状；在三症状组合分析中，口干渴、眼干涩、咽干、面部丘疱疹是核心的上火症状（图10-1、10-2）。阴虚体质人群上火常见手心发热、身体脸部发热、皮肤口唇发干、口唇颜色发红、

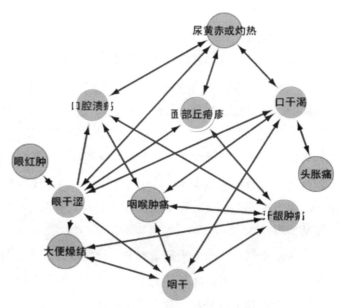

注：口干渴、眼干涩、咽干、口腔溃疡、牙龈肿痛是核心的上火症状。

图10-1　上火的两症状组合关联规则的网状图

便秘便干、面部潮红、眼睛干涩、虚汗；湿热体质人群上火常见面部油腻、痤疮、口苦异味、大便黏腻、尿道发热、白带发黄、阴囊潮湿；平和体质人群上火常见疲劳、声音无力、闷闷不乐、怕冷、适应能力低、失眠、健忘。上火的主要诱因是辛辣食品、饮水少、心理压力、失眠熬夜等（图10-3）。夏季更容易发生上火（图10-4）。

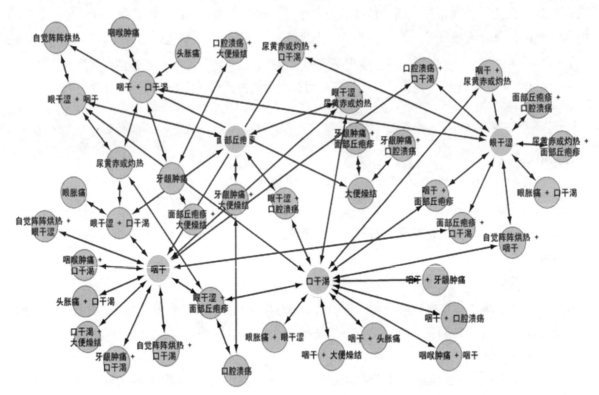

注：口干渴、眼干涩、咽干、面部丘疱疹是核心的上火症状

图10-2 上火的三症状组合关联规则的网状图

3. 上火的现代表征

课题组按照上火的诊断及辨证标准，纳入天津地区18至30岁实热及阴虚证上火患者，其中实火组纳入150例，虚火组纳入147例。在上火时及上火症状减轻或消失后1个月进行2次信息及临床样本采集。病史采集包括患者的一般情况如性别、年龄、体重指数、饮酒史、吸烟史、体力活动、饮食习惯等；心理情况；上火诱发或加重因素、频率、服药、非药物治疗、过敏史等资料。实验室检查包括血常规、肝功能、肾功能、尿常规、粪常规、C反应蛋白、血沉、血脂、血糖、免疫球蛋白及补体、抗核抗体、凝血全项等检测，另外进行耳鼻咽喉常规检查。

（1）根据问卷调查分析结果发现，上火人群部分存在心理问题，主要表现为焦虑、失落、悲观等负面情绪等。

（2）实火与虚火组上火严重程度比较发现，实火组较虚火组更严重。两组间上火程度比较，实火组和虚火组上火严重程度具有统计学差异，且实火组较虚火组更严重。

（3）上火相关性分析发现，饮茶和锻炼与上火严重程度有关，适量饮茶、注意锻炼有助于减轻上火的程度。

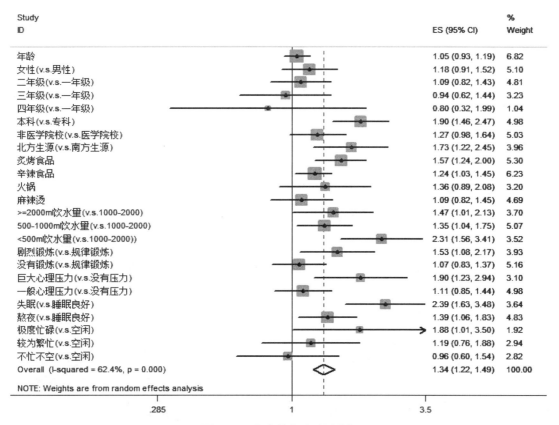

图 10-3　上火的主要诱因分析

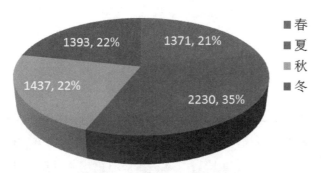

图 10-4　易上火人群的季节分布

对上火患者实验室指标检测发现，实火、虚火组上火时患者中性粒细胞、血糖均显著高于正常组（$P < 0.05$），实火组 C 反应蛋白、甘油三酯、低密度脂蛋白、T4 均显著高于正常组（$P < 0.05$）。实火组血小板、血糖、甘油三酯、低密度脂蛋白均显著高于虚火组（$P < 0.05$）

实火组与虚火组受试者上火缓解后血液指标比较结果显示活化部分凝血酶时间有差异，虚火组高于实火组，且差异有统计学意义（$P < 0.05$），其余指标均无统计学差异。

实火组中白细胞、淋巴细胞、血红蛋白、谷草转氨酶、甘油三酯、血沉、免疫球蛋白 IgG、IgA 在上火发作期与缓解期比较有差异；虚火组中只有抗核抗体有差异，且差异具有统计学意义（$P < 0.05$）。

综上所述，上火的诱因与饮食偏嗜、劳逸失衡等有关。常饮茶与多锻炼身体可以减少甚至避免上

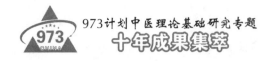

火的发生。上火患者的血常规、生化等指标都在正常范围内，表明上火导致的内环境变化改变较小，但通过统计学分析发现其中一些指标还是发生了具有统计学意义的显著的变化，如发生上火时，上火患者血糖显著高于正常组，而且实热上火者显著高于虚火者；上火恢复时，虚火组的活化部分凝血酶时间高于实火组。研究发现的血糖等代谢的变化、凝血功能等的病理变化为我们上火的生物学基础研究指出了研究方向。实火组上火前后实验室检查比较发现炎症相关指标发生显著变化，而虚火组变化不明显，表明实火组在上火发生前后的免疫反应较虚火组相对剧烈，这与中医描述虚实的正邪交争激烈程度一致。

4. 上火的治疗方案

在前期流行病学调查的基础上，明确了上火的常见症状和诱因，项目组编制调查问卷并进行两轮专家问卷调查，形成了《上火的诊断与治疗指南》（以下简称《指南》）草稿。根据文献研究结果，将循证证据形成推荐建议，按照标准编写规则开展《指南》的起草，完成两轮德尔菲法专家调查问卷，完成调查问卷分析总结后形成标准草案，并召开专家论证会，会后形成《上火的诊断与治疗指南》征求意见稿。而后征求全国 13 名中医内科专家意见，征求意见返回后对专家提出的意见进行汇总，项目组对所有建议进行讨论，决定是否采纳，进一步形成《指南》评价稿。而后在全国多家医院开展该《指南》的一致性评价。通过专家组的评审，成为团体标准向行业发布。上火主要根据头面部症状并结合全身症状进行诊断，并可分为外邪上扰、邪热内盛、湿热蕴结、肝郁化火、阴虚内热、气虚、阳虚等证候，制定了相应的辨证标准，并提出实火宜泻，虚火当补的治疗原则，分别推荐银翘散或桑杏汤、清胃散或导赤散、半夏泻心汤或龙胆泻肝汤、丹栀逍遥散、知柏地黄丸或沙参麦冬汤、补中益气汤、金匮肾气丸治疗。还推荐了中成药、外治药物以及针灸推拿疗法。

5. 上火的预防、调摄

对于上火的防治，课题组认为上火重在预防，对于易上火者，平时应注意饮食清淡，忌烟酒、辛辣肥甘厚味；加强体育锻炼，增强体质，同时避免外邪侵袭；注意劳逸结合，避免过度疲劳；调畅情志，保持良好的心态，避免精神过度紧张。不同体质的易上火者还可以进行药食调理，选用药食同源的食物和作用平缓的中成药长期服用，如阴虚者可用西洋参、六味地黄丸；气虚者可用山药、黄芪、补中益气丸；阳虚者可用韭菜、生姜、金匮肾气丸；湿热者可用薏苡仁、甘露消毒丹；气郁者可用玫瑰花、佛手、逍遥丸；痰湿者可用陈皮、芡实、参苓白术散等。若已经发生上火，则根据实火宜泻，虚火当补的原则，并依据证候不同，分别采用相应的治法。属实者，宜以清热、利湿、解郁、疏风、润燥为主，适当配伍滋阴；属虚者，则应以益气、温阳、滋阴为主，进行辨证治疗，还合用西瓜霜、冰硼散等外用药，进一步增加疗效。

根据临床观察，上火多以热盛夹阴虚者多见，为此，以在杭大学生为对象，广泛招募志愿者的方式邀请容易发生以口腔溃疡为主要表现的易上火的健康大学生开展中医药预防上火研究。项目组针对热盛夹有阴虚的易上火人群，拟定处方，制成冲剂，通过中医体质问卷调查和四诊检查，排除阳虚体质者，共招募获得合格大学生 192 名。

研究采用中药袋泡茶的形式干预，中药袋泡茶的成分包括菊花、银花、蒲公英、生甘草、麦冬、扁豆衣。经提取后喷雾干燥，密封包装，适合长期服用。

每周一次，为期10周，对所有研究对象进行随访，随访内容包括口腔溃疡发病情况、日常饮食和运动、中医药茶包服用情况等。问卷借助移动网络工具录入，确保录入质量。

从中草药的预防效果来看，研究取得了积极的结果。中药组和对照组在新发溃疡的次数方面、溃疡疼痛情况方面、面部丘疱疹的差异具有统计学意义，同时新发溃疡次数与服药依从性有一定的统计学相关。上述结果表明，通过长达两个半月的干预，患者无论从溃疡的次数，还是从溃疡的感觉，均得到一定程度的改善，可能部分人群的体质得到了改善。

6. 上火的预后、转归

根据流行病学调查，项目组发现15.27%的居民上火的频率≥1次/月，24.84%的居民上火的频率为2～3次/月，经过临床观察，大部分上火症状在1周左右自愈，因此，课题组将上火分为轻重两类，轻者多为偶发，1年2～3次，各种症状不严重，病程1周左右，预后较好。重者多为反复发作，1年3次以上，各种症状较为严重，影响日常生活，病程2～3周，有的病程会更长，同时应注意伴随其他病症的发生。

（三）应用价值

课题组制定了首个上火相关的中医行业团体标准——《上火的诊断和治疗指南》。该《指南》不仅针对邪热内盛、阴虚火旺两种典型的实热和阴虚导致的上火证型，而是全面完善了上火的辨证类型，首次就上火的定义、诊断、辨证、治疗等方面内容进行系统研究，形成一套临床切实可行的上火诊断和治疗指南，对于规范上火的辨证施治，提高临床疗效和诊疗水平具有重要的意义。基于未病先防、既病早治与防变，结合临床实际，首次系统建立了防治上火的综合方案，对改善亚健康状况、减少难治病的发生、助推"健康中国2030"战略有着重要作用。

项目组相关成员在中华中医药学会、中国中西医结合学会以及世界中医药学会联合会的众多国内、国际会议中对该《指南》进行宣讲，起到了较好的推广宣传作用。该《指南》与临床实际较为符合，因此在临床中得到了广泛的使用。首席科学家范永升教授多次参加中央电视台科教频道CCTV10"健康之路"、中文国际频道CCTV4"中华医药"等健康科普节目的录制以及学术会议，宣传防治上火的方法。

五、《脐疗技术操作规范》

【摘要】脐疗法是脐中疗法的简称，是以制成一定剂型的药物（如糊、散、丸、膏等）对脐部施以敷、贴等药物刺激，或熏、灸等物理刺激，从而防治疾病的一种外治方法。脐疗，不仅具备了中医药防治疾病的许多优点与特色，在应用上更有着深厚的临床积淀与长远的推广价值，可广泛用于内、外、妇、儿、五官等各科170多种疾病的治疗。

《脐疗技术操作规范》规定了脐疗的术语和定义、操作步骤与要求、操作方法、注意事项与禁忌，确保在脐疗技术操作中每个环节都有标准可依，从而保证脐疗的临床操作安全性；也为脐疗的临床治疗及科研提供了重要的参考依据。

【成果来源】项目十：基于中医特色疗法的理论基础研究（2007）——脐疗防治疾病的临床疗效

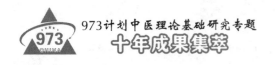

评价和机理研究课题

（一）研制过程

在脐疗基本理论与应用的文献评价研究的工作中，全面系统收集古今脐疗技术操作文献资料和现代名家相关技术经验，对其进行总结整理及系统研究。采用大规模穷尽搜索、资料挖掘等传统和现代文献研究方法相结合，对古今文献中脐与脐疗的概念及其内涵外延、脐疗理论基础、脐疗作用机理等记载进行研究整理，建立脐疗中医理论体系的基本框架。研究基于对中医外治、针灸、综合性古籍、经典医籍、方剂古籍、医案医话等中医学术专著，及现代期刊文献，系统梳理脐疗的名词术语，从脐疗概念、渊源与发展、理论基础、生理、病理及脐在诊断、治疗和预后中的应用、主治病症、脐疗的种类等8个方面界定脐及脐疗的知识范畴，并完善其内在理论架构。并且对脐疗方剂数据进行数据挖掘与分析，得出脐疗用药特点、常用药物组合、药物剂型、用法、病症–药物关联规则。根据文献资料，系统研究、分析并科学评价脐疗技术操作，规范化名词术语和操作术式。在上述工作完成的基础上，编写了《脐疗技术操作规范》

涉及的古典医籍文献以湖南电子出版社《中华医典》、电子版《四库全书》医药部分和山东中医药大学图书馆中医古籍为主要资料来源，主要收集中医外治及针灸专著、中医综合性古籍、中医经典医籍、中药古籍、方剂古籍、医案医话古籍中的脐疗文献资料。

涉及的现代期刊文献资料来源以《中国生物医学光盘数据库》《清华同方系列数据库》《中国学位论文全文数据库》为主。检索策略以人工阅读检索为主，全面收集并分类筛选文献资料。凡中医古籍中有"脐""神阙""脐疗"的文献均予以收集；现代期刊中凡有涉及"脐""脐疗"的文献均予以收集，并对所收集资料进行阅读分类。

将中医古籍文献分为脐疗概念与发展历程、脐疗理论与作用机理、脐疗技术与操作方法、脐疗临床与主治病证四类；现代期刊文献分为脐疗理论与作用机理、脐疗临床与主治病证两类。

脐疗文献的纳入标准首先应当符合文献的"真实性"原则，即文献的内在真实性和外在真实性，中医古籍文献以常用古籍与临床应用拟定纳入标准，运用中医理论对其进行分析与评价，以确定文献的真实性与价值。对有疑问或有分歧的文献先纳入，以后进一步评价。现代临床文献以循证医学对文献的分类作为参考。临床主治疾病类文献纳入标准与分级如下。

①Ⅰ级：临床病历数量足够的随机对照疗效对比研究论文；

②Ⅱ级：设有对照组，但未用随机方法或样本数不足的临床研究；

③Ⅲ级：无对照的系列病历观察。

如果对所选文献有疑问或有分歧，采取多人阅读选择或共同讨论方式解决。对临床主治疾病类文献中的个案验案报道、综述类文章、诊断不明的临床论文等，在研究中仅作参考。

（二）应用价值

脐疗在应用上有着深厚的临床积淀与长远的推广价值，可广泛用于内、外、妇、儿、五官等各科170多种疾病的治疗。临床研究显示，脐疗可以显著地降低脾虚型肠易激综合征患者的症状、证候评分，隔药灸脐在改善患者腹胀腹痛、脘腹痞满、食欲不振症状上优于隔淀粉灸脐。脐疗对原发性痛经小腹部疼痛、乏力、抑郁症状等方面较针刺疗法有一定优势。针对本成果相关技术内容，课题组已在多个学术交流会议上进行专题报告，进行宣讲交流。主要包括 2008 年中医外科学术年会、世界卫生组织传统医药大会"针灸与人类健康"卫星研讨会、全国第十五届针灸对机体功能的调节机制及针灸临床独特经验研讨会暨第十一届针灸经络学术研讨会、深圳中医外治新技术与外用制剂研究交流研讨会、首届世界针灸学会联合会学术论坛、全国灸法作用的基本原理与应用规律研讨会、中国针灸学会第五次全国代表大会暨针灸经络学术研讨会等，并应邀在埃及苏伊士运河大学、美国加州中医药大学学术交流。

（三）规范文本

1. 范围

本规范规定了脐疗的术语和定义、操作步骤与要求、操作方法、注意事项与禁忌。本标准适用于脐疗技术操作。

2. 规范性引用文件

下列文件中的条款通过本部分的引用而成为本部分的条款。凡是注日期的引用文件，其随后所有的修改单（不包括勘误的内容）或修订版均不适用于本部分，然而，鼓励根据本部分达成协议的各方研究是否可使用这些文件的最新版本。凡是不注日期的引用文件，其最新版本适用于本部分。

《消毒与灭菌效果的评价方法与标准（GB15981）》《医院消毒卫生标准（GB15982）》《针灸技术操作规范 第 2 部分 毫针（GB/T21709—2008）》《针灸技术操作规范 第 6 部分 三棱针（GB/T21709—2008）》《针灸技术操作规范 第 7 部分 拔罐（GB/T 21709—2008）》。

3. 术语和定义

下列术语和定义适用于本规范。

A. 脐疗法　navel therapy

脐疗法是脐中疗法的简称，是以制成一定剂型的药物（如糊、散、丸、膏等）对脐部施以敷、贴、填、熨等药物刺激，或熏、灸、推拿、针刺、拔罐等物理刺激，以激发经气，疏通经络，促进气血运行，调节人体阴阳与脏腑功能，从而防治疾病的一种外治方法。

B. 敷脐疗法　covering navel therapy

用药末或用生药捣研后（或兑入不同性质的液剂，摊成饼状、糊状、膏状等剂型）直接敷于脐上，使药效由局部及于内脏从而起到防治疾病目的的一种方法。

C. 灸脐疗法　navel therapy with moxibustion

利用燃烧某些材料产生的温热，或利用某些材料直接与皮肤接触来刺激脐部以防治疾病的一种方法。

D. 脐部拔罐法　therapy of cupping on navel

古称角脐法，是通过罐内负压，使被拔的脐部皮肤充血、淤血，以达到防治疾病目的的方法。

E. 按摩脐部法　moxibustion on navel therapy

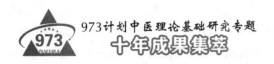

运用推拿手法如揉、摩、按等刺激脐部，以防治疾病的方法。

F. 脐部磁疗法 magnetism therapy on navel

利用磁场作用于人体脐部产生生物效应而达到治疗目的的一种方法。

4. 操作步骤与要求

A. 施术前准备

A.1 选药原则：脐疗用药必须遵循辨证施治，选方用药的原则。

➤ 所用药均应有一定的刺激性，但又不至发泡溃破，损伤皮肤。

➤ 所用药物应气味俱厚，但有毒之品一定要控制用量，做到低毒高效。

➤ 应注意选择具有浓烈芳香走窜性味的药物，以便增强药剂的皮肤穿透性。

➤ 般选用醋、酒、油、水等做调和剂，或以其减缓药物性味，或以其增强药物通达走窜之性，或以其调和赋形，也均是不可缺少的。

A.2 剂型选择：根据治疗需要选取适当的剂型。常用剂型为散剂、膏剂、糊剂、丸剂、药袋 等。

A.3 体位选择：体位选择仰卧位，并嘱患者充分暴露脐部，以方便取穴、用药和治疗。

A.4 环境要求：本法一般在室内进行，要求室内温度适宜，空气流通，清洁卫生。

A.5 消毒

➤ 部位消毒：脐内常有污垢，因此应用含 75% 医用酒精或 0.5%～1% 碘伏的棉球按常规消毒法擦拭消毒脐部及四周皮肤。

➤ 术者消毒：医者双手可用肥皂擦拭，后用水清洗干净，再用 75% 医用酒精棉 球擦拭。

B. 操作方法

B.1 敷脐疗法

B.1.1 填法：将药物填于脐内，并以胶布固定。多用散剂或丸、丹剂，用药部位仅限于神阙穴内。

B.1.2 敷法：将鲜药（一般用植物药或虫类药）捣烂敷于脐部，或用干的药末用水、或蜂蜜、酒、唾液等调和成膏状敷于脐部，用药部位可不局限于脐孔内，较填法范围大。

B.1.3 覆法：将用量较多的药物捣烂或研末或调糊膏，覆盖在脐部及其周围，用药部位较大。

B.1.4 涂法：将药汁、药膏、药稀糊等涂抹于脐部。

B.1.5 滴法：将药汁（药物水煎取汁或鲜药捣烂取汁，或用水等）根据病情需要温热或冰凉后，一滴滴徐徐滴入脐内。

B.1.6 熨法：将药物切粗末炒热布包，趁热外熨脐部。

B.1.7 贴法：将药物制成膏药贴于脐部。

B.1.8 掺法：将药物少许研细末产于膏药上，外敷于脐部。

B.1.9 纳法：将药物捣烂如泥状，或研为细末，用酒适量调和，软硬适度，捏成圆形药丸，纳入患者脐孔中，以手往下压平，使其紧贴脐壁，外加胶布贴牢固定之。

B.2 灸脐疗法

B.2.1 悬起灸：点燃艾条，手持之在脐部上方 2cm 悬起灸之，以脐部觉温热但又能耐受为度。

B.2.2 隔物灸：先在脐部或脐内放置药物或盐、姜、葱、附子饼等物质，再放艾炷或艾条（艾炷最常用）灸之，即艾炷与药物之间有药物间隔。

B. 2.3 蒸脐法：又名熏脐法、炼脐法。将药物研细末填满脐部，脐周放置用面粉加水揉制的面圈1个，面圈中央小孔的直径与脐同，然后中置艾炷灸之。可向药面中稍加水，使药物在艾炷的作用下更容易被吸收。

B. 2.4 熨灸法：将艾绒平铺于脐部，再盖几层布，用熨斗在上面熨之。重要的是掌握好熨斗的温度，不要令患者烫伤。

B. 2.5 日光灸：将艾绒平铺在脐腹部，在日光下暴晒，时间以患者不能忍受为度。

B. 2.6 温灸器灸：将艾条或艾绒加工后放入专门制作的温灸器，置于脐部施灸。

B. 2.7 天灸：又名发泡疗法。首先在脐部涂上一层凡士林，然后将对皮肤有刺激性的药物（如白芥子、吴茱萸、甘遂、蓖麻籽、蒜泥等）适量敷于脐部，12小时后取下。敷贴时间可根据患者年龄进行调整。青年人及儿童时间可以稍短，老人时间可稍长，以脐部充血，起泡犹如灸疮为度。

B. 3 脐部拔罐法

B. 3.1 闪火法：用止血钳或镊子等夹住95%乙醇棉球，一手握罐体，罐口朝下，将棉球点燃后立即伸入罐内摇晃数圈随即退出，速将罐扣于脐部。

B. 3.2 投火法：将易燃软质纸片（卷）或95%乙醇棉球点燃后投入罐内，迅速将罐扣于脐部。

B. 3.3 贴棉法：将直径1～2cm的95%乙醇棉片贴于罐内壁，点燃后迅速将罐扣于脐部。

B. 3.4 架火法：用不易燃烧和传热的物体，如瓶盖、小酒盅等，置于脐部，然后滴入95%酒精，或放入一酒精棉球，用火点燃后，迅速将罐扣于脐部。

B. 3.5 脐部刺血法：以三棱针在脐四周距脐中心约半寸到一寸处针刺出血，或用梅花针刺后，再以火罐拔出血。每次时间不宜长，以5分钟左右为宜。

B. 4 按摩脐部法

B. 4.1 揉脐法：用拇指指端，或食指、中指，或掌根部按附于脐部或脐周，做轻柔和缓的回旋揉动。顺时针为泻，逆时针为补。

B. 4.2 摩脐法：用手掌掌面或食指、中指、无名指指腹附着于脐部或脐周围，以腕关节连前臂做环形有节律的抚摩，摩动时要和缓协调，每分钟30～120次。补泻依然是顺时针为泻，逆时针为补。

B. 4.3 按脐法：用拇指或食指或中指的指腹部向下垂直按压脐部或脐周围，（以有酸、胀、痛为度），一按一放，有节奏地按压100～300次。

B. 4.4 脐部磁疗法：将磁片或磁珠用胶布贴敷在脐部，或将磁带敷于脐部，佩戴疗程依据病情而定。另外还有脉冲及脉动磁场法、交变磁场法、磁电综合法等，均应按照相关说明书认真操作。

B. 4.5 其他方法：包括脐部激光照射法、脐部红外照射法，均可按照仪器说明书进行操作。

5. 施术后处理

A. 脐疗的正常反应

A. 1 在脐部可出现局部发红，片刻后消失恢复正常皮色。

A. 2 或兼微热痛感。

B. 脐疗的善后处理

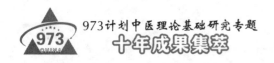

B.1 去除药物后应用消毒棉球轻轻拭去脐部残留的药物，若脐部微觉痛痒，不可搔抓，数日内自可消退。

B.2 脐疗后如果出现水疱，只要不擦破，可任其自然吸收。若水疱过大，可用一次性消毒针从疱底刺破，放出水液后，再用消毒敷料覆盖。

B.3 若出血应用棉球拭净。

B.4 若皮肤破损，应常规消毒，并用无菌敷料覆盖其上。

6. 注意事项

A. 一般采用仰卧位，充分暴露脐部，以方便取穴、用药和治疗。同时应注意保暖，避免受寒。

B. 用药前，应严格消毒，一般用75%医用酒精或0.5%～1%碘伏的棉球按常规消毒法擦拭消毒脐部及四周皮肤，以免发生感染。

C. 脐疗用药虽有自己的特点，但一般情况下仍需辨证用药，方能提高疗效。

D. 在施治之前，应详细了解患者的全身情况，并询问药物过敏史、孕育及胎产史，避免药物过敏反应，或引起堕胎流产等医疗事故的发生。孕妇若非治疗妊娠诸病，慎用脐疗，有麝香等堕胎或毒副作用的药物更当慎用或忌用。若使用磁疗法，则应询问患者有无安装心脏起搏器等金属装置。

E. 治疗应在室内进行，冷天或寒冬，室内应保持比较高的温度，医者应操作迅速，以免患者受凉感冒。

F. 在进行灸疗时，要注意室内通风，或安装排烟设备，以免灸疗产生的烟引发患者严重的不适感。

G. 药物敷脐后要外加固定，对胶布过敏者可用纱布包扎固定。对儿童患者，要加强护理，避免其用手抓挠，以防药物脱落。

H. 脐疗药物常具刺激性或温热性，应用时间长会出现局部皮肤发痒、灼辣，甚至发生疱疹、溃烂。因此贴敷药物剂量不宜过大，贴敷时间不宜过长，尤其小儿皮肤嫩薄，提倡间歇使用，每个疗程之间休息3～5天，如皮肤发生水疱者，可用消毒针挑破，外涂龙胆紫溶液。

I. 由于脐部吸收药物较快，故个别患者会出现腹部不适或隐痛感，一般过几天会自行消失。

J. 用熨法要适当控制药物温度，以免烫伤皮肤。尤其是老人和儿童，以及感觉减退的瘫痪患者，更应注意。

K. 用角脐法拔罐时间不宜过长，脐部皮肤松弛者慎用此法。

L. 脐疗药物中多含有芳香挥发的成分，所以预制的各种制剂必须密封保存，以免有效成分挥发。

7. 禁忌

A. 急性严重疾病、接触性传染病、严重心脏病、心力衰竭。

B. 皮肤高度过敏、传染性皮肤病，以及肚脐及肚脐周围长有肿瘤（肿块），脐部感染溃烂。

C. 精神分裂症、抽搐、高度神经质及不合作者。

附录A 脐疗药物剂型

A.1 散剂：将药物制成细末。使用时取适量填脐内，外盖纱布，胶布固定。

A.2 糊剂：将药物研细末，再用适当的溶剂（如水、醋、酒、唾液、鸡蛋清、凡士林、蜂蜜等）调成糊状，外敷脐部，上盖纱布，胶布固定。

A.3 饼剂：将药物研细末后，加少许溶剂（多用水）调成饼状（比糊剂硬）；或将药物研细末后，加用一些鲜药（如葱白或其他新鲜植物药的茎叶、根茎等）捣在一起，制成药饼，然后贴敷脐部。

A.4 膏剂：是将药物研成细末配合香油、黄丹等炼制而成。

A.5 丸剂：将药物研细末后，依法制成圆球形大小不一的药丸（如水丸、蜜丸等），用时取药丸填脐内。

A.6 药袋：将中药碾成粗末，装入布袋内，缝制成一定形状的药袋，贴敷于脐部。

附录 B　脐疗操作时间、操作意外的处理办法以及治疗间隔与疗程

B.1 脐疗的操作时间：脐疗时间可根据年龄、病情、体质等情况而定。一般操作时间为 5～7 天，若肌肤反应明显、皮肤薄弱、年老与儿童则保留时间不宜过长。

B.2 脐疗操作意外的处理办法：脐疗操作意外可见过敏反应，如头晕、胸闷、恶心欲呕，肢体发软，冷汗淋漓，甚者可出现瞬间意识丧失等。处理办法是立即去除过敏原，必要时可服用开瑞坦或息斯敏等抗过敏药物。密切注意血压、心率变化，严重时按晕厥处理。

B.3 脐疗治疗间隔与疗程：治疗的间隔时间，按脐部皮肤颜色和病情变化决定。急性病痊愈为止。一般慢性病以 2～5 次为一疗程。两个疗程之间应间隔 3～5 天（或等药物对皮肤的刺激反应消失）。

第十一章　探索性研究成果

一、穴区不同组织结构是决定和影响穴位效应特异性的关键因素

【摘要】通过穴位不同组织结构在经穴内脏效应特异性中的作用及其机制探讨，第一次明确提出穴区不同组织结构是决定和影响穴位效应特异性的关键因素。不同部位的穴位因其组织结构的不同、各种针刺方法也因其所涉及的组织结构不同，可以产生不同的特异性治疗效果。这种相对特异性与介导不同躯体感受器信号的不同初级传入纤维的参与有关。经穴效应特异性的物质基础是经穴局部组织结构组成的特殊性，且Aδ-纤维、C-纤维及躯体低阈非伤害性感受器可能均部分参与介导了针刺的特异性效应。

【成果来源】项目四：基于临床的经穴特异性基础研究（2006）；项目二十三：经穴效应循经特异性规律及关键影响因素基础研究（2012）

（一）理论内涵

1. 电针同一穴位不同组织在改善心/胃功能方面存在效应差异。电针不同穴位的相同组织也存在效应差异。

2. 单一组织电针有可能取得全穴深度电针更好的效应，且具有组织与效应的相对特异性。

3. 电针穴位与相同部位旁开的非穴位的效应的差异未呈现显著性意义，在进一步提示组织相同的穴位的效应类似的同时，还提示不宜在穴位附近选择非穴位作为对照。

4. Aδ-纤维、C-纤维及躯体低阈非伤害性感受器可能均部分参与介导了针刺的特异性效应。

（二）科学证据

1. 观察不同组织结构的胃经和心包经穴位及相应非经穴对心血管系统功能的影响。观察电针不同穴区对心动过速/心动过缓心率调节效应：

（1）不同组织结构的胃经和心包经穴位及相应非经穴对心动过速大鼠心率的调节效应。实验结果表明，心包经穴各组减低心动过速大鼠心率的效应高于胃经穴各组，而胃经穴各组的效应、胃经相应非穴各组与模型组的差异无显著性意义。提示心包经穴对心脏功能的影响更加明显。上述经穴之间及经穴与非经穴之间的效应差异，一定程度上提示了不同组织结构在影响经穴效应差异中的作用。

（2）不同组织结构的胃经和心包经穴位及相应非经穴对心动过缓大鼠心率的调节效应。实验结果

表明，心包经穴各组提高心动过缓大鼠心率的效应高于胃经穴各组，而胃经穴各组的效应、胃经相应非穴各组与模型组的差异无显著性意义。同样提示心包经经穴对心脏功能的影响更加明显。上述经穴之间及经穴与非经穴之间的效应差异，也在一定程度上提示了不同组织结构在影响经穴效应差异中的作用。

2. 以正常动物和胃痉挛/胃张力低下的模型动物为研究对象，采用电生理检测手段，探讨比较不同的经穴及非穴位的针刺对胃功能的作用差异，观察胃电/胃运动或内压等的变化。

穴位选择包括不同的经穴和非经穴，如胃经的解溪、足三里、犊鼻，心包经的大陵、郄门、曲泽；非经穴对照点主要有胃经经穴的旁开（胃经与胆经连线中点，下同）对照点。同时比较上述心包及胃经的经穴效应。实验穴位与对照穴位的针刺深度和强度相同。在分析胃经经穴特异性时，将胃经经穴数据与旁开对照非穴点数据进行比较（经穴与非经穴比较），也将胃经三个穴位本身的效应进行比较（同经异穴比较）。心包经经穴效应特异性的分析与此类同。

（1）不同组织结构的胃经和心包经穴位及相应非经穴对胃痉挛大鼠胃功能的调节效应。研究结果表明，采用腹腔注射新斯的明诱导胃痉挛SD大鼠模型的造模方法稳定可靠；电针能有效抑制胃痉挛大鼠胃电与胃内压，缓解大鼠胃痉挛；对胃电而言，各穴位均有抑制胃电幅度的效应，但作用强度不同，以足三里最强。而对胃电频率的抑制作用，除犊鼻和曲泽外，其余穴位也均有抑制作用；对胃内压而言，各穴位均有抑制胃内压幅度的效应，但作用不同，以足三里最强。而对胃内压频率的抑制作用，除大陵和曲泽外，其余穴位也均有抑制作用，以犊鼻为佳。上述经穴之间以及经穴与非经穴之间的效应差异，一定程度上提示了不同组织结构在影响经穴效应差异中的作用。

（2）不同组织结构的胃经和心包经穴位及其与相应非经穴对胃张力不足大鼠胃功能的调节效应。实验结果表明，胃经穴各组增加胃张力不足大鼠胃内压的效应强于心包经穴各组中的大陵组、非大陵组、曲泽组和非曲泽组，提示胃经穴对胃功能的影响更加明显。而胃经穴各组与郄门组和非郄门组差异无显著性意义。各组经穴与相应非穴组之间差异无显著性意义。上述经穴之间以及经穴与非经穴之间的效应差异，一定程度上提示了不同组织结构在影响经穴效应差异中的作用。

3. 探讨涉及穴位下不同组织层次的不同深度针刺方法对多个内脏功能系统的调节作用，观察心率/血压、胃电/胃运动或内压等的变化。

选择胃经和心包经上常用且穴区下具有皮肤、皮下组织、肌肉及骨间膜/骨膜各层次结构的穴位足三里和郄门。非经穴对照点与前述同。针刺方法采用不同深度的电针针刺。包括不同深度的直刺，即只刺激皮肤的浅刺以及分别深达皮下组织、肌肉组织和骨间膜/骨膜，操作中可以适当辅以不同深度组织局麻，使效果更明晰。实验穴位和对照穴、点的刺激强度相同。

（1）不同深度针刺足三里、郄门穴不同组织层次对胃功能的调节作用。①电针同一穴位不同组织在改善胃痉挛/胃张力低下模型大鼠胃内压/胃动频率等方面存在效应差异。其中以电针肌肉组织效应为佳。单一组织电针有可能取得全穴深度电针更好的效应。且具有组织与效应的相对特异性。②电针不同穴位的相同组织也存在效应的差异。在改善胃内压、胃动频率方面以胃经的足三里穴为佳。③电针穴位与相同部位旁开的非穴位的效应的差异未呈现显著性意义，提示不宜在穴位附近选择非穴位作为对照。

（2）不同深度针刺足三里、郄门穴不同组织层次对心血管系统功能的调节作用。①电针同一穴位不同组织在改善心动过速大鼠心率、左心室内压及左心室内压最大上升速率方面存在效应差异。其中以电针肌肉组织效应为佳。同样表明，单一组织电针有可能取得全穴深度电针更好的效应。且具有组织与效应的相对特异性。②电针不同穴位的相同组织也存在效应的差异。在减低心动过速大鼠心率、左心室内压及左心室内压最大上升速率方面，以心包经的郄门穴为佳。③电针穴位与相同部位旁开的非穴位的效应的差异未呈现显著性意义，与第一部分的结果一样，进一步提示不宜在穴位附近选择非穴位作为对照。

4. 进行经穴效应特异性机制研究——不同组织结构中不同躯体感受器及/或初级传入纤维的针效介导作用。

（1）躯体低阈非伤害性感受器的研究：采用神经电生理学的方法，以脊髓背角广动力型神经元（躯体内脏汇聚神经元）放电为指标，采用直结肠扩张（CRD）反应，观察在上述内脏病理状态下，穴区皮肤及皮下组织、肌梭及相应的腱器官感受器的兴奋是否影响上述神经元对内脏损伤的痛反应。研究结果显示，在 CRD 引起 WDR 放电稳定激活反应的基础上，针刺记录对侧足三里穴区皮肤/肌肉/全穴组织神经元反应，发现均对 CRD 的这种激活反应有明显抑制作用，其中以单纯肌肉组织为最佳，全穴组织和单纯皮肤组织次之。可见，穴区皮肤及皮下组织、肌梭感受器的兴奋均可影响上述神经元对 CRD 这种内脏损伤的痛反应，其中以肌梭感受器更为明显。

（2）躯体初级传入纤维介导经穴特异性效应的研究：采用神经电生理学方法，病理模型和观察指标同前。采用辣椒素和蛇毒等工具药，分别阻断不同类型躯体初级传入纤维前后，观察上述内脏病理状态下，针刺对上述神经元的内脏痛反应是否发生改变，以判断何类传入纤维参与介导针刺的特异性效应，并帮助推断介导针刺效应的躯体感受器的类型。研究结果显示，辣椒素/蛇毒均可部分阻断针刺足三里穴区的皮肤/肌肉/全穴组织对 CRD 反应的抑制作用。表明 A δ – 纤维和 C– 纤维均可能部分参与介导了针刺对 CRD 这种内脏损伤的痛反应的特异性效应。

（三）学术影响

该研究首次从穴位不同组织结构的角度阐明其功能特异性的科学机理，既在探明经穴特异性的科学本质的问题上向前迈进了一步，可为指导针灸临床选穴（穴区下组织结构不一样，如肌肉、肌腱等组织的丰厚多寡等）提供一种新的思路和参考；同时也为临床选择不同的针刺方法（如直刺、斜刺、平刺等选择性刺激不同的组织结构皮肤、肌肉等）以及《内经》中"病有轻重，刺有深浅，深浅不宜，反为大害"这一临床指导性理论提供了科学依据。因此，该课题成果既具有科学意义上的创新性，又有重要的临床指导意义。

现代医学理论认为正常情况下躯体低阈感受器的兴奋不会引起内脏活动的变化。而本成果证明，经由有髓纤维传导信号的低阈躯体感受器在病理状态下也参与调节内脏功能的变化。该结果在这一点上突破现代医学的传统观点，丰富和发展现代医学在该领域的研究，具有原始性创新性。

二、经络理论的筋膜学说

【摘要】原林教授课题组通过对经络实质的文献及实验研究，认为全身的结缔组织支架可能是经络的物质基础之一。通过对人体结缔组织构成的筋膜支架进行标记和计算机三维重建，成功构建出与中医针灸经穴记载有很强对应性的影像结构，为经穴与筋膜的解剖学相关性提供了佐证。

【成果来源】项目十：2007 年"基于中医特色疗法的理论基础研究（2007）——针灸理论的筋膜学说基础研究课题

（一）理论内涵

1. 人体结缔组织支架是经络的解剖学基础

筋膜学理论认为，在人体等高等动物体内存在一个由中胚层未分化间充质细胞进化发育而来的广泛的筋膜系统，该系统在高等动物（包括人类）的解剖学组成为分布到除中枢神经系统以外的各种组织器官筋膜结缔组织，构成自体监控与储备支持系统，该系统通过神经反射调节、神经内分泌调节、神经免疫调节等环节对组织细胞生命和功能状态进行监测和调控，维持机体内环境稳定。筋膜学把人体分为由全身结缔组织支架构成的支持与储备系统和由该支架支持和包绕的功能细胞所构成的功能系统两个部分，在人体的生命过程中前者不间断地为后者提供细胞来源，从而维持人体机能和结构的正常状态。

人体结缔组织支架是经络的解剖学基础，包括针灸、刮痧、梅花针在内的各种中医疗法通过刺激非特异性筋膜结缔组织，发挥其支持储备作用，以调整人体的机能状况和新陈代谢。中医所使用的各种机械刺激疗法就是对该支架的特定部位进行物理刺激，激发机体的生物活性的改变以起到治病作用。

2. 经穴是筋膜支架上接受刺激并能产生较强生物学信息（效应）的部位

筋膜作为人体内第十大功能系统发挥自体监控与支持储备作用，其可能是中医学中经络穴位的生物学基础，穴位的本质是筋膜上在接受刺激时能产生较强生物信息的部位（如肌间隔、肌间隙等在针刺手法操作时能牵动较大范围筋膜结构，从而产生较强生物信息的部位），同一经脉上的穴位具有相同或相关联的神经隶属或循环支配，穴位与非穴位之间只有产生生物信息量的差异而并无质的区别，"经脉"为"穴位"间具有解剖学结构相连或神经传入接近的筋膜结构，各种针灸疗法通过对人体筋膜结构产生机械刺激，从而激活、强化筋膜系统发挥自体监控修复与支持储备功能。

支持与储备系统可能是刺激经穴发挥效应的有效途径之一，针灸物理作用机制即针刺刺激改变筋膜结缔组织功能细胞增殖活性，通过功能细胞数量和性质的改变，对机体产生支持储备及调控作用。皮下筋膜组织在机体对内在或外源性拉伸刺激的应答中起着重要的媒介作用并发挥调控作用，各种替代疗法（supplement therapy，主要指在中国传统医学理论引导下开展的针灸、按摩等物理治疗措施，这些治疗手段主要是通过应力刺激下筋膜结缔组织形变而发挥生物学效应）作用靶点正是机体内的网状筋膜支架。

3. 从筋膜学角度出发阐述针灸作用机制

针灸的作用机制可能通过刺激对结缔组织支架的干预，实现功能效应的调节功能。正常的疏松结缔组织中可能通过ERK细胞信号转导蛋白的磷酸化来参与组织的增殖和分化，而针刺对于ERK信号转导有促进作用状态调控的机制之一。拉伸应力下结缔组织中的纤维增加和纤维走行方向的影响及疏松结缔组织重构及对细胞增殖能力的影响可能是中医替代疗法的一种作用机制。

（二）科学证据

1. 数据集利用计算机软件进行程式自动识别标记虚拟中国人男1号筋膜汇集区，过程中首先提取肌肉，完成去噪处理；然后通过边缘检测，求出肌肉轮廓点的凸包；最后完成对筋膜汇集区的标记，并对标记的筋膜汇集区利用3D-DOCTOR软件进行三维重建，得到了与传统中医经络图谱描述相似的重建虚拟经线。

2. 人工对女性数字人数据进行分割并进行了整体筋膜重建，构筑全身冠状面结缔组织筋膜支架。可以看到人体结缔组织广泛分布到人体的各个部位，形成一个完整的结缔组织支架，人体其他器官均被结缔组织所包绕。共取躯干及四肢部6条主要经脉与相对应的已合成筋膜经线进行走行路线对比研究，取得相关原始测量数据。数据用SPSS10.0软件行统计学分析并生成复合线性图。可见各条重建筋膜经线基本上呈围绕相应经典经线走行的趋势。其中任、督二脉重建筋膜经线与经典经线走行路线完全重合。人体筋膜重建经线与中医古代文献记载的经脉体表走行路线对比结果显示二者基本相似。

3. 大体解剖观察显示，人体大部分经穴密集分布于全身筋膜类结缔组织中，针刺该类经穴产生治疗效应的动力学基础可能与针刺等物理刺激牵张穴区筋膜有关，生物学基础可能与穴区内筋膜中多含有丰富的神经、血管、淋巴终末有关。筋膜汇集区内经穴依其在身体的不同部位又各有独特的解剖学特点，与其各自特殊的针刺手法操作与主治功能大致相对应。

4. 对按常见得气深度进行经穴针刺标记处理的尸体四肢标本进行CT扫描并三维重建，观察结果显示四肢部十二正经经穴标记针体或针尖大部分落在肌间隔、肌间隙等筋膜汇集区与骨膜上，与尸体解剖观察结果一致，四肢部经穴与人体筋膜汇集区在解剖学分布上呈密切相关。中医经络穴位的解剖学基础可能存在于全身筋膜类结缔组织中。

（三）学术影响

新功能系统的发现和筋膜学研究领域的提出，为古代针灸疗法奠定了现代生物学意义上的物质基础（人体筋膜系统）和机能学基础。为针灸研究摆脱传统经验医学模式向生物医学模式过渡提供了理论依据。筋膜学的提出也为传统针灸器具的改进提供了依据，已获得国家专利的"得气针"，其要点是在针体上进行粗糙处理，使针体能够更有利于牵动筋膜组织而产生较强的刺激；还可根据解剖学部位、进针路径和病变情况改进出不同形态和功能的刺激器具。在筋膜学指导下应用新易筋疗法治疗肩周炎。观察结果表明治疗肩周炎疗效显著，且副作用小，同时为筋膜学外治理论的进一步研究提供部分临床依据。

三、疏松结缔组织中的传递现象——组织液长程流动通路的探索

【摘要】利用现代成像技术，针对一类疏松结缔组织的传递现象，通过磁共振示踪成像方法、"外

加动力源"的解剖学研究方法等，尝试解释经络实质及穴位特异性，探索经络研究的新方法，为指导灸法的临床应用提供科学依据。

【成果来源】项目三十四：基于临床的灸法作用机理研究（2015）——疏松结缔组织中的传递现象及艾灸等效应的模式化研究

（一）理论创新

采用磁共振示踪成像方法，选取手少商穴、商阳穴、中冲穴、关冲穴、少泽穴，足隐白穴、大敦穴、厉兑穴、太溪穴等进行研究，结果发现：在穴位区注射，能够显像两种组织液长程流动通路，即皮肤通路和血管外膜通路。进一步确证了每个手指和足趾末端的穴位区均存在两种组织液长程流动通路；这个部位大多是十二经络的"井穴、荥穴"，基本符合井穴、荥穴、输穴、经穴、合穴类似于水流，如源泉、小水流、大江大河、入海口等关于五输穴的认识。

建立和发展了一整套"外加动力源"解剖学研究方法，给出了在人类遗体寻找源于十二经脉井穴的组织液长程流动通路网络的技术路线。在昆仑穴注射荧光示踪剂，在截肢后 90 分钟进行分层解剖，发现源于昆仑穴的荧光染色了 15 厘米以外的四种组织，分别是皮肤组织、静脉血管外膜组织、动脉血管外膜组织和神经组织，说明源于四肢远端穴位区的组织液长程流动通路的多样性。

不论是磁共振所成像的皮肤通路，还是解剖学所揭示的皮肤通路，都具有穴位相关性，而不出现在手足部位的非穴位区。这一现象说明手足穴位区与皮肤通路之间存在一一对应的关系。推测特定的穴位点，很可能就是组织液最便利地进入特定组织液长程流动通路的"入口"。

（二）科学证据

1. 确证了与四肢末端穴位区相连通的组织液长程流动通路的普遍性

采用磁共振示踪成像方法，选取手少商穴、商阳穴、中冲穴、关冲穴、少泽穴，足隐白穴、大敦穴、厉兑穴、太溪穴等，每个穴区邀请两名受试者参加；同时邀请另外两名受试者进行了前臂浅表静脉的血管旁皮下组织注射，一共 20 名受试者。结果发现：在穴位区注射，能够显像两种组织液长程流动通路，即皮肤通路和血管外膜通路。

本课题的实验结果进一步确证了每个手指和足趾末端的穴位区均存在两种组织液长程流动通路；这些部位大多是十二经络的"井穴、荥穴"，基本符合对于五输穴的认识——井穴、荥穴、输穴、经穴、合穴类似于水流，如源泉、小水流、大江大河、入海口等。但是，其更深层的含义仍然需要更多实验精细描述。

2. 发现了与四肢末端穴位区相连的组织液长程流动通路的解剖学结构

建立和发展了一整套"外加动力源"解剖学研究方法。这一研究方法的建立，给出了在人类遗体寻找源于十二经脉井穴的组织液长程流动通路网络的技术路线。

在右手少商穴注射荧光素，通过心外按压 150 分钟，在激发光灯下进行分层解剖，使用数码相机进行拍摄记录。发现源于少商穴的荧光通路在手部、前臂的下三分之一部分呈网状分布，其中的脂肪小叶间隔沿通路长轴分布；在前臂以上的水平则进入皮下组织，沿静脉血管外膜向心性流动；并通过

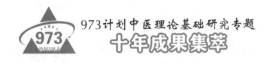
腋鞘、上腔静脉外膜，进入心脏表面组织、右心房和右心耳的表面。一共在10具标本中进行了本实验，其中7具都出现了上面的通路，3具则没有，其原因有可能是这3具遗体的死因是恶液质。

源于少商穴的荧光示踪剂，采用分层解剖方法，染色了不同层次的组织，进一步说明这种荧光通路并非管状结构。见图11-1。

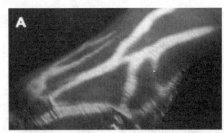
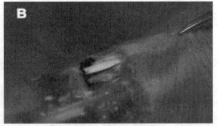

Plexus on hand back

Diverse tissues in the fluorescent pathways

图 11-1　采用手持荧光激发设备进行的源于少商穴和昆仑穴的荧光成像
A.源自少商穴的荧光通路在手背部形成网状；B.同一名受试者的手腕部分层结构。

经过胸部按压，注射进入少商穴的荧光素钠使得组织液长程流动通路染色，分层解剖后，可见大量皮下组织被荧光素钠染色，其中包绕着血管。而采用传统加压墨汁注射的方法，在少商穴注射墨汁，分层解剖后，可见皮下组织层分布着许多淋巴管，淋巴管边界清晰。比较两种方法显示的异同，发现源于穴位区的荧光通路直径明显宽，大约1～2cm，而墨汁染色的淋巴管直径1～2mm，说明荧光通路并非淋巴管。见图11-2、11-3。

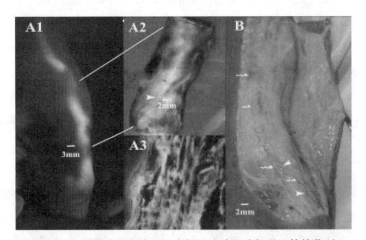

图 11-2　源于穴位区的组织液长程流动通路与淋巴管的鉴别
注：A1示手指背部可见源于少商穴的荧光通路；A2为A1所示通路的皮肤内侧，可见皮下组织被荧光素钠染色，其中可见一条血管（箭头所指）；A3为A2切片的冰冻荧光图像，可见真皮、皮下组织均被荧光素钠染色；B为采用常规加压墨汁注射法可见皮下组织层的淋巴管（箭头所指）。

3. 证实了生理状态下源于四肢穴区的组织液长程流动通路的多样性

截肢的患者在截肢手术之前，在昆仑穴皮下组织注射荧光素，截肢后发现源于穴位区的组织液长程流动通路的多样性。离体断肢在蓝紫光灯的照射下，观测到起自足踝部注射点的荧光染色通路。对照组织选取远离荧光通路的皮肤、静脉和动脉血管组织。结果发现：①起自注射点的荧光素染色了三种解剖位置的通路，即皮下组织、静脉和动脉血管周围纤维性疏松结缔组织，②组织学研究表明，这些纤维丝由胶原纤维和弹力纤维共同组成。

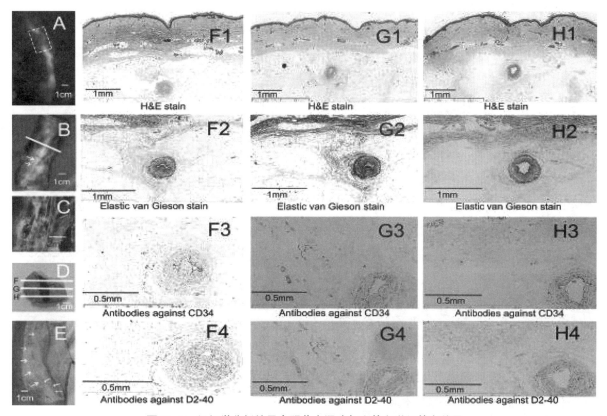

图 11-3 组织学分析结果表明荧光通路与血管和淋巴管有差异

注：B 展示了 A 图中白色方框的内部。C 为 B 图中白线的横断面的荧光显微成像，展示了荧光染色的真皮和皮下组织。D 为皮肤上的荧光通道被墨汁染色。F、G、H 分别为 D 的三个水平横断面经 HE 染色、Elastic van Gieson 染色、CD31 和 D2-40 免疫荧光染色的组织学成像。除了皮下一条被墨水标记的小动脉（B 中两条白色箭头所示），F1、G1、H1，F2、G2、H2，F3、G3、H3 和 F4、G4、H4 中均未发现连续的血管或淋巴管。E 图所示，直尾箭头标注的淋巴管（按压注射墨水显现）与弯尾箭头标注的浅静脉和荧光通路（A 和 B 中）是不相同的。

皮肤传输通路起自昆仑穴皮下组织，在向心性传输的过程中，途经的组织包括真皮、脂肪小叶间隔和皮下组织，其内部结构是一组沿通路长轴分布的纵向纤维结缔组织。血管周围传输通路包括静脉周围传输通路和动脉周围传输通路，其内部结构也是一组沿血管长轴分布的纵向纤维结缔组织。所不同的是，静脉周围传输通路含有较多胶原纤维，动脉周围传输通路含有较多的弹力纤维。见图 11-4。

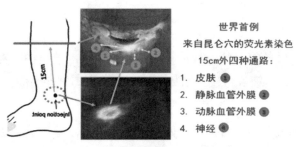

图 11-4 生理状态下源于昆仑穴的组织液长程流动通路的多样性示意图

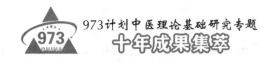
4. 揭示了组织液长程流动具有穴位特异性

首先，通过磁共振示踪技术发现，在手腕和足踝部、手指和足趾的穴位区注射示踪剂，都能够发现组织液的长程流动通路。其区别是：在穴位区注射，能够发现示踪剂增强了两种轨迹的长程通路：①轨迹光滑的通路，这种通路与血管造影显示的血管一致，而近期我们的研究表明，实际上顺磁性示踪剂增强的是血管外膜组织；②轨迹不光滑的通路，这种通路具有普遍性，在所有参加受试者的手足穴位区都能够观察到，重复率是百分之百，推测在人类中普遍存在。而后期的研究表明，磁共振成像技术所观察到的轨迹不光滑的通路，很有可能就是由有序脂肪小叶间隔做介导的，因此，把这种"轨迹不光滑的通路"命名为皮肤通路，与解剖学研究的命名一致。

不论是磁共振成像的皮肤通路，还是解剖学所揭示的皮肤通路，都具有穴位相关性，而在手足部位的非穴位区未出现这一相关性。这一现象说明手足穴位区与皮肤通路之间存在一一对应的关系。推测特定的穴位点，很可能就是组织液最便利地进入特定组织液长程流动通路的"入口"。因此，本研究揭示的皮肤组织液长程流动通路具备的穴位特异性总结如下：

①皮肤组织液长程流动通路与手足部位的十二经脉穴位区具有明确的对应关系，与其他部位的穴位区是否存在这种一一对应的关系，需要进一步研究。

②在受试者的手足穴位区注射磁共振示踪剂，能够对这种皮肤组织液长程流动通路进行显像，在非穴位区注射则没有。提供了穴位特异性的磁共振影像学证据。

③皮肤的组织液流动与皮下脂肪小叶间隔的有序性相关；通路内的皮下脂肪小叶间隔呈纵向分布，通路外的皮下脂肪小叶间隔呈无序分布；与穴位相连接的纵向脂肪小叶间隔介导了组织液的长程流动；这是穴位特异性的解剖学研究证据。

④右手少商穴与心脏表面组织之间被纤维轨道所连接，组织液能够沿纤维轨道流动，此结果显示了"体表-内脏连接"。

⑤不同穴位区的皮肤通路，与不同内脏之间的连接网络，需要进一步研究，本课题给出了清晰的技术路线，能够揭示更多皮肤通路的穴位特异性。

⑥皮肤通路的组织学结构是纤维结缔组织。关于纤维结缔组织与经络和穴位、艾灸、针刺的关系，其他研究团队已经取得了大量发现和结论，充分证明纤维结缔组织与艾灸作用机制之间的相关性；皮肤组织液长程流动通路完全能够承载"艾灸、针刺"等。

⑦皮肤通路中的组织液以界面流的形式传导，因此由纤维结缔组织所构成的皮肤通路，以及其具有的穴位特异性，能够承载艾灸和针刺，传导作用在穴位区的信号。

（三）学术影响

1. 发现了具有穴位特异性的组织液长程流动通路的人体解剖学结构，提出了"纤维组织界面流"的假说，为探索经络提供了新的研究方法，从体液循环角度为理解经络的科学内涵奠定了解剖学和生理学的基础

既往"经络示踪成像研究"中，对于源于四肢远端穴位区示踪剂的传输现象提出了很多种猜测，如"同位素迁移通道""组织液定向流动通道""Bonghan 系统"等，但是，对于这种特殊通路的组织

学和解剖学结构不清楚，使得这一类经络研究方法一直被人诟病。我们在前人工作的基础上，采用磁共振示踪成像方法，发现源于四肢远端穴位区的"非脉管流体传输通路"，包含皮肤传输通路和血管周围传输通路两种，但是其组织学和解剖学结构也不清楚。经过课题组成员的共同努力，证实这种源于穴位区传输通路的组织学和解剖学证据。起自昆仑穴的皮肤传输通路在向心性传输过程中，途经的组织包括真皮（dermis）、脂肪小叶间隔（interlobular septum among adipose）和皮下组织（hypodermis），其内部结构是一组沿通路长轴分布的纵向纤维结缔组织（fibrous connective tissues）。起自昆仑穴的血管周围传输通路包括静脉周围传输通路（a perivenous transport pathway）和动脉周围传输通路（a periarterial transport pathway），其内部结构也是一组沿血管长轴分布的纵向纤维结缔组织。所不同的是静脉周围传输通路含有较多的胶原纤维，动脉周围传输通路含有较多的弹力纤维。

相信人体中来源于穴位区的组织液传输通路的组织形态学和解剖学结构具有普遍性，其他穴位区附近也会存在相同的解剖学结构。然而，这些酷似经络的现象与古典经络理论内涵之间的确切关系，仍然需要更加广泛和深入的研究。

2.本课题研究成果属于原创性发现，已经形成了系统性的理论假说，具有重大的科学研究价值，将推动多领域的学科发展，推动我国在这一领域的国际影响力。

（1）首次发现并确认了人体动脉、静脉外膜及其周围纤维结缔组织均存在流体的长程传输现象，与血管和淋巴管内的液体传输存在明显区别；人体皮肤纤维结缔组织网络中也存在相同性质的流体长程传输通路，并与穴位存在着一定的相关性，具有古典经络的某些特征。

（2）首次发现并确认了纤维结缔组织中传递现象的基础是其中的微纳米尺度多级次多孔介质结构，相关机制可能与微尺度界面效应、限域空间物质输送效应相关。

（3）初步论述了纤维性疏松结缔组织中的长程界面传输现象。纤维性疏松结缔组织广泛存在于脊椎动物和无脊椎动物体内，起到支持、营养，甚至调节细胞、组织、器官功能等作用，是组织间隙和细胞外基质的组成成分，构成了细胞外的微环境。我们的实验证实这种纤维结缔组织还具有传输液体的功能，在动静脉血管周围、皮肤组织中形成长程传输通路；至少与心包腔、部分小肠壁、部分肺静脉表面相连，具有全身系统性分布的特点。因此，组织间隙、细胞外基质中的液体交换，不仅受脉管构成的微循环调节，也与纤维结缔组织中的这种长程界面传输现象相关。

组织间隙的主要成分即多孔样纤维结缔组织，其中遍布界面传输通路；初步证实组织液在这种特殊多孔介质中的流动与界面效应相关；压力差和溶质的浓度差不是唯一的决定因素。

换言之，心脏将血液泵至毛细血管网，液体在毛细管和组织间隙之间的交换遵从Starling方程。进入组织间隙的液体，除了被毛细血管网、毛细淋巴管网吸收之外，还会进入多孔样纤维结缔组织中的界面传输系统。液体在纤维结缔组织中的流动与界面效应和流体的长程界面传输机制相关。而古典医学文献中所提及的经络网络很可能就是这一规律的最早论述。

（4）源于四肢远端穴位区的组织液长程流动通路与经络的相关性。把经络视为一种液体流动通路的学术观点，虽然在学术界存在很大争议，但是，国内外的很多学者仍然试图寻找不同于传统血管和淋巴管的"第三种"体液流动通道，比如"Primo-vascular system（Bonghan system）""同位素迁移通道""水通道""组织通道"等等，取得了很多研究成果。正是在前人工作的基础上，我们发现并确认

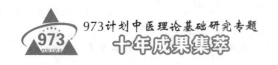

了纤维结缔组织中的长程流体传输现象，而且与穴位区存在着解剖联系。因此，这种源于穴位区的组织液长程流动通路能否作为与经络的物质基础之一？二者的相关性是什么？与主流学说"神经－脑通路"的关系是什么？能否作为针刺、艾灸、按摩等手段的载体等等科学问题，具有重要的研究价值。

（5）经络图谱中经络路线的描绘是示意图吗？人类的个体差异是一项普遍规律，经络即使存在，不同人皮肤表面的经络分布也不可能和经络图谱完全一致，一定存在个体差异；穴位之间的两两连线是否就是经络，在经络文献史研究中也存在争议。比如马王堆汉墓出土的"足臂十一脉灸经"中记载的经脉循行路线并不是严格的穴位连线；"内属脏腑、外络肢节"的描述指四肢体表不同部位的皮肤组织和内脏不同器官之间存在着直接连接；动物实验发现，来源于下肢的界面传输通路，分别与心包腔、部分肺静脉表面、部分小肠管壁之间存在直接联系。因此，之前建立的解剖学研究方法和线索为后续研究阐明了技术路线，深入研究人体中的纤维结缔组织界面传输通路，有望发现"经络理论"中"体表－内脏"的联系。

（6）针刺、艾灸、按摩体表组织等刺激信号传导的介质：纤维结缔组织与针刺、艾灸、按摩等的相关性已经是学术界的共识。针刺、艾灸、按摩等刺激的作用部位，即皮肤中的纤维结缔组织。这些物理刺激所产生的各种理化信号，以及对于纤维结缔组织中界面的影响，是一个新的亟待解决的科学问题；产生的信号如何通过皮肤传输通路、血管周围传输通路向远处传导，与效应组织和器官之间的关系，是回答界面传输通路是否具有"内属脏腑、外络肢节"特点的关键研究内容之一。

（7）纤维结缔组织中的界面传输通路与神经的关系：经络与神经系统之间的关系一直是研究热点。例如针刺穴位对于脑功能的影响、针刺穴位与脊髓阶段之间的关系、针刺穴位与效应器官之间的神经联系等等。从解剖学上看，不论中枢神经还是周围神经周围，遍布着纤维结缔组织；而神经外膜、神经束膜、神经内膜的基本结构也是纤维结缔组织。因此，针刺穴位产生的神经冲动，与沿纤维结缔组织的液体传输之间的关系是一个崭新的研究课题。

（8）同类研究已经在国际上展开

①液体沿血管外膜流动的进展：2012年8月，来自丹麦的科学家Maiken Nedergaard发现了颅内Glymphatic系统，获得2014 Newcomb Cleveland Prize，逐渐成为欧美生理学和神经科学领域的前沿研究项目。并吸引了大量的科学家加入，例如，来自挪威的研究团队发现，利用MRI技术成像Glymphatic系统，可以用来评价脑积水患者中的脑代谢功能，在Alzheimer病研究中具有重要的应用价值 [Ringstad G，Vatnehol SAS，Eide PK. Glymphatic MRI in idiopathic normal pressure hydrocephalus. Brain. 2017，140（10）:2691–2705.]

②国际生理学界对于组织间隙有无自由水流动的争论已经历经百年之久，历史上采用测量组织内压的方法，得出组织液不能自由流动的结论，然而2018年3月31日，CNN以"可能是你身体中新发现的最大器官（Newfound 'organ' could be the biggest in your body）"为题，进行了广泛报道：*Nature*集团刊物 *scientific reports*（《科学报告》）2018年3月27日发表了来自纽约大学Neil D. Theise研究团队的文章 [Benias PC et al. Structure and Distribution of an Unrecognized Interstitium in Human Tissues. Sci Rep. 2018,8（1）:4947]，他们利用一种新型的共聚焦内镜发现，人体组织间隙（interstitium）充满了液体，很可能存在着宏观的、遍布全身的体液流动。

（9）"纤维组织界面流"的功能学研究势必迅速成为国际研究的热点。人体解剖学是医学的基础，历史上正确地认识人体的解剖学结构之后，才有现代医学的发展。我们的发现是"基于已知结构，新发现的功能"。看似"简单"的"凝胶/纤维界面区液体流动"，在人体不同的解剖部位形成了血管外膜界面流、神经界面流、皮肤界面流等，这些尚未研究的新现象势必引发医学领域的重大创新。

（10）寻找经络的解剖结构一直是国际学术界关注的热点，除了"神经－脑""针刺镇痛"等假说之外，从体液循环的角度寻找与经络相关的解剖结构一直是日韩学者追寻的目标。例如，韩国科学家提出的"原管（primo-vessel）"假说，认为液体在"凤汉管"所构成的微管道中流动；而我国尚无可与之相当的同类假说。

在既往"经络示踪成像研究"的基础上，我们提出"纤维组织界面流学说"，其中的皮肤界面流通路与四肢远端穴位存在相关性，有可能是实现经络功能的解剖学结构之一。为了进一步研究纤维组织界面流与经络的相关性，尤其是能否成为"针灸信号传导"的途径，还需要更多实实在在的工作。

诚然，人类纤维结缔组织中的界面传输通路与经络之间的确切关系仍有待深入研究，但是，比较近几十年经络的各类研究方法，以具有穴位特异性的组织液长程流动通路为线索，构建经络研究的新体系，不失为一种承前启后的纽带。

四、证实原始管道系统与经络无关

【摘要】20世纪60年代的朝鲜金凤汉提出了"凤汉系统"和21世纪初韩国苏光燮教授提出了"原始管道系统"（PVS），这些新发现的结构和经络的关系一直"扑朔迷离"。如果该结构和经络有关，应该是具有重要的生物学意义，经络特有的形态结构就可确定。然而对二者的关系我们有如下质疑：PVS出现率极低，没有PVS出现就没有经络吗？其出现和什么有关？迄今为止没有特异性的组织学和细胞学定性研究方法。能否通过研究PVS对内脏功能的调节作用来判断其功能？可否在研究PVs参与穴位调节内脏功能活动中的作用来证明PVs是否参与针灸穴位的内脏调节效应？这些结果是否是和针灸经络有关的重要证据。

研究结果表明：原始管道系统的出现和炎症相关，是一个炎性病理产物；腹腔内脏表面的PVs不参与对胃肠运动的调节，也不参与针刺足三里或者中脘对胃肠运动的调节。因此PVs与经脉的关系没有直接证据。从形态和功能上还不能说明PVs和经络存在相关性。

【成果来源】项目十六：经脉体表特异性联系的生物学机制及针刺手法量效关系的研究（2010）

（一）理论内涵

1. 对近年来韩国苏光燮教授提出的原始管道系统开展了文献研究，对20世纪60年代中国科学家重复朝鲜金凤汉的工作进行了梳理；基于此开展了对经络现象的研究工作。

2. 对原始管道系统的出现原因进行分析并开展了形态和细胞学观察，研究表明，腹腔内脏表面的PVs不参与对胃肠运动的调节，也不参与针刺足三里和中脘对胃肠运动的调节。因此PVs与经脉的关系没有直接的证据。研究首次从形态和功能两个方面证明了其和经络功能无关。

3. 全面分析了经络研究的现状和存在的问题，提出经络研究所面临的挑战，形成了经络研究白皮

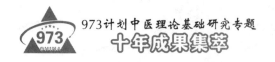

书。通过对经络现象的总结，提出经络研究的展望。

（二）科学证据

对原始管道系统的出现原因进行了分析并开展形态和细胞学观察，结果表明 PVs 的出现在正常状态下比例极低，而炎症状态下全部出现，结合其细胞学和免疫组织化学的结果，从结构证明内脏新线状结构（PVs）和腹腔炎症的发生有关，PVs 是个炎性病理产物；针刺中脘穴均可引起胃肠运动的抑制，而剪除所有的胃肠与腹壁相连的 PVs 后，并不能改变针刺中脘穴对胃肠运动的抑制效应。同样，在 PVs 保留完整的大鼠，针刺足三里穴可促进胃肠运动，而剪除 PVs 后，针刺足三里穴促进胃肠运动的效应仍然完整保留。研究表明，腹腔内脏表面的 PVs 不参与对胃肠运动的调节，也不参与针刺足三里和中脘对胃肠运动的调节。因此 PVs 与经脉的关系没有直接的证据。见图 11-5、11-6。

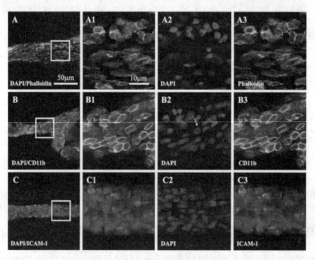

图 11-5　DAPI、phalloidin 荧光染色结合 CD11b 和 CAM-1 荧光免疫
阳性标志物法染色的腹腔炎症大鼠的 PVs 结构

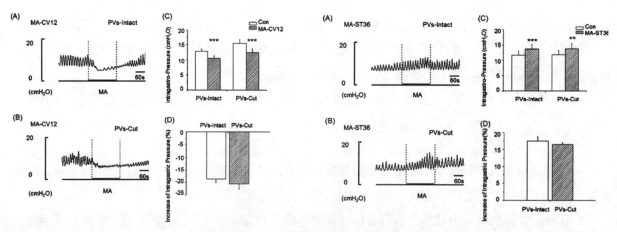

图 11-6　手针中脘穴、足三里穴

（三）学术影响

项目组首先在针灸经络领域开展"证伪"研究，特别是国外观察到在动物身上可以出现一些频率不高的、位置散在的、功能缺乏的所谓"经脉"现象后，我们不盲从，并敏锐提出体腔的这些"线"性结构可能与炎性反应相关的思路，并在此后一系列研究中发现雌性动物出现率高于雄性动物（雌性动物的体腔借生殖器官与外界相通，因而易出现炎症反应）、年长动物高于年幼动物、腹腔麻醉高于肌肉注射麻醉；在造成动物体腔炎症情况下"线"性结构的出现比率高达100%。率先对"线"性结构开展功能研究，否定其与针灸经脉功能有关，对经络的研究起到"正本清源"的作用。首次与国外原创性学术团体开展实质性"面对面"对抗的"证伪"研究，并得到国外同行的高度赞誉和认同，促使其修正研究中的偏差。不但对目前国际针灸研究和经络研究进行了思考，还为主管部门的决策乃至学科的发展提供有益的建议。同时加强了中韩合作，形成了中韩合作研究平台。

五、瘀热互结动物模型的建立与评价

【成果来源】项目九：中药药性理论相关基础问题研究（2007）

（一）模型制作

采用角叉菜胶联合干酵母建立瘀热互结证大鼠模型，实验室检查显示大鼠有明显瘀血的病理表现，如微循环检测显示血流流速减慢，流态评分降低；血液流变学检测显示大鼠全血高、中、低切黏度，红细胞聚集指数，血沉方程 K 值，红细胞电泳时间，卡松黏度，纤维蛋白原等血流变指标均明显升高，血液呈"浓""黏""凝""聚"状态改变。"有诸内必形诸外"是中医诊断疾病的思想依据，对于瘀热互结证的病理表现除用实验室检查体现外，更主要是通过中医体征来表现。

1. 实验动物

SPF 级雄性 SD 大鼠，体重 210±20g，由湖南斯莱克景达实验动物有限公司提供，许可证号 SCXK（湘）2009-0004。

2. 主要试剂

大肠杆菌内毒素（Sigma 公司，批号 048K4126）；

角叉菜胶（Sigma 公司，批号 CAS9000-07-1）；

活性干酵母（安琪酵母股份有限公司，批号 20091202）；

水合氯醛（上海化学试剂公司，批号 20100125）。

3. 主要仪器

FASCO 系列血流变快测仪（重庆维多科技有限公司）；

ZL104 型微循环检测仪（徐州众联医疗器械有限公司）；

富士 S205EXR 数码相机（1000 万像素，日本富士公司）；

冷光源拍摄箱（保丽多摄影器材有限公司）。

4. 造模方法

30 只大鼠随机分为 3 组，分别为正常组、角叉菜胶加内毒素组、角叉菜胶加干酵母组，每组 10

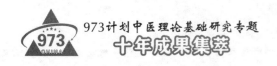

只。除正常对照组外，其余两组腹腔注射浓度为 10mg/mL 角叉菜胶溶液，5mL/kg，连续 3 天。末次注射角叉菜胶 24 小时后，角叉菜胶加内毒素组尾静脉注射浓度为 0.5mg/mL 内毒素溶液，2mL/kg；角叉菜胶加干酵母组皮下注射 20% 的活性干酵母溶液，10mL/kg。

（二）科学评价

1. 复合因素造模对大鼠中医表征的影响

分别于注射内毒素和干酵母后，每隔 0.5 小时测体温 1 次，连续 6 小时，并观察各组大鼠的活动情况、精神状态。于注射内毒素和干酵母 6 小时后，水合氯醛麻醉大鼠，将大鼠置于固定光源的拍摄象内，对大鼠的皮毛、四肢、尾部、耳郭、舌部等部位进行图像采集。与正常组比较，采用角叉菜胶加内毒素造模和角叉菜胶加干酵母造模后，模型组大鼠均表现出蜷缩少动，精神萎靡，耳郭边缘、四肢皮肤发红，舌底静脉增粗增长，尾部明显血栓等；采用角叉菜胶加内毒素造模大鼠体温趋势为先降低后升高，采用角叉菜胶加干酵母造模后，大鼠体温趋势为逐渐升高。见图 11-7。

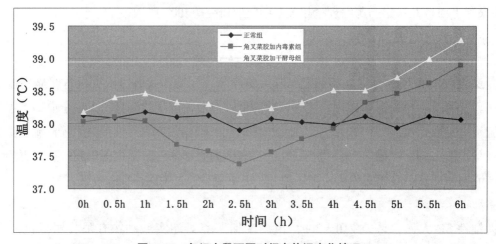

图 11-7　各组大鼠不同时间点体温变化情况

注：角叉菜胶加内毒素组为 50mg/kg+1mg/kg，角叉菜胶加干酵母组 50mg/kg+2g/kg。

2. 复合因素造模对大鼠血液流变学的影响

于注射内毒素和干酵母 6 小时后，水合氯醛麻醉大鼠，从腹主动脉取血 5mL，肝素抗凝，用于血液流变学测定。与正常组比较，角叉菜胶加内毒素组大鼠血液流变学指标没有明显统计学差异，总体呈下降趋势；角叉菜胶加干酵母组大鼠全血高、中、低切黏度，红细胞聚集指数，血沉方程 K 值，红细胞电泳时间，卡松黏度，纤维蛋白原等血流变指标均明显升高（$P < 0.05$ 或 $P < 0.01$），血液呈"浓""黏""凝""聚"状态。结果提示，角叉菜胶联合干酵母造模，能够引起大鼠血液液变学改变，与血瘀证的诊断相符。（见表 11-1、11-2、11-3）

表 11-1 复合因素造模对大鼠血流变指标的影响（$\bar{x} \pm s$, n=10）

组别	剂量	全血黏度高切 200/S（mPa.s）	全血黏度中切 30/S（mPa.s）	全血黏度低切 1/S（mPa.s）	血浆黏度（mPa.s）
正常组	—	5.05±0.30	11.69±0.59	11.37±0.14	10.18±1.29
角叉菜胶加内毒素组	50mg/kg+1mg/kg	4.79±0.35	11.06±0.68	11.22±0.17	9.40±3.74
角叉菜胶加干酵母组	50mg/kg+2g/kg	6.13±1.20*	13.42±1.53*	11.67±0.21**	9.23±2.15

注：与正常组比较，*$P < 0.05$，**$P < 0.01$。

表 11-2 复合因素造模对大鼠血流变指标的影响（$\bar{x} \pm s$, n=10）

组别	剂量	红细胞压积	红细胞聚集指数	红细胞变形指数	血沉方程 K 值
正常组	—	13.23±1.68	35.79±2.30	64.31±3.23	6.04±0.27
角叉菜胶加内毒素组	50mg/kg+1mg/kg	12.22±4.86	33.48±2.47	60.81±3.72	5.54±0.41
角叉菜胶加干酵母组	50mg/kg+2g/kg	11.14±2.72	42.87±3.39*	73.82±3.45*	7.08±1.29*

注：与正常组比较，*$P < 0.05$。

表 11-3 复合因素造模对大鼠血流变指标的影响（$\bar{x} \pm s$, n=10）

组别	剂量	红细胞电泳时间（s）	卡松黏度（mpa.s）	卡松屈服应力（mPa）	纤维蛋白原（g/L）
正常组	—	1.16±0.12	8.99±0.10	23.16±0.27	44.41±2.00
角叉菜胶加内毒素组	50mg/kg+1mg/kg	1.38±0.70	8.79±0.17	23.37±0.29	40.77±3.03
角叉菜胶加干酵母组	50mg/kg+2g/kg	1.51±0.32*	9.26±0.35*	22.81±0.23	52.05±9.45*

注：与正常组比较，*$P < 0.05$。

3. 小结

采用角叉菜胶联合干酵母造模后，模型组大鼠出现舌质红紫，舌下脉络增粗增长，爪甲色红紫，耳郭边缘发红，尾部出现明显瘀斑（$P < 0.01$），体温明显升高（$P < 0.01$）等瘀热表征；耳郭微血流速度明显减慢，全血高、中、低切黏度，红细胞压积及红细胞电泳时间明显增加，红细胞变形指数明显降低，差异均有统计学意义（$P < 0.01$，$P < 0.05$）。大鼠表现出明显"瘀"和"热"的中医体征。其中"热"主要表现在大鼠体温趋势为逐渐升高，6小时平均体温升高2℃以上，出现蜷缩少动、精神萎靡、耳郭边缘、四肢皮肤发红；"瘀"主要表现在舌底脉络增粗增长、尾部明显瘀血等。因此，采用角叉菜胶联合干酵母致瘀热互结证的大鼠模型，具有中医体征明显、稳定性好、易操作等特点，适用于中药药性的评价。

六、寒凝血瘀证动物模型的建立与评价

【成果来源】项目九：中药药性理论相关基础问题研究（2007）

（一）模型制作

根据现有的全身冷冻法致寒凝血瘀证大鼠模型的造模方法，对冷冻时间、冷冻温度、动物数量等

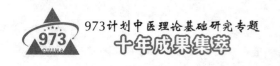

造模条件进行摸索及评价。

1. 实验动物

SPF级雄性SD大鼠，体重210±20g，由湖南斯莱克景达实验动物有限公司提供，许可证号SCXK（湘）2009-0004。

2. 主要试剂

水合氯醛（上海化学试剂公司，批号20100125）。

3. 主要仪器

FASCO系列血流变快测仪（重庆维多科技有限公司）；

ZL104型微循环检测仪（徐州众联医疗器械有限公司）；

富士S205EXR数码相机（1000万像素，日本富士公司）；

冷光源拍摄箱（保丽多摄影器材有限公司）；

BC/BD-233H冰柜（中国新飞集团）。

3. 造模方法

25只大鼠随机分为模型组（$n=20$）和正常对照组（$n=5$），模型组又随机分为1.5小时、3小时、6小时、12小时4个时间点，每个时间点5只大鼠。除正常组外，其余各组大鼠置于特制鼠笼内，然后置于-18℃±2℃冰柜连续冷冻，2小时/次，2次/天，连续7天。

（二）科学评价

1. 中医表征观察

于末次冷冻1.5小时、3小时、6小时、12小时后，观察各组大鼠的活动情况、精神状态，水合氯醛麻醉大鼠，将大鼠置于固定光源的拍摄象内，对大鼠的皮毛、四肢、尾部、舌部等部位进行图像采集。与正常组比较，寒凝血瘀各时间点大鼠均表现出畏寒喜暖、蜷缩少动、喜扎堆、朦胧欲睡、反应迟钝、被毛蓬松竖立无光泽、小便色清、大便湿烂、爪尾部紫黯、舌质青紫等寒凝血瘀证中医表征。

2. 微循环及血液流变学观察

各组大鼠采集中医表征后，进行微循环血液流速和流态观察，腹主动脉取血5mL，肝素抗凝，进行血液流变学检测。

寒凝血瘀各时间点大鼠血液流速明显低于正常组（$P < 0.05$），流态评分均数也低于正常组，但没有统计学差异，提示上述造模方法可以引起大鼠微循环障碍。（见表11-4）

表11-4　各组大鼠血液流速和流态比较（$\bar{x} \pm s$，$n=5$）

组别	流速（μm/s）	流态评分
正常组	840.40±72.01	5.00±0.00
模型1.5h组	704.60±64.62	4.60±0.55
模型3h组	652.20±134.02	4.80±0.45
模型6h组	631.00±121.00	4.20±0.84
模型12h组	707.00±66.33	4.80±0.45

与正常组比较，寒凝血瘀证各时间点大鼠全血高、中、低切黏度，红细胞压积，红细胞聚集指数，红细胞电泳时间，卡松黏度，卡松屈服应力等血液流变学指标均明显升高（$P < 0.05$ 或 $P < 0.01$），提示上述造模方法均可引起大鼠血液"浓""黏""凝""聚"等改变。（见表 11-5、11-6、11-7）

表 11-5　各组大鼠血液流变学指标比较（$\bar{x} \pm s$, n=5）

组别	全血黏度高切 200/S（mPa.s）	全血黏度中切 30/S（mPa.s）	全血黏度低切 1/S（mPa.s）	血浆黏度（mPa.s）
正常组	3.95±0.26	4.83±0.34	9.79±0.68	1.56±0.31
模型 1.5h 组	4.69±0.38*	5.76±0.46*	11.36±0.65*	1.23±0.10
模型 3h 组	4.49±0.19*	5.49±0.25*	10.88±0.49*	1.55±0.15
模型 6h 组	4.73±0.27**	5.80±0.33**	11.31±0.49**	1.34±0.11
模型 12h 组	4.96±0.38**	6.09±0.46**	11.95±0.65**	1.28±0.21

注：与正常组比较，*$P < 0.05$，**$P < 0.01$。

表 11-6　各组大鼠血液流变学指标比较（$\bar{x} \pm s$, n=5）

组别	红细胞压积	红细胞聚集指数	红细胞变形指数	血沉方程 K 值
正常组	0.35±0.02	6.49±1.26	0.88±0.15	21.80±4.98
模型 1.5h 组	0.42±0.03**	9.31±1.26*	0.98±0.02	44.05±12.63*
模型 3h 组	0.41±0.02**	7.07±0.68	0.86±0.06	29.86±4.63*
模型 6h 组	0.43±0.02**	8.53±0.93*	0.93±0.04	40.41±8.73**
模型 12h 组	0.45±0.03**	9.61±2.25*	0.94±0.08	50.92±16.57*

注：与正常组比较，*$P < 0.05$，**$P < 0.01$。

表 11-7　各组大鼠血液流变学指标比较（$\bar{x} \pm s$, n=5）

组别	红细胞电泳时间（s）	卡松黏度（mPa.s）	卡松屈服应力（mPa）	纤维蛋白原（g/L）
正常组	14.82±0.99	1.90±0.14	9.94±0.68	3.27±0.64
模型 1.5h 组	17.60±1.42*	2.09±0.05*	11.52±0.66*	2.59±0.21
模型 3h 组	16.82±0.73*	2.02±0.09	11.04±0.50*	3.25±0.30
模型 6h 组	17.75±1.02**	2.04±0.04	11.47±0.49**	2.81±0.23
模型 12h 组	18.60±1.42**	2.17±0.15**	12.11±0.65**	2.69±0.43

注：与正常组比较，*$P < 0.05$，**$P < 0.01$。

3. 小结

该模型从病因、中医体征、实验室检查等方面均符合寒凝血瘀证的诊断特点，适合用于平性药药性的评价。主要依据：①模拟病因：寒性凝滞、寒邪伤阳（大鼠在 -18℃ ±2℃ 以下的冷环境中，持续受冻 2 小时，每天 2 次，连续 7 天）；②模拟症状：大鼠造模后出现畏寒喜暖，蜷缩少动，朦胧欲睡，目中无神，反应迟钝，呼吸微弱，被毛蓬松竖立无光泽，小便色清，大便湿烂，唇周发黑，耳色黯红，爪尾部紫黯，舌黯红等中医体征；③实验室检查：血液流变性异常、微循环障碍。本研究还对冷冻后 1.5 小时、3 小时、6 小时、12 小时不同观察时间点进行了考察，最终确定冰柜温度 -18℃ ±2℃，连续冷冻 2 小时 / 次，2 次 / 天，连续 7 天，末次冷冻后 12 小时观察指标，为寒凝血瘀证的造模条件。

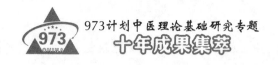

七、大鼠中医体征采集分析系统

【成果来源】项目九：中药药性理论相关基础问题研究（2007）

（一）方法内涵

本研究利用 Led 环形冷光源、数码摄像与计算机图像处理等现代科技成果，成功开发了中医实验动物证候表征采集分析系统，并对大鼠的多项与望诊相关的表征指标，如舌象、四肢皮肤颜色、尾部瘀血长度进行采集和量化分析。本系统由硬件系统与软件系统两部分组成，硬件系统由数码相机、笔记本电脑及 LED 环形冷光源拍摄箱等组成；软件系统（委托重庆森特科技有限公司开发）包括专业图像在线采集模块、数据库模块、图像处理分析模块等。由于在计算机图像处理软件和图形处理软件的颜色管理系统中，RGB 颜色模式是数字相机、扫描仪、显示器所使用的颜色系统，是一个与设备相关的颜色空间。通过 R（红）、G（绿）、B（蓝）值的变化，可以描绘出任何一种颜色。所以在舌色分析中，主要依据 RGB 颜色空间，将大鼠的舌质颜色量化为不同的 R（红）、G（绿）、B（蓝）值，通过对比分析所选中药作用于不同血瘀证型大鼠舌质颜色 R、G、B 值的变化规律来研究中药的作用特点。

（二）应用价值

所建立的一系列适于药性研究的动物模型及其评价体系，为正确开展药性 – 药效研究奠定了坚实的方法学基础。

发明了大鼠寒热趋向行为测定仪、大鼠冷热饮偏好测定仪、冷热板示差系统等，并获国家发明专利。建立起符合中医辨证特色的大鼠寒热表征检测体系，规范了大鼠寒热效应检测方法，形成了一整套标准操作规范。据此，可对基于整体水平的实验动物寒热特征及不同中药"寒热"药性差异进行客观表征。初步建立了适用于寒热药性研究的病证动物模型体系，包括实热、虚热、虚寒、胃热、胃寒、瘀热互结、寒凝血瘀模型，为今后学界开展药效 – 药性相关性研究奠定了良好的方法学基础。

八、动脉粥样硬化脾虚痰浊证巴马小型猪病证结合动物模型造模方法和评价方法

【摘要】秉承病因造模理念，采用"机械损伤 + 高脂喂饲 + 跑步力竭"方法研制了巴马小型猪动脉粥样硬化脾虚痰浊证动物模型；创建了在体、实时、可视结合动物行为学、病理学的模型评价方法，为行业相关研究提供模式生物。

【成果来源】项目二十五："脾主运化、统血"等脾藏象理论研究（2013）——"脾虚生痰"所致冠心病心绞痛"从脾论治"疗效机制及规律研究

（一）模型制作

机械损伤 + 高脂喂饲 + 跑步力竭复制冠状动脉粥样硬化脾虚痰浊证巴马小型猪模型的建立

1. 冠状动脉粥样硬化巴马小型猪模型复制方法

巴马小型猪予高脂喂饲，共 48 周。日进食量均为上周所称体质量的 3%，自由饮水。第 2 周冠状动脉左前降支进行机械损伤，术前禁食 8 小时，禁水 2 小时。首先肌内注射阿托品 0.5mg，咪达唑

仓 5mg，待镇定后，根据手术需要将小型猪固定于手术台上。耳缘静脉穿刺成功后，静脉注射丙泊酚 2.0mg/kg，待呼吸频率下降至 20～33 次 / 分，眼睑反射消失，肢体活动逐渐停止，按（3.0±0.5）mg/（kg·h）持续泵入丙泊酚，联合 5% 异氟烷吸入进行复合麻醉。于腹股沟横纹下方 4cm 与中外 1/3 交点处行股动脉穿刺，建立外周血管通路，将右冠状动脉指引导管沿导丝送至左冠状动脉开口，推注造影剂泛影葡胺（30mL）进行造影。造影后将指引导丝送至前降支远端，沿导丝的轨道作用推送非顺应性球囊至左前降支中远段，球囊直径与动脉直径之比为（1.0～1.3）∶1，根据前降支中段血管横径情况以 8～14atm 扩张球囊，闭塞 LAD 中远段 1/3 处，球囊移动幅度大约 5mm，30 秒 / 次，连续 5 次，两次间隔 30 秒。采用本方案进行模型建立，50 只小型猪，死亡 8 只，存活 42 只。

2. 脾虚痰浊证巴马小型猪模型复制方法

每日对巴马小型猪进行跑步力竭干预，起始速度从 0.8km/h（跑步机的最小速度）起。第 1 周对巴马小型猪进行适应性跑步训练，视小型猪情况，逐步增大速度，跑步持续时间 15 分钟左右。第 1 周进行适应性跑步，于第 2 周进入实验阶段，跑步时间共持续 4 周。跑步过程中，在一定速度进入稳定跑态后，若稳定跑态的持续时间大于 30 秒钟，可增加 0.3km/h（或视情况增加 0.3 的倍数），直至猪可以耐受的速度，若不能进入稳态跑步或能进入稳态跑步但不能维持 30 秒钟，则根据实际情况适当减速；最终至巴马小型猪不能继续跑动，趴地喘息则停止跑步。

（二）科学评价

1. 在体、实时、可视结合动物行为学、病理学模型评价方法，主要通过以下几方面进行综合评价：

（1）冠脉面积狭窄率评价，通过冠脉造影术完成。

（2）心肌缺血评价，通过八通道心电图完成。

（3）病理学评价。

（4）心功能评价（左室射血分数）。

（5）血脂及炎症因子水平。

（6）脾虚痰浊证候评价，经过临床症状与小型猪的转换，在中医及中兽医理论指导下，参照脾虚痰湿证国家标准，结合小型猪的行为学特点，拟定小型猪脾虚痰浊证的标准，即形体肥胖、倦怠嗜卧、进食淡漠、皮毛不泽、粪便稀溏或干结、口色淡白；小型猪脾虚痰浊证症状指标评测可通过检测中等待喂食行为、皮毛光泽、口色、粪便划痕和粪便性状进行评定。测定采用双盲法，每次喂食前 10 分钟在自然光照射下固定一人采集指标并进行量化分级、评价。

（7）动物行为学评价，包括站立、走、卧、坐、跪、摆尾等。

2. 在体、实时、可视结合动物行为学、病理学模型评价方法的示例结果如下。

（1）冠脉面积狭窄率评价：两组冠状动脉造影所示面积狭窄率比较，24 周正常组面积狭窄率 4.48%±0.98%，模型组面积狭窄率 41.71%±2.81%，两组具有统计学差异（$P < 0.01$）；48 周正常组面积狭窄率 12.56%±2.22%，模型组 67.06%±5.67%，两组具有统计学差异（$P < 0.01$）。两组血管内超声所示面积狭窄率比较，24 周正常组平均面积狭窄率为 6.56%，模型组平均面积狭窄率为 44.12%。48 周正常组平均面积狭窄率为 15.00%，模型组平均面积狭窄率为 68.86%。（见图 11-8）

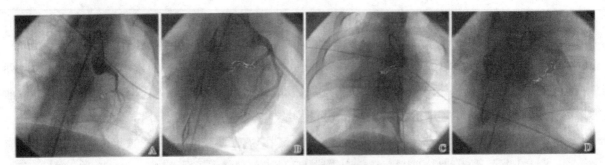

图 11-8　巴马小型猪冠脉狭窄情况
A. 24 周正常组；B. 24 周模型组；C. 48 周正常组；D. 48 周模型组

（2）心肌缺血评价：24 周，正常组 ST 段虽略有下移，但 T 波直立，模型组 ST 均有下移且 T 波呈倒置。正常组 ST 段振幅与手术组比较，无统计学意义；模型组 T 波振幅与正常组相比较，差异有统计学意义（$P < 0.01$）。48 周，模型组 ST 段振幅与正常组相比，差异有统计学意义（$P < 0.01$）。正常组 T 波仍呈直立，模型组 T 波振幅较前负向加深，差异有统计学意义（$P < 0.01$）。

（3）病理学评价：24 周正常组可见冠状动脉管腔规则，内皮细胞完整，管壁厚薄均匀，无明显形态结构异常。24 周模型组可见冠状动脉内膜局部不规则增厚，动脉管腔狭窄，增厚的内膜中存在泡沫细胞。48 周正常组可见冠状动脉管腔规则，内皮细胞完整，管壁厚薄均匀，无明显形态结构异常。而模型组可见冠状动脉内膜不规则增厚，粥样斑块形成，动脉管腔狭窄，增厚的内膜中存在大量脂质、泡沫细胞及增生的纤维组织，动脉中膜受压变薄。（如图 11-9）

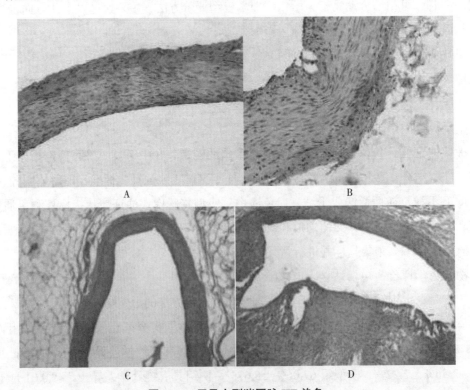

图 11-9　巴马小型猪冠脉 HE 染色
A. 24 周正常组冠脉 HE 染色（40×）；B. 24 周模型组冠脉 HE 染色（40×）；
C. 48 周正常组冠脉 HE 染色（40×）；D. 48 周模型组冠脉 HE 染色（40×）

（4）心功能评价（左室射血分数）：24周正常组左室射血分数为70.8%±3.17%，模型组左室射血分数为60.32%±6.25%，两组比较无统计学差异（$P > 0.05$）。48周正常组左室射血分数为69.74%±4.12%，模型组左室射血分数为57.46%±10.09%，两组比较无统计学差异（$P > 0.05$）。

（5）血脂及炎症因子水平：与正常组比较，24周模型组HDL、LDL、ox-LDL、TC、TG水平明显升高（$P < 0.05$）；48周模型组除HDL外，上述指标显著升高（$P < 0.01$）。24周，模型组hs-CRP、IL-6、MCP-1、PS、VCAM-1水平明显升高（$P < 0.05$）；48周，与正常组比较，模型组上述指标显著升高（$P < 0.01$）。

（6）脾虚痰浊证候评价：0周，两组粪便性状、划痕、等待喂食行为、皮毛色泽和口色评分，无统计学差异（$P > 0.05$）。与正常组比较，8周模型组等待喂食行为评分明显升高（$P < 0.01$），待喂食行为、皮毛光泽和口色评分与同组0周时比较有统计学差异（$P < 0.05$）。与正常组比较，16周模型组粪便性状评分、粪便划痕评分、等待喂食行为评分、口色评分均升高（$P < 0.05$），粪便性状、划痕和口色评分与同组8周时比较有统计学差异（$P < 0.05$），皮毛光泽评分与同组0周时比较有统计学差异（$P < 0.05$）。与正常组比较，24周时模型组粪便性状评分、粪便划痕评分、等待喂食行为评分、口色评分均升高（$P < 0.05$），等待喂食行为评分与同组16周时比较有统计学差异（$P < 0.05$），粪便性状、划痕和口色评分与同组8周时比较有统计学差异（$P < 0.05$）。

（7）动物行为学评价：与正常组比较，24周模型组摆尾次数明显降低（$P < 0.05$），模型组站立和走动总持续时间明显降低（$P < 0.05$），模型组跪行为次数降低（$P > 0.05$），模型组卧和坐的总持续时间明显升高（$P < 0.05$）。

与正常组比较，48周模型组摆尾次数明显降低（$P < 0.05$），模型组站立和走的持续时间明显降低（$P < 0.05$），模型组跪的行为次数降低（$P > 0.05$），模型组卧和坐的总持续时间明显升高（$P < 0.05$）。

九、脾虚模型大鼠的表征信息半定量评价方法

【摘要】确定了五种脾虚证大鼠模型复制方法以及成模标准，并建立了脾虚证模型大鼠表征信息半定量评价方法。运用"三重掌控法"以保证模型成功率，即以中医复合病因＋评价标准（半定量）＋药物反证。

【成果来源】项目二十五："脾主运化、统血"等脾藏象理论研究（2013）

（一）模型制作

修订和完善的五种脾虚证模型的复制与评价方法，在辽宁中医药大学（东北沈阳），温州医科大学（浙南沿海温州）及南方医科大学（华南广州）三地得到验证，具有可重复性（见表11-8）。

表11-8 五种脾虚证模型的复制方法

脾虚证	病因	方法	周期
脾气虚	饮食失节；劳倦过度	①禁食不禁水48小时，自由进食水24小时；②每日恒温水浴游泳25分钟。	28天

续表

脾虚证	病因	方法	周期
脾阳虚	饮食失节； 劳倦过度； 苦寒泻下	①禁食不禁水48小时，自由进食水24小时； ②每日恒温水浴游泳25分钟； ③第29～35天番泻叶灌胃	35天
脾虚痰湿（浊）	膏粱厚味	喂高脂饲料	180天
脾虚湿困	饮食失节； 劳倦过度； 内湿加外湿	①单日禁食水，双日自由进食水； ②每日恒温水浴游泳25分钟； ③4℃冰水灌胃3mL/d； ④于18～25℃、湿度90%±5%箱内饲养； ⑤8时至16时强迫站立于2cm深水中	28天
脾不统血	饮食失节； 劳倦过度； 苦寒破血	①第1～28天单日饱食，双日喂饲甘蓝； ②每日恒温水浴游泳25分钟； ③第29～35天番泻叶加水蛭粉溶液灌胃； ④阿司匹林、肝素等诱导出血	35天

（二）科学评价

1. 脾虚模型大鼠表征信息半定量评价方法

建立并完善脾虚证模型半定量客观量化的评价方法（见表11-9），通过对主症、次症及微观指标进行量化，确定脾虚证大鼠模型是否成功。

模型成功标准的依据与基本原则：以临床辨证为依据，通过"四诊合参"（望诊为主），提取模型动物的表征信息；根据不同"证候"，设定各个证候模型的主症和次症；根据主症和次症，赋予权重，制定半定量化的模型评价方法。

五种脾虚证候模型的评价方法：主症＋次症法，根据表征信息，将五种脾虚证候模型动物的症状分为"主症"和"次症"。主症是指某一证候模型必备的表现，非此则无法确定其证候。次症是指五种脾虚证候模型均可兼见的表现。

表11-9　五种脾虚证模型的评价标准

脾虚证	主症	次症	微观指标	成功标准
脾气虚	①食少； ②神疲； ③乏力； ④消瘦	①便溏； ②毛色枯槁无华	血中胰淀粉酶活性	3项主症＋1项次症或2项主症＋2项次症
脾阳虚	①神疲、乏力； ②四肢不温； ③便溏； ④不欲饮	①食少； ②毛色枯槁无华	局部微循环	3项主症＋1项次症或2项主症＋2项次症
脾虚痰浊	①神疲； ②乏力； ③体胖； ④便溏	①食少； ②毛色枯槁无华	血清总胆固醇、甘油三酯	3项主症＋1项次症 或2项主症＋2项次症或微观指标明显异常

续表

脾虚证	主症	次症	微观指标	成功标准
脾虚湿困	①神疲、乏力； ②便溏； ③尿少； ④食少； ⑤不欲饮	①体胖； ②毛色枯槁无华	拉尾排便实验	3项主症＋1项次症 或 2项主症＋2项次症
脾不统血	①神疲、乏力； ②便血或便潜血； ③皮下瘀血，如口鼻、四肢、尾部等处	①食少； ②便溏； ③神疲； ④乏力； ⑤毛色枯槁无华	①便潜血； ②出、凝血时	2项主症 或 1项主症＋2项次症

2. 脾虚模型大鼠表征信息检测分析指标

（1）神疲、倦怠评价：应用旷野实验进行检测。

（2）肢体乏力评价：采用抓力测定仪、转轮式疲劳仪检测肌力。

（3）四肢不温评价：直肠温与四肢温。

（4）腹泻、便溏评价：采用代谢笼收集粪便进行含水率测定。

（5）尿量评价：运用代谢笼收集尿，进行排尿定量。

（6）消瘦、肥胖（营养状态）评价：检测体重及其增长率。

（7）食少评价：单笼饲养，计算单日进食量，即投食量—剩余饲料量。

（8）不欲饮评价：单笼饲养，计算单日饮水量，即总投水量—剩余量，评价动物不欲饮水情况。

（9）出血情况评价：便潜血实验；皮肤瘀血程度，主要观察口鼻、四肢、尾部等处是否有瘀斑及其程度，由三人独立评价，按无、轻、中、重给分，计算平均分。

3. 不同脾虚证型大鼠表征信息变化

脾气虚、脾阳虚和脾虚痰浊证模型大鼠的运动距离，站立次数、前肢抓力、饮食量和饮水量均较正常组下降，差异具有统计学意义。脾虚痰浊证模型大鼠的体重较正常组、脾气虚、脾阳虚组大鼠均显著增加，差异具有统计学意义。正常组、脾气虚和脾虚痰浊证组大鼠的大便含水率没有差异，但是脾阳虚组大鼠的大便含水率较正常组、脾气虚和脾虚痰浊证组大鼠显著增加，差异具有统计学意义（见图11-10）。

4. 运用"三重掌控法"以保证模型成功率，即以中医复合病因法复制大鼠模型＋评价标准（半定量法评价模型大鼠"类人症状"）＋经典方药予以反证。

"三重掌控法"是我们基于大量文献并咨询国内知名中医研究专家及动物模型专家后确定的，具体内容为复合病因造模＋评价标准（半量客观量化化）＋药物反证的脾虚证大鼠模型复制方法，是国内迄今为止首次建立的可以复制五种脾虚证大鼠模型的方法，并且可以进行客观量化，在方法学上是一次重要的创新，为脾虚证模型研究的进一步发展具有十分重要的意义及应用价值，发表的造模方法已经被广泛引用。

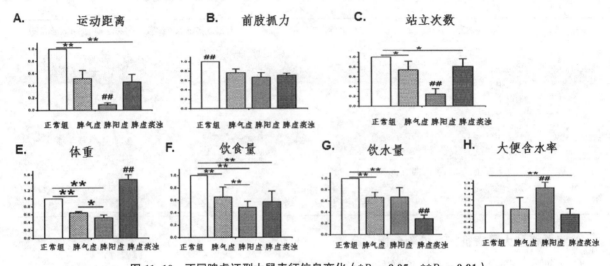

图 11-10　不同脾虚证型大鼠表征信息变化（*P < 0.05，**P < 0.01）

十、气虚证模型的建立与评价

【摘要】通过比较睡眠剥夺与力竭游泳两种方法，建立了多平台水环境睡眠剥夺制备气虚证大、小鼠模型的方法。建立了四诊合参（一般状态、抓力、自主活动，力竭游泳时间、舌象，脉象）等综合的气虚证大、小鼠评价指标体系与方法。

【成果来源】项目三十三：基于病证结合的气血相关理论研究（2015）

（一）气虚证大鼠模型的建立与评价

1. 模型制作

（1）力竭游泳法：将大鼠尾部绑缚约体重5%的负重，于实验时间点将大鼠置于水槽内（50×40×70cm），水温22～24℃，水深约40cm。当大鼠被动游泳至全身力竭（大鼠鼻头浸入水中5秒钟以上）及时捞出，用干燥毛巾擦干鼠身。

（2）睡眠剥夺法：采用水环境多平台睡眠剥夺系统进行睡眠剥夺，自制水平台（自制小平台台高、底盘直径、中间竖管直径、顶盘直径分别为40mm、60mm、10mm、25mm）。盒中注入水，大鼠在平台上可自由摄食摄水，若大鼠进入深度睡眠时会掉入水中并惊醒，每日随机剥夺14～16小时，其余时间放饲养笼正常饲养。

（3）复合法：复合了"体劳"与"神劳"两种干预因素，在睡眠剥夺后，将大鼠进行被动力竭游泳实验。

2. 科学评价

（1）大鼠一般状态的变化：通过大鼠的一般状态即可从整体观察各因素的综合影响。正常组大鼠精神状态与活动均正常，毛发柔顺且有光泽；模型各组大鼠在实验2周出现明显的精神亢奋、有攻击性，毛发枯槁等状态，尤以睡眠剥夺组表现最为明显。在实验6周，模型组大鼠表现出精神萎靡，对外界反应迟钝，自主活动明显降低，消瘦明显，毛发重度枯槁等，尤以睡眠剥夺组表现显著。

（2）大鼠旷场实验（神经功能损伤指标）：实验2周，与正常组比较，睡眠剥夺组与复合组的运动总路程、平均速度、进入中央区域的次数明显增加（$P < 0.05$），力竭游泳组则没有统计学差异。实验6周，与正常组比较，睡眠剥夺组的运动总路程、平均速度与活动时间显著下降（$P < 0.05$），力竭游泳组与复合组则不存在统计学差异；模型各组进入中央区域的次数明显增加（$P < 0.05$，$P < 0.01$）。结果见表1。

（3）大鼠力竭时间（力量指标）：实验2周，与正常组比较，睡眠剥夺组运动能力明显增加（$P < 0.01$），力竭游泳组与复合组无统计学差异。实验6周，与正常组比较，睡眠剥夺组运动能力显著性降低（$P < 0.01$），力竭游泳组与复合组亦无统计学差异。

（4）大鼠超声心动图（心功能指标）检测结果：实验2周，与正常对照组比较，模型各组的LVEF与FS无显著变化；力竭游泳组的CO值显著增加（$P < 0.05$），模型各组LVDd降低，其中睡眠剥夺组与复合组有显著性差异（$P < 0.05$）。实验6周，与正常对照组比较，睡眠剥夺组LVEF、FS与CO值显著性降低（$P < 0.05$，$P < 0.01$），力竭游泳组与复合组CO值显著性降低（$P < 0.05$）；睡眠剥夺组LVDd显著性升高（$P < 0.05$），力竭游泳组与复合组不存在统计学差异。

（5）大鼠体重系数检测结果：实验2、4、6周，正常组大鼠的体重比较均匀地增长，模型组大鼠的体重增加不明显。与正常组比较，实验第2周与第4周，睡眠剥夺组与复合组体重系数显著降低（$P < 0.05$），力竭游泳组呈降低趋势，但无统计学意义；实验第6周模型各组体重系数均显著性降低（$P < 0.05$，$P < 0.01$），与力竭游泳组比较，睡眠剥夺组与复合组降低趋势更显著（$P < 0.05$）。

（6）大鼠舌象分析：与正常组比较，实验2周模型各组的舌面色彩分析的R、G、B、R/G与R/B值均无统计学差异；实验6周，力竭游泳组与复合组R、G、B、R/G与R/B值降低，但无统计学差异，睡眠剥夺组R值、R/G与R/B均明显降低（$P < 0.05$），G、B值降低但不显著。

（6）大鼠脉象分析：脉象分析以测定的脉搏幅度作为衡量指标。与正常组比较，实验2周模型组大鼠的脉搏幅度均升高，其中，力竭游泳组升高不明显，睡眠剥夺组与复合组显著性升高（$P < 0.05$，$P < 0.01$）；实验4周，模型组脉搏幅度均较前降低，与正常组比较无统计学差异，实验6周，较2、4周，脉搏幅度明显回落，与正常组比较，力竭游泳组与复合组无统计学意义，睡眠剥夺组则显著性降低（$P < 0.05$），见图11-11。

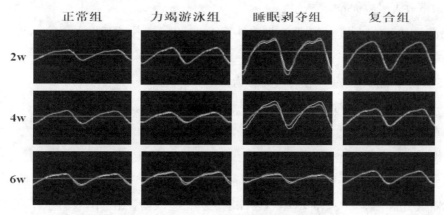

图11-11　实验2、4、6周各组大鼠脉搏幅度表现

（7）大鼠血清 ATP、ADP 含量的检测：实验 2 周，与正常组比较，血清中 ATP 含量升高，ADP 的含量降低，其中睡眠剥夺组与复合组有显著性差异（$P < 0.05$，$P < 0.01$）。实验 6 周，ATP 含量回落，睡眠剥夺组与复合组差异显著（$P < 0.05$，$P < 0.01$），血清中 ADP 的含量则升高，与正常组比较，睡眠剥夺组与复合组有显著性差异（$P < 0.05$，$P < 0.01$）。

（8）大鼠凝血功能的检测：与正常组比较，实验 2 周，模型各组的 APTT 有降低趋势，但无统计学意义；模型各组的 PT 值亦呈降低趋势，力竭游泳组无显著性差异，睡眠剥夺组与复合组则显著性降低（$P < 0.05$）；模型各组的 TT、FIB 略有升高的趋势，但无统计学差异。实验 6 周，模型各组的 APTT 均降低，力竭游泳组无统计学差异，睡眠剥夺组与复合组显著性降低；模型各组的 PT 值亦降低，力竭游泳组与复合组无显著性差异，睡眠剥夺组则显著性降低（$P < 0.05$）；模型各组的 TT 有升高的趋势，但无统计学差异，模型各组 FIB 值升高，力竭游泳组与复合组无显著性差异，睡眠剥夺组则显著性升高（$P < 0.05$）。

本实验通过对比"神劳"与"体劳"两种干预因素发现，无论从病因角度还是实验数据角度，睡眠剥夺"神劳"因素更符合气虚证的证候形成过程。因此，从系统的模型评价体系考虑，睡眠剥夺 6 周为建立气虚证动物模型的首选方法。并建立了一般体征、行为学、游泳力竭时间、心功能、脉搏、舌象等综合气虚证评价指标体系与方法。

（二）气虚证小鼠模型的建立与评价

采用多平台水环境睡眠剥夺的方法进行干预，每天随机 14～16 小时，连续剥夺 4 周，成功建立了气虚证小鼠模型。建立了四诊合参（一般状态、自主活动，抓力、舌象，脉象）、免疫功能（淋巴细胞亚群）等综合的气虚证小鼠评价指标体系与方法。

1. 模型制作

（1）睡眠剥夺法：采用水环境多平台睡眠剥夺系统（国家发明专利公示期，NO.201611090542.8）进行睡眠剥夺，自制水平台（自制小平台台高、底盘直径、中间竖管直径、顶盘直径分别为 40mm、60mm、10mm、25mm）。盒中注入水，小鼠在平台上可自由摄食摄水，若小鼠进入深度睡眠会掉入水中并惊醒，每日 8：00（即开灯时间）至 17：00 将小鼠置于水平台，进行部分睡眠剥夺，17：00 以后将其从平台上取下放入鼠笼饲养。

（2）力竭游泳法：在小鼠尾根部负荷其体重 10% 的铅块作为重物，放入 500mm×350mm×200mm 的游泳箱内，水深 19cm，水温 30℃±1℃，保证小鼠在水中不能用尾巴接触箱底，当小鼠头部沉入水中，5 秒内不能浮出水面自由呼吸时作为力竭标准。

（3）睡眠剥夺＋游泳法：同时给予睡眠剥夺和力竭游泳干预。正常对照组不做任何处理，上述造模方法均连续 4 周。

2. 科学评价

（1）鼠体重的变化：与正常对照组比较，2 周、4 周时，睡眠剥夺组、游泳组、睡眠剥夺＋游泳组均能引起小鼠体重明显下降（$P < 0.01$）。与游泳组比较，睡眠剥夺组、睡眠剥夺＋游泳组的体重变化不明显（$P > 0.05$）。

（2）小鼠抓力的变化：小鼠抓力可以反映气虚证神疲乏力、少气懒言的症状。与正常对照组比较，2周、4周时，睡眠剥夺组、游泳组、睡眠剥夺＋游泳组小鼠的抓力均明显下降（$P < 0.01 \sim 0.05$）。与游泳组比较，睡眠剥夺组、睡眠剥夺＋游泳组小鼠的抓力无明显变化（$P > 0.05$）。

（3）小鼠舌象的变化：中医气虚证候有舌淡苔白。与正常对照组比较，2周、4周时，睡眠剥夺组、游泳组、睡眠剥夺＋游泳组小鼠舌象R、G、B、R/G、R/B值均无明显差异（$P > 0.05$）。与游泳组比较，睡眠剥夺组小鼠的舌象数据无明显变化（$P > 0.05$），睡眠剥夺＋游泳组的G值、B值变小，R/B值、R/G值偏大，差异有统计学意义（$P < 0.01 \sim 0.05$）。根据R/B值、R/G值的理论意义，变大说明舌质在变红，可见复合组出现舌面瘀紫。

（4）小鼠脉搏的变化：中医气虚证候在脉象上是细弱脉。与正常组比较，2周时，睡眠剥夺组、游泳组、睡眠剥夺＋游泳组血氧饱和度无明显差异（$P > 0.05$），游泳组心率偏低（$P < 0.01$），余两组无差异（$P > 0.05$），呼吸频率、脉搏幅度与呼吸幅度无明显差异（$P > 0.05$），与游泳组比较，睡眠剥夺组小鼠的舌象数据无明显变化（$P > 0.05$），睡眠剥夺＋游泳组却出现心率升高，呼吸频率下降，脉搏幅度升高，呼吸幅度没变化。在干预4周时，与正常组比较，各组心率均明显下降（$P < 0.01 \sim 0.05$），睡眠剥夺组与睡眠剥夺＋游泳组的呼吸频率、脉搏幅度和呼吸幅度均明显降低（$P < 0.01 \sim 0.05$），但游泳组各指标出现明显升高，与小鼠游泳未达到气虚有关（$P < 0.01$）。与游泳组比较，睡眠剥夺组与睡眠剥夺＋游泳组血氧饱和度和心率无明显差异（$P > 0.05$），呼吸频率下降，脉搏幅度升高，呼吸幅度均显著性变小（$P < 0.01 \sim 0.05$）。

（5）小鼠脾脏指数与胸腺指数的变化：气虚模型机体免疫功能紊乱降低。与正常对照组比较，4周时，睡眠剥夺组、游泳组、睡眠剥夺＋游泳组均能引起小鼠脾脏指数下降，但无明显差异（$P > 0.05$）。睡眠剥夺组与睡眠剥夺＋游泳组的胸腺指数变大，差异明显（$P < 0.01$），游泳组无差异（$P > 0.05$）。与游泳组比较，睡眠剥夺组、睡眠剥夺＋游泳组的脾脏指数与胸腺指数无明显差异（$P > 0.05$）。

（6）小鼠脾脏淋巴细胞亚群的变化：与正常组比较，2周、4周时，睡眠剥夺组、游泳组、睡眠剥夺＋游泳组均能引起小鼠体重明显下降（$P < 0.01$）。与游泳组比较，睡眠剥夺组、睡眠剥夺＋游泳组的体重变化不明显（$P > 0.05$）。T细胞亚群CD3$^+$、CD4$^+$、CD8$^+$值干预组均明显偏大，而CD19$^+$B细胞活性降低（$P < 0.01$）。

本实验建立了一般体征、抓力、舌象、脉象等综合小鼠气虚证评价指标体系与方法。采用睡眠剥夺、力竭游泳、睡眠剥夺＋力竭游泳三种造模方法均可成功制备小鼠气虚模型，其中，睡眠剥夺造模方法简单、可操作性强、重复性好。且睡眠剥夺法更能从病因角度反映"气虚证"的形成过程，更符合现代人因不良生活方式而导致亚健康状态的发病现状。因此，睡眠剥夺可以成为制备气虚模型的首选。

十一、气虚血瘀证模型的建立与评价

（一）气虚血瘀证模型的建立与评价

【摘要】采用多平台水环境睡眠剥夺法进行干预，每天随机14～16小时，连续剥夺6周，成功

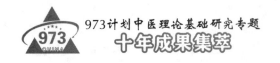

建立了气虚血瘀证大鼠模型。建立了四诊合参（一般状态、自主活动，力竭游泳时间、舌象、脉搏）、血液循环（凝血功能、耳郭血流灌注）等综合性气虚血瘀证大鼠评价指标体系与方法。

【成果来源】项目三十三：基于病证结合的气血相关理论研究（2015）

1. 模型制作

采用水环境多平台睡眠剥夺系统（国家发明专利公示期，NO.201611090542.8）进行睡眠剥夺，自制水平台（自制小平台台高、底盘直径、中间竖管直径、顶盘直径分别为 40mm、60mm、10mm、25mm）。盒中注入水，大鼠在平台上可自由摄食摄水，若大鼠进入深度睡眠时会掉入水中并惊醒，每日随机剥夺 14～16 小时，其余时间放饲养笼正常饲养。

2. 科学评价

（1）大鼠一般状态观察：正常组大鼠精神状态良好，活动自如，饮食体重正常，毛发柔顺且有光泽；模型组大鼠精神萎靡不振，对外界刺激反应迟钝，不喜动，体虚明显，型大而肉脱，毛发枯槁，虚证明显。

（2）大鼠神经功能损伤（神疲）检测结果：本研究采用表征神经功能损伤的行为学指标 open-field 实验与血浆中 ACTH 的变化作为神疲指标的评价标准。

实验终点，与正常组比较，模型组运动总路程与平均速度明显下降（$P < 0.05$）；进入中央区域的次数则明显增加（$P < 0.05$）。血浆中 ACTH 的含量较正常组显著性增加（$P < 0.05$）。

（3）大鼠的力量指标（乏力）检测结果：本研究将力竭游泳时间与血清中 chrna1 的含量作为大鼠的运动能力评价标准。结果显示，实验终点，睡眠剥夺组运动能力显著性降低（$P < 0.05$），表现为力竭游泳时间的缩短，血清中 chrna1 的含量显著性降低。

（4）大鼠心功能指标（心悸气短）检测结果：在实验的 4 周，与正常组比较，模型组大鼠的心功能开始明显下降，表现为 CO 值（$P=0.04$）、SV 值（$P=0.01$）与 CI 值（$P=0.04$）下降，而 EF 值降低不明显；随着睡眠剥夺的时间延长，心功能进一步降低，表现为 EF 值（$P=0.01$）、CO 值（$P=0.00$）、SV 值（$P=0.00$）与 CI 值（$P=0.00$）显著性下降。

（5）大鼠体重系数检测结果：实验 2、4、6 周，正常组大鼠的体重均匀增长，而模型组大鼠体重增长缓慢，在实验第 2 周、第 4 周与第 6 周，体重系数较正常组显著性降低（$P < 0.05$）。

（6）大鼠舌象分析：研究终点，与正常组比较，在 LAB 色彩模式分析中，模型组大鼠舌象的 A 值与 B 值显著性下降（$P \leq 0.01$），且 ΔE 值 =1.8，表明二者区分明显；在 RGB 色彩模式分析中，模型组大鼠舌象的 R 值、R/G 值与 R/B 值均明显降低（$P < 0.05$），表明模型组大鼠的舌色是偏淡而暗的，这与气虚证舌诊的描述相类似。见图 11-12。

（7）大鼠脉象分析：脉象分析以测定的脉搏幅度作为衡量指标。随着睡眠剥夺的干预强度不断增加，模型组大鼠表现出脉搏幅度先增加（实验 2 周）后下降的过程，研究终点时，与正常组比较，模型组大鼠的脉搏幅度显著性降低。见图 11-13。

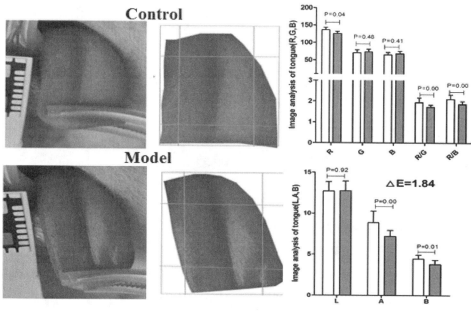

图 11-12 大鼠舌象变化

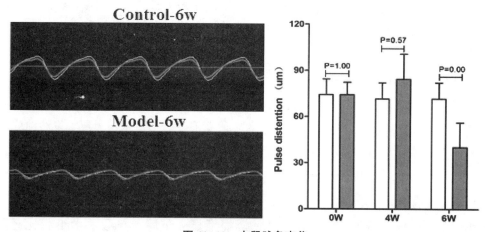

图 11-13 大鼠脉象变化

（8）能量学检测：研究终点时，与正常组比较，血清 ATP 含量明显降低，ADP 含量升高（$P < 0.05$）。

本研究采用的模型评价体系，参考了临床辨证的四诊合参方法。将气虚证的主症、兼症、舌象与脉象以实验室指标的形式表现出来。即以 open-field 行为学与血浆中 ACTH 水平作为"神疲"的表征指标，结果显示，模型动物进入中央区域的次数增加，伴随 ACTH 水平降低的 HAS 轴的损伤，这可能是神疲的中枢神经系统损伤的证据。以力竭游泳时间与血清中 chrna1 水平作为"乏力"的指标，结果显示，模型动物的力量明显降低，表现为游泳时间的缩短及 chrna1 水平的降低。以超声心动图的相关指标作为"心悸气短"的表征指标，睡眠剥夺条件下的模型大鼠，心功能降低，即 LVEF, CO, LVSV 与 CI 值的显著性降低。模型大鼠的舌象表现为 R 值（RGB 色彩模式）降低及 A、B 值（LAB 色彩模式）降低，与临床舌象"舌淡"表现相似。上述实验结果证明，连续睡眠剥夺 6 周，可成功建

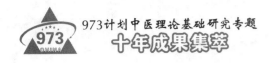

立气虚血瘀证大鼠模型。

（二）冠心病气虚血瘀证大鼠模型的建立与评价

【摘要】通过长期睡眠剥夺复合冠状动脉结扎的方法，成功制备了冠心病气虚血瘀证病证结合大鼠模型，建立了四诊合参（一般体征、抓力、舌象，脉搏）、心脏结构与功能（心功能、组织形态）等综合性冠心病气虚血瘀证评价指标体系。

【成果来源】项目三十三：基于病证结合的气血相关理论研究（2015）

1. 模型制作

采用睡眠剥夺复合冠状动脉左前降支高位结扎建立大鼠冠心病气虚血瘀证模型，大鼠先连续睡眠剥夺4周，后进行冠状动脉左前降支高位结扎手术。

（1）睡眠剥夺法：将大鼠放入水深3.5cm的水环境小平台盒里，每个盒中有6个小平台（直径6cm，高4cm），稍高于水面。每盒放5只大鼠，用带有食槽的铁丝网盖住，大鼠不能逃脱但可以自由进食饮水，每天睡眠剥夺16小时（每日16点至次日8点）后取出，回笼，正常饮食饮水。

（2）冠状动脉左前降支高位结扎：大鼠用小动物麻醉机维持麻醉状态（氧气压强0.1MPa，氧气流量300mL/min，麻醉药物浓度2%）。用止血钳撑开大鼠左侧第三、四肋间隙，轻微按压胸廓挤出心脏，用0号手术线结扎冠脉左前降支根部，结扎后即将心脏放回胸腔，排出进入胸腔空气，缝合皮肤。

2. 科学评价

（1）一般状态结果：本实验采用大鼠90只，假手术组10只，其余各组各20只。手术过程中及用药期间，模型组死亡12只，益气活血高剂量组死亡11只，益气活血低剂量组死亡10只，阳性药DIL组死亡11只，死亡原因与麻醉意外、大出血、急性心衰等有关。假手术组大鼠毛发洁白光泽，活动灵敏，反应迅速。其余各组大鼠毛发枯萎发黄、反应迟钝，喜聚集，嗜睡，便稀。

各组大鼠体重与假手术组相比下降极为显著（$P < 0.01$）；阳性药组与益气活血方高低剂量组与模型组相比，体重均略有上升，差异不显著。

（2）脉象的变化：病证结合模型组大鼠脉搏幅度显著下降，与假手术组相比差异显著（$P < 0.01$）；阳性药DIL可以显著升高脉搏水平，与模型组相比具有统计学意义（$P < 0.05$）；益气活血方高剂量组脉搏幅度比模型组显著提升，差异有统计学意义（$P < 0.05$）；低剂量组对比模型组有升高趋势，但差异不显著。

（3）舌象的变化：模型组大鼠舌面R值、G值、B值比假手术组均有显著降低（$P < 0.01$）；阳性药DIL可以显著升高舌面R值、G值、B值，与模型组相比有统计学意义（$P < 0.01$）；益气活血方高低剂量组均能显著升高R值、G值、B值，与模型组相比有统计学差异（$P < 0.05$或$P < 0.01$）。

（4）抓力的变化：模型组大鼠抓力显著下降，与假手术组比有统计学差异（$P < 0.01$）；阳性药DIL组与模型组大鼠相比，抓力显著升高，差异具有统计学意义（$P < 0.01$）；益气活血方高、低剂量组对比模型组，抓力升高具有显著性差异（$P < 0.01$）。

（5）超声心动图的检测结果：各组大鼠超声心动图见图11–14。

①心率（HR）：与假手术组相比，各组大鼠心率没有显著变化。

②射血分数（EF）和短轴缩短率（FS）：a.EF 值：与假手术组比较，模型组 EF 值明显降低，差异具有统计学意义（$P < 0.01$）；与模型组相比，阳性药 DIL 组能明显提高 EF 值，差异具有统计学意义（$P < 0.01$）；与模型组相比，益气活血方高、低剂量组都能提高 EF 值，差异具有统计学意义（$P < 0.01$）。b.FS 值：与假手术组比较，模型组 FS 值明显降低，差异具有统计学意义（$P < 0.01$）；阳性药 DIL 和益气活血方高剂量组均能明显提高 FS 值，与模型组相比有显著性差异（$P < 0.01$ 或 $P < 0.05$），而益气活血方低剂量组 FS 值仅有升高的趋势，无统计学差异。

③左室舒张末期内径（LVIDd）和左室收缩末期内径（LVIDs）：a.LIVDd 值：与假手术组比较，模型组 LVIDd 值明显升高，差异具有统计学意义（$P < 0.05$）；阳性药 DIL 和益气活血方高剂量组均能明显降低 LVIDd 值，与模型组相比有显著性差异（$P < 0.05$），而益气活血方低剂量组 LVIDd 值仅有降低的趋势，无统计学差异。b.LVIDs 值：与假手术组比较，模型组 LVIDs 值明显升高，差异具有统计学意义（$P < 0.01$）；阳性药 DIL 和益气活血方高剂量组均能明显降低 LVIDs 值，与模型组相比有显著性差异（$P < 0.01$ 或 $P < 0.05$），而益气活血方低剂量组 LVIDs 值仅有降低的趋势，无统计学差异。

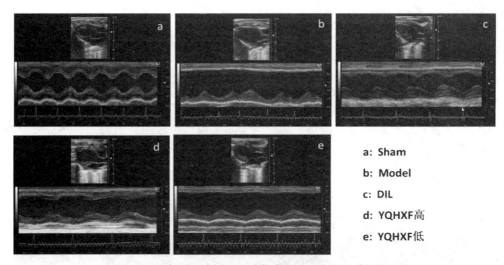

a: Sham
b: Model
c: DIL
d: YQHXF高
e: YQHXF低

图 11-14　益气活血方对冠心病气虚血瘀证大鼠心功能的影响

（6）血清 NT-proBNP、ALD、Ang Ⅱ 水平的变化

① NT-proBNP 水平：与假手术组相比，病证结合大鼠模型血清 NT-proBNP 水平明显升高，差异具有统计学意义（$P < 0.01$）；与模型组相比，阳性药 DIL 能使 NT-proBNP 水平明显下降，差异具有统计学意义（$P < 0.01$）；与模型组相比，益气活血方高剂量组能明显降低 NT-proBNP 水平，差异具有统计学意义（$P < 0.05$），而低剂量组也有下降趋势，但无统计学意义。

② ALD 和 Ang Ⅱ 水平：与假手术组相比，模型组大鼠 ALD 和 Ang Ⅱ 水平均显著上升，差异具有统计学意义（$P < 0.01$）；与模型组相比，阳性药 DIL 组及益气活血方高低剂量组均能降低 ALD 和 Ang Ⅱ 水平，差异具有统计学意义（$P < 0.01$）。

（7）心肌组织病理形态的变化：由图 11-15 可见，假手术组心肌组织结构清晰，心肌纤维排列整齐，肌丝分明，肌浆内未见空泡变性，未见心肌细胞变性、坏死，炎性细胞浸润（图 11-15a）。模型

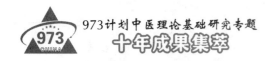

组心肌结构破坏，心肌纤维断裂、溶解、坏死，心肌细胞广泛的变性坏死，胞间质水肿，大量炎性细胞浸润（图11-15b）。阳性药 DIL 组心肌组织出现细胞间质轻微水肿，少量炎性细胞浸润，心肌纤维排列基本整齐，变性及坏死均有所减轻（图11-15c）。益气活血方高低剂量组心肌组织出现轻度的肌纤维变性及水肿，炎性细胞的浸润也有所减轻，未见其他异常（图11-15d 和 e）。

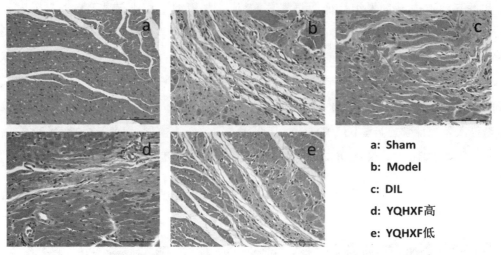

a: Sham
b: Model
c: DIL
d: YQHXF高
e: YQHXF低

图 11-15　益气活血方对冠心病气虚血瘀证大鼠心肌组织病理形态的影响（200×）

（8）心肌 MASSON 染色的变化：假手术组大鼠 MASSON 染色显示以红色的心肌细胞为主，心肌组织分布均匀，结构清晰，心肌细胞排列整齐，心肌细胞间质和周围血管无明显蓝色胶原纤维（图11-16a）；模型组大鼠心肌排列紊乱，心肌细胞肥大，间质内蓝色胶原纤维增多，部分胶原纤维融合，心肌纤维化严重（图11-16b）；阳性药 DIL 组和益气活血方高低剂量组蓝色胶原纤维均有不同程度减少，心肌纤维化程度较轻（图11-16c、d 和 e）。

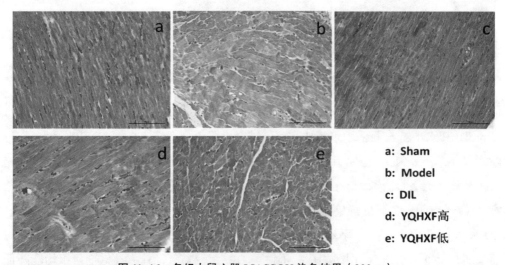

a: Sham
b: Model
c: DIL
d: YQHXF高
e: YQHXF低

图 11-16　各组大鼠心肌 MASSON 染色结果（200×）

本实验主要通过睡眠剥夺复合冠状动脉左前降支高位结扎的方法，建立了冠心病气虚血瘀证大鼠模型，同时采用益气活血方对病证结合模型大鼠进行了反证。实验结果显示，益气活血方高剂量组能够恢复模型大鼠体重和力量，缓解舌血瘀程度，提升脉搏幅度，全面改善模型大鼠气虚血瘀的症状。益气活血方高剂量组对模型大鼠心功能有全面提升，并能明显降低血清 NT-proBNP、ALD、Ang Ⅱ 含量，表明益气活血方高剂量组对气虚血瘀证冠心病大鼠心功能具有较好的保护作用。而益气活血方低剂量组对大鼠脉搏幅度及心功能 FS、LVIDd、LVIDs 指标的改善无统计学意义，对血清 ALD、Ang Ⅱ含量有明显降低作用，但对脑钠肽前体 NT-proBNP 降低作用不显著。上述结果表明，睡眠剥夺复合冠状动脉左前降支高位结扎的方法可成功建立冠心病气虚血瘀证大鼠模型。

（三）脑梗死气虚血瘀证模型的建立与评价

【摘要】采用水环境小平台法进行睡眠剥夺复合多发性脑梗死的方法成功制备了脑梗死气虚血瘀证模型。建立了四诊合参（一般状态、自主活动、抓力、力竭游泳时间、舌象、脉搏）、脑组织结构与功能（神经功能、组织形态）、血液循环（凝血功能、血液流变性）等综合性脑梗死气虚血瘀证评价指标体系与方法。

【成果来源】项目三十三：基于病证结合的气血相关理论研究（2015）

1. 模型制作

每天睡眠剥夺 16 小时（每天 16：00 至次日 8:00），参照文献所用的"水环境小平台法"自制水环境小平台盒，每个盒里有 6 个圆形小平台（直径 6cm，高 4cm），水深 3.5cm，每盒放 5 只大鼠，空出一个平台可供大鼠自由活动，用带有食槽的铁丝网盖住并夹牢，插上水瓶，使大鼠无法逃脱但可以自由饮食饮水，睡眠剥夺 16 小时（每天 16:00 至次日 8:00），取出，放回笼中，正常饮食饮水。睡眠剥夺 1 周后行多发性脑梗死手术，大鼠用 4% 水合氯醛腹腔注射（400mg·kg⁻¹）麻醉，仰卧位固定，颈部正中切口，分离右侧颈总动脉（CCA）、颈内动脉（ICA）、颈外动脉（ECA），动脉夹夹闭 CCA，结扎 ECA 远心端，在 ECA 近分叉处穿线并剪一小切口，注射荧光微球 0.2mL，同时松开动脉夹，结扎 ECA 近心端，缝合伤口。术后 24 小时进行神经功能评分，淘汰死亡、0 分及 4 分大鼠，1～3 分为多发性脑梗死模型成功。术后继续睡眠剥夺 28 天，同时术后每天灌胃蒸馏水 10mL/kg 一次，连续28 天。

2. 科学评价

（1）一般状态观察：术后 2 天和 28 天假手术组大鼠精神状态良好，外表、饮食、两便及活动均正常，毛发滑顺有光泽；模型组大鼠术后 2 天体型瘦弱，肢体偏瘫，精神萎靡，毛发枯黄无光泽，大便松散或溏泻，模型组术后 28 天，静卧懒动，情绪易激惹，一般状态无改善且随着模型的发展而加重；益气活血方组一般状态较模型组显著改善，术后 28 天肢体偏瘫减轻，偶见静卧，毛发欠光泽，大便松散；二甲双胍组一般状态较模型组有一定程度改善，但没有益气活血方组效果明显。

（2）各组大鼠体重比较：与假手术组比较，模型组术后 2 天和 28 天体重明显减轻（$P < 0.01$）；与模型组比较，益气活血方组术后 2 天体重无差异，术后 28 天体重较模型组明显增加（$P < 0.05$）；二甲双胍组术后 2 天和 28 天体重较模型组无明显差异。

（3）各组大鼠抓力比较：与假手术组比较，模型组术后 2 天和 28 天抓力较弱（$P < 0.01$）；与模型组比较，益气活血方组术后 2 天抓力有增加趋势，术后 28 天抓力明显增加（$P < 0.05$）；二甲双胍

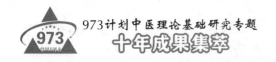

组术后 2 天抓力较模型组无明显差异，术后 28 天抓力明显增加（$P < 0.05$）。

（4）各组大鼠负重力竭游泳时间比较：与假手术组比较，模型组术后 2 天和 28 天负重力竭游泳时间均较短（$P < 0.01$）；与模型组比较，益气活血方组术后 2 天力竭游泳时间明显增加（$P < 0.05$），术后 28 天力竭游泳时间显著增加（$P < 0.01$）；二甲双胍组术后 2 天和 28 天力竭游泳时间较模型组均明显增加（$P < 0.05$）。

（5）各组大鼠脉搏幅度比较：与假手术组比较，模型组术后 2 天和 28 天脉搏幅度均明显减弱（$P < 0.01$）；与模型组比较，益气活血方组术后 2 天脉搏幅度无差异，术后 28 天脉搏幅度明显增加（$P < 0.05$）；二甲双胍组术后 2 天和术后 28 天脉搏幅度与模型组比较均无明显差异。

（6）各组大鼠舌面图像 RGB 值比较：与假手术组比较，术后 2 天，模型组舌面图像 R 值、G 值、B 值均明显减少（$P < 0.05$ 或 $P < 0.01$）；与模型组比较，益气活血方组和二甲双胍组舌面图像 R、G、B 值均无明显差异。术后 28 天：与假手术组比较，模型组舌面图像 R 值、G 值、B 值明显减少（$P < 0.05$ 或 $P < 0.01$）；与模型组比较，益气活血方组舌面图像 R 值、G 值、B 值明显增加（$P < 0.05$ 或 $P < 0.01$），二甲双胍组舌面图像 R 值、G 值、B 值明显增加（$P < 0.05$）。

（7）各组大鼠血液黏度比较：术后 2 天，与假手术组比较，模型组全血黏度在低切变率 $5s^{-1}$、中切变率 $60s^{-1}$、高切变率 $150s^{-1}$ 下均明显增加（$P < 0.01$），血浆黏度明显增加（$P < 0.05$）；与模型组比较，益气活血方组全血黏度在低切变率 $5s^{-1}$ 下明显降低（$P < 0.05$）；二甲双胍组较模型组血液流变性无明显差异。术后 28 天，与假手术组比较，模型组全血黏度在低切变率 $5s^{-1}$、中切变率 $60s^{-1}$、高切变率 $150s^{-1}$ 下均明显增加（$P < 0.05$ 或 $P < 0.01$）；与模型组比较，益气活血方组全血黏度在低切变率 $5s^{-1}$、高切变率 $60s^{-1}$ 下明显降低（$P < 0.01$），二甲双胍组全血黏度在高切变率 $5s^{-1}$ 下明显降低（$P < 0.01$）。

（8）各组大鼠神经功能评分比较：假手术组无神经功能缺损，模型组术后 2 天和 28 天神经功能缺损明显。术后 2 天，与模型组比较，益气活血方组和二甲双胍组神经功能缺损评分无差异；术后 28 天，与模型组比较，益气活血方组和二甲双胍组神经功能缺损情况均有明显改善（$P < 0.05$）。

（9）脑梗死灶观察：术后 24 小时 TTC 染色显示，假手术组大脑切片脑组织染色呈深红色，无白色梗死区域，模型组、益气活血方组及二甲双胍组大脑切片右侧有面积不等的脑梗死区，呈灰白色，说明多发性脑梗死手术成功。见图 11-17。

（10）脑组织病理形态观察：术后 2 天，显微镜下观察可见假手术组皮质、髓质神经元细胞排列有序，神经元细胞核大，染色质分布均匀，核仁清晰，未见变性、坏死等病变。模型组可见皮质、髓质及海马区内见多灶梗死区（液化性坏死），呈筛网状结构，梗死灶内神经细胞大片消失，坏死区内可见小胶质细胞增生；坏死边缘区（即半暗带）较窄，神经细胞变性明显，少量小胶质细胞增生。益气活血方组皮质、髓质及海马区内见多灶梗死区，面积减少，呈筛网状结构，梗死灶内神经细胞消失，坏死区内可见少量小胶质细胞；半暗带较宽，多量小胶质细胞增生，神经细胞变性不明显。二甲双胍组可见皮质、髓质及海马区内见多灶梗死区，面积减少，呈筛网状结构，梗死灶内神经细胞消失，坏死区内可见少量小胶质细胞；半暗带较宽，少量小胶质细胞增生，神经细胞变性。

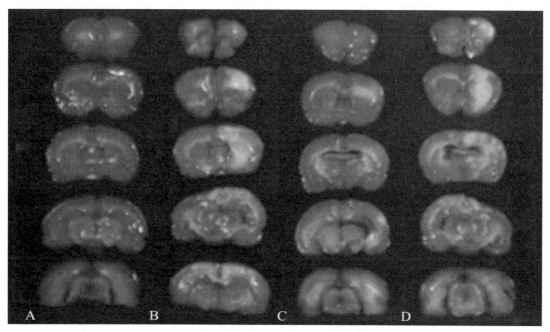

A.假手术组；B.模型组；C.益气活血方组；D.二甲双胍组

图11-17　各组大鼠术后24小时脑梗死灶

术后28天，显微镜下观察可见假手术组神经元细胞排列有序，数量如常，细胞体圆形，细胞核淡染，核膜清晰，核仁清楚，未见变性，坏死等病变。模型组皮层、海马以及白质均可见多灶梗死区，梗死灶较大，坏死、炎症明显，未见坏死物质吸收；交界区较宽，组织细胞（泡沫细胞）、小胶质细胞增生，神经细胞变性明显。益气活血方组梗死灶数量及面积明显减少，梗死灶内坏死、炎症不明显，坏死物质吸收；交界区狭窄，组织细胞罕见，少量小胶质细胞增生，神经细胞变性不明显。二甲双胍组梗死灶数量及面积轻度减少，梗死灶内未见坏死，组织吸收空洞形成，炎症不明显；交界区较狭窄，组织细胞少见，少量小胶质细胞增生，神经细胞变性不明显。结果见图11-18、11-19。

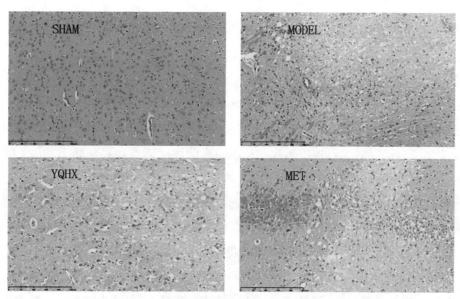

图11-18　术后2天大鼠脑组织病理形态学观察（HE染色，200×）

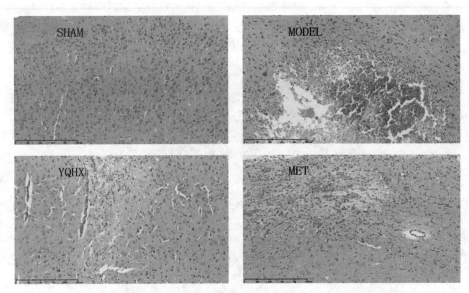

图11-19　术后28天大鼠脑组织病理形态学观察（HE染色，200×）

本研究采用睡眠剥夺复合脑梗死手术建立多发性脑梗死气虚血瘀证大鼠模型，观察模型大鼠一般状态、体重、舌象、脉搏、抓力、力竭游泳、血液流变性及脑组织病理形态学等指标的变化。结果显示，模型大鼠状态欠佳，毛发枯黄，精神萎靡不振，静卧懒动，便溏；术后2天和28天体重、抓力、力竭游泳时间、脉搏幅度等均减少，反映模型大鼠气虚状态明显；术后2天和28天，模型大鼠舌面暗紫，RGB值（色彩饱和度）减少，血液黏度增加，反映模型大鼠出现明显血瘀状态；模型大鼠术后2天和28天神经功能明显缺损，脑组织梗死性变化明显，反映模型大鼠脑组织形态结构出现病理性改变。上述指标的变化符合脑梗死气虚血瘀证的特征，同时益气活血方对上述指标均有明显的改善作用。综上，睡眠剥夺复合脑梗死手术所建立的多发性脑梗死气虚血瘀证大鼠模型是成功的。

（四）冠心病心衰气虚血瘀证模型的建立与评价

【摘要】通过长期睡眠剥夺复合冠状动脉结扎的方法，成功制备了冠心病心衰气虚血瘀证的病证结合大鼠模型，建立了四诊合参（一般状态、自主活动、抓力、舌象，脉搏等）、心脏结构与功能（心功能、组织形态）、血液循环（血流速度）等综合性冠心病心衰气虚血瘀证评价指标体系。

【成果来源】项目三十三：基于病证结合的气血相关理论研究（2015）

1. 模型制作

采用水环境小平台法，对大鼠进行无规律、不完全的睡眠剥夺和昼夜颠倒。每天随机睡眠剥夺12～16小时，每周随机睡眠剥夺24小时及恢复正常睡眠周期各1～2次。进行睡眠剥夺3周后，麻醉后开胸进行冠状动脉左前降支结扎。大鼠采用3.5%水合氯醛（10mL/kg）腹腔注射麻醉，将大鼠仰卧位固定至鼠板。分离颈部正中皮肤、皮下组织，在第三、四气管软骨间隙切口并插入简易气管导管，连接小动物呼吸机进行辅助呼吸。随后沿左侧第四肋间开胸，钝性分离肌肉及肋骨，分开肋骨后小心挑开心包膜，暴露心脏并按压胸腹挤出心脏，在肺动脉圆锥和左心耳之间，于冠状动脉左前降支根部穿线（0号缝合线）以备结扎，待大鼠稳定5分钟后行冠状动脉左前降支结扎。心脏直视下观察到心脏表面由红润变为苍白，为心肌梗死模型成功。观察大鼠的呼吸和心跳，随后逐层缝合胸壁，回笼正常饮食饮水喂养。手术后 2 天继续进行睡眠剥夺和昼夜颠倒的外在刺激，时间持续 5 周。

2. 科学评价

（1）各组大鼠体重的变化：实验 0 周和 3 周时，各组大鼠之间体重无明显的差异。实验 8 周时，与空白组比较，模型组大鼠体重明显下降，具有统计学意义（$P < 0.01$）；与模型组比较，益气活血颗粒大、中剂量组，睡眠剥夺组和心肌梗死组大鼠体重明显增加，具有统计学意义（$P < 0.05$ 或 $P < 0.01$）。

（2）各组大鼠脉搏幅度的变化：实验 8 周时，与空白组比较，模型组大鼠脉搏幅度和抓力明显下降，具有统计学意义（$P < 0.01$）；与模型组比较，益气活血颗粒大剂量组、睡眠剥夺组和心肌梗死组大鼠抓力明显提高（$P < 0.05$ 或 $P < 0.01$）；同时益气活血颗粒大剂量组脉搏幅度也明显升高（$P < 0.05$）。见图 11-20。

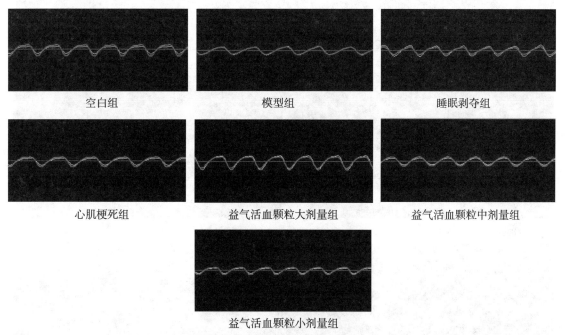

图 11-20 各组大鼠脉搏幅度的变化

（3）各组大鼠抓力的变化：实验 8 周时，与空白对照组比较，模型组大鼠抓力明显下降，具有统计学意义（$P < 0.01$）；与模型组比较，益气活血颗粒大剂量组大鼠抓力明显上升，同时睡眠剥夺组和心肌梗死组大鼠抓力也有一定程度增加，具有统计学意义（$P < 0.05$ 或 $P < 0.01$）。

（4）各组大鼠自主活动的变化：实验 8 周时，与空白对照组比较，模型组大鼠活动的总路程和平均速度都有明显的下降，具有统计学意义（$P < 0.01$）。与模型组比较，心肌梗死组大鼠活动的总路程都明显升高具有统计学意义（$P < 0.05$）；同时益气活血颗粒大剂量组大鼠活动的总路程和平均速度也有明显的升高。

（5）各组大鼠心脏功能和结构以及腹主动脉血流速度的变化：实验 8 周时，与空白组比较，模型组大鼠 LVIDs、LVIDd、LVEVs、LVEVd 和 LV Mass 均明显增加，而 SV、EF、FS、CO、LVAWs 和 LVPWs 则明显下降，具有统计学意义（$P < 0.05$ 或 $P < 0.01$）；与模型组比较，益气活血颗粒大、中剂量组 LVIDs、LVIDd、LVEVs、LVEVd 均明显下降，而 EF 和 FS 则明显上升；同时益气活血颗粒大剂量组 SV、CO 以及 LVAWs 和 LVPWs 也明显增加，具有统计学意义（$P < 0.05$ 或 $P < 0.01$）。与模型组比较，睡眠剥夺组 LVIDs、LVIDd、LVEVs、LVEVd 和 LV Mass 均明显下降，SV、EF、FS、CO、LVAWs 和 LVPWs 则明显增加（$P < 0.01$）；而心肌梗死组则表现为 SV、EF、FS、CO 明显增加（$P < 0.05$ 或 $P < 0.01$）。见图 11–21。

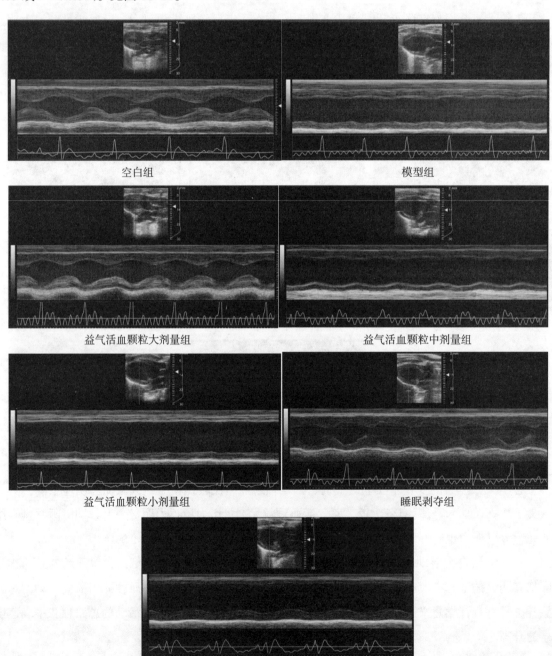

空白组　　　　　　　　　　　　　　　　模型组

益气活血颗粒大剂量组　　　　　　　　　　益气活血颗粒中剂量组

益气活血颗粒小剂量组　　　　　　　　　　睡眠剥夺组

心肌梗死组

图 11–21　各组大鼠超声心动图的变化

（6）各组大鼠血液流变学变化：实验 8 周时，与空白组比较，模型组大鼠低、中、高切变率下全血黏度及血浆黏度明显升高，具有统计学意义（$P < 0.01$）；与模型组比较，益气活血颗粒大、中、小剂量组在中、高切变率下全血黏度明显下降（$P < 0.05$ 或 $P < 0.01$），同时益气活血颗粒大、中剂量组在低切变率下全血黏度，以及益气活血颗粒中剂量组大鼠的血浆黏度也明显下降（$P < 0.01$）。睡眠剥夺组和心肌梗死组大鼠相比模型组，在低、中、高切变率下全血黏度及血浆黏度明显下降，具有统计学意义（$P < 0.05$ 或 $P < 0.01$）。

本实验在睡眠剥夺的基础之上采用冠状动脉左前降支结扎的方法诱导大鼠模型不仅展现出气虚证的外在客观表现；而且与单纯心力衰竭相比，心功能和腹主动脉血流速度下降和心室重构、心腔扩大的程度更为明显，提示慢性睡眠剥夺对大鼠心力衰竭和心室重构病理过程的促进作用，表明在双因素复合干预作用下大鼠表现出心力衰竭气虚血瘀病证结合模型。同时采用益气活血颗粒对大鼠心力衰竭气虚血瘀病证结合模型进行反证研究，证实益气活血颗粒不仅能够不同程度增加大鼠体重，抓力、脉搏幅度，提高腹主动脉血流速度，改善大鼠血液流变学和自主行为活动等与气虚血瘀相关的客观表现，而且在抑制心室重构、增加心输出量、改善心肌组织的病理变化等方面表现出对心力衰竭病理过程的干预作用。上述研究表明，无规律性睡眠剥夺复合冠状动脉左前降支结扎的方法成功制备了心力衰竭气虚血瘀证病证结合动物模型可行性和可靠性，这将为中医药理论和临床研究提供有价值的实验数据，促进中医药现代化发展。

十二、气滞血瘀证模型的建立与评价

【摘要】采用多平台水环境睡眠剥夺 3 周的方法进行干预，建立了气滞血瘀证大鼠模型。建立了四诊合参（一般状态、自主活动、行为学、力竭游泳时间、心功能、舌象、脉搏）、血液循环（凝血功能、耳郭血流灌注）等综合性气滞血瘀证大鼠评价指标体系与方法。

【成果来源】项目三十三：基于病证结合的气血相关理论研究（2015）

（一）气滞血瘀证大鼠模型的建立与评价

1. 模型制作

大鼠采用水环境多平台睡眠剥夺方法造模，睡眠剥夺强度为每日随机睡眠剥夺 14 ～ 16 小时，剥夺后正常饲养，连续 3 周。

2. 科学评价

（1）大鼠一般状态的变化：通过大鼠的一般状态即可从整体观察各因素的综合影响。正常组大鼠精神状态良好、活动正常，无剧烈情绪波动，毛发柔顺且有光泽；模型组大鼠则出现明显的精神亢奋、易怒、有攻击性，毛发枯槁等等状态。

（2）大鼠神经功能损伤指标（主症为抑郁或郁怒）检测结果：实验 3 周，与正常组比较，模型组大鼠运动总路程、平均速度、进入中央区域的次数明显增加（$P < 0.05$）。

（3）大鼠肌肉力量指标检测结果：实验 3 周，与正常组比较，模型组的运动能力明显增加（$P < 0.01$），表现为力竭游泳时间的延长与血清中 chrna1 含量显著性降低（$P < 0.05$）。

（4）大鼠超声心动图（善太息）检测结果：实验3周，与正常对照组比较，模型组的 LVEF、CO 值显著性增加（$P < 0.05$），FS 无显著性变化，表明心功能处于应激性的代偿。

（5）大鼠体重系数（抑郁纳减）检测结果：实验3周，正常组大鼠体重增长比较均匀，模型组大鼠体重增加不明显，体重系数显著性降低（$P < 0.05$）。

（6）大鼠舌象分析：实验3周，与正常组比较，在 LAB 色彩模式分析中，模型组大鼠舌象的 L 值、A 值与 B 值略下降（$P > 0.05$）；在 RGB 色彩模式分析中，模型组大鼠舌象的 R 值、G 值与 B 值均稍有降低（$P > 0.05$），但数值比较没有统计学差异，表明模型组大鼠的舌色暗的属于血瘀状态，就整体而言，这与气滞血瘀证舌诊的描述相类似的。见图 11-22。

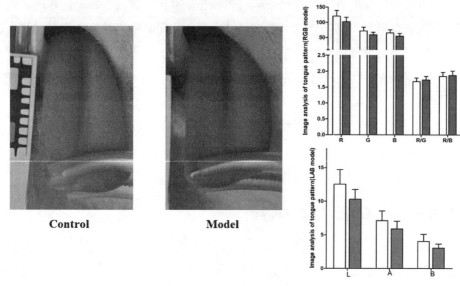

Control　　　　　Model

图 11-22　大鼠舌象变化

（7）大鼠脉象分析：脉象分析以测定的脉搏幅度作为衡量指标。实验3周，与正常组比较，模型组大鼠的脉搏幅度显著性升高（$P < 0.05$）。

（8）大鼠血清 ATP、ADP 含量的检测：实验3周，与正常组比较，血清中 ATP 含量升高，ADP 的含量降低，有显著性差异（$P < 0.05$）。

（9）大鼠凝血功能的检测：实验3周，与正常组比较，模型组大鼠的 APTT 有降低趋势，但无统计学意义；模型组大鼠的 PT 值显著性降低（$P < 0.05$）；FIB 值略有升高的趋势，但无统计学差异。

（10）大鼠耳部血流灌注量的检测：实验3周，与正常组比较，模型组大鼠的耳部血流灌注量高于正常对照组大鼠，且具有统计学差异（$P < 0.05$）。

本研究采用水环境睡眠剥夺干预大鼠，建立了符合临床特征的气滞血瘀证动物模型。实验中采用的模型评价体系，参考了临床辨证的"四诊合参"方法及前期成熟的评价体系。依据临床气滞血瘀证辨证，将证候特点总结概括为主症为抑郁或郁怒、疼痛；兼症为善太息、纳差食少；舌象与正常舌象无明显差异；脉象为弦脉。评价体系即以 open-field 行为学与血浆中 ACTH 水平作为"抑郁或郁怒"的表征指标，结果显示，模型大鼠的运动总路程、平均速度均明显增加，且进入中央区域的次数增加，并伴随血浆中 ACTH 水平增加的 HAS 轴的应激，在此状态下，模型动物表现出易激怒，自主活动增加的特点。超声心动图的相关指标可以表征"善太息"这一表现，模型组大鼠的 LVEF、CO 值显著性增加，FS 无显著性变化，表明心功能处于应激性改变。在睡眠剥夺刺激的作用下，模型大鼠的脉搏幅度有显著性增加，与临床的脉弦近似。上述结果表明，水环境睡眠剥夺干预大鼠 3 周，可以成功建立气滞血瘀证大鼠模型。

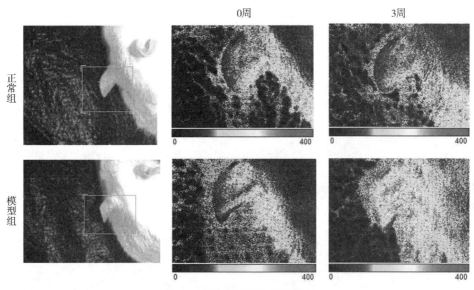

图 11-23 大鼠耳部血流灌注量

（二）冠心病气滞血瘀证大鼠模型的建立与评价

通过短期睡眠剥夺复合冠状动脉结扎或去甲肾上腺素（ISO）腹腔注射的方法，成功制备了冠心病气滞血瘀证的病证结合大鼠模型，建立了四诊指标（一般状态、自主活动、舌象，脉搏）、心脏结构与功能（心功能、组织形态）、血液循环（凝血功能、耳郭血流灌注）等综合性冠心病气滞血瘀证评价指标体系与方法。

1. 模型制作

大鼠采用水环境多平台睡眠剥夺方法，睡眠剥夺强度为每日随机睡眠剥夺 14 ～ 16 小时；连续 17 天，腹腔注射 ISO 100mg/（kg·d），连续注射 3 天。

2. 科学评价

（1）大鼠一般状态的变化：通过大鼠的一般状态即可从整体观察各因素的综合影响。正常组大鼠精神状态良好、活动正常，无剧烈情绪波动，毛发柔顺且有光泽；证候组大鼠表现为精神亢奋、易怒、有攻击性，毛发枯槁等；模型组大鼠则在有易怒、毛发枯槁的同时有萎靡不振、呼吸频繁等现象。

（2）大鼠神经功能损伤指标检测结果：实验终点时，与正常组比较，证候组大鼠血浆 CRF 与 5-HT，证候模型中血清 CRF 的含量明显增加，模型组大鼠血清的 CRF 含量亦明显增加（$P < 0.05$）；模型组与证候组比较则无统计学意义。

（3）大鼠肌肉力量指标检测结果：实验终点时，与正常组比较，证候组大鼠表现为亢奋的同时，血清中 chrna1 的含量显著降低（$P < 0.05$）；模型组精神状态虽为易怒，但运动能力下降，表现为血清总 chrna1 的含量比证候组显著增加（$P < 0.05$）。

（4）与气相关的指标检测：实验终点时，与正常对照组比较，证候组大鼠血清中 ATP 含量略增加；模型组大鼠的 ATP 含量降低（$P < 0.05$）；与证候组比较，模型组大鼠的能量状态更低（$P < 0.05$）。

（5）大鼠脉象分析：脉象分析以测定的脉搏幅度作为衡量指标。实验终点时，与正常组比较，证候组大鼠的脉搏幅度显著升高（$P < 0.01$）；模型组大鼠的脉搏幅度则明显下降（$P < 0.01$）。

（6）心肌缺血的相关指标检测：心电图的 ST 段变化是表征心肌缺血的有力指标，实验终点时，与正常组比较，证候组大鼠的心电图无明显改变；模型组大鼠的心电图表现为 S-T 段的拉平或抬高，说明有比较典型的心肌缺血情况发生。

（7）大鼠心脏组织 HE 染色：实验终点时，正常组与证候组大鼠心肌纤维排列整齐，心肌细胞结构完整，未见水肿、炎细胞浸润；模型组大鼠的心肌有多处肌纤维受损，心肌细胞断裂，有大量的炎性细胞浸润，血管增生。见图 11-24。

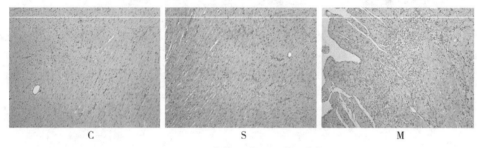

C　　　　　　　　　　S　　　　　　　　　　M

图 11-24　大鼠心脏组织 HE 染色

（8）大鼠凝血功能的检测：实验终点时，与正常组比较，证候组大鼠的凝血功能表现为 PT 值显著降低（$P < 0.05$），APTT 值略升高，但无统计学差异，TT 值显著升高（$P < 0.05$），FIB 值无差异。模型组大鼠的凝血功能表现为 PT 值显著性降低（$P < 0.05$），APTT 值显著升高（$P < 0.01$），TT 值略有降低，但无统计学差异，FIB 值则显著增高（$P < 0.01$）。

采用 ISO 腹腔注射的方法造成的心肌缺血动物模型是比较成熟的建模方法，该方法应用到睡眠剥夺的大鼠，其病理表现明显，可以成功建立心肌缺血模型。与单纯证候模型比较，病证结合动物模型具有更明显的疾病特征，且有脉搏幅度、凝血功能等方面的特征性改变。本研究采用水环境 REM 睡眠剥夺干预大鼠符合 ISO 腹腔注射方法，建立了符合临床特征的心肌缺血气滞血瘀证动物模型。

十三、ITP 气不摄血证模型的建立与评价

【摘要】采用睡眠剥夺复合抗血小板血清注射的方法成功制备了免疫性血小板减少症（ITP）气不摄血证小鼠模型。建立了四诊指标（一般状态、抓力、自主活动、舌象，脉搏）、出血、血小板计数、免疫功能（淋巴细胞亚群）等综合的 ITP 气不摄血证评价指标体系与方法。

【成果来源】项目三十三：基于病证结合的气血相关理论研究（2015）

（一）ITP 气不摄血证模型（出血）的建立与评价

1. 模型制作

采用睡眠剥夺＋免疫法（腹腔注射抗血小板血清）制备 ITP 气不摄血证小鼠（出血）模型。小鼠第 1 周仅睡眠剥夺，第 2、3 周睡眠剥夺＋免疫法（腹腔注射抗血小板血清），实验周期为 3 周。

（1）睡眠剥夺：采用改良多平台水环境法进行（自制小平台台高、底盘直径、中间竖管直径、顶盘直径分别为 40mm、60mm、10mm、25mm），盒中注入水，小鼠在平台上可自由摄食摄水，若小鼠进入深度睡眠会掉入水中并惊醒，睡眠剥夺时间为每天 17:00 ～ 9:00，其余时间放饲养笼正常饲养。

（2）免疫法：采用腹腔注射 1:4 浓度的 APS 进行，隔天注射 1 次，注射剂量为 100μL/20g，共注射 7 次。

2. 科学评价

（1）小鼠外周血 PLT 计数：与正常组比较，模型组小鼠外周血 PLT 数量显著下降（$P < 0.01$）。

（2）小鼠出血情况：造模过程中及实验结束后，动态观察小鼠出血情况，实验发现，模型组第 1 次注射 APS 24 小时后小鼠开始出血，其腹部注射部位、面部、耳部、后肢、尾巴等均有不同程度的点状或块状的出血情况（图 11-25）；小鼠出血部位最多的在腹部注射部位、后肢，其次是耳部、尾部，最少的是面部。小鼠出血程度分为 4 级，第 1 次注射 APS 24 小时后，1 只未出血，小鼠出血率为 91%，出血多在 Ⅱ 级；第 7 次注射 APS 24 小时后，5 只未出血，小鼠出血率为 54%，出血多在 Ⅰ 级。

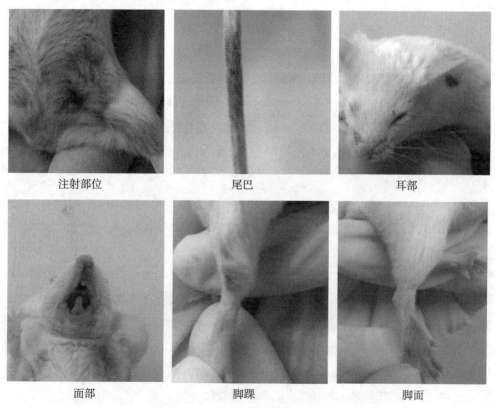

　　注射部位　　　　　　　　尾巴　　　　　　　　耳部

　　面部　　　　　　　　脚踝　　　　　　　　脚面

图 11-25　模型组小鼠出血部位

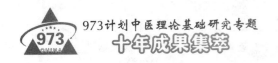

（3）小鼠脾脏指数：与正常组比较，模型组小鼠脾脏指数显著升高（$P < 0.01$）。

（4）小鼠脾脏T淋巴细胞亚群：与正常组比较，模型组小鼠CD_3^+、CD_4^+、CD_8^+T细胞均显著降低（$P < 0.01$）、CD_4^+/CD_8^+明显降低（$P < 0.05$）。

（5）小鼠一般体征：正常组小鼠毛色亮白光润，大便黄褐色、成条状；模型组小鼠毛色粗糙暗黄、有眯眼与竖毛情况，精神萎靡，静卧懒动，大便黑褐色或湿便。与正常组相比，模型组小鼠体质量无明显变化（$P > 0.05$）。

（6）小鼠抓力与脉搏幅度变化情况：与正常组比较，模型组小鼠抓力显著下降（$P < 0.01$）、脉搏幅度显著下降（$P < 0.01$）。

（7）小鼠舌面R值、G值、B值：与正常组比较，模型组小鼠舌面R值、G值、B值、R/B值均无明显变化（$P > 0.05$），R/G值明显下降（$P < 0.05$）；肉眼观察小鼠舌面，可发现正常组小鼠舌面呈淡红色、薄白苔，模型组小鼠舌面比正常组稍肥厚，颜色暗红，舌苔白暗。见图11-26。

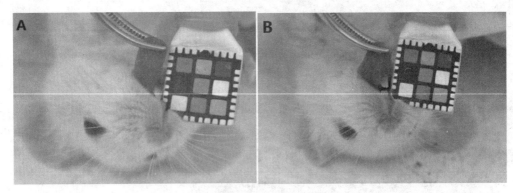

图11-26　小鼠舌面变化情况
A.正常组；B.模型组

本实验采用睡眠剥夺＋免疫法（腹腔注射抗血小板血清）成功制备了ITP气不摄血证小鼠模型。建立了疾病指标（血小板计数、出血情况、脾脏指数、脾脏T淋巴细胞亚群变化）、证候指标（一般体征、抓力、脉搏、舌象）等综合性ITP气不摄血证评价指标体系与方法。该模型是一种可行的、合乎临床ITP疾病发生的模型。此模型可为后续中药药效评价提供模型基础，以期探索建立ITP气不摄血证病证结合药效综合评价体系和方法。

（二）ITP气不摄血证模型（未出血）的建立与评价

1. 模型制作

采用睡眠剥夺＋免疫法（腹腔注射血小板）复合因素制备ITP气不摄血证小鼠（未出血）模型。

孕育期后Wistar雌性大鼠血小板制备：3.5%水合氯醛腹腔注射（1mL/100g）大鼠麻醉后，腹主动脉取血9mL，用3.8%柠檬酸钠抗凝剂1∶9抗凝，然后立即10℃、200g离心10分钟，获得的上清液为富血小板血浆（platelet-rich plasma，PRP），随即10℃、1700g离心12分钟，弃上清液，用CGS缓冲液（120mmol/L氯化钠、13mmol/L柠檬酸钠、33mmol/L葡萄糖，pH值7.0）重悬洗涤3次，获得的血小板用0.9%氯化钠溶液充分混匀后以血小板计数仪计数。

（1）睡眠剥夺法：采用改良多平台水环境法进行（自制小平台台高、底盘直径、中间竖管直径、顶盘直径分别为 40mm、60mm、10mm、25mm），盒中注入水，小鼠在平台上可自由摄食摄水，若小鼠进入深度睡眠时会掉入水中并惊醒，睡眠剥夺时间为每天 17:00 ～ 9:00，其余时间放饲养笼正常饲养，连续处理 5 周。

（2）免疫法：免疫组小鼠饲养一周后，于第二周通过腹腔注射 0.5mL 含 1×10^8 个大鼠血小板的 0.9% 氯化钠溶液首次免疫，之后每周注射 0.5mL 含 0.5×10^8 个大鼠血小板的 0.9% 氯化钠溶液。对照组小鼠仅注射 0.9% 氯化钠溶液，连续注射 4 周。

2. 科学评价

（1）小鼠血小板数量的变化：造模前，根据血小板数进行分组（$P > 0.05$）。在干预 1 周、2 周、3 周时睡眠剥夺组、免疫组、睡眠剥夺 – 免疫组血小板数值与正常组比较无差异（$P > 0.05$），而药物组血小板升高明显（$P < 0.05$），与益气药物益气摄血作用有关。4 周时各干预组血小板数值均低于正常对照组（$P < 0.01 \sim 0.05$），5 周时睡眠剥夺组、睡眠剥夺 – 免疫组血小板低于正常组（$P < 0.01$），免疫组、药物组与正常组无差异（$P > 0.05$）。

（2）小鼠血小板相关抗体的变化：数据显示血清中血小板相关抗体 PA–IgA 与 PA–IgM，各干预组与正常组比较无明显差异（$P > 0.05$）。

（3）小鼠血清细胞因子的变化：各组由 Th1 分泌的血清细胞因子 IFN–γ、TNF–α、IL–2 均无差异（$P > 0.05$），由 Th2 细胞分泌的 IL–4、IL–10 无差异（$P > 0.05$），分泌的 IL–6 均偏大，睡眠剥夺组、睡眠剥夺 – 免疫组数值有差异（$P < 0.01$），免疫组、药物组数值偏大，无明显差异（$P > 0.05$）。由 Th17 细胞分泌的 IL–17 各组数值无差异（$P > 0.05$）。但根据 IFN–γ/IL–4 比值可见各组数值均变大。

（4）小鼠脾脏指数与胸腺指数的变化：与正常组比较，睡眠剥夺组、睡眠剥夺 – 免疫组均能引起脾脏指数下降，但无明显差异（$P > 0.05$），药物组脾脏指数明显降低（$P < 0.01$）。胸腺指数结果显示，睡眠剥夺组、睡眠剥多 – 免疫组均变小，差异明显（$P < 0.01 \sim 0.05$），其余组无差异（$P > 0.05$）。

（5）小鼠脾脏病理的变化：正常组脾脏红髓、白髓尚清晰，高倍镜下髓索、髓窦内各细胞形态未见明显异常，巨核细胞分化成熟。睡眠剥夺组脾脏白髓变大、红髓缩小，淋巴细胞显著增多，部分淋巴细胞核大、深染，生发中心凋亡细胞显著增多，高倍镜下髓索、髓窦内分化成熟的巨核细胞减少。免疫组脾脏白髓变大、红髓缩小，淋巴细胞显著增多，部分淋巴细胞核大、深染，生发中心凋亡细胞显著增多，高倍镜下髓索、髓窦巨核细胞增多，产板巨核细胞减少。睡眠剥夺 – 免疫组脾脏白髓变大、红髓缩小，淋巴细胞显著增多，生发中心凋亡细胞显著增多，高倍镜下髓索、髓窦内分化成熟的巨核细胞减少。给药组睡眠剥夺组脾脏白髓变大、红髓缩小，淋巴细胞显著增多，生发中心凋亡细胞显著增多，高倍镜下髓索、髓窦内分化成熟的巨核细胞减少。见图 11–27。

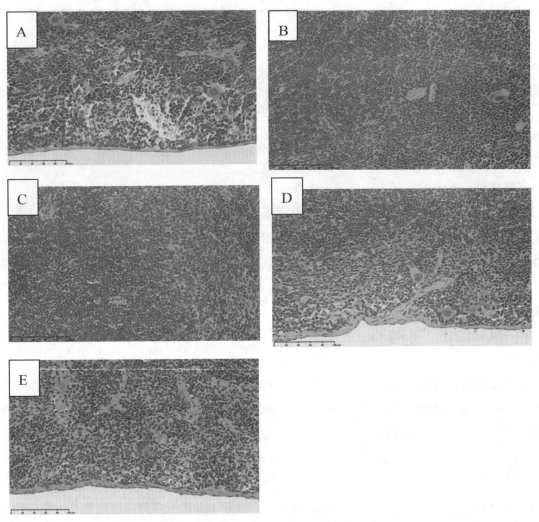

图 11–27　小鼠脾脏病理变化（HE400×）

A. 正常组；B. 睡眠剥夺组；C. 免疫组；D. 睡眠剥夺 – 免疫组；E. 药物组。

（6）小鼠脾脏 T、B 淋巴细胞亚群的变化：与正常对照组比较，各干预组 T 细胞亚群 CD_3^+、CD_4^+、CD_8^+ 值均明显偏大，而 CD_{19}^+ B 细胞活性降低，差异明显（$P < 0.01 \sim 0.05$）。

（7）小鼠体重的变化：与正常对照组比较，睡眠剥夺 – 免疫组与药物组在 3 周、5 周时均能引起小鼠体重明显下降（$P < 0.05$），睡眠剥夺组与药物组相比，体重无差异。睡眠剥夺组较正常组相比，体重低，但无差异（$P > 0.05$），免疫组与正常组相比无差异（$P > 0.05$）。

（8）小鼠抓力的变化：与正常组比较，3 周时，睡眠剥夺 – 免疫组与药物组的抓力值已出现明显变小（$P < 0.05$），且睡眠剥夺 – 免疫组小鼠抓力值更小。在 5 周时 4 组干预组均比正常组抓力值小（$P < 0.01$），睡眠剥夺 – 免疫组的抓力值最小。

（9）小鼠舌象的变化：根据舌象图片，可直观看出睡眠剥夺组、免疫组、睡眠剥夺 – 免疫组、药物组舌面明显比正常组白嫩，在各干预组中又以睡眠剥夺 – 免疫组舌象颜色最白嫩，药物组与正常组舌象接近。见图 11–28。

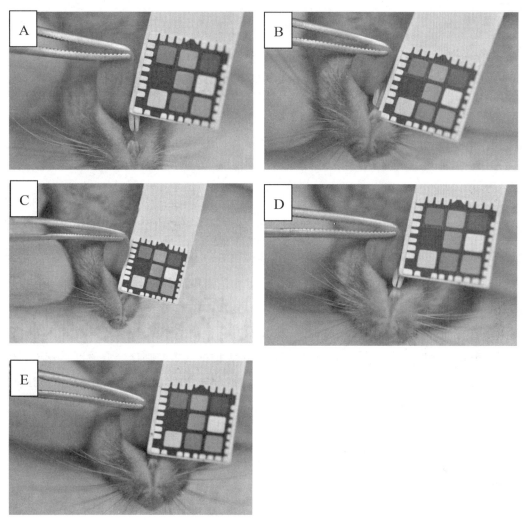

图 11-28　小鼠舌象
A. 正常组；B. 睡眠剥夺组；C. 免疫组；D. 睡眠剥夺 – 免疫组；E. 药物组

（10）小鼠脉搏的变化：与正常组比较，各组的血氧饱和度均明显下降（$P < 0.01 \sim 0.05$），睡眠剥夺组、免疫组、睡眠剥夺 – 免疫组心率值下降，而药物组心率值升高，与药物组益气作用有关；睡眠剥夺组呼吸频率升高（$P < 0.05$），其余组无明显变化（$P > 0.05$），睡眠剥夺 – 免疫组脉搏幅度明显降低（$P < 0.05$），其余组无明显变化（$P > 0.05$）。

本实验采用睡眠剥夺＋免疫法（腹腔注射血小板）制备 ITP 气不摄血证小鼠（未出血）模型。一方面通过中医证候指标（体重、抓力、舌象、脉搏）数据显示病证结合模型以体现中医气虚证候，且较单纯睡眠剥夺组、免疫组更显气虚证候，说明睡眠剥夺＋免疫注射血小板通过疾病与证候模型叠加达到了加重气虚的目的。另一方面通过疾病指标数据（血小板计数、脏器指数、脾脏病理及 T、B 淋巴细胞亚群）分析出睡眠剥夺 – 免疫组在 4 ～ 5 周时已经达到血小板下降明显、脾脏免疫功能紊乱等 ITP 临床病理特征。研究证实，睡眠剥夺＋免疫注射血小板是一种可行的合乎临床 ITP 疾病发生的模型。此模型可为后续中药药效评价提供模型基础，以期探索建立 ITP 气不摄血证病证结合药效综合评价体系和方法。

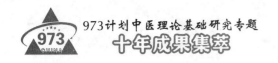

第十二章 诊疗设备类研究成果

一、集针灸大数据支撑与临床经穴诊断治疗于一体的智能化循证针灸诊疗仪

【摘要】研发针灸文献研究的示范——针灸数据挖掘系统V1.0、针灸临床循证诊疗决策支持系统V1.0，为针灸临床实践提供了便利，用于针疗仪的生物信息电脉冲序列、由针灸针刺手法刺激引发的生物信息针疗仪、微纳波导型激光针装置等系统、装置，搭建了经穴保健与诊疗技术创新孵化平台，运用大数据分布式存储、计算、分析和服务技术方法，创建了基于云服务器+终端大数据服务模式的循证针灸临床诊疗决策支持平台，研发了集针灸大数据支撑与临床经穴诊断治疗于一体的智能化循证针灸诊疗仪，获得国际国内授权专利35项，已被全国70多家医院、30多所高校或科研院所引进并应用，推动经穴研究成果转化从无到有地跨入国际领先水平，促进了针灸学的现代化和信息化发展。

【成果来源】项目四：基于临床的经穴特异性基础研究（2006）；项目二十三：经穴效应循经特异性规律及关键影响因素基础研究（2012）

（一）理论内涵

针灸数据挖掘系统V1.0（计算机软件著作权号2009SR014647），见图12-1。以针灸处方为核心提取经穴效应相关信息为基础，通过数据表设计、数据模型设计、数据预处理、数据集成等信息处理过程，挖掘分析古代和现代针灸治疗的选经、选穴规律。构建了基于大数据的循证针灸临床决策支持平台。

研发了一系列针灸循证诊疗决策数据挖掘模型和算法，采用DTS、网络爬虫等方法构建了循证针灸决策资源中心，设计开发了分布式存储、计算、分析与服务的循证针灸临床诊疗决策支持平台。该平台可以实现循证针灸"云+端"的大数据服务模式，为专业医生、医疗机构、针灸科研人员及个人提供科学的数据决策支撑和服务。

研发了智能化循证针灸诊疗仪。该针灸诊疗仪是集针灸大数据支撑与临床经穴诊断治疗于一体的智能化循证针灸诊疗设备，实现了电针治疗设备智能化操作控制、参数精准调节和波形自行任意组合，以及远程采集针灸临床循证诊疗信息和实时动态采集穴位表面皮肤阻抗谱等功能，获得美国PCT专利授权（见图12-2）。拥有自主知识产权的诊疗设备有助于辅助提高针灸临床诊疗水平。见图12-3。

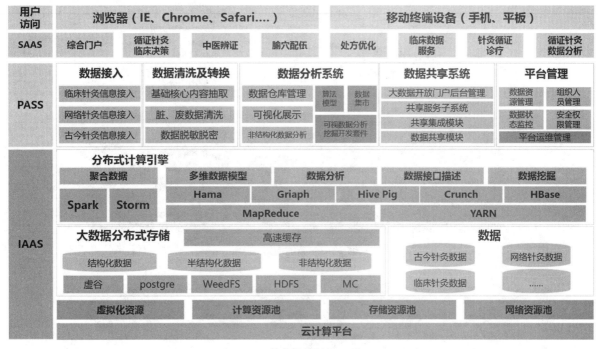

图 12-1　针灸数据挖掘系统 V1.0

（二）科学证据

1. 构建了基于大数据的针灸临床决策支持平台证据链

（1）循证针灸大数据采集方法的建立：建立了分别适合文本资源、各种电子资源、医院病历数据资源特点的采集方法，将采集节点通过分布式处理平台集成在一起，同以往系统相比，具有效率高、更灵活性的优点。见图 12-4。

（2）循证针灸大数据接入和分布存储方法的建立：通过 SOA 软件开发平台结合业务数据标准和规范，设计构件接口规范；按粒度大小逐级封装，形成面向组织的服务开发构件库，实现大数据库的接入；应用数据清洗及转换子工具对海量数据进行必要的抽取及清洗处理，采用分布式数据库存储结构化及文件数据信息，并在此基础上形成进一步的计算资源和搜索资源，并通过数据清洗、数据监控及安全协议保证系统的正常运行，实现循证针灸大数据的分布与存储。见图 12-5。

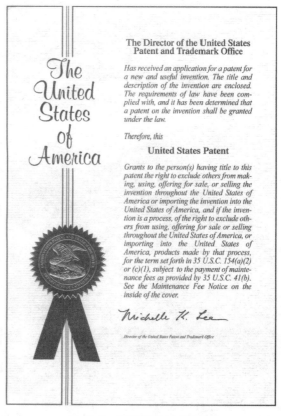

图 12-2　美国 PCT 专利授权

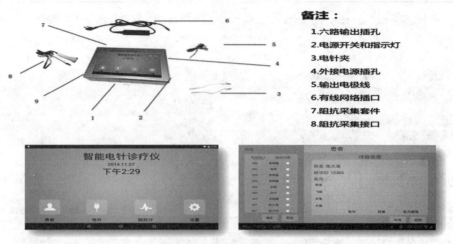

备注：
1. 六路输出插孔
2. 电源开关和指示灯
3. 电针夹
4. 外接电源插孔
5. 输出电极线
6. 有线网络插口
7. 阻抗采集套件
8. 阻抗采集接口

图 12-3　智能电针仪

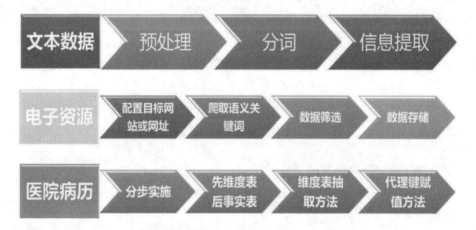

图 12-4　循证针灸大数据介入和分布存储流程图

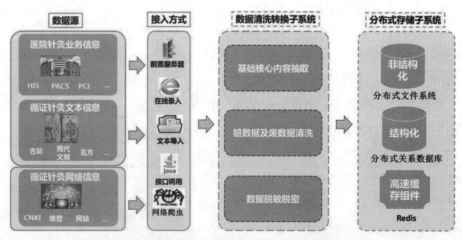

图 12-5　循证针灸大数据介入和分布存储流程图

（3）循证针灸大数据统计与分析方法的建立：利用分布式数据库及分布式计算集群对存储于其内的海量数据进行普通分析和分类汇总。在分析针灸数据及用户需求的基础上，进行了假设检验、显著性检验、差异分析、相关分析、方差分析、偏相关分析、距离分析、回归分析、因子分析、聚类分析、主成分分析、快速聚类法与聚类法、判别分析等分析方法，应用求最大、最小值、求和、求平均值等针对不同针灸数据的不同统计分析方法对数据进行统计。

（4）循证针灸大数据分布计算引擎及可视化展示方法：采用 Mapreduce、spark 等分布式存储技术，采用分布式算法引擎进行数据拆分分步计算，然后统一集成数据结果，最终采用集成数据显示系统Ⅱ（IDV）技术，实现挖掘内容可视化展示，最终形成了一套分布式计算机引擎技术体系及可视化展示 SDK 开发套件的总体架构。

（5）循证针灸大数据挖掘模型的建立：采用基于 SOA 装配服务技术，通过细粒度拆分及可配置的方式将最小构件组装在一起，以完成快速部署任务，同时在 Apriori 等常见挖掘算法的基础上结合针灸数据特色进行算法的改进，从而获得满足特定功能的模型。在上述方法的指导下，形成了以挖掘模型为核心的数据管理平台和算法模型管理平台的总体构架。见图 12-6。

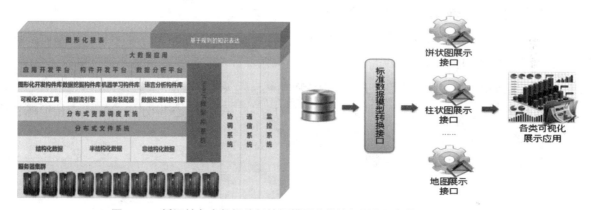

图 12-6　循证针灸大数据分析挖掘模型总体构架图和可视化展示技术路线

（6）循证针灸决策资源中心的构建：在确定循证针灸决策资源范畴和来源、采集循证针灸决策资源及建立循证针灸决策资源数据库的基础上，构建了包括基础设施层、数据资源层、应用支撑层及应用层四个层次的循证针灸决策资源中心整体架构。循证针灸决策资源中心功能主要通过资源加工与管理平台及资源检索平台实现，资源加工与管理平台不仅可为用户提供古今针灸信息的加工与管理功能，还可为针灸循证决策提供内容检索、统计分析、研究趋势分析、治疗规律挖掘、临床决策、针灸保健等。

（7）基于大数据的循证针灸决策支持平台的搭建：在遵循系统设计原则、满足设计需求、参考设计标准与规范的基础上，构建循证针灸诊疗决策支持平台的总体框架；选用 Java EE 作为基础开发技术平台，应用基于 B/S/S 多层架构设计，运用针灸处方协同过滤算法的主穴挖掘分析、针灸处方联机分析处理技术的主穴挖掘分析、针灸处方智能辨证算法分析及针灸处方医学的智能诊断算法分析、根据主述和症状体征进行疾病诊断及证候诊断的 TF/IDF 权重分析、根据诊断结果得到针灸治疗方案的 OLAP、K 核心和遗传算法，采用组件化应用开发技术，整合和利用来自不同系统分散的信息和数据，利用云计算技术提升整个系统的运行效能，实现了疾病诊断、针灸治疗决策、电子病历管理等功能。

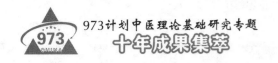
2. 研发了循证针灸智能电针仪的特点

研发了与循证针灸临床决策支持系统一体化使用的循证针灸智能电针仪，具备腧穴无创检测、智能诊断、腧穴电脉冲治疗等功能，可实现智能化操控、精准调节参数、自行组合波形，实时采集诊疗信息和穴位表面皮肤阻抗谱，智能分析健康数据，目前已完成临床试验并获得美国专利授权，正在申请生产批件和预备上市。

（三）应用情况

1. 基于大数据的循证针灸临床决策支持平台的应用

（1）制定了 24 个优势病种的针灸临床治疗决策方案：在循证针灸临床决策模式指导下，项目组在《循证针灸学》专著的基础上，补充了 2005 ～ 2015 年的文献，修订完善了急性脑梗死、术后恶心呕吐、中风后偏瘫、肠易激综合征等 24 个针灸临床优势病种的循证临床治疗决策方案，为临床治疗决策提供了可供参考的高质量证据，促进了针灸临床疗效的提高。

（2）制定了针灸治疗坐骨神经痛循证临床实践指南：牵头制定中英文《贝尔面瘫针灸临床实践指南》，成为世界卫生组织（WHO）西太平洋地区第一批循证针灸临床实践指南并进行更新，由 WHO 向全球推广；牵头制定了中国针灸学会《坐骨神经痛针灸临床实践指南》。

平台已被全国 70 多家医院、30 多所高校或科研院所引进并应用，获得 2800 余万元直接经济效益和上亿元间接经济效益。

2. 智能化循证针灸诊疗仪的应用情况

产品刚获得批号，目前正在推广应用。

二、热敏灸机器人

【成果来源】 项目三十四：基于临床的灸法作用机理研究（2015）——艾灸得气影响灸效的临床及生物学基础研究

（一）产品简介

基于影响艾灸得气的关键参数（动灸速率与静灸艾热强度），研发了热敏灸协作机器人，形成热敏灸大产业。突破了长期以来如何标准化、精准化、长时程不疲劳地施灸的技术难题，同时将突破灸疗操作师资源不足，灸疗人力成本高等推广瓶颈。为临床高效激发艾灸得气提供了现代智能化手段。热敏灸协作机器人样机获第五届全国大学生创新创业互联网大赛国赛金奖，是唯一一个中医项目。见图 12-7。

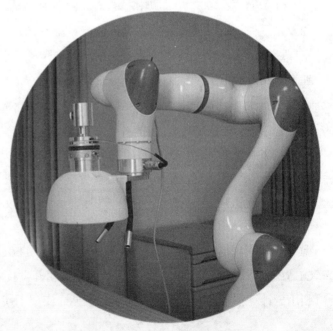

图 12-7　热敏灸协作机器人样机

（二）主要功能

1.具有六个维度施灸功能。能够按照灸疗师要求进行回旋、循经、雀啄等单式和复式手法施灸。

2.具有示教与复现功能。灸疗师能够轻松拖动灸头抓手，完成热敏灸示教操作，机器人同时记忆医生操作过程，从而准确复现施灸过程。

3.具有实时测距、测温功能。灸头上安装超声测距传感器与红外测温传感器，在施灸过程中能够按照人体体表曲度保持恒定的等距施灸，并具有实时测温和超温保护功能，显著提高艾灸得气。

4.具有施灸全程信息存储与云端传送功能。能够全面储存施灸数据并形成大数据库。

（三）适用范围

适用于手工施灸的所有适应证，适合于机构、家庭及病房。

不适宜在头面部及小关节处施灸；不适宜在过饥、过饱、过劳、酒醉状态下施灸。

（四）操作方法

开机→注册/登陆医生账号→设置机器人灸头安全点→输入患者有关信息→在操作屏幕上找到患者相关病症的名称并确认→根据提示的相关疾病热敏腧穴高发区，医生将灸头拖拽至患者暴露的施灸部位，确定施灸起始点→设置与相关热敏腧穴对应的探穴手法及参数→启动探穴程序，进行上下、左右、前后调节施灸热度及位置→灸头将自动在高发区内探查热敏腧穴，锁定热敏腧穴→设置屏幕上提示的相关治疗方案、施灸手法及参数→启动治疗程序，开始施灸治疗→施灸完毕，保存与传输数据。

三、特定波长激光灸疗仪

【成果来源】项目十三：灸法作用的基本原理与应用规律研究（2009）；项目三十四：基于临床的灸法作用机理研究（2015）

（一）产品简介

研制了具有自主知识产权的穴位红外光谱检测系统，将光谱检测范围从 $1.5 \sim 16\mu m$ 拓宽到 $1.5 \sim 18\mu m$，实现了红外物理检测技术在光谱检测范围上的关键突破；在发现传统艾灸与人体穴位红外辐射光谱十分相似的基础上，研制了基于传统艾灸特定波长激光灸疗仪（2009年国家发明专利，专利号ZL200910056991.4），获得了医疗注册证（SX10-C1激光灸疗仪医疗器械注册证号：沪械注准20162210783），并应用于临床。为针灸临床提供了新型现代治疗器械。见图12-8。

（二）适用范围

特定波长激光灸疗仪通过模拟传统隔物灸的温度和红外辐射等特点，可以代替传统隔物灸，起到温通经络、驱散寒邪的作用，治疗各种风寒痹证引起的关节疼痛和功能障碍；可以行气活血、消肿散结，治疗乳腺癌相关上肢淋巴水肿；能够补虚培本、扶正祛邪，治疗各种癌症引起的癌性疲劳；也可以用于预防保健、益寿延年，通过激发人体正气，增强抗病能力，用于一些中老年疾病如高血压、糖

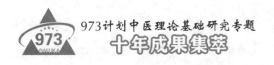

尿病、中风、冠心病等。

当然，特定波长激光灸的使用，也必须根据患者的年龄和体质，选择合适的穴位，掌握适当的灸量，才能达到预期效果。

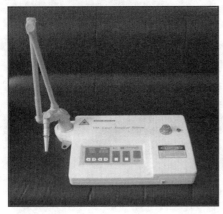 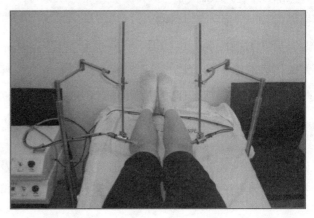

图 12-8　激光灸疗仪

（三）操作方法

1. 开启总电源

转动钥匙开关电源接通。

2. 功能选择

电源接通后，STBY（待机）指示灯亮，仪器进入 STBY（待机）状态，操作者可根据需要设置激光发射参数。

3. 操作模式选择（Operation mode）

CONT（连续）：设置系统对操作处于连续状态，此时激光束根据船形开关压下时间长短连续出光。

4. 功率设置

激光输出功率 0.05 ～ 0.3W。按功率显示窗下方的升（▲）、降（▼）调节激光输出功率大小，误差 ±10%。

5. 时间设置

具体照射时间由使用者控制。

6. 完成上述设置，可将功能键设置到 READY（准备）状态。

当系统处在 READY（准备）状态，激光输出指示灯闪烁，提供激光发生前警告；当船形开关打开，激光输出，指示灯连续发光。此时激光器根据设置参数工作。

（四）科学证据

临床应用特定波长激光灸疗仪治疗膝骨关节炎，不仅能显著缓解患者疼痛症状，还能有效改善患者的生活质量。在治疗癌性疲劳方面，经特定波长激光灸治疗后的患者，疲劳状态得到显著改善。

（五）应用情况

本设备目前主要用于科研项目，已在安徽中医药大学、中国中医科学院、上海曙光医院、上海岳阳医院、上海仁济医院、上海东方医院、上海同仁医院等单位应用。

四、电子针刺麻醉仪

【成果来源】项目三十二：腧穴配伍效应规律及神经生物学机制研究（2014）——远近配穴与局部配穴的效应比较研究

（一）产品简介

本课题组在课题研究初期，为明确针刺在镇痛和麻醉领域的关键作用，查阅针刺相关文献19723篇。随后以针刺麻醉作为文献研究重点，梳理针刺麻醉的历史沿革，明确针刺麻醉的研究现状。根据针刺在麻醉与围手术期医学的广泛应用，及其镇痛、消除焦虑、抗恶心呕吐、增加内环境稳定、调节自主神经、器官保护等综合作用，提出"针药平衡麻醉"的新概念，将针刺在手术患者上的应用从单纯麻醉拓展到麻醉与围手术期医学围手术期应用，也将针刺麻醉这一概念提升到针药平衡麻醉的高度。

基于上述理论，课题组在前期联合西安电子科技大学、山东威高科技公司等单位，根据针刺在围手术期应用的科学结论和临床经验，创新性地研发了电子针刺麻醉仪。此仪器在2015年通过国家质量检测，符合医用电器YY0505—2012标准要求。目前已经完成临床验证、通过电子针刺麻醉仪的技术评审专家咨询会议论证。电子针刺麻醉仪原理科学，操作安全简便，疗效确信可靠，解决了针刺在麻醉中"如何用，选取什么穴位"的问题，为仅有西医背景知识的临床医生操作提供便利，具有很强的推广性。电子针刺麻醉仪的使用，将进一步提高针药平衡麻醉在临床的应用范围，为当前国内外重点关注的加快患者术后恢复这一目标助力。

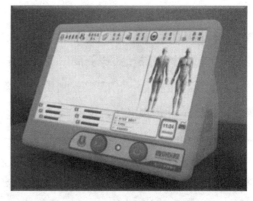

图12-9 电子针刺麻醉仪

（二）适用范围

适用人群：所有愿意接受经皮穴位电刺激的手术患者，特别适用于肝、肾、肺功能不良，病情危重、休克和年迈体衰的高危手术患者。

不建议使用人群：①不愿意接受经皮穴位电刺激的患者；②惧怕电刺激，不相信效果者；③精神系统疾病如痴呆、精神分裂症、躁狂抑郁性精神病及神经系统损坏性疾病；④过敏体质患者慎用；⑤妊娠妇女。

（三）操作方法

1.接好外接电源或仅使用自身电池环境下均可打开控制开关，进入欢迎主界面。

2. 临床医师根据实际需要通过触摸液晶显示屏选择临床麻醉、术后镇痛或并发症防治。

3. 子菜单中可选择手术类别及名称。

4. 输入患者性别、年龄、体重、ASA 分级，系统自动调出推荐备选穴位、刺激强度、刺激频率、刺激时间点、刺激时长。

5. 医师依据患者个体概况，调节刺激参数并确认后，刺激单元开始工作；开始刺激后医师依据患者"得气"感受调节刺激强度。

6. 刺激完毕，定时器工作，提示时间到。

（四）科学证据

研究目的：该产品主要用于手术室，与麻醉药配合使用，通过电极片刺激穴位的方式，达到辅助麻醉的效果，让机体恢复平衡状态，使接受手术患者受益，减少术中麻醉药及术后止痛剂用量，并大幅降低术后相关并发症发生率。

研究分组：入选后，随机将患者按 1:1 分为对照组（Control 组）和试验组（TEAS 组），两组入选 90 例，共 180 例。试验组使用试验产品进行经皮穴位电刺激 30 分钟，对照组不进行刺激。然后进行麻醉手术，记录麻醉药物剂量，术后记录患者的头晕、呼吸抑制、术后恶心呕吐等麻醉相关不良反应和其他不良反应。

纳入总例数：180 人。

参与中心：第四军医大学第一附属医院、陕西中医药大学第一附属医院。

主要疗效指标：瑞芬太尼用量。

次要疗效指标：①麻醉苏醒质量：拔管时间，记忆恢复时间。②恢复期麻醉相关不良反应：呼吸抑制，眩晕，恶心呕吐，皮肤瘙痒。

研究结果：一般基线资料均无统计学差异（$P < 0.05$）。产品有效性指标观察结果发现，试验组与对照组比较，瑞芬太尼用量减少 30% 以上（$P < 0.05$），试验组拔管时间和记忆恢复时间均少于对照组，说明试验组优效于对照组。所有研究对象均未发生恢复期麻醉相关不良反应，故未对此项数据做统计处理。

产品适用性指标观察结果发现，试验组的各项指标均符合要求，说明试验组的产品适用性良好。结果见表 12–1。

表 12–1　适用性评价结果

指标	组别	是	否	合计	P
图像显示是否清晰	试验组	90	0	90（100%）	–
	对照组	90	0	90（100%）	
各模块运行是否良好	试验组	90	0	90（100%）	–
	对照组	90	0	90（100%）	
与电极片是否配套良好	试验组	90	0	90（100%）	–
	对照组	90	0	90（100%）	

产品安全性指标观察结果发现，试验组发生 1 例轻微接触部位红肿，未采取治疗措施后消失，各项指标均符合要求，说明试验组总体安全性良好。两组患者恢复期生命体征无统计学差异（$P >$ 0.05），两组患者治疗前后生命体征等指标的变化亦无统计学差异（$P > 0.05$），结果见表 12-2、12-3。该产品安全性相对较高，对治疗前后患者基本生命体征情况影响较少。

表 12-2　两组患者治疗前后生命体征等指标的变化

指标	组别	n		组内前后比较		两组差数比较	
				t	P	t	P
体温（℃）	试验组	90	0.00 ± 0.40	0.565	0.573	1.074	0.2841
	对照组	90	-0.08 ± 0.30	2.091	0.038	.	
心率（次/分）	试验组	90	-3.10 ± 11.69	2.490	0.014	-0.046	0.9634
	对照组	90	-3.01 ± 14.12	2.105	0.037	.	
呼吸（次/分）	试验组	90	0.63 ± 1.84	-3.205	0.002	0.149	0.8819
	对照组	90	0.59 ± 2.16	-2.862	0.005	.	
收缩压（mmHg）	试验组	90	3.56 ± 16.25	-1.671	0.097	0.526	0.5997
	对照组	90	2.27 ± 16.63	-1.098	0.274	.	
舒张压（mmHg）	试验组	90	-0.13 ± 9.76	0.106	0.916	-0.108	0.9143
	对照组	90	-0.02 ± 0.36	0.390	0.697	.	

表 12-3　两组治疗前后生命体征指标正异常变化的情况

指标	用药分组	疗前正常疗后正常	疗前正常疗后异常	疗前异常疗后正常	疗前异常疗后异常	缺失	计
体温（℃）	试验组	90	0	0	0	0	90
	对照组	90	0	0	0	0	90
心率（次/分）	试验组	85	4	1	0	0	90
	对照组	81	8	1	0	0	90
呼吸（次/分）	试验组	90	0	0	0	0	90
	对照组	90	0	0	0	0	90
血压（mmHg）	试验组	71	11	3	5	0	90
	对照组	65	16	5	4	0	90

研究结论：试验所采用的电子针刺麻醉仪安全、有效。

五、腕式止吐仪

【成果来源】项目三十二：腧穴配伍效应规律及神经生物学机制研究（2014）——双穴配伍与单穴应用的效应比较研究

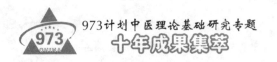

（一）产品简介

腕式止吐仪产品名为腕式穴位电刺激装置，属于穿戴式针灸治疗设备。通过课题大样本、高质量的临床研究发现电针单穴（内关）对化疗后恶心呕吐明确有效，但在肿瘤临床实际当中，我国多数肿瘤医院进行化疗治疗的科室不能提供专业的针灸治疗，因此患者只能选择昂贵且有不良反应的止吐药，由此我们认为一款便于携带与使用的针灸止吐装置是非常有必要的。本团队在前期研制的多波形调制脉冲针刺镇痛麻醉仪的基础上，改进电刺激激发方式，选用临床验证有效的刺激参数。并且针对穴位电刺激一直存在的刺激深度不足、穴位刺激面积过大的情况做出改进，设计了透射式电极，并设计为"内关透外关"的穿透性电刺激，大大提高了穴位电刺激的刺激量和穴位准确度。本设备可针对晕车晕船、恶心呕吐、心律失常进行预防及治疗性干预，对心功能异常者还可日常佩戴进行保健。本设备目前已经申请科技发明专利，并已开发测试机投入临床安全性和有效性验证。专利授权后将进行医疗器械注册并联合相关厂家进行成品制作。一种腕带穿戴式穴位电刺激装置（发明专利：201810068773.1）——内关透外关的穴位刺激手环（外观专利：201830468773.1）。见图12-10、12-11。

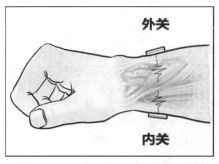

图 12-10 透射式电极达到"内关透外关"的刺激效果

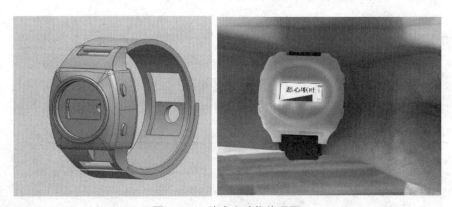

图 12-11 腕式止吐仪外观图

（二）适用范围

适用范围：化疗有恶心呕吐风险的患者或术后有恶心呕吐症状的患者，日常晕车晕船者提前20分钟佩戴预防，无症状心律失常者日常每日佩戴用以保健、稳定心律。

不适宜：腕带刺激部位（即内关穴、外关穴）位置有皮肤炎症、瘢痕、外伤者。佩戴心脏起搏器者者。

（三）操作方法

1. 操作界面

用户操作界面见图 12-12，专业调节界面见图 12-13。

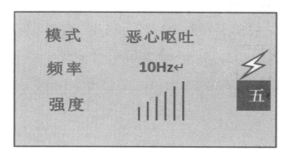

图 12-12　用户操作界面

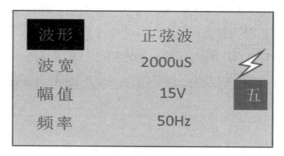

图 12-13　专业调节界面

2. 按键说明：

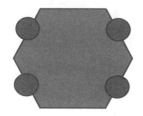

按键 1：开机 / 关机 / 运行 / 停止

关机情况下长按 1 键开机，当屏幕亮起时释放即可。开机情况下长按 1 键关机，当屏幕显示"正在关机…"释放即可。在开机状态下，短按 1 键会进行运行或停止命令的切换，当运行时屏幕上符号背景色变红，输出波形信号根据参数变化，同时红色指示灯会 1 秒间隔闪烁；当停止状态时，无波形信号输出，同时红色指示灯做呼吸灯闪烁。当机器工作约 10 秒按键无操作时屏幕背光会自动熄灭，当开机工作约 40 分钟无按键动作时，机器会自动关机。

按键 2：设定键

按下设定键时会在四个刺激模式或者参数中切换，切换到相应参数文字背景会变黑色，利用 3 或 4 按键可以调整相应参数；当按下设定键不释放情况下同时按下增加键 3 或减小键 4，屏幕右侧显示一～五和 R0 ～ R9 共 15 种用户参数的调用，调取参数后可随时运行相应波形；当按下设定键不释放情况下同时按下按键 1，会保存当前参数到相应用户参数存储代码中，例如三或 R4 等，同时存储代码背景色由红色变为绿色。

3. 充放电操作

本电路自动检测电量，屏幕右上角电池符号会显示电池电量，有颜色变化，满到空由绿→蓝→黄→红，当电量过低时会自动关机。电量过低时建议及时充电，充电时充电指示灯会红色长亮，当充电

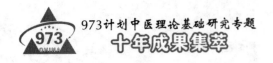

饱和时会自动变为绿色。

（四）科学证据

1. 对 5 例健康受试者开展安全性测试，结果不良反应发生率 0 例，四种刺激模式下均有明显刺激感，但无不适感受。

2. 对 5 例自述晕车者开展观察性研究，结果乘车前提前佩戴设备 30 分钟，当次晕车事件发生 0 例，起效时间为 2.45[1.5 ～ 5] 天，本设备能有效控制晕车的发生。

3. 对 3 例化疗后恶心呕吐患者开展观察性研究，在院期间每日化疗前佩戴 30 分钟，结果急性期恶心发生 1 例，呕吐 1 例，延迟期恶心发生 0 例，呕吐发生 1 例，总控制率为 67%。本设备可较好的控制恶心呕吐的发生，但仍待进一步开展确证性研究。

下 篇

我 与 973

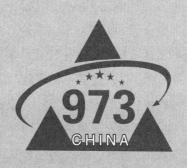

解码中医原创思维，使体质研究迈上新高度，走向新阶段

973 计划项目首席科学家 北京中医药大学　王琦

个体差异是生命现象的一个重要特征，是生命科学历来所关注的话题，同时也是该领域中的核心和难点。个体差异存在于人群与医疗的诸多方面，在同样环境下，有人发病，有人不发病；同一疾病，表现不同；同样的方法治疗同样的疾病，在不同人身上的应答和效果不同。面对以上重大科学问题，基于前期基础，依托"基于因人制宜思想的中医体质理论基础研究（2005CB523501）""中医原创思维与健康状态辨识方法体系研究（2011CB505400）"两项 973 计划，我与我的团队从中医体质入手，开展了系列研究，着手回答这一科学命题。在此基础上，取得了系列成果，并实现了从成果落实到落地的转化，相关技术在国内外得到了广泛的应用。

（一）对接重大科学问题，创立中医九种体质学说，并进行了实证研究，创新发展中医理论

要解决重大科学问题，首先要进行理论创新。2500 年前，西方医学之父希波克拉底和东方医著《黄帝内经》就有对人类体质分类的思想，但一直没有形成理论体系。从 20 世纪 70 年代初的学位论文提出中医体质的概念，到 80 年代进行了体质分型标准化研究。基于上述基础，依托 973 计划，通过大样本流行病学调查发现了九种体质的客观存在；提出了"体质可分""体病相关""体质可调"三个关键科学问题，及"生命过程论""形神构成论""环境制约论""禀赋遗传论"四个基本原理；并通过蛋白组、基因组、代谢组及人脸、红外热成像等宏观微观技术进一步对九种体质进行实证研究；并从概念、内涵、研究范畴、标准化及推广应用等方面，逐步构建和完善了中医体质学的理论体系，发展成为当代的中医新的学术流派的代表。所发表的《9 种基本中医体质类型的分类及其诊断表述依据》一文单篇被引用 2000 多次，为 CNKI 收录的全部中医类学术论文引用量、下载量第一。

经中医临床专家、流行病学专家、体质专家多次论证，中医中医药学会于 2009 年 4 月发布了《中医体质分类判定标准》，该标准是我国第一部指导和规范中医体质研究及应用的文件，为体质辨识、相关疾病的防治、养生保健、健康管理提供依据。

（二）对接热点命题，创新中医健康新概念，丰富健康状态辨识方法

健康是人类追求的永恒主题。世界卫生组织在《迎接 21 世纪的挑战》报告中指出："21 世纪的医学，不应继续以疾病为主要研究对象，而应以人类健康作为医学研究的主要方向。"近年来，以复杂系统科学研究人体生命现象已成为共识，以系统科学的"状态"概念来表征健康已成为一大趋向。

基于中医对人与自然、人与社会、人际之间，以及个体自身的协调共同构成人体健康的基础认识，我和我的团队对中医健康及中医健康状态进行概念界定、要素提炼等研究，确立中医对健康认知的思维模式，揭示生命活动的规律及其科学内涵。我认为，健康是指人的不同个体在生命过程中与其所处环境的身心和谐状态，及其表现的对自然及社会环境良好的自适应调节能力。而健康状态（health state）是指人体在一定时间内形态结构、生理功能、心理状态、适应外界环境能力的综合状态，健康状态能够体现健康的状况和态势。

健康状态辨识的相关研究成果日益增加，研究日渐深入，同时在研究的多学科交叉及客观化、微观化和系统化方面尚有较大的研究空间。我和我的团队从中医体质入手，利用多组学及人工智能等方法进行系列研究，从生理、遗传、心理及社会适应力4个维度，利用组学、人脸、红外及电阻抗等技术，构建了12种中医体质健康状态辨识技术体系，如中医体质量表测评、心理特征测评、健康相关生命质量测评、宏观面部特征测评、睡眠生理测评、生物化学指标测评、免疫遗传学测评、代谢组学测评及蛋白表达特征测评等。使之从表观到微观，实现体质辨识的客观化，实现基于个体差异的健康状态综合测评。如通过多组学研究发现，痰湿体质的人，表观上看具有体型肥胖、腹部肥大、油脂分泌过多、眼泡浮肿、舌苔厚腻等特征，而表征背后，则有血管内皮异常、炎症高表达、糖脂代谢相关基因表达异常等生物学基础。特禀体质主要指过敏体质，这类人容易过敏，皮肤划痕征阳性。电阻抗显示其免疫系统异常，基础研究显示树突状细胞成熟失常以致免疫功能缺陷，差异蛋白与过敏和自身免疫性疾病、哮喘等密切相关。

医学在相当长的历史时期是以找"病因"为主，中医体质研究发现某些疾病甚至是一类疾病的发生和人的体质因素与类型有关，从而提出了"体（质）病相关论"。1441篇体病相关临床研究文献，840408例样本，涉及313个病种，显示特定体质类型与特定疾病发生具有相关性。研究证实，通过干预可以使人的体质偏颇状态得到调整，从而控制疾病，恢复健康。如通过"化痰祛湿"系列方干预糖尿病临床前期，可减缓糖耐量受损，降低患病风险；干预肥胖、血脂异常等代谢性疾病，可降低血脂，改善血中载脂蛋白，减重有效率达75%；动物实验亦证实该方可逆转脂肪肝病理改变。因此，我和我的团队编制了《中国成年人中医体质调理指南》，为人群调体纠偏提供规范化方案。

（三）聚集社会重大需求，相关技术进入国家公共卫生服务体系，创立二级学科，实现成果落地

一项工程技术只有发挥对国家、社会、民族的服务功能，才能体现其贡献度。中医体质学对接"健康中国"战略，在公共卫生领域及治未病方面得到了广泛应用。2009年，体质辨识法成为首个被纳入《国家基本公共卫生服务规范》的中医内容，已有统计显示服务老年人3.13亿人次，还被纳入新医改的推广内容。目前，在国家中医药管理局已经批准的235家"治未病"单位，全部建立了体质辨识中心，覆盖全国32省市的所有县区。体质辨识被载入国务院等15份政策性文件，从顶层到基层，从医院到社区，体质辨识已经成为一项真正惠及千家万户的中医学原创成果。国家中医药管理局对体质研究成果给予高度评价，指出：王琦教授制定行业标准，创立体质辨识法，为国家医改、公共卫生服务做出巨大贡献。

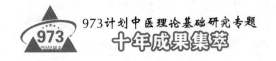

学科是学术发展的制高点，中医学长期以来，面临严重的学科分化不足的问题。2012年，中医体质学被批准为二级学科，并成为国家中医药管理局重点学科，填补了该领域的空白。同时，中医体质学在学术与学科方面具有引领作用。6251篇文献调研表明，中医体质学确立后已经辐射到34个学科，其中包括公共卫生与预防医学、体育、特种医学、计算机等多个方面。此外，国家自然科学基金委从2010年起将中医体质列为新的资助研究方向。

优秀的民族文化和技术既是中国的，也是世界的。我们在由67个会员国组成的世界中医药学会联合会中成立了体质研究专业委员会。《中医体质学》著作被翻译为日、韩、英三种语言出版，体质量表也被翻译为八种语言，在世界多个国家和地区推广应用，实现了原创成果的国际共享。

中医学作为传统医学必须随同时代的进步而进步，坚持以中医为主体，充分利用多学科交叉方法，建立中医体质科研方法体系，使之向现代转型。在中医体质学研究中，在整体架构上，从方法学、实证、标准、指南、评价、管理及文化各个方面进行整体设计，以体现时代特征。我和我的团队依托973计划项目的支持，首次在世界上建立了人群体质分类的行业标准，围绕"体质可分""体病相关""体质可调"三个科学问题开展相关工作，在带动中医学的整体发展和实施健康中国战略及中医药原创成果走向海外做出了一些贡献，并实现相关成果的落地转化。2018年，我们成立了北京中医药大学国家中医体质与治未病研究院，将在公共卫生、慢病防控等方面取得更多的应用成果，更好服务人民健康。

"脾主运化"理论现代诠释

973计划项目首席科学家 辽宁中医药大学　杨关林

时光荏苒，岁月不居，自2012年组织团队申报973计划项目"脾主运化、统血"等脾藏象理论研究并喜获立项，至今已有十个春秋，973计划项目在研实施的五年记录了团队老中青三代人同心协力、矢志不渝开拓中医药事业的点点滴滴，承载了科技部、国家中医药管理局、国家973计划中医专项专家办公室等部门领导、学术界无数专家学者、中医药领域同仁的鼎力支持和殷切期望。今天973计划项目已经成为国家基础研究领域一个时代的回响，团队承担的"脾主运化、统血"等脾藏象理论项目是这15年里中医专项的三十四分之一，是中医藏象理论研究的五分之一，作为项目首席科学家，我倍感荣幸，为团队的努力和各方的支持感动备至，为项目在脾藏象理论研究方面取得的成果深感振奋，为973计划项目对中医药科学研究的持久推动力量不胜欣喜，借此契机，略抒感慨，聊表寸心。

人物坐标：中国·沈阳，辽宁中医药大学"脾主运化、统血"等脾藏象理论研究项目组。

（一）尊重原创，走中医特色的创新发展之路

习近平总书记说"中医药是打开中华文明的钥匙"，这给中医药界带来了巨大的鼓舞，让中医药同仁更加坚定了中医药的文化自信。在"脾主运化、统血"等脾藏象理论立项之初，对于关键科学问题的提出、科学假说的设想曾让团队成员和业界专家经历了无数个不眠之夜的思考、无数次面红耳赤的争论，然而激烈的讨论之后是冷静的落笔。不忘来路，不改初心，中医药藏象理论的来路在哪儿？中医药现代化发展的初心缘何？只有尊重中医理论的原创性，才能在中医药现代化发展的道路上行稳致远，走出符合中医文化特征、凸显中医文化特色的创新发展之路。

（二）学科融合、协同创新是中医药藏象理论研究的必由之路

这是一个最好的时代，知识大爆炸、信息大融通给中医药的学术发展带来了新的契机和希望，脾藏象理论研究项目凝聚了国内8所高校的科研力量，吸引了中医药专业领域之外的生物学、免疫学、神经学、内分泌学、循证医学、统计学、流行病学等十余位学科人才的智慧，在项目开展的过程中给我最大的感受就是"真理越辩越明"，多学科人才的交融形成了巨大的智库，学科间的思想碰撞、头脑风暴让整个研究既有预期的收获又有不期的惊喜，为中医学界创造了更多讲好中医故事、说清中医话语的机会，让学术界更加认识中医，让博大精深的中医理论更容易走进现代科学的"朋友圈"，学科融合、协同创新或许是中医药藏象理论研究的必由之路。

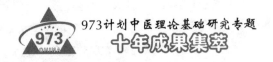

（三）求真务实、严谨科学，是传递好科研基因的不二道路

在 973 计划项目实施的五年时间里，我深刻体悟到了个人视野的拓展、思维的变革，更加见证了团队中青年人的成长与进步。在这个团队里，我是首席科学家、课题负责人、硕博导师，诸多的身份让我感受到国家倾注心力打造的 973 计划项目要给未来留下的不仅仅是科学研究的成果、中医药传承发展的理论，更要把求真务实、严谨科学的治学作风变成一种科研基因传递给后来者，教育是人类的未来，而科学研究的过程充满了无处不在的高层次教育。至今清楚地记得一名青年学生在开展巴马小猪摆尾行为学研究的过程中，为了数清小猪的摆尾次数，眼睛极度疲劳以致视网膜受损，幸而及时救治未成大碍，这是一个令人感动的故事更是一种执着坚定的科研精神。973 计划项目走过十五年的春华秋实，全面推动了我国基础研究领域的原始创新，更打造了一批高水平的科研队伍，而求真务实、严谨科学，永远是传递好科研基因的不二道路。

（四）功到使成、硕果芬芳，谱写中医藏象理论华章再续的新思路

"脾主运化、统血"等脾藏象理论研究历时五年，于 2017 年顺利通过科技部验收，取得了喜人的科研成果，提出了脾藏象理论发展"六段三期两高峰"的发展脉络，构建了符合时代背景的脾藏象理论知识体系；阐明了物质摄取—运输—转化是"脾主运化，统血"的基本生物学过程，明确能量供给线粒体呼吸链酶活性是其功能核心；揭示了中枢神经的胃肠神经是"脾主运化、统血"的宏观信息调控机制，发现 Lon 蛋白酶参与其线粒体微环境调控；临床验证了"从脾论治"功能性消化不良、功能性腹泻、冠心病心绞痛、免疫性血小板减少症临床疗效确切，提示"从脾论治"临床有效性和安全性，揭示了功能性消化不良、功能性腹泻、冠心病心绞痛、免疫性血小板减少症"从脾论治"的疗效机制，为"脾主运化、统血"理论应用于防治重大、慢性疾病起到示范"作用。

项目组培养了 2 名国家中医药领军人才支持计划"岐黄学者"，1 人获得"国家百千万人才"称号，3 人获得国务院特殊津贴，1 人获得"十二五"学科领军人才，2 人获得辽宁省青年科技奖，3 人获得辽宁省科技优秀工作者，1 人获得天津市"131"创新型人才培养工程第二层次，1 人获得辽宁省高校杰出青年成长计划，3 人获辽宁省优秀硕博论文奖，5 人获得国家优秀硕士奖学金。获批中医藏象理论及应用教育部重点实验室、心脑合病中西医结合防治技术国家地方联合工程实验室等。团队拓展申报国家自然科学基金重点项目 3 项，面上及青年项目 40 余项，为谱写中医脾藏象理论研究提供了华章再续的新思路，激励着团队中每一个人在深度挖掘脾藏象理论研究的道路上矢志前行，为中医药传承创新贡献个人力量，为"健康中国"目标贡献中医智慧。

对上火的研究及感悟

973 计划项目首席科学家 浙江中医药大学　范永升

"上火"的机理与防治研究是 973 计划项目设立中医理论基础研究专项以来非常具有中医特色的一个项目。随着中央电视台"怕上火，喝某某某"的广告席卷全国，"上火"一词已是家喻户晓。"上火"是一种什么病证，它是怎样发生的，应该如何有效进行防治？中医治疗上火的现代科学机理是什么？这不仅是老百姓所关心的话题，也是伟人和科学家关注的课题。20 世纪 50 年代末期，毛泽东主席就问过山东著名老中医刘惠民，"上火怎么解释？"2005 年韩济生院士在接受《中国科技史杂志》专访时，也提到用现代科学技术研究上火很有意义。因此，研究上火不仅有助于揭示中医理论的科学内涵，推动中医药的交流与合作；而且能为有效防治上火提供科学依据，减少难治病的发生，提高人民群众的健康水平。2013 年我有幸作为首席科学家，牵头承担"'上火'的机理与防治研究"的 973 计划项目。

（一）上火的标准研究

要研究上火，首先要制定判断上火的标准。在收集文献的基础上，我们初步认识到上火与饮食、劳倦、情志、气候有关，其症状多发生在头面部，并且具有反复发作的特点。为了获得这方面准确的信息及规律，2014 年我们与浙江省体育局、天津中医药大学合作，完成了浙江省 11 个地市 11281 例居民、浙江与天津 12627 例在校大学生上火流行病学调查，结果发现排在前八位的高频上火症状分别是口干渴、眼干涩、咽喉肿痛、咽干、口腔溃疡、牙龈肿痛、大便燥结、面部丘疱疹。从上火的诱发因素看，饮食辛辣、饮水量少排在最前面，其次是剧烈运动、心理压力大、失眠和熬夜，再其次是极度忙碌、过度疲劳。从发病季节来看，夏季发生上火最多，占 35%。根据文献资料、结合临床观察以及流行病学调查，我们把上火定义为因精神紧张、过度劳累、辛热药食等引起，以人体头面部口、舌、牙龈、咽喉、眼、鼻等部位皮肤黏膜出现红肿热痛、溃疡症状为主，并可伴有全身症状的一种轻微的易反复的疾病。并将上火分为虚实 2 类，虚证有气虚、阳虚及阴虚火旺；实证，有外邪上扰、邪热内盛、湿热内蕴、气郁化火等，并分别制定了辨证标准及相应的治法与推荐方药。为了制定好标准，我们多次召开由多学科专家参加的咨询会、论证会。在反复研究的基础上，我们制定了《上火的诊断和治疗指南》，并由中华中医药学会作为行业标准对外发布，向全国推广，既为上火的研究提供了依据，也为中医行业上火的诊断和治疗提供了临床规范。

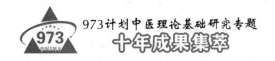
（二）上火的机理研究

如上所述，上火多因精神压力大，过食辛辣，过度疲劳以及气候变化，引起头面部五官部位皮肤黏膜出现红肿热痛、溃疡等症状。这些都表明上火与人体的能量代谢、氧化应激、免疫功能有着密切的关系。为此，我们首次建立了上火动物模型，从实验与临床两大方面，围绕能量与免疫的关键因子腺苷酸活化蛋白激酶（AMPK），运用代谢组学、蛋白组学、转录组学、基因组学等方法，从能量代谢、氧化应激、免疫稳态、肠道菌群等方面开展了系统而深入的研究。应用气相色谱－质谱联用和液相色谱－质谱联用等技术研究发现上火人群外周血中 ATP 含量明显上升，三羧酸循环中间代谢物明显增加，反映了上火后机体能量代谢处在比较旺盛的状态。应用磷钼酸比色法、ELISA、RT-PCR、Westernblot、microRNA 芯片等方法研究发现上火人群活性氧自由基（O_2^-）、脂质过氧化产物丙二醛（MDA）较正常人显著升高，而抗氧化物质——超氧化物歧化酶（SOD）、谷胱甘肽（GSH）含量显著下降。应用 Ray Biotech 生物素标记抗体芯片等技术研究发现上火人群的免疫功能失衡，促炎因子载脂蛋白 C3 的表达上调，抗炎抗氧化的载脂蛋白 A4 的表达下调，CRP 等指标升高。采用 Illumina MiSeq 测序检测肠道菌群的结构发现，上火人群的肠道菌群多样性降低，拟杆菌门与厚壁菌门比例改变，肠道致病菌丰度上调，肠道土著菌丰度下调。我们还开展了上火与辛热药食的临床与动物实验研究等项目。这些研究表明上火是易感人群在精神紧张、辛热药食、疲劳等一系列诱因作用下，导致机体能量代谢加快，氧化应激增强，菌群失调，免疫稳态破坏为主的内环境紊乱，从而使人体头面部口、舌、牙龈、咽喉、眼鼻等部位皮肤黏膜发生的炎症反应。应用知柏地黄丸、黄连解毒汤治疗阴虚与实热上火，可通过改善能量代谢、氧化应激以及调整免疫功能而发挥治疗作用。

（三）防治上火的宣传与推广

《上火的诊断和治疗指南》由中华中医药学会发布后，我们项目组在 2016 年 11 月 14 日在新西兰召开的第十三届世界中医药大会等 11 次国内外学术会议上作了宣传推广，受众达 7550 余人。2015 年 8 月 10 日至 13 日我在中央电视台科教频道《健康之路》栏目以"酷暑来袭巧去火"为题，分 4 集播出上火科普讲座，平均每集收视率为 0.24%，全国约 329 万人收看，4 集共计 1316 万人次收看。2016 年 5 月 24 日，我还在中央电视台中文国际频道《中华医药》栏目以"身体有火莫忽视"为题进行科普讲座，收视率为 0.49%，约 750 万人收看。我们还将相关研究成果，编写成《不上火的生活》一书，书中根据上火的不同症状、发生的季节，以及患者的体质与年龄等对上火进行分类，并介绍相关的防治方法，颇为实用。这些工作对于预防上火的发生以及规范有效的治疗发挥了重要的作用。

（四）制度建设与人才培养

项目的 4 个承担单位浙江中医药大学、中国中医科学院、浙江大学、天津中医药大学相距遥远，给交流与管理带来了一定的困难。项目组建立了课题组之间的合作交流机制，于每月最后一周的周三下午 17:30 召开项目视频会议，5 年来先后召开视频会议 50 次，介绍各个课题组的项目进展，对遇到的问题进行讨论，协调解决推进过程中遇到的困难。项目组还制定了相关的管理规定，包括设立项目管理办公室，秘书协调各个课题组之间的联系，汇总各个课题组的研究资料、取得的成果、经费预算和使用情况、中期评估、结题验收，并向首席科学家定期汇报项目实施过程中存在的问题。项目管理办公室对所有项目和课题涉及的资料进行统一管理归档，并定期检查。对项目和课题产生的数据资料和电子文档进行统一管理备份。这些都对项目研究的顺利推进发挥了积极的作用。

在项目实施过程中，我们建立了一支老中青结合的研究队伍，同时重视培养青年科研人才，共培养博士后3名，博士研究生17名，硕士研究生39名。作为项目首席科学家，我本人2017年获得首届全国名中医称号，项目组成员商洪才研究员获得2017年度国家杰出青年科学基金资助，温成平教授入选2015年国家百千万人才工程入选人员名单并被授予"有突出贡献中青年专家"荣誉称号。还有多位成员晋升为教授、副教授。以我所在的课题组主要成员为主的浙江中医药大学风湿病研究所还牵头成立了国家中医药管理局中医风湿病协同创新中心、国家第二批中医临床研究基地，中医临床基础教学团队还被教育部评为全国高校黄大年式教师团队。这些都是依托项目的实施取得的成绩。

光阴荏苒，岁月如梭，从2013年获得973研究项目，到2018年11月项目验收，5年时间转眼间就过去了，真是感慨万千。其中为最深切的体会有三条：一是"入之愈深，其进愈难，而其见愈奇"。这是宋代王安石《游褒禅山记》中的一句话。其实将它用于科学研究也是非常贴切。5年研究中既有按照项目设计获得的研究结果，但也有意想不到的发现。譬如阴虚上火不仅与能量代谢和免疫功能失调有关，而且与人体凝血功能也有密切的关系。后者是意外的收获，让我们欣喜不已。二是学无尽头，研无止境。五年的研究不容易，当我们将5年的项目研究作一总结时，又发现上火还可以从体质、证候等深入研究，也许会揭示更多的科学内涵。三是充满感恩的5年。感谢科技部、国家中医药管理局及有关专家对我的信任，让我有承担国家重大科技项目的机会，从而提升了我组织、协调、检查、落实重大科研项目的能力。我还要感谢项目专家组的热情指导和项目协作组的精诚合作。我还要特别感谢我的团队，5年来，1825个日日夜夜，正是你们的不懈坚守，辛勤付出，才使我们顺利完成973计划项目研究的任务。"路漫漫其修远兮，吾将上下而求索。"虽然973计划项目"上火"的机理与防治研究已经完成，但我和我的团队还会将上火的研究继续深入下去！

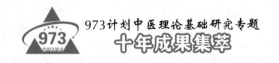

"肾藏精"理论创新与转化应用

973计划项目首席科学家 上海中医药大学　王拥军

　　973计划中医理论专题启动于2005年，至今已有15年。2009年，我有幸获得了基于"肾藏精"的藏象理论基础研究项目资助，并担任首席科学家。一直以来，我们团队始终致力于"肾藏精""肾主骨"的生物学基础及慢性病防治规律研究，并建立了从肾论治中老年慢性病的规范化方案。

　　（一）以"肾藏精"理论研究为切入点，突破了"藏于内、象于外"的传统认识模式，丰富并发展了中医藏象理论

　　中医"肾"，既包括解剖肾，又涵盖了神经、内分泌、免疫、生殖、泌尿等系统的部分功能。如果肾精亏虚，就会出现腰膝酸软、头晕耳鸣、记忆力下降等表现。我们首次系统阐释了"肾精"的现代科学内涵，证明"肾藏精"理论体现了内源性干细胞增殖与分化功能的变化规律，内源性干细胞的物质、信息、表达全过程体现了"肾藏精"部分功能；揭示出"补肾填精"与调控各种成体干细胞的状态与功能（"沉默"与"唤醒"）存在密切的相关性，从而形成了"肾藏精"理论的系统性新认识，打开了中医藏象理论现代研究的大门，对于进一步指导慢性病的综合防治，产生了重要而深远的影响。

　　（二）发现了肾精亏虚型慢性病的共同发病规律，并建立了前瞻性大型队列，创新发展了"肾藏精"理论

　　我们根据"肾藏精""肾主骨、生髓、通于脑"理论，牵头建立了我国第一个"骨—髓—脑系统"慢性病队列，包括骨质疏松症、骨关节炎、脊髓型颈椎病、肾性骨病、放化疗骨髓抑制综合征、地中海贫血、老年性痴呆等20多种慢性病，目前达到23.39万例，收集血粪尿等生物样本170万份，填补了该领域缺乏大数据、大生物样本库的空白。我们还证明该类慢性病以"肾精亏虚"为主（占91.5%），共同表现为腰膝酸软、头晕耳鸣、畏寒肢冷、记忆力下降等，从而建立了肾精亏虚型慢性病疾病谱。进一步研究发现肾精亏虚型慢性病的共同发病机制主要是性激素、免疫调节激素功能紊乱，Jak/Stat、Wnt/β-catenin、BMPs、Notch等信号通路失调，导致干细胞增殖与分化功能下降，出现相应的组织器官功能和状态异常；而补肾填精方不仅能够调节 IFN-γ、TSH、TGF-β 等 NEIC-Me 系统指标，改善肾精亏虚状态，还可以调控干细胞 BMPs、Notch、Jak/Stat 等信号通路，改善内源性干细胞微环境，调动干细胞，促进组织修复。

（三）建立了肾精亏虚型慢性病诊疗方案，揭示了临床疗效与机制，凸显异病同治的独特优势

临床应用补肾填精法治疗肾精亏虚型慢性病，通过基础实验及国际公认的随机、双盲、安慰剂平行对照、多中心的临床试验，深刻揭示了肾精亏虚型慢性病从肾论治的临床疗效及其内在规律，建立了"既调证、又治病"的临床诊疗模式。补肾填精方治疗骨质疏松症、老年性痴呆等3953例慢性病，治疗组总有效率87.8%，优于对照组；并且明显改善了患者腰膝酸软、头晕耳鸣、记忆力下降等临床表现，疗程缩短了一半，药物使用量和副作用均明显减少。通过多学科、多角度、多层次开展肾精亏虚型慢性病异病同治规律研究，从病因病机和疗效机制等方面均揭示了补肾填精法治疗肾精亏虚型慢性病的共性规律，充分体现中医异病同治理论的优势和特色。

（四）创立了临床—队列—实验室—推广应用的转化医学模式（CCBB模式），建立了中医药防治"肾精亏虚型慢性病"转化应用体系

建立了中华中医药学会精准医学分会，制定临床指南及中医临床路径19项，获授权专利19项，计算机软件著作权13项，开发出中药新制剂9项及中药新药2项。首创"健康直通车""智慧健康小屋""大健康小镇"等服务模式，在全国建立了68家"社区－医院"医疗联合体，培养基层单位医疗骨干2200名，并在全国5800余家医疗卫生机构推广肾精亏虚型慢性病诊疗方案和三级预防方案，惠及3000多万名患者，提高了综合防治水平。在此基础上，已经和复旦大学生命科学院共同建立中医表型组学平台，进一步深化"肾藏精""肾阴虚""肾阳虚"等"证病结合"人类表型组计划研究，推动中医药学和中西医结合事业的发展。

通过973计划项目的实施，我们凝聚了一批优秀人才，团队中有一大批科研骨干在学术上迅速成长起来，从而形成了具有鲜明中医学特色的创新型团队，成为教育部和科技部重点领域"创新团队"。我也成为长江学者、重点研发计划首席专家、全国百篇"优博"指导老师，也荣获了全国先进工作者、全国优秀科技工作者等荣誉称号。年轻的科研骨干们善于从临床实践中发现问题，通过科学研究解决问题，并进一步将研究成果应用于临床，形成了一系列优秀科研成果。在老一辈科学家的大力支持下，他们先后获得国家自然科学基金优秀青年基金等多项人才项目支持，逐渐成为本领域的优秀学术带头人。

973计划项目促进了中医药基础研究与国家目标结合，解决了健康领域中的诸多关键科学问题。我们通过建立中医药科学研究的创新模式，并在中医药和中西医结合研究若干重要领域取得了显著的成果，推动中医相关学科的整体发展。

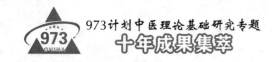

"骨感"的梦想之路

973计划项目首席科学家 上海中医药大学附属岳阳医院　房敏

2007年，基于中医特异性手法治疗脊柱病"经筋"和"骨错缝"理论基础研究，我与973计划项目结缘。通过主持973专题研究工作，我在自身业务方面获得了长足发展，积极推进相关研究成果转化并依托研究成果继续进行纵深研究，也取得了一些成绩。下面将分栏进行总结汇报：

（一）自身发展

973计划是国家重点基础研究发展计划，旨在解决国家战略需求中的重大科学问题，以及对人类认识世界将会起到重要作用的科学前沿问题，以原始性创新作为遴选项目的重要标准，是面向前沿高科技战略领域超前部署的基础研究。中医理论传承几千年，若要其被世界认可，进行理论创新势在必行。但中医的理论创新谈何容易？973计划项目评定的指导思想是坚持"面向战略需求，聚焦科学目标，造就将帅人才，攀登科学高峰，实现重点突破，服务长远发展"，作为新中国第一个推拿学博士，有心为推拿学科理论创新贡献力量。基于这种考虑，也结合上海中医药大学附属岳阳中西医结合医院深厚的推拿学科积淀，得以成功申报973计划。

通过主持973计划，我在自身业务方面获得了长足发展，也取得了一些成果。其中包括2项理论成果、2项临床成果、1项标准类成果和1项探索性成果。理论成果分别是"筋骨失衡、以筋为先"理论及其应用，以及"眼针八区十三穴络脑通脏腑"理论的内涵和应用。临床成果分别是脊柱微调手法治疗颈椎病和腰椎间盘突出，以及新易筋疗法治疗肩周炎、胸椎小关节紊乱。1项标准类成果是脐疗技术操作规范。1项探索性成果是经络理论的筋膜学说。这些成果的取得，对我自身的临床业务能力和科研能力的提高都有着莫大的帮助。

（二）成果转化与应用

基于成果"筋骨失衡、以筋为先"理论及其应用，主编出版《今日推拿丛书》《中医骨伤科学》《中医筋伤学》专著3部，研究成果多次在国内国际学术会议交流，主办培训班、学习班及技术推广14期。与上海交通大学、复旦大学、美国Towson University，以及北京、江苏、浙江、广东等省市的重点研究基地建立全面合作关系。

基于成果"眼针八区十三穴络脑通脏腑"理论的内涵和应用，形成了《GB/T21709.15—2009 针灸技术操作规范 第15部分 眼针》的主要技术内容。制定了《大鼠眼针技术操作规范》，研制了大鼠眼针取穴仪，已申请专利，为以大鼠为研究载体的动物实验提供技术支撑。编辑出版专著《中华眼针》。课题组在中医药临床教育国际合作论坛、海峡两岸特种针法学术交流会、美国加州中医针灸学术交流会、第23届生理学会会员代表大会等学术会议上进行了相关学术报告，举办国家级继续教育项目《全国眼针疗法继续教育学习班》4次，进行广泛交流。

（三）延伸研究

基于973计划顺利结题取得的经验与成果，又先后主持申请了上海申康医院发展中心、市级医院新兴前沿技术联合攻关项目（特异性短杠杆手法治疗脊柱退行性疾病的有效性及安全性临床研究）；国家自然科学基金委员会、国家杰出青年科学基金项目（按摩推拿学）；上海市科委项目（基于上海中心城区膝骨关节炎发病相关危险因素及中医证候分型的流行病学调查）；国家自然科学基金面上项目（推拿"以痛为腧"干预膝骨关节炎肌肉力学痛觉中枢调控机制研究）；申康三年行动计划"重大疾病临床技能提升项目"（脊柱微调手法联合导引功法治疗腰椎间盘突出症的多中心临床研究）；上海市卫生和计划生育委员会、上海市进一步加快中医药事业发展三年行动计划（推拿生物学效应机制与应用创新研究等课题）。带领岳阳医院推拿科团队获得上海市中医临床基地建设（中医脊柱病临床基地）；国家中医药管理局、国家重大疑难疾病中西医临床协作试点建设项目（骨关节退行性病变）。带领学科团队获得上海中医药大学高峰高原学科（推拿手法和功法干预脊柱病生物力学机制）；上海市教委顶尖优势创新团队（中医推拿生物效应及评估创新）。

（四）成果体现

973计划项目结题至今先后发表学术论文101篇，其中SCI论文16篇；主编《推拿学》（人民卫生出版社，2012）、《针灸推拿学》（人民卫生出版社，2015）、《推拿学》（中国中医药出版社，2016）、《推拿流派研究》（人民卫生出版社，2019）等教材、专著5部；获得授权专利16项；以第一完成人获得2013年教育部科技进步奖二等奖、2014年上海市级教学成果奖一等奖、2014年上海市科学技术奖一等奖、2016年"康缘杯"中华中医药学会科学技术奖三等奖、2017年上海科普教育创新奖三等奖、2018年上海市级教学成果奖特等奖、2018年上海市科学技术奖三等奖、2018年中华医学科技奖三等奖、2018年中华人民共和国教育部科技进步奖二等奖、2018年教育部高等教育国家级教学成果奖一等奖；先后获得2011～2012年度卫生部有突出贡献中青年专家，入选2013年国家百千万人才工程，获得2017年第十五届上海市科技精英、2018年国家中医药领军人才支持计划"岐黄学者"、2019年上海教育年度新人物奖等荣誉称号。

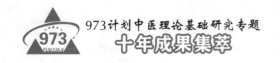
开启精彩的中医科研之路

973 计划项目首席科学家 中国人民解放军第四军医大学　熊利泽

　　我对中医的兴趣源于 1998 年在日本山口大学医学部麻醉复苏教研室进修期间，我在重复炎症因子抗体的脑保护作用时遇到了困难。按照国外发表的论文描述的方法进行实验，发现炎症因子抗体的脑保护作用并不如论文中报道的那样明显，因此对于国外研究的潜在脑保护作用分子产生了怀疑及失望。回国后，我在脑中风大鼠模型上尝试了一些中药制剂的脑保护作用，结果发现参附注射液、葛根素等具有显著的保护作用。

　　后来我和我的学生们研究预处理的神经保护作用，在报道了高压氧、常用吸入麻醉药等可以模拟缺血预处理的效果诱导显著的神经保护作用后，开始聚焦针灸预处理是否可以模拟缺血预处理的效果，我们首次发现并报道在脑缺血前给予电针预处理，可以诱导显著神经保护作用，接着我们对其机制进行了研究，取得了一些成绩，更重要的是培养了我对针灸研究的兴趣。

　　2014 年成功申请的 973 计划项目"腧穴配伍效应规律及神经生物学机制研究"是我人生中第一个 973 课题，也是我所在的第四军医大学获批的第一个国家中医理论 973 计划专项。当拿到这个项目的时候，团队成员纷纷感到责任大于喜悦——中医博大精深、悠久历史，我们作为西医背景的研究者怎样用现代医学的思路和技术解决传统中医机制问题，为其源远流长的临床应用提供循证医学的指导？这让我们心中深感责任之重大，但同时也涌出无限激情——我们能够通过科学研究为发扬国粹贡献力量。

立项之初

　　项目获批后，我们快速成立了 973 办公室，并开辟出独立办公室为 973 计划项目的推进提供便利。2014 年 3 月我们隆重召开了项目的方案优化与实施协调会。时任科技部基础研究司副司长彭以祺、国家中医药管理局科技司司长苏钢强、原总后卫生部科训局副局长程旭东、陕西省科学技术厅副厅长许春霞、陕西省卫计委副主任兼省中医药管理局局长黄立勋带队莅临指导并出席会议。我们同时还邀请了李振吉、吕有勇、梁繁荣、许能贵、刘保研、田捷、朱兵等多位国内知名专家教授组成专家组现场指导。方案讨论会给了我们很大鼓舞，专家团队在后来的五年里也给了我们众多帮助和支持。

　　2014 年 5 月，我们按照国家中医药管理局要求，申请并通过了世界中医药学会联合会伦理审查委员会对我院中医药临床研究伦理平台的审查评估。至此，属于我们的腧穴配伍研究之路已经全面打开，我们的团队正式进入 973 计划项目研究加速期。

精诚合作

准备工作就绪，我们快速启动各分课题的研究工作。在项目成立后的第一年，我们就有两个课题组针对腧穴配伍规律开展了文献理论研究，围绕针刺麻醉的远近配穴与局部配穴效应差异及针刺止吐的双穴和单穴效应差异，共开展了8项针刺腧穴规律的临床单中心研究，直接参与973计划项目的研究者和研究生达40余人。

庞大而分散的研究团队为有效的科研沟通提出难题，我们为此建立了定期讨论机制。我们将第四军医大学和西安电子科技大学两个课题组整合，每个月进行一次面对面的沟通。同时要求首都医科大学课题组和天津中医药大学课题组也定期进行课题汇报。每个月项目组全体成员召开视频会议，共同讨论研究中遇到的问题和取得的结果。每个季度各课题组都要提交文字版的研究进展。每年我们还至少召开两次项目组面对面讨论会，探讨科学问题、互通有无、共同进步。

在973计划项目执行的5年中，我们一共召开了12次全体项目组成员参与的讨论会，撰写了19期季度进展报告，对四个课题组所在科室和单位有了更深地了解，项目成员之间也缔结了牢固的友谊。通过西医麻醉、中医针灸、神经科学和影像学研究团队之间的合作，项目成员对于中医理论有了更广阔的了解，对针刺研究的内涵有了更深的认识，也对针刺腧穴配伍规律与神经科学之间的联系有了更多的想法和信心。经过5年的打磨，我们建立了一支深谙中医理论且精通神经科学而又服务于临床的科研队伍。在项目结束之后，这支队伍依然继续围绕中医科学问题展开合作。

成果与推广

973计划项目开展过程中，我们围绕"配穴好还是单穴好？远近配穴是否优于局部配穴？配穴效应的主要神经生物学机制是什么？"这三个关键科学问题，首次建立了古代文献、现代文献、专家经验"三证合一"的文献证据评价及推荐方法，建立针灸医学大数据平台，利用机器学习，问题导向、数据驱动，实现针灸腧穴配伍等规律的系统挖掘，指导临床实践。我们共完成了18项单中心或多中心临床研究，纳入患者4000多例，涉及的患者群体包括手术患者、化疗患者、晕动症患者以及志愿者。结合文献研究和临床研究，我们首次阐明单穴和配穴临床效应及规律，即单一突发性急症用单穴，复杂、慢性疾病用配穴；首次阐明远近配穴和局部配穴临床效应及规律，即全身性疾病、脏腑病用远近配穴，肢体经络病、局部病症用局部配穴；也发现远近配穴已逐渐成为临床主流腧穴配伍方法。

机制研究方面，我们通过功能磁共振技术比较了单穴和配穴激活大脑区域的差异，证实配穴针刺能够增强更多脑区之间的功能连接。我们还通过神经生物学技术证实针刺可抑制脑干下行易化抑制系统所在区域的激活。提出配穴通过强化"大脑多点激活"机制及协同调控下行易化抑制系统发挥腧穴配伍效应。

本项目得出的关于腧穴配伍规律的科学结论，对优化腧穴配伍方案，提高针灸临床疗效，保障人民健康，促进针灸科学传承和发扬，推动针灸现代化和国际化具有重要意义。我们将该项目所得到的结论应用于临床，通过多中心临床研究证实针刺可以明显加速术后康复，温针灸远近配穴可有效减轻乳腺癌术后淋巴水肿。我们还合作研发了电子针刺麻醉仪，其简便、智能的操作有利于针刺麻醉的推

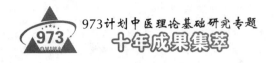

广与应用，能惠及更多患者。

5年中有143名本科生、研究生和临床医生参与项目，也培养了1名千人计划获得者，2名杰出青年科学基金获得者，3名长江学者奖励计划获得者、3名万人计划领军人才。发表论文170篇，其中SCI论文63篇，获得专利25项，出版专著28部。更重要的是，团队成员在973计划项目的鼓舞下，又拿到了66项国家级基金资助，为相关研究提供了源源不断的新鲜血液和经费支持。

思考与展望

2018年11月，我们的973计划项目通过科技部和国家中医药管理局的验收，圆满完成了研究任务，然而我们与中医课题的缘分并没有结束。随着2019年10月中共中央、国务院发布《关于促进中医药传承创新发展的意见》，中医药研究逐渐成为热点。在我们的研究过程中，我们也逐渐感受到了中医的魅力和奥妙所在。为了响应习主席的号召：推进中医药现代化，推动中医药走向世界。我们还有许多问题需要解决。目前，我们团队成员依然进行着多项针灸课题研究，还有一群热爱中医的年轻人正在跃跃欲试。我们坚信，中医研究的未来会越来越好！

中医理论博大精深，研究更需守正创新

973计划项目首席科学家 中国中医科学院西苑医院　刘建勋

国家重点基础研究发展计划（973计划）是体现国家战略需求的重大科学项目，对于建设创新型国家具有重要的推动作用。其中专设了中医药基础理论专项，发展中医药是国家战略的重要一部分，973计划项目体现了国家对于推进中医药基础理论研究的决心和信心。本人2015年有幸主持了"基于病证结合的气血理论相关理论研究"项目，随着2016年国家科技政策调整，该项目成为国家最后一批973计划项目。作为项目负责人对这个项目有着格外的历史使命感和责任感。

气血理论是中医学的重要组成部分，它广泛应用在于中医学对人体生理、病理的认识，阐述病理变化，并且运用于诊断和防治疾病。气血是构成人体的基本物质，如《灵枢·本脏篇》中说："人之血气精神者，所以奉生于性命者也。"气血运行正常则身体健康，气血壅聚不畅则疾病发生。因此历代医家十分重视气血理论的研究和应用，气血理论研究亦一直是研究学者关注的重点。以往的气血理论研究多集中在与血相关的方面，如血瘀证研究，本人也作为主要完成人获得了我国中医药行业第一个国家科技进步一等奖——血瘀证与活血化瘀研究。然而随着气血理论研究的深入，"气"的生物学本质、气虚血瘀证和气滞血瘀证的差异，以及气血如何交互运行等问题尚未完全解决。

"气"是中国古代一个朴素的唯物主义哲学概念，中医学的"气"带有抽象的哲学色彩和具体的科学概念双重意义。由于"气"的广泛性和不确定性，对于"气"的物质性与功能性的确定始终存在争论。目前研究多从物质集合体、免疫功能、新陈代谢等角度去认识和定义"气"的实质。在气血理论框架范围内，我们进一步从临床、整体动物和细胞分子水平研究并确证了能量及其代谢是"气"的基本生物学基础。

传统的气血理论的核心在于"气血相关、相互为用"，即"气为血之帅，血为气之母"。古代医家和现代研究者虽然也意识到"脉"在气血关系中的作用，但并未给予足够的关注。我们在理论上，从脉的角度创新性提出"气血交互于脉"的观点，探索了脉在"气虚血瘀""气滞血瘀"中的作用。我们采用临床患者和病证结合动物模型动态研究了气虚血瘀、气滞血瘀、气不摄血的病理生理基础。在实验基础研究中亦体现了中医理论和气血关系的应用，从证候角度建立动物模型，如根据劳则气损，气损则气虚，气虚则血瘀的原理，采用运动疲劳复合睡眠剥夺法建立大鼠气虚血瘀证模型。采用中医学特色的脉象、舌象和抓力等指标评价病证结合动物模型建立和转化过程，结合超声心功能、凝血指标、血液生化、肠系膜微循环等客观指标综合分析病证变化，将蛋白质组学、代谢组学及转录组学等组学技术引入气血病变相关的证候、病证的研究。

气血论治有效方剂的作用机理及物质基础是气血理论研究中不可缺少的一部分。对于气血论治方剂的研究，目前多采用经典天然药物化学的思路和方法，针对疾病的药效成分进行研究，缺少与证候相关的功效成分研究，难以全面揭示中药复方病证同治的科学内涵，成为阻碍中药现代化的主要瓶颈。我们研究团队以中医临床为依据、以病证结合为基础、以功效为导向，在明确中药复方功效的药效学及证候表征后，整合中药化学、中药药代动力学、网络药理学、生物信息学等多种现代科学技术和方法，解析、确证发挥功效的化学成分及作用机理。

通过该项目的实施，为中医气血论治冠心病介入后提供了重要的理论依据，为气血论治心脑血管疾病及其他重大疾病奠定了基础，也为开展冠心病、血管性痴呆、糖尿病肾病等气血失和疾病的新药研发提供了示范。

在973计划项目管理方面，我们也进行了积极的探索，形成了一套行之有效的项目管理方法。首先，在充分尊重各子课题研究团队的创新研究前提下，我们制定一系列项目管理制度。为了使临床研究质量能够做到统一可控，我们采用统一实验室指标、统一检测平台、统一药物制备、统一质量控制标准和统一临床实验数据管理平台等手段。其次，发挥专家指导作用，加强过程管理，保证项目顺利完成。项目由首席科学家进行顶层设计，同时强调子课题对项目的贡献。根据研究遇到的问题和难点，通过组织召开专家咨询会、内部讨论会等汇聚专家和集体智慧。定期举办半年、年度总结会和中期会等，将过程管理落到实处。最后，建立技术资料归档制度与数据共享模式。将研究项目的技术资料与数据经过严格的把关归档和建立数据共享平台，打破一般研究项目结题后研究就停止的现状，将项目产生的资料和数据向项目组内各子课题开放，为后续的研究奠定了坚实的基础。

本人承担的973计划项目在整个项目的研究过程中，虽然感觉到非常辛苦，但也是我本人和整个项目研究团队不断学习的过程，对气血关系的认识也经历了不断的思辨与探索，逐渐形成了"气、脉、血相关"新学说，从临床及基础不同层面开展系统研究，从脉的角度拓展了气血理论，揭示了气血论治有效代表方药的作用机理，为临床相关疾病的防治提供新的靶向，为今后相关的临床、基础研究及应用提供了理论基础和研究思路。

功能性胃肠疾病中国智慧

973计划项目课题负责人 中国中医科学院　唐旭东

国家重点基础研究发展计划（973计划）是党中央、国务院高瞻远瞩，为加强我国基础研究做出的重大决策，旨在解决国家战略需求中的重大科学问题。毛泽东主席曾经说过：中医药学是一个伟大的宝库，应当努力发掘，加以提高。历年来，党和国家领导人对中医药事业都寄予了深厚的关爱和期望。2005年成立了973计划中医理论专题，着重解决中医藏象理论、药性理论、针灸效应等重大科学问题，极大地推动了中医理论基础研究的发展。

2012年初春，我有幸参加辽宁中医药大学杨关林校长组织申报的"脾主运化、统血"项目，负责脾失健运所致功能性胃肠疾病"从脾论治"的疗效机制及规律研究子课题，课题内容包括临床任务和实验任务。当得知申报计划获批后，我深知自己肩负的责任之重，作为"脾本脏"研究的重点单位，深入阐述"脾主运化"的科学内涵、系统明确"从脾论治"的疗效规律是本研究的核心任务。2013年年初，我组织召开了973计划项目子课题方案研讨会，邀请了临床药理、临床、实验等领域专家，对研究方案进行了细化，对可能存在的不足之处进行了讨论修改，力求做到更完美。2013年4月11日，召开了课题启动会，973计划中医理论专题专家组专家李振吉、徐春波教授发表了重要讲话，对课题表示认可，并对今后的实施提出了殷切希望。

在面临阐述"脾主运化"脾藏象研究的科学内涵重大课题时，团队经过多轮专家论证，首次采用"脾主运"/"脾不运""脾主化"/"脾不化"的分解设计，并选择背景较为单纯的具有代表性的上、下消化道功能性胃肠病功能性消化不良（FD）、功能性腹泻（FDr）作为研究对象，在全国6家三甲中医院开展了随机、双盲、安慰剂对照、多中心临床研究，临床研究数据依托中药临床疗效和安全性评价国家工程实验室，确保研究的完整性和规范性。为了使功能性胃肠病功能性消化不良研究更具有客观性，团队向协和医院取经，采用B超下检测胃中液体食物排空来观察治疗前后的胃排空率，此举开辟了中医药治疗功能性胃肠病评价方式新途径，为从"脾主运"和"脾主化"的角度治疗FD和FDr提供了理论依据和高级别循证医学证据。在评价临床疗效及疗效规律的基础上团队还对作用机制进行了系统的研究，为了确保机制研究的可靠性，团队依托北京中医药大学李峰教授研究团队，对FD和FDr动物模型进行了为期1年多的专项摸索，最终确定了分别采用碘乙酰胺灌胃和高乳糖饲料喂养叠加小平台站立法建立实验动物模型。团队对FD和FDr脾虚证病证结合大鼠模型从行为学、病理组织学、胃肠动力及内脏敏感性等不同方面进行了综合评价，并进行了中药复方疗效机制研究，为脾虚证及功能性胃肠疾病的病证结合动物模型研究提供了科学合理的工具，为健脾方药的疗效机制阐释奠定

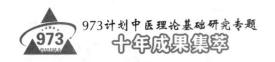

了基础，增强了中药复方在国际上的影响。课题组完成了计划任务确定的各项研究任务并获得了实质性进展，其中从脾论治对 FD 和 FDr 的疗效及规律作用机制的亮点成果为项目总体目标的实现发挥了重要作用。研究期间共发表论文 44 篇，其中 SCI 8 篇，出版专著 2 部，培养博士后 1 人，博士 5 人，硕士 20 人。

通过参与 973 计划，不光对我自身的发展取得了重大支撑，课题组也涌现出一批青年科研骨干。我本人入选国家百千万工程领军人才、国家中医药领军人才支持计划"岐黄学者"；研究骨干中国中医科学院西苑医院王凤云主任医师在课题期间获得晋升，并荣获 2016 年度中华中医药贡献奖、2017年度首都十大杰出青年医生。广东省中医院黄穗平教授获得"首届岭南名医""首届羊城好医生""第4 届广东省名中医""2017 年度胡润 – 平安中国好医生"称号。北京中医药大学马捷获得晋升副教授。子课题主要参与者吕林主治医师在博士期间就参加了 973 计划项目子课题的临床任务，博士毕业后进入中国中医科学院西苑医院博士后流动站继续从事课题的机制研究工作。其在 FD 胃动力障碍发病机制研究的基础上，依托在研 973 计划项目子课题，成为西苑医院首位在博士后工作期间就获得国家自然科学基金青年项目、中国博士后科学基金面上项目、中国博士后科学基金特别资助项目三项基金资助的青年科研工作者，在青年基金结题当年又成功中标了国家自然科学基金面上项目，基于以上工作成绩，其作为中国中医科学院系统唯一代表入选了 2017 年度中国博士后科学基金资助者百名优秀博士后。此外，为了进一步加深对中医脾虚证科学内涵的认识，其首次提出了内质网功能与中医脾功能密切相关，内质网应激可能是中医脾虚证客观化指标之一，为中医脾虚藏象理论研究开辟了新方向。

时光荏苒，5 年的研究周期在无数个不眠之夜中度过，从刚刚接到研究任务时的忧心，到顺利完成课题验收时的喜悦，仿佛就在刹那之间。通过 973 计划项目的系统性锻炼，团队成员的凝聚力得到了提升，科研素养得到了升华，科研能力得到了加强。感谢有关领导对 973 计划中医理论专题设立的高瞻远瞩，感谢杨关林校长对我的信任与支持，同时也感谢研究团队科研骨干们的兢兢业业、勤勉工作。虽然 2016 年 2 月国家重点研发计划的出台，意味着"973 计划"成为了历史名词，但是 973 精神依然留存在我们中医药科技工作者的心中，借助目前中医药研究天时、地利、人和的大环境，谨记习总书记指出的"中医药学是中国古代科学的瑰宝，也是打开中华文明宝库的钥匙……"，我们将继续不忘初心，砥砺前行。

一次中西医学科交叉融合解中医
基础理论研究难题的难忘经历

973计划项目课题负责人 温州医科大学　吕斌

21世纪世界科学思潮的总体趋势是整体与综合，这与中医学的整体观念相契合，继而为中医基础理论研究带来了新的机遇与挑战。这期间由辽宁中医药大学校长杨关林教授主持的973计划项目"脾主运化、统血"等脾藏象理论研究（项目编号：2013CB531700）等应运而生，承担起继中医史源、创科技新变的时代使命。

作为一名长期从事线粒体生物医学基础研究的研究员，我有幸受邀加入973计划项目组这支由多学科人才组成的高水平学术团队，并担任课题二"脾主运化、统血"等脾藏象理论的基本科学内涵的课题负责人。在项目申报阶段，作为一名只闻中医之名，而不知中医理论之实的门外汉，内心十分忐忑，曾担忧会因为自己对中医学这一跨学科知识的欠缺而影响整个项目的申报与立项。

十分感激辽宁中医药大学杨校长及已故辽宁中医药大学中医基础理论带头人李德新老师在这期间给予我的极大信任和鼓励。同时还安排专业老师对我进行中医关键知识点的快速扫盲，使我在短时间内对于"脾主运化、统血"等脾藏象理论有了一个较为清晰的基本认识，并且迅速地将中医脾藏象理论与我所熟悉的西医基础科学理论，即"线粒体能量代谢及其蛋白质质量控制系统"进行学科间的有机结合，为整个项目的基本科学内涵明确了研究方向。中医是拥有着几千年历史的祖国特色医学，近年来随着科学技术的飞速发展与日新月异，亟需我们运用多学科手段去挖掘其中潜藏的宝藏。

我所负责的课题二是在课题一凝练出的中医脾藏象理论指导下，为3个临床课题提供基本科学内涵的理论支撑和生物学指标的方法学支撑。在整个项目中发挥重要的桥梁作用，将中医基本理论与现代生物医学有机地联系起来。为不负重托，我在项目申报阶段就多次举办学科间的研讨会，积极与辽宁中医药大学王德山教授、南方医科大学吕志平教授团队等，就学科间融合关键点是什么？如何实现学科间的交叉结合等拟解决的关键科学问题进行详细探讨与研究。最终对项目申请书中涉及的课题二的内容进行字斟句酌地修改与校正，并多次主动请教项目组指导专家的专业意见。由于课题二的参与单位北至东北沈阳，东至东海前线温州，南至岭南名城广州，但是空间上的阻隔，阻挡不了项目组成员那颗为解决中医基础研究难题的赤诚之心。经过无数次的挑灯夜战，无数次的修改，终于和其他4个子课题共同撰写形成了项目申请书。功夫不负有心人，一路披荆斩棘，顺利通过函评及答辩。最终，在首席科学家杨关林教授的带领下，在所有项目参与人员及辽宁中医药大学973计划项目申报后援团

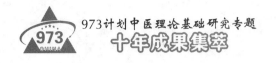

的鼎力协助下，我们的项目成功获得了科技部的资助！

项目正式立项后，我们按照科技部及国家中医药管理局的要求，首先在温州举行了课题启动会，邀请课题相关领域指导专家逐一对课题的技术路线、实验方案、经费管理、进度计划等关键内容等进行了细致认真的探讨与研究，尤其对于动物模型的建立形成了初步共识。在课题最初执行阶段，针对如何实现脾虚证动物模型可靠、可重复性这一关键技术难题，我们又在北京召开了关于动物模型的专题研讨会。会议邀请了李振吉、陈小野、徐春波等专家对动物模型进行了进一步探讨和方案优化，最终形成了课题二的关键创新点之一：运用"三重掌控法"，即中医复合病因＋评价标准（半定量）＋药物反证方法保证模型成功率。该方法是国内迄今为止首次建立的可以复制五种脾虚证大鼠模型的方法，并且可以进行客观量化，实现了方法学上的重要创新，为脾虚证模型研究建立了研究范式，发表的相关论文已被广泛引用，对今后深入开展中医藏象理论研究具有十分重要的实践意义及应用价值。我所在的课题二在项目执行期间取得了一些阶段性成果，发表论文55篇，其中SCI论文11篇；出版著作5部；获得专利12项（其中发明专利2项）；培养博士11人，硕士31人。经统计，课题组成员获国家自然基金重点项目3项、国家自然基金项目18项。由此可见，973计划项目为多学科交叉融合提供了极佳的研究平台，通过申报和实施该项目极大地提升了所有团队成员的科研能力，培养了一批具有综合能力的科研人才，实现了973计划项目设立的初始目标之一。

通过参与973计划项目，我与北京中医药大学附属东直门医院陈信义教授团队建立起了长期的合作关系。利用我在线粒体生物医学研究中的特长，为陈信义教授研究团队博士生和青年医生的线粒体相关研究提供了指导，并协助指导研究生在温州医科大学进一步开展相关研究，研究结果为线粒体与血小板紫癜的发病机制提供了新的理论依据和潜在干预靶点。

虽然距离973计划项目结题已经过去将近4年，但是通过参与项目的申请、计划与实施，尤其是要求极为严格的经费预算和决算，我积累了宝贵的经验。

为今后申报国家级重大研究项目奠定了扎实的基础。并分别于2017年和2019年，依次获得了国家自然科学基金面上项目和国家自然科学基金重大研究计划培育项目的资助。另外，得益于973计划项目执行期间所接受的中医药知识及相关信息，在结题后我还开展了青蒿素及其改造物在治疗肝癌方面的研究，现已经发表SCI论文1篇，另一篇也即将完成发表。

回首往事，在参与973计划项目的5年中，我拓展了自己的知识领域，尤其在中医基础理论方面取得了不小的进步，并能够将现代生物医学知识与之有机结合，在研究思维上得到了大幅度地提升。

我要再次感谢杨关林教授给我这个宝贵的机会，并感谢王德山教授、吕志平教授团队所有成员的支持和付出。我将永远怀念过去那5年的美好时光，973计划项目的难忘经历也将激励我不断努力、永不气馁、继续攀登新的科学高峰！

和态六法与健康

973 计划项目课题负责人 广东省中医院　杨志敏

　　课题负责人杨志敏教授通过主持国家基础重点研究专项课题"中医健康状态脏腑经络辨识法研究"过程中提出由"血气和"的躯体健康观、"志意和"的心理健康观、"寒温和"的适应能力健康观共同构成的"和态健康观"。

　　"血气和"的躯体健康观，即血气运行和畅，机体生理功能正常；"志意和"的心理健康观，即精神活动正常；"寒温和"的适应能力健康观，指人能适应自然、社会条件。和态，有和顺、和谐、有序、协调、适中之意，也特指"身体健康舒适"状态，是对机体健康的界定和评价，因此，以之作为标准来评价"人之常平"的状态。

　　"和"是《内经》的核心健康观念，是中医学的稳定健康模型，由此所构建的脏腑经络辨识体系，形成和法的稳态脏腑状态及衡法经络状态评价方法，自 2015 年结题，至今共发布中华中医药学会标准 2 项，获得省部级、厅级局、院级各级课题 5 项，合计获得科研经费 185 万元。获得国家发明专利授权 1 项，软件著作权 1 项，申请国家发明专利 4 项。

　　本研究在和态健康观脏腑经络体系基础上，探索实践，并结合圆运动学说、景岳温补理论、命门学说等学术经验，提出人体和态的两方面因素，即人体阳气充足及人体阳气升降出入有序。据此在临床治疗中提出"固其精，温其气，升其陷，降其逆，通其滞，和其胃"的"和态六法"。阳气在人身升降出入，能和谐有序、周流不息，阳气所到，则五脏安和、骨正筋柔、人体无病。《圆运动的古中医学》有云："中气如轴，四维如轮。轴运轮行，轮运轴灵。轴则旋转于内，轮则升降于外。"把握升降出入的关键，首要在中气，而维持中气之关键，在于"和其胃"，即"运轴以行轮之法"；其次，对于阳气上逆、下陷、横逆者，施以"降其逆""升其陷""通其滞"等方法，即"运轮以复轴之法"。此"和态"六法，以人体阳气充足且升降出入有序，人体处安和无病的健康状态为调养治病的指导思想。并已在顽固性失眠等难治性疾病治疗中取得良好临床疗效，并培养了 2 位省级师承项目人才。

　　本项目在脏腑经络调养中，注重药食同源的食疗干预方法，将中医药的养生文化植入脏腑经络养生保健。药膳对经络脏腑的调节犹如细雨润物，不峻猛，不良反应少，影响长远，循序渐进。在脏腑经络的基础上结合体质的寒热虚实，搭配食材的寒热温凉特性；通过"以偏救偏，虚则补之，实则泻之，热者寒之，寒者温之"法则，以四气五味调和人与自然，使人体脏腑功能保持协调，维持和谐的健康状态。

　　在此基础上，针对不同季节、不同人群、不同体质与身体状态，推荐不同的膳食。除注重膳食的

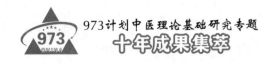

营养均衡和健康外，在烹调上，注重方法简单易做，并且根据南北地区烹饪方式以"火"为主，还是以"水"为主，偏重有所不同。在食材选择上，注重时令性，保持食材鲜、香、淡、软的特点。在药材与食材配搭上，注重功效与口感相兼，避免将"煲汤"变成"煲药"，让一家老少均可接受。

最后，提升药膳的治疗效用与理论高度，令健康与养生源于膳食，超越膳食。在开展药膳保健的同时，特别注重回归脏腑经络"衡"态。根据脏腑的状态，虚则补之，实则泻之。尤其注重人的平衡状态。

从2015年冬至开始，组建广东省中医院治未病团队建立"每日一膳"团队，至今已四年，发表了近1500篇药膳科普文章，获得平均1万余的微信阅读量。2017年将药膳养生集结成《每日一膳·中医食养智慧系列》图书四册，目前发行量已超15万册。此套图书的版权输出到香港，分别在2017年的香港书展和南国书香节上首发，实现了简繁体同步出版。2018年，该丛书入选了2018年北京国际图书博览会（BIBF）联合人民网举办的评选活动"BIBF遇见的50本好书"。同年更是作为广东省唯一一部入选科技部"全国50大优秀科普作品"。该丛书也引起国外同行的高度关注，目前已经和英国的出版社签订合同，即将输出图书英文版到英国。希望在不久的将来，《每日一膳》作为中华传统食养文化、中医药健康文化的载体，丰富中医药健康养生理论与中医治未病实践，延伸973计划"中医原创思维健康状态辨识体系研究"项目研究成果的临床运用。

遵循中医思维，坚持守正创新

973 计划项目课题负责人 福建中医药大学 李灿东

习近平总书记说过："中医药是中国古代科学的瑰宝，也是打开中华文明宝库的钥匙。"数千年来，中医药为中华民族的繁衍昌盛和人类健康做出了巨大贡献。时代变迁、科技发展、经济发展，带来了认识角度的不同和疾病谱的变更，中医的发展面临机遇与挑战。973 计划在中医药理论研究、现代化研究、国际化研究中具有重要的历史意义。我和我的团队有幸成为其中一员，参研 973 计划项目子课题，收获很深，可以说是对我和我的团队的科研思维、业务水平、科研精神、科研品质的一次透彻洗礼和提升。兹作阐述如下，请同仁批评指正。

牢记整体观念，突出中医思维特色，是我们的坚持

钱学森先生说过"人体是个复杂的巨系统"。中医讲究"天人合一""整体观念"。我们从整体、宏观、动态、关系、时间、社会、文化等层面总体把握人的生命活动规律，这并非是单纯的远古思想，而是与现代自然科学理论及现代生命科学理论存在着紧密交集的中医诊疗体系。中医在认识这一复杂巨系统上有着得天独厚的优势。

我和我的课题组在参与 973 计划项目中，一直以整体观念为指导开展各项研究。提出状态是健康认知的核心，整体状态的动态辨识是把握健康的关键所在，状态的偏颇是疾病发生发展的内在因素，是决定疾病发展过程与证候类型演变的重要因素。无论状态如何复杂，均可以用状态要素进行描述，如程度、部位、性质等，这些与证素是相统一、不可分割的，如证素辨证中的病位、病性分别属于状态要素中的部位和性质，同时状态要素又是对证素的继承和发展，它涵盖了证素所未涉及的未病态、欲病态的辨识。从中医原创思维出发，跨越疾病与健康的界限，探讨生命健康状态构成的基本要素和状态辨识的核心理论，是在继承中医传统理论基础上的创新，是对生命健康有着更高层面的揭示，为临床治疗提供依据，指导临床治疗，以期实现"人人享受健康"的目标。到目前为止，我和我的课题组所从事的研究一直是在整体观念、系统论指导下开展，"没有把人体打开做科学研究"是我们的特色所在，也是我们的坚持所在。

以状态做桥梁，构建中国特色健康服务体系，是我们的目标

习近平总书记指出"没有全民健康，就没有全面小康"。随着经济的发展、人口的增长、社会老龄化程度的提高，人们保健意识的不断增强，健康医学模式成为主流趋势。单一的生理或病理状态的判

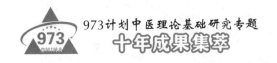

断难以体现出健康的本质特征，也忽略了个体的差异性。以状态为桥梁，立足于中医的"整体观念"，以"辨证论治"理论为指导，通过对人的总体情况的综合分析与判断，辨识人体所处的状态，实现对人体健康状态的动态、个性化、时序性测量与评估、干预与调整，做到人体健康整体性的把握。

继承好、发展好、利用好中医药，是中医人的历史责任与担当。传承与创新并重，发展与利用并举，有效实现中医药的创造性转化和创新性发展，使之与现代健康理念相融相通，形成具有中国特色、中医特点、中医风格的健康服务体系，发挥中医药在治未病中的主导作用、在重大疾病治疗中的协同作用、在疾病康复中的核心作用，显现中医药临床疗效确切、预防保健作用明显、治疗方式灵活、费用低廉的特色优势。在中医思维指导下，构建以状态为中心的健康服务体系，代表着未来的医学发展的方向，推动我国医学模式进行转变的基础和前提，是构建中国特色的健康服务体系关键所在，也是我们的目标所在。

融中参西，中医走向现代化与国际化，是我们的使命

中西医都是维护健康的重要方法，融中参西，中西医协调发展、共同发展，是中医药走向现代化、国际化的必由之路。随着现代科学技术的发展与进步，大数据、人工智能、互联网＋、物联网等层出不穷；因此，在融中参西这条路上，中医药也要走出特点、走出特点。表现在一方面融合现代医学的理念与技术，另一方面结合现代科学技术推动中医诊疗的智能化与客观化。从中国的现实国情和紧迫需求、未来科技革命和产业变革的前沿出发考虑，力争实现中医智能诊疗关键技术装备的全面发展，使中医智能诊疗服务总量大幅上升，形成以中医状态辨识为核心的健康医学服务体系，大力推动中医药现代化事业。

中医药国际化是历史赋予中医人的另一伟大使命。在"一带一路"建设的推动下，中医药的国际化迎来了天时、地利、人和的大好发展机遇期，搭上全球化发展的快车，实现中医药国际化，在构建人类命运共同体的伟大事业中贡献中医药力量和中医药智慧。解决大健康产业发展的核心关键问题，服务"健康中国2030"，服务"一带一路"建设是中医药现代化、国际化的意义所在，是我们的使命所在。

结语

973计划已经开展15年，承担973计划项目从2011年开始至今也已经8年。8年来，我和我的团队始终感谢那段时光的挑战与鞭策，奠定我们不怕辛苦、不惧挑战的科研作风；我和我的团队始终感恩那段时光的成长与成熟，塑造我们不怕失落、不惧失败的科研态度；我和我的团队始终感激那段时光的磨炼与锤炼，造就我们无畏无惧、勇往直前的科研品质；我和我的团队始终感念那段时光的奋斗与刻苦，打造我们艰苦奋斗、精益求精的科研追求。

呼吁不如行动

973 计划项目课题负责人 中国中医科学院中医基础理论研究所 马晓彤

经过五年 973 计划项目"中医原创思维模式研究"的艰辛探索，深入系统地对中医学的哲学基础、科学类型与技术本征进行了反思和分析，对中医原创思维模式的现实应用状况做出了较为全面的调研与适当的判断，从而在科学与人文、传统与现代、东方与西方多维度文化碰撞与分化的语境中，找到了中医学的定位，明确了未来的方向。项目的设立经过了充分论证，听取了多方学者的意见。自从新中国建立以来，中医得到政府与民间的高度重视，但如何发展一直存在道路困扰。这种情况体现在先后流行于中医界的口号上面，如"中医科学化""中西医结合""中医现代化""中医特色与优势""中医自身发展规律"，直到最新提出的"中医原创思维模式"。这些口号从不同侧面反映了人们对中医学的认识，而这些认识都是在西医参照物存在的前提下形成的。

应该说，中医原创思维模式是对上述各个问题的深层概括，一旦说清楚了这个问题，前面的各个困扰也就能够迎刃而解。整个课题的本质问题实际上就是中医学的知识属性到底是什么？在现实语境中，也就是要说明中医学是否是科学。从知识视角看，任何一门学科可能是探索客观规律，或者是论述人文价值，有些似乎两种属性都有，但毕竟有所偏重，不会等量齐观，若不加区分将在实践中陷入困惑。科学需要认识论，人文需要价值观。中医原创思维模式研究项目的实质便在于此，要回答两个问题，中医有无认识论，这个认识论的特征是什么。

经过多视角的激烈碰撞与争论，最终得出结论：中医有自身的认识论，也就是认知模式，其特征概括为"气为一元""形神一体"和"取象运数"，它们分别说明了中医学的认识视角、认识对象与认识方法。这一概括的意义是重大的，它从认识论上确认了中医学的科学属性，表明它是有思维模式的知识体系，是有理论体系和框架的高层次知识体系，不是低层次、碎片化的所谓经验医学知识，应该受到高度重视，并认真推动其发展。进一步引申，这个科学体系在哲学上属于整体论认知模式，在科学上属于系统科学的传统类型，技术上则是信息医学本征。这就与西医的还原论认知模式、机械科学类型和结构医学本征划清了界限，不再相互混淆。既能够帮助传统中医坚定信心，走符合自身规律的道路，也能够推动中医在全面、深入、准确继承好的前提下，结合时代诉求与信息医学的技术本征逐步因时随势完成现代化。

根据这一认识，反观目前中医状况，不难看出背离中医自身规律的异化现象普遍存在，从而导致中医不断边缘化、碎片化，生存与发展面临重大危机，体现在医疗、教学、产业诸方面。在这一重要课题研究之前，科学与人文不分，传统与现代不分，东方与西方不分，使得中医雾里看花，不知所终。

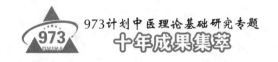

而在研究工作之后，认识清楚了，明确了中医的科学属性，不能再将其视为人文学科，而要凸显其规律之学的本质，同时树立广义科学观，不再拿西医标准套中医，而要形成符合中医规律的新标准。这样一来，"中医科学化"命题消解了，因为中医本身就是科学，不存在科学化问题。"中西医结合"有了新内涵，不再通过它使中医科学化，而是与中医相互平等互补，相得益彰。"中医现代化"是中医从传统形态转化为现代形态的必要工作，不如此，传统中医难以适应现代社会的需要，也不能平等地进行旨在建立新医学的中西医结合。"中医特色与优势"便是整体认知与复杂干预带来的，对原因不明、过程曲折、危害重大的慢病的有效防控及长期维护健康状态的能力。"中医自身发展规律"简而言之，可以概括为符合整体论认知模式、系统科学类型特点和信息医学技术本征的规律，按照这些规律办事，不论继承传统，还是推动现代转化，都会有利于中医发展，如果违背这些规律，轻者会停步不前，重者消解衰亡。

在结题之后，根据上述认识，笔者全面与学术界进行了深度交流，涉及领域包括中医理论、中医临床、中医药产业、中国哲学、科学哲学、科学史、科学社会学、系统科学、物理医学与康复、运动人体科学、自然国学等。通过发表专著、论文，参加学术会议，面对面沟通等形式，较为充分地表达了观点，得到普遍肯定，收到良好效果。在《经络：生命信息之网》（2016年出版，深圳海天出版社）一书中，以中医学的核心范畴之一"经络"为切入点，对中医原创思维模式的具体内涵进行了深入细致的分析与阐述，从而构建出传统与现代统一的中医理论体系。并在此基础上，关联其他范畴，针对各种争议性较大的问题，做出较为系统明晰的说明。经过深入思考，发表3篇代表性论文，分别为中医发展的三个关键性问题，即科学基础、技术选择、政策保障提出了建设性意见。认为"中医系统学是中医现代化的科学基础"（系统科学学报，2019年2期）；"信息医学是中医学的本征"（中医杂志，2018年10期）；"中医发展中的战略性难点有三个，即主体缺失、体制不适、技术西化，需要通过一医两制、疗效定价、信息化实证来解决"（中国软科学，2018年7期）。而从更为广阔的视角来看，中医发展离不开三个对接，即对接文化传统、科学前沿与市场需要。具体而言，就是对接自然国学、系统科学和健康产业。而要当前的科技与医疗政策能够真正考虑到中医的规律，赋予中医平等的话语权，除了学理探讨，更重要的是要在科学前沿有突破，大病防治有贡献，产业发展有办法。现在呼吁太多，有力的行动太少。只有坚定有效的行动，才是中医走出困扰，大步前行的必由之路。

构建多学科整合平台，以现代科学解读"上火"机制

973计划项目课题负责人 中国中医科学院中药所　边宝林

作为973计划项目的一名课题负责人，5年的历程获得了一些心得体会并促使自己的课题研究逐渐成熟。

（一）开题会议、中期考核和结题汇报令我豁然开朗

开题会议上由课题负责人做课题开题报告后，各位专家提出了一些精准的问题给我们讨论，而后又提出很有指导意义的研究思路及方法建议。我们明确了课题研究方向及策略，感觉心中有底了。

中期考核会议上课题负责人做研究进展汇报，各位专家同样提出了研究内容的缺陷和以后的主要研究方向及思路，发现本课题组研究的不足，使我们课题组的研究更加畅通。

在撰写结题报告过程中，几个课题负责人进行了一次又一次的总结汇报，总结得到了一次又一次的调整和凝练，使得最终的汇报工作圆满结束。

（二）加强理论学习，提高自身理论水平

课题组定期召开会议，组织理论学习。开展课题研究过程中结合实验研究，解决并分析课题中遇到的瓶颈，都得到较深的反思，从而戎装待发进行新的科研思路的探讨和研究。每每过后，我都会不断督促自己在以后的工作中努力做得更好。

（三）团队合作，交流讨论

如果没有一个齐心协力的团队，很难开展科研工作。一开始便千头万绪的课题研究工作中，在我的精心安排下，课题组成员各自负责自己的工作，但又相互配合，互相沟通和交流。在组内讨论时，大家也各自发表自己的科研看法，并没有因实验失败而放弃，正是在这样的科研氛围中不断修正观点和思路，得以进步。经过多年打磨形成的科研团队是一支由中药分析、中药药代动力学、中药药理学及数据建模等多学科组成的研究队伍，团队骨干成员多具博士学历，长期从事各自领域的研究工作，在课题组中发挥各自优势分工合作，以保证计划的实现。

本研究围绕实热上火的分子作用机制、清热解毒方药干预及临床评价和机理研究开展工作。历时五年的探索研究，基本明确了实热上火的作用机制，并根据所发现的作用机制对清热解毒代表方剂黄连解毒汤进行了评价，并选取实热上火密切关联的疾病，从临床角度进行了进一步的机制探讨和验证，

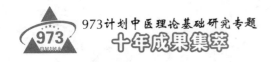

构建了基于"化学－药效－机制－药动－临床"为一体的实热上火方药筛选平台。通过项目实施，建立多学科的中医药基础理论研究团队；发表论文20余篇。该研究内容在实热上火的作用机制及干预、评价研究方面处于国际先进水平。

通过本研究实施，共培养博士后、博士、硕士研究生11名；在项目执行期间，依托项目可研成果及相关产出，培养研究员2名，副研究员1名。通过全面合作交流，建立多学科的中医药基础理论研究团队，形成一支基于中医理论、临床研究、基础研究为一体的整合型中医药科研团队。项目执行期间，发表多篇论文著作，包括SCI学术论文8篇，国内核心期刊学术论文12篇；申请国家发明专利2项。在数据共享上，项目组每月均会召开视频工作会议，加强各课题之间交流与合作。除会场交流外，本课题组也及时向其他课题组提供本课题组研究基本数据，供其他课题组参考，加强项目内部的数据共享。

与973相伴的五载春秋：且行且思，且学且研

973计划项目课题负责人 首都医科大学附属北京安贞医院　柳景华

惊风飘白日，光景西驰流。时光荏苒，我与973课题已相伴相行五载春秋。倍感荣幸之余，更多的是欣喜与欣慰，因为努力从来不会白费，在第四课题组全体成员的携手共进、全力拼搏下，我们的课题"气滞血瘀、气虚血瘀（同病异证）的临床研究"终于开花结果，顺利完成了科学研究任务。翻开与973相伴的五年记忆相簿，拭去些许灰尘，映入眼帘的是我们曾经意气风发、几经挫折却永不言弃的一幅幅温暖画面，尽管时光飞逝，红了樱桃，绿了芭蕉，但永远不变的是这些铭刻在记忆中的与973的点点滴滴。

2014年9月，西苑医院刘建勋教授主持973计划项目"基于病证结合的气血相关理论研究"启动会，我作为该项目第四课题组的组长，负责子课题"气滞血瘀、气虚血瘀（同病异证）的临床研究"科研任务。本课题是基于"同病异证、病证结合"理论，以冠状动脉介入治疗前后中医证候的动态演变为切入点，采用中医证候量表、表观遗传学、生物信息学等多种方法，揭示气滞血瘀、气虚血瘀各自的形成过程、动态演变和致病机理，阐释"气以脉而帅血，血由脉而载气"的气血相互调控机制。作为一名西医冠脉介入方向的心内科医生，我认为这项研究的设计理念将传统医学与现代医学的结合优势阐释得淋漓尽致，一方面是西医介入治疗与中医气血辨证治疗的相互结合、取长补短，从而促进中西医结合治疗冠心病的全面发展；另一方面是中医辨证学与西医技术方法的结合，用表观遗传学、生物信息学等现代科学技术和方法对中医理论的生物学本质、致病机理等加以研究，使中医药学向现代化方向迅猛发展。这无疑对推动现代医学模式和观念的转变具有重要意义，促进现代医学从"生物医学模式"向"生物 - 心理 - 社会医学模式"转变，有助于帮助西医大夫树立诊断与治疗的整体观念。因此我们坚信这个项目具有广阔的发展前景和临床应用价值，这也是激励我们五年以来不畏挫折、努力钻研的巨大动力。

该课题作为一项多中心、前瞻性、纵向临床研究试验，项目启动前期大量而充分的准备工作是课题能否取得成果的重要前提，系统、深刻地学习和梳理气血相关理论及急性冠脉综合征介入治疗等现代进展的相关文献，完善"气""血""脉"相关指标体系，在正式课题项目开始前1～2个月实施预试验以调整正式试验流程中涉及的各项工作环节，针对预试验中遇到的问题，我们课题组先后召开了多次内部会议对研究试验方案中的每一个细节进行讨论和优化，从而保证项目正式启动后各项工作环节能有条不紊地进行。我们还制定详细的工作手册，对所有研究者、检验检测操作人员进行统一培训，建立质量控制小组，定期检查各个工作环节的执行情况，课题后期检查和核对各中心原始资料与录入

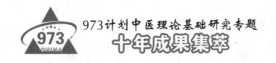

资料的一致性，这些都充分保证了实验结果的可靠性和准确性。因此，前期充分的准备工作是课题后续能顺利开展并取得成果的前提。

玉经琢磨多成器，剑拔沉埋便倚天，成功的路上终究不会一帆风顺。我们的课题项目在启动初期几经挫折，例如患者随访依从性便是我们课题执行期间遇到的困难之一。我们的课题方案要求入选的样本量较大且随访节点多，如何提高患者的随访依从性，保证尽可能低的失访率是我们遇到的一大难题。课题组三个中心医院多次召开网络会议进行商议，对随访方案的细节进行了优化和补充，一方面在入选合格对象前与患者进行充分沟通并签署知情同意书，另一方面建立患者微信群，与患者保持长期密切的联系，在复诊程序上也尽可能为患者提供便利。通过我们不懈的努力，大大提高了患者的随访依从性，保证了低失访率。

科学的道路从来都没有捷径，也容不得半点懈怠，这是一个艰苦的坚持过程，不可能一步到位，立竿见影。通过我们课题组全体成员五年的辛勤付出和不懈努力，终于有所收获，取得了丰硕的科研成果。但这并不是终点，促进科研成果向临床诊疗转化，真正应用于临床实践才是我们心之所向的彼岸。一方面，本课题探究了气滞血瘀及气虚血瘀过程中气血相互作用的物质基础，揭示了气滞血瘀及气虚血瘀形成过程及致病机理，为进一步寻求辅助中医证型诊断的生物标记物，客观化及精准化中医证型诊断奠定了理论基础；另一方面，本课题观察和总结了介入前后不同时间点气滞血瘀证、气虚血瘀证的动态演变规律，探究了中医气血证候要素分布与临床预后的关系。我们发现介入治疗可以"脉"来调节"气血"证候，而"脉"并非只是气血交互的场所，更参与气血调节的具体过程，亦说明仅仅依靠冠脉介入治疗并不能从根本上解决冠心病患者气血不和的病理状态，而从中医气血论治冠心病，把握疾病的基本病机，在介入治疗的基础上通过调和气血才能达到调整脏腑功能、治愈疾病的目的，且这种介入治疗前后的中医气血论治需要及时动态调整和个体化治疗。这一研究成果对临床工作具有较强的指导意义和实践价值，尤其是对经过血运重建治疗后仍存在心绞痛的这部分患者，西医大夫往往过度关注冠脉的解剖学特征，而忽略了患者整体气血不和的病机状态，因此这一成果也深刻地提示了我们，在临床实践工作中，以中医辨证治疗与西医综合治疗相结合的方法才是改善冠心病患者临床症状与远期预后的最佳方案，传统医学与现代医学的结合将对进一步改善冠心病患者的生活质量及预后都具有重要意义。

很荣幸能有这样的五载春秋与973相伴，这是且行且思、且学且研的五年，更是意志力锤炼、自我升华的五年。课题虽然已经结束，但我们的科研之路并未停止，我们深钻细研的热情不减，攻坚克难的决心不变，团队协作的精神常在，矢志不渝的初心不改，我们将会继续深化研究成果，积极推动成果转化，力争为医疗卫生事业的发展贡献一份力量。

我与973

973计划项目课题负责人 河南中医药大学第一附属医院 朱明军

国家重点基础研究发展计划（973计划）旨在解决国家战略需求中的重大科学问题，以及对人类认识世界将会起到重要作用的科学前沿问题进行的具有明确国家目标、对国家的发展和科学技术的进步具有全局性和带动性的基础研究发展计划。由河南中医药大学第一附属医院承担的"气虚血瘀证（异病同证）的临床研究"（2015CB554401）是973计划项目"基于病证结合的气血相关理论研究"的一部分，以冠心病心力衰竭和脑梗死恢复期气虚血瘀证为研究对象，开展气虚血瘀证生物学评价指标及形成过程研究，以及益气活血方药干预的临床研究，旨在阐释冠心病心力衰竭和脑梗死恢复期气虚血瘀证的生物学基础，以及益气活血法的疗效机制和气－血－脉的相互作用，并探讨异病同证的科学内涵。课题实施过程中，积累了一些经验，现报道如下。

（一）完善的组织构架是课题能够顺利开展的保障

1.医院层面成立了大项目管理办公室，项目办公室负责医院各部门的协调工作，制定管理规范和相关工作机制，检查课题进度和质量，为课题顺利进行提供组织保障。

2.本课题建立973计划项目课题办公室，有专人负责课题整体设计、实施、日常管理、质量控制、药品管理、数据管理、原始资料保管、财务管理及课题总结等。

（二）严谨科学的方案设计是课题能够顺利进行的基础

本课题组召开专家咨询会、多次邀请有国内知名专家对研究方案进行论证和优化，力求最优顶层设计以保证研究的可行性和科学性。

（三）实施前的准备是课题能够顺利进行的前提

1.制定各种研究文件，《临床研究实施方案》《临床研究工作手册》《临床研究标准操作规程》《临床研究病历》《临床研究分中心协议（任务）书》《知情同意书》等文件，与各临床研究参加单位负责人共同讨论，修订以上文件。通过伦理审查，获取伦理批件。

2.对各级研究人员培训研究方案和各种标准操作规程等，并进行一致性检验，保证课题的质量。

3.提前筛查近五年目标患者，为研究正式入组做充分准备。

4.联系合作单位进行试验药物制备。

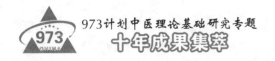

（四）质量控制是决定课题成败的关键

1. 采用随机、双盲双模拟、安慰剂对照的临床试验设计。试验的数据管理、统计学处理和评价由第三方进行盲态评价。

2. 建立三级质控体系，一级质控由质控员负责，二级质控由课题负责人负责，三级质控由课题组组长所在单位组成的专家小组及监察员组成，定期对课题的实施过程进行质控，包括研究进度、研究方案实施、原始资料、药物管理、真实性核实、知情同意、研究记录与数据、不良事件等方面进行质控，及时完成质控报告。

3. 各检查指标根据相关操作规程进行，以减少实验室误差。

4. 课题指定专人负责试验用药的管理，试验用药物保存于专用储藏柜，严格按照其保存条件进行储藏；建立试验用药接收记录、使用记录表，记录姓名、编码、日期、发药量、剩余药物返还量等。建立药物回收登记表，并对剩余的试验用药进行回收保存。

5. 规范数据的采集，纸质病历的填写、更改，电子病历的双录入、核查、报告、提交、保存等以规范研究文件和数据。所有研究相关文件、病历等均保存在项目办公室，由专人负责。

6. 记录研究过程中出现的不良反应，严重不良事件及时上报伦理委员会，并跟踪记录。

7. 研究例会和协调会：课题负责人每月至少召集课题相关人员进行一次会议讨论，对课题进展中存在的问题进行讨论，及时纠正错误并提出解决方法。

（五）随访中提高患者依从性是课题能够顺利完成的重要举措

积极采取各种提高被研究者依从性的措施，如制定健康教育手册、购买心衰相关教育材料免费发放给患者；与媒体联合定期举办心衰相关健康教育活动；随访期的外地患者由专人至患者所在地进行随访等；设立专病门诊，平时就诊免挂号费和优先就诊等；或补助差旅费等。

综上，以《临床试验管理规范（GCP）》为指南，以严谨、负责、有敬畏之心的态度进行科学研究，落实课题实施过程中的每一个环节出现的问题，研究结果才更接近真实情况，才能真正地进行应用和转化。

附 录

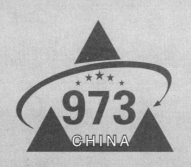

附录一：973 计划中医理论基础研究专题 2005—2015 年立项项目一览表

年度	项目名称	课题数	首席科学家	第一承担单位	计划经费（万）
2005	脉络学说构建及其指导血管病变防治基础研究	11	吴以岭	河北以岭医药研究院	1800
	方剂配伍规律研究	6	张伯礼	天津中医学院	1700
	中医基础理论整理与创新研究	6	邓铁涛	广州中医药大学	1700
2006	基于临床的经穴特异性基础研究	6	梁繁荣	成都中医药大学	1400
	中医辨证论治疗效评价方法研究	5	刘保延	中国中医科学院	1000
	中医药性理论继承与创新研究	8	黄璐琦	中国中医科学院	1400
	中医病因病机理论继承与创新研究	10	刘平	上海中医药大学	1800
2007	基于临床的针麻镇痛的基础研究	7	韩济生	北京大学	2500
	中药药性理论相关基础问题研究	8	王振国	山东中医药大学	2500
	基于中医特色疗法的理论基础研究	5	房敏	上海中医药大学	1100
2009	"肺与大肠相表里"脏腑相关理论的应用基础研究	8	高思华	北京中医药大学	2000
	确有疗效的有毒中药科学应用关键问题的基础研究	8	叶祖光	北京中研同仁堂医药研究有限公司	2300
	灸法作用的基本原理与应用规律研究	6	吴焕淦	上海中医药大学	1100
	若干中药成方的现代临床与实验研究	4	董竞成	复旦大学	1100
2010	基于"肾藏精"的藏象理论基础研究	6	王拥军	上海中医药大学	2100
	经脉体表特异性联系的生物学机制及针刺手法量效关系的研究	7	许能贵	广州中医药大学	1800
	以量－效关系为主的经典名方	5	仝小林	中国中医科学院广安门医院	2200
2011	基于"肝藏血主疏泄"的藏象理论研究	6	王庆国	北京中医药大学	2320
	针刺对功能性肠病的双向调节效应及其机制	6	朱兵	中国中医科学院针灸研究所	1200
	基于"十八反"的中药配伍禁忌理论基础研究	6	段金廒	南京中医药大学	1880
	中医原创思维与健康状态辨识方法体系研究	6	王琦	北京中医药大学	900

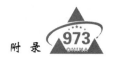

续表

年度	项目名称	课题数	首席科学家	第一承担单位	计划经费（万）
2012	治疗心血管疾病有效方剂组分配伍规律研究	6	张伯礼	天津中医药大学	3000
	经穴效应循经特异性规律及关键影响因素基础研究	6	梁繁荣	成都中医药大学	2800
	基于微血管病变性疾病的营卫"由络以通、交会生化"研究 基于心脑血管病变的脉络学说理论研究（调整后名称）	6	吴以岭	河北以岭医药研究院有限公司	3000
2013	"脾主运化、统血"等脾藏象理论研究	5	杨关林	辽宁中医药大学	2300
	基于利水功效的中药药性理论研究	5	匡海学	黑龙江中医药大学	2300
	基于临床的针麻镇痛与机体保护机制研究	6	万有	北京大学	2800
	中医理论体系框架结构研究	6	潘桂娟	中国中医科学院中医基础理论研究所	1100
2014	中医证候临床辨证的基础研究	3	胡镜清	中国中医科学院	1500
	"上火"的机理与防治研究	3	范永升	浙江中医药大学	1500
	腧穴配伍方案的优选及效应影响因素的研究	3	王之虹	长春中医药大学	1200
	腧穴配伍效应规律及神经生物学机制研究	3	熊利泽	中国人民解放军第四军医大学	1800
2015	基于病证结合的气血相关理论研究	6	刘建勋	中国中医科学院西苑医院	2500
	基于临床的灸法作用机理研究	7	吴焕淦	上海中医药大学	2900

附录二：973 计划中医理论基础研究专题 2005—2015 年立项项目课题

1.973 计划中医理论基础研究专项 2005 年项目 / 课题名单

项目	课题名称	课题编号	承担单位	负责人	经费（万）
脉络学说构建及其指导血管病变防治基础研究（首席科学家 吴以岭）	络病与血管病变相关性研究及治疗对策	2005CB523301	河北以岭医药研究院	吴以岭	1800
	通络方药对络气郁滞（或虚滞）与血管内皮功能障碍作用研究	2005CB523302	复旦大学附属中山医院	王克强	
	通络方药对急性心肌梗死缺血再灌注微血管完整性及心肌组织保护作用研究	2005CB523303	北京阜外医院	杨跃进	
	通络方药对糖尿病微血管病变作用机制研究	2005CB523304	第二军医大学	刘志民	
	通络治法代表药物作用机制研究及综合评价	2005CB523305	中山大学	吴伟康	
	针刺效应与经络功能的科学基础	2005CB523306	复旦大学	丁光宏	
	针刀松解法的基础研究	2005CB523307	北京中医药大学	郭长青 朱汉章	
	穴位效应规律的研究	2005CB523308	中国中医研究院	朱 兵	
	通络方药对络脉瘀阻与动脉粥样硬化作用研究	2005CB523309	第二军医大学	吴宗贵	
	通络方药对络脉绌急与血管痉挛作用研究	2005CB523310	中国医科大学	曾定尹	
	通络方药对脑缺血损伤脑组织保护作用的微血管机制研究	2005CB523311	北京中医药大学	李澎涛	
方剂配伍规律研究（首席科学家 张伯礼）	组分配伍与饮片配伍的相关性研究	2005CB523401	北京中医药大学	郑虎占	1700
	中药组分配伍优化设计方法基础研究	2005CB523402	浙江大学	瞿海斌	
	中药组分的体内变化过程及配伍对其影响的研究	2005CB523403	中国科学院上海药物研究所	李川	
	中药组分配伍作用模式的基础研究	2005CB523404	天津中医学院	张伯礼	
	冠心Ⅱ号基因水平的配伍规律研究	2005CB523405	中国中医研究院西苑医院	张荣利 李连达	
	基于体内直接作用物质的类方配伍研究	2005CB523406	黑龙江中医药大学	王喜军	

项目	课题名称	课题编号	承担单位	负责人	经费（万）
中医基础理论整理与创新研究（首席科学家 邓铁涛）	基于因人制宜思想的中医体质理论基础研究	2005CB523501	北京中医药大学	王琦	1700
	中医五脏相关理论继承与创新研究	2005CB523502	广州中医药大学	徐志伟	
	中医防治慢性肾功能衰竭临床方法的系统生物学研究	2005CB523503	中日友好医院 清华大学	李平 罗国安	
	中医各家学说及其理论创新研究	2005CB523504	中国中医研究院	曹洪欣	
	中医学理论体系框架结构与内涵研究	2005CB523505	中国中医研究院	潘桂娟	
	中医五脏理论创新性及中医治疗艾滋病的研究	2005CB523506	北京中医药大学	王文奎	

备注：1. 针刺效应与经络功能的科学基础（2005CB523306）、针刀松解法的基础研究（2005CB523307）、穴位效应规律的研究（2005CB523308）三个课题中期评估后更换至 2006 年的"基于临床的经穴特异性基础研究"项目。

2. 针刀松解法的基础研究，课题负责人朱汉章去世后更换为郭长青。

2. 973 计划中医理论基础研究专项 2006 年项目 / 课题名单

项目	课题名称	课题编号	承担单位	负责人	经费（万）
基于临床的经穴特异性基础研究（首席科学家 梁繁荣）	经穴效应特异性基本规律及生物信息基础研究	2006CB504501	成都中医药大学	梁繁荣	1400
	经穴效应特异性及影响因素研究	2006CB504502	华中科技大学	王伟	
	调控胞宫的经穴效应特异性研究	2006CB504503	北京中医药大学	朱江	
	经穴特异性效应及其关键影响因素研究 --- 基于醒脑开窍针刺治疗脑梗死的研究	2006CB504504	天津中医药大学第一附属医院	石学敏	
	经穴特异性的脑功能界定	2006CB504505	广州中医药大学	赖新生	
	穴位不同组织结构在经穴内脏效应特异性中的作用及其机制	2006CB504506	中国中医科学院	喻晓春	
中医辨证论治疗效评价方法基础理论研究（首席科学家 刘保延）	辨证论治临床评价基本原理、方法和技术平台研究	2006CB504601	中国中医科学院	刘保延	1000
	基于形神一体观的循证辨证论治疗效评价方法的基础研究	2006CB504602	中日友好医院	李友林	
	循证医学在中医辨证论治疗效评价中的方法学研究	2006CB504603	北京中医药大学	刘建平	
	基于恶性肿瘤辨证论治的量表评价方法的基础理论研究	2006CB504604	上海中医药大学	陆金根	
	基于肺炎的辩证论治疗效评价方法基础理论研究	2006CB504605	河南中医学院	李建生	

续表

项目		课题名称	课题编号	承担单位	负责人	经费（万）
中药药性理论继承与创新研究	（首席科学家 黄璐琦）	中药药性成因研究	2006CB504701	中国中医科学院	黄璐琦	1400
		中药寒热药性生物效应评价模式研究	2006CB504702	江西中医学院	刘红宁	
		寒热药性的内在规律及共同属性研究	2006CB504703	北京中医药大学	乔延江	
		中药毒性本质的科学评价	2006CB504704	上海中医药大学	王峥涛	
		道地中药配伍调控药性物质基础与生物效应的研究	2006CB504705	成都中医药大学	彭成	
		乌头配伍禁忌的药性物质基础研究	2006CB504706	中国科学院长春应用化学研究所	刘淑莹	
		道地药材的药性特征的研究	2006CB504707	北京大学	蔡少青	
		中药性味的可拆分性、可组合性研究	2006CB504708	黑龙江中医药大学	匡海学	
中医病因病机理论继承与创新研究	（首席科学家 刘平）	肝硬化"虚损生积"的中医病因学研究	2006CB504801	上海中医药大学	刘平	1800
		艾滋病中医病因及发病机制的研究	2006CB504802	河南中医学院	彭勃	
		心血管血栓性疾病"瘀""毒"病因学的系统研究	2006CB504803	中国中医科学院	陈可冀	
		愤怒和郁怒诱发病情志病证发病机制及干预	2006CB504804	山东中医药大学	乔明琦 张惠云	
		基于临床的内毒损伤络脉创新病因学研究	2006CB504805	北京中医药大学	张允岭	
		"瘀热"病因在内科难治病发病中的机制及其分子基础研究	2006CB504807	南京中医药大学	吴勉华	
		中医伏邪病因学说的整理与创新研究	2006CB504808	长春中医学院	任继学 王之虹	
		基于"以痈论治"胃癌前状态性疾病（活动期）"毒热"病因创新研究	2006CB504809	辽宁中医学院	周学文 郑洪新	
		气血学说继承与创新的研究	2006CB504810	同济大学	颜德馨	

3. 973计划中医理论基础研究专项2007年项目／课题名单

项目		课题名称	课题编号	承担单位	负责人	经费（万）
基于临床的针麻镇痛的基础研究	（首席科学家 韩济生）	针麻镇痛中高级中枢痛觉信息调制回路的作用	2007CB512501	北京大学	万有	2500
		基于针药复合麻醉颅脑手术的镇痛机理研究	2007CB512502	复旦大学	吴根诚	
		开颅手术针麻理论及发生机制的研究	2007CB512503	首都医科大学	王保国	
		基于心脏手术的针麻镇痛理论及其作用机制研究	2007CB512504	上海交通大学	王祥瑞	
		针刺麻醉的神经生物学机制研究	2007CB512505	中国中医科学院	刘俊岭	
		经皮穴位电刺激在全麻行控制性降压中的调控保护作用及其机制研究	2007CB512506	浙江中医药大学	方剑乔	
		腹腔镜手术、肺切除术针刺（复合）麻醉规范化方案及机制研究	2007CB512507	上海中医药大学	沈卫东	

项目	课题名称	课题编号	承担单位	负责人	经费（万）
中药药性理论相关基础问题研究（首席科学家 王振国）	基于四性的中药性－效－物质关系研究	2007CB512601	山东中医药大学	王振国	2500
	平性药药性本质及其调节机体平衡科学内涵研究	2007CB512602	广西中医学院	邓家刚	
	"性、味结合归经"的温凉药性共同规律研究	2007CB512603	浙江中医药大学	吕圭源	
	基于以功效为核心的中药药性理论研究	2007CB512604	四川省中药研究所	邓文龙	
	基于"药性构成三要素"的中药药性实质研究	2007CB512605	北京中医药大学	张冰	
	中药系统药性的物质基础及其特异性效应表达规律的研究	2007CB512606	成都中医药大学	王建	
	基于整合还原和热力学理论的中药寒热药性研究	2007CB512607	解放军第 302 医院	赵艳玲	
	基于生物标志物及其变化规律的苦寒中药的性效关系研究	2007CB512608	黑龙江中医药大学	刘树民	
基于中医特色疗法的理论基础研究（首席科学家 房敏）	中医特异性手法治疗脊柱病"经筋"和"骨错缝"理论基础研究	2007CB512701	上海中医药大学	房敏	1100
	基于"观眼识证"眼针疗法证术效关系及作用机制研究	2007CB512702	辽宁中医药大学	王健	
	脐疗防治疾病的临床疗效评价和机理研究	2007CB512703	山东中医药大学	王秀英	
	平衡针疗法治疗颈肩腰腿痛的基础研究	2007CB512704	北京中医药大学	王文远	
	针灸理论的筋膜学说基础研究	2007CB512705	南方医科大学	原林	

4. 973 计划中医理论基础研究专项 2009 年项目 / 课题名单

项目	课题名称	课题编号	承担单位	负责人	经费（万）
肺与大肠相表里：脏腑相关理论的应用基础研究（首席科学家 高思华）	"肺与大肠相表里"理论的文献整理与综合分析研究	2009CB522701	北京中医药大学	高思华	2000
	通腑泻肺治疗 ARDS 的大肠证候演变机制研究	2009CB522702	天津中医药大学	刘恩顺	
	基于大肠腑实肠黏膜屏障破坏与 ALI/ARDS 发生相关性的肺与大肠表里相关研究	2009CB522703	天津南开医院	傅强	
	基于 COPD "从肠论治"的肺－肠联络机制研究	2009CB522704	北京中医药大学	李宇航	
	从炎症性肠病肺支气管病损出发的肺与大肠表里关系研究	2009CB522705	北京中医药大学东直门医院	王新月	
	肺与大肠表里关系的生物学机制研究	2009CB522706	成都中医药大学	杨宇	
	基于代谢动力学和代谢组学的肺与大肠相表里的归经药物研究	2009CB522707	澳门大学	王一涛	
	基于表里经穴互治的肺与大肠络属关系研究	2009CB522708	北京中医药大学东直门医院	赵吉平	

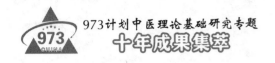

续表

项目		课题名称	课题编号	承担单位	负责人	经费（万）
确有疗效的有毒中药科学应用关键问题的基础研究	（首席科学家 叶祖光）	有毒中药毒效学和靶器官毒作用规律研究	2009CB522801	四川省中医药科学院	赵军宁	2300
		有毒中药的毒性与功效、证候关系的基础研究	2009CB522802	山东省中医药研究院	孙 蓉	
		有毒中药的毒性与功效、证候关系的临床研究	2009CB522803	北京中医药大学	朱跃兰	
		有毒中药毒效物质基础研究	2009CB522804	中国科学院成都生物研究所	张国林	
		有毒中药炮制减毒原理和方法学研究	2009CB522805	中国医学科学院药用植物研究所	孙桂波	
		有毒中药配伍减毒原理和方法学研究	2009CB522806	北京中研同仁堂医药研发有限公司	叶祖光	
		基于中医特点的中药肝、肾毒性评价体系／早期预警／新技术方法研究	2009CB522807	上海中医药大学	金若敏	
		有毒中药毒代动力学特征及基于ADME决定因素和靶点的毒性作用机理研究	2009CB522808	南方药科大学	刘中秋	
灸法作用的基本原理与应用规律研究	（首席科学家 吴焕淦）	机体对艾灸的反应性特点及其与艾灸红外物理特性关系的研究	2009CB522801	上海中医药大学	沈雪勇	1100
		灸疗的热敏规律及其科学基础研究	2009CB522902	江西中医学院	陈明人	
		艾灸温热刺激的局部感受机制及信号转导通路研究	2009CB522903	成都中医药大学	余曙光	
		艾灸的温补效应规律及其原理研究	2009CB522904	湖南中医药大学	常小荣	
		艾灸的温通效应规律及其原理研究	2009CB522905	南京中医药大学 安徽中医学院	王玲玲	
		艾蒿与艾灸生成物的成分及其效应机制和安全性评价研究	2009CB522906	北京中医药大学	赵百孝	
若干中药成方的现代临床与实验研究	（首席科学家 董竞成）	补肾益气方干预多种炎症性疾病的临床实验研究	2009CB523001	复旦大学	董竞成	1100
		四磨汤治疗运动功能障碍性胃肠疾病的多中心临床实验研究	2009CB523002	湖南中医药大学	蔡光先	
		金芪降糖片治未病（糖尿病前期）的循证研究	2009CB523003	天津中医药大学	郭利平	
		化浊祛湿通心方药配伍规律及作用机理研究	2009CB523004	中国中医科学院广安门医院	路志正	

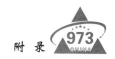

5.973 计划中医理论基础研究专项 2010 年项目 / 课题名单

项目	课题名称	课题编号	承担单位	负责人	经费（万）
基于"肾藏精"的藏象理论基础研究（首席科学家 王拥军）	"肾藏精"理论文献与临床信息综合分析研究	2010CB530401	辽宁中医药大学 天津中医药大学	郑洪新 吕爱平	2100
	"肾藏精"理论与干细胞和 NEI 网络相关性的研究	2010CB530402	复旦大学 湖南中医药大学	沈自尹	
	从不孕不育探讨"肾主生殖"理论的研究	2010CB530403	成都中医药大学 北京中医药大学	陆华	
	从骨质疏松症探讨"肾主骨"理论的研究	2010CB530404	上海中医药大学 辽宁中医药大学	王拥军	
	从老年性痴呆探讨"肾生髓，脑为髓之海"理论的研究	2010CB530405	天津中医药大学 上海中医药大学	张玉莲	
	从障碍性贫血探讨"肾生髓"理论的研究	2010CB530406	中国中医科学院广安门医院 北京中医药大学	吴志奎	
经脉体表特异性联系的生物学机制及针刺手法量效关系的研究（首席科学家 许能贵）	猕猴合谷穴区与面口部特异性联系的实验研究	2010CB530501	成都中医药大学①	刘旭光	1800
	合谷穴区与面口部特异性联系的人体研究	2010CB530502	山东中医药大学① 浙江中医药大学	吴富东	
	合谷穴区和面口部感觉传入信息在猕猴颈髓、丘脑和皮层的汇集研究	2010CB530503	广州中医药大学① 华南师范大学 武汉大学	刘健华	
	猕猴大脑皮层调控合谷穴区和面口部感觉和运动的研究	2010CB530504	湖南中医药大学① 广州中医药大学	阳仁达	
	病理状况下面口部与合谷穴区联系的脑功能和突触可塑性研究	2010CB530505	安徽中医学院① 中国中医科学院针灸研究所	杨骏	
	针刺手法的量效关系及生物学机制研究	2010CB530506	天津中医药大学①	孟智宏	
	经脉现象的结构与机能研究	2010CB530507	中国中医科学院针灸研究所①	景向红	
以量-效关系为主的经典名方相关基础研究（首席科学家 仝小林）	基于临床评价的经方量—效关系研究	2010CB530601	中国中医科学院广安门医院① 天津中医药大学第一附属医院	仝小林	2200
	基于药效物质的中医方药量—效关系研究	2010CB530602	江西中医学院①	王跃生	
	基于药效学的中医方药量—效关系研究	2010CB530603	江西中医学院① 上海中医药大学	徐国良	
	基于文献及临床经验挖掘的中医方药剂量理论研究	2010CB530604	北京中医药大学① 中国中医科学院广安门医院	傅延龄	
	中药超分子构造和量效关系的基础研究	2010CB530605	福州大学①	饶平凡	

备注："'肾藏精'理论文献与临床信息综合分析研究"课题负责人由吕爱平变更为郑洪新。

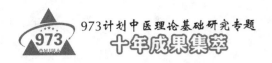

6.973计划中医理论基础研究专项 2011 年项目／课题名单

项目	课题名称	课题编号	承担单位	负责人	经费（万）
基于「肝藏血主疏泄」的藏象理论研究（首席科学家 王庆国）	肝藏血主疏泄的理论及其生理状态下调控机制研究	2011CB505101	北京中医药大学 北京师范大学	王庆国	2320
	从肝论治抑郁症、经前期综合征探讨肝主疏泄调畅情志的作用机制	2011CB505102	山东中医药大学 山东大学医学影像研究所	张惠云	
	肠易激综合征从肝论治的作用机制及证治规律研究	2011CB505103	广州中医药大学 山西中医学院	徐志伟	
	高血压病从肝论治的作用机制及证治规律研究	2011CB505104	天津中医药大学 北京中医药大学	王保和	
	肝硬化从肝论治的作用机制及证治规律研究	2011CB505105	北京中医药大学 中国人民解放军 302 医院	王天芳	
	肝藏血主疏泄现代科学内涵的实验研究	2011CB505106	北京中医药大学 军事医学科学院	王伟	
针刺对功能性肠病的双向调节效应及其机制（首席科学家 朱兵）	功能性肠病的穴位敏化规律和机制研究	2011CB505201	中国中医科学院 福建中医药大学	喻晓春	1200
	针刺不同穴位对功能性肠病双向调节效应规律的临床研究	2011CB505202	中国中医科学院 湖南中医药大学	刘志顺	
	针刺对功能性肠病双向调节的量-效关系研究	2011CB505203	华中科技大学 广州中医药大学	黄光英	
	针刺不同穴位对功能性肠病的双向调节作用及机制	2011CB505204	陕西中医学院 长春中医药大学	刘智斌	
	穴位配伍对功能性肠病调节的协同与拮抗作用规律及机制	2011CB505205	成都中医药大学 安徽中医学院	李瑛	
	针刺对功能性肠病双向调节与自主神经功能的关系	2011CB505206	南京中医药大学 山东中医药大学	徐斌	
基于「十八反」的中药配伍禁忌理论基础研究（首席科学家 段金廒）	基于信息资源的中药十八反数据挖掘与知识发现研究	2011CB505301	南京中医药大学	范欣生	1880
	"半蒌贝蔹及攻乌"配伍关系与毒效表征的基础研究	2011CB505302	天津中医药大学 中国科学院长春应用化学研究所	张艳军	
	"藻戟遂芫俱战草"配伍关系与毒效表征的基础研究	2011CB505303	南京中医药大学 中国药科大学	段金廒	
	"诸参辛芍叛藜芦"配伍关系与毒效表征的基础研究	2011CB505304	军事医学科学院 北京蛋白质组学研究中心	王宇光	
	基于妨害治疗的中药"十八反"配伍基础研究	2011CB505305	中国中医科学院 江西中医学院	林娜	
	基于临床应用的中药"十八反"宜忌条件及配伍关系研究	2011CB505306	北京中医药大学① 南京中医药大学附属医院	钟赣生	

续表

项目	课题名称	课题编号	承担单位	负责人	经费（万）
中医原创思维与健康状态辨识方法体系研究（首席科学家　王琦）	中医原创思维模式研究	2011CB505401	中国中医科学院中医基础理论研究所	马晓彤	900
	中医思维认知科学研究	2011CB505402	北京科技大学①、中国科学院数学与系统科学研究院、北京中医药大学	王志良	
	中医健康状态体质辨识法研究	2011CB505403	北京中医药大学　中国科学院北京基因组研究所	王琦	
	中医健康状态自我报告－脏腑经络辨识法研究	2011CB505404	广州中医药大学第二临床医学院　北京中医药大学	杨志敏	
	中医健康状态整体动态辨识法研究	2011CB505405	福建中医药大学	李灿东	
	中医健康状态多维辨识法研究	2011CB505406	天津中医药大学	王泓午	

备注：中期评估后，"中医思维认知科学研究"课题对承担单位、课题负责人进行了调整，课题负责人由刘嘉更换为王志良，课题承担单位由北京师范大学、北京中医药大学调整为北京科技大学、中国科学院数学与系统科学研究院、北京中医药大学。

7. 973 计划中医理论基础研究专项 2012 年项目／课题名单

项目	课题名称	课题编号	承担单位	负责人	经费（万）
治疗心血管疾病有效方剂组分配伍规律研究（首席科学家　张伯礼）	组分配伍优化设计方法学及应用规律研究	2012CB518401	中国中医科学院中医基础理论研究所①　天津中医药大学	刘丽梅	3000
	组分配伍减毒增效机制研究	2012CB518402	中国人民解放军军事医学科学院放射与辐射医学研究所①	高月	
	组分配伍体内药代动力学研究	2012CB518403	中国科学院上海药物研究所①	李川	
	多组分、多靶点相互作用研究	2012CB518404	天津中医药大学①	张伯礼	
	组分配伍网络调控机制研究	2012CB518405	浙江大学①　浙江中医药大学	程翼宇	
	组分配伍方药临床应用基础研究	2012CB518406	北京中医药大学东方医院①　北京中医药大学	张允岭	

续表

项目	课题名称	课题编号	承担单位	负责人	经费（万）
经穴效应循经特异性规律及关键影响因素（首席科学家 梁繁荣）基础研究	经穴效应循经特异性基本规律临床评价及中枢靶向整合生物学基础研究	2012CB518501	成都中医药大学① 南京中医药大学 西安电子科技大学	唐勇	2800
	经穴效应循经特异性局部启动靶向调节生物学基础研究	2012CB518502	上海市针灸经络研究中心① 北京农学院	丁光宏	
	经穴效应循经特异性靶器官响应的生物学基础研究	2012CB518503	中国中医科学院针灸研究所① 成都中医药大学 辽宁中医药大学	荣培晶	
	穴位配伍对经穴效应循经特异性的影响特点及中枢整合机制	2012CB518504	广州中医药大学① 浙江中医药大学	唐纯志	
	针刺手法对经穴效应循经特异性的影响特点及分子机制	2012CB518505	天津中医药大学①	王舒	
	得气对经穴效应循经特异性的影响特点及分子响应机制	2012CB518506	北京中医药大学① 卫生部北京医院	朱江	
基于心脑血管病变的脉络学说理论研究（首席科学家 吴以岭）	营卫"由络以通、交会生化"异常与微血管病变相关性及微观病理特征研究	2012CB518601	河北医科大学① 中国人民解放军总医院	温进坤	3000
	心脑肾重大疾病异病同治的微血管共性病理机制研究	2012CB518602	中国医学科学院阜外心血管医院① 首都医科大学 北京中医药大学	杨跃进	
	易损斑块微血管滋生及通络干预机制研究	2012CB518603	山东大学①	赵玉霞	
	急性心梗致心律失常发病机制及通络干预研究	2012CB518604	武汉大学人民医院①	黄从新	
	急性心梗致心力衰竭发病机制及通络干预研究	2012CB518605	复旦大学附属中山医院①	周京敏	
	通络药物物质基础、作用机制及临床评价研究	2012CB518606	河北以岭医药研究院有限公司①	吴以岭	

备注："基于心脑血管病变的脉络学说理论研究"，立项名称为"基于微血管疾病性疾病的营卫'由络以通，交会生化'研究"，后更改。

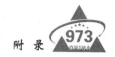

8. 973 计划中医理论基础研究专项 2013 年项目／课题名单

项目	课题名称	课题编号	承担单位	负责人	经费（万）
「脾主运化、统血」等脾藏象理论研究（首席科学家 杨关林）	"脾主运化、统血"等脾藏象理论的继承创新研究	2013CB531701	辽宁中医药大学①、天津中医药大学	王彩霞	2300
	"脾主运化、统血"等脾藏象理论基本科学内涵的实验研究	2013CB531702	温州医学院①、辽宁中医药大学、南方医科大学	吕斌	
	"脾失健运"所致功能性胃肠疾病"从脾论治"的疗效机制及规律研究	2013CB531703	中国中医科学院西苑医院①、北京中医药大学、辽宁中医药大学、广州中医药大学	唐旭东	
	"脾虚生痰"所致冠心病心绞痛"从脾论治"疗效机制及规律研究	2013CB531704	辽宁中医药大学①、大连医科大学	杨关林	
	"脾不统血"所致血小板减少性紫癜"从脾论治"的疗效机制及规律研究	2013CB531705	北京中医药大学①、广州中医药大学	陈信义	
基于利水功效的中药药性研究（首席科学家 匡海学）	利水消肿中药的药性研究	2013CB531801	黑龙江中医药大学①	匡海学	2300
	宣泻利水中药的药性研究	2013CB531802	河南中医学院①	郑晓珂	
	健脾利湿中药的药性研究	2013CB531803	山东中医药大学、辽宁中医药大学	王世军	
	利水功效古存今失中药的药性研究	2013CB531804	黑龙江中医药大学①	刘树民	
	性味物质基础的发现与评价方法	2013CB531805	中国科学院大连化学物理研究所①	汪福意	
基于临床的针麻镇痛与机体保护机制研究（首席科学家 万有）	针药复合麻醉模式创新与应用研究	2013CB531901	上海中医药大学①、上海交通大学、首都医科大学	周嘉	2800
	针药复合麻醉在心肺手术的应用及机体保护效应	2013CB531902	上海交通大学①、北京大学、首都医科大学	王祥瑞	
	针药复合麻醉在腹部手术的应用及机体保护效应	2013CB531903	北京大学①、浙江中医药大学、温州医学院	冯艺	
	针药复合麻醉在甲状腺手术的应用及穴位特异性研究	2013CB531904	中国中医科学院①、北京大学、温州医学院	刘俊岭	
	针药复合麻醉镇痛机制研究	2013CB531905	北京大学①、复旦大学、首都医科大学	万有	
	针药复合麻醉机体保护机制研究	2013CB531906	复旦大学①、北京大学、浙江中医药大学	吴根诚	
中医理论体系框架结构研究（首席科学家 潘桂娟）	中医理论起源、形成与发展的内在规律研究	2013CB532001	北京中医药大学①、安徽中医学院	翟双庆	1100
	现代中医学术创新的理论分析与总结	2013CB532002	陕西中医学院①、中国中医科学院中医基础理论研究所	邢玉瑞	
	中医基础理论框架结构研究	2013CB532003	中国中医科学院中医基础理论研究所①	潘桂娟	
	中医应用理论框架结构研究	2013CB532004	辽宁中医药大学①、中国中医科学院中医临床基础医学研究所	石岩	
	中药方剂理论框架结构研究	2013CB532005	成都中医药大学①	沈涛	
	中医针灸理论框架结构研究	2013CB532006	中国中医科学院针灸研究所①	赵京生	

787

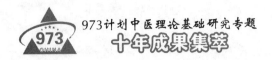

9.973计划中医理论专题 2014 年项目 / 课题名单

项目名称		课题名称	课题编号	课题承担单位	负责人	经费（万）
中医证候临床辨证的基础研究	（首席科学家 胡镜清）	冠心病痰瘀互结证临床表征及其演变规律研究	2014CB542901	广州中医药大学	李先涛	1500
		冠心病痰瘀互结证病证关系及其生物学基础研究	2014CB542902	天津中医药大学	于春泉	
		基于冠心病痰瘀互结证辨证方法的创新研究	2014CB542903	中国中医科学院	胡镜清	
「上火」的机理与防治研究	（首席科学家 范永升）	"上火"的辨证、病毒免疫相关性及其生物学基础研究	2014CB543001	浙江中医药大学 天津中医药大学	范永升	1500
		滋阴降火方药治疗阴虚"上火"的作用机制研究	2014CB543002	浙江大学 浙江中医药大学	李继承	
		清热泻火方药治疗实热"上火"的作用机制研究	2014CB543003	中国中医科学院 浙江中医药大学	边宝林	
腧穴配伍方案优选及效应影响因素研究	（首席科学家 王之虹）	腧穴配伍规律谱及临床应用研究	2014CB543101	长春中医药大学 吉林大学 湖南中医药大学	王富春	1200
		腧穴配伍效应的影响因素研究	2014CB543102	湖南中医药大学 中国中医科学院 长春中医药大学	岳增辉	
		腧穴优选、配伍及评价方法研究	2014CB543103	长春中医药大学 中国中医科学院 吉林大学	王之虹	
腧穴配伍效应规律及神经生物学机制研究	（首席科学家 熊利泽）	双穴配伍与单穴应用的效应比较研究	2014CB543201	天津中医药大学 首都医科大学	郭义	1800
		远近配穴与局部配穴的效应比较研究	2014CB543202	中国人民解放军第四军医大学 天津中医药大学	熊利泽	
		腧穴配伍效应差异的神经生物学机制研究	2014CB543203	首都医科大学 西安电子科技大学 中国人民解放军第四军医大学	王麟鹏	

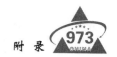

10. 973 计划中医理论专题 2015 年项目 / 课题名单

项目名称	课题名称	课题编号	课题承担单位	负责人	经费（万）
基于病证结合的气血相关理论研究（首席科学家 刘建勋）	气虚血瘀证（异病同证）的临床研究	2015CB554401	河南中医学院第一附属医院① 北京中医药大学东方医院 中国中医科学院西苑医院	朱明军	2500
	气滞血瘀证冠心病的临床研究	2015CB554402	中国人民解放军总医院① 中国中医科学院西苑医院 首都医科大学附属北京安贞医院	刘秀华	
	气不摄血证免疫性血小板减少症的临床研究	2015CB554403	中国中医科学院西苑医院① 北京中医药大学东方医院 中国人民解放军总医院	胡晓梅	
	气滞血瘀、气虚血瘀（同病异证）的临床研究	2015CB554404	首都医科大学附属北京安贞医院① 广东省中医院 中国人民解放军总医院 中国中医科学院西苑医院	柳景华	
	气血相关理论的生物学基础研究	2015CB554405	中国中医科学院西苑医院① 中国人民解放军总医院	刘建勋	
	基于"文献 – 临床 – 实验"多维数据的气血相关理论研究	2015CB554406	中国中医科学院中药研究所① 河南中医学院第一附属医院 北京中医药大学东方医院 中国科学院数学与系统科学研究院 首都医科大学附属北京安贞医院 中国中医科学院西苑医院 中国人民解放军总医院 广东省中医院	杨洪军	
基于临床的灸法作用机理研究（首席科学家 吴焕淦）	艾灸效应的启动机制及其内源性调节作用的机理研究	2015CB554501	上海中医药大学①	吴焕淦	2900
	艾灸与针刺作用特点、效应响应异同的基础与临床研究	2015CB554502	湖南中医药大学① 中国中医科学院中药研究所	常小荣	
	艾灸得气影响灸效的临床及生物学基础研究	2015CB554503	江西中医药大学① 北京大学 陕西省中医医院	陈日新	
	艾灸热光烟效应及其生物学机制研究	2015CB554504	成都中医药大学① 安徽中医药大学	余曙光	
	艾灸红外物理特性与效应机制的生物学基础研究	2015CB554505	上海中医药大学①	沈雪勇	
	灸材的作用特点及其生物学机制研究	2015CB554506	中国中医科学院中药研究所① 上海中医药大学	周爱香	
	疏松结缔组织中的传递现象及艾灸等效应的模式化研究	2015CB554507	卫生部北京医院① 国家纳米科学中心	李宏义	

附录三：973 计划中医理论专题论文情况

1. SCI 收录单篇影响因子最高论文

序号	单篇影响因子最高论文题目	作者	期刊名称	发表时间（年.月）	影响因子	检索收录	来源
1	In silico methods for predicting drug–drug interactions with cytochrome P–450s, transporters and beyond	Ai N, Fan XH, Ekins S	Advanced Drug Delivery Reviews	2015.06	15.6	SCI	2005 年"方剂配伍规律研究"项目
2	A Multicenter, Randomized, Double–Blind, Parallel–Group, Placebo–Controlled Study of the Effects of Qili Qiangxin Capsules in Patients With Chronic Heart Failure	Li, XL; Zhang, J; Huang, J; Ma, AQ; Yang, JF; Li, WM Wu, ZG; Yao, C; YH; Yao, WM; BL; Gao, RL	Journal of the American college of Caediology	2013.09	15.343	SCI	2005 年"络病学说与针灸理论的基础研究"项目
3	MC1R is a potent regulator of PTEN after UV exposure in melanocytes	Cao J, Wan L, Hacker E, Dai X, Lenna S, Jimenez–Cervantes C, Wang Y, Leslie NR, Xu GX, Widlund HR, Ryu B, Alani RM, Dutton–Regester K, Goding CR, Hayward NK, Wei W, Cui R.	Molecular Cell	2013.08	15.287	SCI	2010 年"基于'肾藏精'的藏象理论基础研究"项目
4	Deficiency of tumor suppressor NDRG2 leads to attention deficit and hyperactive behavior.	李燕、尹安琪、孙新、张明……熊利泽	J Clin Invest	2017.10	13.251	SCI	2014 年"腧穴配伍应规律及神经生物学机制研究"项目
5	CDK6 inhibits white to beige fat transition by suppressing RUNX1	Xiaoli Hou, Yongzhao Zhang, Wei Li, Alexander J. Hu, Chi Luo, Wenhui Zhou, Jamie K. Hu, Stefano G. Daniele, Jinfeng Wang, Jinghao Sheng, Yongsheng Fan, Andrew S. Greenberg, Stephen R. Farmer, and Miaofen G. Hucorresponding	Nature Communications	2018.09	12.353	SCI	2014 年"'上火'的机理与防治研究"项目

序号	单篇影响因子最高论文题目	作者	期刊名称	发表时间（年.月）	影响因子	检索收录	来源
6	Human symptoms–disease network	XueZhong Zhou, Jo¨rg Menche, Albert–La'szlo' Baraba'si, Amitabh Sharma	Nature Communications	2013.01	10.742	SCI	2014年"中医证候临床辨证的基础研究"项目
7	Structural modulation of gut microbiota during alleviation of type 2 diabetes with a Chinese herbal formula	Jia Xu, Fengmei Lian, Linhua Zhao, Yufeng Zhao, Xinyan Chen, Xu Zhang, Yun Guo, Chenhong Zhang, Qiang Zhou, Zhengsheng Xue, Xiaoyan Pang, Liping Zhao, Xiaolin Tong	The ISME Journal	2015.01	9.302	SCI	2010年"以量–效关系为主的经典名方相关基础研究"项目
8	Action of palmatine on Tetrahymena thermophila BF5 growth investigated by microcalorimetry	WeiJun Kong, YanLing Zhao*, XiaoHe Xiao	Journal of Hazardous Materials	2009.02	7.65	SCI	2007年"中药药性理论相关基础问题研究"项目
9	Chemerin suppresses murine allergic asthma by inhibiting CCL2 production and subsequent airway recruitment of inflammatory dendritic cells	何睿等	ALLERGY	2014.01	7	SCI	2009年"若干中药成方的现代临床与实验研究"项目
10	Miniaturized high throughput detection system for capillary array electrophoresis on chip with integrated light emitting diode array as addressed ring–shaped light source	Kangning Ren; Qionglin Liang; Xuan Mu; Guoan Luo; Yiming Wang	Lab on a chip	2009.09	6.914	SCI	2005年"中医基础理论整理与创新研究"项目
11	Decreased abundance of TRESK two–pore domain potassium channels in sensory neurons underlies the pain associated with bone metastasis.	Yang Y, Li S, Jin ZR, Jing HB, Liu BH, Liang YJ, Liu LY, Cai J, Wan Y, Xing GG	Science Signaling	2018.01	6.481	SCI	2013年"基于临床的针麻镇痛与机体保护机制研究"项目
12	Chemicalome and metabolome matching approach to elucidating biological metabolic networks of complex mixtures	Gong P., Cui N., Wu L., Liang Y., Hao K., Xu X.Y., Tang W.G., Wang G.J., Hao H.P	Analytical Chemistry	2012.06	6.35	SCI	2011年"基于'十八反'的中药配伍禁忌理论基础研究"项目
13	β–Carotene doped silica nanoparticles as a novel resonance Raman scattering tag for in vivo cellular imaging	Pu Chen, Yong Chen, Le Su, Aiguo Shen, Juncheng Hu, Xiaohua Wang, Jiming Hu.	Journal of Materials Chemistry	2012.01	6.101	SCI	2010年"经脉联系的生物学机制及针刺手法量效关系的研究"项目

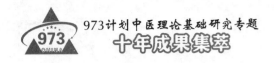

续表

序号	单篇影响因子最高论文题目	作者	期刊名称	发表时间（年.月）	影响因子	检索收录	来源
14	Epigallocatechin gallate upregulates NRF2 to prevent diabetic nephropathy via disabling KEAP1.	王富春	Free Radical Biology and Medicine	2017.07	5.657	SCI	2014年"腧穴配伍方案的优选及效应影响因素的研究"项目
15	Inhibition of Lon blocks cell proliferation, enhances chemosensitivity by promoting apoptosis and decreases cellular bioenergetics of bladder cancer: potential roles of Lon as a prognostic marker and therapeutic target in bladder cancer.	吕斌等	Oncotarget	2014.05	5.168	SCI	2013年"'脾主运化，统血'等脾藏象理论研究"项目
16	Model-based multidimensional clustering of categorical data	Chen, Tao; Zhang, Nevin L; Liu, Tengfei; Poon, KinMan; Wang, Yi	ARTIFICIAL INTELLIGENCE	2012.01	4.483	SCI	2011年"基于'肝藏血主疏泄'的藏象理论研究"项目
17	Tai Chi for Chronic Pain Conditions: A Systematic Review and Meta-analysis of Randomized Controlled Trials	Ling Jun Kong, Romy Lauche, Petra Klose, Jiang Hui Bu, XiaoCunYang, ChaoQingGuo, Gustav Dobos, YingWu Cheng.	Scientific Reports	2016.04	4.011	SCI	2007年"基于中医特色疗法的理论基础研究"项目

注：仅根据项目组上报的论文进行汇总，影响因子为当年度IF值。

2. 国内核心期刊收录单篇影响因子最高论文

序号	单篇影响因子最高论文题目	作者	期刊名称	发表时间（年.月）	影响因子	检索收录	来源
1	针麻镇痛研究	韩济生	针刺研究	2016.01	3.02	国内核心	2013年"基于临床的针麻镇痛与机体保护机制研究"项目
2	《针灸甲乙经》中"脉动（病）发"探讨	芦芸；Nicolas Escaffi；吴；张建斌	针刺研究	2019.03	3.02	国内核心	2013年"中医理论体系框架结构研究"项目
3	生物超微弱发光在针刺研究中的应用思路	郭乐、李铁、王富春	针刺研究	2018.06	3.02	国内核心	2014年"腧穴配伍方案的优选及效应影响因素的研究"项目
4	神经质程度和月经周期对女性主观情绪和生理反应的影响	吴梦莹；周仁来；黄雅梅、王庆国；赵燕；刘雁峰	心理学报	2013.10	2.627	国内核心	2011年"基于'肝藏血主疏泄'的藏象理论研究"项目

792

续表

序号	单篇影响因子最高论文题目	作者	期刊名称	发表时间（年.月）	影响因子	检索收录	来源
5	基于药物体内代谢过程的中药配伍禁忌理论研究思路与方法	郭建明，段金廒，郝海平，唐于平，钱大玮，刘培.	中草药	2011.12	2.35	国内核心	2011 年"基于'十八反'的中药配伍禁忌理论基础研究"项目
6	表征中药煮散的粉体参数及水煎液中的分散溶出行为研究	文谨，刘起华，柯李晶，仝小林.	中草药	2015.12	2.349	国内核心	2010 年"以量-效关系为主的经典名方相关基础研究"项目
7	病理及生理状态下的栀子血清药物化学对比研究	董婉茹，丁雅光，荆雷，卢芳，刘树民 *，李俊行.	中草药	2011.11	2.254	国内核心	2007 年"中药药性理论相关基础问题研究"项目
8	糖肾方改善 db/db 小鼠脂代谢紊乱与巨噬细胞活化分型的实验研究	孔勤，张井嫄，张浩军，严美花，李平 *.	中国中药杂志	2016.09	2.211	国内核心	2005 年"中医基础理论整理与创新研究"项目
9	文本挖掘探索参麦注射液的临床应用特点研究	张琳琳，郭洪涛，宋丽梅，宋志前，吕爱平，刘振丽.	中国中西医结合杂志	2013.07	2.149	国内核心	2005 年"方剂配伍规律研究"项目
10	"针刺量学"研究之探本溯源	常晓波，王舒，石学敏.	中医杂志	2011.03	1.811	国内核心	2010 年"经脉体表特异性联系的生物学机制及针刺手法量效关系的研究"项目
11	基于脾虚生痰理论探讨巨噬细胞自噬与动脉粥样硬化的关系	高晓宇	中医杂志	2017.11	1.811	国内核心	2013 年"'脾主运化、统血'等脾藏象理论研究"项目
12	通心络胶囊治疗缺血性脑卒中作用机制研究进展	刘深，王芝涛，魏聪，常成成，吴以岭.	中草药	2017.06	1.796	国内核心	2005 年"络病学说与针灸理论的基础研究"项目
13	从现代生物学认识上火	范永升	中国中西医结合杂志	2018.12	1.687	国内核心	2014 年"'上火'的机理与防治研究"项目
14	淫羊藿苷抗脂多糖炎症模型的体内和体外研究	吴金峰；董冠成	中国中西医结合杂志	2009.04	1.687	国内核心	2009 年"若干中药成方的现代临床与实验研究"项目
15	推拿对膝骨关节炎患者膝屈伸肌肌张力的影响	李建华；龚利，房敏；吴哲；李阳	中国骨伤	2011.07	1.431	国内核心	2007 年"基于中医特色疗法的理论基础研究"项目

注：仅根据项目组上报的论文进行汇总。影响因子为当年度 IF 值。

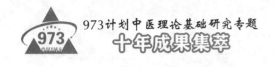

3. 单篇引用次数最高的 SCI 论文

序号	单篇引用次数最高论文题目	作者	期刊名称	发表时间（年.月）	引用次数	检索收录
1	Human symptoms–disease network	XueZhong Zhou, Jo¨rg Menche, Albert–La´szlo´ Baraba´si, Amitabh Sharma	Nature Communications	2013.01	302	2014年"中医证候临床辨证的基础研究"项目
2	Vitamin D Receptor Attenuates Renal Fibrosis by Suppressing the Renin–Angiotensin System	Yan Zhang, Juan Kong, Dilip K. Deb, Anthony Chang, and Yan Chun Li	JOURNAL OF THE AMERICAN SOCIETY OF NEPHROLOGY	2010.04	215	2010年"基于'肾藏精'的藏象理论基础研究"项目
3	Structural modulation of gut microbiota during alleviation of type 2 diabetes with a Chinese herbal formula	Jia Xu, Fengmei Lian, Linhua Zhao, Yufeng Zhao, Xinyan Chen, Xu Zhang, Yun Guo, Chenhong Zhang, Qiang Zhou, Zhengsheng Xue, Xiaoyan Pang, Liping Zhao, Xiaolin Tong	The ISME Journal	2014.01	185	2010年"以量–效关系为主的经典名方相关基础研究"项目
4	Icariin attenuates LPS–induced acute inflammatory responses: Involvement of PI3K/Akt and NF–kappa B signaling pathway	徐长青；董竞成	EUROPEAN JOURNAL OF PHARMACOLOGY	2010.09	147	2009年"若干中药成方的现代临床与实验研究"项目
5	A Systematic Prediction of Multiple Drug–Target Interactions from Chemical, Genomic, and Pharmacological Data	Yu, Hua; Chen, Jianxin; Xu, Xue; Li, Yan; Zhao, Huihui; Fang, Yupeng; Li, Xiuxiu; Zhou, Wei; Wang, wei; Wang, Yonghua	PLOS ONE	2018.10	134	2011年"基于'肝藏血主疏泄'的藏象理论研究"项目
6	Simultaneous determination and quantification of seven major phospholipid classes in human blood using normal–phase liquid chromatography coupled with electrospray mass spectrometry and the application in diabetes nephropathy	Li–Qiong Pang; Qiong–Lin Liang; Yi–Ming Wang; Li Ping; Guo–An Luo	Journal of Chromatography B	2008.06	117	2005年"中医基础理论整理与创新研究"项目
7	Quantitative and chemical fingerprint analysis for quality control of Rhizoma Coptidischinensis based on UPLC–PAD combined with chemometrics methods	Weijun Kong, Yanling Zhao*, Xiaohe Xiao	Phytomedicine	2009.03	103	2007年"中药药性理论相关基础问题研究"项目
8	Bioactive components in the fruits of Ziziphus jujuba Mill. against the inflammatory irritant action of Euphorbia plants	L.Yu, B.P.Jiang, D.Luo, X.C.Shen, S.Guo, J.A.Duan, Y.P.Tang	Phytomedicine	2012.02	83	2011年"基于'十八反'的中药配伍禁忌理论基础研究"项目
9	Delayed activation of spinal microglia contributes to the maintenance of bone cancer pain in female Wistar rats via P2X7 receptor and IL–18	Yang Y1, Li H1, Li TT1, Luo H1, Gu XY1, Lü N1, Ji RR2, Zhang YQ	Journal of Neuroscience	2015.05	58	2013年"基于临床的针麻镇痛与机体保护机制研究"项目

序号	单篇引用次数最高论文题目	作者	期刊名称	发表时间（年.月）	引用次数	检索收录
10	A Multicenter, Randomized, Double–Blind, Parallel–Group, Placebo–Controlled Study of the Effects of Qili Qiangxin Capsules in Patients With Chronic Heart Failure	Li, XL; Zhang, J; Huang, J; Ma, AQ; Yang, JF; Li, WM Wu, ZG; Yao, C; YH; Yao, WM; BL; Gao, RL	Journal of the American college of Caediology	2013.09	48	2005年"络病学说与针灸理论的基础研究"项目
11	Serum protein S100A9, SOD3, and MMP9 as new diagnostic biomarkers for pulmonary tuberculosis by iTRAQ–coupled two–dimensional LC–MS/MS	Dandan Xu, Yanyuan Li, Xiang Li, Li–Liang Wei, Zhifen Pan, Ting–Ting Jiang, Zhong–Liang Chen, Chong Wang, Wen–Ming Cao, Xing Zhang, Ze–Peng Ping, Chang–Ming Liu, Ji–Yan Liu, Zhong–Jie Li and Ji–Cheng Li*.	Proteomics	2014.12	37	2014年"'上火'的机理与防治研究"项目
12	A Network Pharmacology Study of Chinese Medicine QiShenYiQi to Reveal Its Underlying Multi–Compound, Multi–Target, Multi–Pathway Mode of Action	Li X, Wu LH, Liu W, Jin YC, Chen Q, Wang LL, Fan XH, Li Z, Cheng YY	Plos One	2014.09	30	2005年"方剂配伍规律研究"项目
13	Bio–Raman spectroscopy: a potential clinical analytical method assisting in disease diagnosis.	Pu Chen, Aiguo Shen, XiaodongZhoua, Jiming Hu	Analytical methods.	2011.06	30	2010年"经脉体表特异性联系的生物学机制及针刺手法量效关系的研究"项目
14	Massage Therapy for Neck and Shoulder Pain: A Systematic Review and Meta–Analysis	Ling Jun Kong, Hong Sheng Zhan, Ying Wu Cheng, Wei An Yuan, Bo Chen, and Min Fang.	Evidence–Based Complementray and Alternative Medicine	2013.01	27	2007年"基于中医特色疗法的理论基础研究"项目
15	Inhibition of Lon blocks cell proliferation, enhances chemosensitivity by promoting apoptosis and decreases cellular bioenergetics of bladder cancer: potential roles of Lon as a prognostic marker and therapeutic target in bladder cancer.	吕斌等	Oncotarget	2014.05	19	2013年"'脾主运化、统血'等脾藏象理论研究"项目
16	Perioperative acupuncture modulation: more than anaesthesia	Lu Z, Dong H, Wang Q, Xiong L*	Br J Anaesth	2015.08	19	2014年"脑穴配伍效应规律及神经生物学机制研究"项目
17	Epigallocatechin gallate upregulates NRF2 to prevent diabetic nephropathy via disabling KEAP1	王富春	Free Radical Biology and Medicine	2017.07	10	2014年"腧穴配伍方案的优选及效应影响因素的研究"项目

（注：仅根据项目组上报的论文进行汇总）

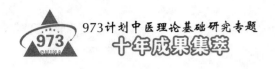

4. 单篇引用次数最高的核心期刊论文

序号	单篇引用次数最高论文题目	作者	期刊名称	发表时间（年.月）	引用次数	检索收录
1	中国一般人群中医体质流行病学调查——基于全国9省市21948例流行病学调查数据研究	王琦；朱燕波	中华中医药杂志	2009.1	698	2005年"中医基础理论整理与创新研究"项目
2	菟丝子功效性味归经与现代药理学相关性研究	张伟，陈素红，吕圭源	时珍国医国药	2010.04	214	2007年"中药药性理论相关基础问题研究"项目
3	糖尿病肾病的中医辨治经验	中华中医药杂志	中华中医药杂志	2014.01	158	2010年"以量-效关系为主的经典名方相关基础研究"
4	丹参素保护心血管系统的药理作用机制研究进展	王冰瑶，吴晓燕，樊官伟	中草药	2014.09	145	2005年"方剂配伍规律研究"项目
5	推拿手法治疗腰椎间盘突出症腰背肌群生物力学特性评价研究	周楠；房敏；朱清广；沈国权；姜淑云；程英武；刘鲲鹏	中华中医药杂志	2012.03	99	2007年"基于中医特色疗法的理论基础研究"
6	中医郁证学说源流探析	畅洪昇，段晓华，梁吉春，王庆国	北京中医药大学学报	2011.10	81	2011年"基于'肝藏血主疏泄'的藏象理论研究" 项目
7	功能性消化不良中医辨证及辨证标准的现代临床文献研究	刘晶	世界中医药	2015.01	75	2013年"'脾主运化、统血'等脾藏象理论研究" 项目
8	3种补肾中药有效成分对去卵巢骨质疏松大鼠骨髓间充质干细胞的调控作用	卞琴；黄建华；宁友；赵永见；王拥军；沈自尹	中西医结合学报	2011.05	63	2010年"基于'肾藏精'的藏象理论基础研究" 项目
9	淫羊藿苷抗抗脂多糖炎症模型的体内和体外研究	吴金峰，董竞成	中国中西医结合杂志	2009.04	60	2009年"若干中药成方的现代临床与实验研究"
10	基于UPLC-TOF/MS分析人参附子配伍减毒的物质基础	马增春，周思思，梁乾德，霍超，王宇光，谭洪玲，肖成荣，高月	药学学报	2011.12	55	2011年"基于'十八反'的中药配伍禁忌理论基础研究"项目
11	论腧穴配伍与针灸处方	张国雪，王富春	中国针灸	2014.10	42	2014年"腧穴配伍方案的优选及效应影响因素的研究"项目
12	代谢综合征中医病因病机理论框架结构研究	杨宇峰，陈红谨，石岩	中华中医药杂志	2016.01	40	2013年"中医理论体系框架结构研究"项目
13	痰瘀互结证现代理论研究进展述评	杜松，胡镜清，卢红蓉	中国中医基础医学杂志	2015.04	36	2014年"中医证候临床辨证的基础研究"项目
14	糖尿病肾病发病机制研究进展	李敏洲，高彦彬，马鸣飞，朱智耀，邹大威，李勤	中国实验方剂学杂志	2012.11	25	2005年"络病学说与针灸理论的基础研究"项目

续表

序号	单篇引用次数最高论文题目	作者	期刊名称	发表时间（年.月）	引用次数	检索收录
15	"针刺量学"研究之探本溯源	常晓波，樊小农，王舒，石学敏.	中医杂志	2011.03	20	2010年"经脉体表特异性联系的生物学机制及针刺手法量效关系的研究"项目
16	"上火"诱导因素的病例对照研究	包洁，汪琴静，李思敏，朱永福，陈宁宁，郑卫军，谢志军，范永升	中华中医药杂志	2015.04	14	2014年""上火"的机理与防治研究"项目
17	针刺镇痛研究	韩济生	针刺研究	2016.01	13	2013年"基于临床的针刺镇痛与机体保护机制研究"项目
18	中医综合护理对肝阳上亢型高血压的干预效果	兰长安	西部中医药	2015.01	13	2014年"腧穴配伍效应规律及神经生物学机制研究"项目

注：仅根据项目组上报的论文进行汇总。

附录四：973 计划中医理论专题代表性论文

序号	论文题目	作者	期刊名称	发表时间（年.月）	影响因子	检索收录	来源
1	Involvement of Rho-kinase in collar-induced vasoconstriction and vascular hypersensitivity to serotonin in rat carotid	Xie, LN; Zeng, DY; Zhang, HS; Sun, DM Pang, XF; Guan, QG（	International journal of Cardiology	2019.11	7.078	SCI	2005 年 "络病学说与针灸理论的基础研究" 项目
2	A Multicenter, Randomized, Double-Blind, Parallel-Group, Placebo-Controlled Study of the Effects of Qili Qiangxin Capsules in Patients With Chronic Heart Failure	Li, XL; Zhang, J; Huang, J; Ma, AQ; Yang, JF; Li, WM Wu, ZG; Yao, C; YH; Yao, WM; BL; Gao, RL	Journal of the American college of Caediology	2013.09	15.343	SCI	
3	脉络学说的核心理论——营卫承制调平	吴以岭，魏聪，贾振华，袁国强	中医杂志	2013.01	1.212	国内核心	
4	Inhibition of KLF5-Myo9b-RhoA Pathway-Mediated Podosome Formation in Macrophages Ameliorates Abdominal Aortic Aneurysm	Ma, D（Ma, Dong）; Zheng, B（Zheng, Bin）; Suzuki, T（Suzuki, Toru）; Zhang, RN（Zhang, Ruonan）; Jiang, CY（Jiang, Chunyang）	Circulation Research	2017.01	15.211	SCI	
5	通心络胶囊治疗缺血性脑卒中作用机制研究进展	刘深，王宏涛，魏聪，常成成，吴以岭.	中草药	2017.06	1.796	国内核心	

续表

序号	论文题目	作者	期刊名称	发表时间（年.月）	影响因子	检索收录	来源
6	Molecular mechanisms governing different pharmacokinetics of ginsenosides and potential for ginsenoside–perpetrated herb–drug interactions on OATP1B3	Jiang R, Dong J, Li X, Du F, Jia W, Xu F, Wang F, Yang J, Niu W, Li C	British Journal of Pharmacology	2015.01	5.259	SCI	2005年"方剂配伍规律研究"项目
7	In silico methods for predicting drug–drug interactions with cytochrome P-450s, transporters and beyond	Ai N, Fan XH, Ekins S	Advanced Drug Delivery Reviews	2015.06	15.6	SCI	
8	Chemical and Metabolic Profiling of Si–Ni Decoction Analogous Formulae by High performance Liquid Chromatography–Mass Spectrometry	Chen Q, Xiao S, Li Z, Ai N, Fan X	Scientific Reports	2015.06	5.2	SCI	
9	Danshensu alleviates cardiac ischaemia/reperfusion injury by inhibiting autophagy and apoptosis via activation of mTOR signalling	Fan G, Yu J, Asare PF, Wang L, Zhang H, Zhang B, Zhu Y, Gao X	J Cell Mol Med	2016.07	4.938	SCI	
10	Ophiopogonin D Reduces Myocardial Ischemia–Reperfusion Injury via Upregulating CYP2J3/EETs in Rats	X. Huang, Y. Wang, Y. Wang, L. Yang, J. Wang, Y. Gao	Cell Physiol Biochem	2018.10	5.5	SCI	
11	藏象学理论体系框架探讨	张宇鹏，等	中国中医基础医学杂志	2007.03	0.773	国内核心	2005年"中医基础理论整理与创新研究"项目
12	中医五脏相关学说研究	邓铁涛，郑洪	中国工程科学	2008.02	1.689	国内核心	
13	中国一般人群中医体质流行病学调查	王琦，朱燕波	中华中医药杂志	2009.01	1.366	国内核心	
14	Efficacy and safety of Tangshen Formula on patients with Type 2 diabetic kidney disease: A multicenter double–blinded randomizedplacebo–controlled trial.	Li P*, Chen Y, Liu J, et.al	Plos One	2015.05	3.057	SCI	
15	Synergy evaluation by a pathway–pathway interaction network: a new way to predict drug combination	Hongxin Cao	Mol Biosyst	2016.12	2.855	SCI	

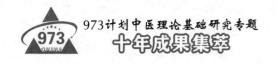

续表

序号	论文题目	作者	期刊名称	发表时间（年.月）	影响因子	检索收录	来源
16	Spectrum-effect relationships between ultra performance liquid chromatography fingerprints and anti-bacterial activities of Rhizoma coptidis	Weijun Kong, Yanling Zhao*, Xiaohe Xiao	Analytica Chimica Acta	2009.01	3.757	SCI	2007年"中药药性理论相关基础问题研究"项目
17	Action of palmatine on Tetrahymena thermophila BF5 growth investigated by microcalorimetry	WeiJun Kong; YanLing Zhao*; XiaoHe Xiao	Journal of Hazardous Materials	2009.02	7.65	SCI	
18	Study on the cold and hot properties of medicinal herbs by thermotropism in mice behavior	Yanling Zhao*, Jiabo Wang, Xiaohe Xiao	Journal of Ethnopharmacology	2010.09	3.414	SCI	
19	Metabonomic study of A Rat Fever Model Induced with 2,4-dinitrophenol and The Therapeutic Effects of A Crude Drug Derived from Coptis chinensis	Shumin LIU; Fang LU*; Xijun Wang*, Wenjun Sun; Pingping Chen; Wanru Dong	The American Journal of Chinese Medicine	2011.01	3.51	SCI	
20	Toward Understanding the Cold, Hot, and Neutral Nature of Chinese Medicines Using in Silico Mode-of-Action Analysis	Fu, Xianjun; Mervin, Lewis; Li, Xuebo; Yu, Huayun; Li, Jiaoyang; Zobir, Siti Zuraidah Mohamad; Zoufir, Azedine; Zhou, Yang; Song, Yongmei; Wang, Zhenguo*; Bender, Andreas*	Journal of Chemical Information and Modeling	2017.03	3.966	SCI	
21	Chinese Massage Combined with Herbal Ointment for Athletes with Nonspecific Low Back Pain: A Randomized Controlled Trial	Ling Jun Kong, Min Fang, Hong Sheng Zhan, Wei An Yuan, Ji Ming Tao, Gao Wei Qi, and Ying Wu Cheng.	Evidence-Based Complementary and Alternative Medicine	2012.10	1.984	SCI	2007年"基于中医特色疗法的理论基础研究"项目
22	Tuina-Focused Integrative Chinese Medical Therapies for Inpatients with Low Back Pain: A Systematic Review and Meta-Analysis	Ling Jun Kong, Min Fang, Hong Sheng Zhan, Wei An Yuan, Jiang Hui Pu, Ying Wu Cheng and Bo Chen	Evidence-Based Complementary and Alternative Medicine	2012.11	1.984	SCI	
23	Research progress on the standardization of Chinese Tuina therapy: A short review	Lei Fang, Min Fang	Chinese Journal of Integrative Medicine	2013.01	1.445	SCI	
24	Integrative TCM Conservative Therapy for Low Back Pain due to Lumbar Disc Herniation: A Randomized Controlled Clinical Trial	Wei An Yuan, Shi Rong Huang, Kai Guo, Wu Quan Sun, Xiao Bing Xi, Ming Cai Zhang, Ling Jun Kong, Hua Lu, Hong Sheng Zhan, and Ying Wu Cheng	Evidence-Based Complementary and Alternative Medicine	2013.06	1.984	SCI	
25	Tai Chi for Chronic Pain Conditions: A Systematic Review and Meta-analysis of Randomized Controlled Trials	Ling Jun Kong, Romy Lauche, Petra Klose, Jiang Hui Bu, XiaoCunYang, ChaoQingGuo, Gustav Dobos, YingWu Cheng.	Scientific Reports	2016.04	4.011	SCI	

续表

序号	论文题目	作者	期刊名称	发表时间（年.月）	影响因子	检索收录	来源
26	Sputum interleukin–tumor necrosis factor–α and Salivary cortisol as new biomarkers of depression in lung cancer patients	董竞成	Progress in Neuro-Psychopharmacology & Biological Psychiatry	2013.12	4.1	SCI	2009年"若干中药成方的现代临床与实验研究"项目
27	CD4+CD25+Foxp3+ T cells contribute to the antiasthmatic effects of Astragalus membranaceus extract in a rat model of asthma	董竞成	International Immunopharmacology	2013.12	2.4	SCI	
28	BuShenYiQi Formula strengthens Th1 response and suppresses Th2–Th17 responses in RSV–induced asthma exacerbated mice	董竞成	Journal of Ethnopharmacology	2014.04	3.4	SCI	
29	Effects of Two Chinese Herbal Formulae for the Treatment of Moderate to Severe Stable Chronic Obstructive Pulmonary Disease: A Multicenter, DoubleBlind, Randomized Controlled Trial	董竞成	PLOS ONE	2014.08	2.7	SCI	
30	Bu–Shen–Yi–Qi formulae suppress chronic airway inflammation and regulate Th17/Treg imbalance in the murine ovalbumin asthma model	董竞成	Journal of Ethnopharmacology	2015.01	3.4	SCI	

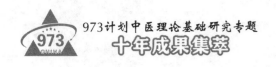

973计划中医理论基础研究专题
十年成果集萃

续表

序号	论文题目	作者	期刊名称	发表时间（年.月）	影响因子	检索收录	来源
31	Oleanolic acid exerts an osteoprotective effect in ovariectomy-induced osteoporotic rats and stimulates the osteoblastic differentiation of bone mesenchymal stem cells in vitro	Bian Q, Liu SF, Huang JH, Yang Z, Tang DZ, Zhou Q, Ning Y, Zhao YJ, Lu S, Shen ZY, Wang YJ.	Menopause.	2012.02	2.942	SCI	2010年"基于'肾藏精'的藏象理论基础研究"项目
32	"肾藏精"与干细胞及其微环境及 NEI 网络动态平衡关系	郑洪新、王拥军、李佳、林庶茹	中华中医药杂志	2012.09	/	国内核心	
33	MC1R is a potent regulator of PTEN after UV exposure in melanocytes	Cao J, Wan L, Hacker E, Dai X, Lenna S, Jimenez-Cervantes C, Wang Y, Leslie NR, Xu GX, Widlund HR, Ryu B, Alani RM, Dutton-Regester K, Goding CR, Hayward NK, Wei W, Cui R.	Molecular Cell	2013.08	15.287	SCI	
34	A Feedback Loop Consisting of MicroRNA 23a/27a and the β-Like Globin Suppressors KLF3 and SP1 Regulates Globin Gene Expression	Yanni Ma, Bin Wang, Fengbing Jiang, Dongsheng Wang, Huiwen Liu, Yunmeng Yan, He Dong, Fang Wang, Bei Gong, Yong Zhu, Lei Dong, Haixin Yin, Zhongzu Zhang, Hualu Zhao, Zhikui Wu, Junwu Zhang, Jingguo Zhou, Jia Yu	Molecular and Cellular Biology	2013.10	3.375	SCI	
35	Cognitive improvement during treatment for mild Alzheimer's disease with a Chinese herbal formula: a randomized controlled trial	Yulian Zhang, Cuiru Lin, Linlin Zhang, Yuanwu Cui, Yun Gu, Jiakui Guo, Di Wu, Qiang Li, Wanshan Song	PLoS One	2015.06	3.057	SCI	

续表

序号	论文题目	作者	期刊名称	发表时间（年.月）	影响因子	检索收录	来源
36	Metabonomic study of the effects of different acupuncture directions on therapeutic efficacy	Ju, Liang; Wen; Yan; Yin, etc	JOURNAL OF CHROMATOGRAPHY B-ANALYTICAL TECHNOLOGIES IN THE BIOMEDICAL AND LIFE SCIENCES	2016.01	2.603	SCI	2010 年 " 经脉体表特异性联系的生物学机制及针刺手法量效关系的研究" 项目
37	β–Carotene doped silica nanoparticles as a novel resonance Raman scattering tag for in vivo cellular imaging	Pu Chen, Yong Chen, Le Su, Aiguo Shen, Juncheng Hu, Xiaohua Wang, Jiming Hu.	Journal of Materials Chemistry	2012.01	6.101	SCI	
38	Preliminary Research of Relationship between Acute Peritonitis and Celiac Primo Vessels	Xiaoyu Wang, Hong Shi, Jingjing Cui, Wanzhu Bai, Wei He, Hongyan Shang, Yangshuai Su, Juanjuan Xin,, Xianghong Jing, Bing Zhu	Evidence–Based Complementary and Alternative Medicine	2013.03	2.175	SCI	
39	"面口合谷收" 的脑机制.	刘健华、高昕妍、徐婧、秦淑俏、陈玉婷、朱玉、邓劲开、胡劲文、白万柱、许能贵、朱兵.	中国科学 : 生命科学	2015.03	12	国内核心	
40	Cortical Reorganization in Patients Recovered from Bell's Palsy: An Orofacial and Finger Movements Task–State fMRI Study., 2016. (SCI, IF3.054) .	Jaeyoun Lee , Jun Yang , Chuanfu Li , Aihong Yuan, Hongli Wu, Anqin Wang, QiujuXue, Tao Wang, Linying Wang, Ting Gao.	Neural Plasticity	2016.12	3.054	SCI	

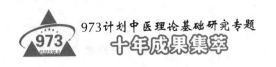
续表

序号	论文题目	作者	期刊名称	发表时间（年.月）	影响因子	检索收录	来源
41	Clinical Observations on the Dose-effect Relationship of Gegen Qin Lian Decoction on 54 Out-patients with Type 2 Diabetes	TONG Xiao-lin, ZHAO Lin-hua, LIAN Feng-mei, ZHOU Qiang, XIA Le, ZHANG Jia-cheng, CHEN Xin-yan, and JI Hang-yu	Journal of Traditional Chinese Medicine	2011.03	0.991	SCI	2010年"以量-效关系为主的经典名方相关基础研究"项目
42	The Essential Factors of Sui-Zheng-Shi-Liang Strategy in Type 2 Diabetes Treatment as Assessed by Questionnaire	Li M, Chang B, Zhen Z, Qin PJ, Liu WK, Tong XL	Journal of Traditional Chinese Medicine	2013.02	0.991	SCI	
43	Dose of Gegen Qinlian Decoction for Diarrhea in Clinic	CHEN Xinyan, LIAN Fengmei, GUO Yun, YAN Shaohua, XIAO Mingliang, TONG Xiaolin	Journal of Traditional Chinese Medicine	2013.04	0.991	SCI	
44	Structural modulation of gut microbiota during alleviation of type 2 diabetes with a Chinese herbal formula	Jia Xu, Fengmei Lian, Linhua Zhao, Yufeng Zhao, Xinyan Chen, Xu Zhang, Yun Guo, Chenhong Zhang, Qiang Zhou, Zhengsheng Xue, Xiaoyan Pang, Liping Zhao, Xiaolin Tong	The ISME Journal	2014.01	9.493	SCI	
45	Hepatic PTP1B expression involvement in the effects of Chinese medicine formula xiao-gao-jiang-zhuo of Chinese medicine formula xiao-gao-jiang-zhuo using an obese rat model	Min Li, Bai Chang, Zhong Zhen, Pei-Jie Qin, Wen-Ke Liu, Xiao-Lin Tong	Am. J. Chin. Med.	2016	3.51	SCI	

序号	论文题目	作者	期刊名称	发表时间（年.月）	影响因子	检索收录	来源
46	MENSTRUAL CYCLE MODULATION OF THE LATE POSITIVE POTENTIAL EVOKED BY EMOTIONAL FACES	WENJUAN ZHANG, RENLAI ZHOU, MAO LINYE	Perceptual and Motor Skills	2013.04	0.65	SCI	2011 年 " 基于 ' 肝藏血主疏泄 ' 的 藏象理论研究 " 项目
47	Variation in the stress response between high– and low–neuroticism female undergraduates across the menstrual cycle	Qing Liu, RenLai Zhou, Tian P. S. Oei, Qingguo Wang, Yan Zhao , and Yanfeng Liu	STRESS	2013.05	3.2	SCI	
48	Sensitivity of the late positive potentials evoked by emotional pictures to neuroticism during the menstrual cycle	Wenjuan Zhang, Renlai Zhoua, Qingguo Wang , Yan Zhao , Yanfeng Liu	Neuroscience Letters	2013.06	2.02	SCI	
49	Effects of Sini San used alone and in combination with fluoxetine on central and peripheral 5–HT levels in a rat model of depression	Yubo Li, Yuxiu Sun, Xueling Ma, Xiaoxing Xue, Wenting Zhang, Zhiqian Wu, Yulin Ouyang, Jianxin Chen, Weiming Wang, Shuzhen Guo, Wei Wang	Journal of Traditional Chinese Medicine	2013.10	0.66	SCI	
50	Treatment of constipation–predominant irritable bowel syndrome by focusing on the liver in terms of Traditional Chinese Medicine: a meta–analysis	Qianwen Li, Fengbin Liu, Zhengkun Hou, Di Luo	Journal of Traditional Chinese Medicine	2013.10	0.66	SCI	
51	Inhibition of cystathionine β –synthase is associated with glucocorticoids over–secretion in psychological stress–induced hyperhomocystinemia rat liver	Yun Zhao & Shuqing Wu & Xiujie Gao & Zhiqing Zhang & Jingbo Gong & Rui Zhan & Xinxing Wang & Weiming Wang & Lingjia Qian	Cell Stress and Chaperones	2013.03	2.53	SCI	

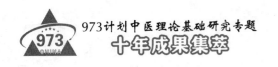

续表

序号	论文题目	作者	期刊名称	发表时间（年.月）	影响因子	检索收录	来源
52	中药配伍禁忌研究思路与技术体系框架	段金廒*，张伯礼，范欣生，张艳军，高月，林娜，钟赣生	世界科学技术—中医药现代化	2012.06	0.74	国内核心	2011年"基于'十八反'的中药配伍禁忌理论基础研究"项目
53	Analysis of herb–herb interaction when decocting together by using ultra–high–performance liquid chromatography–tandem mass spectrometry and fuzzy chemical identification strategy with poly–proportion design.	Shen J., Mo X., Tang Y.P.*，Zhang L., Pang H.Q., Qian Y.F., Chen Y.Y., Tao W.W., Guo S., Shang E.X., Zhu S.Q., Ding Y.H., Guo J.M., Liu P., Su S.L., Qian D.W., Duan J.A.*	Journal of Chromatography A	2013.07	4.612	SCI	
54	中药配伍禁忌理论探索研究	范欣生*，段金廒，华浩明，钱大玮，尚尔鑫，郭建明	中国中药杂志	2015.04	1.205	国内核心	
55	基于病症条件的中药配伍禁忌毒效表征研究思路与方法	庄朋伟，卢志强，孙凤姣，宋甜甜，张腾，吴镝，张艳军*	中草药	2016.03	1.236	国内核心	
56	cAMP–PKA–CaMKII signaling pathway is involved in aggravated cardiotoxicity during Fuzi and Beimu Combination Treatment of Experimental Pulmonary Hypertension.	Zhuang, P., Huang, Y., Lu, Z., Yang, Z., Xu, L., Sun, F., Zhang Y*, .Duan, J*.	Scientific Reports	2016.06	4.259	SCI	
57	Wolfberries potentiate mitophagy and enhance mitochondrial biogenesis leading to prevention of hepatic steatosis in obese mice: the role of AMP–activated protein kinase α 2 subunit	Lin D*, He H, Ji H, Willis J, Willard L, Jiang Y, M Medeiros DM, Wark L, Hang J, Liu Y, Lu B*	Mol Nutr Food Res	2014.05	4.71	SCI	2013年"'脾主运化、统血'等脾藏象理论研究"项目
58	Effects of Tanshinone Ⅱ A on the modulation of miR33a and the SREBP2/Pcsk9 signaling pathway in hyperlipidemic rats	Jia L, Song N, Yang G, et al	Molecular medicine reports	2016.06	3.39	SCI	
59	运用脾统血理论指导免疫性血小板减少性紫癜临床治疗	褚雨霆，陈信义，李天天，陈科，侯丽.	中华中医药杂志	2016.06	1.366	国内核心	
60	中医"脾""脏实体的源流考证分析	王彩霞，崔家鹏，秦微，于漫	中华中医药杂志	2017.02	1.366	国内核心	
61	Efficacy and safety of Xiangsha Liujunzi granules for functional dyspepsia: A multi–center randomized doubleblind placebo–controlled clinical study	Lv L, Wang F Y, Ma X X, et al.	World J Gastroenterol	2017.03	3.43	SCI	

续表

序号	论文题目	作者	期刊名称	发表时间（年.月）	影响因子	检索收录	来源
62	Low- and high-frequency transcutaneous electrical acupoint stimulation induces different effects on cerebral μ-opioid receptor availability in rhesus monkeys	Xiang XH, Chen YM, Zhang JM, Tian JH, Han JS, Cui CL	Journal of Neuroscience Research	2014.05	4.139	SCI	2013年"基于临床的针麻镇痛与机体保护机制研究"项目
63	Electroacupuncture inhibits excessive interferon-gamma evoked up-regulation of P2X4 receptor in spinal microglia in a CCI rat model for neuropathic pain	Chen XM, Xu J, Song JG, Zheng BJ, Wang XR	British Journal of Anaesthesia	2015.01	6.199	SCI	
64	Vagal modulation of high mobility group box-1 protein mediates electroacupuncture-induced cardioprotection in ischemia-reperfusion injury	Zhang J, Yong Y, Li X, Hu Y, Wang J, Wang YQ, Song W, Chen WT, Xie J, Chen XM, Lv X, Hou LL, Wang K, Zhou J, Wang XR, Song JG.	SCIENTIFIC REPORTS	2015.10	4.011	SCI	
65	Electroacupuncture treatment partly promotes the recovery time of postoperative ileus by activating the vagus nerve but not regulating local inflammation	Fang JF, Fang JQ, Shao XM, Du JY, Liang Y, Wang W, Liu Z	SCIENTIFIC REPORTS	2017.01	4.011	SCI	
66	Electroacupuncture Alleviates Surgical Trauma-Induced Hypothalamus Pituitary Adrenal Axis Hyperactivity Via microRNA-142	Zhu J, Chen Z, Meng Z, Ju M, Zhang M, Wu G, Guo H, Tian Z	FRONTIERS IN MOLECULAR NEUROSCIENCE	2017.09	3.72	SCI	
67	Islet-cell autoantigen 69 mediates the antihyperalgesic effects of electroacupuncture on inflammatory pain by regulating spinal glutamate receptor subunit 2 phosphorylation through protein interacting with C-kinase 1 in mice	Han K, Zhang A, Mo Y, Mao T, Ji B, Li D, Zhuang X, Qian M, Chen S, Wang Z, Wang J	Pain	2019.03	6.029	SCI	
68	《黄帝内经太素》之理论框架探析	钱会南	世界中医药	2014.11	1.125	国内核心	2013年"中医理论体系框架结构研究"项目
69	针灸理论体系概念范畴初探	赵京生	世界中医药	2014.11	1.125	国内核心	
70	古今中医外科框架演变分析	谷峰, 石岩	世界中西医结合杂志	2015.04	1.066	国内核心	
71	对中药学概念体系雏形构建的研究	杨敏, 陈勇, 张廷模, 等	中药药理与临床	2015.06	1.092	国内核心	
72	谈中医的传承与创新	翟双庆	中国科学：生命科学	2016.08	1.074	国内核心	

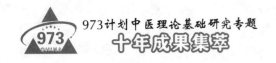

续表

序号	论文题目	作者	期刊名称	发表时间（年.月）	影响因子	检索收录	来源
73	从病机顺义解析辨证识机论治	胡镜清，江丽杰	中医杂志	2015.12	1.464	中文核心	2014年"中医证候临床辨证的基础研究"项目
74	Assessment of Intermingled Phlegm and Blood Stasis Syndrome in Coronary Heart Disease: Development of a Diagnostic Scale	Xuan Zhou, Xiantao Li, Xiaoqi Liu, Bing Wang, and Ge Fang	Evidence-Based Complementary and Alternative Medicine	2018.10	2.064	SCI	
75	Integrated Modules Analysis to Explore the Molecular Mechanisms of Phlegm-Stasis Cementation Syndrome with Ischemic Heart Disease	Xu Weiming, Yang Kuo, Jiang Lijie, Zhou Xuezhong, Hu Jinqing	Frontier in Physiology	2018.05	4.134	SCI	
76	痰瘀兼化：冠心病病机辨治及临床应用	蔡嫣然，江丽杰，李子赟，王庆池，杨燕，吴朦，张佳乐，胡镜清	中国中医基础医学杂志	2019.01	——	中文核心	
77	A Large-Scale, Multi-Center Urine Biomarkers Identification of Coronary Heart Disease in TCM Syndrome Differentiation	Haonan Zhou, Lin Li, Huan Zhao, Yuming Wang, Jun Du, Pengjie Zhang, Chunjie Li, Xianliang Wang, Yuechen Liu, Qiang Xu, Tianpu Zhang, Yanqi Song, Chunquan Yu, Yubo Li	Journal of Proteome Research	2019.03	3.950	SCI	
78	Species-related difference between limonin and obacunone among five liver microsomes and zebrafish using ultra-high-performance liquid chromatography coupled with a LTQ-Orbitrap mass spectrometer	Wei Ren, Yan Li, Ran Zuo, Hong-Jie Wang, Nan Si, Hai-Yu Zhao*, Ling-Yu Han, Jian Yang and Bao-Lin Bian	Rapid Communications in Mass Spectrometry	2014.09	2.045	SCI	2014年"'上火'的机理与防治研究"项目
79	上火的由来、定义及其研究思路	谢冠群，钱俊华，范永升	世界中医药	2017.12	1.125	国内核心	
80	iTRAQ-based proteomic analysis to identify the molecular mechanism of Zhibai Dihuang Granule in the Yin-deficiency-heat syndrome rats	Chang-Ming Liu, Jing Chen, Su Yang, Ting-Ting Jiang, Zhong-Liang Chen, Hui-Hui Tu, Lian-Gen Mao, Yu-Ting Hu, Lin Gan, Zhong-Jie Li, Ji-Cheng Li*.	Chinese Medicine	2018.01	2.26	SCI	
81	从现代生物学认识上火	范永升	中国中西医结合杂志	2018.12	1.687	国内核心	
82	The Chinese herbal formula Zhibai Dihuang Granule treat Yin-deficiency-heat syndrome rats by regulating the immune response	Chang-Ming Liu, Jing Chen, Su Yang, Lian-Gen Mao, Ting-Ting Jiang, Hui-Hui Tu, Zhong-Liang Chen, Yu-Ting Hu, Lin Gan, Zhong-Jie Li, Ji-Cheng Li*.	Journal of Ethnopharmacology	2018.05	3.4	SCI	

续表

序号	论文题目	作者	期刊名称	发表时间（年.月）	影响因子	检索收录	来源
83	"同功穴"研究方法刍议	刘晓娜，王富春	中华中医药杂志	2015.11	1.366	国内核心	2014年"腧穴配伍方案的优选及效应影响因素的研究"项目
84	"同功穴"探析	哈丽娟，王富春	中国针灸	2015.12	1.846	国内核心	
85	Effects of Electroacupuncture on Interstitial Cells of Cajal（ICC）Ultrastructure and Connexin 43 Protein Expression in the Gastrointestinal Tract of Functional Dyspepsia（FD）Rats	张国山	MEDICAL SCIENCE MONITOR	2016.06	1.98	SCI	
86	Epigallocatechin Gallate Upregulates NRF2 to Prevent Diabetic Nephropathy via Disabling KEAP1	王富春	Free Radical Biology and Medicine	2017.04	5.657	SCI	
87	生物超微弱发光在针刺研究中的应用思路	郭乐，李铁，王富春	针刺研究	2018.06	3.020	国内核心	
88	Acupuncture with different acupoint combinations for chemotherapy-induced nausea and vomiting: study protocol for a randomized controlled trial.	Lili Gao, Bo Chen, Qiwen Zhang, Tianyi Zhao, Bo Li, Tao Sha, Jinxin Zou, Yongming Guo, Xingfang Pan, Yi Guo	BMC Complementary and Alternative Medicine	2016.01	2.288	SCI	2014年"腧穴配伍效应规律及神经生物学机制研究"项目
89	Efficacy differences of electroac upuncture with single acupoint or matching acupoints for chem otherapy-induced nausea and vo miting: study protocol for a rand omized controlled trial	Bo Chen, Yang Guo, Xue Zhao, Li-li Gao, B……Yong-ming Guo, Yi Guo, Xing-fang Pan	Trials	2017	2.067	SCI	
90	针药平衡麻醉：促进患者术后康复的新理念?	王强，熊利泽	中华麻醉学杂志	2015.01	1.235	国内核心	
91	The endocannabinoid system, a novel and key participant in acupuncture's multiple beneficial effects.	Hu B#, Bai F, Xiong L*, Wang Q*	Neurosci Biobehav Rev	2017.04	8.037	SCI	
92	Electroacupuncture Potentiates Cannabinoid Receptor-Mediated Descending Inhibitory Control in a Mouse Model of Knee Osteoarthritis.	Yuan X#, Zhu B, Jing X, Xiong L, … Wang Q*, Li M*.	Front Mol Neurosci.	2018.04	3.902	SCI	

注：根据项目组提交的信息进行汇总；按项目来源进行整理。

附录五：973 计划中医理论专题代表性论著

序号	专著名称	主编	出版社	出版时间	ISBN	来源
1	脉络论	吴以岭	中国科学技术出版社	2010	978-7-5046-5728-2/R·1490	2005 年"络病学说与针灸理论的基础研究"项目
2	中医内科学（卫生部"十二五"规划教材）	张伯礼等	人民卫生出版社	2012	9787117160599	2005 年"方剂配伍规律研究"项目
3	阮士怡教授学术思想研究	张伯礼	中国中医药出版社	2012	9787513207706	
4	常见病中成药临床合理使用丛书（心血管内科分册）	张伯礼等	华夏出版社	2015	9787508083452	
5	中药现代化二十年	张伯礼等	上海科学技术出版社	2016	9787547832714	
6	中药药效研究方法学	张伯礼等	人民卫生出版社	2016	9787117220521	
7	传染病研究	李平	上海科技出版社出版。	2006	978-7-5323-8632-5	2005 年"中医基础理论整理与创新研究"项目
8	温病大成	曹洪欣	福建科学技术出版社	2007	978-7-5335-2958-8	
9	中医药之毒	于智敏	科学技术文献出版社	2007	978-7-5023-5571-5	
10	中医五脏相关学说研究——从五行到五脏相关	邓铁涛，郑洪	广东科技出版社	2008	978-7-5359-4607-2	
11	中医体质学 2008	王琦	人民卫生出版社	2009	978-7-1171-1353-3	
12	糖尿病肾病中西医结合基础与临床	李平	上海科技出版社出版	2009	978-7-5323-9692-4	
13	中药指纹图谱——质量评价、质量控制与新药研发	罗国安，梁琼麟，王义明	化学工业出版社	2009	978-7-1220-6092-1	
14	中国人九种体质的发现	王琦	科学出版社	2011	978-7-0302-9997-0	

续表

序号	专著名称	主编	出版社	出版时间	ISBN	来源
15	中医五脏相关学说研究——实验研究	邓铁涛、徐志伟、陈达章	广东科技出版社	2011	978-7-5359-5405-3	2005 年"中医基础理论整理与创新研究"项目
16	脾肾相关疾病证治精要	李顺民	人民军医出版社	2011	978-7-5091-4428-2	
17	中医药系统生物学	罗国安、王义明、梁琼麟、刘清飞	科学出版社	2011	978-7-0302-9478-4	
18	中医病机新论	于智敏	化学工业出版社	2011	978-7-1221-0850-0	
19	五运六气研究	杨威	中国中医药出版社	2011	978-7-5132-0302-9	
20	Systems Biology for Traditional Chinese Medicine	Guoan Luo, Yiming Wang, Qionglin Liang	John Wiley & Sons, Inc.	2012	978-0-4706-3797-5	
21	《黄帝内经》气化理论研究	陈曦	中医古籍出版社	2012	978-7-5152-0307-2	
22	藏象新论：中医藏象学的核心观念与理论范式研究	张宇鹏	中国中医药出版社	2014	978-7-5132-1914-3	
23	古代大医养生之道	金香兰	北京科学技术出版社	2014	978-7-5304-6825-8	
24	从五脏相关论治心血管疾病——邓铁涛五脏相关学说应用研究	吴焕林	人民卫生出版社	2015	978-7-117-21617-3	
25	中医基本理论（第二版）	邓铁涛、吴弥漫	科学出版社	2015	978-7-03-042362-7	
26	中医历代名家学术研究集成	潘桂娟	北京科学技术出版社	2017	978-7-5304-7710-6/R·2366	
27	中医历代名家学术研究丛书（61 种）	潘桂娟	中国中医药出版社	2017	978-7-5132-3681-2（其余 60 本略）	
28	糖尿病肾病中西医结合诊疗与研究	李平	中国医药科技出版社	2018	978-7-5214-0023-6	

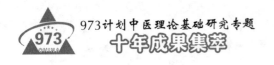
序号	专著名称	主编	出版社	出版时间	ISBN	来源
29	中药治疗学	张冰	中国医药科技出版社	2008 年	978-7-5067-3870-5	2007 年 "中药药性理论相 关基础问题研究" 项目
30	转化医学中的中药关键科学问题研究（Ⅱ）：中药药性寒热差异的生物学表征	肖小河，赵艳玲	科学出版社	2010 年	978-7-03-028846-2	
31	中药平性药药性研究	邓家刚	中国中药出版社	2012 年	978-7-5132-0820-8	
32	临床中药学	王建，张冰	人民卫生出版社	2012 年	978-7-1171-5784-1	
33	中药药性认知与寒热类药临床应用	张冰	中国中药出版社	2013 年	978-7-5132-1319-6	
34	中外中药学史	王振国，张大庆	中国中药出版社	2013 年	978-7-5132-1290-8	
35	中药寒热药性研究	王世军，季旭明	军事医学科学出版社	2016 年	978-7-5163-0800-4	
36	中药学	王建	中国医药科技出版社	2018 年	978-7-5214-0270-4	
37	今日中医推拿	房敏	人民卫生出版社	2012	9787117152624	2007 年 "基于中医特色疗法的理论基础研究" 项目
38	推拿学	房敏	人民卫生出版社	2012	9787117160353	
39	针灸推拿学	房敏	人民卫生出版社	2015	9787117202794	
40	推拿学	房敏	中国中医药出版社	2016	9787513234078	
41	现代中药炮制研究	江云，黄勤挽	科学出版社	2010	978-7-03-027256-0	2009 年 "确有疗效的有毒中药科学应用关键问题的基础研究" 项目
42	中药毒性理论与安全性评价	赵军宁，叶祖光	人民卫生出版社	2012	978-7-117-15139-9	
43	中药毒性及上市后研究	孙蓉，杜晓曦	中国医药科技出版社	2013	9787506761468	
44	扶阳派与有毒中药的应用	朱跃兰	人民卫生出版社	2014	7117183292	
45	有毒中药附子	叶祖光	中国中医药出版社	2015	9787513227780	
46	海派中医 - 恽氏中西医汇通	董竞成	上海科学技术出版社	2017.3	9787547834862	2009 年 "若干中药成方的现代临床与实验研究" 项目
47	中国传统医学比较研究	董竞成	上海科学技术出版社	2019.8	9787547834862	

续表

序号	专著名称	主编	出版社	出版时间	ISBN	来源
48	从肾治未病理论和方药研究	任艳玲	中国中医药出版社	2015 年 4 月	9787513220019	2010 年 "基于'肾藏精'的藏象理论基础研究" 项目
49	肾藏精藏象理论研究	郑洪新	中国中医药出版社	2015 年 4 月	9787513220025	
50	"肾藏精" 藏象理论与实践	王拥军	人民卫生出版社	2016 年 12 月	9787117233972	
51	与肾精相关疾病的基础与临床研究	王拥军，吕爱平，张长城	中国中医药出版社	2017 年 9 月	9787513238571	
52	中医骨内科学	施杞，王拥军，谢可永	人民卫生出版社	2018 年 12 月	9787117275262	
53	针灸临床特色疗法	符文彬，许能贵.	中国中医药出版社	2011.01	9787513202442	2010 年 "经脉体表特异性联系的生物学机制及针刺手法量效关系的研究" 项目
54	岭南传统天灸疗法	符文彬，徐振华	人民军医出版社	2013.07	9787509167533	
55	智慧中医入门—巧记经络穴位	阳仁达	人民军医出版社	2013.11	9787509165300	
56	临床针灸学	许能贵，符文彬	科学出版社	2015.08	9787030452139	
57	针灸影像学	许能贵，方继良	人民卫生出版社	2018.07	9787117268103	
58	仝小林经方新用十六讲	仝小林	上海科学技术出版社	2014.09	9787548722487	2010 年 "以量 – 效关系为主的经典名方相关基础研究" 项目
59	方药量效关系名医汇讲	仝小林	人民卫生出版社	2014.11	9787117197069	
60	汤药的故事	仝小林	人民卫生出版社	2014.11	9787509179765	
61	方药量效学（第 2 版）	仝小林	科学出版社	2015.02	978-7-03-042727-4	
62	汤剂煎服法研究	刘起华，仝小林	科学出版社	2016.06	978-7-03-049198-5	
63	中药十八反配伍禁忌论述	范欣生，段金廒	人民卫生出版社	2016	9787117206877	2011 年 "基于'十八反'的中药配伍禁忌理论基础研究" 项目
64	中药配伍研究	段金廒	科学出版社	2018	9787030606433	
65	常见心血管病的分子免疫基础与临床	贾连群，王启明	中国医药科技出版社	2013.07	978-7-5067-6255-7	2013 年 "脾主运化、统血' 等脾藏象理论研究" 项目
66	细胞信号转导与疾病	王艳杰，赵丹玉，苗兰英	辽宁大学出版社	2014.05	978-7-5610-7651-4	
67	现代基础医学理论与技术进展	雷洋	中国医药科技出版社	2015.08	978-7-5067-7707-0	
68	生物化学与分子生物学理论与临床诊断	冯晓帆，丛培玮，王艳杰	辽宁大学出版社	2015.11	978-7-5610-7355-1	

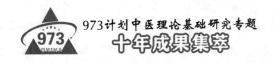
续表

序号	专著名称	主编	出版社	出版时间	ISBN	来源
69	脾藏象理论现代研究－从脾论治相关病证	王彩霞	辽宁科学技术出版社	2016.01	978－7－5381－9545－3	2013年"'脾主运化、统血'等脾藏象理论研究"项目
70	中西医结合防治心脑血管疾病	杨关林	辽宁科学技术出版社	2016.05	978－7－5381－9703－7	
71	中华脾胃病学	张声生、沈洪 王垂杰、唐旭东	人民卫生出版社	2016.06	978－7－117－21722－4/ R·21723	
72	十三五规划教材 中西医结合内科学	陈志强、杨关林	中国中医药出版社	2016.08	978－7－5132－3477－1	
73	名老中医诊治慢性胃病临证经验选介	唐旭东、胡建华	人民卫生出版社	2016.10	978－7－117－22963－0/ R·22964	
74	动脉粥样硬化基础与临床新编	贾连群、王俊岩	科学出版社	2016.6	978－7－03－048327－0	
75	"脾主运化"理论与应用	孟静岩、马佐英	中国医药科技出版社	2017.06	978－7－5067－9378－0	
76	脾藏象理论专题研究	杨关林、王彩霞 秦微	人民卫生出版社	2017.08	978－7－117－24816－7/ R·24817	
77	脾藏象源流论	杨关林、王彩霞 秦微	人民卫生出版社	2017.08	978－7－117－24815－0/ R·24816	
78	养好脾胃才健康	孟静岩、李晓康	中国医药科技出版社	2017.09	978－7－5067－9575－3	
79	中医脾藏象理论研究	杨关林	人民卫生出版社	2017.09	978－7－117－25149－5/ R·25150	
80	"脾主运化、统血"核心理论内涵诠释	王彩霞、于漫 秦微	辽宁科学技术出版社	2017.10	978－7－5591－0337－6	
81	从脾论治相关疾病名词术语规范化	王彩霞、吕凌 崔家鹏	辽宁科学技术出版社	2017.11	978－7－5591－0368－0	
82	中医脾藏象理论基本术语诠释	王彩霞、崔家鹏 于漫	辽宁科学技术出版社	2017.11	978－7－5591－0374－1	
83	《黄帝内经》脾藏象理论本体研究	王彩霞、崔家鹏 袁东超	上海科学技术出版社	2018.09	978－7－5478－4163－1/ R·1706	

续表

序号	专著名称	主编	出版社	出版时间	ISBN	来源
84	中药功效学	张廷模	人民卫生出版社	2013	978-7-1171-7020-8	2013年"中医理论体系框架结构构研究"项目
85	中医历代名家学术研究集成	潘桂娟	北京科学技术出版社	2017	978-7-5304-7710-6/R·2366	
86	中医历代名家学术研究丛书（61种）	潘桂娟	中国中医药出版社	2017	978-7-5132-3681-2（其余60本略）	
87	中医历代医家医著对中医理论贡献	胡建鹏	中国科学技术大学出版社	2017	978-7-3120-4369-7	
88	中医学概念问题研究	邢玉瑞	中国中医药出版社	2017	978-7-5132-3850-2	
89	中医哲学思维方法研究进展	邢玉瑞	中国中医药出版社	2017	978-7-5132-4073-4	
90	中国古代天人关系理论与中医学研究	邢玉瑞	中国中医药出版社	2017	978-7-5132-4010-9	
91	临床研究实践精要	胡镜清	科学出版社	2016.3	978-7-03-047489-6	2014年"中医证候临床辨证的基础研究"项目
92	冠状动脉粥样硬化性心脏病痰瘀互结证临床诊断标准	李先涛，胡镜清，于春泉等	中国中医药出版社	2018.6	978-7-5132-5201-1	
93	冠状动脉粥样硬化性心脏病痰湿证临床诊断标准	胡镜清等	中国中医药出版社	2018.6	978-7-5132-5201-1	
94	冠心病痰瘀互结证诊断标准及其研究技术和方法	李先涛，胡镜清，于春泉	中国医药科技出版社	2019.	978-7-5214-1326-7	
95	不上火的生活	范永升	中国中医药出版社	2019.3	978-7-5132-5501-1	2014年"'上火'的机理与防治研究"项目
96	针灸诊治概要	王富春	人民卫生出版社	2015年3月	978-7-117-19993-3	2014年"腧穴配伍方案的优选及效应影响因素的研究"项目
97	针刺疗法规范化操作图解	岳增辉	人民军医出版社	2016年2月	978-7-5091-7595-8	
98	同功穴-腧穴主治规律研究	王富春	西安交通大学出版社	2017年4月	978-7-5605-9540-5	
99	长白山通经调脏手法流派临证经验集	王之虹	人民卫生出版社	2017年7月	978-7-117-24284-4	
100	教师健康指导手册	鄢义，史丽萍	中国医药科技出版社	2014	978-7-5067-6911-2	2014年"腧穴配伍效应规律及神经生物学机制研究"项目
101	2014版中国麻醉学指南与专家共识	刘进，邓小明	人民卫生出版社	2014	978-7-1171-9613-0	
102	产科麻醉病例精选	路志红，熊利泽，董海龙	东南大学出版社	2014	978-7-5641-5207-9	
103	麻醉学	刘进	人民卫生出版社	2014	978-7-1171-9569-0	
104	国际创伤生命支持教程（第7版）	陈志（译）	人民军医出版社	2014	978-7-5091-7972-7	

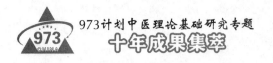

序号	专著名称	主编	出版社	出版时间	ISBN	来源
105	明清针灸秘法丛书——针灸捷径	王麟鹏，黄龙祥	北京科学技术出版社	2014	978-7-5304-6805-0	2014年"腧穴配伍效应规律及神经生物学机制研究"项目
106	明清针灸秘法丛书——针灸灵法	王麟鹏，黄龙祥	北京科学技术出版社	2014	978-7-5304-6810-4	
107	明清针灸秘法丛书——针灸问答	王麟鹏，黄龙祥	北京科学技术出版社	2014	978-7-5304-6813-5	
108	明清针灸秘法丛书——采艾编翼	王麟鹏，黄龙祥	北京科学技术出版社	2014	978-7-5304-6801-2	
109	明清针灸秘法丛书——传悟灵济录	王麟鹏，黄龙祥	北京科学技术出版社	2014	978-7-5304-6803-6	
110	明清针灸秘法丛书——勿听子俗解八十一难经	王麟鹏，黄龙祥	北京科学技术出版社	2014	978-7-5304-6811-1	
111	明清针灸秘法丛书——铜人腧穴针灸图经	王麟鹏，黄龙祥	北京科学技术出版社	2014	978-7-5304-6806-7	
112	明清针灸秘法丛书——彭注痈疽神秘灸经	王麟鹏，黄龙祥	北京科学技术出版社	2014	978-7-5304-6808-1	
113	国医大师贺普仁临床点评丛书——衡繁刺灸心法要诀编辑	王麟鹏，黄龙祥	北京科学技术出版社	2014	978-7-5304-9083-9	
114	病人的十万个为什么	熊利泽	第四军医大学出版社	2015	978-7-5662-0644-2（中医）	
115	健康听我的——西京医院专家话健康	熊利泽	人民军医出版社	2015	978-7-5091-8281-9	
116	临床药物治疗学各论	张幸国，胡丽娜	人民卫生出版社	2015	978-7-1172-0605-1	
117	摩根临床麻醉学	王天龙	北京大学医学出版社	2015	978-7-5659-1131-6	
118	北京市中医住院医师规范化培训－针灸推拿科	王麟鹏，房敏	人民卫生出版社	2015	978-7-1172-0279-4	
119	刺络疗法规范化操作图解	郭义	人民军医出版社	2016	978-7-5091-7601-6	
120	实验针灸实验指导	郭义	中国中医药出版社	2016	978-7-8107-2121-9	
121	实验针灸学	郭义	中国中医药出版社	2016	978-7-5132-3401-6	
122	麻醉学进展（2015）	熊利泽，邓小明	中华医学电子音像出版社	2016	978-7-8300-5131-0	
123	全凭静脉麻醉专家共识	熊利泽	人民卫生出版社	2016	978-7-1172-2907-4	
124	中华战创伤学·第2卷·颅脑战创伤	费舟，冯华，江基尧	郑州大学出版社	2016	978-7-5645-2513-2	
125	国家医学电子书包麻醉学	姚尚龙，熊利泽	人民卫生出版社	2016		
126	王麟鹏针灸治头痛	王麟鹏	北京科学技术出版社	2016	978-7-5304-8270-4	
127	中医健脑操	王麟鹏	人民卫生出版社	2016	978-7-1172-2319-5	

续表

序号	专著名称	主编	出版社	出版时间	ISBN	来源
128	《针灸大成》导读	陈泽林	中国中医药出版社	2017	978-7-5132-3954-7	2014年"脑穴配伍效应规律及神经生物学机制研究"项目
129	麻醉学进展（2016）	熊利泽，邓小明	中华医学电子音像出版社	2017	978-7-8300-5151-8	
130	麻醉学进展（2017）	熊利泽，邓小明	中华医学电子音像出版社	2017	978-7-5029-6379-8	
131	2017麻醉学新进展	邓小明，姚尚龙，曾因明	人民卫生出版社	2017	978-7-1172-4141-0	
132	2017版中国麻醉学指南与专家共识	熊利泽，邓小明	人民卫生出版社	2017	978-7-1172-4901-0	
133	麻醉学科管理学	曾因明，姚尚龙，熊利泽	人民卫生出版社	2017	978-7-1172-4920-1	
134	贺普仁点评《针灸秘法全书》	王麟鹏，李彬	人民卫生出版社	2017	978-7-1172-5216-4	
135	中医刺络放血疗法	郭义	中国中医药出版社	2018	978-7-5132-1312-7	
136	图解刺络放血疗法	陈泽林，高靓	中国医药科技出版社	2018	978-7-5067-9578-4	
137	图解推拿罐疗法	陈泽林	中国医药科技出版社	2018	978-7-5067-9625-5	
138	中老年针灸推拿学教程	陈泽林，李桂兰	天津科技翻译出版有限公司，天津出版传媒集团	2018	978-7-5433-3708-4	
139	图解皮肤针疗法	郭长青，张慧芳，周鲞鲞	中国医药科技出版社	2018	978-7-5067-5123-0	
140	图解微针疗法	潘兴芳，陈泽林	中国医药科技出版社	2018	978-7-5067-9594-4	
141	Textbook of Anesthesiology and Perioperative Medicine	熊利泽，俞增贵，左志义	人民卫生出版社	2018	978-7-1172-7544-6	
142	施丽德产科麻醉学	熊利泽，董海龙，路志红	科学出版社	2018	978-7-0305-7690-3	
143	临床麻醉病例	李文志	北京大学医学出版社	2018	978-7-5659-1651-9	
144	Multi-Modality Neuroimaging Study on Neurobiological Mechanisms of Acupuncture	田捷	Springer（施普林格出版社）	2018		

注：根据项目组提交的信息进行汇总；按项目来源进行整理。

附录六：973 计划中医理论专题授权专利

序号	名称	专利授权号	年度	来源
1	一种含蒲白的治疗血管内皮功能障碍的药物及其制备方法	200710188054.5	2011	2005 年 "络病学说与针灸理论的基础研究" 项目
2	一种含降香的治疗血管内皮功能障碍的药物及其制备方法	200710188057.9	2012	
3	一种中药组合物在制备治疗脏器纤维化的药物中的应用	201110186089.1	2014	
4	一种中药组合物在制备抑制动脉粥样硬化药物中的应用	201010215338.0	2015	
5	一种中药组合物在制备促进一氧化氮生成药物中的应用	200910073901.2	2015	
6	一种阿魏酸的新用途	201010200024.3	2011	2005 年 "方剂配伍规律研究" 项目
7	一种用 LC-MS 技术定量分析生物样品中小分子的方法	201010541216.0	2013	
8	治疗心血管疾病的方剂－中药－组分信息检索统计系统	2014SR015624	2014	
9	高分辨 LC-MS 实测 SD 大鼠尿液数据库	2014-L-00153485	2014	
10	高分辨 LC-MS 实测 SD 大鼠血清数据库	2014-L-00153486	2014	
11	地黄属、当归属、芍药属、藁本属植物数据库	2014-L-00169144	2014	
12	从中药鬼箭羽中提取的化合物及其用途	201210329622.x	2014	
13	分子式元素识别拆解计数软件 V1.0	0918187	2015	
14	高分辨电喷雾离子化质谱数据批量自动化预鉴别软件 V1.0	0918206	2015	
15	新海阿皂苷化合物与提取物及其制备方法与应用	CN201310574778.9	2015	

续表

序号	名称	专利授权号	年度	来源
16	新薯皂苷化合物及其制备方法与应用	CN201310576249.2	2015	2005 年"方剂配伍规律研究"项目
17	在线全二维液相色谱分离系统及方法	CN201310566050.1	2015	
18	化合物、其提取方法、包含其的药物组合物及其用途	CN201310426488.X	2015	
19	京尼平氢基酸衍生物作为 NF-κB 抑制剂的用途	CN201310073777.6	2015	
20	用于发现中药活性成分及其作用靶点的网络药理学方法	20131005428.9	2015	
21	联苯新木脂素化合物及其提取方法和用途	20141013650.1	2015	
22	方剂配伍信息综合挖掘系统	2016SR014819	2016	
23	一种中药注射液的核磁共振检测方法	CN201310567602.0	2016	
24	中药复方中组分的抗氧化活性贡献度的确定方法	CN201510079136.0	2016	
25	羟基酪醇在沉阿霉素心肌毒性中的应用及以羟基酪醇为主要活性成分的药物组合物	20141013543.0	2016	
26	一种具有聚集诱导发光特性的荧光探针及其制备方法和应用	20151018446.0	2016	
27	一种丹红注射液 UPLC 指纹图谱检测方法	CN201510387137.1	2017	
28	化合物、其提取方法、包含其的药物组合物及其用途	CN201510108820.7	2017	
29	治疗病毒性感冒的药物及其制备方法	ZL200410028171.1	2007	2005 年"中医基础理论整理与创新研究"项目
30	一种治疗冠心病的中药组合物及其制备方法	ZL200610011556.6	2009	
31	一种抗病毒的药物组合物及其制备方法	ZL200610081518-8	2009	
32	一种治疗糖尿病肾病的药物组合物及其制备方法	ZL 2009 1 0241369.0	2011	
33	预防或辅助治疗心血管类疾病的中药组合物及其制备方法	ZL200810008307.0	2012	
34	一种治疗慢性肾小球肾炎的药物组合物及其制备方法	ZL 2009 1 0091912.3	2012	
35	一种益气健脾补肾的中药方剂及其制品	ZL201110124379.3	2013	
36	一种补肾阳滋肾阴的中药方剂及其制品	ZL201110370374.9	2014	
37	糖尿病肾病诊断试剂盒及其应用	201310174412.2	2014	
38	一种药物组合物用于制备降脂保肝药物的新用途	ZL201402208380.8	2016	

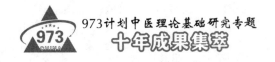

续表

序号	名称	专利授权号	年度	来源
39	首乌苷粗提物及其制备抗脂防肝的应用	ZL200410029566.3	2008	2007年"中药药性理论相关基础问题研究"项目
40	一种表征寒热药性的装置	ZL200820004444.2	2008	
41	首乌苷粗提物及其制备抗脂防肝的应用	ZL200410029566.3	2008	
42	一种基于生物热动力学的角甲类中药药性评价方法	ZL200910243157.6	2009	
43	一种瘀热互结证动物模型的建立方法	ZL200810016890.X	2010	
44	大鼠冷热饮偏好测定仪	ZL200810016889.7	2010	
45	动物热活性监测系统	ZL201030037536.3	2010	
46	大鼠寒热趋向行为测定仪	ZL201110094016.X	2012	
47	麝香酮的检测方法	ZL.200910307942.3	2012	
48	一种斑马鱼温敏行为轨迹监测仪	CN201320780260.6	2013	
49	乳香、没药的二氧化碳超临界苯萃取工艺	ZL201210413383.6	2014	
50	冰片的新用途及一种治疗肺癌的药物组合物	ZL201110281251.8	2015	
51	一种具有调节血脂作用的白木提取物及其应用	ZL201410516671.3	2017	
52	一种基于环形水池的斑马鱼温敏行为轨迹检测仪	CN201720447548.X	2017	
53	一种斑马鱼温敏行为活跃度检测仪	CN201720450124.9	2017	
54	一种三维头颅空间回复偏移测量系统	200920071608.8	2010	2007年"基于中医特色疗法的理论基础研究"项目
55	颈椎结构模拟颈后伸肌群的半在体生物力学模型	201020204086.7	2011	
56	颈椎屈伸肌群等速测试装置	201020197012.5	2011	
57	颈椎结构模拟颈后伸肌群的半在体生物力学实验方法	201010183872.8	2012	
58	新型可矫正重力线的膝关节多功能治疗装置	201320237788.9	2013	
59	主观疼痛度量化评估装置	201320063664.3	2013	
60	用于治疗膝骨关节炎的中药组合物及其制备方法	201110101843.7	2013	
61	三维头颅空间回复偏移测量系统及其操作方法	200910050587.6	2013	
62	颈椎屈伸肌群性能的测试方法	201010177814.4	2013	
63	用于热痛实验的大鼠用纸尿裤	201520367115.4	2015	

续表

序号	名称	专利授权号	年度	来源
64	一种按压摆动推拿设备	201420473452.7	2015	2007年"基于中医特色疗法的理论基础研究"项目
65	一种固定实验动物器械	201420473176.4	2015	
66	一种大鼠圆形固定装置	201420473419.4	2015	
67	一种大鼠圆筒形固定装置	201620226312.9	2016	
68	一种可变式方形固定器	201410413604.9	2016	
69	一种大鼠圆筒形固定装置	201620226312.9	2016	
70	药酒包装袋	201630503571.7	2017	
71	小儿指纹测试及指静脉采集识别设备	201620788036.5	2017	
72	一种可变式圆形固定器	201410413570.3	2017	
73	1,3,4-三-O-没食子酰基-6-O-咖啡酰基-β-D-吡喃葡萄糖在制备抗肿瘤药物中的应用	ZL200710030596.X	2007	2009年"确有疗效的有毒中药科学应用关键问题的基础研究"项目
74	1,3-O-二-O-没食子酰基-6-O-(S)-云实酰基-β-D-吡喃葡萄糖及其应用	ZL200710030114.0	2007	
75	1,3-三-O-没食子酰基1-4,6-(S)-HHDP-β-D-吡喃葡萄糖在制备抗肿瘤药物中的应用	ZL200710030597.4	2007	
76	1-O-咖啡酰基-6-O-(S)-云实酰基-β-D-吡喃葡萄糖及其应用	ZL200710030115.5	2007	
77	一种可水解鞣质及应用	ZL200710030117.4	2007	
78	一种五指毛桃保健饮品	ZL200710031682.2	2007	
79	一种新的可水解鞣质及其应用	ZL200710030116.X	2007	
80	一种咪唑并吡啶类化合物	ZL200810026594	2008	
81	药用真菌双向性固体发酵工程技术在雷公藤解毒持效中的应用	ZL200510041362.6	2009	
82	附子提取物及其制备方法	CN 1935201 B	2010	
83	一种治疗便秘的药物组合物及其制备方法和用途	CN 101185682 B	2011	
84	一种治疗心衰的药物组合物及其制备方法和用途	CN 101185752 B	2011	
85	一种定量水实验动物的饲养笼	ZL201120095074.X	2011	
86	一种治疗中枢神经系统疾病的天麻苷元透皮凝胶剂	ZL201010109013.4	2011	
87	一种多功能动物眼饲水瓶	ZL201120095071.6	2011	
88	一种制备心气阴两虚证动物模型的实验装置	ZL201120095079.2	2011	

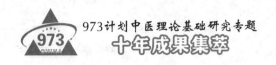

续表

序号	名称	专利授权号	年度	来源
89	一种制备心气阴两虚证的动物模型的加速实验装置	ZL201120095076.9	2011	2009年"确有疗效的有毒中药科学应用关键问题的基础研究"项目
90	一种草乌炮制方法	ZL 2009 1 0167724.4	2012	
91	连黄总碱胃溜留系统及其制备方法和应用	ZL.2011 1 0026124.3	2012	
92	川楝子提取物作为唯一有效成分在制备用于免疫性过敏性疾病中的口服药物中的应用	ZL 2011 1 0101704.4	2013	
93	一种中医风寒湿证候造模装置	ZL201320175433.1	2013	
94	一种中医风热湿证候造模装置	ZL201320175334.3	2013	
95	淫羊藿苷在制备抗衍生抑制性细胞药物中的应用	200910200574.2	2009	2009年"若干中药成方的现代临床与实验研究"项目
96	一种防治炎症相关性疾病的中药药物组合物	201010239167.5	2010	
97	淫羊藿素在制备防治内毒素血症药物中的应用	200810202343.0	2011	
98	淫羊藿苷在制备抗血管生成药物中的应用	200910047985.2	2012	
99	中药有效部位复方处方组成、制备工艺及其抗糖尿病用途	200710122035.2	2012	
100	一种四磨汤浓缩丸及其制备方法	ZL201110004879.3	2013	
101	一种四磨汤蜜丸及其制备方法	201010579458.9	2013	
102	一种四磨汤干混悬剂及其制备方法	ZL201110211185.7	2013	
103	四磨汤制剂的多指标成分同时测定及其指纹图谱构建方法	201110074548.7	2013	
104	一种四磨汤制剂的检测方法	201110125049.6	2013	
105	一种实验大鼠自行稳定固定器	ZL201020290896.9	2010	2010年"基于'肾藏精'的藏象理论基础研究"项目
106	一种拱形可调试诱导大鼠脊柱侧凸模型支具	ZL201020290906.9	2010	
107	中药复方药物组合物的新用途	200810000078.8	2011	
108	一种可调式实验用固定装置	ZL201220028499.3	2012	
109	一种治疗颈椎病的复方制剂及其制备方法	ZL200910004168.9	2012	
110	一种治疗老年质疏松性腰痛的复方制剂及其制备方法	ZL200910004167.4	2012	
111	一种新型骨髓细胞离心收集器	ZL201320262759.8	2013	
112	一种治疗肾髓型颈椎病的复方制剂及其制备方法	ZL201110098128.2	2013	
113	一种用于预防或缓解肿瘤患者阴虚证候的药物组合物	20121019755.X	2013	

续表

序号	名称	专利授权号	年度	来源
114	医古文辅助鉴理软件	2014SR095162	2014	2010 年 "基于'肾藏精'的藏象理论基础研究" 项目
115	中医 "肾藏精" 藏象理论知识平台管理系统	2014SR095155	2014	
116	中医 "肾藏精" 藏象理论知识标注系统	2014SR095160	2014	
117	一种用于预防或治疗阳虚证候的药物组合物及其制备方法和用途	201210105062.X	2014	
118	一种胎儿 9 号染色体异常疾病的筛查试剂盒	201310157353.8	2014	
119	一种孕妇流产史筛查试剂盒	201310156659.1	2014	
120	一种治疗原发性骨质疏松症的复方制剂及其制备方法	ZL201210020005.1	2015	
121	一种快速检测中药复方制剂中指标性成分含量的方法	ZL201310378511.2	2015	
122	骨折固定夹板	ZL201520026415.6	2015	
123	骨折外固定装置	ZL201520026413.7	2015	
124	中药复方药物组合物的新用途	201310314076.7	2015	
125	中药复方药物组合物的新用途	201210292197.1	2015	
126	一种孕妇初次妊娠筛查试剂盒	201310157342.X	2015	
127	一种胎儿 7 号染色体异常疾病的筛查试剂盒	201310156706.2	2015	
128	中药复方药物组合物的新用途	201310446756.4	2015	
129	一种改善和保持记忆能力的药物枕头	ZL201410768180.8	2015	
130	肾精状态评估系统	2016SR003755	2016	
131	中药复方药物组合物的新用途	201310444946.2	2016	
132	中药复方药物组合物的新用途	201310313637.1	2016	
133	中药复方药物组合物的新用途	201410554112.1	2017	
134	中药复方药物组合物的新用途	201410549398.4	2017	
135	中药复方药物组合物的新用途	201410004070.4	2018	
136	五子衍宗方的新用途	201410462408.0	2018	
137	一种女性阳虚质不孕症的筛查试剂盒	201510549288.2	2019	
138	中药复方药物组合物的新用途	201510038613.9	2019	

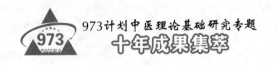

973计划中医理论基础研究专题
十年成果集萃

续表

序号	名称	专利授权号	年度	来源
139	电控温加热微烟艾灸头	ZL 2009 2 0187028.5	2010	2010年"经脉体表特异性联系的生物学机制及针刺手法量效关系的研究"项目
140	一次性挑针	ZL 2011 2 0081478.3	2011	
141	钩状挑治针	ZL 2011 2 0077280.3	2012	
142	一种中药煎药装置	201520433893.9	2015	2010年"以量-效关系为主的经典名方相关基础研究"项目
143	一种耳迷走神经刺激仪	CN 103908747 B	2017	2011年"针刺对功能性肠病的双向调节效应及其机制"项目
144	一种检测附子中二萜类生物碱在 Caco-2 细胞模型中吸收转运含量的方法	ZL 2011 1 002644.0	2013	2011年"基于'十八反'的中药配伍禁忌理论基础研究"项目
145	具有抗肿瘤活性的二萜化合物及其制备方法与应用	ZL 2012 1 0183216.7	2014	
146	利用超高效液相色谱-质谱联用技术和化学模糊识别研究中药复杂成分配伍相互作用的方法	ZL 2013 1 0200024.3	2015	
147	一种乌头类中成药的原位质量检测方法	ZL 2012 1 0277124.5	2015	
148	中药配合用药安全预警系统 V1.0	2014SR081055	2015	
149	具有保肝作用的皂苷化合物及其应用	ZL 2014 1 0133313.4	2016	
150	具有抗肿瘤活性的西松烷型二萜化合物及其应用	ZL 2012 1 0167423.3	2016	
151	中药配伍禁忌数据平台 V1.0	2015SR223933	2016	
152	中药十八反配伍禁忌古代文献系统 V1.0	2015SR223155	2016	
153	联合用药配伍禁忌数据搜集平台 V1.0	2015SR224502	2016	
154	组合式取材冻存盒	ZL201320815269.6	2013	2013年"'脾主运化、统血'等脾藏象理论研究"项目
155	组合式取材冰盘	ZL201320815285.5	2013	
156	小型猪转移笼	ZL201320737825.2	2013	
157	小型猪跑步机	ZL201320737486.8	2013	
158	一种测量小型猪直肠温度的水银温度计	ZL201320594437.3	2013	
159	大动物离体心双通道灌流实验设备	ZL201420034355.8	2014	
160	一种舌象照相装置	ZL201420011456.3	2014	
161	小型猪臀宽测量卡尺	ZL201420080461.X	2014	

824

续表

序号	名称	专利授权号	年度	来源
162	粪便黏度测定装置	ZL201420081763.9	2014	2013年"'脾主运化、统血'等脾藏象理论研究"项目
163	小型猪手术台	ZL201420080462.4	2014	
164	一种脾虚痰浊型高脂血症病证结合动物模型的制作方法	ZL201410024236.9	2014	
165	大动物离体工作心双通道灌流实验方法及设备	ZL201410025179.6	2014	
166	治疗免疫性血小板减少性紫癜的药物组合物及其制备方法	ZL201410222238.9	2014	
167	一种多功能称量勺	ZL201620645413.X	2016	
168	一种屈式抗体孵育及清洗盒	ZL201620115911.3	2016	
169	一种多功能冰冻切片毛刷	ZL201620590880.7	2016	
170	一种组合式无菌液体容纳器	ZL201620494017.1	2016	
171	一种用于实验室的固液两用垃圾桶	ZL201620470653.0	2016	
172	一种冰冻切片专用清洁工具	ZL201620470649.4	2016	
173	一种自动恒温湿箱	ZL201620127192.7	2016	
174	一种可以调整大小的包埋盒	ZL201620116196.5	2016	
175	一种方便查找标本的玻片盒	ZL201620031348.1	2016	
176	一种新型的带有气体过滤功能的动物呼吸麻醉面罩	ZL201620084595.8	2016	
177	一种单手打开心导管的辅助器	CN201520442434.7	2015	2013年"基于临床的针麻镇痛与机体保护机制研究"项目
178	一种耳穴按摩器	CN201520592402.5	2015	
179	一种颅骨手动打薄钻套件	CN201520677810.0,	2015	
180	一种手动开颅钻套件	CN201520672450.5	2015	
181	一种便携式针灸治疗盒	CN201520455644.X	2016	
182	一种免疫标记实验洗涤转移镊子	CN201521081772.9	2016	
183	一种脊神经结扎手术穿线钩	CN201521088120.8	2016	
184	吸氧型鼻咽通气导管	ZL201815.23.6	2018	
185	鼻腔压迫吸氧通气导管	ZL200720195162.0	2019	
186	术野出血迫凝回收装置	ZL200720310978.3	2019	

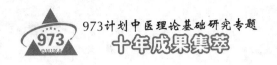

973计划中医理论基础研究专题
十年成果集萃

续表

序号	名称	专利授权号	年度	来源
187	一种同时检测血浆中复方丹蒌片主要成分的方法	ZL201410258709.1	2015	2014年"中医证候临床辨证的基础研究"项目
188	一种具有降血脂作用的中药组合物	ZL201710170607.8	2017	
189	一种丹蒌片中的挥发性化学成分的分离鉴定方法	ZL201610149271.2	2018	
190	一种偶联 Stat3 抗体的琼脂糖凝胶及其应用	CN104479023B	2014	2014年"'上火'的机理与防治研究"项目
191	一种经典清热解毒方剂组合物及其固体制剂	CN107095927A	2016	
192	一种适用于小儿斜颈患者的医护固定装置	ZL 2016 2 0573321.5	2016	2014年"腧穴配伍方案的优选及其效应影响因素的研究"项目
193	一种大鼠固定器	ZL 2016 2 0354700.5	2016	
194	一种大鼠试验台	ZL 2016 2 0354699.6	2016	
195	多功能头部点穴笔	ZL 2016 2 0061104.8	2016	
196	穴位贴	ZL 2017 3 0577509.7	2017	
197	一种将棉球固定于拔罐内的折叠三脚架固定器	2017204411069.7	2017	
198	一种取艾灰器	2017205085559.4	2017	
199	一种灭艾筒	201720508974.X	2017	
200	一种砭石耳夹	201720549019.0	2017	
201	一种易进料中药切片机	ZL 2016 2 0701533.7	2017	
202	一种中药双切割装置	ZL 2016 2 0883741.3	2017	
203	一种防烫伤的温针灸装置	201720441839.8	2017	
204	一种新型中药切片机	ZL 2016 2 0701689.5	2017	
205	一种针灸治疗床	201720508560.7	2017	
206	一种使用舒适清理方便的喷药桶	ZL 2016 2 0995397.7	2017	
207	一种动物实验用固定装置	ZL 2016 2 1321265.2	2017	
208	一种折叠式动物实验艾灸仪	ZL 2016 2 1291033.7	2017	
209	一种温针灸艾柱制作器	ZL 2016 2 1292436.3	2017	
210	一种实验鼠板	ZL 2016 1391970.2	2017	

续表

序号	名称	专利授权号	年度	来源
211	一种治疗失眠的护腕	201720508975.4	2018	2014 年 "腧穴配伍方案的优选及效应影响因素的研究" 项目
212	用于温针灸的艾灰分离装置	201720145706.6	2018	
213	一种便于携带的针灸器械托盘	201720250126.3	2018	
214	一种便捷式吸附器	201720250127.8	2018	
215	一种医用集成模块式电针灸麻醉治疗仪	201320045816.7	2013	2014 年 "腧穴配伍效应规律及神经生物学机制研究" 项目
216	三维立体电子针灸经络穴挂图装置	201420083821.1	2014	
217	一种黄酮苷类化合物在制备治疗脑中风药物中的应用	201210425548.1	2014	
218	一种 PirB 胞外多肽及应用	201310031885.7	2014	
219	TAT-LBD-PEP 融合蛋白及其在治疗中枢神经系统损伤中的应用	201310032751.7	2014	
220	一种 TAT-LBD-NEP1-40 融合蛋白、构建方法及其应用	201310032694.2	2014	
221	电针辅助麻醉治疗方案编辑软件 V1.0.	2014SR075951	2014	
222	电针辅助麻醉实施治疗系统 V1.0.	2014SR076234	2014	
223	电针辅助麻醉治疗患者信息输入系统 V1.0.	2014SR076232	2014	
224	电针辅助麻醉治疗历史查看软件 V1.0	2014SR076233	2014	
225	电针辅助麻醉治疗药物编辑系统 V1.0.	2014SR076231	2014	
226	一种 PM2.5 空气污染实验箱	201420016797.X	2014	
227	一种多功能解剖刀	201320391522.X	2014	
228	拟脂联素多肽片段用于治疗缺血缺氧性脑病药物的应用	201010185120.5	2014	
229	香芹酚衍生物及其合成方法和应用	201310076282.9	2015	
230	一种多功能解剖刀	201310275470.4	2015	
231	无线睡眠检测系统脑电采集脑	CN204520685 U	2015	
232	大鼠颅脑电刺激装置及其电极固定座	201420724189.4	2015	
233	一种经皮电刺激治疗的双极电极片及其绝缘吸盘	201410520552.5	2016	
234	一种模拟人工针灸手法的电针灸治疗仪及其捻转针灸夹	201410521346.6	2016	
235	一种双极电凝器调控装置	201520799519.0	2016	

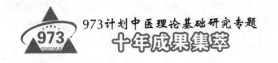
序号	名称	专利授权号	年度	来源
236	大鼠固定装置	201620185203.7	2016	2014年"腧穴配伍效应规律及神经生物学机制研究"项目
237	一种多波形调制脉冲针刺镇痛麻醉仪	20151014243.7	2017	
238	一种用于电针实验的防应激固定装置	2017201 16896.6	2018	
239	一种用于大鼠麻醉的实验箱	201720388959.6	2018	
240	温针灸安全托盘	ZL201420358171.7	2015	2015年"基于临床的灸法作用机理研究"项目
241	干虚拟仪器的人体穴位混沌特性测量仪及测量方法	201210071725.0	2015	
242	一种疾病针灸服	ZL201520565480.6	2015	
243	艾烟处理车	ZL 2015 2 0761845.2	2016	
244	便携灸饼盒	ZL201521002193.0	2016	
245	一种免切艾条	ZL201620078965.7	2016	
246	一种艾灸盒	ZL201620048128.X	2016	
247	一种药饼制作装置	ZL201521121587.8	2016	
248	一种环状艾条切刀	ZL201610178064.X	2016	
249	一种用于大鼠针刺实验的固定装置	201410756824.1	2016	
250	智能温控艾灸盒	ZL201620102852.6	2016	
251	智能温控雀啄艾灸盒	ZL201620102832.9	2016	
252	智能温控回旋艾灸盒	ZL201620102833.3	2016	
253	一种降脂贴	ZL201620048130.7	2016	
254	一种胃痛贴	ZL201620078960.4	2017	
255	一种用于灸疗的艾烟发生装置	ZL 2016 1 0105632.3	2017	
256	一种艾烟熏灸系统	ZL 2016 1 0105637.6	2017	
257	一种药物灸盒	ZL201621291690.1	2017	
258	一种艾灰收集装置	ZL201621291020.X	2017	
259	一种动物实验用固定装置	ZL201621321265.2	2017	
260	一种折叠式动物实验艾灸仪	ZL201621291033.7	2017	

序号	名称	专利授权号	年度	来源
261	一种温针灸艾柱制作器	ZL201621292436.3	2017	2015年"基于临床的灸法作用机理研究"项目
262	一种隔物灸艾柱制作装置	ZL201621291982.5	2017	
263	一种带有艾灸贴的暖宫腰带	ZL201621326102.3	2017	
264	一种实验鼠板	ZL201621291970.2	2017	
265	一种折叠式动物实验温针仪	ZL201621291034.1	2017	
266	用于腹腔注射麻醉的鼠套	ZL201720027882.X	2018	
267	一种肢体艾灸盒	ZL201720128499.3	2018	
268	一种手玩按摩器	ZL201720141338.8	2018	
269	一种隔物灸架	ZL201720128500.2	2018	
270	一种改进型熏灸罩	ZL 2017 2 0124438.X	2018	
271	针灸指力练习器	ZL201720665058.7	2018	
272	一种腕关节专用艾灸贴	ZL201720375258.9	2018	
273	一种膝痛贴	ZL201720375248.5	2018	
274	一种灸贴	ZL201720213027.8	2018	
275	一种艾灸光热效应研究装置	ZL 2017 2 1400104.7	2018	
276	一种多功能实验动物固定装置	ZL201820668333.5	2019	
277	一种新型艾灸清灰装置	ZL201820653453.8	2019	
278	一种新型多功能按摩背心	ZL201820653362.4	2019	
279	一种作用于穴位的电磁装置	ZL201820831500.3	2019	
280	一种用于固定艾条的装置	ZL201820831530.4	2019	
281	一种用于回旋灸的装置	ZL201821046281.4	2019	
282	一种多功能自适应连续输液器的圆盘式调控滴管	ZL201820064540.X	2019	
283	一种用于中医灸疗的中药组合物及其制备方法	ZL201610494781.3	2019	

注：根据项目组提交的信息进行汇总；按项目来源进行整理。